医科栄養学

板倉弘重
監修

近藤和雄・市丸雄平・佐藤和人
編著

建帛社
KENPAKUSHA

Medical Nutrition

Supervised by

Hiroshige Itakura

Edited by

Kazuo Kondo

Yuuhei Ichimaru

Kazuto Sato

©Hiroshige Itakura et al. 2010, Printed in Japan

Published by
KENPAKUSHA Co., Ltd.
2-15 Sengoku 4-chome Bunkyo-ku Tokyo 112-0011 Japan

監修の辞

　ヒトは生命活動を維持していくために，外界から必要な栄養素を摂取し，エネルギーを産生するとともに，生体構成成分の補給と再構築，微生物など外界からの攻撃に対処して身を守ることなどに利用している．生体のさまざまな機能を維持していくためには，適正な栄養成分の利用が求められるとともに，近年は非栄養素の利用も大切であることがわかってきた．必要とする成分は，臓器によって異なるとともに，個体によっても差異のあることが明らかとなっている．

　さまざまな要因により，健康を維持する機構に障害がもたらされる．その予防法と治療法が追求され，医学として進歩してきている．食事，運動などを中心とする生活習慣の変化が，生体の調節機能を凌駕してきた場合には疾病発症の要因となる．わが国では，疾病発症予防に重点をおいた生活習慣病の概念も一般化してきた．

　これまで，わが国の臨床医学における治療学では栄養に関する理解に乏しく，臓器機能の障害時における特異的な栄養対策はあまり考慮されてこなかった．臓器保護の観点からも，栄養を考慮した上での薬物療法，あるいは手術療法が効果を高めると考えられている．

　医療分野をはじめ，科学の進歩はさまざまな分野での専門家を輩出している．ヒトの健康維持から疲労回復までは，多くの専門家の協調が必要であり，チームワークが求められるようになってきている．臨床栄養においては，少なくとも医師と管理栄養士との連携が大切である．医師は栄養に関する知識を身につけるべきであり，管理栄養士は臨床医学をもっと勉強していくことが求められる．

　これまでに管理栄養士向けの臨床栄養学の書物は多く出版されているが，臨床医に人体栄養学の基礎知識と，臨床現場での臨床栄養の応用を解説した書物が少なかったと思われる．本書は医師によって書かれ，臨床栄養で求められる知識を要領よくまとめられた時宜を得た書物であるといえよう．

　本書は大きく3つの側面からまとめられている．第1章は栄養を理解する上で基礎的な項目が取り上げられている．生命現象を維持していくためにはエネルギーが必要であり，その代謝調節が適切に行われることが健康の基本である．エネルギー源となる栄養素に糖質，脂質，蛋白質

があり，これらの栄養素が食物から摂取されて，細胞内で利用されるまでに多くの代謝過程を経ている．代謝障害である糖尿病，脂質異常症などを治療するには，エネルギー代謝の仕組みを理解しておくことが必要であると思われる．生体には恒常性を維持しようとする機構があり，摂取される栄養成分の量と質に応じて代謝の変動がみられる．非栄養素などの機能成分は代謝調節に影響してくる．また，エネルギー産生時に発生する活性酵素の処理のために，さまざまな成分がかかわっている．第1章では，臨床に必要な人体栄養学の基礎的項目が簡潔にまとめられている．

　第2章では，主要な疾患を取り上げ，その病態から治療法について簡潔に要点をまとめ，病態時の栄養の考え方を記載している．各種疾患についての知見が深まり，ガイドラインも日々改定されており，その最新知識をすべて理解するのは困難になってきている．本書では，それぞれの分野の専門医によって重要事項が簡潔にまとめられており，また，多くの図表を使って理解しやすく記載されている．

　第3章は，臨床の領域別にまとめられている．栄養は胎児期，乳児期，小児期，思春期，成人期，高齢期と，ライフステージ別に変化してくるので，各時期での病態時には，特別の配慮が必要になってくる．本書では，これらの加齢に伴う栄養の特性や術前・術後の栄養管理，さらに終末期やクリティカルケアなどにおける臨床栄養の特異な点についても解説されている．臨床医は臓器別に専門化されてきているが，これらの領域ではヒトを総体的に診ることが特に必要である．

　本書は，臨床栄養の要点についての最新知見をまとめたものであり，日常診療に大いに役立つものと確信している．著者の先生方と，本書の発行を企画・実践された方々に感謝申し上げます．

　2010年8月

監修者　板倉　弘重

序　文

「医師は，栄養に無関心だ．全く興味を持たない．ひどいのになると，栄養を知らない」医学と栄養学の間に身を置いていると，いやでも栄養学側から聞こえてくる声である．

もともと医学にとって栄養学は必要欠くべからざる学問であった．特に壊血病や脚気などのビタミン欠乏症が猛威を振っていた時代までは，両者はかなりの部分，一体であった．それが医学の急速な進歩の中で，栄養学の貢献できる割合が，どんどん小さくなって，ついには埋没してしまっているのが現実である．

このため，もう栄養学など必要ないと思っている医師がいるのも，残念ながら事実である．実際，現在行われている医療の中で，栄養学が活躍する余地は極めて少ない．話題の機能性食品でも，医療に用いる事ができるのは皆無に等しいのではないか．

とはいっても，栄養学的側面から医療をながめてみると，医療のさまざまな面で，栄養が縁の下の力持ちのように医療を支えているのがみえてくる．感染症の克服は，抗生剤の開発だけではなく，免疫力を高める栄養改善が底辺にあって可能である．手術の術前・術後に中鎖脂肪酸を用いるなど典型例である．そればかりか，疾病の症状の影に，私達がもうすでに克服したと考えていた栄養障害がひそんでいる事も稀ではない．一人暮らしの独身男性に発症する脚気，食欲不振の高齢者にひそむマラスムス型栄養障害など多彩である．さらには高カロリー輸液患者に微量栄養素欠乏症が出現するなど，実際に医療の底辺には栄養学の知識を必要としている部分が散在している．医学書をひもといてみると，多くの疾患の記載の中に，栄養学的知識が散りばめられている．

ほとんどの医学部で，栄養学の講義がなくなっているため，栄養の事を知らないと思っている医師が多いが，医学部では生化学やおのおのの疾患の講義などで，栄養に関する知識は授けている．ただ，実際の臨床の場で，この栄養に関する知識を使う機会が極端に少ないのと，体系的に学ぶ機会がなかったために，今日の医師と栄養の関係を招いてしまったように思う．

そこで，臨床の現場で必要な栄養の知識をまとめて，かつて学んだ栄養学の知識の記憶を呼びおこすことと，断片化していた栄養学の知識を

体系化することを目的として本書を編纂した．執筆者は，それぞれその道の専門の先生方（医師）にお願いした．

　第1章は，栄養学の基礎を栄養素ごとに図や表を多用して，わかりやすく解説した．

　第2章では，主要な疾患の病態と治療法を取り上げ，第3章では，胎児期から高齢期に至るライフステージ別に解説した．病態別・ライフステージ別に必要な栄養療法についてエビデンスに基づき解説を加えた．さらに栄養療法では，最近の動向や民間療法にも言及した．

　数値は，最新の日本人の食事摂取基準，医学用語は医学大辞典（医学書院），化学式は生化学辞典（東京化学同人），食品は食品成分表にのっとり，欧文表記では略語とフルスペル欧文は：(セミコロン)でつなぎ，使用頻度の高いものを前に出した．また，参考文献はなるべく多く記載し，読者の便宜を図った．

　本書は，最新の栄養学の知識を必要としている臨床医のために編まれたものであるが，医学のみならず，栄養学，農学，家政学，工学，保健学など，医学と栄養学が関連する領域に従事している先生方の知識更新の宝典となることを期待する．

　最後に，本書の企画，編集を担当された建帛社筑紫恒男社長，エイド出版佐久間光恵社長，奥村美香氏に厚く御礼申し上げる．

　2010年8月

編者　近藤　和雄
　　　市丸　雄平
　　　佐藤　和人

編著者一覧

監修者
板倉　弘重（いたくら　ひろしげ）　国立健康・栄養研究所名誉所員
　　　　　　　　　　　　　　　　　茨城キリスト教大学名誉教授

編著者
近藤　和雄（こんどう　かずお）　お茶の水女子大学大学院生活環境教育研究センター
市丸　雄平（いちまる　ゆうへい）　東京家政大学家政学部
佐藤　和人（さとう　かずと）　日本女子大学家政学部・保健管理センター

著者（五十音順）

青江　誠一郎（あおえ　せいいちろう）大妻女子大学家政学部
明渡　陽子（あけど　ようこ）大妻女子大学家政学部・健康センター
安藤　朗（あんどう　あきら）滋賀医科大学医学部消化器内科
安藤　哲也（あんどう　てつや）国立精神・神経医療研究センター精神保健研究所
池田　徳彦（いけだ　のりひこ）東京医科大学外科学第1講座
池田　義雄（いけだ　よしお）㈱タニタ体重科学研究所
石塚　泉（いしづか　いずみ）公立甲賀病院消化器内科
伊部　陽子（いべ　ようこ）筑波大学水戸地域医療教育センター
伊巻　尚平（いまき　しょうへい）横浜市立市民病院救命救急センター
宇都宮　保典（うつのみや　やすのり）東京慈恵会医科大学腎臓・高血圧内科
小越　章平（おごし　しょうへい）高知医科大学名誉教授
恩田　威一（おんだ　たけかず）東京慈恵会医科大学産婦人科
加地　正英（かじ　まさひで）大分県済生会日田病院内科
梶原　直央（かじわら　なおひろ）東京医科大学外科学第1講座
加藤　滋子（かとう　しげこ）長崎県立大学看護栄養学部
河手　典彦（かわて　のりひこ）早稲田大学人間科学学術院健康福祉科学科
川目　裕（かわめ　ひろし）お茶の水女子大学大学院人間文化創成科学研究科
岸　恭一（きし　きょういち）名古屋学芸大学管理栄養学部
岸本　良美（きしもと　よしみ）お茶の水女子大学生活環境教育研究センター
木村　高弘（きむら　たかひろ）東京慈恵会医科大学泌尿器科
清田　浩（きよた　ひろし）東京慈恵会医科大学附属青戸病院泌尿器科
小池　健太郎（こいけ　けんたろう）東京慈恵会医科大学腎臓・高血圧内科
古郷　幹彦（こごう　みきひこ）大阪大学大学院歯学研究科
児玉　暁（こだま　さとる）筑波大学大学院疾患制御医学専攻内分泌代謝・糖尿病内科
児玉　浩子（こだま　ひろこ）帝京大学医学部小児科
齋藤　和美（さいとう　かずみ）筑波大学大学院疾患制御医学専攻内分泌代謝・糖尿病内科
佐久間　長彦（さくま　ながひこ）名古屋市立大学大学院医学研究科心臓・腎高血圧内科学分野
佐々木　雅也（ささき　まさや）滋賀医科大学医学部
佐藤　千史（さとう　ちふみ）東京医科歯科大学大学院保健衛生学研究科
鈴木　博（すずき　ひろし）日本医療伝導会　衣笠病院
駿河　和仁（するが　かずひと）長崎県立大学看護栄養学部
瀬口　是美（せぐち　よしみ）大分県済生会日田病院栄養部
曽根　博仁（そね　ひろひと）筑波大学大学院疾患制御医学専攻内分泌代謝・糖尿病内科
高田　和夫（たかだ　かずお）名古屋文理大学健康生活学部
武田　光史（たけだ　みつし）東京慈恵会医科大学環境保健医学
辻川　知之（つじかわ　ともゆき）滋賀医科大学医学部
奈良　信雄（なら　のぶお）東京医科歯科大学医歯学教育システム研究センター
西山　順博（にしやま　よりひろ）西山医院
檜垣　祐子（ひがき　ゆうこ）東京女子医科大学附属女性生涯健康センター
福岡　秀興（ふくおか　ひでおき）早稲田大学胎生期エピジェネティック制御研究所
藤田　紘一郎（ふじた　こういちろう）人間総合科学大学人間科学部
細井　孝之（ほそい　たかゆき）国立長寿医療研究センター
宮川　八平（みやかわ　はっぺい）茨城大学保健管理センター
宮越　雄一（みやこし　ゆういち）東京慈恵会医科大学環境保健医学
宗　正敏（むね　まさとし）良秀会　藤井病院
森田　寛（もりた　ゆたか）お茶の水女子大学大学院人間文化創成科学研究科
柳澤　裕之（やなぎさわ　ひろゆき）東京慈恵会医科大学環境保健医学
山本　隆（やまもと　たかし）畿央大学大学院健康科学研究科
横田　邦信（よこた　くにのぶ）東京慈恵会医科大学糖尿病・代謝・内分泌内科

（2010年8月現在）

目次

1章　臨床医のための基礎栄養学解説

section 1　エネルギー代謝

1. エネルギーバランス ……………… 2
2. エネルギーインバランス ………… 11
3. エネルギーと体重コントロール …… 14
4. 運動エネルギー消費 ……………… 15

section 2　炭水化物（糖質）

1. 炭水化物の分類 …………………… 24
2. 炭水化物の消化吸収と代謝 ……… 26
3. 炭水化物とほかのエネルギー産生物 …………………………………… 32
4. 炭水化物の代謝異常 ……………… 33

section 3　食物繊維

1. 食物繊維の分類 …………………… 37
2. 食物繊維の消化吸収と代謝 ……… 40
3. 食物繊維の機能 …………………… 40
4. 食物繊維の定量法 ………………… 42

section 4　脂質・コレステロール

1. 脂質の定義 ………………………… 46
2. 脂質の分類 ………………………… 46
3. 脂質の消化・吸収 ………………… 50
4. 脂質の生体内代謝と制御 ………… 51
5. 必須脂肪酸とその生体内役割 …… 55
6. 脂質の代謝異常 …………………… 56

section 5　蛋白質

1. 蛋白質・アミノ酸の分類 ………… 61
2. 蛋白質・アミノ酸の消化・吸収・代謝 …………………………………… 63
3. 蛋白質の合成と分解 ……………… 73
4. 蛋白質，ペプチド，アミノ酸，アミンの役割 ……………………… 74
5. 蛋白質とアミノ酸の栄養 ………… 80
6. 蛋白質・アミノ酸の代謝異常 …… 93
7. アミノ酸製剤 ……………………… 96

section 6　ビタミン

6-1　ビタミン総論 ………………… 103
6-2　水溶性ビタミン
　　　―ビタミンB群8種とビタミンC …… 106
6-3　脂溶性ビタミン ……………… 113
6-3-1　ビタミンA ………………… 113
6-3-2　ビタミンD ………………… 115
6-3-3　ビタミンE ………………… 118
6-3-4　ビタミンK ………………… 120

section 7　ミネラル

7-1　ナトリウム …………………… 126
7-2　カリウム ……………………… 129
7-3　カルシウム，リン …………… 133
7-4　鉄 ……………………………… 137
7-5　亜　鉛 ………………………… 139
7-6　セレン（セレニウム）………… 144

7-7	マグネシウム	147	section 10	食品の新たな機能	
7-8	銅	150			
7-9	ヨウ素：ヨード	151	10-1	抗酸化物質	171
			10-2	ホルモン様作用物質	174

section 8　水

1. 生体内分布 …… 155
2. 水のバランス：出納 …… 155
3. 酸塩基平衡 …… 157
4. 水と病態 …… 161

section 9　アルコール

1. エネルギー源 …… 165
2. 吸収と代謝 …… 166
3. 他の栄養素との関連 …… 167
4. 疾患との関連性 …… 169

section 11　薬物と栄養 …… 177

section 12　味覚の神経病理 …… 181

section 13　皮膚と栄養 …… 187

2章　疾患別病態と栄養

section A　循環器疾患

A-1	急性冠症候群	190
A-2	心不全	195
A-3	高血圧	199
A-4	動脈硬化症	212
A-5	不整脈	218

section B　代謝疾患

B-1	糖尿病	222
B-2	肥満症	233
B-3	脂質異常症（高脂血症）	240
B-4	低血糖症	249
B-5	痛風	251

section C　消化管疾患

口腔内疾患

C-1	歯肉炎，歯周炎	255
C-2	口内炎	258
C-3	口腔癌	260
C-4	口腔乾燥症	262

食道疾患

C-5	胃食道逆流症	264
C-6	逆流性食道炎・バレット食道	266
C-7	食道癌	270
C-8	食道静脈瘤	273

胃・十二指腸疾患

C-9	胃炎	276
C-10	胃・十二指腸潰瘍	283
C-11	胃癌	290
C-12	胃切除後症候群	298

腸疾患

C-13	機能性胃腸障害	305
C-14	吸収不良症候群	311
C-15	蛋白漏出性胃腸症	316
C-16	潰瘍性大腸炎	321
C-17	クローン病	327
C-18	大腸癌	332
C-19	大腸憩室症	337
C-20	痔疾	340
C-21	イレウス	342

症状

C-22	便秘	344
C-23	下痢	346
C-24	嘔吐	349

section D　肝疾患

D-1	肝炎	351
D-2	脂肪肝	357
D-3	肝硬変	363
D-4	肝臓癌（肝細胞癌）	372
D-5	肝不全	377

section E　膵臓・胆嚢疾患

E-1	急性膵炎	380
E-2	慢性膵炎	385
E-3	膵臓癌	391
E-4	胆嚢炎・胆管炎	398
E-5	胆石症	403
E-6	胆嚢癌・胆管癌	407

section F　血液疾患

F-1	貧血	412
F-2	白血病	424
F-3	悪性リンパ腫	430
F-4	多発性骨髄腫	434
F-5	止血異常	438

section G　膠原病・アレルギー疾患

G-1	関節リウマチ	443
G-2	全身性エリテマトーデス	451
G-3	強皮症	454
G-4	多発性筋炎・皮膚筋炎	457
G-5	シェーグレン症候群	460
G-6	食物アレルギー	463
G-7	アレルギー性鼻炎，アレルギー性結膜炎	472

section H　腎臓・泌尿器疾患

- H-1　急性糸球体腎炎 …………… 474
- H-2　慢性腎臓病（慢性糸球体腎炎症候群）… 478
- H-3　ネフローゼ症候群 …………… 488
- H-4　糖尿病性腎症 ………………… 494
- H-5　腎臓癌 ………………………… 501
- H-6　尿路結石症 …………………… 505
- H-7　尿路感染症（膀胱炎，腎盂腎炎）… 510
- H-8　前立腺肥大症 ………………… 515
- H-9　前立腺癌 ……………………… 520

section I　神経疾患

- I-1　アルツハイマー型認知症 ……… 526
- I-2　パーキンソン病 ………………… 535
- I-3　脳血管障害 ……………………… 545
- I-4　摂食・嚥下障害 ………………… 551
- I-5　摂食障害：神経性食欲不振症，神経性過食症 ……………………… 557
- I-6　うつ病 ………………………… 572
- I-7　ウィルソン病 ………………… 577

section J　呼吸器疾患

- J-1　慢性閉塞性肺疾患（COPD）…… 580
- J-2　気管支喘息 …………………… 586

section K　内分泌疾患

- K-1　下垂体疾患 …………………… 591
- K-2　甲状腺疾患 …………………… 603
- K-3　副甲状腺疾患 ………………… 608
- K-4　副腎疾患 ……………………… 611

section L　骨疾患

- L-1　骨粗鬆症 ……………………… 619
- L-2　骨軟化症・くる病 …………… 624
- L-3　変形性関節症 ………………… 627

section M　感染症

- M-1　腸管感染症 …………………… 630
- M-2　かぜ症候群 …………………… 639
- M-3　肺炎 …………………………… 647
- M-4　AIDS（後天性免疫不全症候群）… 658
- M-5　結核 …………………………… 665

section N　婦人科疾患

- N-1　乳癌 …………………………… 675
- N-2　子宮筋腫 ……………………… 683
- N-3　月経前緊張症（月経前症候群）… 690
- N-4　更年期障害 …………………… 696

section O　皮膚疾患

- O-1　アトピー性皮膚炎 …………… 703
- O-2　尋常性痤瘡 …………………… 712
- O-3　乾癬 …………………………… 718
- O-4　紫外線による皮膚障害：光老化 … 725

section P　その他

- P-1　食中毒 ………………………… 732
- P-2　寄生虫病 ……………………… 742

3章　領域別病態と栄養

section 1　小児科領域

- 1-1　成長と栄養 …………………… 748
- 1-2　栄養障害 ……………………… 758
- 1-3　周期性嘔吐症候群 …………… 769
- 1-4　乳糖不耐症 …………………… 773
- 1-5　乳児下痢症 …………………… 777
- 1-6　先天性代謝異常症と栄養 …… 783

section 2　周産期領域

- 2-1　妊娠・授乳期の栄養 ………… 798
- 2-2　胎児の栄養 …………………… 805
- 2-3　妊娠高血圧症候群 …………… 814

section 3　高齢者領域

- 3-1　高齢者の身体的特徴 ………… 824
- 3-2　高齢者と栄養 ………………… 826

section 4　周手術領域

- 4-1　術前栄養管理 ………………… 835
- 4-2　術後栄養管理 ………………… 843

section 5　終末期領域

- 5-1　終末期と栄養管理 …………… 849
- 5-2　高齢者の終末期 ……………… 853
- 5-3　癌の終末期 …………………… 859

section 6　クリティカルケア

- 6-1　外　傷 ………………………… 864
- 6-2　熱　傷 ………………………… 870

1章

臨床医のための基礎栄養学解説

section 1 エネルギー代謝
energy metabolism

▶エネルギー代謝とは

　生体を維持するためのあらゆる活動にはエネルギーが必要である．そのエネルギー供給のために，生体は，絶え間なく食物あるいは体内に貯蔵された物質の酸化（燃焼）反応で発生する熱エネルギーを利用している．ただし，自然界の物質の燃焼反応とは以下の点で異なる．第一に，生体内での燃焼反応は，多段階反応であり，多くの中間産物が生成される．第二には，エネルギーを必要な時に適宜利用できるようにするために，燃焼反応で発生するエネルギーが，高エネルギーリン酸結合の形でアデノシン三リン酸（adenosine triphosphate；ATP）中に貯蔵されている．エネルギーは，ATPがアデノシン二リン酸（adenosine diphosphate；ADP）と無機リン酸に分解されることで利用される（図1-1）．エネルギーがATP中に取り込まれる反応をエネルギー生成反応といい，ATPからADPと無機リン酸に分解しエネルギーが利用されることをエネルギー消費と呼ぶ．"エネルギー代謝"は，消化・吸収された食物からエネルギーが生成され，消費されていく化学反応を総合的に指して呼ばれる一般的用語である．

1. エネルギーバランス

　エネルギーバランスとは，体重を一定に維持するために必要な総エネルギー摂取量（total energy intake；TEI）と総エネルギー消費量（total energy expenditure；TEE）が均衡している状態を指す．日単位でみると，これら2つには量的にかなりのばらつきがあるが，週または月単位でみるとほとんどの成人では，この両者は2％以内の累積誤差を保っている[1]．

1）エネルギー必要量

1 定　義

　（推定）エネルギー必要量（estimated energy requirement）とは"ある特定の年齢，性別，体重，身長，身体活動レベルの健常な成人におけるエネルギーバランスを保つために必要な平均的エネルギー推定量"のことである．エネルギー必要量には，エネルギー消費量に加えて，小児における発達・成長や，女性における妊娠中の組織沈着，授乳中の母乳分泌に必要なエネル

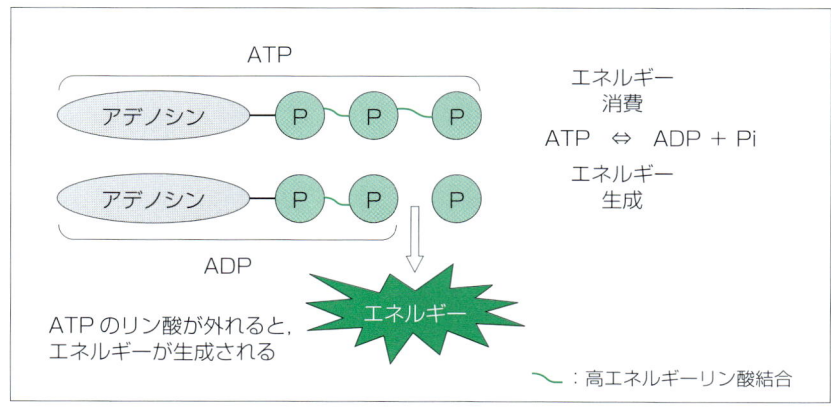

図1-1　エネルギー生成，消費反応

ギーが含まれる．厚生労働省による日本人における年齢，性別ごとのエネルギー必要量の目安を表1-1に示した[2]．

一方，似た用語としては，摂取推奨量（recommended dietary allowance；RDA）がある．RDAは，ほとんどの人びとの需要を満たすための必要摂取量のことであり，推定基準値に2倍の標準偏差を加えた値で示される．図1-2は摂取推奨量を説明するための概念図であるが，この図に示す通り，摂取推奨量は，栄養素には設定されているが，エネルギーには設定されていない．その理由は，過剰摂取が肥満およびその関連疾患の危険性を高め，有害と考えられるからである．

2 エネルギー摂取量の推定法

一般にエネルギー摂取量（カロリー；kcal）は，三大栄養素である脂質，蛋白質，糖質の摂取量（グラム；g）から推定される．アトウォーター（Atwater）は，脂質，蛋白質，糖質の摂取により利用可能なエネルギーは，1g当たりそれぞれ約9 kcal（37.66 キロジュール；kJ），4 kcal（16.74 kJ），4 kcal（16.74 kJ）であると推定した．この各成分1g当たりのkcal単位の利用可能エネルギー値をアトウォーター係数と呼んでいる．現在でも，食品の熱量やヒトのエネルギー摂取量は，主にこのエネルギー換算係数を用いて算定される．ただし，日本の食品成分表では，ヒトによる消化吸収試験のデータに基づき，食品ごとにエネルギー換算指数を決定している[3]．

表1-2は，これらの栄養素およびアルコールが燃焼した時に発生するエネルギーとエネルギー換算係数の違いを示しているが，これらの係数は，それぞれのエネルギー基質が1g燃焼することにより生じるkcal単位のエネルギー量と一致していない．その原因は，摂取した食物

表1-1 エネルギーの食事摂取基準：推定エネルギー必要量（kcal/日）[*1]

性　別	男　性			女　性		
身体活動レベル	Ⅰ	Ⅱ	Ⅲ	Ⅰ	Ⅱ	Ⅲ
0〜 5（月）	—	550	—	—	500	—
6〜 8（月）	—	650	—	—	600	—
9〜11（月）	—	700	—	—	650	—
1〜 2（歳）	—	1,000	—	—	900	—
3〜 5（歳）	—	1,300	—	—	1,250	—
6〜 7（歳）	1,350	1,550	1,700	1,250	1,450	1,650
8〜 9（歳）	1,600	1,800	2,050	1,500	1,700	1,900
10〜11（歳）	1,950	2,250	2,500	1,750	2,000	2,250
12〜14（歳）	2,200	2,500	2,750	2,000	2,250	2,550
15〜17（歳）	2,450	2,750	3,100	2,000	2,250	2,500
18〜29（歳）	2,250	2,650	3,000	1,700	1,950	2,250
30〜49（歳）	2,300	2,650	3,050	1,750	2,000	2,300
50〜69（歳）	2,100	2,450	2,800	1,650	1,950	2,200
70 以上（歳）[*2]	1,850	2,200	2,500	1,450	1,700	2,000
妊婦（付加量）　初期				+50	+50	+50
中期				+250	+250	+250
末期				+450	+450	+450
授乳婦（付加量）				+350	+350	+350

[*1]：成人では，推定エネルギー必要量＝基礎代謝量（kcal/日）×身体活動レベルとして算出した．18〜69歳では，身体活動レベルはそれぞれⅠ＝1.50，Ⅱ＝1.75，Ⅲ＝2.00としたが，70歳以上では，それぞれⅠ＝1.45，Ⅱ＝1.70，Ⅲ＝1.95とした．
[*2]：主として，70〜75歳ならびに自由な生活を営んでいる対象者に基づく報告から算定した．
（「日本人の食事摂取基準」策定検討会：「日本人の食事摂取基準」策定検討会報告書．厚生労働省，2009）

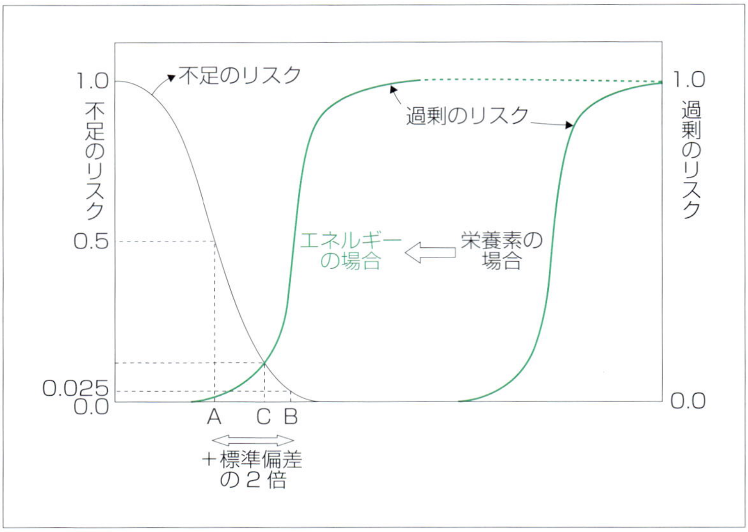

図1-2 推定エネルギー必要量とエネルギー推奨量を理解するための概念図

不足のリスクを黒の実線，過剰のリスクを青の実線で示した．栄養素の場合，推定基準値（A）では不足のリスクが0.5（50％）あると仮定し，推奨量として，(A)より標準偏差の2倍を加え，不足のリスクがほぼ0.025（2.5％）になった時の摂取量（B）を推奨量と定めた．栄養素の場合は，推奨量を摂取しても過剰摂取による健康被害はほとんどないと考えられる．しかし，エネルギーの場合は，過剰のリスク曲線が不足のリスク曲線に接近していると考えられるため，推奨量以上の摂取は，過剰摂取のリスクが高いと考えられる．このため，エネルギー摂取量には，推奨量を設定せず，代わりに不足のリスクと過剰のリスクをともに最小限にしたときの摂取量（C）を推定必要エネルギー摂取量として定めている．

の一部は，不可避的に尿中や糞便中に排泄され，消化吸収できないためである．また，アトウォーターのエネルギー換算係数は，食品全般にわたる平均的な値であり，特に炭水化物の場合，同じエネルギー基質であっても，体内代謝や消化吸収率は食品によって若干異なる．そのため，日本の栄養表示基準では，炭水化物の発酵分解の難易度に応じて3, 2, 1, 0のエネルギー換算指数を用いている．ダイエット甘味料が低カロリーである理由は，これらが難消化性糖質と呼ばれる，特殊な炭水化物であるためである．

また，アトウォーターは，アルコールについてはエネルギー換算係数を定めていないが，FAO/WHO合同特別専門委員会報告[4]では，

表1-2 主要栄養素（エタノールを含む）の燃焼反応によるエネルギー産生量とエネルギー換算係数

栄養素	酸素消費量 (VO_2) [mL]	二酸化炭素産生量 (VCO_2) [mL]	呼吸商 (RQ)	エネルギー消費量 [kcal/g]	酸素1L燃焼当たりのエネルギー消費量 [kcal/g]	エネルギー換算係数
炭水化物	827.7	827.7	1.0	4.18	5.05	4
蛋白質	1010.3	843.6	0.835	4.70	4.66	4
脂質	2018.9	1435.4	0.71	9.45	4.69	9
エタノール	1459.4	977.8	0.67	7.09	4.86	7.1

アルコールのエネルギー換算指数を7.1としている．つまり，アルコールは高カロリーである．確かにアルコールは熱産生に使われる割合が多く，エネルギーとして蓄積される量はほかのエネルギー基質に比べ小さいが，過剰のアルコール摂取により産生されるエネルギーが肥満の原因となる点は十分留意する必要がある．

2) エネルギー消費量

1 エネルギー消費量の構成

ヒトの総エネルギー消費量は，基礎代謝量（basal energy expenditure；BEE），食事誘発性熱産生（diet induced thermogenesis；DIT），体温調節，身体活動に必要なエネルギー消費量の総和である．エネルギー消費量の各構成成分と推定エネルギー必要量（成長や授乳に必要なエネルギーを除く）の関係を図1-3に示した．

2 基礎代謝と安静時代謝

基礎代謝量とは，"睡眠・食事・身体活動の影響を最小限にした標準状態におけるエネルギー消費量"のことである．測定条件は，絶食後12～14時間経過時，早朝覚醒時，静穏環境下（resting comfortable），適正温度（thermoneutral），仰臥位安静である．基礎代謝量は基礎代謝率（basal metabolic rate；BMR）に時間をかけた1日当たりのエネルギー消費量（kcal）で示される．基礎代謝量には，細胞組織の活動のほか，呼吸，循環，消化，尿産生過程や覚醒に必要なエネルギーが含まれる．一方，安静時代謝量（resting energy expenditure；REE）は，安静状態の条件を特定していない広義の意味での1日当たりのエネルギー消費量に用いられる．食事や運動後の安静時代謝率（resting metabolic rate；RMR）は基礎代謝率より大きくなり，睡眠時のエネルギー代謝率（sleeping metabolic rate；SMR）は基礎代謝率より5～10％低くなる[5]．また，安静時代謝量は気温，高度などの外部環境の影響を受ける．気温は，一般に低いほど安静時代謝量が大きくなるが，極端に高い温度でも安静時代謝量が大きくなる[6]．また，海抜高度が高くなるほど安静時代謝量が大きくなり，高度4,300 mでは，安静時代謝量が200～500 kcal/日大きくなると報告されている[7]．

▶**基礎代謝量の変動要因**

基礎代謝量を決定する最大の要因は除脂肪体重（lean body mass；LBMまたはfat free mass；FFM）であり，次いで，年齢，性差，栄養状態，人種／遺伝，外部環境（温度や高度）である．

基礎代謝量の大部分（70～80％）は，除脂肪体重により説明され[8]，脂肪体重（fat mass；FM）と基礎代謝量との相関は弱い．年齢によっても基礎代謝量は変動し，同じ除脂肪体重でも，高齢者は若年者に比べ，基礎代謝量が低く[9]，閉経後の女性も基礎代謝量が低下してい

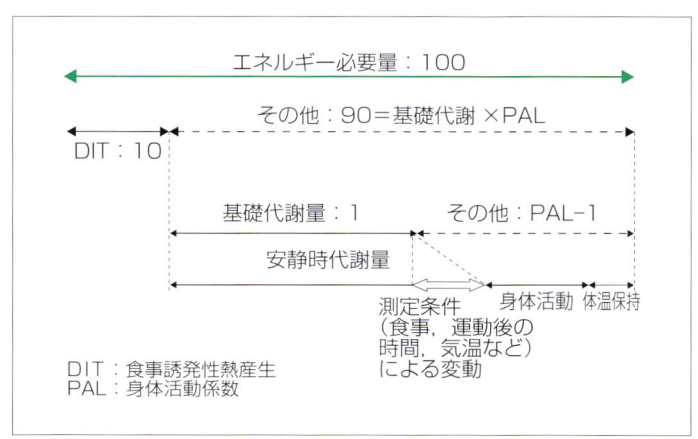

図1-3 エネルギー必要量とエネルギー消費量の関係を示す模式図

る[10]．また，男性よりも除脂肪体重が少ないことを差し引いても，女性は男性よりも基礎代謝量が低いとされている[11]．月経周期では黄体期は卵胞期よりも基礎代謝率が高くなる傾向がある[12]．

また，遺伝や人種差も存在し，基礎代謝量は家族内で類似が認められる[13]．また，アフリカ系米国人はコーカソイドよりも10％ほど安静時代謝量が低いという報告も存在する[14]．

基礎代謝量を推定するいくつかの式が開発されているが，なかでもSchofieldの推定式[15]は，世界中の基礎代謝量文献値の分析から得られたものであり，性別，年齢階級別に回帰式が示されており，極端な肥満や高齢者集団以外では，体重のみ，または身長，体重より基礎代謝量を推計することが可能である．

3 食事誘発性熱産生

食事誘発性熱産生の主体は，摂取した食物の消化・吸収・貯蔵や，食事に伴う感覚刺激を活性化させる交感神経活動に必要なエネルギーである．食事誘発性熱産生は，エネルギー摂取量に比例し，摂取される食物のエネルギー基質によっても異なる．食事誘発性熱産生量のエネルギー摂取量に対する割合は，炭水化物で約5〜10％，蛋白質で約20〜30％，脂質で約0〜5％である．したがって，食事誘発性熱産生によるエネルギー消費量は平均すると，エネルギー摂取量の約10％であるとされている[16]．また，食事誘発性熱産生の効果により食後数時間の安静時代謝率は上昇する．

4 体温調節

体温をある一定の範囲内に保つための体温調節にはエネルギーが必要である．しかし，ヒトでは，着衣によりこの作用を補っているため，体温調節にかかるエネルギーコストは小さい．

5 身体活動

1）身体活動強度の評価法

身体活動によるエネルギー消費量は，ヒトの総エネルギー消費量の中で，最も日内変動や個人差の大きい要素である．身体活動量のレベルを示す指標として，総エネルギー消費量を基礎代謝量で割った身体活動係数（physical activity level；PAL）が用いられる．厚生労働省は，身体活動レベルを3段階〔Ⅰ（低い），Ⅱ（普通），Ⅲ（高い）〕に分けて評価しているが，それぞれのレベルの身体活動係数は，後に述べる二重標識水法を用いた測定により，Ⅰで1.4〜1.6（中央値1.50），Ⅱで1.6〜1.9（中央値1.75），Ⅲで1.9〜2.2（中央値2.00）であったと推定している[2]．

2）主な身体活動の推定強度

各種身体活動強度の身体活動のエネルギー代謝率を表す表現としてメッツ（metabolic equivalents；METs；複数形，単数形はMET）があり，身体活動中のエネルギー消費率の安静時代謝率に対する比で示される．METsは，体重に依存しない身体活動強度を示す指標であり，エネルギー消費量に換算するときは，体重（kg）と時間（分）を係数として乗じる．1 METの運動を1分間行うと，体重1 kg当たり3.5 mLの酸素が消費される．1 Lの酸素消費により，約5 kcalのエネルギーが消費されるため（表1-2参照），1 METの運動を1分間行うと，体重当たり0.0175 kcalのエネルギーが消費されることになる．

歩行や走行スピード，自転車エルゴメータの負荷量とエネルギー代謝率の間には，以下のような一定の関係が成立していることが知られている[17]（$\dot{V}O_2$は酸素消費量）．

・歩行運動（分速50〜100 m）
　$\dot{V}O_2$(mL/kg/分)
　　＝0.1×水平移動速度(m/秒)＋0.018×勾配(％)×垂直移動速度(m/秒)＋3.5

・走行運動（分速140 m以上）
　$\dot{V}O_2$(mL/kg/分)
　　＝0.2×水平移動速度(m/秒)＋0.018×勾配(％)×垂直移動速度(m/秒)＋3.5

・自転車エルゴメータ運動
　$\dot{V}O_2$(mL/kg/分)
　　＝10.8×負荷値(Watts)÷体重(kg)＋7

また，米国スポーツ医学会は，各種身体活動の強度の目安を示している[17]．表1-3ではそのうちの主なレジャー，家事労働の身体活動強度を示した．

3) 身体活動量の目標値

体重に依存しない運動量を表す単位としてMETsと運動時間（単位：時）をかけ算したエクササイズ（Ex）という単位がしばしば用いられる．つまり，1 Exは1 MET・時間（MET/時）のことであり，1 METの運動を1時間行った時の運動量である．各種身体活動によるPALの変化は以下のような関係式で推定される．

ΔPAL
 = 〔身体活動強度（単位：METs）−1（安静時の身体活動強度）〕× a × 運動時間（分）÷ 1,440（分／日）

ΔPAL
 = 身体運動量（Ex）× a × 運動時間（分）÷ 1,440（分／日）

（aは，1 METの運動を1日行った時のエネルギー消費量の推定値をBEEで割った係数であり，男性では1.34，女性では1.42と推定される．）

厚生労働省では生活習慣病予防のためには，1週間当たり23 Exの身体活動を行うことを推奨している[18]が，この身体活動により増加するPALは，

$\Delta PAL = 23 \div 7 \times 1.34(1.42) \times 60 \div 1,440 \fallingdotseq 0.2$

であり，活動レベルIの人は活動レベルIIにすることができる．

また，「米国人のための食生活指針 2005[19]」でも，成人の体重維持のためには，エネルギー摂取必要量を守りながら，1日約60分の適度または激しい運動を行うことを勧めているが，標準的な適度の運動である時速4マイル（6.4 km）の速歩運動（約4.5 METs）の運動を約1時間運動すると，

ΔPAL
 = $(4.5-1) \times 1.34(1.42) \times 60 \div 1440 \fallingdotseq 0.2$

となり，厚生労働省が推奨する必要活動量は，身体活動の目的に多少の相違点はあるものの，米国人のための勧告とほぼ一致していることがわかる．すなわち，23 Exを達成するには，座位中心の生活を送っている人が，意図的に時速

表1-3　主な身体活動の運動強度

運動強度（METs）	レジャー活動	日常生活活動
2未満		車の運転，座位での家事，草に水をやる
2	演奏（アコーディオン，チェロ，フルート，ピアノ，バイオリン），ビリヤード，乗馬歩行，ウォーキング（分速50 m）	バス，通常の家から駅までの移動，ごみ捨て，犬の散歩
3	社交ダンス，カヌー，バレーボール，ウォーキング（分速80 m） カートつきゴルフ，美容体操	車の乗降 モップがけ，掃除機による掃除
4	ゆっくりとしたサイクリング，水中歩行 カートなしゴルフ，ウォーキング（分速100 m）	草刈り
5	テニス（ダブルス） スクエアダンス	草かき，造園，木を切る
6	バレエ スキー（水上，下り），丘を歩いて上がる	
7	荷物をかついで丘を登る，スケート，サイクリング（通常） ゆっくり水泳	
8	サーフィン	
9以上	スカッシュ，なわとび	

（Ainsworth BE, Haskell WL, Whitt MC, et al：Compendium of physical activities：an update of activity codes and MET intensities.Med Sci Sports Exerc, 32（9），2000 , pp.S498-504）

4マイル（6.4km）の速歩運動（約4.5 METs）の運動を毎日1時間行うことが必要である．厚生労働省のガイドラインにおける1 Exの見本となる主な身体活動を図1-4に示した．

3）エネルギー消費量測定法

1 ヒューマンカロリーメータ

ヒューマンカロリーメータは，エネルギー消費量を最も直接的かつ正確に推定可能な測定機器である．ヒューマンカロリーメータは，直接熱量測定法（direct calorimetry）と間接熱量測定法（indirect calorimetry）に分けられる（表1-4）．

直接熱量測定法は，生体から環境中に失われる熱量をエネルギー消費量として測定する方法である．最も直接的ではあるが，技術的に困難であることから，現時点は一般には用いられていない．

間接熱量測定法は，呼吸によるガス交換，すなわち酸素消費量と二酸化炭素産生量からエネルギー消費量を求める方法である（後述）．測定方法としては，被験者がチャンバーに入るか，被験者の頭にキャノピーをかぶせ，いずれも一定流量の新鮮空気を供給する．十分に撹拌されたチャンバー内の空気組成とチャンバー内に供給される新鮮な空気の組成の比較と吸収した空気の流量から，被験者の呼吸による単位時間当たりガス交換量，すなわち酸素摂取量と二酸化炭素産生量を算出する．直接熱量測定法に比べれば簡単であり，正確性に優れているが，高コストと被験者の束縛が大きい点が難点である．

1）間接熱量測定法の測定原理

エネルギー消費量は生体内のATP生成（または消費）量により決定されるが，この時間当た

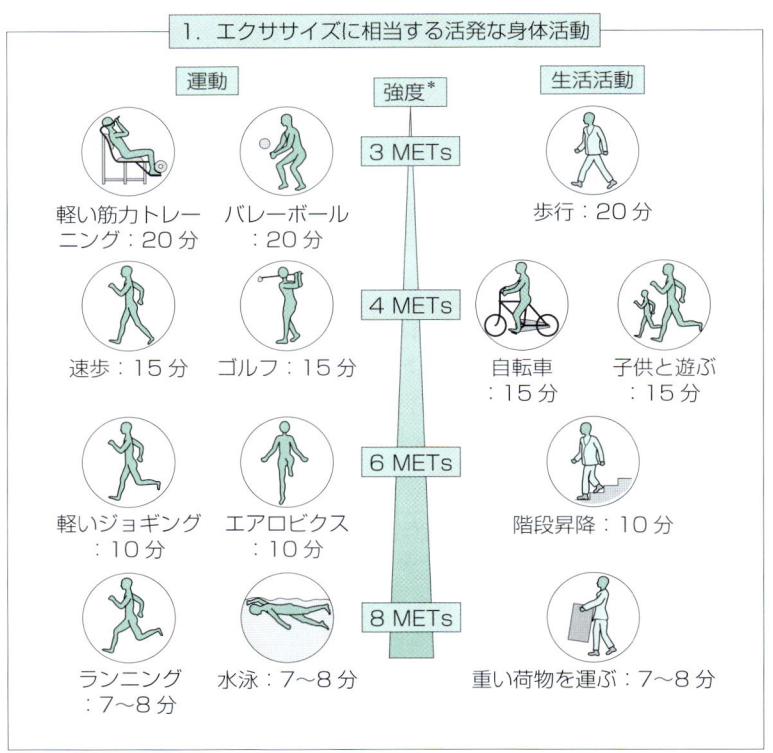

図1-4 主な1エクササイズの身体活動の例
＊：この運動指針における身体活動強度は，米国スポーツ医学会のものとは若干の違いがある．
（厚生労働省：厚生労働省健康づくりのための運動指針2006～生活習慣病予防のために，社会保険出版社，2006）

表 1-4 消費エネルギー測定法
- 摂取エネルギーを推定（食事調査）
- 消費エネルギーを推定
  ▶ ヒューマンカロリーメータ
    ・直接熱量推定法
    ・間接熱量推定法
  ▶ 因子分析（factorial approach）
  ▶ 二重標識水法
  ▶ その他
    ・ダグラスバッグ
    ・加速度つき歩数計
    ・心拍数計

り生成・消費量を直接求めることはできない．しかし，ATP合成量と，燃焼反応において，消費される酸素量と生成される二酸化炭素産生量との間には，エネルギー基質の種類により決まった一定の比例関係が成立する（表1-2参照）．このため，酸素消費量と二酸化炭素産生量を測定すれば，エネルギー消費量を間接的に推定することが可能である．この原理によりエネルギー消費量を算出する式として以下のデ・ワイアーの式が広く用いられている．

エネルギー消費量（kcal/日）
　＝$1.44 \times (3.941 \times VO_2 + 1.106 \times VCO_2) - 2.17 \times$ 尿中窒素（g/日）

2 質問調査による方法

より簡便にエネルギー消費量を測定する方法は，エネルギー摂取量やエネルギー消費量を調査する方法である．

前者は，体重変動のない一定期間のエネルギー摂取量を調査する方法であり，エネルギー消費量はエネルギー摂取量に等しいという原理に基づいている．しかしこの方法は，かなり不正確であることが知られているため，一般には行われていない．なぜならば，エネルギー摂取量は変動が大きく，多くの人が日常のエネルギー摂取量を20〜50％過少に報告しているからである[20]．

後者は，被験者の活動内容とその頻度，時間を記録し，それぞれの活動に対する単位時間当たりのエネルギー消費量の推計値からエネルギー消費量を推定する方法であり，時間-活動調査法（time and motion studies）や因子分析（factorial approach）と呼ばれている．

各種活動のエネルギーコストは，文献値を用いる．その簡便さから，現在でも広く行われているが，短所として，さまざまな方法で行われる活動が同一のエネルギー消費量として見積もられるため，推定値の妥当性に問題がある．特に，座位中心の生活はひとまとめにして評価されるが，その中身はさまざまであり，同じ座位中心の生活とはいっても，エネルギー消費量には個人差が大きいことが報告されている[21]．また，活動内容が自己申告による場合は，より誤差を大きくする要因となり，軽度の活動よりも重度の活動の方が思い出しやすく，より大きく申告するということが報告されている[22]．一般に，この方法は，実際のエネルギー消費量を低く見積もる傾向がある[23]．

3 二重標識水法

比較的新しい方法として，二重標識水法〔doubly labeled water（DLW）method〕が挙げられる．この方法は，以下の点で，測定原理上の正確性と被験者の自由という両者の長所を兼ね備えた方法といえる．

二重標識水法は，間接熱量測定法の変法ともいえる方法であるが，間接熱量測定法と違い，尿サンプルのみを用いるため比較的自由に活動ができる．ただし，二重標識水法では，食事記録において，三大栄養素〔炭水化物（糖質），脂質，蛋白質〕の摂取量（比）に関わる情報が必要になる．

1）測定原理

（非放射性）安定同位元素である ^2H_2O，$H_2{}^{18}O$ を少量含む一定量の二重標識水を飲み，尿サンプルに排泄される2種類の安定同位体の濃度変化の減衰率を経日的に測定する．標識された水素は，水として排泄されるのに対し，標識された酸素は，水および二酸化炭素として排泄される．尿中には標識された水素を含む水と，標識された酸素を含む二酸化炭素の前駆物質である炭酸水素塩を含むため，この2つの安定同位体

にみられる体外排泄率の違いは，二酸化炭素産生量を反映する．

一方，食事中に含まれるエネルギー基質が燃焼した際の二酸化炭素産生量の酸素消費量に対する比〔食事商（food quotient；FQ）という〕は，呼気ガス分析から得られた二酸化炭素産生量の酸素消費量に対する比の24時間平均値とほぼ等しい．したがって，食事摂取記録中のマクロ栄養素について，表1-2の値を用いて燃焼に伴う酸素消費量，および二酸化炭素産生量を計算し，食事商を算出すれば，尿サンプルから求められる二酸化炭素産出量の情報と合わせて，酸素摂取量の推定が可能であり，前述のデ・ワイヤーの式からエネルギー消費量が求められる．

食事記録がどの程度正確に行われるかが問題となるが，この方法による測定誤差はわずか±3〜5％であることが妥当性研究で示されている[24]．

4 その他の測定機器

二重標識水法ではできない，短期の野外活動に対するエネルギー消費量を測定する簡易測定機器が開発されている．主なものとして，ダグラスバッグ法，歩数計，心拍数計が挙げられる．

ダグラスバッグ法は，鼻から息が漏れないようにするためのノーズクリップとバルブ活栓つきのマウスピースをつけ，各種の野外活動を行い，その際に発生した呼気ガスをバッグに集め，集めた呼気をガス分析装置により酸素摂取量と二酸化炭素産生量を記録する方法である．

歩数計の中でも，携帯型の加速度計機能のついたものは，単位時間当たりのエネルギー消費量は，手足や胴体が動く際に生じる筋力により決まるので，筋力の大きさに比例する加速度を測定すれば，エネルギー消費量が推定できるという原理に基づいている．そのため，通常の歩数計よりも，多くの種類の動きに対応したエネルギーを推定できる．

心拍数法は，野外活動中の心拍数をモニターし，その積分値からエネルギー消費量を推定する方法である．この方法は，簡便なわりには，比較的正確であることが知られており，二重標識水法による推計値と大差がなかったという報告もある[25]．

4）利用エネルギー源の算出法

三大栄養素のエネルギー利用比率は燃焼反応で生じた二酸化炭素産生量の酸素消費量に対する比，すなわち呼吸商（respiratory quotient；RQ）が，エネルギー基質により一定であることを利用する．

絶食や飢餓状態で体内に燃料源が不足している特殊な場合を除けば，炭水化物と脂質が身体活動を行う際の主なエネルギー源であるため，生体の活動でおのおののエネルギー基質がどれだけ利用されたかの推定する時には，蛋白質を除いた糖・脂質の燃焼比率を同時に算出することが多い．

図1-5に生体が消費したエネルギー源としてのエネルギー基質がどの程度燃焼したかを推定する方法の概略図を示した．

はじめに，蛋白質がどれだけ利用されたかを推定するため，蛋白質の酸化を反映する尿中窒素を測定する．尿中窒素1gは蛋白質6.25gに相当することを利用し，活動中の蛋白質消費量を計算する表1-2で示した数値を用いて，蛋白質の酸化に伴う酸素消費量と二酸化炭素産生量を計算する．

酸素消費量と二酸化炭素産生量からこれらの蛋白質由来の量を差し引き，糖・脂質由来の酸素消費量と二酸化炭素産生量を求める．

呼吸商は表1-2で示すように，炭水化物で1.0，脂質で約0.7である．この非蛋白由来の酸素消費量と二酸化炭素産生量の比（非蛋白呼吸商）と糖質，脂質の呼吸商（それぞれ1.0，約0.7）とから，消費された糖・脂質のエネルギー比を求めることが可能である．前述のアトウォーター係数を用いれば，体内の糖質，脂質の燃焼量は計算可能である．

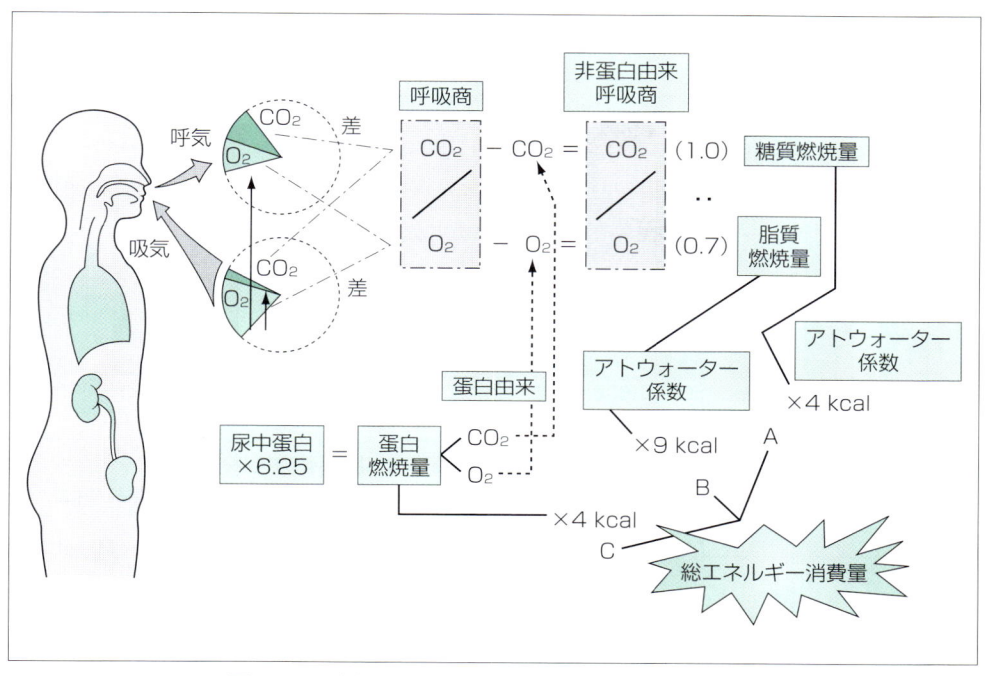

図1-5　身体活動のエネルギー基質燃焼量の算出法

2. エネルギーインバランス

エネルギーインバランスとは，エネルギー摂取量とエネルギー消費量の不均衡のことを指す．体重増加は，エネルギー摂取量がエネルギー摂取量を上回った結果として生じ，体重減少はその逆で起こる．

1) エネルギー過剰症：肥満

1 定　義

日本肥満学会の基準では，体重（kg）を身長（m）の二乗で割った体型指数（body mass index：BMI）の程度により肥満を以下の4段階に分類している．

肥満1度：25以上30未満
肥満2度：30以上35未満
肥満3度：35以上40未満
肥満4度：40以上

ただし，乳幼児ではBMIはカウプ（Kaup）指数と呼ばれ，18.0以上が肥満傾向とされる．

また，学童では，ローレル（Rohrer）指数〔体重（kg）を身長（m）の三乗で割った値に10をかけたもの〕を用い，160以上で肥満とされる．

2 日本人の肥満者の人口推移

図1-6は1985年，1995年，2005年における20歳以上の日本人肥満者の割合を示したものである[26]．男性ではすべての年齢階級で，2005年におけるBMI 25以上の肥満者の割合は20年前，10年前と比べて増加しており，40歳代が34.1％と最も高い．一方，女性では，40歳代から60歳代で肥満者の割合が20年前，10年前と比べて減少している．また，学校保健統計調査[27]によると，肥満傾向児も増加しており，12歳の男子の肥満傾向児の割合は12.4％で，親世代の6.6％と比べ，算定方法に若干の変更があるが，およそ2倍に増えている．同じく女子の割合は9.7％で，親世代の6.7％の1.5倍に増えている（図1-7）．

3 肥満における環境要因と遺伝要因

肥満は，エネルギー摂取量がエネルギー消費

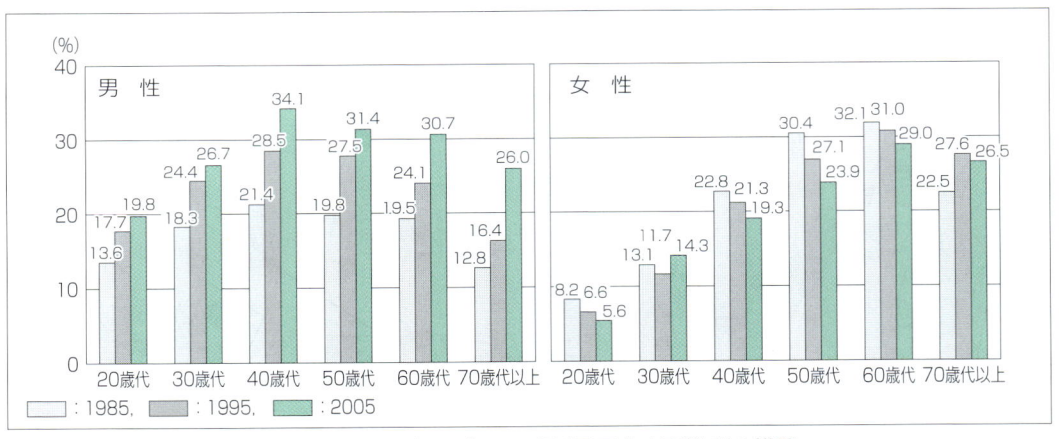

図1-6　最近20年間における日本人肥満者の推移
(厚生労働省：平成17年国民健康・栄養調査結果の概要，健康局総務課生活習慣病対策室，2005)

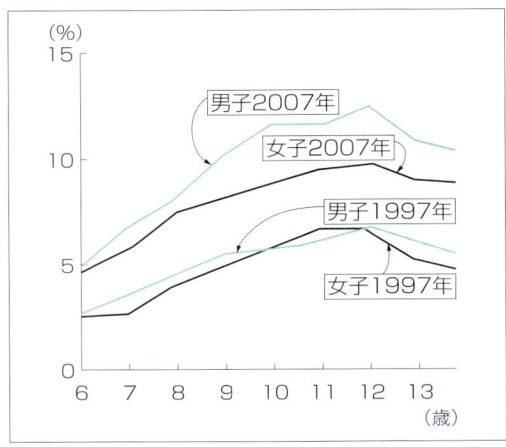

図1-7　肥満傾向児の推移
(文部科学省：平成19年度 学校保健統計調査報告書，国立印刷局，2007)

量を長期にわたり上回った結果として起こる．このエネルギーインバランス（正のエネルギーバランス）の原因には，環境要因と遺伝要因が存在する．

環境要因としては過食（エネルギー過剰摂取）と運動不足（低エネルギー消費）の2つの要因があるが，多くの研究で，この2つの要因のうち，低エネルギー消費がより重要な肥満のリスク要因であることが報告されている[28,29]．

一方，遺伝要因も重要である．Bouchard (1988)は，ヒトの体脂肪分布の20〜25％は遺伝的に規定されると報告している[30]．前述の基礎代謝の人種差も重要な要因といえる．また，同じ肥満になりやすい環境にあっても，肥満のなりやすさは，ある程度遺伝的に規定されており，過食に対する体重増加の反応には，個人差があることが知られている[31]．このように，肥満は，環境要因や遺伝要因単独で説明されるものではなく，もともと肥満になりやすい遺伝的背景をもつ個体が，現在の肥満になりやすい環境（運動不足，ストレス，過食）に曝露されて段階的に引き起こされると考えられている．

▶肥満に関わる化学物質

肥満の発現に重要である食行動や基礎代謝量を規定する化学物質の発見が進んでおり，現在もなお進行中である．つまり，従来は遺伝要因と呼ばれたものは，今後はこれらの化学物質の発現に関係する遺伝子の違いにより説明されていくと考えられる．

なかでも，レプチン（leptin）は，摂食行動を制御する代表的な神経伝達物質である[32]．レプチンは，脂肪組織より分泌され，脳の視床下部に作用し，満腹中枢を刺激し，空腹感を抑制する伝達物質の産生を促すことにより，摂食行動を制御している．血中のレプチンレベルは体脂肪量が多くなるほど上昇していることから，体重が増えると，体重を一定の範囲内に維持するためにレプチンが重要な役割を果たしていると考えられる．レプチンはob遺伝子の発現により活性化される．ob遺伝子の異常もしくはレプチ

ン感受性が低下すると，体重増加に対する抑制が効かなくなり，肥満を進行させると考えられている．

そのほか摂食を抑制する化学伝達物質として，ペプチドYY（peptide YY），メラノコルチン-4（melanocortin-4）がある．逆に摂食を促進する化学伝達物質も存在し，ニューロペプチドY（neuropeptide Y），グレリン（ghrelin）がある．なかでも，グレリンは，胃，小腸で産生され，脳外で産生される唯一の食欲刺激物質である．これらの物質の発見は，肥満の遺伝的背景を探るのみならず，将来の肥満，さらには摂食障害の治療として期待されている．

摂食行動の制御以外のものとして，安静時代謝を亢進させることで，肥満抑制に関わっているとされる物質の代表的なものに，脱共役蛋白質（uncoupling protein；UCP）がある．このうち，UCP-2遺伝子は，骨格筋や白色脂肪組織，肺，心臓，腎臓など多くの組織に発現され，組織内の熱産生を刺激することで，安静時代謝の上昇と肥満の抑制に関わっているとされるため[33]，この発現量の違いが基礎代謝量に大きな影響を及ぼしている可能性がある．

2）エネルギー欠乏症：るいそう

1 るいそうの原因

るいそう（やせ）とは，肥満とは逆に，エネルギー摂取量の相対的不足により，体重が標準体重の80％以下またはBMIが18.5以下に減少した状態を指し，その原因はさまざまである（表1-5）．このなかでも，最近，特に問題となっているのは，社会的，精神的要因を背景とした"やせ"である．典型的なものとして，わが国においては，主に思春期の女性が，心理社会的要因を背景に，極端な体重増加への恐怖とやせ願望から意図的に摂食を拒否する神経性食欲不振症がある．一方，発展途上国では，食糧不足による飢餓状態から栄養失調に至る蛋白質・エネルギー栄養失調症（protein-energy malnutrition；PEM）が問題となっている．

1）蛋白質・エネルギー栄養失調症（protein-energy malnutrition；PEM）

発展途上国にみられる栄養失調症は大きく分けて，蛋白質とエネルギー摂取不足で起こるマラスムス（marasmus）と，総エネルギー摂取量は比較的十分であるが，蛋白質摂取不足が原因のクワシオコル（kwashiorkor）の2つの類型が存在する．いずれの場合もマクロ栄養素の不足のみならず，微量栄養素の複数欠乏を伴っていることが多い．低栄養は，短期的には，除脂肪体重の減少を伴う体重減少や貯蔵エネルギーの低下と，活動意欲減退による身体活動量の減少がみられる．栄養不足が長期間続くと，成長の遅延・停止，精神発達遅滞だけでなく，エネルギー調節機構にも重大な影響を及ぼし，肥満感受性を増強させる基礎代謝や脂質酸化能力の低下[34]および節食調節障害[35]を招くことが示唆されている．このことは，発展途上国において多くの発育不良の乳幼児が存在する一方で，成人の肥満者が急増している1つの説明であると考えられている．

2 やせの人口推移

日本人では，"やせ"の男性がほぼ横ばいであるのに対し，"やせ"の女性が増加している．国民栄養調査に参加した15～29歳の非妊婦・非授乳婦計30,903名の身長，体重のデータを用いて1976年から2000年の25年間の体位の変化を検討した結果，図1-8に示したように，15～29歳の女性では平均BMIの有意な低下とBMI 18.5 kg/m² 未満の"やせ"の割合の著

表1-5 るいそうの原因
- 食欲低下による食事摂取量の減少：悪性腫瘍などの消耗性疾患
- 消化吸収障害：慢性の下痢を伴う疾患（クローン病，潰瘍性大腸炎），消化性潰瘍，慢性膵炎，蛋白漏出性胃腸症，吸収不良症候群，寄生虫
- 社会的・精神的要因：蛋白質・エネルギー欠乏症または失調症，神経性食欲不振症，うつ病，統合失調症
- 内分泌疾患：甲状腺機能亢進症，褐色細胞腫，アジソン病，シーハン症候群，脳腫瘍，膵腫瘍（WDHA症候群，ゾリンジャー-エリソン症候群）

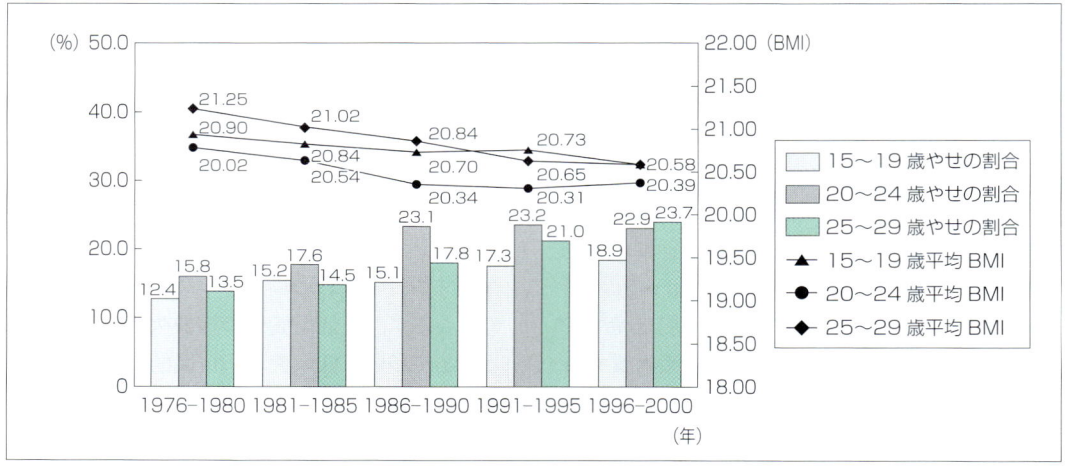

図1-8 日本人の"やせ"の推移
(Takimoto H, Yoshiike N, Kaneda F, et al : Thinness among young Japanese women, Am J Public Health, 94, 2004, pp.1592-95)

しい増加がみられ、特に、25～29歳の群では1976～1980年に13.5％であった"やせ"の割合が1996～2000年には23.7％と著増していた[36]。

しかし、"やせ"の原因は、必ずしも神経性食欲不振症などの摂食障害の増加が原因ではなく、1990年から2000年にかけてほぼ倍増した女性の喫煙率の上昇など複合的な要因が関与していると考えられる。

3. エネルギーと体重コントロール

肥満はいうまでもなく、高血圧、糖尿病、心血管疾患などの生活習慣病を引き起こす原因となるため、体重コントロールは今後ますます重要になると考えられる。体重コントロール（減量）の方法は、大きく分けて、食事制限をする方法と運動によるエネルギー消費量を増やす方法である。

急激な減量は、脱水症状などの危険性を高めるばかりだけでなく、除脂肪体重や基礎代謝の減少により以後の減量維持が困難になるため、健康的な減量は、週当たり多くとも1～2ポンド（約0.45～0.9kg）であるとされている[37]。また、高度に肥満している人では、理想体重までの減量は非常に困難であり、現実として最終的に可能な減量は、現状の体重の5～15％程度とされている。しかし、この10％程度の減量でも、生活習慣病の予防・改善の観点からは十分な効果があると考えられている。

1 減量体重の理論的予測と実際

実質の体重減少とはあくまで脂肪組織の減少量である。1kgの脂肪組織には、約87％の脂質が含まれているため、脂肪組織1kgを燃やすためには、

$$1,000 \times 0.87 \times 9 = 7,830\ \text{kcal}$$

分の負のエネルギーバランスをつくることが必要である。したがって、100kcalの食事制限で見込まれる減量はせいぜい年間に換算して4.7kg程度であり、さらに身体活動量を100kcal増やしても9.5kg程度である。しかし、後述するように実際の体重減少量は、この数値よりもさらに低くなる。

2 食事制限による体重コントロール

一般に、食事制限のみによる減量方法は、前述した"見込み"体重減少量よりも小さくなる。これには、食事制限に伴う活動意欲の低下や減量に伴う各種活動のエネルギー消費コストの減少による、身体活動に必要なエネルギー量の減少、除脂肪体重の低下による基礎代謝量の低下といった目にみえる要因だけでなく、生体にお

ける各種の代謝反応のエネルギーコストが節約されることが重要な要因であると考えられている．大幅な減量が困難であることを説明する基本的な考え方として，個体の体重は，本人の意図とは関係なく，生来的にある一定の範囲に保たれるように決定されているという考えが定着しており，"セットポイント理論（set point theory）"と呼ばれている．

3 運動による体重コントロール

一般に，運動によるエネルギー消費量の増加は，食事制限による摂取エネルギー減少量ほど大きくすることは困難であるため，運動のみによる減量効果は小さい．しかし，多くの研究で，適度の食事制限に運動を励行することで，食事制限によるものよりも長期的な減量に成功したことが報告されている．なぜならば，運動は，除脂肪体重を増加させ（または減少を最小限にし），安静時代謝率を亢進するためである．前述の理論にあてはめると，運動は，あらかじめ決定されている体重レベル（セットポイント）を低下させ，より大幅な減量と減量体重の維持を可能にすると考えられる．したがって，"セットポイント理論"の考え方は，減量は不可能であることを意味するのではなく，減量可能体重のある程度の個人差を意味する概念としてとらえるのが適切であると考えられる．

4 運動と食事摂取の相互作用

1）急性の影響

運動後，一過性に食欲が減退することが知られており，食事誘発性食欲不振と呼ばれている．この現象は，運動中の血流が消化器から筋肉へ再分配されることに関連があるとされている[38]．この効果は，運動強度が高いほど大きいと考えられているが，この現象には個人差が大きく[39]，また，高強度運動よりも低強度運動のほうがむしろその後の食事摂取量が少なくなったという結果も報告されている[40]．しかし，運動後の空腹感が減少しても，その効果は一過性であり，1日の総エネルギー摂取量への影響は小さいと考えられている[41]．

2）長期的影響

活動的な生活を送っている人は座位中心の生活を送っている人に比べ，多くの食事摂取量が必要である．したがって，運動によりエネルギー消費量を増やしても，代償的にエネルギー摂取が増加すると考えられてきた．しかし，エネルギー消費量増加とその後のエネルギー摂取量の変化を検討した介入研究の多くは，エネルギー消費量が増加しても，エネルギー摂取量には影響がないと報告している[42]．このことも，減量を必要とする肥満者にとって，運動の併用が，食事制限のみによる減量よりも，長期的には減量に必要な負のエネルギーバランスを確立する上で重要であることを示唆している．

4. 運動エネルギー消費

"運動"とは，"体力の維持・向上を目的とした計画的で，反復性のある身体活動"のことをいい，身体活動の一部としてとらえられる概念である．すなわち，ほかの身体活動と異なり，活動そのものが"目的"である点に特徴がある．運動によるエネルギー消費もほかの身体活動によるエネルギー消費と基本的には共通している．しかし，運動の中には，ほかの身体活動と比較して，エネルギー消費速度が非常に大きい場合や，エネルギー消費速度が急速に変化する場合があり，それに見合った特殊なエネルギー供給系が必要である．また，運動中のみならず，運動後のエネルギー消費にも通常とは異なった形態が認められる．本項では"運動"にみられるエネルギー消費の特徴を中心に概説する．

1 運動エネルギー産生系

1）運動時のエネルギー基質

運動時のエネルギー基質は，一部の瞬発系運動を除けば，三大栄養素である糖質，脂質，蛋白質である．また，エネルギー補給なしに極めて長時間運動を行う場合を除けば，糖質，脂質が主なエネルギー源である点も一般の身体活動と同様である．しかし，運動中は，ほかの身体活動と比較して，エネルギー消費速度が非常に

早く，糖・脂質の燃焼比率が運動形態や運動経過時間に伴い大きく変化するという点が特徴的である．

エネルギー貯蔵源として糖質は約20gが血中にグルコースとして溶け込んでおり，筋肉中に100〜400g，肝臓中に90〜150gがグリコーゲンとして貯蓄されている．これらを合わせても体内には500g程度の糖質しか存在しないことになる．したがって，糖質だけで運動するとすれば貯蔵エネルギー量は，約2,000kcal程度であり，体内にはフルマラソン（42.195km）を完走できるかできないか程度のエネルギーしか貯蓄されていないことになる．一方，筋肉中や脂肪組織に脂肪酸として蓄えられている脂質は，体重60kg，体脂肪率15%の標準的な一般成人を例にとっても9kgの脂肪組織が存在するため，貯蔵している脂質の燃焼により供給されるエネルギー量は，脂肪組織だけでも約70,000kcalにも達する．このエネルギー量はフルマラソンを30回以上走ることのできる量であり，長時間の運動では脂質が重要なエネルギー源であることがわかる．

2）運動時のエネルギー産生様式

エネルギー産生様式は，クレアチンリン酸（ATP-CP）系（非乳酸性），嫌気的解糖系（乳酸性），好気的解糖系，酸化的リン酸系の4つの様式があり，それぞれエネルギー基質，エネルギー貯蔵源，ATP産生速度が異なる（表1-6）．前者2つのエネルギー産生系を利用した運動を無酸素運動という．後者2つは，エネルギー供給過程として，前述の糖質や脂質の燃焼反応を利用しており，特にこのエネルギー産生系を利用した運動を有酸素運動という．

ウォーキングなどの軽強度運動におけるエネルギー供給は，ほとんど有酸素性エネルギー産生過程により賄われているが，競技などの激しい運動では，短時間に多くのエネルギーを必要とするため，有酸素的なエネルギー産生では，エネルギー供給が間に合わない．最大運動を行ったときの運動経過時間に伴うエネルギー供給形式の概略を図1-9に示した．

瞬発的または数秒以内の短時間運動では，筋肉内のクレアチンリン酸を利用してATPを産生する（ATP-CP系）．しかし，筋肉中のクレアチンリン酸は10秒以内に枯渇するため，次の段階として，やや出力は小さくなるものの，筋肉中の速筋線維(type Ⅱb)中のグルコースを分解し，ATPを産生する（嫌気的解糖系）．しかし，この反応でできた乳酸が解糖系酵素活性を低下させるため，この経路を利用した運動もせいぜい1〜2分程度しか継続できない．より長時間の運動では，肝臓や筋肉中（速筋線維 type Ⅱa）のグリコーゲンや脂肪組織や遅筋線維（type Ⅰ）中の脂肪酸を利用した有酸素系エネルギー産生経路によりATPが供給される．この有酸素系エネルギー産生経路における糖質，脂質の2つのエネルギー源の構成比は時間経過とともに変化し，運動開始5〜10分以内では主に，筋グリコーゲンが消費され，脂質が主たるエネルギー源として重要な役割を占めるのは，運動開始から30分以上経過してからである．

ADP 1 mol から ATP 1 mol が生成されるとき，7.3 kcal のエネルギーが貯蔵されるため，グルコース 1 mol の燃焼で生じた 686 kcal のエネルギーに占める ATP として蓄えられるエネルギーの割合は $38 \times 7.3 \div 686 \times 100 \fallingdotseq 40\%$ である．したがって，体内のグリコーゲン（約500g）の燃焼により産生される $500 \times 4 = 2,000$ kcal のエネルギーから有酸素性エネルギー産生過程で生成できる ATP 量は $2,000 \times 0.4 \div 7.3 \fallingdotseq 110$ mol となり大まかに100 mol 程度である。一方，体内の脂肪組織（約10 kg）の燃焼では $10,000 \times 7 = 70,000$ kcal のエネルギーが生成されるため産生可能な ATP 量は $70,000 \times 0.4 \div 7.3 \fallingdotseq 3,800$ mol となり約4,000 mol に達することになる．このため，エネルギーの枯渇なしに長時間の運動を可能とする．しかし，酸化的リン酸過程で供給される ATP 産生速度は，無酸素系エネルギー産生過程のそれと比較して数十分の1であり，有酸素系代謝経路を利用した運動で発揮される筋力は，最大筋力の約30%程度である．

図1-10は，糖質，脂質をエネルギー源とす

表1-6 エネルギー産生様式

	無酸素系		有酸素系	
エネルギー（ATP）産生様式	クレアチンリン酸系（非乳酸系）	嫌気的解糖系（乳酸系）	好気的解糖系	酸化的リン酸系
エネルギー基質	クレアチンリン酸	グリコーゲン	グリコーゲン	脂肪酸
エネルギー基質貯蔵部位	筋肉	筋肉	筋肉, 肝臓	筋肉, 脂肪組織
主な活動筋	速筋線維（type IIb）	速筋線維（type IIb）	速筋線維（type IIa）	遅筋線維（type I）
ATP産生速度（mol/分）	4.4	2.35	筋肉:0.85〜1.14 肝臓:0.37	0.40
ATP利用可能量（mol）	0.67	1.6	100	4,000
ATP産生反応式	クレアチンリン酸＋ADP→クレアチン＋ATP	グルコース（$C_6H_{12}O_6$）＋2リン酸→2乳酸（$C_3H_6O_3$）＋2ATP	グルコース（$C_6H_{12}O_6$）＋$6O_2$＋38ADP＋38リン酸→$6CO_2$＋$6H_2O$＋38ATP	パルミチン酸（$C_{16}H_{23}O_2$）＋8CoA＋7FAD＋$7NAD^+$＋$7H_2O$→8アセチルCoA＋$7FADH_2$＋7NADH＋$7H^+$

るATP供給経路を図示したものである．この図より，酸化的リン酸化経路を活性化し，維持するためにはクエン酸回路の供給源となるピルビン酸が必要であり，このピルビン酸の供給にはグリコーゲンを分解して得られるグルコースの燃焼が必要である．したがって，有酸素運動は，無酸素系運動と比較すれば長時間運動が可能であるが，グリコーゲンが枯渇すると運動は継続できない．

2 運動強度別エネルギー供給経路

図1-11は一定負荷運動の最大酸素摂取量（$\dot{V}O_{2\,max}$）に対する相対運動強度とエネルギー供給源および供給されたエネルギー基質が燃焼した際の呼吸商（RQ）の関係を示したものである．一般に運動強度が大きくなるほど，エネルギー供給源の糖質依存性が高まる．家事やゆっくりした歩行など，運動強度が低いうちは脂質と糖質がともに50％程度使われ，中等度〜高強度の運動になると糖質が多く使われ，$\dot{V}O_{2\,max}$の近くの強度ではほとんど糖質のみが使われる．

$\dot{V}O_{2\,max}$の90％程度の高強度運動では，エネルギー源のほとんどは筋肉中のグリコーゲンである（図1-11）．

1）運動強度別，運動経過時間とエネルギー代謝の関係

図1-12は各種運動強度別，持久性運動を行った場合の運動経過時間と筋グリコーゲン消費の関係を示したものである．

ここで，筋肉の中でも速筋（type IIb）線維のグリコーゲンが優先的に使われるため，全体の筋グリコーゲンがなくならないうちに疲労し，運動の継続が不可能になる．疲労の要因には速筋線維中の乳酸の蓄積も関係している．

$\dot{V}O_{2\,max}$の60〜70％程度の中等度運動では，筋肉中のグリコーゲンがともにエネルギー供給源である．グリコーゲンが消費される筋線維のタイプは時間経過とともに変化し，開始後1時間までは持久性能力に優れた遅筋（type I）線維が主体であるが次第にtype IIaやIIbの速筋線維も多く動員されるようになり，全筋肉中のグリコーゲンの枯渇とともに疲労により運動の継続が不可能になる．したがってこの強度における運動継続の制御因子は筋グリコーゲン量であることがわかる．

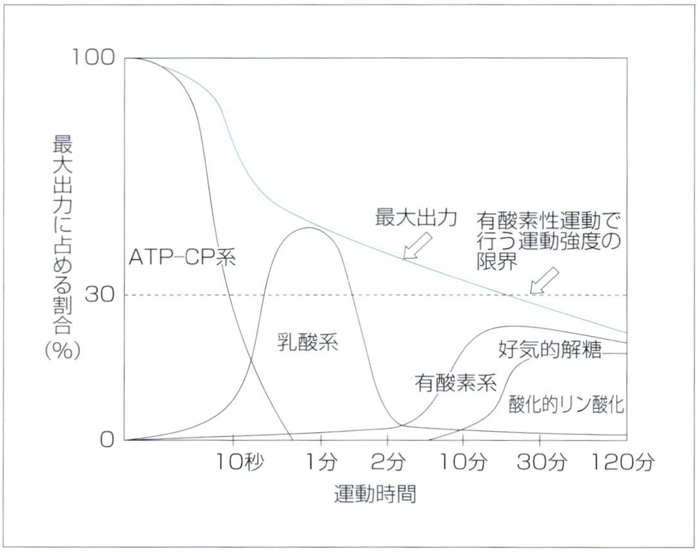

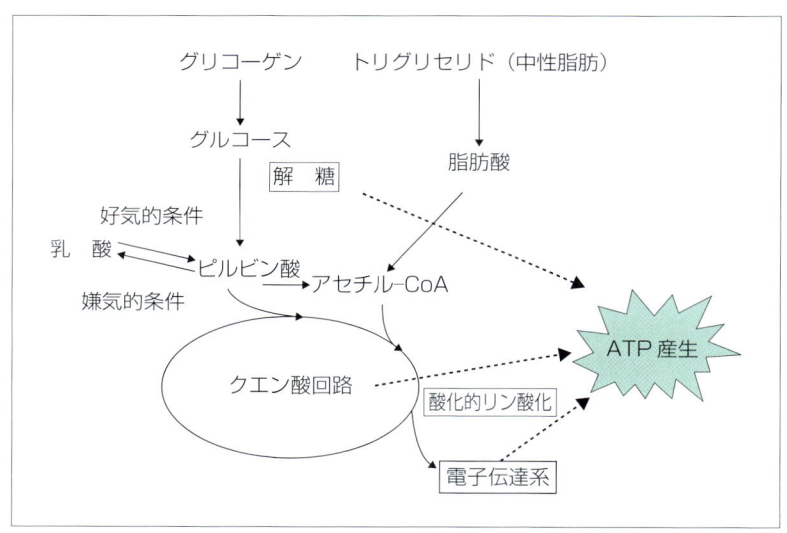

図1-9　最大運動時の運動経過時間に伴うエネルギー供給形式の概略図

図1-10　ATP供給経路（解糖系と酸化的リン酸化経路）

　図1-12[43)]は$\dot{V}O_{2\,max}$の30〜40％程度の軽強度運動のエネルギー供給源は，脂質であり，その重要性は時間とともに大きくなることを示している．消費される筋グリコーゲンの主体は遅筋線維であるが，筋グリコーゲンが枯渇しないため，長時間の運動継続が可能である．

2）運動中の呼吸商（呼吸交換比）

　エネルギー基質がそのまま燃焼すればRQは0.7から1.0の間をとるはずであるが，実際の呼気ガス分析から得られるRQは最終的に1.0をこえる．このように，運動時の呼気ガスは，運動中のエネルギー源となった物質の呼吸商と一致しないため，運動時の換気状態からエネルギー基質の燃焼比率を推定することは不可能である（ただし，以下の説明の通り，定常状態で乳酸閾値以下の運動であれば可能である）．その理由は以下の通りである．

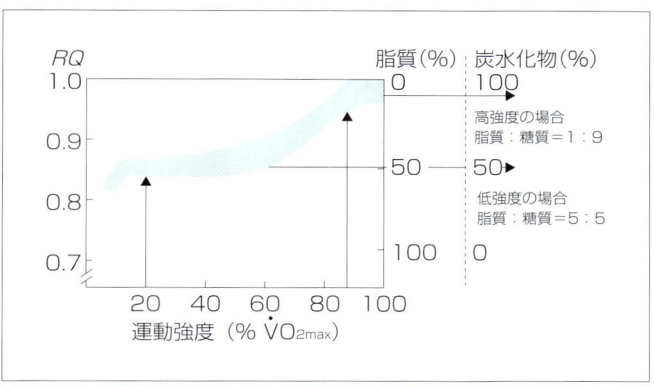

図1-11 相対運動強度（最大酸素摂取量に対する割合：%$\dot{V}O_{2max}$）と脂質および糖質の利用割合の関係
青い領域はエネルギー基質利用比率の個人差を示す．一般にはトレーニングをしている人ほど下の方（すなわち，脂質の利用比率が多くなる方）へシフトする．

図1-13は，漸増負荷運動時の血中乳酸濃度，二酸化炭素排出量，酸素摂取量，RQの推移を図示したものである．一般健常者では運動負荷が最大運動能の約50%になると筋肉内での代謝が好気的解糖に嫌気的解糖が加わるため血中に乳酸が産生されてくる．このポイントを乳酸閾値（lactate threshold；LT）または，無酸素性作業閾値（anaerobic threshold；AT）という．蓄積した乳酸は主に血中に放出され，血液緩衝系の作用を受けて生じた炭酸ガス（CO_2）と水素イオンが呼吸を刺激し，CO_2 が肺から排出される．よって，LTをこえると酸素摂取量（VO_2）の増加に比べて二酸化炭素排泄量（VCO_2）が増し，それに伴って換気量の増加が著しくなる．これを換気反応からみるとグラフが上方に折れ曲がる（すなわち二酸化炭素排出量の酸素摂取量に対する比が急激に上昇する）．換気ガス交換の観点から，このポイントは換気閾値（ventilatory threshold；VT）とも呼ばれる．すなわち，LT（AT）点とVT点は，密接な関連がありほぼ一致する．運動強度がこのポイントをこえると，実際のガス交換比は，糖・脂質が有酸素的に燃焼されると仮定した場合の二酸化炭素排泄速度の酸素摂取速度に対する比（すなわち呼吸商）よりも大きくなり，最終的には1.0をこえる．このようにして運動中の呼気ガス分析から得られたガス交換比を，エネルギー基質の有酸素的燃焼から得られた呼吸商とは区別して呼吸交換比（respiratory exchange ratio；RER）と呼んでいる．

3 持久性トレーニングの効果

持久性トレーニングの効果はさまざまに存在するが，代謝的側面からみると，運動時のエネルギー源の中でも脂質への依存度が高まることが挙げられる．図1-14は，持久性トレーニング前後の運動経過時間と消費したエネルギー源の関係を示す概略図であるが，エネルギー消費量を一定にした場合は，トレーニング後では脂質の利用が亢進し，糖質の利用が低下する．この効果は"グリコーゲン節約効果"と呼ばれる．考えられるメカニズムとして，持久性トレーニングによって，$\dot{V}O_{2max}$ が上昇するため，同じ運動をトレーニング前よりも低い相対運動強度で運動できるという可視的な変化のみならず，筋肉内のミトコンドリア密度の増加や脂質分解酵素（リポ蛋白リパーゼ）の活性上昇など分子細胞レベルでの変化が確認されている．さらには，同一相対強度の運動でも筋グリコーゲンの利用率が低下しており[44]，その低下は，肝臓や筋肉のグリコーゲン量が十分でない空腹時の比較的軽強度運動にて特に大きい顕著であることも知

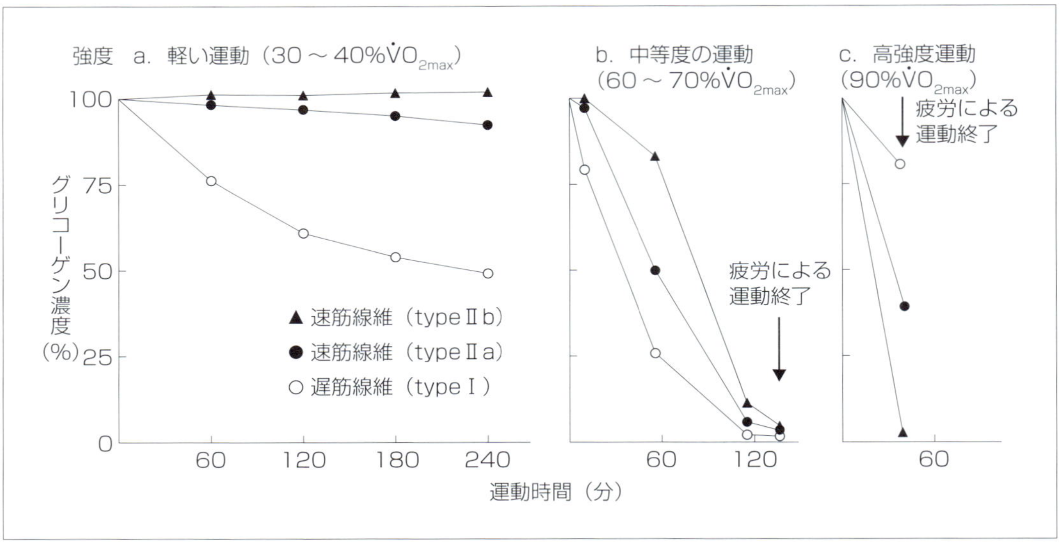

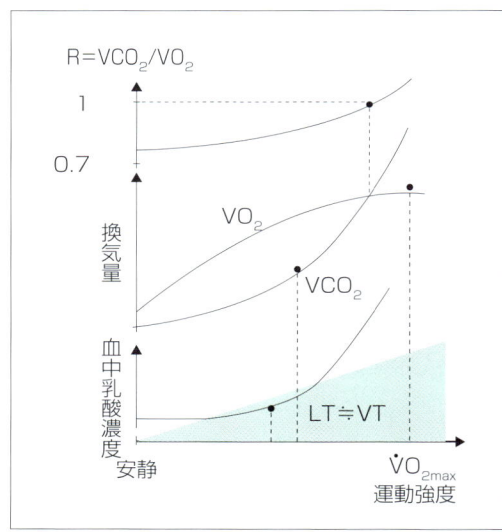

図1-12 運動強度別，運動経過時間に伴う筋グリコーゲン残存量の推移

(Gollnick PD, Piehl K, Saltin B：Selective glycogen depletion pattern in human muscle fibres after exercise of varying intensity and at varying pedalling rates. J Physiol, 241, 1974, pp.45-57 の図を一部改変）

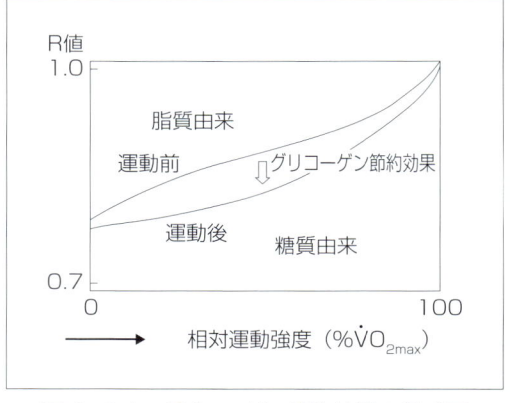

図1-13 漸増負荷運動における血中乳酸濃度，二酸化炭素排出量，酸素摂取量の関係

図1-14 グリコーゲン節約効果の模式図

られている[45]．このように，運動トレーニングによる持続力（スタミナ）の増大には，限られた貯蔵量しかないグリコーゲン消費の節約能が関係している．

4 運動後酸素消費，酸素負債

運動により，運動後の安静時代謝率が上昇することが知られており，運動をしていない時の安静時代謝率の平均約15％の上昇が認められる[45]．この運動後におけるエネルギー消費量上昇効果を，運動後余剰酸素消費（excess post-exercise oxygen consumption；EPOC）という（図1-15）．EPOCの要因は，運動中の酸素供給不足によると考えられており，EPOCは酸素負債とも呼ばれる．

この酸素供給不足の要因は大きく2つに分かれる．第一には，運動開始直後より酸素供給は増加するものの，酸素需要と供給のバランスが

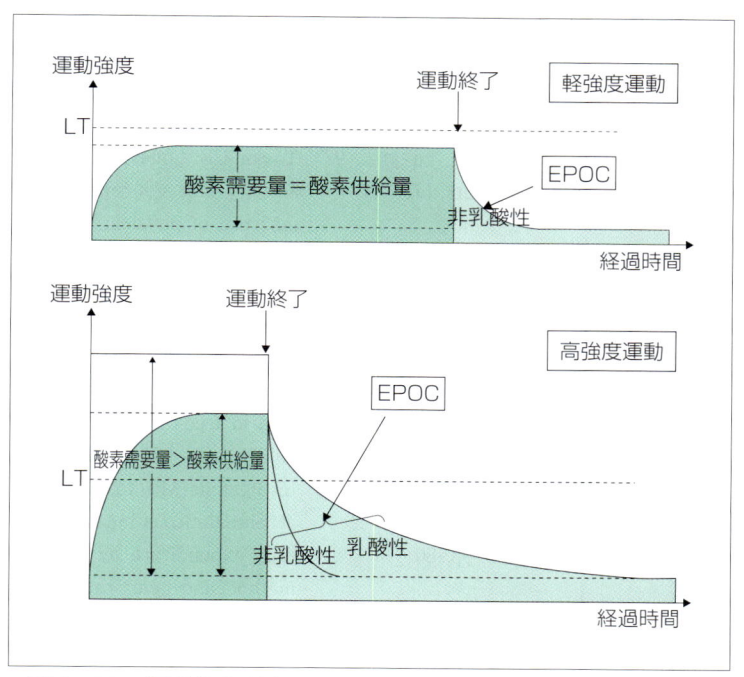

図1-15 運動後余剰酸素消費（EPOC）を説明するための模式図

とれた定常状態に達するまでには2〜3分の時間を要するため、その間に酸素摂取不足が生じている（非乳酸性酸素負債）。しかし、この不足量は、運動中の総酸素需要量と比べればわずかであり、それほど大きな要因にはならないと考えられている。第二の要因として、（高強度の）運動中に生じた乳酸の処理を運動後に行う必要があり、その処理には酸素が必要であることが挙げられる（乳酸性酸素負債）。酸素負債の主体は後者の要因であると考えられている。その根拠としてEPOCの発生には、多量の乳酸を蓄積する高い強度の運動が必要であるという性質があり、最大酸素摂取量の70％以上の運動強度が必要であるという報告がある[46,47]。しかし、EPOCを乳酸の処理のみで説明不可能な知見も多く存在し、現在ではEPOCは、代謝、呼吸、循環のさまざまな側面から、身体を運動前の状態に回復するのに必要なエネルギーを指す広い概念としてとらえられている。

（児玉　暁，曽根　博仁）

引用文献

1) McCargar L, Taunton J, Birmingham CL, et al : Metabolic and anthropometric changes in female weight cyclers and controls over a 1-year period. J Am Diet Assoc, 93, 1993, pp.1025-30.

2) 「日本人の食事摂取基準」策定検討会：「日本人の食事摂取基準」策定検討会報告書. 厚生労働省, 2009.

3) 五訂増補 日本食品標準成分表分析マニュアル, 文部科学省科学技術・学術審議会資源調査分科会食品成分委員会資料, 2004.

4) FAO/WHO : Energy and protein requirements, Report of a Joint FAO/WHO Ad Hoc Expert Committee. WHO Technical Report Series, 522；FAO Nutrition Meetings Report Series, 52, 1973.

5) Garby L, Kurzer MS, Lammert O, et al : Energy expenditure during sleep in men and women : evaporative and sensible heat losses. Hum Nutr Clin Nutr, 41, 1987, pp.225-33.

6) Consolazio CF, Johnson RE, Pecora LJ : Physiological Measurements of Metabolic Functions in Man. McGraw-Hill, New York, 1963.

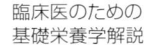

7) Mawson JT, Braun B, Rock PB, et al : Women at altitude : energy requirement at 4,300 m. J Appl Physiol, 88, 2000, pp.272-81.

8) Nelson KM, Weinsier RL, Long CL, et al : Prediction of resting energy expenditure from fat-free mass and fat mass. Am J Clin Nutr, 56, 1992, pp.848-56.

9) Roberts SB, Fuss P, Heyman MB, et al : Influence of age on energy requirements. Am J Clin Nutr, 62, 1995, pp.1053S-58S.

10) Poehlman ET, Toth MJ, Gardner AW : Changes in energy balance and body composition at menopause : a controlled longitudinal study. Ann Intern Med, 123, 1995, pp.673-75.

11) Ferraro R, Lillioja S, Fontvieille AM, et al : Lower sedentary metabolic rate in women compared with men. J Clin Invest, 90, 1992, pp.780-884.

12) Solomon SJ, Kurzer MS, Calloway DH : Menstrual cycle and basal metabolic rate in women. Am J Clin Nutr, 36, 1982, pp.611-16.

13) Bogardus C, Lillioja S, Ravussin E, et al : Familial dependence of the resting metabolic rate. N Engl J Med, 315, 1986, pp.96-100.

14) Foster GD, Wadden TA, Vogt RA : Resting energy expenditure in obese African American and Caucasian women. Obes Res, 5, 1997, pp.1-8.

15) Schofield WN : Predicting basal metabolic rate, new standards and review of previous work. Hum Nutr Clin Nutr, 39, 1985, pp.5-41.

16) Schutz Y, Bessard T, Jéquier E : Diet-induced thermogenesis measured over a whole day in obese and nonobese women. Am J Clin Nutr, 40, 1984, pp.542-52.

17) American College of Sports Medicine, Acsm's Metabolic Calculations Handbook, Lippincott Williams & Wilkins, 2006.

18) 厚生労働省 : 厚生労働省健康づくりのための運動指針2006～健康づくりのために, 社会保険出版社, 2006.

19) Department of Health and Human Services and the Department of Agriculture. Dietary Guidelines for Americans. 6th edition. Home and Garden Bulletion. 2005.

20) Schoeller DA : How accurate is self-reported dietary energy intake? Nutr Rev, 48, 1990, pp.373-79.

21) Ravussin E, Lillioja S, Anderson TE, et al : Determinants of 24-hour energy expenditure in man. Methods and results using a respiratory chamber. J Clin Invest, 78, 1986, pp.1568-78.

22) Taylor CB, Coffey T, Berra K, et al : Seven-day activity and self-report compared to a direct measure of physical activity. Am J Epidemiol, 120, 1984, pp.818-24.

23) Durnin JV : Low energy expenditures in free-living populations. Eur J Clin Nutr, 44, 1990, pp.95-102.

24) Schoeller DA : Measurement of energy expenditure in free-living humans by using doubly labeled water. J Nutr, 118, 1988, pp.1278-89.

25) Livingstone MB, Prentice AM, Coward WA, et al : Simultaneous measurement of free-living energy expenditure by the doubly labeled water method and heart-rate monitoring. Am J Clin Nutr, 52, 1990, pp.59-65.

26) 厚生労働省 : 平成17年 国民健康・栄養調査結果の概要. 厚生労働省健康局総務課生活習慣病対策室, 2005.

27) 文部科学省 : 平成19年度 学校保健統計調査報告書. 国立印刷局, 2007.

28) Ravussin E, Lillioja S, Knowler WC, et al : Reduced rate of energy expenditure as a risk factor for body-weight gain. N Engl J Med, 318, 1988, pp.467-72.

29) DeLany JP : Role of energy expenditure in the development of pediatric obesity. Am J Clin Nutr, 68, 1998, pp.950S-955S.

30) Bouchard C : Genetic factors in the regulation of adipose tissue distribution. Acta Med Scand Suppl, 723, 1988, pp.135-41.

31) Bouchard C, Tremblay A, Després JP, et al : The response to long-term overfeeding in identical twins. N Engl J Med, 322, 1990, pp.1477-82.

32) Halaas JL, Gajiwala KS, Maffei M, et al : Weight-reducing effects of the plasma protein encoded by the obese gene. Science, 269, 1995, pp.543-46.

33) Fleury C, Neverova M, Collins S, et al : Uncoupling protein-2 : a novel gene linked to obesity and hyperinsulinemia. Nat Genet, 15, 1997, pp.269-72.

34) Hoffman DJ, Sawaya AL, Verreschi I, et al : Why are nutritionally stunted children at increased risk of obesity? Studies of metabolic

34) rate and fat oxidation in shantytown children from São Paulo, Brazil. Am J Clin Nutr, 72, 2000, pp.702-07.
35) Hoffman DJ, Roberts SB, Verreschi I, et al : Regulation of energy intake may be impaired in nutritionally stunted children from the shantytowns of São Paulo, Brazil.J Nutr, 130, 2000, pp.2265-70.
36) Takimoto H, Yoshiike N, Kaneda F, et al : Thinness among young Japanese women. Am J Public Health, 94, 2004, pp.1592-95.
37) National Heart, Lung, and Blood Institute Clinical guidelines on the identification, evaluation, and treatment of overweight and obesity in adults. The evidence report. (September 1998)
38) Blundell JE, Stubbs RJ, Hughes DA, et al : Cross talk between physical activity and appetite control : does physical activity stimulate appetite? Proc Nutr Soc, 62, 2003, pp.651-61.
39) Pomerleau M, Imbeault P, Parker T, et al : Effects of exercise intensity on food intake and appetite in women. Am J Clin Nutr, 80, 2004, pp.1230-36.
40) King NA, Burley VJ, Blundell JE : Exercise-induced suppression of appetite : effects on food intake and implications for energy balance. Eur J Clin Nutr, 48, 1994, pp.715-24.
41) Blundell JE, King NA : Physical activity and regulation of food intake : current evidence. Med Sci Sports Exerc, 31(11), 1999, pp.S573-83.
42) Saltin B, Karlsson J : Muscle glycogen utilization during work at different intensities. Adv Exp Med Biol, 11, 1971, pp.289-99.
43) Gollnick PD, Piehl K, Saltin B : Selective glycogen depletion pattern in human muscle fibres after exercise of varying intensity and at varying pedalling rates.J Physiol, 241, 1974, pp.45-57.
44) Bergman BC, Brooks GA : Respiratory gas-exchange ratios during graded exercise in fed and fasted trained and untrained men. J Appl Physiol, 86, 1999, pp.479-87.
45) Bahr R, Ingnes I, Vaage O, et al : Effect of duration of exercise on excess postexercise O2 consumption. J Appl Physiol, 62, 1987, pp.485-90.
46) Treuth MS, Hunter GR, Williams M : Effects of exercise intensity on 24-h energy expenditure and substrate oxidation. Med Sci Sports Exerc, 28, 1996, pp.1138-43.
47) Hunter GR, Weinsier RL, Bamman MM, et al : A role for high intensity exercise on energy balance and weight control. Int J Obes Relat Metab Disord, 22, 1998, pp.489-93.

炭水化物（糖質）
carbohydrates（sugars）

1. 炭水化物の分類

▶炭水化物とは

炭水化物とは，糖（sugars）およびその誘導体である．多くは $C_m(H_2O)_n$ の化学式で表されるため，炭水化物（carbohydrates）とも呼ばれるが，デオキシリボース（$C_5H_{10}O_4$）のようにこの化学式にあてはまらないものもある．一方，この式にあてはまるが，炭水化物には含まれないものもある．また，セルロースなどの食物繊維も糖が結合したものであるが，小腸内では消化・吸収されないため，栄養学的には別に扱う（食物繊維には，実際には一部が大腸で発酵・吸収されエネルギーを生じるものも含まれる）．

一般的に，糖の名称には語尾に-oseがつく．分子量は結合している糖の数によって異なる．

炭水化物の熱量は1g当たり約4 kcalであり，植物により，二酸化炭素と水から合成される（光合成）．生体にとって最も重要なエネルギー源であり，ほかの細胞成分を構成する炭素を供給する．また，グリコサミノグリカン〔glycosaminoglycan（ムコ多糖）〕，蛋白質と結合した糖蛋白質〔グリコプロテイン（glycoprotein）〕，脂質と結合した糖脂質（glycolipid）のように，細胞接着，移動，分化，増殖や，細胞識別などの細胞，組織の機能の調節・維持に重要な役割を果たす糖もある．

1）構造による分類

糖は分子内にアルデヒド基（-CHO），ケト基 -C(=O)- および複数のヒドロキシ基（-OH）をもつ．アルデヒド基をもつ糖をアルドース，ケト基をもつ糖をケトースという．

代表的なアルドースはグルコース〔glucose（ブドウ糖）〕，ケトースはフルクトース〔fructose（果糖）〕である．

糖の誘導体には，ソルビトール，キシリトールなど単糖類・二糖類から合成され，ヒドロキシ基（-OH）をもつ糖アルコールがある．消化・吸収されにくいため，人工甘味料として用いられる．

2）炭水化物の結合数による分類

加水分解によってそれ以上分解されない糖を単糖（monosaccharide），単糖が2～6個程度結合したものを少糖（オリゴ糖），それ以上結合したものを多糖（polysaccharide）という．また，単糖類が2個，3個結合した糖を二糖類（disaccharide），三糖類（trisaccharide）ということもある．

1 単糖類

単糖類は，炭素分子の数によって，トリオース（三炭糖），テトロース（四炭糖），ペントース（五炭糖），ヘキソース（六炭糖）などに分類される（表2-1）．グルコース・フルクトース，ガラクトース

表2-1 主な単糖類

種類	主な単糖
トリオース（三炭糖）	マルトトリオース，グリセルアルデヒド（アルドトリオース），ヒドロキシアセトン（ケトトリオース）
テトロース（四炭糖）	エリトロース，トレオース，エリトルロース
ペントース（五炭糖）	リボース，デオキシリボース，キシロース，リブロース，アラビノース
ヘキソース（六炭糖）	グルコース，フルクトース，ガラクトース，マンノース
ヘプトース（七炭糖）	セドヘプツロース

(galactose) はヘキソースである．ペントースはペントースリン酸回路の中間代謝物として重要である．また，核酸に含まれるリボース，デオキシリボースもペントースである．

炭素数が5以上の糖は環状構造をとる（環状ヘミアセタール）．また，単糖分子は多くの不斉炭素（4つの結合手にそれぞれ異なる4種類の原子あるいは原子団が結合したもの）をもつため，多くの糖には光学異性体（D体，L体）が存在する．自然界に存在する多くの単糖はD体であり，生体が利用するのもD体である．

グルコース（ブドウ糖・デキストロース）は血液中の糖のほとんどを占め，ヒトを含む多くの哺乳動物にとって重要なエネルギー源である．穀物や果実に多く含まれる．すべての組織はグルコースをエネルギー源として利用する．特に脳・神経組織や，赤血球はグルコース依存度が高い．

フルクトースは果汁や花蜜に多く含まれる．

ガラクトースはブドウ糖と結合し乳糖となる．乳汁に多く含まれる．

2 少糖類・オリゴ糖

1) 二糖類 (disaccharide)

2分子の単糖が共有結合（グリコシド結合）した糖を二糖類という（表2-2）．二糖類には，マルトース（麦芽糖，グルコース-グルコース），スクロース（蔗糖，フルクトース-グルコース），ラクトース（乳糖，グルコース-ガラクトース）などがある．

糖には結合可能な炭素原子が複数あるため，同じ単糖の組み合わせからなる二糖類でも異性体が存在する．例えばグルコース2分子からなる二糖類には，α-(1, 4)位で結合するマルトースのほかにイソマルトース〔α-(1, 6)結合〕，トレハロース〔α-(1, 1)結合〕，セロビオース〔β-(1, 4)結合〕がある．

表2-2 主な二糖類

種類	構成する単糖	結合位
マルトース	グルコース-グルコース	α-(1, 4)結合
スクロース	フルクトース-グルコース	β-(2, 1)結合
ラクトース	グルコース-ガラクトース	β-(1, 4)結合

2) オリゴ糖

単糖が3～6個程度結合したものをオリゴ糖という．オリゴ糖は小腸内までにほとんど消化を受けない．また，一部のものは人体にとって有用な腸内細菌の生育を促進するといわれる．植物（豆類，穀類，果実，野菜）中に存在するものと，工業的に蔗糖からの合成や多糖の加水分解によってつくられるものがある．

3 多糖類 (polysaccharide)

炭水化物の重合した高分子を多糖類という．1種類の単糖からなるホモ多糖（単純多糖）と，2種類以上の単糖を含むヘテロ多糖（複合多糖）がある．また，機能の面からは，貯蔵多糖と構造多糖に分けられる．貯蔵多糖である澱粉(starch) とグリコーゲン (glycogen) は，いずれもグルコースのみによる単純多糖である．

3) 機能による分類

1 貯蔵多糖

エネルギー源としての単糖を貯蔵するために合成される．

1) 澱粉

グルコースがα-1, 4結合のみによって重合する直鎖型（枝分かれがほとんどない）のアミロースと，α-1, 4結合による直鎖部分とα-1, 6結合による枝分かれを含むアミロペクチンの混合物である．水溶液中のアミロースは，水素結合により，左巻きのらせん構造をとり，この中にヨードを取り込むことによって青紫色を呈する（ヨード澱粉反応）．アミロペクチンの分枝は直鎖部分のグルコース24～30個残基ごとに存在し，網状構造をとる．アミロースはグルコース数百～数千，アミロペクチンはグルコース百万まで含む．澱粉にはアミロースが約20％，アミロペクチンが約80％含まれるが，もち米の澱粉はほぼ100％アミロペクチンである．分子量は数万～数百万である．

消化されずに大腸で発酵を受ける澱粉があ

り，難消化性澱粉と呼ばれる．難消化性澱粉には，天然のものと食品加工により生じるものがある．

2) グリコーゲン

澱粉と同じくグルコースの重合体で，アミロペクチンと同様 $\alpha-(1,6)$ 結合による分枝をもつ．動物が貯蔵用につくることから，動物澱粉とも呼ばれる．アミロペクチンより分枝が多く，グルコース残基 8〜12 個ごとに枝分かれする．アミロペクチンと同様，網状構造をとる．分子量は数百万である．

グリコーゲンのグルコース鎖は，1 位の炭素を介してグルコゲニンという蛋白質に付着し，巨大な球形分子を形成する〔グルコゲニンには結合したグルコースを $\alpha-(1,4)$ 結合により伸長する作用もある〕．重合により数万のグルコース分子を 1 つの巨大分子とすることで，細胞内の浸透圧を高めずに多数のグルコースを貯蔵することが可能になる．また，分枝構造をとることにより，末端のグルコース残基（非還元性末端）が増え，グルコース鎖の伸長やグルコース鎖からのグルコース-1-リン酸の切断を行いやすくなる．

グリコーゲンは肝臓と骨格筋に貯蔵される．肝臓グリコーゲンは血糖低下時の糖新生に，骨格筋グリコーゲンは運動時の骨格筋のエネルギー源として用いられる．

3) イヌリン，グルコマンナン

キク科植物はイヌリン，こんにゃくいもはグルコマンナンを生成し炭水化物を貯蔵するが，いずれもヒトの酵素では分解できない．イヌリンはフルクトース，グルコマンナンはグルコースとマンノースの重合体である．

2 構造多糖

セルロース，ペクチン，キチン，グルコマンナンなどである．セルロースは野菜類，ペクチンは果実やジャムに含まれ，食事から日常的に摂取されているが，ヒトの消化酵素では分解されない．

2. 炭水化物の消化吸収と代謝

食物から摂取される炭水化物のほとんどは多糖類であるが，このうち特に重要なのはエネルギー源となる澱粉である．また，スクロース，ラクトースなど二糖類も食物中に多く含まれる．多糖類・二糖類とも，消化酵素により単糖類まで分解されなければ吸収できない．

未加熱の澱粉はミセル構造をとっており（β 澱粉），ヒトは消化吸収できない．加熱により糖鎖間の水素結合を破壊し，α 澱粉とすることで消化吸収が可能になる（α 化）．

1) 炭水化物の消化

1 中間消化

1) 唾液 α アミラーゼによる消化

唾液に含まれる唾液 α アミラーゼは，澱粉のグリコシド結合をランダムに切断し，グルコースやマルトースに分解する．唾液アミラーゼは胃酸により pH が低下すると不活化される．

2) 膵アミラーゼによる消化

胃を通過した消化物は蠕動運動により小腸に送られる．小腸では，口腔内と同様，α アミラーゼにより澱粉をマルトース，マルトトリオース，α-限界デキストリンに分解する．小腸の α アミラーゼは膵液由来である．

α アミラーゼは（1, 4）-α-D-グルカングルカノヒドラーゼ，グルコゲナーゼ，ジアスターゼともいい，$\alpha-(1, 4)$ グリコシド結合は分解できるが，$\alpha-(1, 6)$ グリコシド結合には作用しない．このため，アミロースの分解ではマルトース，マルトトリオースが生じるが，アミロペクチン，グリコーゲンの分解ではこれらに加えグルコース分子が $\alpha-(1, 6)$ 位で結合した α-限界デキストリンが生成される．

これらの唾液・膵液の α アミラーゼによる消化を中間消化という．

② 終末消化

1) マルトースの消化

中間消化の後，マルトース，マルトトリオースはマルターゼ，グルコアミラーゼにより消化され，α-限界デキストリンのα-（1, 6）グリコシド結合はイソマルターゼ（α-限界デキストリナーゼ）による加水分解を受け，最終的にグルコースまで分解される．これらの反応は，マルターゼ，グルコアミラーゼの存在する小腸粘膜上皮の細胞表面（刷子縁膜）で行われる．

2) スクロースの消化

スクロースは口〜小腸では消化されず，二糖のまま小腸粘膜上皮の刷子縁膜に到達する．刷子縁膜にはβ-（2, 1）グリコシド結合を切断するスクラーゼが存在し，フルクトースとグルコースに分解される．

3) ラクトースの消化

ラクトースはスクロースと同様，刷子縁膜のラクターゼによってβ-（1, 4）グリコシド結合を切断され，ガラクトース，グルコースに分解される．ラクトースは乳児期の重要なエネルギー源であるが，分解酵素であるラクターゼの活性が年齢とともに低下する．このため一部の成人では，ラクトースの摂取により下痢などの症状が出ることがある（乳糖不耐症，ラクトース不耐症）．乳製品であっても，微生物が乳糖を分解しているヨーグルトでは症状が出ないことがある．また，製造工程で乳糖を分解した乳糖分解乳も市販されている．また，まれにみられるほかの二糖類分解酵素の先天性の欠損も，分解できない二糖類の摂取を控えることで治療できる．

これらの小腸粘膜上皮の刷子縁膜で行われる，二糖類，三糖類，デキストリンを単糖類まで分解する消化を終末消化という．

2) 単糖類の吸収

体内のNa$^+$，K$^+$の濃度は細胞内と細胞外で著しく異なり，細胞外はNa$^+$が高くK$^+$が低いのに対し，細胞内はNa$^+$が低くK$^+$は高い．グルコースとガラクトースは，Na$^+$濃度勾配により細胞外から細胞内に流入する際，SGLT1（sodium-glucose transport protein 1）を介して一緒に取り込まれる（共輸送）．濃度勾配を維持するため，流入したNa$^+$はナトリウムポンプ（Na$^+$, K$^+$-ATPase）により細胞外のK$^+$と交換される．

フルクトースはGLUT5（glucose transporter 5）によって取り込まれる．フルクトースの輸送にはNa$^+$は不要である．

腸管から取り込まれた単糖類は，門脈を経て肝臓に運ばれる．吸収された単糖類の一部は肝臓でグリコーゲンとして糖質のまま貯蔵され，一部はさらに末梢組織に運ばれ利用される．また，脂肪やアミノ酸に変換される．

3) 炭水化物の貯蔵

① グリコーゲンの合成と分解

グルコースが十分に供給されている場合，ヒトは吸収した炭水化物をグリコーゲンとして貯蔵する．グルコースは6位の炭素原子のリン酸化によりグルコース-6-リン酸となり，さらにグルコース-1-リン酸を経てUDP（ウリジン-5'-二リン酸）-グルコースになる．UDP-グルコースのグルコースはグリコーゲンシンターゼ（グリコーゲン合成酵素）により，グリコーゲン分子の非還元性末端のグルコース分子にα-（1, 4）グリコシド結合によって結合され，グリコーゲンの直鎖が伸張される．

グリコーゲンのα-（1, 6）グリコシド結合による分枝は（1, 4）-αグルカン分枝酵素が伸張した直鎖から数分子のグルコース鎖を切断し同じグルコース鎖または別のグルコース鎖に転移させることによって形成される．

グリコーゲンは，グリコーゲンホスホリラーゼによりα-（1, 4）結合を切断され，グルコース-1-リン酸を生じる（加リン酸分解）．グリコーゲンホスホリラーゼはα-（1,6）結合には作用せず，分枝部分ではグリコーゲン脱分枝酵素によって

反応が進行する．肝臓ではグルコース-1-リン酸はホスホグルコムターゼによってグルコース-6-リン酸に変換される．グルコース-6-リン酸は解糖系に入るほか，肝ではグルコース-6-ホスファターゼにより，グルコースに変換され血中にも放出される．筋にはグルコース-6-ホスファターゼが存在せず，グルコース-1-リン酸は直接解糖系で代謝されるため，筋に蓄えられたグリコーゲンは，分解されると筋の運動時のエネルギーとして利用されるが，血糖値の維持にはあまり役立たない．ただし，筋でのグリコーゲン分解により生じた乳酸〔Cori 回路（乳酸回路）/ Cori cycle（lactic acid cycle）〕，ピルビン酸〔グルコース－アラニン回路（glucose-alanine cycle）〕は糖新生に利用される．

グリコーゲンの合成・分解はインスリン，グルカゴン，アドレナリン，グルココルチコイドなど多数のホルモンにより調節される．インスリンはグリコーゲン合成を促進するが，グルカゴン，アドレナリン，グルココルチコイドは逆にグリコーゲンの分解を促す（図2-1）．

4) 炭水化物からの ATP の産生

1 解糖系（glycolytic pathway）

解糖系とは，グルコースをピルビン酸または乳酸2分子に分解する代謝経路である．解糖系にはいくつか種類があるが，ヒトで行われるのはほかの真核生物や嫌気性の細菌と同じエムデン-マイヤーホフ経路〔エムデン-マイヤーホフ-パルナス経路（Embden-Meyerhof pathway, Embden-Meyerhof-Parnas pathway）〕である．ほとんどの組織で行われ，酵素が細胞質に存在するため，細胞質で進行する．

解糖系では4分子のATP（アデノシン三リン

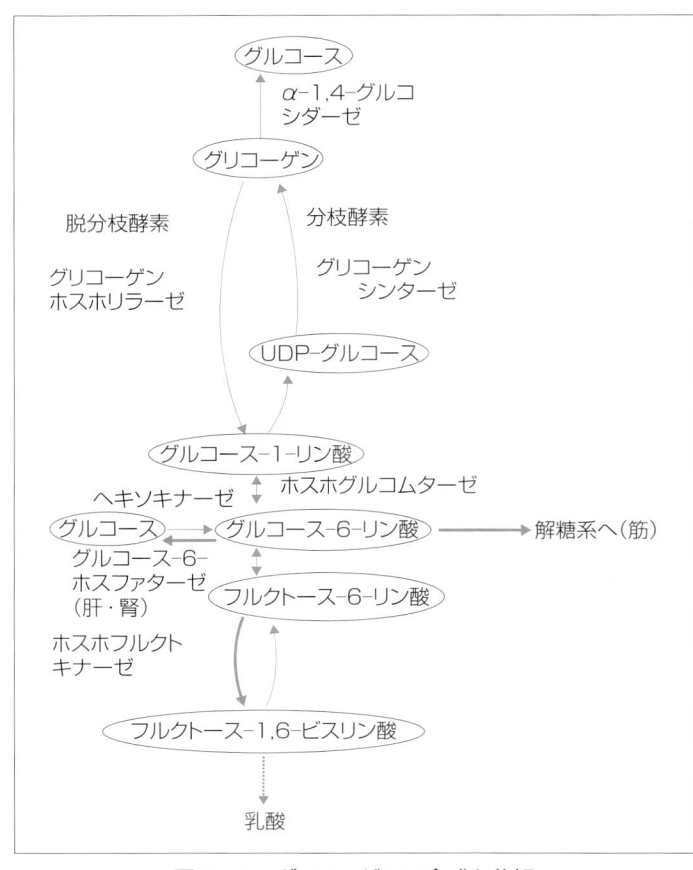

図2-1 グリコーゲンの合成と分解

酸）が生成されるが反応中に2分子のATPを使用するため，解糖系単独で得られるATPは合計で2分子である（ほかにNADHが2分子得られる）．好気的条件下ではこの後，生成されたピルビン酸がミトコンドリア内に移動しTCA回路（TCA cycle），電子伝達系を経て水と二酸化炭素まで分解され，多くのATPが得られる．しかし，筋肉細胞内のような嫌気的条件下や赤血球内などミトコンドリアのない状態では，ピルビン酸は乳酸に還元され，産生されるATPは2分子のみである．

解糖系の律速酵素は，ヘキソキナーゼ（グルコースをリン酸化しグルコース-6-リン酸にする），ホスホフルクトキナーゼ（フルクトース-6-リン酸をフルクトース-1, 6-ビスリン酸にする），ピルビン酸キナーゼ（ホスホエノールピルビン酸をピルビン酸にする）である．特に肝・膵では，グルコースに特異的なヘキソキナーゼのアイソザイムであるグルコキナーゼの活性が，解糖系の制御に大きく影響しており，これが血糖値の調節にも関わっている（図2-2）．

2 TCA回路（クエン酸回路）

解糖系で生じたピルビン酸はミトコンドリア内に移送され，アセチルCoAとなってTCA回路で酸化され二酸化炭素まで分解される（図2-3）．このとき1分子のピルビン酸当たり1分子のNADHが得られる．アセチルCoAは炭水化物の代謝からだけでなく，脂肪酸代謝やアミノ酸代謝からも供給される．TCA回路はクエン酸回路（citric acid cycle），トリカルボン酸回路（tricarboxylic acid cycle），クレブス回路（Krebs cycle）とも呼ばれる．TCA回路の酵素群はミトコンドリアのマトリックス（基質）に存在するた

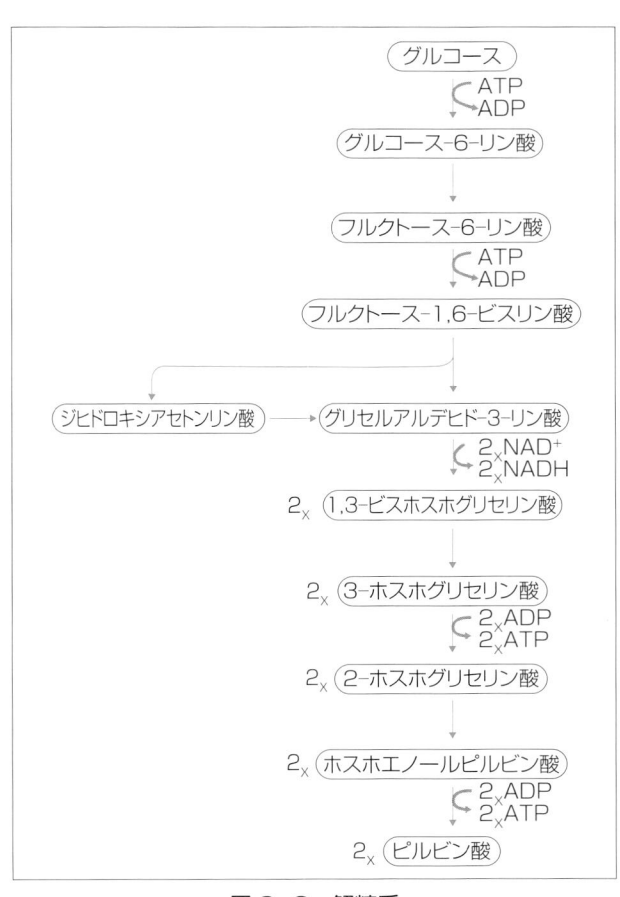

図2-2 解糖系

め，TCA回路はミトコンドリアマトリックスで行われる．

動物ではTCA回路により，1分子のアセチルCoAからNADH（3分子），FADH$_2$（1分子），GTP（グアノシン三リン酸）（1分子），二酸化炭素（2分子）が生じる．動物では，TCA回路ではATPそのものは産生されない．

GTPのリン酸基がADP（アデノシン二リン酸）に移転されると，1分子のATPを生じる．

3 電子伝達系（electron transport chain）

ミトコンドリア内膜には電子伝達系の酵素群が存在し，解糖系・TCA回路で産生されたNADH，FADH$_2$を酸化することにより，ATPを産生する．1分子のNADHから3分子のATP，1分子のFADH$_2$から2分子のATPが得られる．

1分子のピルビン酸はアセチルCoAへの変換で1分子のNADH，TCA回路と電子伝達系を経ることで3分子のNADH，1分子のFADH$_2$，1分子のGTPを生成するため，産生されるATPは合計15分子となる．解糖系では2分子のATPと2分子のNADHが得られるため，解糖系，TCA回路，電子伝達系を経てグルコース1分子から生成されるATPは38分子となる．しかし，細胞質で産生されたNADHはミトコンドリア内への輸送によってFADH$_2$に変換されることがあり，この場合，ATPの産生量は2分子少なくなる．

4 フルクトースの代謝

肝臓では，フルクトースは細胞質でフルクトース-1-リン酸を経てジヒドロキシアセトンリン酸とグリセルアルデヒドに分解され，グリセルアルデヒドはさらにグリセルアルデヒド三リン酸となる．ジヒドロキシアセトンリン酸とグリセルアルデヒド三リン酸はいずれも解糖系の中間産物であり，フルクトースはここから解糖系，TCA回路，電子伝達系を介してグルコースと同様に二酸化炭素と水まで分解される．

筋肉では，フルクトースはヘキソキナーゼによりリン酸化されて，フルクトース-6-リン酸となって解糖系に入る（図2-4）．

5 ガラクトースの代謝

ガラクトースは1分子のATPを使ってリン酸化され，ガラクトース-1-リン酸になる．ガラクトース-1-リン酸は，UDP-グルコースのウリジリル基を受け取ってUDP-ガラクトースとな

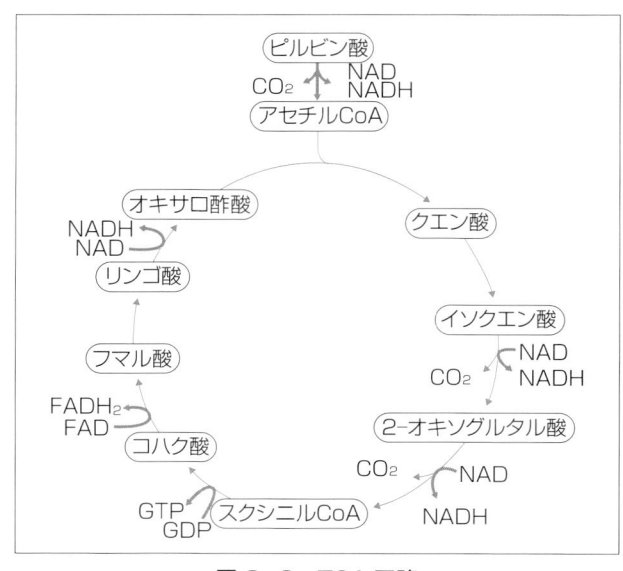

図2-3 TCA回路

図2-4 フルクトースの代謝

り（UDP-グルコースはグルコース-1-リン酸となる），このUDP-ガラクトースがUDP-グルコース，グルコース-1-リン酸，グルコース-6-リン酸となって解糖系（もしくは糖新生）に入る．このガラクトースがグルコース-6-リン酸に変換される経路を，ルロワール経路という（図2-5）．

5）糖新生（glucogenesis）

ピルビン酸，乳酸，グリセロール，アミノ酸（糖原性アミノ酸）からグルコースを生成する過程を糖新生という．糖新生は主に肝・腎臓で行われる．グルコースはすべての組織でエネルギー源として使われるが，特に脳神経系や赤血球はグルコースへの依存度が高い．このため，腸管からのグルコースの吸収がない時は，貯蔵されたグリコーゲンの分解や糖新生によって血中のグルコース濃度が一定に保たれる．

糖新生は基本的には解糖系の逆反応である．ただし，解糖系の反応のうち次の3つの反応は不可逆性である．

①ホスホエノールピルビン酸→ピルビン酸（ピルビン酸キナーゼ）
②フルクトース-1-リン酸→フルクトース-1,6-ビスリン酸（ホスホフルクトキナーゼ）
③グルコース→グルコース-6-リン酸（ヘキソキナーゼ）

このため①の反応はピルビン酸をミトコンドリア内のTCA回路によりオキサロ酢酸とし，さらにホスホエノールピルビン酸カルボキシキナーゼ（PEPCK）によりホスホエノールピルビン酸とすることで，②，③の反応はそれぞれフルクトース-1,6-ビスホスファターゼ，グルコース-6-ホスファターゼで触媒することで反応を進行させる．①，②は糖新生の律速段階である．

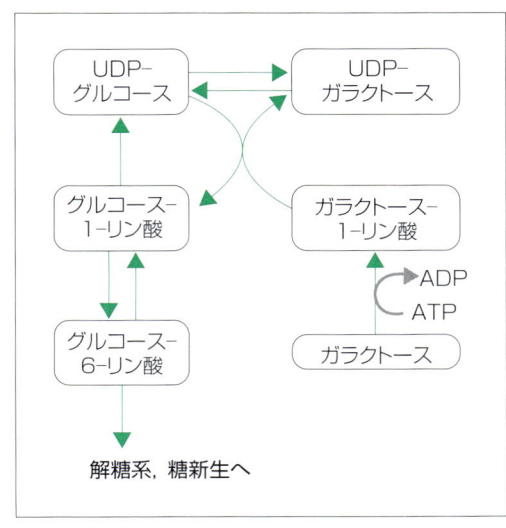

図2-5 ガラクトースの代謝

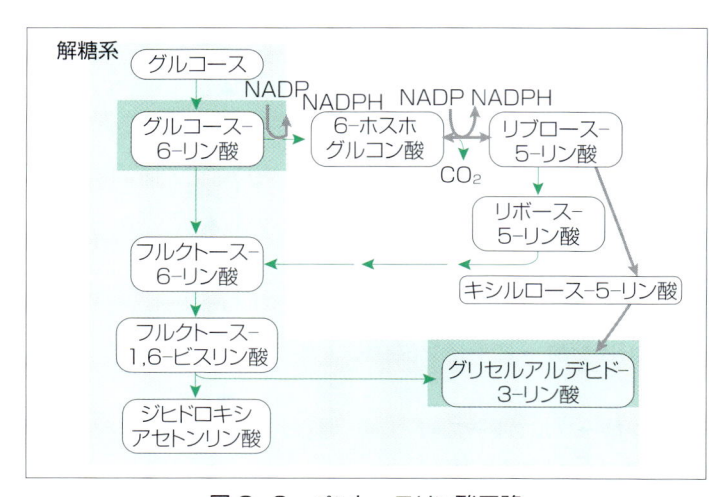

6）ペントースリン酸回路

　グルコースはグルコース-6-リン酸となった後，ペントースリン酸回路によっても代謝される．ペントースリン酸回路ではリボース-5-リン酸と，2分子のNADPHが生成される．ペントースであるリボースは核酸〔DNA（デオキシリボ核酸），RNA（リボ核酸）〕の原料である．また，NADPHは脂肪酸やステロイドの生合成に必要である．ペントースリン酸回路に入ったグルコース6-リン酸は，最終的にはフルクトース-6-リン酸，グリセルアルデヒド-3-リン酸となり，解糖系に戻る（図2-6）．

3. 炭水化物とほかのエネルギー産生物

1）炭水化物とアミノ酸代謝

　解糖系の最終産生物であるピルビン酸や，ペントースリン酸回路，TCA回路の中間体は，体内で必須アミノ酸以外のアミノ酸の生合成の原料となる．糖質由来のそれぞれの代謝産物は窒素原子を含まないため，窒素はアンモニアから供給される．

　逆に，アミノ酸が脱アミノ基された α-ケト酸は，ピルビン酸とTCA回路の中間体を経て糖新生に利用されるため，糖原性アミノ酸と呼ばれる．また，ロイシンとリシンはアセト酢酸，アセチルCoAを経てケトン体合成に使用されるが，糖新生には使われない（表2-3）．

1　Cori回路（乳酸回路），グルコース-アラニン回路

　筋ではグルコースが代謝されるとピルビン酸が生成される．ピルビン酸は乳酸またはアラニンに変換され，肝臓に運ばれた後再びピルビン酸となって糖新生に使われる．肝臓への移送が乳酸による回路をCori回路，アラニンによる回路をグルコース-アラニン回路という．

2）炭水化物と脂肪酸代謝，脂質生成（lipogenesis）

　オキサロ酢酸やアセチルCoAはトリグリセリドの骨格であるグリセロールに変換されるため，糖質の代謝産物は脂肪酸の生合成に利用できるが，摂取した糖質が過剰でなければ，糖から合成される脂肪酸は多くはない．

　食品から吸収された糖質が，エネルギー消費量および貯蔵量に対して過剰だった場合，脂肪

図2-6　ペントースリン酸回路

組織や肝臓においてトリグリセリドに変換されて蓄積される．これを lipogenesis という．lipogenesis は，過剰な糖質の摂取により変換を行う酵素が活性化されることによって促進される．また，脂質合成経路の酵素や蛋白質の発現の誘導により，糖質からトリグリセリドへの変換の効率が高くなる．

さらに，血糖値の上昇によって膵臓からはインスリンが分泌される．インスリンはそれ自体が脂質合成酵素の遺伝子を発現させるだけでなく，インスリンによる糖質の吸収・代謝を介して脂質合成酵素遺伝子の発現を調整する．

これらは糖質の摂取量の乏しい環境の下では，エネルギーの貯蔵に有用であるが，現在では肥満や生活習慣病のリスクをもたらす．

1 ペントースリン酸回路と脂肪酸合成

脂肪酸合成時には NADPH が必須であるが，この NADPH はペントースリン酸回路から供給される．

4. 炭水化物の代謝異常

1 糖原病（glycogenosis, glycogen storage disease）

以下に疾患のポイントを挙げる．
・グリコーゲン代謝系酵素の先天的な欠損により，多量の正常または異常なグリコーゲンが組織に蓄積する疾患を糖原病という．

表 2-3 糖原性アミノ酸

糖原性アミノ酸	糖新生に使用される中間体
アラニン，グリシン，セリン，トレオニン，システイン，トリプトファン	ピルビン酸
イソロイシン，メチオニン，バリン	スクシニル CoA
アスパラギン，アスパラギン酸	オキサロ酢酸
アルギニン，グルタミン，グルタミン酸，ヒスチジン，プロリン	α-ケトグルタル酸
チロシン，フェニルアラニン	フマル酸

・発生率は出生約 25,000 当たり 1 と推定されている．
・グリコーゲンからの糖新生が阻害されることによる症状と，グリコーゲンの組織蓄積による症状を示す．
・低血糖，成長障害の予防のため，肝臓での糖新生の障害されている型では，炭水化物の頻回投与や夜間投与が行われる．

1）診 断

糖原病では欠損酵素，遺伝子座が同定されているため，肝（I，III，IV，VIII/IX 型），筋（II，III，VII，VIII/IX 型），皮膚線維芽細胞（II，IV 型），赤血球（VII 型）で欠損酵素を同定することで確定診断する．遺伝子診断が行われることもある．

また，肝臓・筋の画像診断（MRI），蓄積したグリコーゲンの構造分析（III，IV 型では脱分枝酵素，分枝酵素の欠損により蓄積するグリコーゲンの構造は正常ではない．また，0 型では肝のグリコーゲン量が減少する）やグリコーゲン代謝中間体の濃度測定も行われる．グルコース，グルカゴン，ガラクトース，フルクトースの負荷試験と，部分的阻血下前腕運動負荷試験の反応によっても病型の鑑別診断ができる．

2）分 類

糖原病は，影響される反応過程によって 7～9 型（0 型，VIII/IX 型の扱いにより異なる）に分類され（表 2-4），型によってはさらに亜型がある．I 型は欠損酵素系によって 4 つの亜型に分類される．II 型には発症年齢による亜型があり〔3つ（乳児型，小児型，成人型）もしくは 2 つ（乳児型と遅発型），乳児型を古典型ともいう〕，IV 型も症状と発症年齢によっていくつかの亜型に分けられる．III 型，VIII/IX 型にも亜型が存在する．罹患する組織により肝型（I，VI，VIII/IX 型），筋型（V，VII 型），全身型（II，III，IV 型）に分類されることもある．

わが国では I 型が最も多い．

グリコーゲン合成酵素欠損[1]では，グリコーゲン合成酵素の欠損により，グリコーゲンをつ

くれず，糖の貯蔵ができないため糖原病と似た低血糖症状を示す．0型として糖原病に含めることもある．

VIII/IX型とされることもあるホスホリラーゼキナーゼ欠損は，グリコーゲンを合成する酵素グリコーゲンホスホリラーゼを活性化するホスホリラーゼキナーゼの欠損により，肝臓・筋肉などにグリコーゲンが蓄積し糖原病と同じ症状を示す．ホスホリラーゼキナーゼはα，β，γ，δの4種のサブユニットで構成され[2]，罹患組織や症状は欠損するサブユニットによって異なる．

II型は欠損酵素がリソソーム（ライソゾーム）内に存在するため，2001年に特定疾患として難病指定されたライソゾーム病に含まれており，医療費は公費助成の対象である．

3）症　状

欠損酵素および酵素の残存活性の程度により，発症時期，症状ともさまざまである．糖新生の低下とグリコーゲンの組織への沈着による．

(1) 臨床症状
①肝腫大

グリコーゲンの肝への蓄積により，I，II，III，VI型でみられる．IV型では蓄積する異常グリコーゲンの組織傷害性が高く，肝線維化から肝硬変をきたすと，脾腫，腹水，腹壁静脈怒張（caput medusa）などの肝硬変による症状を伴う．

III型では成長後に肝の大きさが正常化する症例がある．また，VIII/IX型のうち，肝型あるいは肝筋型の症例でも，同様に肝腫大は消失する．

②成長遅延

0，I，II，III，IV，VI，VIII/IX型の肝型・肝筋型では，成人期に発症した症例以外では成長が遅延する．

I，III，VI型の主症状はいずれも肝腫大，成長遅延，低血糖・空腹時低血糖であるが，症状はI型よりIII型，III型よりVI型が軽い．

③筋症状，心筋症

筋のグリコーゲン合成酵素欠損により，運動時の易疲労性，心筋症を呈した0型の症例が報告されている[3]．

乳児期に発症したII型では重い筋緊張低下がみられ（floppy infant），心肥大，舌肥大も伴うことから呼吸困難，チアノーゼをきたす．成人後に発症した場合，筋力が低下し筋萎縮がみられる．小児型の症状は乳児型と成人型の間であるが，早期に発症するほど乳児型に近くなる．

III型で筋萎縮，有痛性筋硬直を伴うことがあり，筋力低下は進行性である．

IV型も乳児期から筋力低下をきたす．成人で発症した場合，肝障害はないが心筋症・神経症状を伴う．

V，VII型では運動時に，血中乳酸の上昇を伴わない有痛性の筋硬直や筋痙攣がみられる．運動時以外の筋力低下・筋萎縮はV型でみられることがあるが，VII型ではまれである．また，V型では運動を続けると突然症状が消失し，以後は症状なく運動が続けられる（second windと呼ばれる）ことがあるがこれはVII型ではほとんどみられない．逆に痛風の合併はVII型に多い．

VIII/IX型の肝筋型は肝症状に筋緊張低下を合併する．筋型では筋痙攣と尿中へのミオグロビン排泄がみられ筋萎縮・筋力低下を呈した場合進行性である．心筋型は幼児期から発症する．

(2) 検査所見
①低血糖

0，I，III，IV，VI，VII/IX型でみられる．VIII/IX型では軽度である．

②肝機能異常

I，II，III，IV，VI，VIII/IX型では肝酵素（AST，ALT，LDH）が上昇し，III型では肝由来のALPの上昇もみられる．IV型では肝硬変をきたす．VI型のAST，ALTの上昇は軽度である．V型，VII型ではASTは上昇しても軽度であり，V型ではALTの軽度上昇がみられることがあるが，VII型ではみられない．

③筋原性酵素上昇

II，V，VII型および筋症状を伴うIII型でCPKの上昇がみられる．

④血清乳酸上昇

0型，I型では血清乳酸値が上昇する．

⑤脂質代謝異常

I 型ではコレステロール，中性脂肪，遊離脂肪酸が増加する．遊離脂肪酸の上昇は III，VIII/IX 型でもみられる．

⑥高尿酸血症

I，VII 型と筋症状を伴う III 型，また V 型の一部にみられる．V，VII 型では運動後に尿酸値が上昇する（通常時の尿酸値が正常である V 型でも運動後は上昇する）．

⑦血清・尿中ミオグロビン上昇

表 2-4　糖原病の型による特徴

型	亜型	通称	欠損酵素系	罹患組織	蓄積グリコーゲン構造	発症年齢
0			グリコーゲンシンターゼ	肝臓	蓄積しない	
I	a	von Gierke 病	グルコース-6-脱リン酸酵素	肝臓，腎臓，小腸	正常	新生児期〜生後 3，4 か月
	b		グルコース-6-脱リン酸トランスロカーゼ			
	c		リン酸・ピロリン酸輸送（ミクロソーム内）			
	d		グルコース輸送（ミクロソーム）			
II	乳児型，小児型，成人型	Pompe 病	リソソーム酸-α-グルコシダーゼ	すべての臓器	正常	乳児型（6 か月未満に発症），小児型（生後 6〜12 か月以降に発症），成人型（0〜60 歳代で発症）
III		Forbes 病・Cori 病	アミロ-1,6-グルコシダーゼ（グリコーゲン脱分枝酵素）	肝臓，筋肉，心臓，白血球	限界デキストリン様	乳児期
IV		Andersen 病	アミロ-1,4-1,6-トランスグルコシダーゼ（グリコーゲン分枝酵素）	すべての組織	アミロペクチン様	18 か月未満
V		McArdle 病	筋型ホスホリラーゼ	筋	正常	成人期
VI		Hers 病	肝型ホスホリラーゼ	肝臓，白血球，血小板	正常	幼児期
VII		垂井病	筋型ホスホフルクトキナーゼ	筋，赤血球	正常	成人期
(VIII/IX)			ホスホリラーゼキナーゼ	肝臓，筋，肝・筋，白血球，赤血球，心筋（欠損サブユニットによる）	正常	小児期

V, VII型では，特に運動後に血清，尿中のミオグロビンが上昇する．

⑧造血系の異常

I型で貧血がみられることがある．I型のうち，Ib型では白血球（好中球）減少をきたす．VII型では溶血のため網状赤血球が増加し，間接ビリルビンが高くなる．

4）治 療

根本的な治療法はなく，対症療法を行う．

(1) 栄養療法[4]

栄養学的に重要であり，有効性が期待できるのは低血糖および低血糖が引き起こす意識障害，成長障害の予防である．食事を少量ずつ，1日7〜8回とし，摂取エネルギー中の炭水化物の占める割合を70％，蛋白質を15％，脂肪を15％とする．グルコースとしては利用できないガラクトース，フルクトースとこれらを含む乳糖・蔗糖は制限し，グルコース・澱粉中心とする必要がある．乳児では高糖質・低脂肪の糖原病用治療用ミルクも利用される．夜間の低血糖予防のためには生のコーンスターチの摂取や，夜間持続鼻注入栄養によるグルコース，コーンスターチ，治療用ミルクの持続注入が行われる．また，I型では脂質異常症を合併するため，この予防・改善のために脂質を制限し，摂取する脂肪は多価不飽和脂肪酸を含む植物油とする．栄養療法が特に有効な型はI型である．

(2) 酵素補充療法

2007年からII型糖原病に対し，遺伝子組換えによる欠損酵素αグルコシダーゼの前駆体（マイオザイム® 点滴静注用）が国内でも販売されている．

(3) 高尿酸血症の薬物療法

筋型糖原病の高尿酸血症にはアロプリノールが有効である．

(4) 運動の制限

V, VII型では激しい運動により筋細胞が壊死し，筋細胞中のミオグロビンが放出される．多量のミオグロビンは尿細管の閉塞による急性腎不全をきたすため，筋障害が重症である場合は激しい運動は制限する．急性腎不全の際には透析も行われる．

(5) 臓器移植

腎不全をきたしたI型では腎移植，心筋症を合併した症例では心移植が考慮される．肝移植が試みられることもあるが，治療法としては確立していない．

5）予 後

症状と同様，欠損酵素と酵素活性低下の程度により異なる．II型（乳児型）は呼吸不全あるいは心不全により生後1〜2年で，IV型は肝硬変となり3〜5年で死亡する．一方，特にVI型とVII/IX型の肝型は，思春期〜成人期には症状は消退し，予後も良好である．また，III型は従来予後はよいとされてきたが，成人後に肝硬変，心筋障害，筋障害をきたすことがあり，この場合は予後不良である．

（曽根　博仁，齋藤　和美）

引用文献

1) Dykes JRW, Spencer-Peet J：Hepatic Glycogen Synthetase Deficiency Further Studies on a Family. Arch Dis Child, 47, 1972, pp.558-63.

2) Van den Berg IE, Berger R：Phosphorylase b kinase deficiency in man： a review. J Inherit Metab Dis, 13(4), 1980, pp.442-51.

3) Gittan K, Már T, Thomas G, et al：Cardiomyopathy and Exercise Intolerance in Muscle Glycogen Storage Disease 0：N Engl J Med, 357, 2007, pp.1507-14.

4) 小松龍史，近藤和雄，森田　寛ほか編：スタンダード栄養・食物シリーズ13 臨床栄養学各論 「乳幼児・小児の疾患」，東京化学同人，2005, pp.239-240.

section 3 食物繊維
dietary fiber

1. 食物繊維の分類

1) 食物繊維の定義

dietary fiber という用語は，Trowell により，"ヒトの消化酵素によって水解されない植物の多糖類とリグニン"と定義された[1]．しかし，研究の進展とともに，前述の定義では分類できないようになってきた．今日 dietary fiber の定義・用語および構成成分については国際的に共通認識が得られているとはいいがたい状況にある．

日本においては，桐山（1980）が動物性食品起源も含めたより広い意味をもたせる定義として，"ヒトの消化酵素で消化されない食物中の難消化性成分の総体"とすることを提案した[2]．桐山の提案は日本では広く受け入れられ，日本食物繊維含量表の中で食物繊維の定義として採用された．表 3-1 に日本の「食品成分表」「食事摂取基準（2010年版）」「栄養表示基準」に用いられている食物繊維の定義と定義に該当する物質を示した．これによれば，難消化性の多糖類およびリグニンに加えて，レジスタントスターチ（難消化性澱粉）の一部や難消化性デキストリンを含めて分類されている．

世界的には，コーデックス栄養・特殊用途食品部会（CCNFSDU）が提唱する食物繊維として，"3鎖以上の炭水化物重合体であり，小腸で消化・吸収されないもの"が挙げられる．これに含まれる成分として食物繊維，オリゴ糖，レジスタントスターチ，難消化性デキストリンが最も統一に向けて近い概念といえよう．本分類では，物理的・酵素的・化学的手法によって得られたものを含むとしており，日本の「栄養表示基準」で用いられている定義に近い．

このように，食物繊維の定義は国際的にも一致はみられず，また対象となる成分や生理作用も広がってきている．日本食物繊維学会はこれらを包括的にまとめる新たな名称"ルミナコイド（Luminacoid）"を提案し，その定義は"ヒトの小腸内で消化・吸収されにくく，消化管を介して健康の維持に役立つ生理作用を発現する食品成分"とした[3]．本学会の提案において，食物繊維はルミナコイドの主要部分であり，多糖類（起源は植物性，動物性，微生物性，化学修飾性を含む）とリグニンを対象としている．他方，難消化性オリゴ糖，ポリデキストロース，レジスタントスターチなどの難消化・吸収成分はルミナコイドの構成成分としている．本定義や用語は現状では直ちに広く受け入れられる状況ではないが，国際的にみた食物繊維をめぐる混乱

表 3-1　日本で食品表示に用いられている食物繊維の範囲

運用実態	定義	定義に該当する物質
食品成分表にて用いられている食物繊維	ヒトの消化酵素で消化されない食物中の難消化性成分の総体	食物繊維（多糖類およびリグニン）およびレジスタントスターチの一部
食事摂取基準にて用いられている食物繊維		
栄養表示基準にて用いられている食物繊維	ヒトの消化酵素で消化されない食物中の難消化性成分の総体（ただし，3糖類以上の低分子難消化性成分を含む）	食物繊維（多糖類およびリグニン）およびレジスタントスターチの一部，難消化性デキストリン

の中では，包括的な定義は先駆的な概念である．

2）食物繊維の分類

食物繊維の定義に関して国際的な一致がみられないため，分類についても取り決めはない．これまで，Southgateの記載を参考に川村および印南らによって示された分類法がよく用いられてきた[4]．これは，食物繊維の起源による分類法であり，細胞壁の構成成分と非構成成分により分類する．前者は不溶性食物繊維であり，セルロース，ヘミセルロース，ペクチン質，リグニン，キチンが主な成分である．後者は，水溶性食物繊維であり，ペクチン，植物ガム，粘質物（増粘多糖類）が主な成分である．さらに，キサンタンガム，カードランなどの微生物多糖，セルロース誘導体などの化学修飾多糖などをその他の区分として加えている．ルミナコイドの包括的な概念と日本の食品表示に用いられている食物繊維に該当する物質を考慮して分類すると，現時点では表3-2のようにまとめることができる．

3）食物繊維の主な成分

1 セルロース

ほとんどの植物細胞壁の主成分である．果物，野菜および穀類に存在する．グルコースが$\beta-(1,4)$結合した直鎖の多糖類で不溶性である．

2 ヘミセルロース（非セルロース多糖類）

植物細胞壁中のセルロースと関連する多糖類で直鎖型と分岐鎖型の両者を含む．キシロースとアラビノースを主体とするペントースと種々のヘキソースからなる．ヘミセルロースという名称は，水溶性と不溶性の不均一な化学構造をもつ

表3-2 食品中の食物繊維の分類と主な成分

大分類	小分類		主な成分，物質
非澱粉性	多糖類	植物性	細胞壁の構造成分 　セルロース，ヘミセルロース（非セルロース多糖類），ペクチン質 細胞壁の非構造成分 　ペクチン，β-グルカン，イヌリン，オリゴフラクトース ガム質と粘質物（増粘多糖類） 　アラビアガム，ローカストビーンガム，グアーガム，寒天，カラギーナン，アルギン酸，サイリウム，コンニャクマンナン
		動物性	キチン，キトサン
		微生物性	キサンタンガム，カードラン
		化学修飾性	セルロース誘導体 　カルボキシメチルセルロース，ハイドロキシプロピルセルロース
	リグニン		フェニルプロパン重合体
	難消化性オリゴ糖（重合度3〜10）		フラクトオリゴ糖，ガラクトオリゴ糖，イソマルトオリゴ糖，キシロオリゴ糖など
	その他		ポリデキストロース
澱粉性	多糖類		レジスタントスターチ 　RS1：物理的に消化酵素が作用しにくい澱粉 　RS2：澱粉粒:高アミロースコーンスターチ,生のじゃがいも，未熟のバナナ 　RS3：老化澱粉：加工食品中の老化アミロース 　RS4：化学修飾澱粉，デキストリン化澱粉
			難消化性デキストリン：焙焼澱粉中に含まれるデキストリン，マルトデキストリン中のアミラーゼの作用を受けにくい成分

ものの総称である．穀類，野菜，豆類，果物に含まれる．

3 ペクチン

ゲル形成能をもつ多糖類で，ガラクツロン酸の重合体（ガラクツロナン）で，ペントースやヘキソースの分岐鎖をもつ．果物や野菜の細胞壁や細胞間組織に存在する．

4 β-グルカン

グルコースの重合体で，分岐構造をもつ．水溶性で粘性が高い．オーツ麦や大麦の細胞壁物質の主成分であるが，胚乳部にも多く存在する点が特徴である．小麦フスマにはほとんど含まれない．

5 レジスタントスターチ（難消化性澱粉）

ヒトの小腸で消化吸収されない澱粉および澱粉分解物をレジスタントスターチと呼ぶ．炭水化物含有食品には広範囲に含まれている．レジスタントスターチは4種類に分類されRS1～RS4まである．RS1は物理的に利用しにくい澱粉，RS2は天然の澱粉，RS3は老化澱粉，RS4は化学修飾澱粉である．

6 ガム質と粘質物（増粘多糖類）

マメ科植物のアラビアガムノキから分泌されるアラビアガムは，アラビノガラクタンが主成分の水溶性多糖類蛋白質複合体である．また，マメ科植物でイナゴマメに含まれる粘質物であるローカストビーンガムは，ガラクトマンナンを主成分とし，ゲル化食品に用いられる．そのほかの植物ガム質としてカラヤガム，トラガントガム，ガティガムなどがある．

コンニャク精粉を精製して得られるコンニャクマンナンは，マンノースとグルコースが$\beta-(1,4)$結合したグルコマンナン多糖である．粘性のある水溶性食物繊維の1つである．

アルギン酸は，こんぶやわかめなどの褐藻類に含まれる多糖類であり，約60％程度が不溶性のカルシウムやマグネシウム塩として存在する．ウロン酸の一種であるマンヌロン酸とグルロン酸の重合体で，酸性を示す．アルギン酸をアルカリ処理したカリウム塩やナトリウム塩は水溶性であり，高い粘性を示して，さまざまな生理機能を発揮することが知られている．

寒天は，テングサ属などの紅藻類から熱水抽出される，アガロースとアガロペクチンの重合体である．前者は中性多糖でゲル化力が強いのに対し，後者は酸性多糖でゲル化力は弱い．

カラギーナンは紅藻類に含まれ，硫酸基を含む酸性多糖である．硫酸基の位置や数の違いにより8種類に分類されている．

グアーガムは，豆科植物グアーの種子胚乳部より得られるガラクトマンナン多糖（マンノース：ガラクトース＝2：1）で水溶性食物繊維の1種である．冷水に可溶で，強い粘性をもつために食品添加物として用いられている．

7 キチン・キトサン

キチンは，N-アセチル-D-グルコサミンが$\beta-(1,4)$結合で直鎖状に多数結合した多糖である．一方，キトサンは，キチンを脱アセチル化したものであり，D-グルコサミンが$\beta-(1,4)$結合で直鎖状に多数結合した多糖である．キチンは菌類，植物，動物に分布している．きのこなどに多く含まれるが，工業的にはえびやかにの甲殻が利用されている．

8 ポリデキストロース

ポリデキストロースは，グルコースとソルビトールとクエン酸を89：10：1の割合で混合し，高温度の真空下で反応させて製造する多糖類である．平均分子量は2,000で分子量504～5,000のものが90％を占める．粘性は低く，食品加工に利用しやすい特性をもつ．

9 難消化性デキストリン

難消化性デキストリンは，澱粉に微量の酸を添加し，高温で加熱分解を行った焙焼澱粉をα-アミラーゼおよびグルコアミラーゼで処理後，脱色，精製，濃縮，乾燥したものである．難消化性デキストリンは，グルコースの重合体

であり，平均分子量は約 2,000 である．大部分は，重合度 20 以下のマルトデキストリンで水溶性である．

2. 食物繊維の消化吸収と代謝

　食物繊維そのものは，ヒトの消化酵素で消化されないため，消化吸収されない．しかしながら，食物繊維を豊富に含む食品を摂取した場合には，共存する栄養素の消化吸収に影響を及ぼしながら，大腸まで達する．したがって，食物繊維そのものは大腸までは代謝を受けないが，主に糖質および脂質代謝などに影響を及ぼす．食物繊維がほかの栄養素の消化吸収と代謝に影響を及ぼす理由として，保水性，粘性，吸着性，イオン交換能のいずれかの物理・化学的性質によるものが考えられている．

　食物繊維を摂取した際の特徴として，口腔内では，咀嚼回数の増加，胃内では，胃内容物の希釈，ならびに胃内容物の滞留時間延長が知られている．小腸では，内容物の希釈，糖・蛋白質・脂質などの消化吸収の抑制，小腸粘膜の肥厚化作用などが報告されている．ほかの性質として，病原性細菌と結合したり，食品中の変異源物質の消化管との結合を阻害したりする．大腸に達した食物繊維は内容物の希釈や水分の吸着作用のほか，大腸内通過時間の短縮や結腸などの肥大化作用を有する．また，上記の物理・化学的特性とは別に大腸内では，程度の差はあるが，腸内細菌によって発酵を受けて短鎖脂肪酸，炭酸ガス，水素ガス，メタンガスなどに代謝される．このうち，短鎖脂肪酸は大腸から吸収され，主に肝臓において代謝されエネルギーを産生する．

3. 食物繊維の機能

　食物繊維が腸疾患や代謝性の疾患と密接な関連をもつことが示唆されて以来，食物繊維の生理作用に関する実験的研究，介入試験などが精力的に行われてきた．研究に使用される食物繊維素材も多様化し，現在ではレジスタントスターチや難消化性オリゴ糖も含めて生理機能が研究されている．表 3-3 に食物繊維の主な生理作用とエビデンスが存在する機能についてまとめた．なお，近年研究が進み始めた消化管機能への影響，消化管免疫増強効果，有害物質毒性軽減効果，ミネラル吸収促進については専門書を参考にされたい[5]．

1) 糖質代謝への影響

　粘性の高い食物繊維の摂取は，食後の血糖値上昇やインスリン分泌を緩和する．一方，セル

表3-3　食物繊維の機能[5]

生理機能	エビデンス
糖質代謝	糖質の消化吸収速度の遅延 グリセミックインデックスとの関係 インスリン分泌の節約
脂質代謝	血清コレステロール低下作用 脂質合成酵素活性の低下
排便・便性改善効果	かさ増加，便形成の調節 排便回数の改善
腸疾患の予防効果	炎症性腸炎の予防とコントロール 結腸癌のリスク低減 ポリープ形成，大腸憩室症の予防効果
プレバイオティクス効果	腸内細菌叢の改善 嫌気性菌による発酵基質としての食物繊維，難消化性オリゴ糖
消化管機能	消化管組織形態変化 小腸粘膜機能の調節：ムチンの産生促進 消化酵素の活性調節 消化管ホルモンの分泌調節：消化管ペプチドホルモン（GIP, GLP-1, エンテログルカゴンなど）の産生刺激
免疫刺激	バリア機能や腸管感染の改善 細菌侵襲による全身性感染の防御
有害物質毒性軽減効果	変異源物質の吸着排泄作用 環境汚染物質の体外排泄作用
ミネラルの腸管吸収	Ca, Mg 吸収促進作用 Fe, Cu, Zn の吸収への影響

（青江誠一郎，山下亀次郎，岸田太郎，ほか「食物繊維の生理作用」日本食物繊維学会編集委員会編：食物繊維 基礎と応用．第一出版，2008．pp.122 より引用）

ロースなどの不溶性食物繊維は，食後の血糖値やインスリン応答にはわずかな影響しか与えない．グルコース負荷時に粘性の高い食物繊維を同時に摂取する試験や，健常者あるいは糖尿病患者の食事に粘性の高い食物繊維を添加する試験において，血糖応答が変化したという報告が多くある．この効果は，胃からの糖質の排出速度の低下，小腸内での澱粉の消化の遅延，あるいは小腸からのグルコースの取り込みの抑制によると考えられている．

アメリカ人の女性[6]および男性[7]を対象にそれぞれ大規模前向きコホート研究の結果が報告されている．食物繊維摂取量と2型糖尿病発症の関係を6年間追跡した結果，いずれの報告でも穀物由来の食物繊維摂取量が多いと，2型糖尿病の発症リスクが低くなることが示された．その後もいくつかの研究が追加されたが，食物繊維を多く含む全粒穀物摂取の増加は2型糖尿病の発症リスクを低下させると結論づけた．一方で，アフリカ系アメリカ人を対象とした研究[8]，オーストラリアで実施された研究[9]では，有意な差が認められなかったとする報告もある．

食物繊維あるいは食物繊維を多く含む食事の長期摂取が糖代謝に及ぼす影響についても，健常者，糖尿病患者，肥満者などを対象として多くの報告がある．評価に用いられた食物繊維もオーツ麦，小麦フスマ，サイリウム，グアーガム，ポリデキストロース，フラクトオリゴ糖などがある．空腹時血糖値や糖尿病関連マーカーに対して有効であったとする報告[10,11]と，有意差が認められなかったとする報告[12,13]があり，食物繊維の質と量によって有効性が異なる可能性がある．

2）脂質代謝への影響

ヒトや動物を対象にした多くの試験により，ある種の食物繊維は血漿コレステロール値を低下させることが認められている．食物繊維摂取による血中コレステロール値低下作用に関するメタアナリシス研究では，水溶性食物繊維，特にサイリウムとオーツ麦（β-グルカンが主成分）に，血中総コレステロール，LDL-コレステロール値低下作用があると結論づけられている[14,15]．さらに，Andersonら（2000）[16]は，過去20年間における12のコホート研究のメタアナリシスを行い，冠状動脈疾患と食物繊維摂取の関係を調べた．その結果，総食物繊維，特に全粒穀物の摂取が，冠状動脈心疾患のリスクを低下させると結論づけた．一方，粘性のほとんどないセルロース，リグニンなどの単離食物繊維やトウモロコシ外皮，小麦フスマなどの食物繊維源は，血漿コレステロール値にほとんど影響を与えない．

食物繊維によるコレステロール低下の機序はいまだ確立されていない．有力な仮説として，コレステロールまたは胆汁酸の排泄促進によるもの，コレステロール合成能の低下，血漿からのコレステロール除去速度の増加などが挙げられる．その中でも，粘性の高い食物繊維は共通して胆汁酸の排泄を増加させることから，ステロール排泄促進作用が有力である．酸性ステロールである胆汁酸の排泄促進作用は，オーツ麦中のβ-グルカンとサイリウムで報告されている[17,18]．胆汁酸排泄の増加は，コレステロールから胆汁酸への異化を促進し，結果としてコレステロール値が低下すると推定されている．しかし，コレステロール低下作用を示すすべての食物繊維が胆汁酸排泄促進作用を有するわけではなく，直接的なコレステロール排泄促進効果も存在する[19]．もう1つの機序として，腸内発酵による短鎖脂肪酸，特にプロピオン酸の関与が示唆されているが，否定的な報告も多い．

食物繊維摂取には，脂肪の消化吸収遅延作用も存在するが，血漿トリグリセリド値低下作用や脂肪蓄積抑制作用についてはまだ報告が少ない．

3）排便・便性改善効果

食物繊維は，大腸内の通過時間の短縮[20]，便

の重量と排便回数の増加[21],大腸内容物の希釈,また大腸内の腸内細菌叢による発酵基質となることにより大腸機能に影響を与えている.これらの作用は,食物中の食物繊維量と食物繊維源に影響を受ける.一般に,小麦フスマなどの発酵を受けにくい食物繊維は便重量を増加させるが,ペクチンなどの易発酵性食物繊維は便重量をあまり増加させない.便重量の増加は,非発酵性の食物繊維の増加あるいは微生物の細胞塊の増加による.

4) 腸疾患の予防効果

　食物繊維は,大腸の憩室症を予防し,症状を緩和する作用があることが報告されている[22,23].便の重量を増やし,腸内容物の通過時間を短縮し,大腸内の圧力を低下させることが,予防効果に関与していると考えられている.健康な米国人男性を対象に,食物繊維摂取量と大腸憩室症発症関係を4年間追跡調査した結果が報告された[24].その結果,食物繊維摂取の多い集団は,少ない集団に比べて,有意に相対危険度が低下した.食物繊維給源の比較では,果実由来と野菜由来の食物繊維の増加が,発症リスクの低下に有意に関係していた.また,水溶性食物繊維の摂取の増加よりも,不溶性食物繊維の摂取増加の方が,大腸憩室症リスクの低下に有効であったという報告もある[25].

　食物繊維には,結腸,直腸癌の発症リスクを低下させる効果があると古くからいわれてきた.作用機序として,発癌性物質との結合およびその希釈による有害作用の軽減,二次胆汁酸生成の抑制,大腸内通過時間の短縮,発酵代謝産物などの関与が提案されている.しかし,The Nurse's Health study の16年間の追跡調査,Health Professionals Follow-up study の14年間の追跡調査の結果,大腸癌の発症と食物繊維の摂取量や食物繊維給源の違いの影響は観察されなかった[26].一方で,ヨーロッパ8か国の男女を対象とした大規模コホート研究では,食物繊維の摂取は大腸癌の予防に有効であるとしている[27].このように,食物繊維摂取と大腸癌発症の関係については,疫学研究の結果が一致していないのが現状である.

5) プレバイオティクスとしての食物繊維,難消化性オリゴ糖

　プレバイオティクスは,"小腸で消化および吸収されずに結腸に到達し,乳酸菌やビフィズス菌に選択的に利用され,腸内細菌叢のバランス改善や産生される短鎖脂肪酸を介して宿主に有用な効果を発揮するもの"と定義される.プレバイオティクス効果の例として,ガラクトオリゴ糖の摂取は,糞便中のバクテロイデス菌数を減少させ,短鎖脂肪酸濃度の上昇とpHを低下させた[28]という報告がある.この実験で,ビフィズス菌数は用量依存的に増加した.その他にも,フラクトオリゴ糖,キシロオリゴ糖,イソマルトオリゴ糖などにビフィズス菌の増殖促進効果が認められている.難消化性オリゴ糖以外にも,イヌリン,グアーガム分解物,難消化性澱粉などにもプレバイオティクス効果が認められている[29].プレバイオティクス効果の主体は発酵産物である.酢酸,プロピオン酸,酪酸などの短鎖脂肪酸であり,これらの種類と量の違いにより作用の程度や範囲が異なると考えられている.これまでのところ,小腸および結腸の上皮細胞の増殖促進,結腸におけるミネラル吸収促進,膵臓の内分泌および外分泌刺激,肝臓における脂質代謝,腸管運動の刺激,消化管ホルモンの分泌などさまざまな作用が報告されている.さらには,サルモネラ菌などに対する感染防御作用,免疫調節作用,アレルギー疾患予防作用などのエビデンスも蓄積されつつある.

4. 食物繊維の定量法

　食物繊維の定量法[30]は,粗繊維定量法やVan Soest法(ADF法,NDF法)に代表される非酵素-重量法とProsky法およびその変法に代表される酵素-重量法がある.その中で,

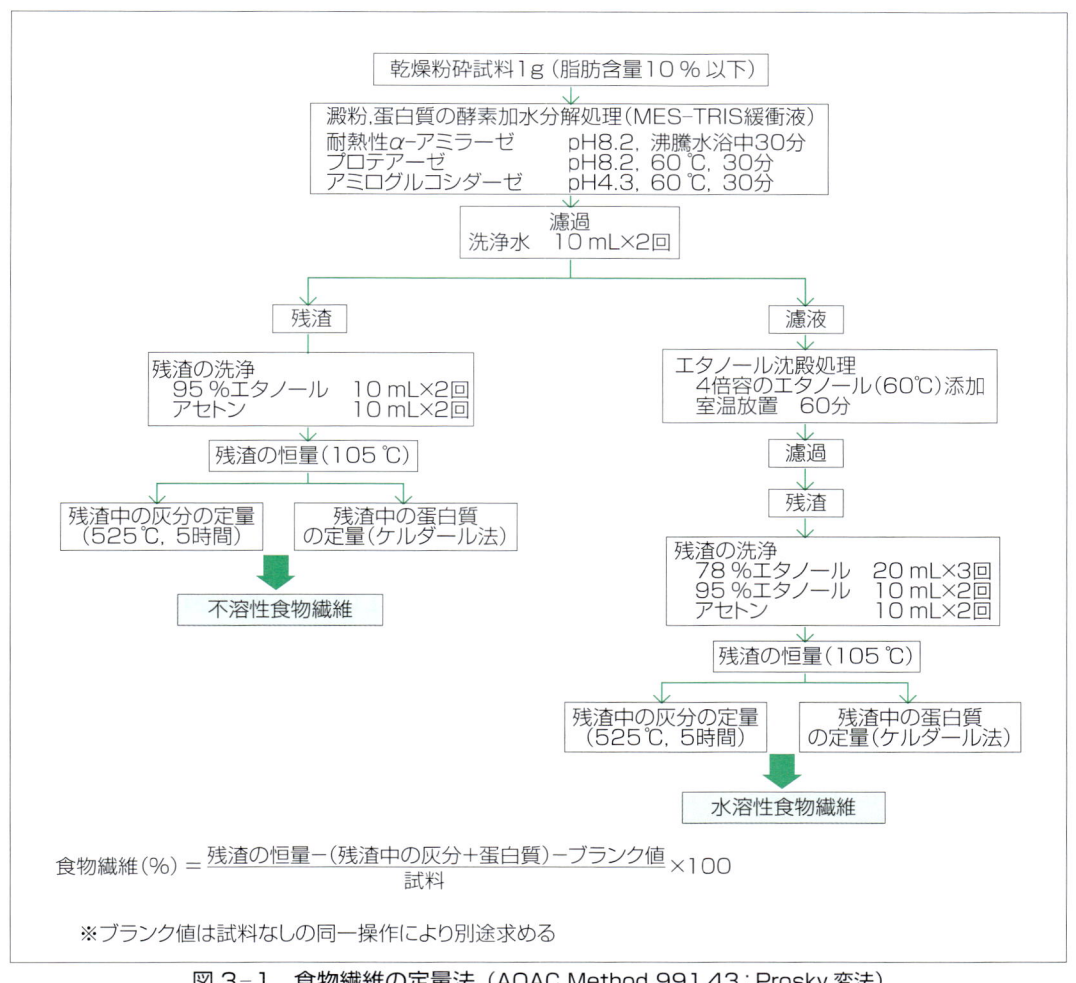

```
                        乾燥粉砕試料1g（脂肪含量10%以下）
                                    ↓
                   澱粉,蛋白質の酵素加水分解処理（MES-TRIS緩衝液）
                    耐熱性α-アミラーゼ      pH8.2, 沸騰水浴中30分
                    プロテアーゼ           pH8.2, 60℃, 30分
                    アミログルコシダーゼ    pH4.3, 60℃, 30分
                                    ↓
                                   濾過
                               洗浄水 10 mL×2回
                    ┌───────────────┴───────────────┐
                   残渣                            濾液
                    ↓                              ↓
              残渣の洗浄                    エタノール沈殿処理
          95%エタノール 10 mL×2回         4倍容のエタノール（60℃）添加
          アセトン      10 mL×2回            室温放置 60分
                    ↓                              ↓
            残渣の恒量（105℃）                    濾過
          ┌─────────┴─────────┐                    ↓
   残渣中の灰分の定量   残渣中の蛋白質               残渣
   （525℃, 5時間）    の定量（ケルダール法）         ↓
              ↓                              残渣の洗浄
         不溶性食物繊維                 78%エタノール 20 mL×3回
                                       95%エタノール 10 mL×2回
                                       アセトン      10 mL×2回
                                              ↓
                                       残渣の恒量（105℃）
                                    ┌─────────┴─────────┐
                             残渣中の灰分の定量   残渣中の蛋白質
                            （525℃, 5時間）     の定量（ケルダール法）
                                              ↓
                                         水溶性食物繊維
```

$$\text{食物繊維}(\%) = \frac{\text{残渣の恒量}-(\text{残渣中の灰分}+\text{蛋白質})-\text{ブランク値}}{\text{試料}} \times 100$$

※ブランク値は試料なしの同一操作により別途求める

図3-1 食物繊維の定量法（AOAC Method 991.43；Prosky変法）
（金谷建一郎「食物繊維の定量法」日本食物繊維学会編集委員会編；食物繊維 基礎と応用, 第一出版, 2008, pp.91-108）

Prosky法は1985年にAOAC INTERNATIONALのMethod 985.29として採用され，米国穀物化学者協会（AACC）の公定法になっている．日本においても，AOAC Method 985.29に相当する酵素−重量法が「栄養表示基準」や「食品衛生検査指針」に採用されている．この方法では，セルロース，ヘミセルロース，リグニン，ペクチン，ガム質などを食物繊維として定量できる方法である．しかし，キチン・キトサン，レジスタントスターチやポリデキストロース，難消化性デキストリン，イヌリンといった低分子水溶性食物繊維の測定には適さない．

Prosky法の原理は，澱粉や蛋白質などの高分子物質を耐熱性α-アミラーゼ，プロテアーゼおよびアミログルコシダーゼの3種の酵素で分解・低分子化した後，4倍量のエタノールを加えて，不消化性の高分子物質を沈殿させて，沈殿物の重量を食物繊維量として定量するものである．なお，沈殿物中には分析に使用した酵素や難消化性の蛋白質あるいは塩類が含まれているため，沈殿物中の蛋白質量と灰分量を求めて差し引く．蛋白質の定量にはケルダール法を用いる．なお，分析試料中にキチン・キトサンや硝酸塩（野菜類など）など含窒素化合物が含まれる場合，それらの窒素も蛋白質に換算されてしまうので，注意が必要である．

Prosky法（AOAC Method 985.29）は，発表された当初（1985年）は総食物繊維のみを定量

する方法であった．その後，1985年に不溶性食物繊維を定量する方法（AOAC Method 991.42）が，1993年には水溶性食物繊維を定量する方法（AOAC Method 993.19）が採用された．日本においては，このAOAC Method 991.42とAOAC Method 993.19を組み合わせた不溶性食物繊維と水溶性食物繊維の分別定量法が"Prosky変法"として「五訂増補 日本食品標準成分表」に採用されている．

この，AOAC Method 985.29, 991.42, 993.19において，酵素反応用の緩衝液にリン酸緩衝液が用いられているが，カルシウムを比較的多く含む試料ではリン酸カルシウムの沈殿が形成され，定量値に影響を与えることから，緩衝液にMES-TRISを用いる方法がAOAC INTERNATIONALに採用された（AOAC Method 991.43）．リン酸緩衝液を用いる方法では，耐熱性α-アミラーゼ（pH6.0），プロテアーゼ（pH7.5），アミログルコシダーゼ（pH4.3）の3種のpH条件を用いるが，MES-TRIS緩衝液では2種の条件を用いる．本法の手順を図3-1に示した．また，最近では，同一のpH条件（pH6.3）で作用する酵素が開発され，改良法として日本食物繊維学会はJDF Method 001.2007を認定している．なお，これまで示した方法は，いずれも酵素キットとして入手可能であるため，分析可能である．

前述のProsky法およびその変法では，日本の加工食品によく用いられている低分子食物繊維（ポリデキストロース，難消化性デキストリンなど），難消化性オリゴ糖類，あるいは糖アルコールなどは定量することができない．そこで，開発されたのが酵素-HPLC法である．原理は，約80％（v/v）エタノールで沈殿する食物繊維を酵素-重量法で定量し，約80％（v/v）では沈殿せずに上澄み液中に残される低分子水溶性食物繊維，重合度3（DP=3）以上の難消化性オリゴ糖類，あるいは糖アルコール類をHPLC法で定量し，合計量を総食物繊維量とする方法である．本法はAOAC internationalのAOAC Method 2001.03として採用されている．

また個別に食物繊維量を測定する方法として，イヌリンなどのフルクタンは，酵素-陰イオン交換クロマトグラフ法（AOAC Method 997.08）と酵素-吸光光度法（AOAC Method 999.03）がある．レジスタントスターチの定量には酵素-吸光光度法（AOAC Method 2002.02）がある．方法の詳細は，専門書を参考にされたい[30]．

〔池田　義雄，青江　誠一郎〕

引用文献

1) Trowell HC, Southgate DAT, Wolever TMS, et al：Dietary fiber redefined. Lancet, 1, 1976, p.967.
2) 桐山修八：食物センイの栄養学的効果．化学と生物, 18, 1980, pp.95-105.
3) Kiriyama S, Ebihara K, Ikegami S, et al：Searching for the definition, terminology and classification of dietary fiber and the new proposal from Japan. 日本食物繊維学会誌, 10, 2006, pp.11-24.
4) 印南　敏，桐山修八編；改訂 新版食物繊維，第一出版, 1995, p.11.
5) 青江誠一郎, 山下亀次郎, 岸田太郎, ほか「食物繊維の生理作用」日本食物繊維学会編集委員会編；食物繊維 基礎と応用, 第一出版, 2008, pp.121-99.
6) Salmerón J, Manson JE, Stampfer MJ, et al：Dietary fiber, glycemic load, and risk of non-insulin-dependent diabetes mellitus in women. JAMA, 277, 1997, pp.472-77.
7) Salmerón J, Ascherio A, Rimm EB, et al：Dietary fiber, glycemic load, and risk of NIDDM in men. Diabetes Care, 20, 1997, pp.545-50.
8) Stevens J, Ahn K, Juhaeri, et al：Dietary fiber intake and glycemic index and incidence of diabetes in African-American and white adults：the ARIC study. Diabetes Care, 25, 2002, pp.1715-21.
9) Hodge AM, English DR, O' Dea K, et al：Glycemic index and dietary fiber and the risk of type 2 diabetes. Diabetes Care, 27, 2004, p.2701-06.
10) Vuksan V, Jenkins DJ, Spadafora P, et al：Konjac-mannan（glucomannan）improves glycemia and other associated risk factors for coronary heart disease in type 2 diabetes. A randomized

11) Ziai SA, Larijani B, Akhoondzadeh S, et al : Psyllium decreased serum glucose and glycosylated hemoglobin significantly in diabetic outpatients. J Ethnopharmacol, 102, 2005, p.202-07.
controlled metabolic trial. Diabetes Care, 22, 1999, p.913-19.
12) Alles MS, de Roos NM, Bakx JC, et al : Consumption of fructooligosaccharides does not favorably affect blood glucose and serum lipid concentrations in patients with type 2 diabetes. Am J Clin Nutr, 69, 1999, p.64-69.
13) Jenkins DJ, Kendall CW, Augustin LS, et al : Effect of wheat bran on glycemic control and risk factors for cardiovascular disease in type 2 diabetes. Diabetes Care, 25, 2002, p.1522-28.
14) Brown L, Rosner B, Willett WW, et al : Cholesterol-lowering effects of dietary fiber : a meta-analysis, Am J Clin Nutr, 69, 1999, p.30-42.
15) Castro IA, Barroso LP, Sinnecker P : Functional foods for coronary heart disease risk reduction : a meta-analysis using a multivariate approach. Am J Clin Nutr, 82, 2005, p.32-40.
16) Anderson JW, Allgood LD, Lawrence A, et al : Cholesterol-lowering effects of psyllium intake adjunctive to diet therapy in men and women with hypercholesterolemia : meta-analysis of 8 controlled trials. Am J Clin Nutr, 71, 2000, p.472-79.
17) Marlett JA, Hosig KB, Vollendorf NW, et al : Mechanism of serum cholesterol reduction by oat bran. Hepatology, 20, 1994, p.1450-57.
18) Trautwein EA, Kunath-Rau A, Erbersdobler HF : Increased fecal bile acid excretion and changes in the circulating bile acid pool are involved in the hypocholesterolemic and gallstone-preventive actions of psyllium in hamsters. J Nutr, 129, 1999, p.896-902.
19) Carr TP, Wood KJ, Hassel CA, et al : Raising intestinal contents viscosity leads to greater excretion of neutral sterols but not bile acids in hamsters and rats. Nutr Res, 23, 2003, p.91-102.
20) Burkitt DP, Walker AR, Painter NS : Effect of dietary fibre on stools and transit-times, and its role in the causation of disease. Lancet, 2, 1972, p.1408-12.
21) Saito T, Hayakawa T, Nakamura K, et al : Fecal output, gastrointestinal transit time, frequency of evacuation and apparent excretion rate of dietary fiber in young men given diets containing different levels of dietary fiber. J Nutr Sci Vitaminol, 37, 1991, p.493-508.
22) 太田昌徳, 石黒昌生, 岩根 覚, ほか：大腸疾患患者における食物繊維摂取量の検討. 日消病会誌, 82, 1985, p.51-57.
23) Nakaji S, Danjo K, Munakata A, et al : Comparison of etiology of right-sided diverticula in Japan with that of left-sided diverticula in the West. Int J Colorectal Dis, 17, 2002, p.365-73.
24) Aldoori WH, Giovannucci EL, Rimm EB, et al : A prospective study of diet and the risk of symptomatic diverticular disease in men. Am J Clin Nutr, 60, 1994, p.757-64.
25) Aldoori WH, Giovannucci EL, Rockett HR, et al : A prospective study of dietary fiber types and symptomatic diverticular disease in men. J Nutr, 128, 1998, p.714-19.
26) Michels KB, Fuchs CS, Giovannucci E, et al : Fiber intake and incidence of colorectal cancer among 76,947 women and 47,279 men. Cancer Epidemiol Biomarkers Prev, 14, 2005, p.842-49.
27) Bingham SA, Day NE, Luben R, et al : Dietary fibre in food and protection against colorectal cancer in the European Prospective Investigation into Cancer and Nutrition (EPIC) : an observational study. Lancet, 361, 2003, p.1496-1501.
28) Ito M, Kimura M, Deguchi Y, et al : Effects of transgalactosylated disaccharides on the human intestinal microflora and their metabolism. J Nutr Sci Vitaminol, 39, 1993, p.279-88.
29) Delzenne NM, Williams CM : Prebiotics and lipid metabolism. Curr Opin Lipidol, 13, 2002, p.61-67.
30) 金谷建一郎「食物繊維の定量法」日本食物繊維学会編集委員会編；食物繊維 基礎と応用, 第一出版, 2008, p.91-108.

4 脂質・コレステロール
lipid・cholesterol

1. 脂質の定義

脂質とは一般にクロロホルムやエーテル，ベンゼンなどの有機溶媒に溶解性をもつ極性の低い化合物の総称であり，単純脂質，複合脂質，誘導脂質に大別される（表4-1）．単純脂質は脂肪酸とアルコールがエステル結合したものをいい，複合脂質は脂肪酸，アルコールのほかに，リン酸，糖などが結合したものをいう．誘導脂質は主に単純脂質の加水分解によって生成する化合物のうち脂溶性のものを指す．

▶脂肪酸

脂肪酸は炭化水素鎖の末端にカルボキシル基（－COOH）を有する化合物で，食品中には主に単純脂質，複合脂質の構成成分として存在している．食品に含まれる脂肪酸は炭素数14～22のものが多い（図4-1）．

炭化水素鎖に二重結合をもたない脂肪酸を飽和脂肪酸（saturated fatty acid；S），二重結合をもつ脂肪酸を不飽和脂肪酸という．不飽和脂肪酸には，1個の二重結合をもつ一価不飽和脂肪酸（mono unsaturated fatty acid；M）と2個以上もつ多価不飽和脂肪酸（poly unsaturated fatty acid；P）がある．

不飽和脂肪酸の二重結合の位置は，メチル基末端の炭素から数えて最初の二重結合が何番目かによって，系列づけられる．$n-9$系はオレイン酸，$n-6$系はリノール酸，アラキドン酸，γ-リノレン酸，$n-3$系はα-リノレン酸，エイコサペンタエン酸（EPA），ドコサヘキサエン酸（DHA）が代表的な脂肪酸である．

リノール酸，リノレン酸，アラキドン酸は体内では合成できず，生体には必須であるため，必須脂肪酸と呼ばれる．

2. 脂質の分類

1) 単純脂質

1 アシルグリセロール

3価のアルコールのグリセロールに3分子の脂肪酸がエステル結合したものをトリアシルグリセロールといい，動植物中に広く分布してい

表4-1 脂質の分類

	種類	構成成分	例
単純脂質	・アシルグリセロール ・ロウ（ワックス） ・ステロールエステル	脂肪酸，グリセロール 脂肪酸，一価高級アルコール 脂肪酸，ステロール	食用油脂
複合脂質	・リン脂質 　グリセロリン脂質 　スフィンゴリン脂質 ・糖脂質 　グリセロ糖脂質 　スフィンゴ糖脂質	 脂肪酸，グリセロール，リン酸・塩基 脂肪酸，スフィンゴシン，リン酸・塩基 脂肪酸，グリセロール，糖 脂肪酸，スフィンゴシン，糖	 ホスファチジルコリン スフィンゴミエリン ジガラクトシルジアシルグリセロール ガラクトセレブロシド
誘導脂質	・脂肪酸 ・ステロイド ・脂肪族アルコール		コレステロール，植物ステロール

```
飽和脂肪酸
    ミリスチン酸（14：0）     H₃C～～～～COOH
    パルミチン酸（16：0）     H₃C～～～～COOH
    ステアリン酸（18：0）     H₃C～～～～COOH
一価不飽和脂肪酸（n-9系）
    オレイン酸（18：1）       H₃C～～=～～COOH
多価不飽和脂肪酸（n-6系）
    リノール酸（18：2）       H₃C～～=～=～COOH
    γ-リノレン酸（18：3）     H₃C～=～=～=～COOH
    アラキドン酸（20：4）     H₃C～=～=～=～=～COOH
多価不飽和脂肪酸（n-3系）
    α-リノレン酸（18：3）     H₃C=～=～=～～COOH
    エイコサペンタエン酸（20：5）  H₃C=～=～=～=～=～COOH
    ドコサヘキサエン酸（22：6）   H₃C=～=～=～=～=～=～COOH
```

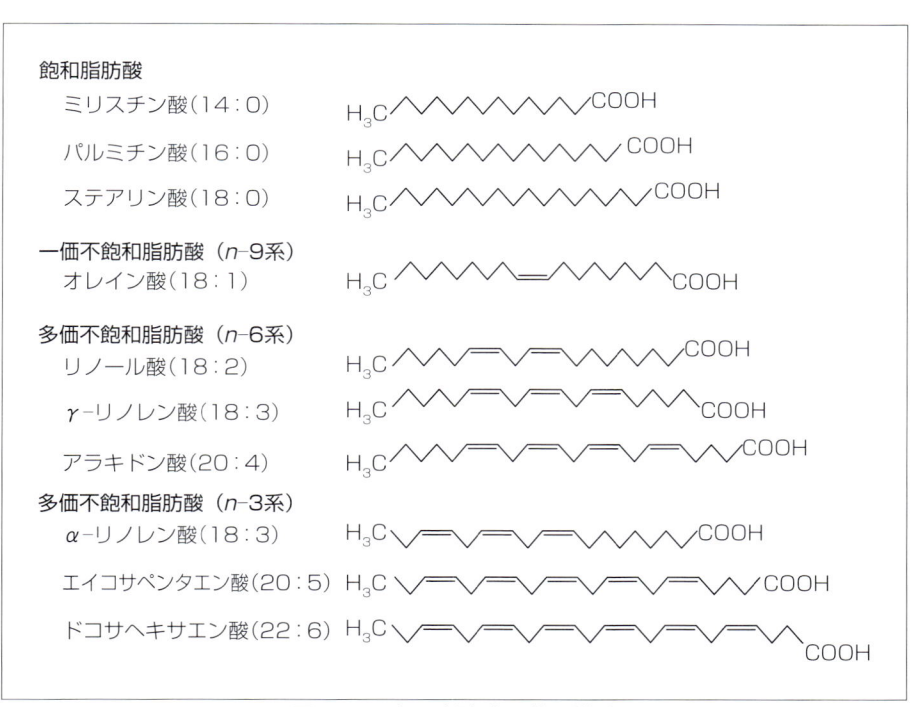

図4-1　主な脂肪酸の分子構造

る．天然油脂の物理学的特性はグリセロールにエステル結合した脂肪酸組成によって影響される．例えば牛脂，豚脂のように長鎖脂肪酸と一価不飽和脂肪酸が多い油脂は融点が高く，室温では固体であり，一方魚油のように多価不飽和脂肪酸が多い油脂は融点が低く液体である．

グリセロールに結合した脂肪酸の数が2分子，1分子のものをジアシルグリセロール，モノアシルグリセロールといい天然には少ないが中間代謝物として出現する．モノアシルグリセロールは界面活性作用が強く消化管内での吸収，ミセルの形成に重要な役割を果たし医薬品などにも乳化剤として使用されている（図4-2）．

2　ロウ（ワックス）とステロールエステル

ロウは脂肪酸と一価アルコールのエステルで動植物の表皮脂質などに含まれるが食用としては重要ではない．ステロールエステルはステロール骨格の3位のヒドロキシル基（-OH）に脂肪酸がエステル結合したものである．

2）複合脂質

1　リン脂質

リン脂質はアルコールにリン酸，脂肪酸などが結合した脂質であり，アルコールの種類によってグリセロリン脂質とスフィンゴリン脂質に分類される．リン脂質は脂肪酸部分が疎水的な性質，リン酸と塩基が結合した部分は親水的な性質をもつため，生体では生体膜の構造，機能に寄与し，食品では乳化剤として用いられている．

1）グリセロリン脂質

グリセロールの1，2位の水酸基に脂肪酸が，3位にリン酸がエステル結合したものをホスファチジン酸といい，グリセロリン脂質はその誘導体である．主要なものとして，コリンのついたホスファチジルコリン（レシチン）があり，乳化性に優れているため，食品の乳化剤として広く使用されている．その他，ホスファチジルエタノールアミン，ホスファチジルセリン，ホスファチジルイノシトールなどがある（図4-3）．

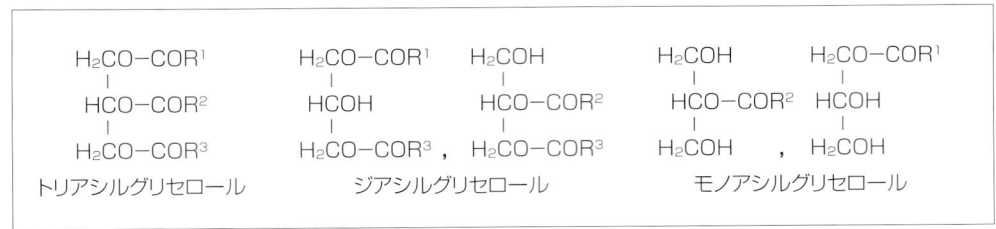

図4-2　アシルグリセロール

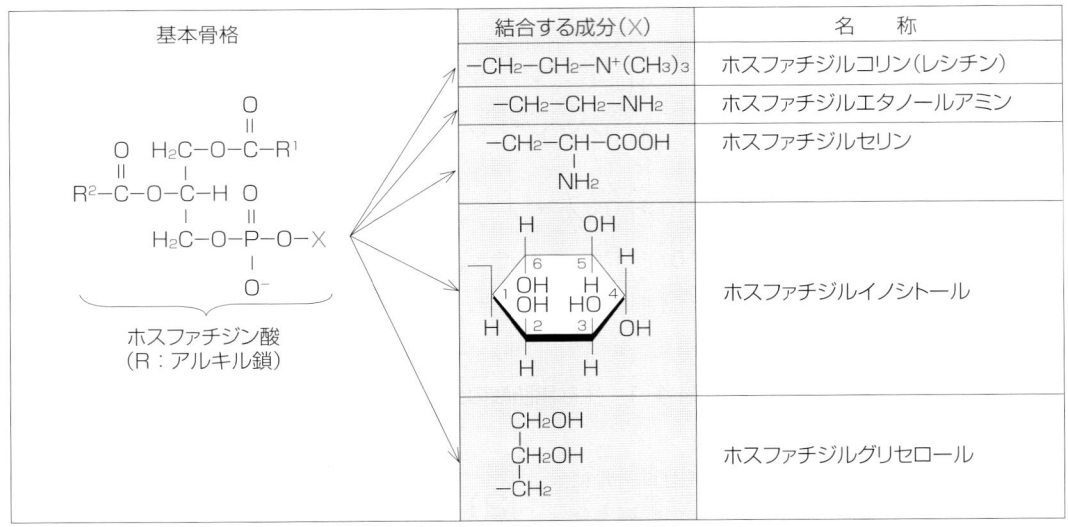

図4-3　グリセロリン脂質

2）スフィンゴリン脂質

複雑なアミノアルコールであるスフィンゴシンのアミノ基に脂肪酸がアミド結合したセラミドを基本構造とし，その末端OH基にいろいろな物質が結合したものをスフィンゴ脂質と総称する．脳神経系の表面膜の主要構成成分であり，神経髄鞘の形成とともに増加する．その中で，セラミド末端OH基にコリン，リン酸がついたものがスフィンゴミエリンで，スフィンゴリン脂質の代表的なものである（図4-4）．

2 糖脂質

構成成分として糖を含む脂質の総称で，細胞膜を構成し，血液型や菌種の決定因子などの抗原性物質として重要である．スフィンゴ糖脂質とグリセロ糖脂質に分類される．

1）スフィンゴ糖脂質

セラミドの末端OH基に1～数個の糖鎖がついたものをスフィンゴ糖脂質と呼ぶ．セラミドにヘキソースが1分子ついたものをセレブロシドといい，ヘキソースがグルコースの場合はグルコセレブロシド，ガラクトースであればガラクトセレブロシドと呼ぶ（図4-5）．セラミドにヘキソース，シアル酸，アミノ糖が結合したものをガングリオシドと呼ぶ．神経組織に多く，化学伝達機構に重要な役割を果たしていると推測されている．

2）グリセロ糖脂質

高等動物の糖脂質は大部分がスフィンゴシンを含むのに反し，植物体にはジアシルグリセロールに糖のついたグリセロ糖脂質が存在する．

3）その他の脂質

1 ステロイド

ステロイドとはペルヒドロシクロペンタノフェナントレン核（ステロイド核）を有する化合物の総称で，ステロール，胆汁酸，プロビタミンD，ステロイドホルモンなどがある．

1）ステロール

ステロイドC-3位に水酸基，C-17位に側鎖をもつものをステロールと総称する．

(1) コレステロール

動物の主なステロールはコレステロールであり，動物体内ではコレステロールから胆汁酸，ステロイドホルモン，ビタミンDの合成など重要な役割を果たしている．コレステロールは人体のすべての細胞や血漿リポ蛋白に含まれ，特に脳に多く存在する（図4-6）．

(2) 植物ステロール

植物ステロールは植物の細胞膜を構築する成分であり，植物性食品や植物油（米糠油，ナタネ油など）に多く含まれており，β-シトステロール，カンペステロール，スティグマステロールなどがある．また，海藻にはフコステロールが，しいたけなどの菌類にはエルゴステロールが存在し，これらの植物ステロールに分類される．植物ステロールはコレステロールと類似した構造をもつが，側鎖が一部異なっている．植物ステロール中には二重結合が飽和型になった植物スタノールが数%存在する（図4-6）．

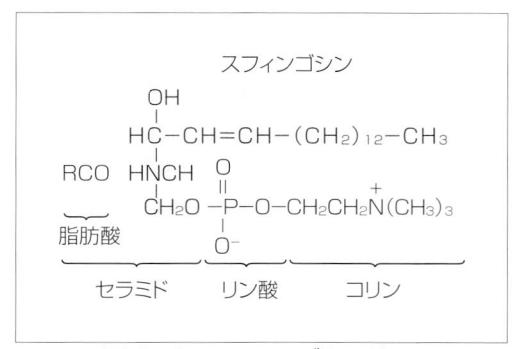

図4-4　スフィンゴミエリン

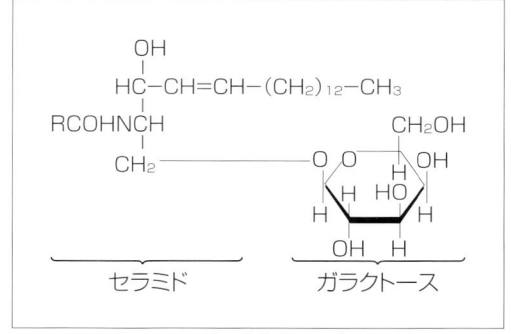

図4-5　ガラクトセレブロシド

図4-6　コレステロールと主な植物ステロールおよび植物スタノールの構造式

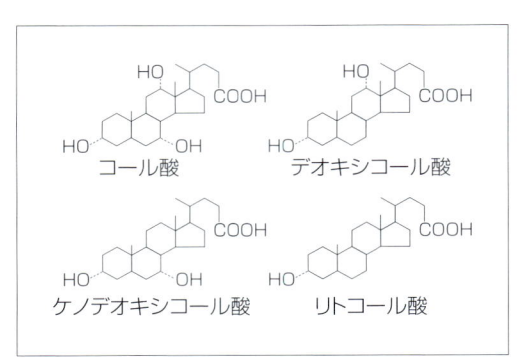

図4-7 胆汁酸

2) 胆汁酸

胆汁酸は胆汁の主成分で，大部分はグリシンまたはタウリンとアミド結合して，抱合型胆汁酸のグリココール酸またはタウロコール酸として存在している．ヒトにおける割合は約3：1である．主な胆汁酸には，コール酸，デオキシコール酸，ケノデオキシコール酸，リトコール酸などがある（図4-7）．

3) プロビタミンD

エルゴステロール（プロビタミンD_2）はきのこ類，カビ，酵母などに多く，日光の有効紫外線によりビタミンD_2（エルゴカルシフェロール）になる．7-デヒドロコレステロール（プロビタミンD_3）は肝油や動物組織，特に皮膚に多く，紫外線照射によりビタミンD_3（コレカルシフェロール）になる．

4) ステロイドホルモン

ホルモンの多くはステロイドであり，大部分がコレステロールから合成され，副腎皮質，精巣，卵巣などで合成される．

3. 脂質の消化・吸収

脂質の消化・吸収は図4-8に示すような経路をたどる．

1) 胃・小腸での消化

われわれが食事から摂取している脂肪の大部分はトリグリセリドで，その他，リン脂質およびステロール類（コレステロール，植物ステロール）がある．日本人の平均摂取量は，トリグリセリド50〜55g，リン脂質2〜5g，コレステロール200〜500mg程度で，植物ステロールの摂取量は欧米に比べて多く，300〜400mg程度である．

食物中のトリグリセリドは胃の中で蠕動によりエマルジョンとなり，舌および胃リパーゼによる消化が行われる．リパーゼの作用は主としてトリグリセリドの3-エステル結合を加水分解し，ジグリセリドと脂肪酸を遊離させる．胃内での脂肪の消化は全消化管の脂肪消化量の20〜30％に相当すると考えられている．次に小腸では，膵リパーゼにより1および3位の脂肪酸が加水分解され，遊離脂肪酸2分子と2-モノグリセリドを生成する．

コレステロールは食物中では大部分は遊離型であるが，10〜15％はコレステロールエステルとして存在し，膵液に含まれるコレステロールエステラーゼにより，遊離コレステロールと脂肪酸に加水分解される．

食事由来のリン脂質は，主としてホスファチジルコリンであり，膵由来のホスホリパーゼA_2により，2位のエステル結合が加水分解を受け，脂肪酸とリゾホスファチジルコリンに分解される．

脂質の分解産物は，水に溶解しにくいが，胆汁酸と混合されるとミセルを形成し，可溶となる．ミセルには，脂肪酸，モノグリセリド，リン脂質，コレステロールなどが取り込まれ，不攪拌水層を拡散していく．小腸上皮の刷子縁膜表面に，拡散により到達した脂質分解物の濃度が，上皮への吸収の律速段階を形成している．

2) 小腸上皮細胞への吸収

吸収されたモノグリセリドと脂肪酸は小腸上皮細胞内で，トリグリセリドに再合成され，ミクロソームトリグリセリド輸送蛋白（MTP）により，ゴルジ体に運ばれる．

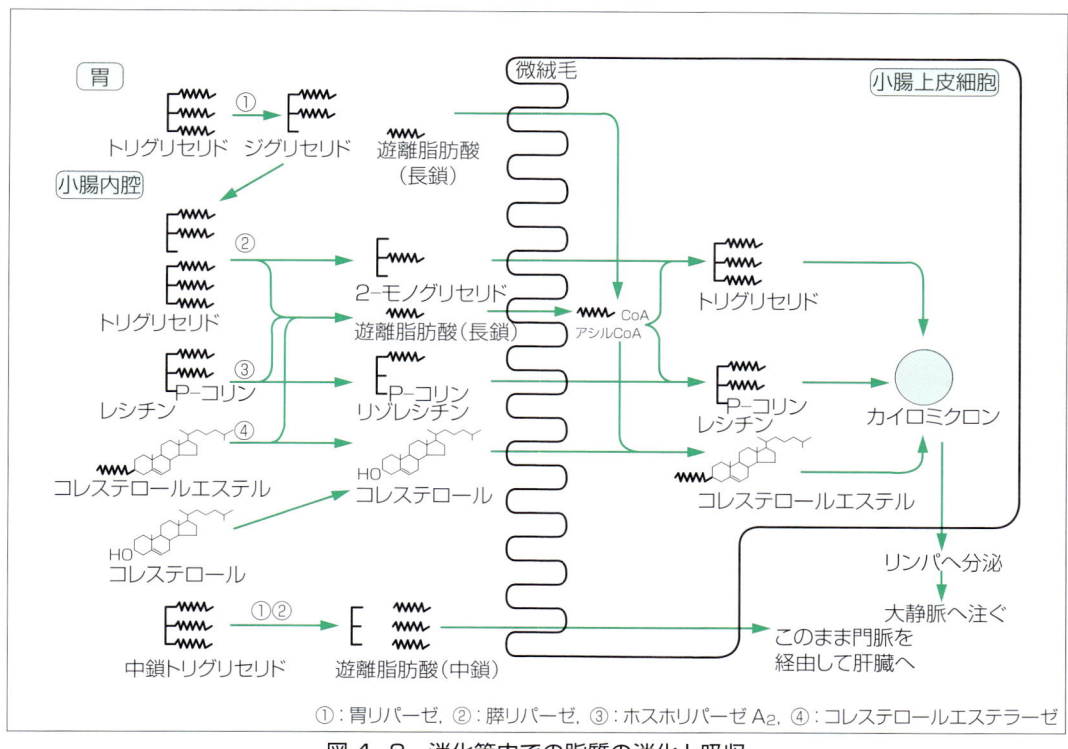

図4-8 消化管内での脂質の消化と吸収

①：胃リパーゼ，②：膵リパーゼ，③：ホスホリパーゼA₂，④：コレステロールエステラーゼ

（板倉弘重：脂質の科学，朝倉書店，1999, p.10）

一方，コレステロールの吸収には，小腸上皮に発現するNPC1L1（Niemann-Pick C1 like 1 protein）がトランスポーターとして関与することが，近年明らかになった[1,2]．取り込まれたコレステロールの約90％は，小胞体のアシルCoAコレステロールアシル基転移酵素（ACAT）によりコレステロールエステルに変換される．

これらの脂質成分は滑面小胞体に集まり，プレカイロミクロンを形成する．その後，アポ蛋白B48, A-Ⅰ, A-Ⅳが付加され，成熟したカイロミクロンとなり，細胞外へ分泌される．

4. 脂質の生体内代謝と制御

1) リポ蛋白代謝

小腸から吸収された脂質や，肝臓で生合成された脂質はリポ蛋白として血中を運搬され，各組織に脂質を供給している．リポ蛋白は，核の部分に疎水性の強いエステル型のコレステロールとトリグリセリド，そのまわりを比較的疎水性の弱い遊離コレステロール，リン脂質が取り囲み，表層を親水性の強いアポ蛋白が縞状に取り囲んでいる．

リポ蛋白は，比重によって大きくて軽い粒子から，小さくて重い粒子まで，主としてカイロミクロン（$d \leq 0.96$），VLDL（very low density lipoprotein/超低比重リポ蛋白）（$0.96 < d \leq 1.006$），IDL（intermediated density lipoprotein/中間型リポ蛋白）（$1.006 < d \leq 1.019$），LDL（low density lipoprotein/低比重リポ蛋白）（$1.019 < d \leq 1.063$），HDL（high density lipoprotein/高比重リポ蛋白）（$1.063 < d \leq 1.21$）の5つに分けられる（表4-2）．

リポ蛋白の性状を決定している構成成分としてアポ蛋白がある．主としてHDLを構成しているものがアポAⅠであり，カイロミクロンはアポ

表4-2 主要リポ蛋白質の種類と性状

	カイロミクロン	VLDL	IDL	LDL	HDL₂	HDL₃
比重	～0.95	0.95～1.006 (超低比重)	1.006～1.019 (中間比重)	1.019～1.063 (低比重)	1.063～1.125 (高比重)	1.125～1.21 (高比重)
直径[nm]	～80.0	80.0～30.0	30.0～25.0	25.0～20.0	20.0～10.0	10.0～7.5
アガロース電気泳動	原点	プレβ	プレβ～β	β	α	α
組成(%)						
蛋白質	2	8	19	21	41	55
リン脂質	7	18	19	22	30	23
遊離コレステロール	2	7	9	8	5.4	2.9
コレステロールエステル	5	12	29	37	16	12
トリグリセリド	84	50	23	11	4.5	4.1

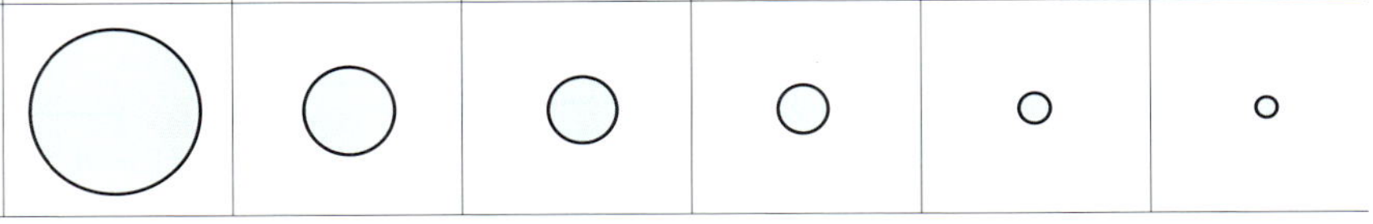

	カイロミクロン (食事性)	VLDL (内因性)	LDL (内因性)	HDL (内因性)
	←大きい / 軽い		小さい / 重い→	
主な脂質	トリグリセリド	トリグリセリド	コレステロール	コレステロール リン脂質
主要アポリポ蛋白質	A-I, B, C-II C-III, E	B, C-II C-III, E	B	A-I, A-II

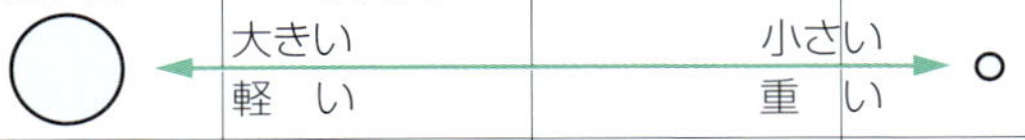

図4-9 リポ蛋白質の種類

B48, VLDL, IDL, LDLはアポB100である. 重要な機能が見出されているアポ蛋白として, LCATの活性化にアポAI, LPLの活性化にアポCII, リポ蛋白受容体との結合に関与するアポEなどが知られている(図4-9).

1 外因性(食事性)脂質

小腸で吸収された脂質は, アポB48とともにカイロミクロンを形成し, リンパ管に分泌され, 胸管を経て左鎖骨下静脈に入る. その後, 心臓, 肺を経由して全身に運搬され, その大部分は肝臓に取り込まれる(図4-10).

カイロミクロンはHDLからアポCII, アポEを受け取るほか, コレステロールエステル転送蛋白(CETP)の作用により, HDLのコレステロールエステルがカイロミクロンに, カイロミクロンのトリグリセリドがHDLに転送され, 脂質の変換反応を行う. アポCIIを結合したカイロミクロンは血管内皮細胞表面にあるリポ蛋白リパーゼ(LPL)の作用により, 主要な構成成分であるトリグリセリドが分解されて, カイロミクロンより粒子径の小さなカイロミクロンレムナントとなる. カイロミクロンの大部分はレムナントとして肝臓に存在するカイロミクロンレムナント受容体から取り込まれ, 一部は, アポEを介してLDL受容体からも取り込まれる. カイロミクロンレムナントの増加は動脈硬化の危険因子とされており, その代謝調節と食事との関連が注目されている.

2 内因性脂質

1) VLDL〜LDL代謝

肝臓は脂質代謝を調節する重要な臓器であり, VLDLの生成, 分泌により他臓器に脂質を供給する. VLDLの分泌に必要なアポB100は肝細胞で生成され, 小胞体内腔へ移行し, ミク

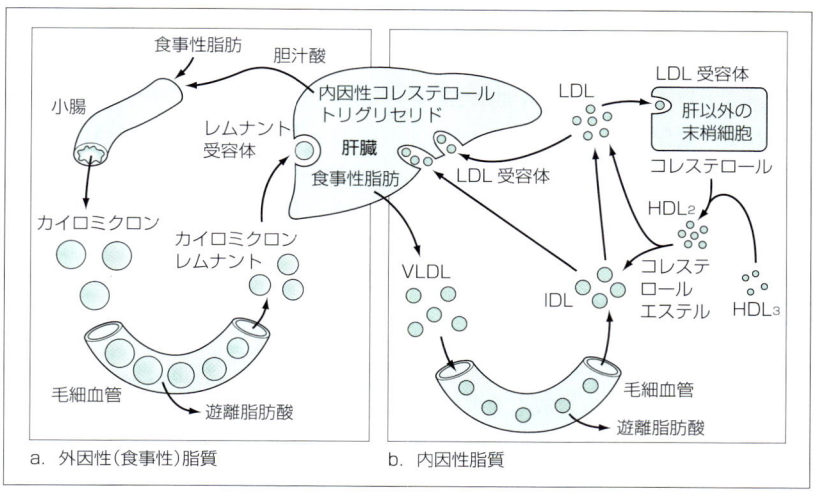

図 4-10　外因性脂質と内因性脂質

ロソームトリグリセリド転送蛋白（MTP）で運ばれてきた脂質と会合し，VLDL 粒子が合成される．肝臓から分泌された VLDL はアポ C II の存在下で LPL の作用を受け，VLDL の主要な構成成分であるトリグリセリドが分解され，次第にサイズの小さな粒子になる．さらに，血中に共存する HDL との間で CETP によって脂質の交換反応が起こり，VLDL の組成が徐々に変化し，トリグリセリドの比率が減少しコレステロール，アポ E の比率が増加した IDL が形成される．

IDL は肝臓に存在する肝性トリグリセリドリパーゼ（HTGL）の作用を受け，さらにトリグリセリド含有量の少ない LDL に変わっていく．リポ蛋白中のトリグリセリドを分解する酵素として，LPL と HTGL があるが，LPL がアポ C II を補酵素とし，アポ C III によって阻害されるのに対し，HTGL は補酵素を必要としない．肝臓から分泌された VLDL の最終産物が LDL で，LDL は 1 粒子当たり 1 分子のアポ B100 を保有している．LDL 受容体は全身組織に発現しており，LDL の取り込みはコレステロールやリン脂質の供給に重要な役割を果たしている．

LDL は活性酸素などの酸化ストレスにより変性 LDL に変化する．変性 LDL は LDL 受容体に認識されず，マクロファージなどに発現するスカベンジャー受容体を介して処理される．

2）HDL 代謝

HDL 代謝経路はコレステロール逆転送系と関連して，抗動脈硬化的に作用する．HDL は直接，肝臓と小腸から合成される経路と，カイロミクロンと VLDL が LPL によって分解される過程で円板状の HDL が生じる経路が知られている．末梢細胞の過剰なコレステロールは ATP binding cassette A1（ABCA1）ATP binding cassette GI（ABCGI）を介して HDL によって引き抜かれ，引き抜かれた遊離コレステロールは LCAT の作用で，コレステロールエステルにエステル化される．コレステロールエステルは，HDL 粒子の表層から中心部に移動し，HDL は球状となる．このコレステロールエステルは CETP によって，VLDL，LDL に転送され，LDL 受容体を介して肝臓へ取り込まれる．HDL 中のコレステロールエステルもスカベンジャー受容体 B1 を介して肝臓に取り込まれる．

2）コレステロール代謝

生体内のコレステロール濃度は厳密に調節されている．肝臓や末梢細胞の表面には，LDL 受容体が存在しており，LDL のアポ B とアポ E を認識し，エンドサイトーシスで LDL を細胞内に取り込む．LDL はリソソームに運ばれ，LDL

中のコレステロールエステルはコレステロールと脂肪酸に分解される．遊離コレステロールは細胞膜の構成や，ステロイドホルモンや胆汁酸の合成に利用される．過剰なコレステロールはアシルCoAコレステロールアシルトランスフェラーゼ（ACAT）の作用でコレステロールエステルに変換され，蓄積される．

1 コレステロール生合成

細胞のコレステロール供給源はLDLからだけでなく，アセチルCoAからの生合成も重要である．コレステロールの生合成は主として肝臓で行われ，出発物質は脂肪酸生合成と同じくアセチルCoAである．3-ヒドロキシ-3-メチルグルタリルCoA（HMG-CoA）からメバロン酸を生じる反応を触媒するHMG-CoA還元酵素がコレステロール合成の律速酵素となり，最終生成物であるコレステロールによりフィードバック調節を受ける（図4-11）．HMG-CoAレダクターゼ阻害薬であるスタチンは，高コレステロール血漿治療薬として広く臨床に使われている．

ヒトでは食物から摂取するコレステロール量が重要で，その量の多いときにはコレステロールの生合成はほとんど進行しない．

2 胆汁酸の生合成

コレステロールはまず7位にNADPHを電子供与体とする水酸化を受けて，7α-ヒドロキシコレステロールとなるが，この反応が胆汁酸生合成系の律速段階である．次にコール酸生成系

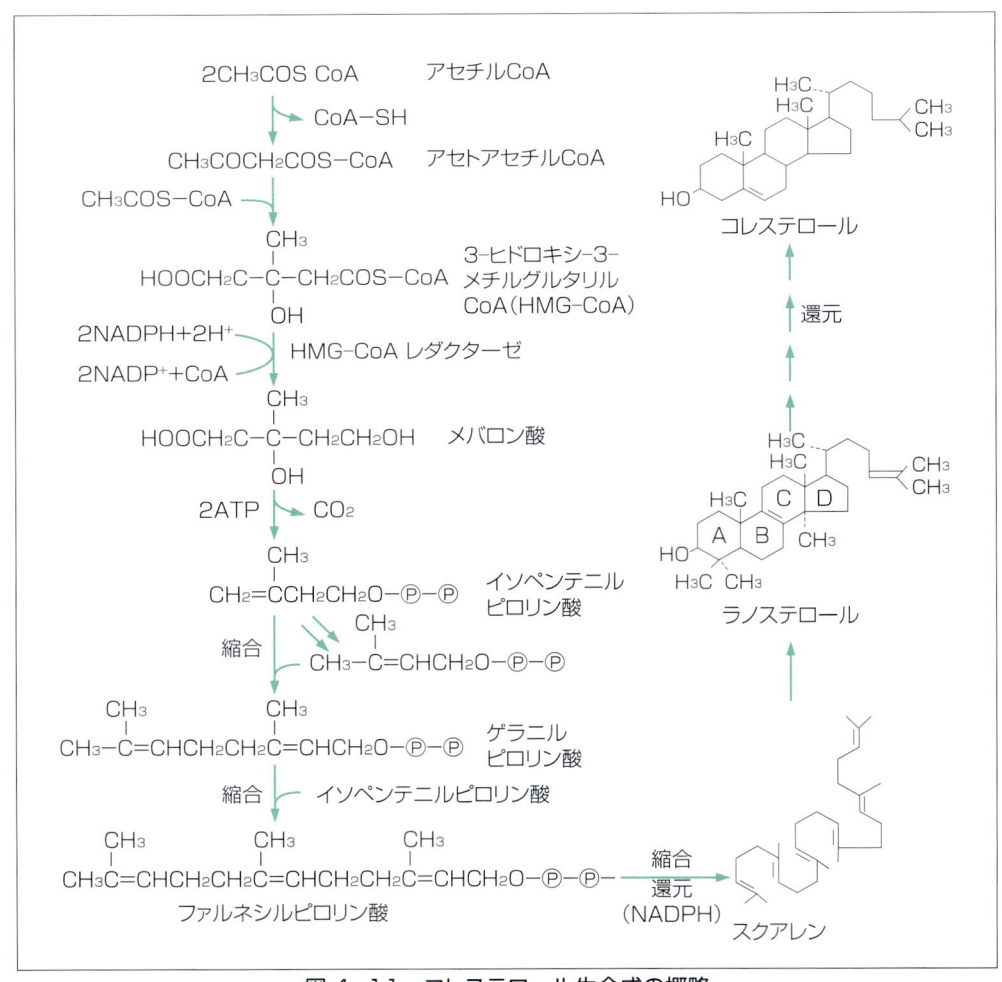

図4-11　コレステロール生合成の概略

とケノデオキシコール酸生成系に分かれ，コレスタン酸誘導体となり，β酸化で側鎖が短縮され，コール酸とケノデオキシコール酸が生成する．これらは，通常タウリンやグリシンなどと抱合体を形成し，胆汁中に分泌される．さらに腸内細菌により変換され，デオキシコール酸やリトコール酸などの二次胆汁酸となる（図4-12）．

胆汁酸は過剰になると，胆汁酸生合成の律速酵素であるコレステロール 7α-ヒドロキシラーゼ反応をフィードバック阻害し，活性を低下させる．この調節によりコレステロールが蓄積すると，コレステロール生合成の律速酵素であるHMG-CoA還元酵素を同様にフィードバック阻害し，活性を低下させる．

胆汁酸は1日12～36g程度分泌され，その95%以上は主として回腸で吸収されて門脈を経て再び肝臓に戻り，腸肝循環を繰り返す．

5. 必須脂肪酸とその生体内役割

組織に取り込まれた脂肪酸はβ酸化で分解されてエネルギーとなるだけでなく，リン脂質に組み込まれて細胞膜の構成成分となるほか，生体を調節する重要な物質に代謝されるなどして，さまざまな生理機能を発揮する．

多価不飽和脂肪酸には二重結合の位置によって $n-9$，$n-6$，$n-3$ 系の脂肪酸がある．$n-6$ 系のリノール酸（18:2 $n-6$）からはアラキドン酸（20:4 $n-6$），$n-3$ 系のリノレン酸（18:3 $n-3$）からはEPA（20:5 $n-3$）とDHA（22:6 $n-3$）が鎖長延長反応と不飽和化反応を繰り返して生成される（図4-13）．

ヒトや動物の不飽和化酵素は二重結合を入れ

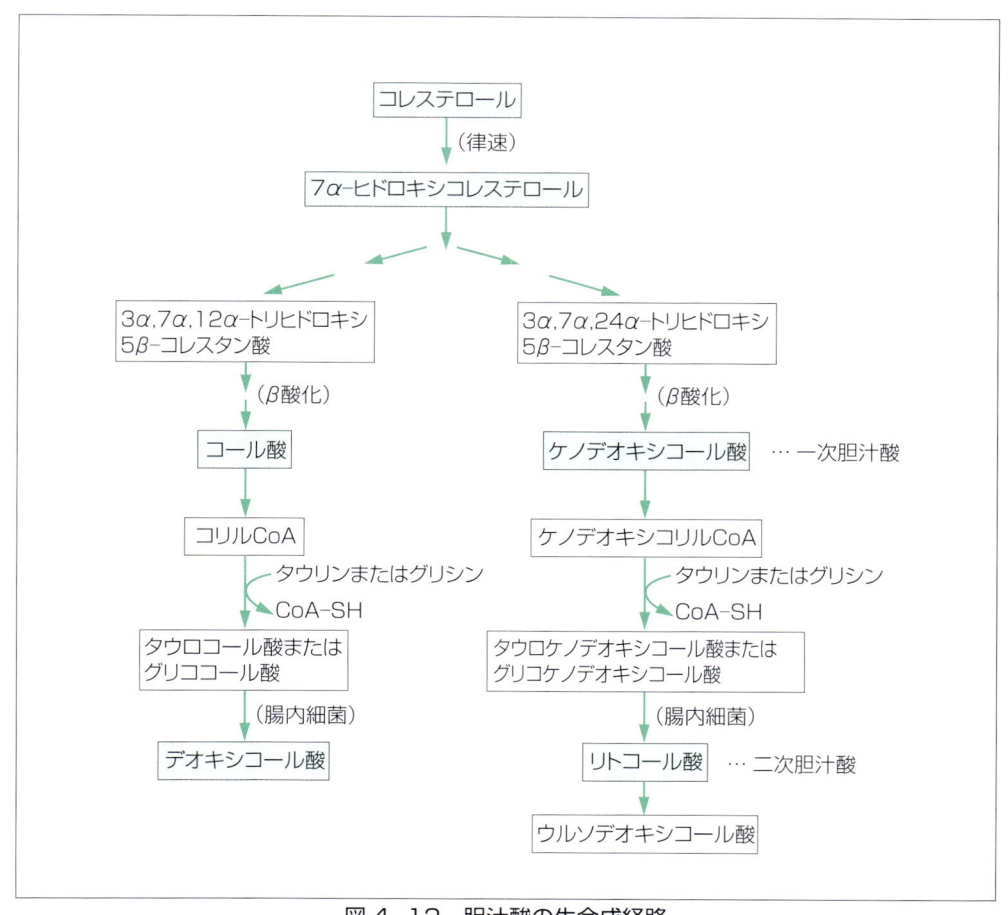

図4-12 胆汁酸の生合成経路

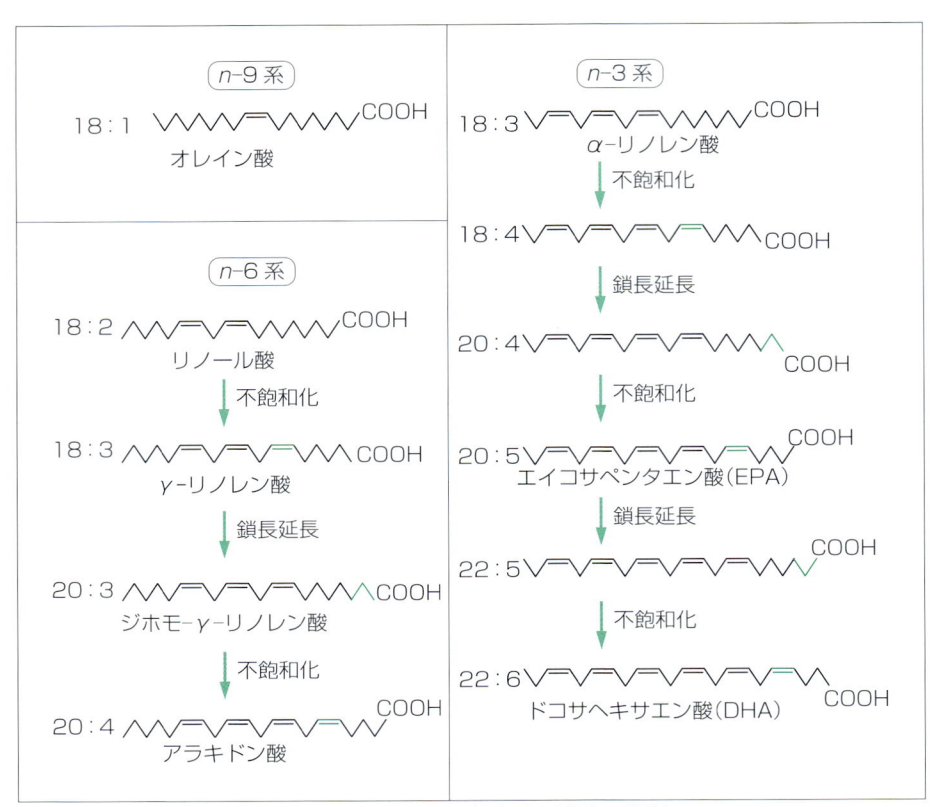

図4-13 不飽和脂肪酸の構造と代謝

ることのできる位置が限定されており, n-9系列のオレイン酸を生合成することはできるが, リノール酸とリノレン酸をつくることはできない. したがってヒトを含めた動物はこれらを食物から摂取する必要があるため, 必須脂肪酸と呼ぶ. 不飽和化反応は, 年齢や摂取する脂質の種類や量, 他の食品との作用に影響を受け, 阻害される場合もあるため, 妊婦や乳幼児ではリノール酸やリノレン酸だけでなく, DHAやアラキドン酸を直接摂取する必要がある.

必須脂肪酸が欠乏すると, リノール酸欠乏では成長阻害, 皮膚障害, 生殖機能不全, 脂肪肝, 頻渇多飲などが現れ, α-リノレン酸欠乏では視力障害や学習能力低下などの神経系に影響が現れる.

ヒトでは, 必須脂肪酸欠乏になることはまれであるが, 経静脈栄養を続けている患者で発症することがある. エネルギー源として糖質だけを摂取していると, 4〜6週間で必須脂肪酸欠乏の症状を呈する恐れがある.

6. 脂質の代謝異常

1) 脂質異常症

日本動脈硬化学会から発表された2007年度改定の診断基準では, 12時間絶食後の空腹時のLDLコレステロール濃度が140 mg/dL以上, HDLコレステロール濃度は40 mg/dL未満, トリグリセリド濃度が150 mg/dL以上を脂質異常症として, 動脈硬化の危険因子と定めている[3].

リポ蛋白の増加状態による分類として, 当初Frierickson が提唱し, WHOが整理した, Ⅰ〜Ⅴ型までの分類がある (表4-3). それぞれの特徴として, Ⅰ型はカイロミクロンの出現, Ⅱa型はLDLの増加, Ⅱb型はLDL, VLDLの増

表4-3 高脂血症の表現型分類

型	I	IIa	IIb	III	IV	V
増加するリポ蛋白分画	カイロミクロン	LDL	LDL, VLDL	IDL, レムナント（β-VLDL）	VLDL	カイロミクロン VLDL
コレステロール	→	↑↑↑	↑↑	↑↑	→または↑	↑↑
トリグリセリド	↑↑	→	↑	↑↑	↑↑	↑↑↑

表4-4 ゴーシェ病の症状

	タイプ1 慢性非神経型	タイプ2 急性神経型	タイプ3
発症年齢	0〜80歳（日本人では約2歳）	生後3か月	小児期〜思春期
症　状	通常は乳幼児期に腹部の腫大などで気づく．また貧血，出血傾向などで見出されるケースもある	肝臓，脾臓の腫大，精神運動発達の遅延，痙攣，錐体路症状，斜視などの脳幹症状が強くなり，徐々に除脳強直肢位となり，通常2〜3歳頃までに肺炎などを併発して死亡する	臨床的には多様性があり，肝臓の腫大，骨症状，知的障害，ミオクローヌス，運動失調，痙攣などのほか，脳幹症状がみられる

加，III型はIDL，レムナントの増加，IV型はVLDLの増加，V型はカイロミクロンとVLDLの増加が挙げられる．

2）先天性代謝異常

先天性脂質代謝異常症はスフィンゴリピドーシスを指し，リソソーム酵素の先天的欠損により，スフィンゴ脂質がリソソーム内に蓄積する疾患である．

1 ゴーシェ病（Gaucher disease）

ゴーシェ病はグルコセレブロシダーゼの遺伝子欠損によりグルコセレブロシドが大量に蓄積し，肝脾臓の腫大，骨症状，肺症状，神経症状などを呈する．遺伝形式は常染色体劣性疾患である．

【症　状】ゴーシェ病は，タイプにより症状が異なる（表4-4）．

【診　断】骨髄のゴーシェ細胞の出現，臨床検査では酸性ホスファターゼの上昇，アンジオテンシン変換酵素の上昇，貧血，血小板減少などがみられる．ゴーシェ病の遺伝子は1番染色体のq21に存在し，少なくとも世界で200種類以上の遺伝子変異が発見されている．

【治　療】近年根治療法として，骨髄移植，酵素補充療法などが試みられるようになった．

2 ファブリ病（Fabry disease）

α-ガラクトシダーゼの遺伝的欠損により，血管内皮細胞を中心にceramide trihexoside（CTH）が蓄積する．

【症　状】心循環系の症状（心不全），腎障害（腎不全）を主症状とする．思春期頃より四肢末端の強烈な疼痛，無汗，無痛を呈する．20歳代より蛋白尿が現れ，腎障害は多くの場合30歳以降に発症する．肥大型心筋症として著明な心拡大がみられるほか，脳血管系組織への脂質蓄積により脳虚血性変化あるいは，頭痛などが現れる．遺伝形式は伴性劣性遺伝形式をとる．

【診　断】四肢の疼痛，皮膚の被角血管腫（angio-keratoma），白血球でのα-ガラクトシダーゼの酵素欠損を証明する．遺伝子はX染色体のXq21.33-q22に存在する．

【治　療】疼痛に関しては，カルバマゼピン，ジフェニルヒダントインなどの投与が有効である．酵素補充療法も予定されている．

3 ファーバー病（Farber disease）

リソソームの酸性セラミダーゼの活性低下に

より，関節，肝臓，腎臓，脳などにセラミドが蓄積する常染色体劣性遺伝疾患である．

【症　状】　咽頭，胸膜，肺，関節などに肉芽が形成され，呼吸器症状としては嗄声，嚥下困難，呼吸障害などの症状を呈する．

【診　断】　尿，結節でのセラミド蓄積を証明する．また白血球でのセラミダーゼ欠損がみられる．

【治　療】　対症療法に限られる．

4 クラッベ白質ジストロフィー・クラッベ病（Krabbe leukodystrophy；GLD）

ミエリン脂質のガラクトセレブロシドの分解代謝に関与するβ-ガラクトセレブロシダーゼの酵素欠損により中枢，末梢神経の脱髄の症状を呈する．発症時期により乳児型，若年型，成人型に分類される．遺伝形式は常染色体劣性遺伝を呈する．遺伝子座位として14q31に局在する．

【症　状】　乳児型では第1期は生後3か月頃より物音に驚く，不機嫌，原因不明の発熱，無表情，精神運動発達遅延，筋緊張をきたす．第2期は生後6か月頃より退行亢進，下肢は鉛管状に痙性麻痺となるが，肝脾腫はみられない．第3期は無表情で笑いも消失し，除脳剛直状態となり，多くは生後1歳～1歳半頃には，肺炎などを合併して死亡する．

【検査所見】　MRIでは著明な脱髄所見がみられる．髄液所見としては，蛋白の増加が挙げられる．病理学的には中枢神経組織を中心にgloboid細胞がみられ，電顕では針状の封入体がみられる．内臓器にはセレブロシドは蓄積せず，サイコシンが著明に蓄積する．

【診　断】　白血球，培養皮膚線維芽細胞でのガラクトセレブロシダーゼ活性の低下を認める．治療は対症療法に限られる．最近骨髄の治療法が試みられている．

5 ニーマン-ピック病（Niemann-Pick disease）

酸性スフィンゴミエリナーゼの酵素欠損により肝脾臓に大量のスフィンゴミエリンが蓄積することで著明な肝脾腫，あるいは神経症状を合併する．骨髄，肺ではニーマン-ピック細胞がみられ，ゴーシェ病と同様の病態を示す．遺伝形式は常染色体劣性遺伝形式をとる．

【症　状】　ニーマン-ピック病の3つの型を表4-5に示す．

表4-5　ニーマン-ピック病の症状

A 型	B 型	C 型
生後6か月以降哺乳困難，著明な肝脾腫，眼底黄斑部のcherry red spot，進行性の運動失調，錐体路症状などの神経症状を認め，3歳頃までには，肺炎，心不全で死亡する．肝，脾臓，骨髄，肺などにニーマン-ピック細胞が浸潤する	肝脾腫が著明であり，原則として中枢神経症状を伴わない．臨床症状は多様性がある．肝障害が進行して肝硬変，門脈圧亢進などを呈する．病理所見では患者組織において，主に肝，脾臓，骨，肺などにニーマン-ピック細胞がみられる	リソソーム膜でのコレステロール輸送の障害により発症．失調，ジストニー，認知障害，カタプレキシー，構音障害などの神経症状を呈する

表4-6　異染性白質変性症の症状

乳幼児型 生後12～18か月	若年型 4～12歳	成人型 20歳以上
歩行障害，錐体路症状，痙攣などの神経症状が主である．呼吸器症状としては，喘鳴，肺炎などを繰り返す	異常な情緒障害，失禁，歩行障害などで始まり，言語障害，錐体路，錐体外路症状，痙攣，知能障害などをきたし，徐々に退行変化がみられ，植物人間となる	統合失調症あるいは認知症として診断されることが多い．情緒障害，言語障害，妄想などの精神障害で発症する．IQも平均50～60程度となり，歩行障害，振戦，運動失調，企図振戦などがみられ，最後は除脳強直，植物人間化する

表4-7 GM1-ガングリオシドーシスの症状

乳児型 乳児期	若年型 生後6か月～3歳	成人型/慢性型 3～30歳
体重増加不良，発育の遅延，ガーゴイル様顔貌，巨舌，肝脾腫，ヘルニアなどがみられる	乳児型と似た神経症状，軽度の内臓の腫大，骨症状を呈する	筋硬直などのジストニアが主体で，錐体外路症状がみられ，側彎，後彎などの骨症状がみられる

＊：このほかにβ-ガラクトシダーゼ遺伝子の障害に基づくMorquio B症，β-ガラクトシダーゼ protective protein の欠損症であるガラクトシアリドーシスなどがある．

【診 断】 ニーマン-ピック病 A 型，B 型ともにスフィンゴミエリナーゼの酵素欠損がみられ，培養皮膚線維芽細胞，羊水細胞などにおいて酵素活性は低下している．

【治 療】 対症療法に限られていたが，最近ではA型，B型に対して肝移植，あるいは骨髄移植法などが試みられている．

6 異染性白質変性症 (metachromatic leukodystrophy；MLD)

異染性白質変性症は脳白質を障害する代表的な遺伝性脳変性疾患であり，遺伝性の酸性リソソーム酵素のアリルスルファターゼAの酵素欠損により，特に脳白質，腎にスルファチドが蓄積する．遺伝形式は常染色体劣性遺伝形式をとる．臨床症状は発症年齢に従い，乳幼児型，若年型，成人型に分類される．

【症 状】 異染性白質変性症の3つの型を表4-6に示す．

【診 断】 髄液所見として，髄液蛋白は上昇する．末梢神経伝導速度は初期から低下する．CT，MRI所見では大脳の萎縮，ミエリンの脱髄などがみられる．異染性白質変性症で欠損しているアリルスルファターゼAは染色体22q13にあり，種々の遺伝子変異が知られている．

尿中には大量のスルファチドが排泄される．白血球，培養皮膚線維芽細胞でのアリルスルファターゼAの酵素欠損がみられる．

【治 療】 現在まで根治的治療は知られていないが，最近骨髄移植が試みられている．このほか痙攣などへの対症療法が主である．

7 マルチプルスルファターゼ欠損症 (multiple sulfatase deficiency；MSD)

臨床的には錐体路症状など異染性白質変性症の神経症状のほかに，ガーゴイル様顔貌，骨変化，肝脾の腫大など，ムコ多糖症にみられる症状を合併する．患者神経組織や腎ではスルファチドが蓄積し，肝脾臓ではデルマタン硫酸，ヘパラン硫酸などのムコ多糖が排泄される．白血球，培養皮膚線維芽細胞ではアリルスルファターゼA，B，Cならびに各ムコ多糖スルファターゼが欠損している．遺伝形式は常染色体劣性をとる．

【診 断】 患者の臨床症状（錐体路症状，顔貌の異常，骨変化，四肢の拘縮，魚鱗癬，網膜色素変性など），白血球の Alder-Reily 小体，尿中ムコ多糖の排泄（ヘパラン硫酸，デルマタン硫酸），細胞でのアリルスルファターゼA，B，Cの酵素欠損を証明する．

8 GM1-ガングリオシドーシス

GM1-ガングリオシドーシスは酸性β-ガラクトシダーゼの酵素欠損により，リソソームにGM1-ガングリオシド，ケラト硫酸が蓄積し，主に中枢神経障害，骨変化，肝脾腫をきたす疾患である．遺伝形式は常染色体劣性遺伝形式をとる．GM1-ガングリオシドは神経細胞内に蓄積し，cherry red spot をきたす病因となる．ケラト硫酸の蓄積は骨症状，肝脾腫をきたす．遺伝子は染色体22番目に存在し，遺伝子変異の多くは点変異である．

【症 状】 GM1-ガングリオシドーシスの3つの症状を表4-7に示す．

【診 断】 粗な顔貌，肝脾腫，骨症状などの臨床症状，眼底の cherry red spot，骨髄での泡沫封入体などの所見，白血球，培養皮膚線維芽細胞での β-ガラクトシダーゼの酵素欠損，尿中ケラト硫酸の排泄増加を証明する．

【治 療】 現在のところ対症療法に限られているが，骨髄移植も試みられている．

9 GM2-ガングリオシドーシス

β-ヘキソサミニダーゼの遺伝的酵素欠損により組織，特に中枢神経組織に GM2-ガングリオシドが蓄積する疾患である．

【症 状】 臨床症状の発症年齢，酵素欠損により分類される．β-ヘキソサミニダーゼ A 欠損症として乳児型（Tay-Sachs 病），若年型，成人型，B の欠損症として Sandhoff 型，特殊型として activator 蛋白の欠損している AB variant が知られている．遺伝形式はいずれも常染色体劣性遺伝形式をとる．

Tay-Sachs 病は Ashkenazi Jew に多く患者は 4,000 人に 1 人，保因者は 30～40 人に 1 人と高頻度である．若年型の発症は 2 か月～6 歳で，運動失調が初期症状であり，進行性認知障害，痙攣性歩行障害などがみられ，10～15 歳には肺炎などで死亡する．成人型では臨床症状は多彩で，認知障害や精神症状で始まり，小脳症状，錐体路症状などを呈する．いずれのタイプも臓器の腫大はみられない．CT では脳の萎縮がみられる．病理学的には大脳の萎縮，著明なグリオーシス，神経細胞は著明な膨化がみられ，電顕ではタマネギ状の membraneous cystoplasmic body（MCB）が多数神経細胞内に認められる．神経組織では主に GM2-ガングリオシド，GA2 が著明に蓄積している．組織，培養皮膚線維芽細胞，白血球では β-ヘキソサミニダーゼ A 活性の著明な低下がみられる．Sandhoff 病では，臨床的に乳児型，若年型，成人型が知られている．乳児型は Tay-Sachs 病の症状と類似しているが，肝脾腫がみられることが特徴である．

Sandhoff 病では GM2-ガングリオシド，GA 以外にグロボシド，各種オリゴ糖などが肝脾腎に蓄積する．尿中にはオリゴ糖が多量に排泄される．

【治 療】 対症療法に限られる．

（近藤　和雄，岸本　良美）

引用文献

1) Altmann SW, Davis HR Jr, Zhu LJ, et al：Niemann-Pick c1 like 1 protein is critical for intestinal cholesterol absorption. Science, 303, 2004, pp.1201-04.
2) Davis HR Jr, Zhu LJ, Hoos LM, et al：Niemann-Pick c1 like 1 (npc1l1) is the intestinal phytosterol and cholesterol transporter and a key modulator of whole-body cholesterol homeostasis. J Biol Chem, 279, 2004, pp.33586-92.
3) 日本動脈硬化学会：動脈硬化性疾患予防ガイドライン 2007 年版．日本動脈硬化学会，2007．

section 5 蛋白質
protein

　体内の蛋白質の種類は多く，さまざまな機能を果たしており，生命の維持に欠くことができない．蛋白質特有の働きのほか，糖質および脂質からのエネルギー供給が不足した場合には，蛋白質は分解されてアデノシン三リン酸（ATP）の生成にも用いられる．

　蛋白質は糖質・脂質にはない構造的・機能的特徴をもっている（表5-1）．その1つは，分子内に窒素（N）を平均16％含むことである．窒素を含むことは，栄養学上で有利な点と不利な点がある．有利な点の1つは，正確に測定することが困難な蛋白質含量をN含量に100/16（＝6.25）を乗じて粗蛋白質量として算定できることである．この6.25を窒素–蛋白質換算係数と呼び，食品によってアミノ酸組成が異なるためアーモンドの5.18から乳・乳製品の6.38までの幅がある．また，窒素出納法により蛋白質栄養状態の判定や蛋白質・アミノ酸必要量を求めることができるという利点をもつ．

　不利な点として，アミノ酸代謝ではグルコースや脂肪酸とは異なり，Nの処理が余分に加わることである．すなわち，アミノ酸代謝で生じるアンモニアは毒性が強いので，肝の尿素回路により尿素に変えて腎から排泄しなければならず，肝と腎に負担をかける．

　蛋白質の栄養的な特徴として，糖質におけるグリコーゲンや脂質における中性脂肪のような貯蔵形が蛋白質には存在せず，余分に体内に貯えられないことが挙げられる．すなわち，必要量以上に摂取した蛋白質は分解して，含まれるNを尿素として排泄してしまうので，必要な時にその都度食事や輸液により供給しなければならない．したがって蛋白質が不足すると，何らかの生理機能を果たしている体蛋白質が分解され，それぞれの機能の低下をもたらす．病気の治療においてもここに挙げたような蛋白質の特徴を熟知している必要がある．

　入院患者では，薬物による食欲不振や消化器癌などによる食物通過障害，高齢者で味覚異常によるエネルギーおよび栄養素の摂取量低下，下痢による栄養素の損失など，さまざまな原因で蛋白質・エネルギー栄養失調症（protein-energy malnutrition；PEM）がみられる．発熱，感染，外傷，熱傷，癌などで蛋白質代謝は異化的となり，急性相蛋白質（acute phase protein）や抗体産生のために筋蛋白質が動員され，蛋白質必要量は増加する．PEMになると原疾患の回復は遅れ，入院は長引き，治療費がかさむことになる．経腸栄養や経静脈栄養，その他疾病の治療に，正しい蛋白質・アミノ酸栄養の知識は欠くことができない．

1. 蛋白質・アミノ酸の分類

1）蛋白質の分類

1 構　造

　蛋白質は20種類のアミノ酸が100個以上ペプチド結合でつながった高分子であり，以下のような特有の立体構造をもつ．
①一次構造：DNAの遺伝子情報に基づくそれ

表5-1　蛋白質の特徴
- 生命の基礎物質である
- 窒素を含む
- 貯蔵形がない
- 余分に貯留されない
- 20種類のアミノ酸から合成される
- 種類が多く，多様な作用である
- 食品蛋白質に質の差がある
- エネルギー源となる

それの蛋白質に特有のアミノ酸配列をもつ．
②二次構造：右巻きのらせん構造をとる α-ヘリックスと複数のペプチド鎖が並んで存在する時にできる β-シート構造の2種類ある．
③三次構造：球状蛋白質が三次元的に折りたたまれてできる．
④四次構造：いくつかの蛋白質分子が会合して二量体，四量体などの多量体となったものである．

2 種類

蛋白質の種類は多く，以下のようなさまざまな分類がなされている．
①単純蛋白質：アミノ酸のみから構成される．
②複合蛋白質：アミノ酸以外の成分を含む．含まれる非蛋白質成分の違いにより，リポ蛋白質（カイロミクロン，LDL，HDLなど），色素蛋白質（鉄を含むヘモグロビン，銅を含むヘモシアニン），核蛋白質（DNAやRNAを含むヒストン，プロタミン），リン蛋白質（リン酸エステルのカゼイン）などがある．
③誘導蛋白質：蛋白質としての性質を残した第一次誘導蛋白質と，蛋白質としての特徴が少ない第二次誘導蛋白質に分けられる．コラーゲンを水と煮沸して得られる人工蛋白質のゼラチンは前者で，部分加水分解された蛋白質のプロテオースやペプトンは後者である．プロテオースは熱凝固せず，硫酸アンモニウムの半飽和溶液で析出する．より低分子のペプトンは硫酸アンモニウムで沈殿させることができない．
④等電点からの分類：酸性蛋白質，中性蛋白質および塩基性蛋白質がある．
⑤親水性からの分類：親水性蛋白質と疎水性蛋白質に分けられる．
⑥形態面からの分類：線維状蛋白質と球状蛋白質がある．毛髪や爪にあるケラチンや皮膚や腱にあるコラーゲンは線維状蛋白質で，分子量が大きく水に溶けにくい．球状蛋白質には酵素，ヘモグロビン，アルブミン，免疫グロブリンなどがあり，分子の外側に親水基を多くもつので水に溶けやすい．
⑦栄養的分類：質の面から動物性蛋白質と植物性蛋白質に分類する．
⑧働きの上からの分類：構造蛋白質と機能蛋白質がある．

2) アミノ酸の分類

体蛋白質合成に必要なアミノ酸は20種類あるが，すべてL-α-アミノ酸である．すなわち，光学活性は左旋性で，カルボキシル基に隣接する炭素（α炭素）にアミノ基が結合している．光学異性体であるD-アミノ酸の生体内存在量は極めて少ない．α炭素の隣のβ炭素にアミノ基がついたアミノ酸としてβ-アラニンがある．特定の蛋白質には，ポリペプチド鎖が合成された後に修飾されてできる N^{τ}-メチルヒスチジン，ヒドロキシリジン，ヒドロキシプロリンが存在する．蛋白質を構成しないアミノ酸として，オルニチン，シトルリン，β-アラニン，タウリンなどがある．

1 性質による分類

アミノ酸は側鎖の構造から，脂肪族アミノ酸，芳香族アミノ酸（フェニルアラニン，チロシン，トリプトファン），複素環アミノ酸（トリプトファン，ヒスチジン，プロリン）に分けられる．等電点から塩基性アミノ酸（リジン，アルギニン），中性アミノ酸，酸性アミノ酸（アスパラギン酸，グルタミン酸），また極性アミノ酸（親水性アミノ酸），非極性アミノ酸（疎水性アミノ酸）などと分類される．

2 栄養的分類

栄養的には必須アミノ酸（essential amino acid；EAA）と非必須アミノ酸（nonessential amino acid；NEAA）に分類される．しかし，体内では，蛋白質合成の素材として，あるいは個々のアミノ酸の代謝における役割においては必須性に差がみられず，非必須アミノ酸も食事に含まれていることが望ましいことから近年，不可欠アミノ酸（indispensable amino acid；IDAA），

可欠アミノ酸（dispensable amino acid；DAA）と呼ばれるようになった．不可欠アミノ酸は体内に合成系をもたないか，必要量を合成することができないアミノ酸である．また代謝の上からは，糖新生に利用される糖原性アミノ酸とケトン体を生成するケト原生アミノ酸に分けられる．イソロイシン，トリプトファン，フェニルアラニン，チロシンはどちらにもなることができ，糖原性ケト原生アミノ酸である．

2．蛋白質・アミノ酸の消化・吸収・代謝

1) 蛋白質の消化

日本人は1日に平均70gあまりの蛋白質を摂取している．消化管内にはその上に，唾液，胃液，膵液中の消化酵素や脱落腸粘膜に由来する内因性蛋白質が食事蛋白質とほぼ等しい量で付け加わる．したがって，消化管から吸収されるアミノ酸の量は食事蛋白質量の約2倍となる．高分子の蛋白質は，母乳中の免疫グロブリンや食物中のアレルゲンの吸収を例外として，アミノ酸（一部ジペプチド，トリペプチド）にまで消化されてから吸収される．蛋白質は20種類のアミノ酸のペプチド結合によりできているが，蛋白質消化酵素が切断するアミノ酸の位置は酵素ごとに決まっている．すなわち，1つの蛋白質消化酵素ですべてのアミノ酸のペプチド結合を切断できないので，蛋白質の消化にはいくつもの酵素が必要である（表5-2）．これは，澱粉の消化酵素がアミラーゼのみであり，中性脂肪はリパーゼのみで消化されるのとは対照的である．

蛋白質消化酵素には，蛋白質内部のペプチド結合を切断し大きなペプチド断片を生じるエン

表5-2 蛋白質消化酵素とその働き

	消化酵素	基質と切断部位	消化産物	その他
胃液	ペプシン	蛋白質（芳香族アミノ酸のペプチド結合）	プロテオース，ペプトン	塩酸によりペプシノーゲンから活性なペプシンに変わる．至適pHは1.5〜2.5．胃腺の主細胞から分泌される
膵液	トリプシン	蛋白質（塩基性アミノ酸のペプチド結合）	オリゴペプチド	エンテロキナーゼによりトリプシノーゲンがトリプシンに変わる．至適pHは8〜9
	キモトリプシン	蛋白質（芳香族アミノ酸のペプチド結合）	オリゴペプチド	トリプシンによりキモトリプシノーゲンがキモトリプシンに変わる
	エラスターゼ	蛋白質（エラスチン，脂肪族アミノ酸のペプチド結合）	オリゴペプチド	トリプシンによりキモトリプシノーゲンがキモトリプシンに変わる
	カルボキシペプチダーゼA	ペプチド（カルボキシル末端の中性アミノ酸）	アミノ酸	ペプチド結合のカルボキシル末端からアミノ酸を1つずつ切断する
	カルボキシペプチダーゼB	ペプチド（カルボキシル末端の塩基性アミノ酸）	アミノ酸	ペプチド結合のカルボキシル末端からアミノ酸を1つずつ切断する
腸粘膜	ジペプチダーゼ	ジペプチド	アミノ酸	
	アミノペプチダーゼ	ペプチド（アミノ末端のアミノ酸）	アミノ酸	
	エンテロキナーゼ	トリプシノーゲン	トリプシン	

ドペプチダーゼと，末端のペプチド結合を切り離し遊離アミノ酸を生じるエキソペプチダーゼがある．蛋白質消化酵素は不活性なプロ酵素として分泌される．例えば，胃粘膜の主細胞から不活性なペプシノーゲンとして分泌され，胃液中の塩酸によりN末端の活性化ペプチドが切り離されて活性型のペプシンを生じる．また，膵液中のトリプシノーゲンは腸粘膜に存在するエンテロキナーゼの作用によりトリプシンとなり，さらにトリプシンはトリプシノーゲン，キモトリプシノーゲン，プロエラスターゼなどに働いてそれらを活性化する．

蛋白質はまず胃液と膵液中のエンドペプチダーゼにより大まかに消化される．胃液中のペプシンは芳香族アミノ酸の位置で蛋白質を加水分解し，ペプトンやプロテオースを生成する．次いでそれらは，膵液中のトリプシンにより塩基性アミノ酸の部位で，キモトリプシンにより芳香族アミノ酸の部位で，エラスターゼにより中性アミノ酸の部位で，それぞれ加水分解される．さらに，膵液中のエキソペプチダーゼであるカルボキシペプチダーゼAはカルボキシル末端の中性アミノ酸を，またカルボキシペプチダーゼBはカルボキシル末端の塩基性アミノ酸を，それぞれを切り離す．

小腸管腔内で消化により生じたペプチドは，最終的に小腸上皮細胞の刷子縁膜に局在するエキソペプチダーゼ（アミノペプチダーゼとジペプチダーゼ）により遊離アミノ酸にまで消化される．アミノペプチダーゼは基質のN末端のアミノ酸を切り離す．この刷子縁膜上における消化は膜消化（membrane digestion）と呼ばれ，消化の最終段階を担う（終末消化/terminal digestion）．膜消化は消化と吸収の接点となっており，刷子縁膜上で消化されて遊離したアミノ酸は直ちに吸収される．もし管腔内でアミノ酸にまで消化されるとすれば，遊離したアミノ酸が吸収上皮まで移動する必要があり，消化と吸収の間に時間的な遅れを生じるばかりではなく，アミノ酸が腸管腔内の浸透圧を上昇させることになる．浸透圧の上昇は吸収を妨げるが，膜消化にはそれがないので効率的な消化吸収機構といえる．吸収されたジペプチドやトリペプチドは粘膜上皮細胞内のジペプチダーゼやトリペプチダーゼにより消化されるため，門脈には大部分遊離アミノ酸として輸送される．

2）アミノ酸とペプチドの吸収

母乳中のIgGやラクトフェリンは消化されずに吸収されて乳児に役立っている．また，豆類に含まれるトリプシンインヒビターや食物中のアレルゲンは腸管腔内で，あるいは吸収されて作用を発揮する．しかし，これらは吸収されるとしても量的にわずかで，エネルギーや栄養素の供給面からはとるに足らない．蛋白質は基本的にはアミノ酸にまで分解されて吸収されるが，一部はジペプチド，トリペプチドとして吸収される．

1 アミノ酸の吸収

アミノ酸は小腸粘膜細胞の刷子縁膜および側底膜を通して吸収される．食事蛋白質に由来するアミノ酸は，主に刷子縁膜を通して腸管腔から吸収される．側底膜は，腸管腔のアミノ酸以外に，血液中のアミノ酸を腸粘膜細胞内に取り込む際にも働く．アミノ酸はアミノ酸トランスポーターによって吸収されるが，その種類は多く，Na^+濃度勾配依存性と非依存性の2つに分けられる（表5-3）．刷子縁膜側のアミノ酸トランスポーターがNa^+との共輸送（symport）であるのに対して，漿膜側では単輸送（uniport）によりアミノ酸は腸粘膜細胞を出ていく．アミノ酸トランスポーターには基質特異性があるが，一部は重なり合っている．不可欠アミノ酸のトランスポーターが遺伝的に欠損していても，そのアミノ酸を含むペプチドの形態で与えればペプチドトランスポーターによって吸収できる．L型のアミノ酸は能動的に吸収されるので，受動的に吸収されるD型アミノ酸に比べ吸収が著しく速い．

α-アミノモノカルボン酸のロイシン，イソロイシン，メチオニンなどはNa^+依存性に中性ア

表5-3 小腸のアミノ酸輸送系

輸送系	Na$^+$依存性	局在	輸送されるアミノ酸
システム A	Na$^+$依存性	側底膜	中性アミノ酸
システム ASC	Na$^+$依存性	側底膜	中性アミノ酸
システム asc	Na$^+$非依存性	側底膜	中性アミノ酸
システム B	Na$^+$依存性	刷子縁膜	中性アミノ酸
システム B$^{0,+}$	Na$^+$依存性	刷子縁膜	中性アミノ酸,塩基性アミノ酸,D-セリン
システム b$^{0,+}$	Na$^+$非依存性	刷子縁膜	中性アミノ酸,塩基性アミノ酸,シスチン
システム IMINO	Na$^+$依存性,Cl$^-$依存性	刷子縁膜	プロリン,イミノ酸
システム L	Na$^+$非依存性	側底膜	中性アミノ酸
システム X$^-_{AG}$	Na$^+$依存性	刷子縁膜	酸性アミノ酸
システム y$^+$	Na$^+$非依存性	刷子縁膜,側底膜	塩基性アミノ酸

(岸 恭一,石村和敬編著;管理栄養士講座 人体の構造と機能,建帛社,2005より)

ミノ酸輸送系により吸収される.塩基性アミノ酸輸送系により能動輸送されるリジン,アルギニン,オルニチン,シスチンなどの吸収は,中性アミノ酸の吸収速度より遅い.プロリンやハイドロキシプロリンのようなL-イミノ型アミノ酸はイミノ酸輸送系により吸収される.酸性アミノ酸の吸収速度は中性アミノ酸に比べて極めて遅く,遊離アミノ酸としてよりもジペプチドの形態で吸収される方がより重要であると考えられる.

1) 刷子縁膜のアミノ酸輸送系(表5-3)

①システム B:Na$^+$依存性.中性アミノ酸はほとんどこの系により輸送される.塩基性アミノ酸,酸性アミノ酸,βアミノ酸は輸送しない.

②システム B$^{0,+}$:Na$^+$依存性.中性アミノ酸のほか,塩基性アミノ酸とD-セリンも輸送する.

③システム b$^{0,+}$:Na$^+$非依存性である点がB$^{0,+}$と異なる.

④システム IMINO:Na$^+$,Cl$^-$依存性.プロリン,ヒドロキシプロリンなどのイミノ酸を輸送する.

⑤システム X$^-_{AG}$:Na$^+$依存性.アスパラギン酸,グルタミン酸などの酸性アミノ酸を輸送する.

2) 側底膜のアミノ酸輸送系

①システム A:Na$^+$依存性.多くの中性アミノ酸を輸送している.血中のグルタミンはこの系を介して腸粘膜に取り込まれている.

②システム ASC:Na$^+$依存性.分岐鎖側鎖や長い側鎖のないアラニン,セリン,システインなどの中性アミノ酸を主に輸送する.

③システム asc:Na$^+$非依存性である点がシステム ASCと異なる.

④システム L:Na$^+$非依存性.中性アミノ酸を輸送する.

⑤システム y$^+$:Na$^+$非依存性.刷子縁膜と側底膜の両方に存在する.リシン,アルギニン,オルニチンなどの塩基性アミノ酸を輸送する.

2 ペプチドの吸収

ハートナップ病(Hartnup disease)とシスチン尿症(cystinuria)の患者ではそれぞれ中性アミノ酸と塩基性アミノ酸の吸収は障害されているが,ジペプチドの形で投与すると正常に吸収されることが知られている.Matthewsら[1]はアミノ酸よりもペプチドの方が速く吸収されることから,アミノ酸輸送系とは別に,ペプチド輸送系が独立して存在することを示唆した.

ペプチド吸収は,食事蛋白質由来のペプチドのみならず,高血圧や癌のペプチド態治療薬の

吸収においても重要である．臨床的に，アミノ酸の吸収が阻害されているような状態でもペプチド吸収は維持されていることが多く，静脈栄養法や成分栄養法において浸透圧の点からもアミノ酸より有利である．

ペプチドは一般に親水性であり，拡散により細胞膜を通過する細胞内輸送経路（transcellular diffusion）からの吸収はほとんどない．ペプチドは，グルコースやアミノ酸と同様に，輸送体により能動輸送される．ペプチドが能動的に吸収されるためには，L-アミノ酸で構成され，アミノ基とカルボキシル基のいずれもが修飾されていないことが必要である．ペプチドは刷子縁膜に存在する H^+／ペプチド共輸送担体によって輸送され，アミノ酸輸送系が Na^+ に依存しているのと対照的である．このことは，アミノ酸とペプチドの吸収が競合することなく，相補的に働いていることを意味する．ペプチド輸送はアミノ酸輸送とは異なり特異性に乏しく，多くのアミノ酸をほぼ等しく吸収する．

ペプチドトランスポーターはプロトン共役オリゴペプチドトランスポーター（POT）ファミリーに属し，ペプチドトランスポーター1（PepT1）と PepT2 およびペプチド／ヒスチジントランスポーター1（PHT1）と PHT2 がみつかっている．PepT1 は主に小腸にあり，肝臓，腎臓，膵臓にも発現している．PepT2 は腎臓のほか，肺，脳，乳腺に存在する．PHT1 はヒスチジンに親和性の高いオリゴペプチドトランスポーターとしてラットの脳からクローンされた．PHT1 と PHT2 は消化管などいくつかの組織でみつかっている．PHT1 は L-カルノシン（N-β-アラニル-L-ヒスチジン）輸送を促進する．PHT2 の役割はよくわかっていない．トランスポーターによらず，受動拡散により細胞間経路から吸収されるペプチドもある．細胞間経路を通る場合，細胞内でペプチダーゼによる分解を受けないので，生理機能をもつペプチドの吸収経路として都合がよい．刷子縁膜のトランスポーターによって吸収されたペプチドは，大部分細胞内のペプチダーゼにより分解されるので，門脈血中にペプチドの形態ではほとんど存在しない．

3）蛋白質代謝の概要と蛋白質代謝回転

細胞や組織を構成している蛋白質は，みかけ

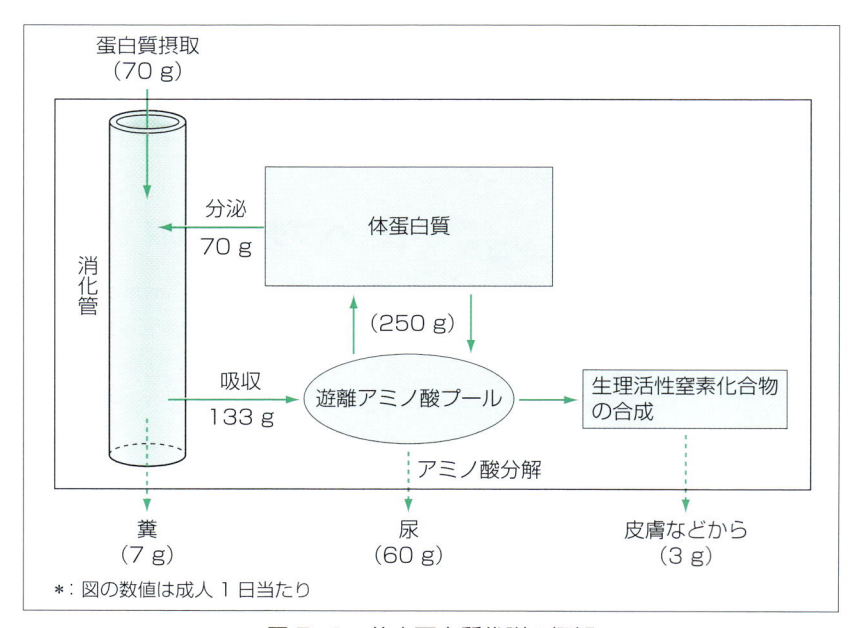

図 5-1　体内蛋白質代謝の概観

（蛋白質摂取 70 g，分泌 70 g，吸収 133 g，体蛋白質 250 g，遊離アミノ酸プール，生理活性窒素化合物の合成，糞 7 g，尿 60 g，皮膚などから 3 g）
*：図の数値は成人1日当たり

上その量が変化しない時でも，古くなったり，必要がなくなれば分解され，新しく合成された蛋白質で絶えず補われ，一定量に保たれている．すなわち動的平衡状態にある．身体内外の環境変化に適応するために蛋白質の合成と分解を繰り返し，常に新しく保つことを蛋白質代謝回転（protein turnover）[2]という．

成人では1日約70gの蛋白質を摂取し，その約10％が糞中に失われ，皮膚から2～3g，残りが尿中に排泄されて，窒素平衡状態が保たれている（図5-1）．体内の代謝量はみかけよりも大きく，消化管には，消化液と脱落腸粘膜に由来する蛋白質が食事から摂取した蛋白質量とほぼ同量付け加わる．それらも消化されて吸収されるので，吸収量は摂取量の2倍に近い．吸収されたアミノ酸は体内の遊離アミノ酸プールに入り，体蛋白質分解に由来するアミノ酸と混合される．この遊離アミノ酸プール中のアミノ酸を用いて体蛋白質が合成され，また量的には少ないがペプチドホルモン，神経伝達物質，核酸，グルタチオン，クレアチンなどの生理活性窒素化合物の合成に利用される．

遊離アミノ酸プールのサイズは，体蛋白質を構成しているアミノ酸の量と比較して1％以下と小さいが，アミノ酸の出入りは激しく活発に代謝している．アミノ酸の種類によって組織蛋白質中と組織遊離アミノ酸プール中の含量は大きく異なり，また不可欠アミノ酸総量と可欠アミノ酸総量を比較すると，蛋白質中と血漿遊離アミノ酸ではほぼ等しいが，細胞内遊離アミノ酸では可欠アミノ酸の方が数倍多い．特にグルタミン，グルタミン酸，グリシンなどは血漿の10～50倍高濃度に存在している．

体蛋白質分解により生じた遊離アミノ酸は体蛋白質合成に再利用されるが，再利用率は100％ではない．遊離アミノ酸プール内のアミノ酸の一部分は不可逆的なアミノ酸分解を受け，プールから消失する．アミノ酸分解により生じたアミノ基は，最終的に肝臓で尿素に合成され，尿中に排泄される．脱アミノされた後の炭素骨格は，それぞれのアミノ酸の代謝を経て，最終的には解糖系あるいはクエン酸回路に入り，エネルギー源として利用される．遊離アミノ酸プールへのアミノ酸の流入量（食事蛋白質と体蛋白質分解に由来）と流出量（アミノ酸分解と体蛋白質・生理活性窒素化合物の合成）は通常等しいので，遊離アミノ酸プールのサイズは一定となる．

1日の体蛋白質合成量は約250gであり，これは蛋白質摂取量の3倍以上であるが，それと同量の蛋白質分解により体蛋白質は動的平衡状態を維持している．全身の蛋白質代謝回転速度（protein turnover rate）は3～4g/kg/日であるが，個々の蛋白質の代謝回転速度は蛋白質の種類により大きく異なる（表5-4）．代謝速度は通常，合成された蛋白質の量が半減するまでの時間（半減期 half-life）で表される．代謝を調節する蛋白質や信号物質として作用する蛋白質の半減期は短く，数分～数時間である．構造蛋白質であるコラーゲンの半減期は約1年で，代謝回転が非常に緩やかである．レチノール結合蛋白質（retinol-binding protein；RBP），プレアルブミンおよびトランスフェリンの半減期は半日～1週間程度と短いため，高代謝回転蛋白質（rapid turnover protein）と呼ばれる．これらの

表5-4　体内蛋白質の半減期

蛋白質	半減期
オルニチンデカルボキシラーゼ	11分
リポプロテインリパーゼ	1時間
チロシンアミノトランスフェラーゼ	1.5時間
トリプトファンオキシゲナーゼ	2時間
HMG CoAレダクターゼ	3時間
ホスホエノールピルビン酸カルボキシキナーゼ	5時間
レチノール結合蛋白質（RBP）	12～16時間
アラニンアミノトランスフェラーゼ	1日
プレアルブミン	3～4日
アルギナーゼ	4日
アルドラーゼ	4.9日
グリセルアルデヒド-3-リン酸デヒドロゲナーゼ	5.4日
シトクロムC	6.3日
トランスフェリン	8日
NAD-ヌクレオシダーゼ	16日
ヘモグロビン	120日
成人のコラーゲン	300日

蛋白質は蛋白質栄養状態の指標として臨床的に用いられている.

蛋白質代謝回転速度は年齢によっても異なり, 体重当たりでは小児よりも成人で遅く, 高齢者ではさらに遅い. 早産児では正常の新生児よりも速い. 体蛋白質の合成と分解は別に調節されており, 食事摂取不足, ホルモン投与, 種々の疾患などでは, 合成量と分解量が均衡しなくなり, 体蛋白質量が変動する. 細胞増殖がみられる時には, 合成は増加し分解は減少するために, 体蛋白質は増加する. 癌では逆に, 蛋白質合成が低下するとともに分解が亢進して, 著明な体蛋白質消耗をきたす. 一般に合成と分解はともに増減するが, 蛋白質摂取量の増加, 筋トレーニング, 成長ホルモン投与は, 主に合成の促進により体蛋白質量が増加する. これに対して, 食事摂取やインスリン投与では, 主に分解の抑制により体蛋白質が貯留する.

蛋白質代謝には日内変動がみられる. すなわち, 動的平衡状態にある場合でも, 空腹時には蛋白質分解量が合成量を上回って窒素出納値は一時的に負となり, 分解により遊離したアミノ酸は糖新生に利用される. 摂食時には, 蛋白質合成量の増加によるよりもむしろ分解量の低下により, 空腹時に失われた体蛋白質が補充される. 体蛋白質量のこの日内変動の振幅は蛋白質摂取量が多いほど大きい[3].

▶ **蛋白質代謝回転の意義**

蛋白質の合成にエネルギーが必要なことはもちろんであるが, 分解過程にもユビキチン-プロテアソーム系蛋白質分解や尿素の合成にエネルギーは必要である. 生体は蛋白質代謝回転に基礎代謝の15％に相当する量のエネルギーを消費している. 多量のエネルギーを消費してまで, どうして生体は一見無駄と思えるような蛋白質代謝回転を行っているのであろうか. その理由の1つは, 身体内外の環境変化に対する代謝適応である. 例えば, 高蛋白質食摂取時にはアミノ酸酸化酵素の合成を増加させてアミノ酸の分解を亢進させ, 逆に蛋白質が不足した場合には蛋白質分解酵素量を減少させて蛋白質異化を軽減して, 体蛋白質の動的平衡を保つためである. 第2の理由は異常蛋白質を除去することである. すなわち, 蛋白質を合成する際のエラーで生じた異常蛋白質, 正常に合成された後, 酸化ストレスやメイラード反応により損傷を受けた蛋白質, 不必要となった蛋白質などを除去し, 再合成により新しくしている. そうすることにより, 異常な蛋白質の蓄積から細胞を守っているのである. 第3の理由として, アミノ酸の再分配がある. 感染症などで急性相蛋白質や免疫グロブリンの合成のために, より緊急性の低い骨格筋蛋白質を分解してアミノ酸を供給する. その他, エネルギーが不足した場合にも, 体蛋白質を分解して遊離したアミノ酸を糖新生に回すなどの目的が考えられる.

4) 窒素出納法の利用

1 窒素出納法

身体に出入りする栄養素あるいはエネルギーの量を測定し, 栄養状態を観察する方法を出納法（balance method）という. 金銭出納と同様の考え方であり, エネルギー出納, ミネラル出納, 窒素出納などがある. 出納法で体内の栄養素やエネルギーの"変化量"を知ることはできるが, 体内に含まれる絶対量については不明である. 出納法は薬物や放射性アイソトープの投与を必要とせず, また採血やバイオプシーも行わず, 排泄物を集めるだけなので, 非侵襲的である. したがって, 動物, ヒト, 成長期, 高齢者, 健常者, 病人など, 対象を問わず利用できる. 窒素出納値は蛋白質代謝の変化に定量的に反応することから, 全身の蛋白質栄養状態のよい指標となる. しかし, 窒素の出入りだけを観察しているので, 体蛋白質代謝の相対的な変化しかとらえられず, 個々の内臓の蛋白質代謝, 合成量と分解量などの知見は得られない. 一般に, 出納法では摂取量が実際よりも多く見積もられ, 排泄量は低く算定されるため, 正の出納値が得られやすいという欠点がある（表5-5）.

表5-5 窒素出納法の長所と短所

長　　所	短　　所
・非侵襲的である 　動物とヒトに同様に適用できる 　健康な人と病人に同様に適用できる ・全身の蛋白質代謝を調べることができる（同化，異化） 　蛋白質栄養状態を評価できる（蛋白質欠乏） ・蛋白質・アミノ酸必要量を測定できる ・食品蛋白質の質を評価できる	・技術的に実際より正になる傾向がある ・摂取エネルギーの影響を受けやすい ・メカニズムについてはわからない 　器官ごとの蛋白質代謝についてはわからない 　蛋白質合成量と分解量の絶対量はわからない（差がわかる） ・体蛋白質量の絶対量はわからない（変化量がわかる） ・ある範囲内の蛋白質摂取レベルで窒素平衡状態となる 　（適応があり，1摂取レベルではない） ・窒素平衡状態は最適な蛋白質栄養状態を意味しない ・窒素出納値が安定するには数日かかる

2 窒素出納法の応用

窒素出納法はこれまで主に次の3つの目的に利用されてきた．

1）蛋白質栄養状態の評価

窒素出納値が正であれば蛋白質同化状態，負は蛋白質異化状態を表す．健康な成人では摂取量と排泄量が等しく窒素平衡状態にある．成長期，妊娠期，消耗性疾患からの回復期には体蛋白質が蓄積され，窒素出納は正となる．蛋白質摂取不足，消耗性疾患，外傷などの疾患時には負となる．負の窒素出納が持続するのはいずれの場合も異常である．

2）蛋白質・アミノ酸必要量の測定

蛋白質あるいは必須アミノ酸の摂取量を不足のレベルから十分なレベルにまで変えて窒素出納を観察し，出納値が零となる摂取量をもって最低必要量とするものである．蛋白質必要量は現在でも窒素出納の成績をもとにして算定されている．Rose[4]は窒素出納法により不可欠アミノ酸必要量を実測した．窒素出納法により求められたアミノ酸必要量の値は低すぎるとして，近年は^{13}C-標識アミノ酸を用いたアミノ酸酸化法が採用されている．

3）食品蛋白質の質の評価

同じ量を摂取しても，蛋白質が良質であればあるほど蛋白質の体内貯留は多くなり，窒素出納値が高値となることを利用して質を評価するものである．食品蛋白質の質評価の標準的な方法となっている生物価は窒素出納値を用いて算定される．

5）アミノ酸代謝

アミノ酸は，アミノ基と各アミノ酸に固有の炭素骨格部分からなる．アミノ基が存在するため，糖質や脂質の代謝と異なり窒素の処理が余分に必要である．アミノ酸の異化はアミノ基を除く反応から始まり，除かれたアミノ基の窒素はアンモニアとなり，尿素に合成されて尿中に排泄される．一方，アミノ基を除いた残りの炭素骨格は，代謝されて糖質代謝経路のいずれかの部位に入る．糖質や脂質と同様に，最終的にはクエン酸回路（Krebs回路，TCA回路）と電子伝達系を経て二酸化炭素と水になる．したがって，アミノ酸はエネルギー源としても重要である．特に，エネルギー摂取不足，外傷，敗血症などではエネルギー源としての利用が増し，体蛋白質の消耗を起こす．

以上のほか，アミノ酸から脱炭酸酵素の作用で第一アミンを生成する．例えば，ヒスチジンにヒスチジン脱炭酸酵素が作用してヒスタミンを生じる．トリプトファンからできる5-ヒドロキシトリプトファンに，芳香族L-アミノ酸脱炭酸酵素が作用するとセロトニンが，またグルタミン酸にグルタミン酸脱炭酸酵素が働きγ-アミノ酪

酸（GABA）をそれぞれ生成する．

1 アミノ基の除去とアンモニアの処理

多くのアミノ酸は，アミノ基転移酵素（transaminase, transferase）が触媒するアミノ基転移反応によりアミノ基が除去される．この反応はビタミン B_6 の補酵素型であるピリドキサールリン酸を補酵素とする可逆的な反応である．アミノ基転移反応では，あるアミノ酸のアミノ基が α-ケト酸に移され，対応する α-ケト酸および別のアミノ酸を生成する．次の2つが代表的な例である．

アスパラギン酸 + α-ケトグルタル酸 ⇌ オキサロ酢酸 + グルタミン酸
（アスパラギン酸アミノトランスフェラーゼ，AST）

アラニン + α-ケトグルタル酸 ⇌ ピルビン酸 + グルタミン酸
（アラニンアミノトランスフェラーゼ，ALT）

これらの反応により生じたグルタミン酸は次の酸化的脱アミノ反応によりアンモニアを遊離し，α-ケトグルタル酸に戻る．

グルタミン酸 + $NAD(P)^+$ + H_2O → α-ケトグルタル酸 + アンモニア + $NAD(P)H$ + H^+
（グルタミン酸脱水素酵素）

このほか，FMNを補酵素とする L-アミノ酸オキシダーゼとFADを補酵素とする D-アミノ酸オキシダーゼによる酸化的脱アミノ反応もある．

アミノ酸 + H_2O → α-ケト酸 + アンモニア

2 アンモニアの処理と尿素回路

脱アミノ反応により生成したアンモニアは毒性が強いので，肝臓の尿素回路で無毒な尿素に変換される．脳など肝臓以外の組織においては，次式のようにグルタミン酸へアンモニアを固定し，グルタミンのアミド窒素として血中に送り出す．

グルタミン酸 + ATP → γ-グルタミルリン酸

γ-グルタミルリン酸 + アンモニア → グルタミン + Pi
（グルタミンシンセターゼ）

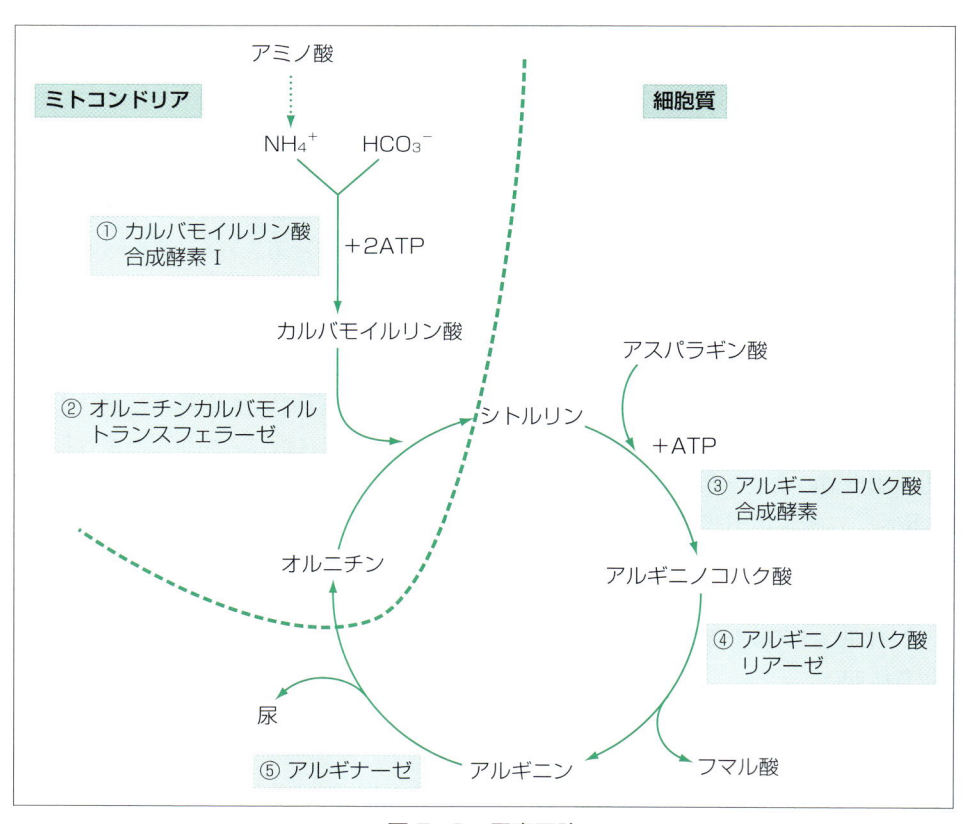

図5-2 尿素回路

生成したグルタミンは，腸粘膜上皮細胞や免疫細胞ではエネルギー源として利用され，腎尿細管上皮細胞ではアンモニウム塩として排泄して酸塩基平衡の調節に役立てている．

尿素回路(図5-2)は5つの酵素反応からなり，3分子のATPが使われる．最初の2段階の反応はミトコンドリア内で，残りの反応は細胞質中で起こる．1回転すると1分子のアンモニアから1分子の尿素が産生される．尿素回路とクエン酸回路は密接に連携しており，尿素回路はアルギニノコハク酸を分解してクエン酸回路にフマル酸を供給する(図5-3)．クエン酸回路で，フマル酸はリンゴ酸を経てオキサロ酢酸に変換され，オキサロ酢酸はグルタミン酸と反応してアスパラギン酸を生成する．アスパラギン酸は尿素回路に入り，アルギニノコハク酸の合成に用いられる．

3 炭素骨格の代謝

アミノ基を除かれた炭素骨格はエネルギー源として利用され，最終的に二酸化炭素と水にまで代謝される．すなわち，①ピルビン酸（アラニン，システイン，セリン，グリシン，スレオニン），②クエン酸回路のメンバー：α-ケトグルタル酸（グルタミン酸，グルタミン，プロリン，アルギニン，ヒスチジン），スクシニルCoA（メチオニン，バリン，イソロイシン，スレオニン），フマル酸（フェニルアラニン，チロシン），オキサロ酢酸（アスパラギン酸，

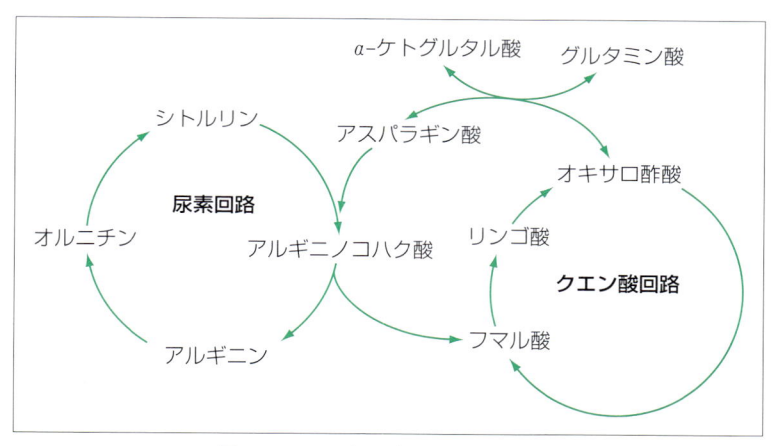

図5-3　尿素回路とクエン酸回路

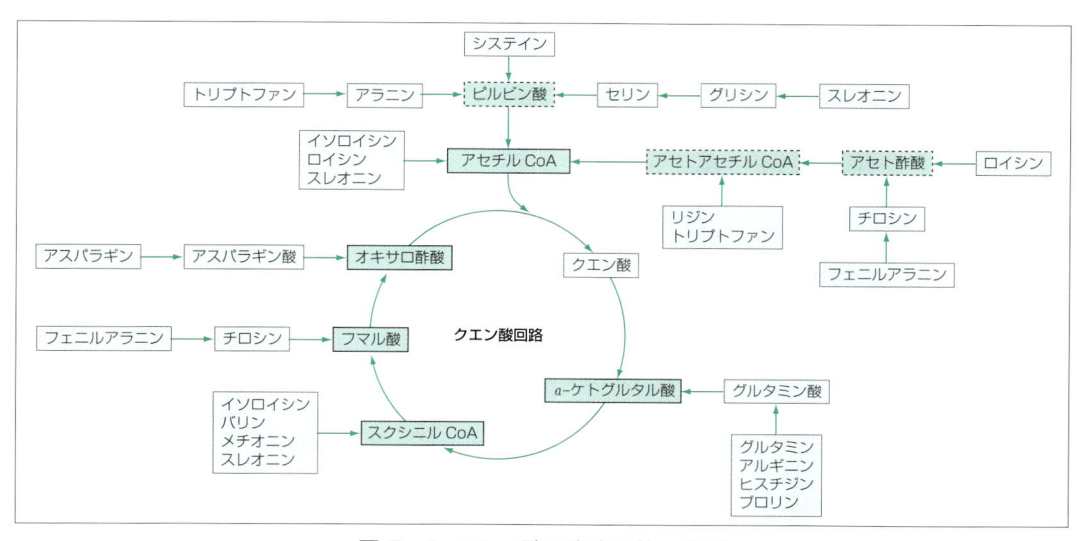

図5-4　アミノ酸の炭素骨格の代謝

アスパラギン），③アセチルCoA（ロイシン，リジン，トリプトファン）のいずれかを経由して代謝される（図5-4）．それらの代謝を通して直接ATPを産生するか，グルコース，ケトン体あるいは脂肪酸の合成に用いられる．

4 可欠アミノ酸の合成

可欠アミノ酸の合成は，それぞれのアミノ酸のα-ケト酸にグルタミン酸のアミノ基を転移することにより行われる．α-ケト酸は，糖代謝の中間代謝産物から，アミノ窒素は食事由来の蛋白質からそれぞれ供給される．グルタミン酸はグルタミン酸脱水素酵素の作用で，またアスパラギン酸とアラニンはそれぞれアスパラギン酸アミノトランスフェラーゼとアラニンアミノトランスフェラーゼの作用で生成する．システインとチロシンは，それぞれメチオニンとフェニルアラニンから合成される．また，グルタミンとアスパラギンはそれぞれの合成酵素の作用でグルタミン酸とアスパラギン酸からつくられる．

5 生理活性窒素化合物の生成

アミノ酸は代謝されてATPを産生するほか，神経伝達物質，ホルモンなど重要な生理活性窒素化合物を生成する（表5-6）．例えば，トリプトファンからセロトニン，ヒスチジンからヒスタミンなどの神経伝達物質が，またチロシンからノルアドレナリン，アドレナリン，メラニン，甲状腺ホルモンなどのホルモンがそれぞれつくられる．さらに，トリプトファンからニコチン酸ができ，アルギニンから一酸化窒素(NO)を生じる．

6 アミノ酸代謝の臓器特異性

1) 小 腸

アミノ酸の吸収過程で小腸粘膜細胞を通過する際にグルタミンやグルタミン酸をエネルギー源として代謝され，アラニン，プロリン，アルギニンなどに転換されて門脈血中に放出される．小腸は，門脈を介して背後に尿素回路をもつ肝臓が控えているので，脱アミノ反応により生じる毒性の強いアンモニアを直接血中に放出することができる唯一の組織である．

表5-6 アミノ酸の主な働き

アミノ酸	機能
20種すべてのアミノ酸	蛋白質合成の素材，エネルギー源
ロイシン	転写・翻訳の調節，インスリン分泌刺激
リジン	カルニチン合成
メチオニン	クレアチン・コリン合成
システイン	グルタチオン・タウリン合成
フェニルアラニン，チロシン	チロキシン・ノルアドレナリン・アドレナリン・メラニンの前駆体
トリプトファン	セロトニン・ナイアシンの前駆体
ヒスチジン	ヒスタミンの前駆体，カルノシン合成
アルギニン	免疫能亢進，クレアチン・ポリアミン・NOなどの合成，成長ホルモン分泌刺激，抗アンモニア作用
アラニン	窒素輸送体，クレアチン合成
アスパラギン酸	神経伝達，核酸塩基の合成
グルタミン酸	神経伝達，グルタチオン・GABA合成
グルタミン	窒素輸送体，核酸塩基の合成，酸・塩基平衡の調節，免疫増強
グリシン	神経伝達，ヘム・核酸塩基・胆汁酸・グルタチオン・クレアチンなどの合成

2）肝　臓

　小腸から吸収されたアミノ酸をモニターし，蛋白質摂取量に応じてアミノ酸の分解量を変化させ，全身へのアミノ酸分配量を決めている．肝臓はアミノ酸代謝の主要な部位であるが，分岐鎖アミノ酸は例外で，肝臓の分岐鎖アミノ酸アミノ基転移酵素活性が低いので，分岐鎖アミノ酸は主に筋肉，脂肪組織，腎臓，脳において酸化される．しかし，肝臓以外の組織でアミノ基転移反応により生じた分岐鎖ケト酸は肝臓で活発に代謝される．

3）筋　肉

　骨格筋は分岐鎖アミノ酸を運動時のエネルギー源として利用し，その際に除去されたアミノ基とグルコース代謝で生じるピルビン酸からアラニンを合成する．このアラニンは肝臓において糖新生に利用される（グルコース-アラニンサイクル）．筋肉はまたグルタミンを合成して血中に放出している．

4）腎　臓

　グルタミンをグルタミン酸に代謝してアンモニアを生成し，NH_4^+として尿中に排泄することにより体内の酸塩基平衡の調節を行っている．また，腎臓はD-アミノ酸酸化の主要な部位でもある．

3. 蛋白質の合成と分解

　蛋白質の合成と分解は常に繰り返されており，成長も体蛋白質喪失も起こっていない時には合成量と分解量は等しい．

1）蛋白質の合成

　DNAの情報をメッセンジャーRNA（mRNA）に写し取り（転写/transcription），次いでmRNAの塩基配列をアミノ酸に読み替え（翻訳/translation），最後にリボソーム上で順にアミノ酸を連結して蛋白質を合成する．このように，DNAの情報→mRNAへの転写→翻訳→蛋白質合成という遺伝情報の一連の流れを中心教義（central dogma）という．

　蛋白質合成の最初の反応である転写は，DNAの転写開始点にRNAポリメラーゼⅡが結合することにより開始され，転写の伸長・終結によりmRNA前駆体が合成される．mRNA前駆体は種々の修飾（プロセシング）を受け，蛋白質合成の情報をもっていない部分（イントロン/intron）が除去され（スプライシング/splicing），遺伝情報を含む配列（エキソン/exon）だけを連結させて，成熟したmRNAを生成する．このmRNAは核から出て細胞質へと移動する．mRNAはウラシル（U），シトシン（C），アデニン（A）とグアニン（G）の4つの塩基から構成されているが，そのうちの3つの塩基からなる順列（トリプレット）はコドン（遺伝暗号/codon）と呼ばれる．蛋白質を構成している20種の各アミノ酸はそれぞれ異なるコドンで表され，またコドンの中には蛋白質合成の開始と終結を示すコドンも存在する．mRNAの塩基配列がアミノ酸に読み替えられることを翻訳という．翻訳の速度は，利用可能なリボソーム数，リボソームの効率などにより決まる．細胞質内のリボソーム上で翻訳された情報に従って，各アミノ酸に特異的な転移RNA（transfer RNA：tRNA）により運ばれたアミノ酸が次々とペプチド結合でつながれ，蛋白質に合成される．DNAの遺伝情報は，蛋白質が合成されることにより発現する．蛋白質合成の速度は，転写速度，mRNAの相対的存在量や安定性などにより決まる．

2）蛋白質の分解

　生体には次の3つの蛋白質分解系があり，それぞれ分解される蛋白質に特徴がある．

① リソソーム系

　リソソーム内に存在するカテプシン群（酸性プロテアーゼ）による蛋白質分解系である．カテプシン群には，エンドペプチダーゼのD，H，L

やカルボキシペプチダーゼの A, B2, およびアミノペプチダーゼの C（または J）などがある. リソソーム系による蛋白質分解には, エンドサイトーシスにより細胞内に取り込まれた外来性蛋白質を分解する系と, 細胞内蛋白質を分解するオートファジー系の2種類ある.

リソソーム系はほかの分解系と比べ特異性は低く, 長寿命蛋白質の分解は大部分この系による. 飢餓時に亢進し, 蛋白質をアミノ酸にまで完全に分解する. ホルモンやアミノ酸による調節を受け, 糖新生の基質としてアミノ酸を速やかに供給するときなどに働く.

2 ユビキチン-プロテアソーム系

細胞質に存在する. エネルギーを必要とし, 特異的に蛋白質を分解する. 分解すべき蛋白質を認識するユビキチンと, 蛋白質を分解するプロテアソーム（proteasome）の2つからなる. ユビキチンには, E1（ユビキチン活性化酵素）, E2（ユビキチン結合酵素）, E3（ユビキチンリガーゼ）があり, 標的蛋白質をユビキチン化する. 分子量約75万の20Sプロテアソームに制御サブユニットがついたものが26Sプロテアソームである. ポリユビキチン化された蛋白質はATP依存性にプロテアソームにより分解される.

ユビキチン-プロテアソーム系は, 調節性蛋白質などの短寿命蛋白質や傷害された蛋白質の分解に働く. それにより, 細胞周期, 転写調節, 情報伝達などを制御している.

3 カルパイン系

カルパインは細胞質に存在し, カルシウムイオンで活性化される. 0.1〜1 mM 濃度のカルシウムを必要とするmカルパインと, 低濃度の1〜50 μMで活性化されるμカルパインの2つがある. 種々の細胞内蛋白質に作用するが, 部分的にしか分解せず, 全身の蛋白質分解量への寄与は小さい. 細胞膜や細胞骨格に近接する蛋白質, シグナル伝達に働く蛋白質, 筋原線維蛋白質などを分解する. 細胞内で合成された分泌性蛋白質のプロセッシングにも働く. カルパイン活性はカルパスタチンにより阻害される.

4. 蛋白質, ペプチド, アミノ酸, アミンの役割

1）蛋白質の役割

蛋白質は身体を構成するとともに, 生命維持のために多様な機能を果たしている（表5-7）.

1）構造蛋白質

体表面を覆う皮膚, 体内で組織の支持体として働く結合組織, 骨格を形成する骨基質などの主要な成分は蛋白質である. 結合組織の蛋白質であるコラーゲンは長寿命蛋白質で, アミノ酸組成に特徴がある. すなわち, プロリン, ヒドロキシプロリン, グリシンが多く, トリプトファンとシステインをほとんど含まない. 毛髪, 爪などに含まれるケラチンはシステインを多く含む.

2）酵 素

酵素はすべて蛋白質であり, 細胞膜, 細胞質, 核など, さまざまな部位に存在している. 生体内で行われる化学反応を速やかに進めるための触媒として作用する.

3）輸送蛋白質

膜を介する物質輸送や血流を介する組織間の物質移動に, 蛋白質が輸送体として働く. 細胞内外の Na^+ と K^+ の濃度勾配は Na^+-K^+ ATPアーゼによってもたらされている. グルコース, アミノ酸, ペプチドの腸管吸収や細胞内取り込みはそれぞれグルコーストランスポーター, アミノ酸トランスポーター, ペプチドトランスポーターによって行われる. 酸素はヘモグロビンに結合して肺から全身の組織に運搬され, 水に溶けない脂質はリポ蛋白質の形で血中を輸送され, また遊離脂肪酸はアルブミンに結合して運ばれる. 甲状腺ホルモンやグルココルチコイドなどのホルモンは, それぞれプレアルブミン（トランスサイレチン）とトランスコルチンが運ぶ. またビタミンやミネラルも蛋白質に結合して輸送される. すなわち, レチノールはレチノール

結合蛋白質，鉄はトランスフェリン，銅はセルロプラスミンがそれぞれ輸送蛋白質として働いている．

4）収縮蛋白質

トロポニンがCa^{2+}と結合することによりミオシンがアクチンと連結できるようになり，ミオシンがアクチンを引き込むことにより骨格筋は収縮する．アクチンやチュブリンはすべての細胞において細胞骨格を形成し，エンドサイトーシス・エキソサイトーシスなどの物質移動や細胞分裂に関与している．

5）防御蛋白質

血清のγ-グロブリン画分に存在する免疫グロブリンは抗体抗原反応により生体を防御している．その他，ウイルスの感染防御に働くインターフェロンや重金属の解毒に関与するメタロチオネインなどの蛋白質もある．

6）調節蛋白質

ホルモンは神経系と共同して生体の機能を調節している．アミノ酸誘導体の甲状腺ホルモンやコレステロールからつくられるステロイドホルモン以外のホルモンは蛋白質ホルモンである．それにはインスリン，成長ホルモン，消化管ホルモンなどがある．

7）受容体蛋白質

ホルモンや神経伝達物質を特異的に認識してそれらと結合して作用を発揮する．脂溶性のステロイドホルモン，甲状腺ホルモン，ビタミンAとDなどの受容体は細胞内にあり，ペプチドホルモン，カテコールアミン，サイトカインなどの受容体は細胞膜上に存在する．

8）緩衝剤

血漿蛋白質や赤血球内のヘモグロビンは血液の酸塩基平衡を調節している（蛋白質緩衝系，ヘモグロビン緩衝系）．

9）膠質浸透圧の維持

アルブミンなどの血漿蛋白質は膠質浸透圧を呈し，各組織の毛細血管や腎糸球体において水

表 5-7 蛋白質の種類と役割

構造物質	コラーゲン，エラスチン，ケラチン．皮膚，腱，靱帯，細胞膜，筋，骨基質などを構成．成長，維持，修復を行う．
酵　素	化学反応の促進．消化酵素，解糖系酵素，クエン酸回路の酵素，尿素回路の酵素など
ホルモン	ペプチドホルモン（インスリン，グルカゴン，プロラクチン，成長ホルモン）
受容体	ホルモン，サイトカイン，神経伝達物質などの受容体
信号物質	G-蛋白質
生体防御	抗体（免役グロブリン），インターフェロン
非特異的生体防御	皮膚のケラチンは物理的に微生物の侵入を防ぎ，化学的・物理的障害から守る
炎症反応	急性相蛋白質
体液と電解質の調節	膠質浸透圧の維持，ナトリウムポンプ
酸塩基平衡の調節	蛋白質緩衝系
物質輸送	ヘモグロビン，アルブミン，トランスフェリン，アポリポ蛋白質，レチノール結合蛋白質
血液凝固	血液凝固因子（フィブリノーゲン，プロトロンビン）
収縮蛋白質	ミオシン，アクチン，チュブリン
エネルギー源	アミノ酸の炭素骨格は二酸化炭素と水に代謝される過程でATPを産生する

分を血管内にひきつけ，血液量の維持や糸球体濾過量の調節に関与している．蛋白質摂取不足，肝障害時のアルブミン合成低下，蛋白質尿などで，低蛋白質血症となり浮腫が起こる．

10）潤滑剤

消化管や気道から分泌される糖蛋白質は潤滑剤としての働きを示す．

2）ペプチドの役割

ペプチドはアミノ酸がペプチド結合したもので，最も分子量が小さいペプチドはアミノ酸残基2個のジペプチドである．例えば，筋細胞内あるカルノシンはアラニンとヒスチジンからなるジペプチドである．アミノ酸3個からなるトリペプチドとしては，グルタミン酸，システイン，グリシンから生成するグルタチオンがある．アミノ酸が数個～10個程度までのものをオリゴペプチド，多数のアミノ酸からできていればポリペプチドと呼ぶ．蛋白質もポリペプチドといえるが，アミノ酸が100個位になると，その機能に重要な意味をもつ複雑な立体構造を示すようになるので，ポリペプチドとは呼ばず蛋白質に分類する．

生体内に存在するペプチドには，食品に由来する外来性のペプチドと体内で合成される内因性のペプチドがある．

1 食品蛋白質由来ペプチド

食品中の蛋白質が消化管内でアミノ酸にまで加水分解される途中で種々のペプチドを生じるが，その中には生理活性をもったものがある．消化管内で生じるペプチドの働きは，腸粘膜細胞の機能に影響を与えるものと，消化管内で作用するものとに分けられる[5]．前者の例として，アラニルグルタミンは酸化ストレスや炎症反応による傷害から腸粘膜を保護する．また，カルノシン（β-アラニルヒスチジン）はIL-8などの炎症性サイトカイン分泌を抑制し，抗炎症作用を発揮する．さらに，オピオイドペプチドは腸管運動を調節している．後者の例としては，カルシウムやコレステロールの吸収に影響を与える次のペプチドが知られている．

1）カゼインホスホペプチド

牛乳はカルシウムを多量に含むだけでなく吸収率も高く，良好なカルシウム供給源となっている．それは，カゼインがトリプシンにより消化される過程でカゼインホスホペプチド（CPP）を生じ，CPPがカルシウムの溶解性を高めるからである[6]．

2）高分子難消化性ペプチド画分

大豆蛋白質の部分加水分解物のうち，高分子難消化性ペプチド画分（HMF）が腸管内で胆汁酸と結合して，糞中への中性および酸性ステロール排泄を増加させ，血中コレステロール濃度を低下させることが報告されている[7]．その他，抗菌作用，抗真菌作用，血圧低下作用，抗血栓作用などを示すペプチドもある[8]．

2 体内で合成されるペプチド

体内には，低級ペプチド，ペプチドホルモン，オピオイドなど多くのペプチドが合成されている．そのいくつかについて以下に述べる．

1）カルノシン

アラニンとヒスチジンからなるジペプチド（β-Ala-L-His）で，哺乳類の骨格筋，脳，水晶体などに高濃度に存在し，食品では肉類，魚類などに多く含まれている．副交感神経を活性化し，心血管機能に影響することが報告されている．カルノシンに類似したジペプチドにアンセリン（β-Ala-1-Met-L-His）があるが，これら2つのペプチドは蛋白質の糖化抑制作用や抗酸化作用を示す．カルノシン分解酵素であるカルノシナーゼの先天性欠損によるカルノシン血症では，痙攣や知能障害がみられる．

2）グルタチオン

グルタミン酸，システイン，グリシンからなるトリペプチド（γ-glutamylcysteinylglycine）で

ある．細菌からヒトに至るまで，生物界に広く分布し，生体内に存在する非蛋白質性SH成分としては最も量が多い．γ-グルタミルトランスペプチダーゼ（γ-GTP）によって分解される．酵素のSH供与体として働き，抗酸化作用を示す．グルタチオンには，還元型（GSH）と酸化型（GSSG）があるが，細胞内では98%以上がGSHである．グルタチオンペルオキシダーゼの作用により，次式の反応で過酸化水素や脂質過酸化物を処理する．

$2GSH + H_2O_2 \rightarrow GSSG + 2H_2O$

GSSGはグルタチオン還元酵素の作用でGSHに戻る．またグルタチオンは，薬物，毒物，有害物質を分子内のSH基に結合（グルタチオン抱合）することにより解毒し，肝機能障害を改善する．

3）ペプチドホルモン

視床下部ホルモン（副腎皮質刺激ホルモン放出ホルモン，甲状腺刺激ホルモン放出ホルモン，成長ホルモン放出ホルモン，性腺刺激ホルモン放出ホルモン），下垂体前葉ホルモン（成長ホルモン，甲状腺刺激ホルモン，プロラクチン，黄体形成ホルモン，卵胞刺激ホルモン），下垂体中葉ホルモン（メラニン細胞刺激ホルモン），下垂体後葉ホルモン（オキシトシン，バソプレシン），副甲状腺ホルモン，膵島ホルモン（インスリン，グルカゴン，ソマトスタチン），消化管ホルモン（セクレチン，ガストリン，コレシストキニン，血管作動性腸ペプチド，モチリン，サブスタンスP，ニューロテンシン，ガラニン，グレリン），その他のホルモン（心房性ナトリウム利尿ペプチド，エリスロポエチン，アンギオテンシン，レプチン）など，ペプチドホルモンは数多く存在し，多様な生理作用を発揮する．

4）オピオイド

アヘン（オピウム）様物質という名が示すように鎮痛作用をもっている．オピオイド受容体に結合する化合物の総称であり，β-エンドルフィン系，メチオニン・エンケファリン系，ネオエンドルフィン・ダイノルフィン系の3つに分けられる．鎮痛作用のほか，呼吸器系，循環器系，消化器系，泌尿器系に対する作用を有する．また，多幸感が得られ，麻薬の一種である．

3 ペプチドの臨床応用

消化管からのジペプチドとトリペプチドの吸収速度は，同じ組成のアミノ酸混合物よりも速い．アミノ酸輸送系と独立したペプチド輸送体（PepT1）により吸収されるので，遊離アミノ酸の吸収速度が低下しているセリアック病患者でもジペプチドの吸収は保たれている．

食事蛋白質由来のペプチドが末梢血中アミノ酸プールに占める割合は動物によって異なり，ヒトでは10〜15%，ラットで52%，ウシでは78%と報告されている[9]．肝臓，腎臓，筋肉，小腸，血液にジペプチダーゼ活性が認められ，血中に投与されたペプチドは速やかに分解され，数分で半減する．したがって，経腸的あるいは経静脈的に投与されたジペプチドは生体で効率よく利用されると考えられる．

実際Vazquezら[10]は，ヒヒに窒素源としてジペプチド混合物を用いた完全静脈栄養を4週間行い，体重，窒素出納，血漿蛋白質濃度などに，アミノ酸輸液と差がないことを明らかにした．内臓機能や免疫系にも異常は観察されず，ペプチド輸液が可能であることを示した．

合成ペプチドが高価なこともあってペプチド輸液は一般化していないが，アミノ酸輸液よりも優れた点がいくつかみられる．その1つは溶解性である．シスチンとチロシンの溶解性は低く，アミノ酸の形では十分な量投与できないが，ペプチドの形であれば可能である．グルタミンは水溶液中で分解されやすく，溶解性も高くないが，アラニルグルタミンにすればそれらの欠点を解消できる．ジペプチドやトリペプチド輸液では，アミノ酸輸液に比べ浸透圧をそれぞれ1/2と1/3に低下させることができ，末梢静脈投与でも血栓性静脈炎を起こしにくい．

4 機能性食品素材

合成ジペプチドの例としてアスパルテームがある．アスパラギン酸とフェニルアラニンを結合させたもので（L-アスパラチル-L-フェニル

アラニン・メチルエステル），重量当たりで砂糖の約200倍の甘味をもつ人工甘味料である．

種々の食品蛋白質加水分解物から，記憶促進，ストレス緩和，食欲抑制などの脳神経作用，血圧降下，血清コレステロール低下作用，糖質・脂質代謝改善作用など，さまざまな生理作用をもつペプチドがみつかっている．これらの生理活性ペプチドを，糖尿病，動脈硬化性疾患，脳機能障害などの生活習慣病の予防に利用する研究が進んでいる[11]．

3）アミノ酸の役割

食事中の蛋白質は消化・吸収されて遊離アミノ酸プールに入る．遊離アミノ酸プール中のアミノ酸を用いて体蛋白質が合成され，また体蛋白質分解により生じたアミノ酸は遊離アミノ酸プールに戻る（図5-1）．すなわち体内の遊離アミノ酸は食事蛋白質と体蛋白質の仲介をしている．遊離アミノ酸は蛋白質合成の材料になるとともに，分解されるとその炭素骨格は直接的あるいは間接的に TCA 回路に入り ATP の産生に用いられる（図5-4）．蛋白質合成に利用されるアミノ酸は約250 g/日と最も多いが，アミノ酸はそれ以外に，神経伝達物質やペプチドホルモンなど，さまざまな生理活性窒素化合物の合成に用いられる（表5-6）．アミノ酸は窒素化合物合成の前駆体や素材となるばかりではなく，蛋白質合成と分解の調節，酵素活性の調節などにも関与している．

A. アミノ酸の全般的役割

1）蛋白質合成の基質

対応する tRNA が存在する20種の L-アミノ酸は蛋白質に組み込まれる．アミノ酸の中には，コラーゲン中のヒドロキシプロリンや筋原線維蛋白質に含まれる $N^τ$-メチルヒスチジンのように，蛋白質合成過程において翻訳後修飾により生成するものもある．

2）非蛋白質態アミノ酸

カルノシンやアンセリンに含まれる $β$-アラニン，尿素回路の一員のオルニチンとシトルリン，含硫アミノ酸代謝の終末産物であり胆汁酸の抱合や網膜機能に必要なタウリン，茶の甘み成分のテアニンなどがある．

3）神経伝達物質

グルタミン酸，アスパラギン酸，グリシンなどはアミノ酸そのものが神経伝達物質として働き，またトリプトファンはセロトニンの，チロシンはカテコールアミン（ドパミン，ノルアドレナリン，アドレナリン）の，ヒスチジンはヒスタミンの，グルタミン酸は $γ$-アミノ酪酸（GABA）の，それぞれ前駆体である．

4）その他の窒素化合物の合成

一酸化窒素（NO）はアルギニンから，クレアチンはグリシン，アルギニン，メチオニンからそれぞれ合成される．核酸のプリン塩基とピリミジン塩基はアスパラギン酸，グリシン，グルタミンを合成材料としている．

5）蛋白質合成・分解の調節

ロイシンは翻訳と転写の段階に作用して蛋白質合成を促進する．またアミノ酸は一般に，インスリン分泌を刺激して蛋白質分解を抑制する．

6）窒素輸送

グルタミンは，毒性の強いアンモニアを脳から肝臓に安全に輸送する．また代表的な糖原性アミノ酸であるアラニンは筋肉から肝臓に窒素を輸送する．

〔岸　恭一〕

B．グリシンと睡眠

　最近は睡眠に関するいくつかの脳内物質の発見とともに睡眠に関わる機能性食品の研究も盛んである[12]．

　さて，わが国におけるアミノ酸の研究は古く，その生産技術とともに世界をリードしている．最近その中でグリシン（glycine）と睡眠の研究が進み，製品化もされ多くの人に利用されている．グリシンは体内で合成される，非必須アミノ酸の1つである．グリシンは身体に広く存在し，例えば皮膚の蛋白質であるコラーゲンを構成するアミノ酸の約1/3を占める．またグリシンは蛋白質を形づくるだけでなく神経伝達物質の1つとしても働き，運動や感覚，呼吸など身体機能の調節にも関わっている．一方グリシンは甘味のあるアミノ酸であり，えびやほたてなどの魚介類をはじめ，天然の食材にも豊富に含まれている．また医用としても，これまでは主に窒素源増量の目的で各種栄養剤，輸液剤に広く使用されてきた．それが偶然のきっかけから睡眠に関する機能性が注目された．

1　グリシンはどの段階で有効か

　最近，睡眠は"入眠""持続時間""睡眠の質（熟睡満足度）"などに分けて論じられている．眠りはレム（rapid eye movement）睡眠とノンレム睡眠とに大別される[13]．ノンレム睡眠はレム睡眠以外の睡眠のことで，眠りの深さにより1～4の睡眠ステージに分けられている．最も深い眠りはステージ3，4であり徐波睡眠と呼ばれ文字通り脳波活動がゆっくりとなり大脳が休息状態に入る，すなわちぐっすり眠りに入ったことを示す．この徐波睡眠時には成長ホルモンが分泌され，まさに"寝る子は育つ"である．勿論，加齢により徐波睡眠時間は減る．一方，レム睡眠は筋肉は緩んでいるが脳は盛んに活動している状態である．健康な人の眠りは，はじめにノンレム睡眠が現れその後レム睡眠に移行していく．そして1晩の間に約90分の周期で3回ないし5回ほど繰り返される．夢を見るのは脳の活動のあるレムの時期であるという．

　グリシンは入眠潜時や徐波睡眠潜時の短縮など入眠作用に対する効果があるということが報告されている[14]．しかもこの効果は睡眠薬などの薬剤併用症例よりも睡眠障害の軽い症例に対してより効果的であったと報告されている[15]．

2　効果の機序について

　現段階では確実には解明されていない．特に"睡眠の質"については他覚的検査で証明するのは難しいので主観的検査によるアンケート調査以外現時点ではできない．松果体は睡眠に関係が深く脳外血流との接点でもある．松果体にはもともとグリシンの含量が比較的多いとされ

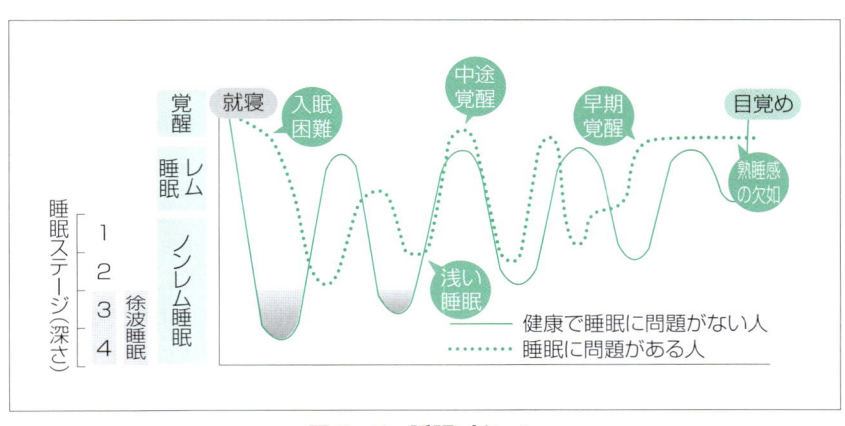

図5-5　睡眠パターン
（味の素㈱ホームページ／健康に役立つ研究情報　アミノ酸"グリシン"の「睡眠の質」改善効果より）

ている．このことが外因性のグリシンとどのような関係をもつのか不明である．グリシン服用翌日の主観的眠気調査でもスコア化したところぐっすり寝たとする結果が多かった．不眠傾向者で睡眠薬を服用している者としていない者を対象とした大阪府内科医会の調査結果（グリシン製剤のグリナ®味の素社製を利用）では摂取前に比較して睡眠薬を服用していない者では睡眠深度，途中覚醒後の再眠，覚醒時の気分，翌日日中の気分などにおいて，睡眠障害の軽症な者では服用1日目で有意な改善がみられたという．しかし，睡眠薬服用者ではグリシンとの有意な相乗効果は認められなかった[15]．最近，グリシンの摂取は末梢血流の増加を介し熱放散量を増加させることにより深部体温を下げるという知見が得られ，この深部体温の低下が睡眠の質の向上に結びついている可能性が示唆されている[16,17]．

③ 副作用・安全性

前出の大阪府内科医会の1か月にわたる調査でも213例の安全性解析で，気分不良1例，腹部膨満1例，皮膚症状2例がみられたが，いずれも軽微と判断され，安全性に問題なしとしている．

（小越　章平）

4）アミンの役割

ピリドキサールリン酸を補酵素とする脱炭酸酵素の働きでアミノ酸が脱炭酸され，以下に示すような生理活性をもつ第一級アミンを生じる．

1）ヒスタミン

ヒスチジンからヒスチジン脱炭酸酵素の作用によって生成する．ヒスタミンの作用は臓器によって異なる．脳ではヒスタミン神経系において働く．胃ではH_2受容体に作用して胃酸分泌を刺激する．また，H_1受容体を介してアレルギー反応に関与する．

2）セロトニン

トリプトファンにトリプトファンヒドロキシラーゼが作用して5-ヒドロキシトリプトファンを生じ，それに芳香族アミノ酸脱炭酸酵素が働き脱炭酸されてセロトニン（5-ヒドロキシトリプタミン/5-HT）となる．松果体では，セロトニンからメラトニンができる．脳にはセロトニン神経系があり，縫線核にセロトニンが高濃度に含まれている．小腸ではクロム親和性細胞で合成され，消化管の平滑筋を収縮させる作用がある．

3）カテコールアミン

チロシンが水酸化されてドパ（DOPA）となり，それが脱炭酸されてドパミンを生じ，さらに水酸化を受けてノルアドレナリンができる．交感神経系ではノルアドレナリン止まりであるが，副腎髄質ではさらにメチル化されてアドレナリンとなる．

4）その他のアミン

オルニチンの脱炭酸でプトレシンができ，さらにスペルミジンを生成する．グルタミン酸とアスパラギン酸の脱炭酸により，それぞれγ-アミノ酪酸とβ-アラニンができる．

5. 蛋白質とアミノ酸の栄養

1）食品蛋白質の栄養価

蛋白質源として優れた食品とは，蛋白質を多量に含み，蛋白質栄養価が高い食品である．蛋白質栄養価は，不可欠アミノ酸と総窒素の代謝要求量を満たす能力であり，消化吸収率と体内利用効率により決まる．蛋白質の利用効率はアミノ酸組成，生物学的利用性，栄養阻害物質，ヒトの身体状況などにより異なる．蛋白質の利用効率は，アミノ酸組成がヒトのアミノ酸必要量のパターンに類似していればいるほど高くなる．

蛋白質必要量の算定，良質の蛋白質食品の開

発，蛋白質の栄養価の改善，ヒトの蛋白質資源の確保などにおいて，食品蛋白質の質を正しく評価する必要がある．蛋白質の質は実際にヒトに食べさせて測定するのが望ましい．しかし労力，経費，被験者の負担，測定時間などの点からヒトで実施するのは容易ではない．代わりに動物試験法やアミノ酸組成から評価する方法が用いられてきた．

食品蛋白質の栄養評価法は大きく化学的方法 (chemical methods) と生物学的方法 (biological methods) の2つに分けることができるが，それぞれに多くの指標が利用されてきた[18]．化学的方法は，食品蛋白質の不可欠アミノ酸組成を化学的に分析して求め，それを基準となる良質蛋白質の不可欠アミノ酸組成あるいはヒトの不可欠アミノ酸必要量と比較する方法である．食品中に最も不足しているアミノ酸（第一制限アミノ酸）の量を基準に対するパーセントとして表した値が化学価である．生物学的方法は，体重，窒素出納，血中・尿中の窒素成分，酵素活性などを指標とするものである．

1 化学的方法

蛋白質の質は不可欠アミノ酸組成に依存し，特に第一制限アミノ酸の量によってほぼ決まる．すなわち，1つでも不可欠アミノ酸が不足すると，蛋白質合成量はそのアミノ酸の量に依存し，その他のアミノ酸は蛋白質合成に利用されることなく分解される．そこで Block と Mitchel[19] は，食品蛋白質中の各不可欠アミノ酸含量を全卵蛋白質中のそれぞれの必須アミノ酸含量のパーセントとして表し，最も低いパーセント，すなわち第1制限アミノ酸のパーセントをもって化学価とした．

1) 化学価

化学的方法のうち，基準アミノ酸パターンとして全卵蛋白質の不可欠アミノ酸の組織を用いたものが狭義の化学価である．基準に用いるアミノ酸パターンの種類により呼び名が異なる．全卵蛋白質の場合は卵価，人乳の場合は人乳価，比較基準蛋白質の場合は蛋白質価，ヒトのアミノ酸必要量の場合はアミノ酸価あるいはアミノ酸スコア（amino acid score）と呼ばれる．

化学価は次式で計算される．

$$化学価 = \frac{被験蛋白質（あるいは窒素）1g当たりの第1制限アミノ酸のmg数}{基準アミノ酸パターンをもつ蛋白質（あるいは窒素）1g当たりのアミノ酸のmg数} \times 100$$

2) アミノ酸スコア（アミノ酸価）

化学価の式で，分母の基準アミノ酸パターンとしてヒトのアミノ酸必要量の数値を用いる．1973年の FAO/WHO 報告[20]は，幼児のアミノ酸必要量をもとに，良質蛋白質のアミノ酸組成などを加味して，1つの暫定的アミノ酸評点パターン（基準アミノ酸パターン）を提唱し，それを全年齢に適用するように勧告した．1985年の FAO/WHO/UNU 報告[21]では，幼児，就学前児童，学童期児童，成人の各年齢層に対してそれぞれ別のアミノ酸必要量パターンを示し，全年齢に適用できるアミノ酸スコアの算定に用いる基準パターンについては言及しなかった．しかし，1991年の FAO/WHO 合同委員会報告の "Protein Quality Evaluation"[22] においては，暫定的に1985年報告の就学前児童の値を，乳児を除くすべての年齢層の蛋白質栄養評価に用いるように勧告した．最新の報告である WHO/FAO/UNU 2007年版[23]も1985年版と同様に，各年齢層の不可欠アミノ酸必要量を示すに留まった．

3) 蛋白質消化率補正アミノ酸スコア（protein digestibility corrected amino acid score；PDCAAS）

従来のアミノ酸スコアは，その算定に，化学的に分析された食品蛋白質のアミノ酸組成を用いていた．しかし，生体における蛋白質の消化は必ずしも酸加水分解ほど完全とは限らない．そこで，ヒトにおける利用に少しでも近づけるために，化学的分析値に蛋白質消化率を勘案した食品蛋白質のアミノ酸量を用いたのが PDCAAS である．1991年に FAO/WHO 合同専門委員会[22]は，個々の食品蛋白質および混合蛋白質の品質評価に PDCAAS を用いること

を推奨している．

$$\text{PDCAAS} = \frac{\text{被験蛋白質1g中の}}{\text{蛋白質必要量1g中の}} \times \text{真の消化吸収率}$$
$$\phantom{\text{PDCAAS} = }\frac{\text{第一制限アミノ酸量（mg）}}{\text{当該アミノ酸必要量（mg）}}$$

PDCAASは，消化率という生物学的な要素を加味した点で，これまでのアミノ酸スコアよりも優れているが，基準として用いるアミノ酸必要量の正確さ，第一制限アミノ酸量のみを考慮することの妥当性，生物学的有効性などの点で同じ問題を抱えている．また，消化率の算定法にも議論がある．通常，消化率は窒素摂取量から糞中窒素量を差し引いて計算されるが（糞中消化率/fecal digestibility），その場合，大腸の腸内細菌による分解も含まれる．ヒトによる利用率を測定するには，小腸末端の窒素量で算定する回腸消化率（ileal digestibility）がより適切である．

今後は，標準的な回腸消化率測定法の開発が望まれる．どちらの場合も窒素量から蛋白質消化率を測定しており，個々のアミノ酸の吸収率ではないことに留意する必要がある．ただし，蛋白質の消化吸収率とアミノ酸の吸収率の間に大きな差はなく，実用上は差し支えなさそうである．

4）化学的方法の長所と短所

化学的評価法では，アミノ酸分析値と基準アミノ酸パターンの2つから求められるので，単一蛋白質だけではなく，混合蛋白質についても容易に計算できる．何種類の蛋白質混合物でも，どのような混合割合でも，机上の計算で簡単に評価できる．それに対して，生物学的方法による混合蛋白質の栄養価の測定においては，混合割合を変えるたびに測定し直さなければならず，非常な労力と時間がかかる．

化学的評価法は簡単な反面，短所もみられ，その利用に限界がある．化学的評価値は必ずしも生物学的評価値とは一致しない．例えば，1つの不可欠アミノ酸でも全く含まれていないとアミノ酸スコアは零となるが，生物価は一般に零とはならない．またアミノ酸スコアは，制限アミノ酸の栄養学的，代謝的特性を考慮せず，そ

の不足の程度のみを問題とする．しかし実際に食べさせると，メチオニン欠乏では無蛋白質食と同程度の負の窒素出納値を示すが，リジン欠乏では軽度である．そこで，すべての不可欠アミノ酸の量を計算式に含めた必須アミノ酸指数（essential amino acid index；EAA index）が考案された．これは，8種類すべての不可欠アミノ酸について全卵蛋白質のそれぞれのアミノ酸に対する比率を計算し，それらを掛け合わせて幾何平均をとるものである．すべての不可欠アミノ酸量を考慮しておりすぐれているようにみえるが，栄養価が幾何平均に比例するという根拠はない．

アミノ酸インバランスやアミノ酸拮抗現象のように，アミノ酸栄養ではアミノ酸のバランスが重要である．ところが，化学的評価法は第一制限アミノ酸のみに注目し，各アミノ酸の相互作用を考慮していない．

また，蛋白質の体内利用効率は，アミノ酸組成だけではなく食事組成，摂取量，食べ方などの食事条件や身体側の条件によっても変わることから，蛋白質栄養価を固定した値として算定するのは問題である．

化学的評価法ではアミノ酸組成により一義的に決まってしまうが，その値がどういう食事をとっているどのような状態の人に適用できるのか明らかではない．さらに，アミノ酸の生物学的有効性は食品の加熱や加工処理により低下し，食品中の栄養阻害物質は栄養価を低下させるが，アミノ酸スコアはそれらを評価していない．

アミノ酸スコアの最高値は100であり，それをこえる場合は100で打ち切る（truncationという）．単一蛋白質の評価ではそれで正しい．しかし混合蛋白質の場合は，ある蛋白質に1つのアミノ酸が必要量以上に含まれていて，そのアミノ酸が他の蛋白質に不足している場合は代償できるので，100で打ち切ることは混合蛋白質の栄養価を低く見積もることになる．

また，ヒトのアミノ酸必要量からアミノ酸評点パターンを求める場合に，別の問題が生じることがある．すなわち，アミノ酸評点パターンはmgアミノ酸/g蛋白質として表されるが，アミ

ノ酸必要量は mg/kg 体重／日として求められているので，その数値をそのまま使うことはできない．そこでアミノ酸評点パターン（mg アミノ酸/g 蛋白質）を求める場合，アミノ酸必要量（mg アミノ酸/kg 体重／日）を蛋白質平均必要量（g 蛋白質/kg 体重／日）で除して求められている．その時，分子のアミノ酸必要量が同じでも分母の蛋白質必要量が増加すると，アミノ酸評点パターンは低値となり，アミノ酸スコア算定の分母が小さくなるために，スコアが大となり質を過大に見積もることになる．

これは実際にあったことで，FAO/WHO/UNU の 1985 年報告における成人の蛋白質安全摂取量は，FAO/WHO の 1973 年報告の 0.55 g/kg/日から 0.75 g/kg/日へと増加したために，分子のアミノ酸必要量そのものは実質的な変化はなかったにもかかわらず，評点パターンは低値となってしまった．

2 生物学的評価法

動物あるいはヒトに食べさせてその反応を調べる．指標としてよく用いられているのは主に体重と窒素出納値である．その他，血液，尿，組織の成分を指標とする評価法もあるが一般的ではない．

1）体重を指標とする方法
（1）蛋白質効率（protein efficiency ratio；PER）

成長期のラットに 10％程度のやや低レベルの蛋白質食を 4 週間自由に摂取させ，その間の体重増加量と蛋白質摂取量を測定し，次式により求める．

PER ＝ 体重増加量／蛋白質摂取量

すなわち，試験蛋白質 1 g 当たりの体重増加量のことである．標準化するために，カゼイン食群を設け，その PER を 2.5 として補正する．

PER は蛋白質摂取レベルに応じ山状に変化し，山の形が蛋白質ごとに異なるため，蛋白質間の相対的な栄養価を比較するのは困難である．

また，蛋白質の体内利用効率と比例しないので，蛋白質必要量の質の補正には使えない．したがって，その利用は限られているが，1 つの蛋白質について，アミノ酸補足，加工，調理などによる栄養価の変化を調べる目的では，簡単で有効な評価法である．

（2）正味蛋白質効率（net protein ratio；NPR）

PER は増加した体重しか考慮せず，蛋白質を摂取しないと低下するはずの体重を無視している．そのため PER は負の値を示すことがある．そこで無蛋白質食群を設け，体重維持に必要な蛋白質量を加味し，単純な体重増加量の代わりに正味の体重増加量を用いたのが NPR である．

NPR＝（体重増加量 ＋ 無蛋白質食群の体重減少量）／蛋白質摂取量

PER と NPR は体重増加の速いラットのような小動物には適用できるが，成熟動物やヒトでは用いられない．

2）窒素出納を用いる方法
（1）生物価（biological value；BV）

食品蛋白質の質を評価する標準的な方法である．蛋白質の利用効率を表しているので，必要量算定の際の質の補正に使うことができる．BV は吸収された窒素量に対する体内に貯留する窒素量の割合であり，次式により計算される．

BV ＝ 貯留窒素量／吸収窒素量 × 100

吸収窒素量は摂取窒素量から糞への排泄量を差し引いて求められるが，糞中には直接摂取蛋白質に由来しない内因性の窒素が含まれる．そこで，内因性窒素排泄量を無蛋白質食摂取時の糞中窒素量として求め，それを差し引く．貯留窒素量は吸収窒素量から尿中窒素量を差し引いて算定するが，この場合も内因性尿中窒素量を補正する．したがって BV は次式のようにして計算される．

BV ＝〔IN －（FN － FM）－（UN － EN）〕
　　　÷〔IN －（FN － FM）〕× 100

IN：摂取窒素量
UN：試験蛋白質摂取時の尿中窒素量
EN：無蛋白質食摂取時の尿中窒素量
FN：試験蛋白質摂取時の糞中窒素量
FM：無蛋白質食摂取時の糞中窒素量

(2) 正味蛋白質利用率（net protein utilization；NPU）

BVは吸収された後の窒素の体内利用率を測定しており，蛋白質の質（不可欠アミノ酸組成）をよく反映している．しかし吸収される前に消化される必要があり，摂取した蛋白質の利用は，消化吸収率と吸収後の利用率の積で表すことができる．そのようにして求められるのがNPUであり，吸収窒素量ではなく摂取窒素量に対する貯留量の割合である．それはBVに消化吸収率を乗じた値に等しい．

NPU ＝ 貯留窒素量／摂取窒素量 × 100
　　 ＝ BV × 消化吸収率

以上のPER，NPR，BV，NPUを1つの図にまとめたのが図5-6である．PERとNPRは縦軸に体重変化，横軸に摂取蛋白質量をとり，BVとNPUでは縦軸に窒素出納値，横軸に吸収窒素量（BV）または摂取窒素量（NPU）をとる．いずれの場合も2点間の直線の傾き（tan α）を表している．すなわち，PERでは初体重と終体重，NPRでは無蛋白質食摂取時の体重と蛋白質食摂取時の体重，BVとNPUでは無蛋白質食摂取時の窒素出納値と蛋白質食摂取時の窒素出納値の2点である．

(3) その他

血漿アミノ酸パターン，尿中成分，肝臓の酵素活性などを指標とする方法も試みられたが，一般には用いられていない．

上に述べた評価法にはそれぞれ長所と短所があり，目的に応じて使い分ける必要がある．多くの蛋白質のスクリーニングにはアミノ酸スコアが簡便である．調理・加工・貯蔵による変化を調べるのであればPERでもよい．蛋白質必要量における質の補正には窒素出納法を用いなければならない．

いずれにしても，それぞれの方法の特徴を熟知し，経済性，人手，時間，設備，技術，安全性，倫理的問題などを勘案して最適な方法を選択する必要がある．

2）蛋白質栄養状態の判定法

体蛋白質は体重の15〜18％を占め，その内の約40％は骨格筋蛋白質である．残りは，内臓蛋白質（血清，血球，肝臓，腎臓，心臓などの蛋白質），および結合組織などに含まれる量的に多い細胞外の構造蛋白質である．細胞外結合組織蛋白質は栄養状態による変化は少ないので，蛋白質栄養状態の評価には筋蛋白質と内臓蛋白質が指標として用いられる[24]．

1 骨格筋量の評価

1）血清クレアチニン濃度

筋肉量を反映し，0.6 mg/dL以下は筋萎縮を示唆する．

2）尿中クレアチニン排泄量

クレアチンの98％は筋肉中に存在し，尿中クレアチニンは骨格筋のクレアチンリン酸に由来することから，24時間尿中へのクレアチニン排泄量は骨格筋量を反映する．尿中クレアチニン1gは骨格筋18〜20 kgに相当する．

3）クレアチニン身長係数（creatinine-height index；CHI）

被検者の尿中クレアチニン排泄量を栄養良好な同じ身長の基準値に対する％として算定する．

CHI（％）＝ 24時間尿中クレアチニン排泄量（mg）／標準体重当たりのクレアチニン排泄量（mg/kg）× 100

この式で，標準体重当たりのクレアチニン排泄量は男性23 mg/kg，女性18 mg/kgである．

CHIが60〜80％を中程度低下，60％未満を高度低下と判定する．低栄養のほか慢性腎不全でも低値を示す．

4）尿中3-メチルヒスチジン排泄量（3-methylhistidine；3-MH）

3-MHは，骨格筋蛋白質合成の際翻訳後にヒスチジン残基がメチル化されて生成する．蛋

図5-6 蛋白質栄養価の計算法

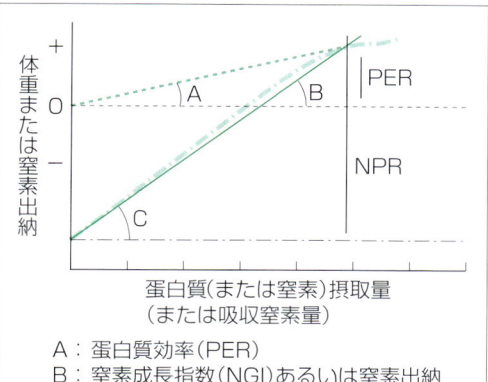

A：蛋白質効率（PER）
B：窒素成長指数（NGI）あるいは窒素出納指数（NBI）（回帰直線の傾き）
C：正味蛋白質効率（NPR）あるいは生物価（X軸：吸収窒素量）あるいは正味蛋白質利用効率（X軸：摂取窒素量）

白質分解により遊離した3-MHは再利用されることなく定量的に尿中に排泄されるので，骨格筋蛋白質分解量の指標として用いられる．

2 内臓蛋白質量の評価

内臓の蛋白質量は，直接測定するのは困難なので，血清蛋白質濃度から評価される．血清蛋白質の大部分は肝臓で合成されるが，肝機能は蛋白質栄養状態により大きく影響され，蛋白質欠乏では血清蛋白質合成は障害され，血清濃度は低下する．

1）血清総蛋白質濃度

蛋白質不足の初期には正常範囲にあり，臨床症状が現れるほど進行してから低下する．外傷，ストレス，体液の量と分布の変化，毛細血管透過性，経口避妊薬などにより影響されるので，特異性と感度は低い．

2）アルブミン

血清総蛋白質の50〜60％を占めており，血清総蛋白質濃度の低下は主にアルブミン濃度の低下によるので，血清総蛋白質濃度よりも感度は高いと考えられる．しかし，体内アルブミンの50％以上は血管外にあり，血管外からの流入があると血清濃度の低下は軽度である．また半減期が14〜21日と長く，短期間の蛋白質欠乏の指標には適していない．3.4〜3.1 g/dLを軽度，3.0〜2.1 g/dLを中等度，2.0 g/dL以下を高度の低蛋白質栄養状態とする．

血清蛋白質濃度は，合成と分解の速度，間質液への漏出，感染，外傷，熱傷による体外への喪失などに影響される．したがって蛋白質摂取量を鋭敏に反映せず，低値であっても必ずしも低栄養とはいえないが，低栄養の危険性は高い．

3）血清トランスフェリン

レチノール結合蛋白質（retinol-binding protein；RBP），トランスサイレチン（transthyretin，プレアルブミンともいう），トランスフェリン（transferrin）は半減期が短く，高代謝回転蛋白質（rapid turnover protein）と総称され，アルブミンよりも鋭敏なパラメータである．

鉄輸送蛋白質のトランスフェリンはβ-グロブリンであり，肝臓で合成される．アルブミンとは異なりほとんどすべて血管内に存在する．半減期は8〜9日間であり，体内に100 mg/kg体重以下しか含まれていないので，アルブミンよりも鋭敏な蛋白質状態の指標となる．しかし，慢性感染症や鉄過剰などで鉄吸収が低下し，鉄輸送が減少した場合には血清濃度は低下し，逆に鉄欠乏では鉄吸収が促進してトランスフェリン合成が増し，血清濃度は上昇するなど，鉄の栄養状態によっても変化するので注意が必要である．したがって，蛋白質欠乏による血清トランスフェリン濃度の低下が鉄欠乏により覆い隠されるので，蛋白質と鉄の両者が欠乏している時には血清トランスフェリン濃度は蛋白質欠乏の指標として適切ではない．

4）血清レチノール結合蛋白質

半減期は約12時間であり，体内含量2 mg/kg体重と少なく，蛋白質栄養状態を鋭敏に反映する．しかし，他の血清蛋白質と同様に，蛋白質栄養状態の指標としての特異性は低い．肝硬変症や肝炎，ビタミンAや亜鉛の欠乏においても血清濃度は低下する．

5）血清トランスサイレチン

電気泳動でアルブミンの前に泳動されることから，プレアルブミンともいわれる．サイロキシンとレチノール結合蛋白質を輸送するので，トランスサイレチンあるいはサイロキシン結合プレアルブミンと呼ぶ．半減期は2日で，体内含量は10 mg/kg体重である．血清濃度は血清レチノール結合蛋白質よりも数倍高く，分析が容易である．

アルブミンやトランスフェリンよりも蛋白質栄養状態を鋭敏に反映し，食事療法に速く反応するので，完全静脈栄養施行時の栄養状態をモニターするのに用いられる．レチノール結合蛋白質やトランスフェリンとは異なり，トランスサイレチンは，ビタミンA，亜鉛，鉄などの欠乏に影響を受けない．ただし，甲状腺機能亢進症で高値となり，肝障害・感染症・炎症などで低値を示すので，判定には注意を要する．

3 蛋白質代謝の評価

1）血清尿素窒素（blood urea nitrogen；BUN）

BUNの濃度は脱水や血液濃縮などに影響されるので，血清クレアチニン濃度との比（BUN/Cr比）を計算する．正常では約10であり，それよりも低いと蛋白質不足が考えられる．

2）血漿遊離アミノ酸

心疾患，腎疾患，肝疾患などで特異的なアミノ酸パターンを示す．蛋白質欠乏（クワシオルコル）小児で，一般に不可欠アミノ酸濃度（IDAA）は低下し，逆にアラニン，グリシン，セリン，プロリンなどの可欠アミノ酸（DAA）濃度は上昇するので，IDAA/DAA比の低下がみられる．エネルギー欠乏の著明なマラスムスではそのような変化を示さない．

3）尿中尿素／クレアチニン比

尿素は主要な蛋白質分解産物なので，食事蛋白質の影響を受けにくいクレアチニンとの比をとれば蛋白質異化速度の指標となる．

4）尿中ヒドロキシプロリン排泄量

結合組織蛋白質であるコラーゲンは体蛋白質の約1/3を占め，ヒドロキシプロリンやヒドロキシリジンを含んでいるのが特徴である．コラーゲンが分解すると，ヒドロキシプロリンが大部分ペプチドの形で尿中に排泄されるが，その量は蛋白質欠乏症の幼児で低下する．

5）窒素出納

蛋白質摂取不足や蛋白質異化状態で窒素出納は負となる．全身の蛋白質代謝の変化を鋭敏に反映し，応用範囲は広いが，いくつか短所がある．厳密な意味の窒素出納を測定するには尿と糞の窒素量をキェルダール法で分析しなければならないが，臨床検査ではキェルダール法は使われていない．その代わりに，糞中の窒素量は摂取蛋白質の消化吸収率を90％とみなして，摂取窒素量の10％として計算し，尿中総窒素量は尿中尿素量を総窒素量の80〜85％とみなし，尿中尿素量を0.8〜0.85で除して求められる．

4 その他

1）免疫能

低栄養状態では細胞性免疫が低下し，末梢血総リンパ球数は1,500/mm^{3}以下となる．そのほか遅延型皮膚過敏反応，リンパ球幼若化反応，補体（特にC3），分泌型IgAなどの低下がみられる．

2）機能的評価

消耗性疾患で筋萎縮がみられ，呼吸機能が障害される．骨格筋機能の指標として握力が測定される．

3）アミノ酸の栄養

アミノ酸は一般に食品蛋白質として摂取され，消化吸収されて体内のアミノ酸プールに入り，種々の蛋白質に合成されるとともに，個々のアミノ酸代謝に応じた機能を果たす．成分栄養

や静脈栄養では蛋白質の代わりにアミノ酸混合が用いられる．食事から摂取する場合も静脈栄養の場合もアミノ酸のバランスが問題となり，必要量のパターンに近いことが望ましい．特に不可欠アミノ酸のバランスが重要である．

1 アミノ酸の栄養的分類

Rose[4]は，食事中に不足すると成長や窒素出納が維持できない不可欠アミノ酸と，摂取しなくてもそれらに影響のみられない可欠アミノ酸の2つに分類した．その後，さらに準不可欠アミノ酸や条件的不可欠アミノ酸という分類が加わった（表5-8）．

1）不可欠アミノ酸

体内に合成系が存在しないか，合成できても速度が遅く体に必要な量を満たすことができないアミノ酸，すなわち食事から摂取しなければならないアミノ酸が不可欠アミノ酸（IDAA）である．成人のIDAAはイソロイシン，ロイシン，バリン，リジン，メチオニン，フェニルアラニン，スレオニン，トリプトファン，ヒスチジンの9種類である．このうち，リジンとスレオニンのみは，その炭素骨格が体内で合成されないのみならず，アミノ基転移も受けないので，厳密な意味でもIDAAということができる．IDAAを十分に摂取しないとDAAの需要が高まり，逆にDAA摂取量が少ないとIDAA必要量は増す．すなわち，IDAAとDAAには適切な比率があり，通常ほぼ1：1である．

2）可欠アミノ酸

蛋白質合成に必要な20種類のアミノ酸のうち，チロシン，シスチン，アスパラギン酸，アスパラギン，セリン，グルタミン酸，グルタミン，プロリン，グリシン，アラニン，アルギニンの11種のアミノ酸が可欠アミノ酸（DAA）に分類される．体内で必要な量を合成できるアミノ酸であり，いずれの1つのDAAが食事中に全くなくても明らかな障害を生じない．これらのアミノ酸は，体内で炭素骨格を合成できるか，あるいはIDAAの代謝により生成する．

DAAといっても蛋白質合成の場ではIDAAと同じく必要で，欠如すると蛋白質は合成できない．また，個々のアミノ酸の代謝は異なり，したがって個々に機能の差があり，IDAAとDAAの群の差ではない．すなわち，IDAAとDAAは食事の質を問題にする時の区別であって，体内の重要性の区別ではない．生命活動にとってむしろより必須であるからこそ，進化の過程で複雑なIDAA合成を止めても，DAA合成能力を温存したとも考えられる．

食事中に可欠アミノ酸が含まれていないと体内で合成しなければならず，もともと食事中に含まれているにこしたことはない．実際，不可欠アミノ酸のみの飼料でラットを飼育すると，可欠アミノ酸を含む場合に比して成長は劣る．真に可欠アミノ酸といえるのは，炭素骨格が容易に得られるアラニン，グルタミン酸およびアスパラギン酸だけである．

表5-8 アミノ酸の栄養的分類

不可欠（必須）アミノ酸	準不可欠アミノ酸	条件的不可欠アミノ酸	可欠（非必須）アミノ酸
ロイシン		アルギニン	グルタミン酸
イソロイシン		グルタミン	アラニン
バリン		アスパラギン	アスパラギン酸
スレオニン		プロリン	
リジン		グリシン	
メチオニン	システイン	セリン	
フェニルアラニン	チロシン		
ヒスチジン			
トリプトファン			

3）準不可欠アミノ酸（semi-indispensable amino acids）

チロシンやシスチンのように，それぞれフェニルアラニン[25]およびメチオニン[26]の必要量を節約することができるアミノ酸を準不可欠アミノ酸と呼ぶ．すなわち，フェニルアラニンの必要量はチロシンを一緒に摂取すると，しない場合に比べて少なくてすむ．同じことがメチオニンとシスチンにも当てはまる．そのためフェニルアラニンとメチオニンの必要量はそれぞれ芳香族アミノ酸必要量および含硫アミノ酸必要量のように2つのアミノ酸の合計値として算定されている．

4）条件的不可欠アミノ酸（conditionally indispensable amino acids）

可欠アミノ酸の中には，チロシン，システイン，アルギニン，グルタミン，グリシン，タウリン，オルニチンなどのように，低出生体重児，代謝障害，ストレスなどの疾患時に必要量が増加し，補足すると栄養状態が改善されるアミノ酸があることが臨床の場でみつかり，条件的必須アミノ酸と名付けられた[27]．

2 アミノ酸のバランス

アミノ酸の栄養的効果は，個々のアミノ酸の絶対量と，各アミノ酸の相互比率（アミノ酸パターン）により決まる．したがって，あるアミノ酸の摂取量が十分であっても，その栄養効果は他のアミノ酸の摂取量により左右される．アミノ酸必要量パターンからの偏り，すなわちアミノ酸アンバランスには以下の4つの型がある[28]．いずれの型においても，その悪影響は蛋白質が不足した時に顕著に現れ，蛋白質摂取量が十分な場合には起こりにくい．食事中のアミノ酸パターンがアンバランスになると，動物の摂食量は低下する．

1）アミノ酸欠乏（amino acid deficiency）

いずれの不可欠アミノ酸でも食事中に不足すると体重は低下し，窒素出納は負となるが，その程度はアミノ酸によって大きく異なる．メチオニンとスレオニンの欠乏では窒素出納は著明に負となるが，ヒスチジンやリジンの欠乏では負の程度は軽い．不足しているアミノ酸を補足してやれば体重，窒素出納は改善される．トウモロコシ蛋白質のツエイン（zein）はリジンとトリプトファンが不足しているが，それらを添加すると良質の蛋白質として利用することができる．

2）アミノ酸インバランス（amino acid imbalance）

米蛋白質食にリジンとスレオニンを添加した時にみられるアミノ酸インバランスの例を表5-9に示す．リジンを0.1％添加すると体重は増加し，スレオニンを0.1％と0.2％添加すると体重はさらに増加した．ところが，スレオニン添加量を0.2％から0.3％に増すと逆に体重増加が抑制された．スレオニン添加量を0.3％のままでも，リジン添加量を0.1％から0.2％に増すと体重はさらに増加した．

このように，いくつかのアミノ酸が不足している食事に，不足しているアミノ酸の1つを補足すると，栄養状態がよけいに悪化し，脂肪肝のような代謝異常を起こすことがある．このような特別のアミノ酸アンバランスをElvehjem[29]はアミノ酸インバランスと名付けた．1つの制限アミノ酸のみを補足すると，他の制限アミノ酸の必要量が増し，そのアミノ酸の不足がより著しくなると考えられる．この現象は，発展途上国などで蛋白質・エネルギー栄養失調症の子どもに，アミノ酸を補足する場合には注意が必要

表5-9 アミノ酸インバランスの例

添加量（％）		体重増加
L-リジン塩酸塩	DL-スレオニン	(g/5週間)
0	0	57
0.1	0	78
0.1	0.1	112
0.1	0.2	138
0.1	0.3	114
0.2	0.3	151

＊：ラットに90％米食を投与し，それにリジンとスレオニンを補足した．
(Rosenberg HR, et al : Lysine and threonine supplementation of rice. J Nutr, 69, 1959, pp.217-28)

表5-10 アミノ酸の拮抗

飼料	添加量			体重増加
カゼイン(%)	L-ロイシン(%)	DL-イソロイシン(%)	DL-バリン(%)	g/14日
9	0	0	0	36
9	3	0	0	4
9	3	1.2	0	16
9	3	1.2	1.2	31

(Bentob DA, et al: Lysine and threonine supplementation of rice. Arch Biochem Biophys, 60, 1956, pp.147-55)

であることを示す．

臨床で一般に用いられている"アミノ酸インバランス"（輸液）療法は，いずれかの不可欠アミノ酸を完全に欠乏させて癌の発育を抑制するもので，ここでいうアミノ酸インバランスではなく，アミノ酸欠乏のことである．

3）アミノ酸拮抗（amino acid antagonism）

低カゼイン食に分岐鎖アミノ酸の1つであるロイシンを3％添加するとラットの成長は抑制されるが，その上にイソロイシンとバリンを添加すると成長が回復する．

同様の現象は塩基性アミノ酸のリジンとアルギニンの間にみられる．このように，あるアミノ酸の添加により抑制された成長が，化学的構造が類似の別のアミノ酸を添加することにより回復するようなアミノ酸アンバランスの型をアミノ酸拮抗という（表5-10）．

4）アミノ酸過剰（毒性）（amino acid excess or toxicity）

不可欠，可欠にかかわらず，どのアミノ酸でも過剰に投与すると悪影響をもたらす．これはアミノ酸に限ったことではなく，生命に必須の水，酸素，グルコースなどでも基本的には同じである．

アミノ酸の毒性はアミノ酸の種類により異なる．6％カゼイン食に各アミノ酸を5％添加した飼料を幼若ラットに与えると，無添加の対照群が21.5g/週の割合で体重が増加したのに対して，5％メチオニン添加群では体重は減少した．

しかし，アラニン，グルタミン酸，プロリンなどでは影響はわずかで，アルギニン，アスパラギン，イソロイシン，ロイシンでは体重増加は対照群の約半分となり，トリプトファン，アスパラギン酸，ヒスチジンでは約1/4となった．このようにアミノ酸の毒性は種類により大きく異なる．ただし，各アミノ酸の必要量が異なるので，同じ5％添加といっても必要量に対する過剰割合は異なる．

メチオニンの過剰毒性はグリシンとアルギニンの添加で改善されるが，インバランスや拮抗とは異なり正常にまで回復することはない．アミノ酸毒性は投与経路によっても差があり，腹腔内投与は経口投与よりも急激な血中濃度の上昇をもたらし毒性が強く出る．分岐鎖アミノ酸を除く他のアミノ酸はすべて肝臓で代謝されるため，肝機能低下時にはアミノ酸過剰の影響が強く出ると思われる．高齢者では肝血流量が若齢者より減少し，肝のアルブミン合成能も低下するので，アミノ酸過剰や高蛋白質摂取には注意が必要である．

4）蛋白質必要量

健康な成人では体蛋白質量はほぼ一定に保たれており，分解量と合成量は等しい．そうならば体外から蛋白質を摂取する必要はないように思われる．しかし，体蛋白質分解により遊離したアミノ酸が体蛋白質合成に再度用いられる効率（再利用率）は100％ではなく，食事条件や栄

養状態により異なるが，遊離したアミノ酸の一部は不可避的に酸化されて主に尿素として尿中に排泄される．また，表皮，爪，毛髪，汗などにより蛋白質が体外に失われるので，成人といえども蛋白質を補給する必要がある．

小児，妊婦，授乳婦では，成人の維持必要量の上にそれぞれに必要な量を摂取しなければならない．

1 蛋白質必要量の算定法

蛋白質必要量は，正常の体組成と機能を維持するために必要な蛋白質摂取量である．これは，体内の蛋白質・アミノ酸代謝に用いられる代謝要求量を，摂取蛋白質の利用効率で補正した食事必要量として算定されている．一般に，小動物では体重を，ヒトでは窒素出納値を指標にして測定されている．

それは，成人では体蛋白質量を維持し，成長期には正常な蛋白質貯留をもたらす量であるが，神経機能，感覚機能，免疫能，筋活動などの生理機能の観点からの検討はなされていない．通常用いられている蛋白質必要量の算定法について以下に述べる．

1) 蛋白質摂取量から求める方法

19世紀に初めて健康な人の食事調査から蛋白質必要量が求められた．健康な人の摂取量は十分量であって，最低必要量ではなく，安全な摂取量の幅は明らかではない．しかし，食事実験が倫理的に許されない乳児などにおいては，現在でも母乳摂取量と母乳の蛋白質含量から算定されている．

2) 体　重

ラットやマウスのような成長の速い動物に適している．異常な水分貯留や体脂肪蓄積がある場合には，体重は蛋白質栄養状態の適切な指標とはならない．

3) 要因加算法

蛋白質を全く摂取しなくても身体から尿，糞，皮膚，その他を介して窒素が失われる（不可避窒素損失）．それらの損失の合計量をもとに，利用効率を考慮して蛋白質必要量を算定する方法である．1965年のFAO/WHO報告[30]で用いられた．

4) 窒素出納法

蛋白質必要量測定の最も標準的な方法である．摂取蛋白質量を変化させて窒素出納を観察し，それが零となる摂取量（窒素平衡維持量）をもって蛋白質最低必要量とするものである．成長期には，この維持量に体蛋白質蓄積に必要な量を加算する．

2 蛋白質必要量に影響する因子

1) エネルギー摂取量

エネルギーが不足すると，蛋白質は分解されてエネルギー源として使われるために蛋白質合成への利用が低下する．その時，エネルギーを十分に摂取させると蛋白質分解が抑制され，窒素出納は改善される．

このエネルギーによる蛋白質節約効果[31]は，エネルギーを過剰に与えた場合にも認められるので[32]，蛋白質必要量はエネルギー摂取量に過不足のない条件で測定する必要がある．したがって，身体活動が少なく，エネルギー摂取量が低い傾向にある高齢者では，蛋白質必要量が高く見積もられる傾向にある．逆に，発展途上国で身体活動度が高く，それにつれてエネルギー摂取量が多くなる場合は，蛋白質必要量が過小に算定される可能性がある．

2) ストレス

日常生活でみられる睡眠不足，軽い感染や外傷，学期末試験，精神的ストレスなどでも蛋白質代謝は異化的となり尿中窒素排泄量は増加する．かつては，ストレスに対する安全率を考慮して，蛋白質必要量を10％増しにしていた．しかし，蛋白質必要量測定実験の被検者にも一般の人と同じように日常のストレスがかかっており，ストレスの因子は必要量算定に用いたデータにすでに含まれていることから，最近はさらなる補正を行っていない．

3）身体活動

運動の蛋白質代謝に与える影響は，運動の種類，運動強度，持続時間，慣れ，栄養状態などにより異なる[33]．運動するとエネルギー必要量は増加するが，その大部分は糖質と脂質によりまかなわれる．しかし，激しい運動では蛋白質分解が亢進し，特に分岐鎖アミノ酸が分解されてエネルギー源として利用される．また，発汗による窒素損失も増す．しかし，適度な運動は蛋白質利用効率を高める効果があり，中程度以下の強度の運動では蛋白質必要量は増加しない[34, 35]．逆に，運動不足は蛋白質異化状態を招き，蛋白質利用効率が低下し，蛋白質必要量は増加すると考えられる．すなわち，身体活動強度に応じて蛋白質必要量はU字型を描く．

4）個人差

同一の条件で実験しても窒素出納値に幅がみられる．その幅の中には個人間変動のみならず個人内変動も含まれている．最近の研究で，個人間変動は12.5％と見積もられている[36]．

3 対象別蛋白質必要量

最新の蛋白質摂取基準は，厚生労働省から公表されている「日本人の食事摂取基準 2010年版」である[37]．

1）成　人

窒素出納法により窒素平衡維持量を測定し，日常食混合蛋白質の消化率で補正して推定平均必要量が算定されている．鶏卵，牛乳，牛肉，魚肉などの良質蛋白質を用いた17研究の平均窒素平衡維持量は0.65 g/kg体重/日（104 mg窒素/kg/日）であり，日常食混合蛋白質の消化率は90％と見積もられるので，推定平均必要量は次式のように算定される．

推定平均必要量（g/kg体重/日）
= 窒素平衡維持量（g/kg体重/日）÷消化率
= 0.65 ÷ 0.90 = 0.72

推定平均必要量（g/日）
= 推定平均必要量（g/kg体重/日）×基準体重（kg）

2）高齢者

高齢者では各種生理機能や蛋白質代謝回転速度が低下する．また，生活活動は不活発となり，食欲も低下するので，蛋白質必要量は，若年成人と異なると考えられる．しかし，高齢者の蛋白質必要量が若年成人と比較して増加する，差なし，低下するなど，諸家の報告は一致していない．高齢者について行われた144の窒素出納実験成績から，日常摂取混合蛋白質の推定平均必要量は0.85 g/kg体重/日（136 mg窒素/kg体重/日）である．

3）小　児

蛋白質維持必要量に，成長に伴う蛋白質蓄積量を加える要因加算法によって，以下のように算出されている．

推定平均必要量（g/kg体重/日）
= （蛋白質維持必要量÷利用効率）
+ （蛋白質蓄積量÷蓄積効率）

推定平均必要量（g/日）
= 推定平均必要量（g/kg体重/日）
× 基準体重（kg）

推奨量は，平均必要量に個人差の補正係数1.25を乗じて算定されている．

推奨量（g/日）
= 推定平均必要量（g/日）× 1.25

ここで，蛋白質維持必要量は0.67 g/kg体重/日（107 mg窒素/kg体重/日），成長に伴う蛋白質蓄積量は体重増加量と体重に対する体蛋白質の割合から算出された．

また，体蛋白質蓄積効率を40％，体重維持のための利用効率は1歳児の70％から成長に伴い成人の値（90％）に近づくとみなした漸減値が用いられている．

5）アミノ酸必要量

1 アミノ酸必要量の測定法

アミノ酸必要量は，体重，窒素出納値，血清遊離アミノ酸濃度などを指標として求められてきた．Roseら[4]は，窒素出納法を用いてアミノ

酸必要量測定の先駆的研究を行った．しかし，窒素出納法は値が正に傾きやすく，必要量を過小に見積もりやすい．1980年代より，^{13}C標識アミノ酸をトレーサーとしてアミノ酸分解量を測定し，その値から不可欠アミノ酸必要量を測定する方法が開発された[38]．

1）窒素出納法

不可欠アミノ酸のいずれか1つの摂取量を不足のレベルから十分なレベルまで変化させて窒素出納を観察し，窒素平衡をもたらす最小の摂取量をもってそのアミノ酸の必要量とする．

2）血漿アミノ酸濃度法

不可欠アミノ酸摂取量が不足するとそのアミノ酸の血漿濃度は低値を示すが，必要量をこえると摂取量に比例して直線的に血漿濃度は上昇する．血漿濃度が上昇し始める摂取量をもってアミノ酸必要量とする．

3）^{13}C-標識アミノ酸法

この方法には，アミノ酸酸化法（直接アミノ酸酸化法と指標アミノ酸酸化法）とアミノ酸バランス法とがある．アミノ酸酸化法は，不可欠アミノ酸の酸化量が必要量以下の摂取量の場合は一定の低いレベルに抑えられ，必要量をこえると比例的に分解が増加する現象を利用する．すなわち，アミノ酸分解が増加し始める変曲点の摂取量をもって必要量とする．

アミノ酸バランス法は，分解されて呼気中に失われるアミノ酸炭素量と摂取アミノ酸炭素量とが等しくなるアミノ酸摂取量をもって必要量とするものである．

4）直接アミノ酸酸化法（direct amino acid oxidation method；DAAO）

必要量を求めようとするアミノ酸を^{13}Cで標識して投与し，そのアミノ酸摂取量を変化させた時に呼気への$^{13}CO_2$排出量（アミノ酸酸化量）が増加し始める変曲点の摂取量をもってそのアミノ酸の必要量とする．

5）指標アミノ酸酸化法（indirect amino acid oxidation method；IAAO）

蛋白質合成量は第一制限アミノ酸量にほぼ比例し，その他のアミノ酸の余分量は分解されてしまう．第一制限アミノ酸の摂取量を増すと蛋白質合成は促進し，それに応じてその他のアミノ酸が蛋白質合成に用いられる量も増し，それだけアミノ酸分解量も少なくなる．そこで，必要量を測定しようとするアミノ酸の摂取量を変化させ，当該アミノ酸以外のアミノ酸（指標アミノ酸）を^{13}Cで標識して投与する．指標アミノ酸の分解量を調べ，それが最低となる時の当該アミノ酸の摂取量をもって必要量とする．例えばスレオニン必要量を測定する場合，スレオニン摂取量を不足のレベルから十分なレベルにまで変化させる．指標アミノ酸として^{13}C標識フェニルアラニンを投与し，呼気中への$^{13}CO_2$排出量からフェニルアラニン分解量を測定し，それが最低となる時のスレオニン摂取量を求めスレオニン必要量とする．

6）24時間アミノ酸炭素出納法

必要量を求めようとするアミノ酸の摂取量を変化させ，当該アミノ酸を^{13}Cで標識して投与し，呼気への$^{13}CO_2$排泄量を測定する．摂食時と空腹時を含む24時間にわたり炭素出納を観察し，それが零となるアミノ酸摂取量をもって必要量とする．理論的に優れた方法であるが，24時間にわたり測定を続けるのは被検者にとっても検者にとっても非常に大変な作業である．

2 成人のアミノ酸必要量

WHO/FAO/UNU合同専門協議会による"蛋白質・アミノ酸の必要量2007年報告"では，従来の窒素出納法によるアミノ酸必要量は低く過ぎることから，新しい^{13}C-標識アミノ酸法の成績を採用した．9種類それぞれの不可欠アミノ酸必要量の報告値には大きなバラツキがみられ，またアミノ酸によって報告値の信頼性も異なっている．そこで，WHO/FAO/UNU合同専門協議会はそれらの値を単純に平均するのではなく，それぞれの問題点を詳細に検討し，妥当

な推定値を提案した．

6）蛋白質・アミノ酸と他の栄養素との関係

1 エネルギー摂取量と蛋白質代謝

摂取された蛋白質は体蛋白質合成に使われるほか，分解されてエネルギー源としても用いられる．その割合はエネルギー源の供給量に左右される．したがって，エネルギーが不足すると，必要量の蛋白質を摂取していても蛋白質欠乏を起こすことがある．逆に，蛋白質が不足するとエネルギー利用効率は低下する．その結果，エネルギー摂取量が体重維持量で一定であっても，体重は減少する．このように蛋白質とエネルギーは相互に利用効率に影響を及ぼす[32]．

2 糖質代謝と蛋白質・アミノ酸代謝

三大栄養素の中間代謝は糖質代謝を中心にして相互に関連している．アミノ酸は，脱アミノされた後，炭素骨格はグルコース代謝経路のどこかに組み込まれて二酸化炭素と水にまで代謝される．また，糖原性アミノ酸は肝臓で糖新生に利用される．逆に，骨格筋においては，グルコース代謝により生成したピルビン酸と，主に分岐鎖アミノ酸に由来するアミノ基からアラニンが合成される（グルコース-アラニンサイクル）．

3 ビタミン B_6 とアミノ酸代謝

アミノ酸代謝にはいくつかのB群ビタミンが関与する．特にビタミン B_6 はアミノ基転移酵素の補酵素として働くので，高蛋白質食でアミノ酸代謝が亢進する場合にはビタミン B_6 の必要量は増加する．

4 カルシウム代謝と蛋白質摂取量

高蛋白質食は尿中カルシウム排泄量を増加させると報告がされている．特に動物性蛋白質の摂取は尿を酸性にし，カルシウム排泄量を増加させる．また，蛋白質摂取量が一定でも，含硫アミノ酸を添加すると尿中カルシウム量は増す．

カルシウム摂取量が十分でない場合はカルシウム出納が負になり，骨粗鬆症のリスクを高める．しかし女性の骨折と動物性蛋白質摂取量との関連については証明されていない．尿中カルシウム排泄量はリン酸塩，硫酸塩，カリウムなどにも影響され，食事とカルシウム出納の関係は単純ではない．いずれにしても，蛋白質摂取量が多いと骨量も多くなり，カルシウム摂取量が十分であれば骨折も少なくなるので，蛋白質摂取量を減らすのは得策ではなく，果物や野菜の摂取量を増すことに注意を払う方がよい[39]．

5 血清コレステロールと蛋白質

蛋白質の種類により異なるが，一般に植物性蛋白質は動物性蛋白質に比較して血清コレステロールを低下させる作用が強い[40]．例えば，大豆蛋白質食は高コレステロール血症のヒトでコレステロールを低下させる作用がある．大豆蛋白質や大豆ペプチドは糞中へのステロイド排泄を増加させると報告されている．大豆蛋白質組成のアミノ酸混合にも降コレステロール低下作用が認められている．

6. 蛋白質・アミノ酸の代謝異常

1）蛋白質・エネルギー栄養失調症

現在のわが国では肥満者が増加しており，低栄養よりも過栄養が重要視されている．しかし世界的にみると，2007年の栄養欠乏症人口は9億2,300万人と推定されている．また，わが国でも，慢性疾患，悪性腫瘍，感染症の患者や独居高齢者では高率に低栄養が観察されており，米国の大きな病院でも入院患者の約半数が低栄養と診断されている．

直接の死因としては挙げられていないが，小児死因の1/3以上に栄養異状が関係していると考えられている．その原因はさまざまであるが，食品価格の高騰，不十分な母乳栄養，誤った食

事，それに下痢，肺炎，麻疹，マラリアなどの感染症などが大きく寄与している．低栄養地域では，エネルギーと蛋白質不足の上に，ビタミンとミネラルの欠乏が複雑に絡み合っている．蛋白質代謝とエネルギー代謝は密接な関係があり[32]，また摂取エネルギー量と摂取蛋白質量もさまざまであることから，結果としての蛋白質欠乏の程度とエネルギー欠乏の程度もさまざまに組み合わされる．そこでこれらをまとめて症候群として取り扱い，蛋白質・エネルギー栄養失調症（PEM）と総称する．PEMの一方の端にエネルギー不足が顕著なマラスムス（marasmus）があり，もう一方の端に蛋白質欠乏が著明なクワシオルコル（kwashiorkor）が位置する[41]．

小児の栄養失調症の診断に用いられる簡便な指標は体重と身長である．基準値に対する身長当たりの体重（weight for height；W/H）あるいは年齢別標準身長に対する身長（height for age；H/A）がよく用いられる．世界的によく用いられている標準値としては，米国国立健康統計センター（National Center for Health and Statistics；NCHS）発表のものがある．W/Hを指標とする場合は，90〜120正常，80〜89軽度低栄養，70〜79中等度低栄養，<70重度低栄養と判定する．H/Aの場合は，95〜11正常，90〜94軽度低栄養，85〜89中等度低栄養，<85重度低栄養である．H/Aが低いのは長期間の栄養不足を表し，W/Hは現在の栄養状態を示す．

1 マラスムス

食事不足，下痢，慢性感染症などによりもたらされる飢餓状態である．早期の急激な離乳，希薄な人工乳の投与，胃腸炎の繰り返しなどで起こりやすい．エネルギー不足が主な原因で，体重は著しく低く，皮下脂肪はほとんど消失している．全身衰弱の状態にあり，皮膚にしわが多く，老人様顔貌を呈する．筋肉は消耗しているが，血清アルブミン濃度や免疫能は比較的正常近くに保たれている．低栄養に体内代謝が適応しており代謝異常は軽度で浮腫もみられない．食欲はあり徐々に栄養補給すれば治癒する．

2 クワシオルコル

離乳後の幼児（2〜3歳）に多発する蛋白質欠乏症である．クワシオルコルの名付け親は，ガーナの小児専門病院に勤務していた英国の女医のWilliams[42]である．ガーナ語で，"第2子誕生に伴い第1子がかかる疾患"とか，"赤毛の男子"（red boy）を意味するといわれるが，はっきりしない．いずれにしても，クワシオルコルの一面をいい当てている．すなわち，2人目が生まれたために，第1子の保育が不十分となり，離乳食としても類や穀物などの澱粉に富み，蛋白質含量の極端に低い食事を与えられることにより起こる．症状の1つとして，黒人では本来黒いはずの毛髪や皮膚のメラニン沈着異常で赤茶けた毛髪となり，ペラグラ様の皮膚の炎症で皮膚がむけて色が薄くなるので，red boyと呼ばれたのであろう．

マラスムスとは異なり，エネルギー不足は軽度だが，蛋白質欠乏が著しいため，エネルギー量が相対的に過剰となった状態である．エネルギー不足は軽度なのでマラスムスのような重度の低体重を示さない．血清アルブミン濃度が低下し，貧血がみられ，浮腫を伴うのが特徴である．初期には，皮下脂肪や筋肉は比較的よく保たれていて，一見太っているようにもみえる．肝腫大，脂肪肝や種々の内分泌障害を起こす．インドの研究者は，クワシオルコルの成因として，低蛋白質食よりも内分泌異常を重視している[43]．すなわち，マラスムスでは副腎皮質が低栄養に対して正常に反応し，筋蛋白質を分解して代謝を比較的正常に維持しているが，クワシオルコルでは血漿コルチゾル濃度を維持できず，代謝異常をもたらすと考えている．

クワシオルコルとマラスムスの鑑別診断を表5-11に示す．

2）蛋白質過剰

糖質や脂質とは異なり，蛋白質は蛋白質の形態でも遊離アミノ酸としても余分に貯蔵されな

いので，過剰に摂取された蛋白質は主に尿素として排泄されなければならない．ヒトの肝臓で尿素合成の最大量は 65 mg 尿素/時/kg 体重と報告されている[44]．この量は 70 kg のヒトでは約 250 g 蛋白質/日に相当し，蛋白質エネルギー比としては約 40 ％となる．蛋白質エネルギー比が 45 ％をこえると脱力感，悪心，下痢などを起こし，死に至ることもある（rabbit starvation）．

高蛋白質食摂取では血中尿素濃度が高値を示し，糸球体濾過量が増えると腎機能障害を起こすことが知られている．しかし，運動選手において 2.8 g/kg/日以下の摂取では，腎機能障害は観察されなかったという報告もみられる[45]．

高蛋白質食摂取，特に動物性蛋白質の多量摂取は尿中へのカルシウム排泄量を増加させ，カルシウム出納を負にすると報告されている．その要因として，含硫アミノ酸代謝などによる尿の酸性化が尿細管におけるカルシウム再吸収を低下させることが考えられている．このカルシウム出納に対する作用は，ひいては骨粗鬆症のリスクを高める可能性がある．しかし，蛋白質の摂取はカルシウム代謝と密接な関係があるリン摂取量にも影響し，また蛋白質は骨形成に重要であることから蛋白質代謝，カルシウム代謝と骨粗鬆症の関係は複雑であり総合的に理解する必要がある．実際，蛋白質摂取量と骨密度の相関を調査した疫学的研究の結果は一致していない．

その他，高蛋白質食摂取の影響として，インスリン抵抗性が増し，糖尿病になりやすいとの報告も見られる[46]．

現時点では，蛋白質の耐容上限量を策定し得る明確な根拠となる報告は十分でないことから，「日本人の食事摂取基準 2010 年版」でも，蛋白質の耐容上限量は設定されていない．成人においては年齢にかかわらず，蛋白質摂取は 2.0 g/kg 体重/日未満に留めるのが適当であるとされている[37]．1989 年発表の米国の蛋白質推奨量（RDA）の報告において，RDA（0.8 g/kg 体重/日）の 2 倍の 1.6 g/kg 体重/日を上限量の目安としている[47]．これらの量はトップアスリートにとっても十分な量であり，それ以上に摂取する利点はない．

3）先天性アミノ酸代謝異常

アミノ酸代謝酵素の欠損や腎・腸におけるアミノ酸吸収に関与する蛋白質の異常によりもたらされる．代謝できなかったアミノ酸の異常な増加，異常な代謝産物の蓄積，必要な代謝産物の欠乏などによる症状を現す．血中の当該アミノ酸濃度が上昇し，尿中への排泄が増加してアミノ酸尿（aminoaciduria）を起こす．

新生児期〜乳児期早期に治療を開始しないと重篤な後遺症をもたらすので早期に発見する必要がある．日本では，フェニルケトン尿症，メープルシロップ尿症，ホモシスチン尿症などに対して新生児マス・スクリーニング検査が行われる．

1 フェニルケトン尿症（phenylketonuria；PKU）

わが国では 8 万人に 1 人の割合で発生している．フェニルアラニンをチロシンに代謝するフェニルアラニン水酸化酵素（phenylalanine hydroxylase；PAH）の欠損による常染色体劣性遺伝疾患である．PAH 欠損でチロシンができないと，チロシンから生成するメラニン，カテコールアミンもつくられなくなる．これらの結果，血中のフェニルアラニン濃度上昇，チロシン濃度低下，ドパミン，ノルアドレナリン，アドレナリンの低下などを招き，中枢神経障害（痙攣，知能低下，脳波異常など）やメラニン欠乏による毛髪と皮膚の症状がみられる．

治療の基本はフェニルアラニンの摂取制限で，低フェニルアラニンミルク，低フェニルアラニン食を与える．

2 メープルシロップ尿症（maple syrup urine disease；MSUD）

分岐鎖 α-ケト酸脱水素酵素複合体欠損により発症する常染色体劣性遺伝疾患である．血中

表5-11 クワシオルコルとマラスムスの鑑別診断

	クワシオルコル	マラスムス
発症年齢	2〜3歳に多い	1歳までに多い
原因	蛋白質欠乏	エネルギー欠乏
身長に対する体重の低下	マラスムスより軽度	著明
皮下脂肪	存在	ほとんどなし
浮腫	あり	なし
皮膚病変	色素沈着異常など	ほとんどなし
毛髪の変化	色素脱出など	軽度
下痢	多い	多い
精神障害	あり	あり
肝腫大	多い	なし
血漿アルブミン濃度	低下	ほぼ正常
血漿アミノ酸 E/N 比	低下	正常
貧血	多い	まれ

〔新内科学体系第47巻B 代謝異常Ⅲ b, 中山書店（1977）, p.209〕

や尿中の分岐鎖アミノ酸と分岐鎖ケト酸の濃度が上昇し，カテコールアミンやセロトニンの生成が抑制される．ケトアシドーシスとなり，糖新生の障害により低血糖を起こす．尿はメープルシロップのにおいを呈する．中枢神経症状（痙攣，昏睡），筋力低下，嘔吐などがみられる．

食事療法においては，血漿分岐鎖アミノ酸濃度を目標範囲に維持するために，分岐鎖アミノ酸除去ミルクと通常のミルクを併用する．

③ ホモシスチン尿症（homocystinuria）

シスタチオニン合成酵素欠損により起こる常染色体劣性遺伝疾患である．血中のホモシスチンやメチオニンの濃度が上昇し，シスチンは低下する．中枢神経症状（知能障害，行動異常，脳波異常，痙攣），眼球異常（水晶体脱臼），血栓症などの異常がみられ，手足は細長い（高身長，くも状指）．

治療の基本は，メチオニン含量の少ない特殊ミルクとシスチン添加食の投与である．

④ その他

遺伝性高チロシン血症（チロシン代謝経路の3種類の酵素のいずれが欠損するかによりⅠ型，Ⅱ型，Ⅲ型に分かれる），高グリシン血症（グリシン開裂酵素欠損），シスチン尿症（シスチン-2塩基性アミノ酸輸送障害），ハルトナップ尿症（中性アミノ酸輸送障害），尿素回路異常症（尿素回路を構成する5つの酵素のいずれかの欠損）などがある．

（岸　恭一）

7. アミノ酸製剤

1）腎臓と蛋白質の役割

① 腎臓における蛋白質の再吸収

糸球体での濾過は size barrier と charge barrier によって行われている．腎臓では血清アルブミンなどが全く透過しないわけではなく，部分的に基底膜を通過し，尿中へと移動する．近位尿細管ではそれらを細胞内に取り込み，リソソーム（lysosome）内で分解し，アミノ酸として再吸収している．正常腎機能での尿中排泄は0.13 g/日程度であり，ほとんどが再吸収されている．

② 腎臓における蛋白質代謝の再吸収・排泄

蛋白質代謝の主要な最終産物は尿素である．通常の食事を摂取している健康な成人では約

300 mM 程度の尿素が尿中に含まれている．排泄量は蛋白摂取量によって異なるが，20 g 前後となることが多い．

尿素クリアランスは GFR（糸球体濾過量）の約 50 ％ 程度といわれる．濾過量の約 1/2 程度は再吸収されている．再吸収は近位尿細管で約 50 ％ が，残りのほとんどが集合管で行われる．

尿素クリアランスが GFR のほぼ 1/2 であるということは，腎障害により GFR が著しく低下した場合に，蛋白摂取制限を行わず，尿素産生速度が変わらないとすると血清尿素値が上昇する．GFR の低下が正常の 1/3 ～ 1/4 以下となると血中の尿素は著明に上昇する[48]．

3 腎機能と蛋白摂取量

日本人の一般成人に対する蛋白摂取推奨量は 0.90 g/kg/ 日で，高齢者では 1.06 g/kg/ 日とされている[37]．しかし，腎機能障害時には蛋白摂取を制限する必要がある．これは，腎機能障害に伴い血清尿素値が上昇するためだけではなく，蛋白制限を行うことが腎機能障害進行を抑制するためである．低蛋白食事療法では，尿毒症物質の産生・貯留を抑制し，末期腎不全および透析導入を遅延させることができることが報告されている．

4 慢性腎臓病の定義

近年では慢性腎臓病（CKD）という概念が確立されており，その定義を表 5-12 に示す．

5 CKD のステージ別蛋白摂取制限

CKD 症例であれば，その障害の程度に応じて蛋白摂取制限をすることが腎障害進行遅延という観点からは望ましい（「2 章 H-2 慢性腎臓病」参照）．

1）CKD ステージ 1, 2

腎機能障害の進行抑制効果に関しての報告はないが，米国の K/DOQI ガイドラインでは 0.8 g/kg/ 日の蛋白制限が推奨されており，1 日蛋白量が 0.5 g/ 日以上の症例では 0.8 ～ 1.0 g/kg/ 日の蛋白制限となっている[49]．

表 5-12　CKD の診断

CKD は下記の片方または両方が 3 か月以上持続することにより診断する
① 腎障害を示唆する所見（検尿異常，画像異常，血液異常，病理所見など）の存在
② GFR 60 mL/ 分 /1.73 m^2 未満

（日本腎臓学会編；エビデンスに基づく CKD 診療ガイドライン　2009, p.1, 東京医学社）

2）CKD ステージ 3

0.6 ～ 0.8 g/kg/ 日の蛋白制限とする．これは CKD ステージ 3 に相当する症例を含んだ研究で多くが 0.6 ～ 0.8 g/kg/ 日の蛋白制限が施行されており，腎障害の進行を抑制していることが報告されているためである．

3）CKD ステージ 4, 5

0.3 ～ 0.6 g/kg/ 日の蛋白制限が腎機能障害の進行を抑制したとの報告がある．しかし，窒素バランスを保つためには 0.58 g/kg/ 日の蛋白量が必要と報告されており，0.6 g/kg/ 日未満の蛋白制限では蛋白異化亢進の危険性もある．十分なカロリー摂取と必須アミノ酸欠乏に対する注意が必要となる[50]．

また，末期腎不全により透析導入に至った症例においては，透析により尿素窒素を除去できることから蛋白摂取制限を 1.2 g/kg/ 日程度とする．

6 蛋白推定摂取量

尿中尿素濃度および 1 日尿量，体重から蛋白質の推定摂取量が求められる．腎臓病や肝臓病などで蛋白質の摂取を制限しなければならない際に，この推定蛋白摂取量（estimated protein intake；EPI）を参考にしながら指導を行うことも可能である．

EPI
= 6.25 ×（尿中尿素濃度×尿量＋0.031 ×理想体重）

（小池　健太郎，宇都宮　保典）

2）肝臓と特殊アミノ酸製剤

1 肝臓とアミノ酸代謝

　肝臓は筋肉と並んで蛋白質代謝の主要な場である．アミノ酸から蛋白を合成する代謝経路が存在し，プロトロンビンなどの血液凝固因子やアルブミンが合成されている．また，アミノ酸自体の代謝経路も存在し，肝細胞障害マーカーとして用いられるaspartate aminotransferase（AST）や alanine aminotransferase（ALT）はアミノ基を転移する酵素である．脱アミノによって生じたアミノ基からアンモニアが生成され，アンモニアはさらに尿素サイクル（オルニチン回路）を介して効率的に尿素に変換されて尿中に排泄される．

　アミノ酸には非必須アミノ酸と必須アミノ酸があり，また生化学的性質から極性アミノ酸と非極性アミノ酸に分けることができる．前者はさらに酸性アミノ酸，中性アミノ酸，塩基性アミノ酸に分類され，また後者は脂肪族アミノ酸，芳香族アミノ酸（AAA：フェニルアラニン，チロシン），含硫アミノ酸に分類される．分岐鎖アミノ酸（BCAA：バリン，ロイシン，イソロイシン）は脂肪族アミノ酸に含まれるアミノ酸群である．

2 肝性脳症惹起物質

　非代償期肝硬変を主とする慢性肝不全や劇症肝炎を主とする急性肝不全時に，軽度の行動や性格の変化から高度の昏睡に至るまでの多彩な症状を呈することがある．これを肝性脳症という．

Ⅰ度：昼夜逆転，多幸気分，抑うつ，無関心
Ⅱ度：異常行動，指南力低下，傾眠傾向
Ⅲ度：興奮・せん妄状態，嗜眠状態，羽ばたき振戦
Ⅳ度：昏睡（痛み刺激に反応する）
Ⅴ度：深昏睡（痛み刺激に反応しない）

　従来は肝性脳症の主な原因としてアンモニアが重要視されていた．アンモニアは窒素化合物の脱アミノによって生じたアミノ基から産生される．消化管内でも腸内細菌によって産生され，産生されたアンモニアは消化管から吸収されて門脈に入り，肝臓で尿素サイクルを介して尿素に代謝される．肝機能障害により肝臓でのアンモニア代謝が低下した場合やアンモニアが門脈大循環シャントを通じて直接的に門脈から体循環に入った場合に高アンモニア血症が引き起こされて肝性脳症が起こるという考え方である．

　肝性脳症患者では高頻度に高アンモニア血症が認められること，高蛋白食の摂取や食道静脈瘤破裂による血液の消化管内流入といった，腸管内でアンモニア産生が増加する状況下で肝性脳症の増悪がみられること，低蛋白食の摂取，便秘の改善，抗生物質，乳酸菌・ビフィズス菌，ラクチュロース・ラクチトールの投与などにより消化管内のアンモニア産生を抑制すると肝性脳症が改善することから，アンモニアが肝性脳症の要因になっていることは間違いない．尿素サイクルの酵素欠損患者では肝性脳症と同様の症状が出現することも，このことを裏付けている．アンモニアは直接の神経毒であるとともに，脳内グルタミン代謝に影響を及ぼすとされる．

　その他に低級脂肪酸，メルカプタン，内因性ベンゾジアゼピン，γアミノ酪酸（GABA）などが脳症惹起物質として検討されてきた．これらは偽神経伝達物質として作用すると考えられている．

3 肝性脳症とアミノ酸異常

　フィッシャーらは肝硬変患者における血中アミノ酸濃度を分析し，健常者の血液中の分岐鎖アミノ酸と芳香族アミノ酸のモル比はほぼ1：1であるが，肝硬変が進行するにつれて分岐鎖アミノ酸が減少し，芳香族アミノ酸が増加することを示した[51]．筋肉におけるアミノ酸代謝には分岐鎖アミノ酸が多く使用されるが，肝臓におけるアミノ酸代謝では芳香族アミノ酸も分岐鎖アミノ酸も同程度に利用されると考えられている．このため，肝機能障害時には分岐鎖アミノ酸は減少し，芳香族アミノ酸が増加すると考えられる．またフィッシャーらは，これらのモル比の低下と肝性脳症の程度が密接に関連することを報告した．これをフィッシャー比（BCAA/

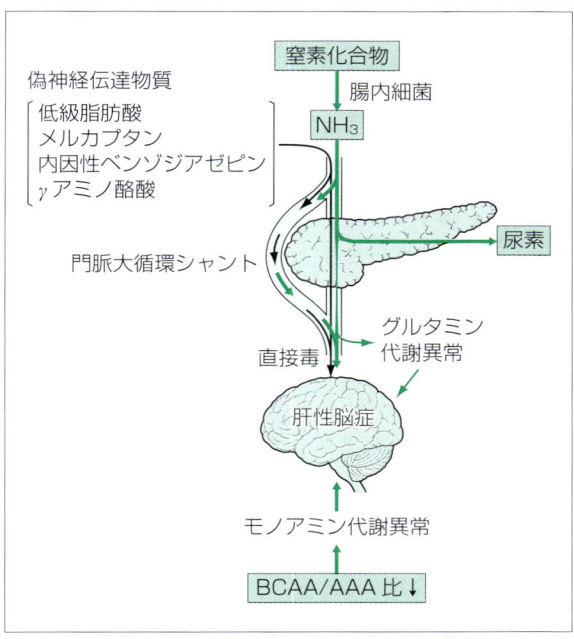

図 5-7　肝性脳症とアミノ酸異常

AAA）と呼ぶ．さらに，分岐鎖アミノ酸に富んだ輸液を作製して肝性脳症患者に投与したところ，症状が劇的に改善することが明らかになった．この組成の輸液はフィッシャー液と呼ばれている．この研究以降，肝性脳症と血中アミノ酸比の関連について多くの研究がなされ，アミノ酸バランスの乱れが肝性脳症の1つの要因であるという説が受け入れられるようになった．しかしながら，急性肝不全におけるフィッシャー液の効果は限られていることから，上記の機序についてはさらなる検討が必要である[52]．

アミノ酸が脳血液関門を通過する際には，分岐鎖アミノ酸や芳香族アミノ酸は共通の担体によって輸送される．肝不全時のアミノ酸代謝異常は脳内モノアミン代謝異常を引き起こすことが推測され，それによって肝性脳症が発現するのではないかと考えられる．低カリウム血症や脱水などが脳症の増悪因子として知られているが，これらは細胞内外の輸送に影響を及ぼすためと考えられる（図5-7）．

4　特殊アミノ酸製剤

分岐鎖アミノ酸の投与が肝性脳症の改善をもたらすことから，フィッシャー液と類似の組成の治療薬が臨床的に用いられるようになった[53]．総称して特殊アミノ酸製剤と呼ぶ．肝性脳症時にまず用いられるのは，アミノレバン®やモリヘパミン®といった輸液製剤である．通常は500〜1,000 mLを数時間かけて点滴投与する．非代償期肝硬変患者にみられる肝性脳症では短時間に著明な改善がみられることが多い．しかし，これらの液は酸性であることから，大量に長期投与を続けると代謝性アシドーシスになることがある．また，飢餓状態が続いた場合には，体蛋白の分解による窒素負荷がかかっているので，ブドウ糖含有液との併用を考慮する必要がある．

外来通院をするためには輸液だけに頼ることはできず，経口製剤に切り替えた方が便宜的である．経口製剤としてヘパンED®やアミノレバンEN®（50 g中 L-イソロイシン1.9225 g，L-ロイシン2.037 g，L-リジン塩酸塩0.2425 g，L-トレオニン0.133 g，L-バリン1.602 g，L-アルギニン塩酸塩0.302 g，L-塩酸ヒスチジン0.1875 g，L-トリプトファン73.5 mg，ゼラチン加水分解物6.5 g，コメ油3.5 g，デキストリン31.05 g，その他，各種ビタ

ミン，ミネラル，微量元素）といった薬剤がある．これらはBCAAのほかにもアミノ酸や各種ミネラル，ビタミンを含有しており，肝性脳症を予防しつつ，栄養状態の改善を図るものである．いずれにしても，低蛋白食の摂取，便秘の予防，ラクチュロース投与などの対策を講ずることが基本であり，その上で特殊アミノ酸製剤を投与すべきである．

　一方で，肝硬変における蛋白代謝異常として低アルブミン血症がある．アルブミンは肝臓で産生される蛋白であり，肝硬変では合成が低下するからである．このため，その材料となるアミノ酸を十分に摂取することが望ましいが，上記のように蛋白を過重に負荷すると高アンモニア血症を増長するので好ましくない．そこで経口特殊アミノ酸製剤が用いられることがある．リーバクト顆粒®（4.15g中L-イソロイシン952mg，L-ロイシン1,904mg，L-バリン1,144mg）などである．外来通院し通常に食事をしているが低アルブミン血症を伴う肝硬変患者が対象となっている．QOLを改善するとの報告がみられているが，長期予後に対する効果は必ずしも明らかではない[54, 55]．

▶おわりに

　特殊アミノ酸製剤は非代償期肝硬変患者の生活の質（QOL）を向上させることができる．他の治療法とうまく組み合わせることが重要である．

（佐藤　千史）

引用文献

1) Matthews DM, et al: .Intestinal absorption of peptides. Physiol Rev, 55, 1975, pp.537-608.
2) Waterlow J : Protein Turnover. CABI, Oxfordshire, 2006.
3) Millward DJ : A protein-stat mechanism for regulation of growth and maintenance of the lean body mass. Nutr Res Rev, 8, 1995, pp.93-120.
4) Rose WC : The amino acid requirements of adult man. Nutr Abst Rev, 27, 1957, pp.631-47.
5) Shimizu M, Son DO : Food-derived peptides and intestinal functions. Curr Pharm Des, 13, 2007, pp.885-95.
6) 内藤　博：カゼインの消化時生成するホスホペプチドのカルシウム吸収促進機構．日本栄食誌, 39, 1986, pp.433-39.
7) Sugano M, Goto S, Yamada Y, et al : Cholesterol-lowering activity of various undigested fractions of soybean protein in rats. J Nutr, 120, 1990, pp.977-85.
8) Rutherfurd-Markwick KJ, Moughan PJ : Bioactive peptides derived from food. J AOAC Int, 88, 2005, pp.955-66.
9) Grimble GK : The significance of peptides in clinical nutrition. Annu Rev Nutr, 14, 1994, pp.419-47.
10) Vazquez JA, Paleos GA, Steinhardt HJ, et al : Protein nutrition and amino acid metabolism after 4 weeks of total parenteral nutrition with a mixture of 14 dipeptides : serendipitous observations on effects of sepsis in baboons. Am J Clin Nutr, 44, 1986, pp.24-32.
11) 吉川敏一，大澤俊彦 監：アンチエイジングと機能性食品-今なぜバイオマーカーか，シーエムシー出版, 2006.
12) 白川修一郎：睡眠に関する機能性食品．機能性食品と薬理栄養, 5 (1), 2008, pp.31-36.
13) 日本睡眠学会編：睡眠ハンドブック, 朝倉書店, 2002, pp.23-41.
14) Yamadera W, et al : Glycine ingestion improves subjective sleep quality in human volunteers, corelatong with polysomnographic changes. Sleep and Biological Rhythms, 5, 2007, pp.12-13.
15) 福田正博，ほか：機能性食品の市販後調査研究-不眠傾向者に対するグリシン摂取の安全性と有用性の検討．日臨内科医会誌 22 (5), 2008, pp.578-84.
16) 河合信宏, ほか：ラットにおいてグリシンは末梢血流量を増加させ,深部体温を低下させる．日本睡眠学会誌, 第32回集会抄録, 2007, p.188.
17) 長尾健児, ほか：健常人においてグリシンは深部体温を低下させる．日本睡眠学会誌, 第32回集会抄録, 2007, p.160.
18) 岸　恭一：食品タンパク質の栄養評価法．「タンパク質・アミノ酸の新栄養学」, 講談社, 2007, pp.96-109.

19) Block RJ and Mitchell HH : The correlation of the amino acid composition of proteins with their nutritive value. Nutr Abst Rev, 16, 1946-1947, pp.249-78.
20) FAO/WHO : Energy and Protein Requirements. Report of a Joint FAO/WHO Ad Hoc Expert Committee. Geneva, 1973.
21) FAO/WHO/UNU : Energy and Protein Requirements. Report of a Joint FAO/WHO/UNU Expert Consultation. Geneva, 1985.
22) FAO : Protein Quality Evaluation. Report of the Joint FAO/WHO Expert Consultation, Rome, 1991.
23) WHO/FAO/UNU : Protein and Amino Acid Requirements in Human Nutrition. Report of a Joint WHO/FAO/UNU Expert Consultation, Geneva, 2007.
24) Gibson RS : Principles of Nutritional Assessment. Oxford University Press; 2nd. ed.. New York, 2005.
25) Leverton RM, Johnson N, Ellison J, et al : The quantitative amino acid requirements of young women. IV Phenylalanine, with and without tyrosine. J Nutr, 58, 1956, pp.341-53.
26) Kurpad AV, Regan MM, Varalakshmi S, et al : Effect of cystine on the methionine requirement of healthy Indian men determined by using the 24-h indicator amino acid balance approach. Am J Clin Nutr, 80, 2004, pp.1526-35.
27) Fürst P : Conditionally indispensable amino acids (glutamine, cyst(e)ine, tyrosine, arginine, ornithine, taurine) in enteral feeding and the dipeptide concept. in Proteins, Peptides and Amino Acid in Enteral Nutrition. Fürst P and Young V eds, pp.199-219, Karger, Basel, 2000.
28) Harper AE, Benevenga NJ, Wohlhueter RM : Effects of ingestion of disproportionate amounts of amino acids. Physiol Rev, 50, pp.428-558, 1970.
29) Elvehjem CA : Amino acid imbalance. Fed Proc 15, 1956, pp.965-70.
30) FAO/WHO : Protein Requirements. Report of a Joint FAO/WHO Expert Group. Geneva, 1965.
31) Munro HN : Carbohydrate and fat as factors in protein utilization and metabolism. Physiol Rev, 31, 1951, pp.449-88.
32) 岸　恭一「タンパク質代謝とエネルギー代謝の相互作用」タンパク質・アミノ酸の科学, 工業調査会, 2007, pp.179-209.
33) 岸　恭一：運動・スポーツと蛋白質代謝. 臨床スポーツ医学, 13（臨時増刊号）, 1996, pp.61-67.
34) Kido Y, Tsukahara T, Rokutan K, Kishi K : Recommended daily exercise for Japanese does not increase the protein requirement in sedentary young men. J Nutr Sci Vitaminol, 43, 1997, pp.505-14.
35) Kido Y, Tsukahara T, Rokutan K, et al. : Japanese dietary protein allowance is sufficient for moderate physical exercise in young men. J Nutr Sci Vitaminol 43, 1997, pp.59-71.
36) Rand WM, Pellett PL, Young VR : Meta-analysis of nitrogen balance studies for estimating protein requirements in healthy adults. Am J Clin Nutr, 77, 2003, pp.109-27.
37) 「日本人の食事摂取基準」策定検討会：「日本人の食事摂取基準」策定検討会報告書. 厚生労働省, 2009.
38) Pencharz PB, Ball RO : Different approaches to define individual amino acid requirements. Annu Rev Nutr 23, 2003, pp.101-16.
39) Heaney RP, Layman DK : Amount and type of protein influences bone health. Am J Clin Nutr, 87, 2008, pp.1567S-70S.
40) Carroll KK : Dietary protein in relation to plasma cholesterol levels and atherosclerosis. Nutr Rev, 36, 1978, pp.1-5.
41) 井上五郎, 岸　恭一：「低栄養, 栄養失調」新内科学大系 第47巻 B 代謝異常Ⅲ b, 中山書店, 1977, pp.176-221.
42) Williams CD : Kwashiorkor. Lancet, 226, 1935, pp.1151-52.
43) Rao KS : Evolution of kwashiorkor and marasmus. Lancet, 303, 1974, pp.709-11.
44) Rudman D, DiFulco TJ, Galambos JT, et al. : Maximal rates of excretion and synthesis of urea in normal and cirrhotic subjects. J Clin Invest, 52, 1973, pp.2241-49.
45) Poortmans JR, Dellalieux O : Do regular high protein diets have potential health risks on kidney function in athletes? Int J Sport Nutr Exerc Metab, 10, 2000, pp.28-38.
46) Metges CC, Barth CA: Metabolic consequences of a high density-protein intake in adulthood: assessment of the available evidence. J Nutr, 130, 2000, pp.886-89.

47) Food and Nutrition Board, Institute of Medicine : Dietary reference intakes for energy, carbohydrate, fiber, fat, fatty acids, cholesterol, protein, and amino acids.　National Academies Press, Washington, D.C., 2002.
48) Kassirer, and Gennari : Disease of the kidney, p.49, Litlle Brown, 1979.
49) National Kidney Foundation, K/DOQI Clinical Practice Guidelines for chronic kidney diseace : Am J kidney Dis, 39, 2002, pp.81-266.
50) 日本腎臓学会編；エビデンスに基づくCKD治療ガイドライン 2009, 東京医学社, 2009.
51) Fisher JE, Baldessarini RJ : False neurotransmitters and hepatic failure. Lancet, 2, 1971, p.75.
52) Morgan MY : Branched-chain amino acids in the management of chronic liver disease. Facts and fantasies. J Hepatol, 11, 1990, p.133.
53) Moriwaki H : Protein-energy malnutrition in liver cirrhosis. J Gastroenterol, 37, 2002, pp.578-79.
54) Muto Y, Sato S, Watanabe A, et al : Long-term Survival Study Group : Effects of oral branched-chain amino acid granules on event-free survival in patients with liver cirrhosis. Clin Gastroenterol Hepatol, 3, 2005, pp.705-13.
55) Charlton M : Branched-chain amino-acid granules : can they improve survival in patients with liver cirrhosis? Nature Clin Prac Gastroenterol Hepatol, 3, 2006, pp.72-73.

section 6 ビタミン
vitamin

6-1 ビタミン総論

1) ビタミン前史

ビタミンの存在が医学的に推測されはじめたのは18世紀の英国海軍における壊血病の蔓延が端緒であろう．艦船の進歩とともに洋上活動による艦内拘束が長期化した水兵に壊血病が多発し，伝染病が疑われたにもかかわらず食事内容がよい士官には発症しなかった事実などから，果実の給与による壊血病予防策が確立されている．日露戦争（1904〜05）当時，ビタミンについての知識はなく，旅順に籠城したロシア軍に壊血病が蔓延している[1]．

わが国においては白米が常食習慣となった江戸中期以降の江戸において脚気が多発し明治以降も結核とともに国民病となりこの傾向は第二次大戦直後まで続いている．明治の陸海軍草創期には兵役の3人に1人が脚気に罹患していたというデータが芦田によって紹介されている[2]．

海軍では軍医大監高木兼寛による介入研究の結果，兵食を洋風に改めることにより脚気を克服できたが，浮腫の原因を蛋白質の摂取不足と考え，ビタミンの存在には着目していない．陸軍では，その対策として主食の白米に麦を混じた1885（明治18）年以降，軍内の脚気の根絶に成功しており，この予防法は現在も刑務所の献立などに受け継がれている．将兵の健康管理は武力維持のための最重要課題であるため，軍隊における栄養学は重要視され，さまざまな疫学的研究が盛んに行われている．

軍隊は，若年健常者が同一環境下で，栄養需給（食事ならびに兵業）が画一化されているという栄養学的疫学研究の条件が揃っている．筆者も資料研究によって栄養失調死の経過についての一端を解析しえた[3]．

2) ビタミン史

ビタミンが化学的に究明されるようになった時期は，X線検査装置や心電計の開発など近代医学の黎明と時期を同じくしている．その化学的探究は極めて急で，1915年には脂溶性のビタミンAと水溶性のビタミンBに分けられ，次いでビタミンCが加わった．

その後ビタミンBは易熱性のB_1と耐熱性のB_2に区分された．このB_2から単離されたのが現在のB_2以下B_{12}までの7種である．現在"ビタミン"として認知されているのは脂溶性ビタミンA，D，E，Kと，水溶性ビタミンとしてB群8種類およびビタミンCである．生命の円滑な維持に不可欠な未知の栄養素としてのビタミンが最初に単離されたのがビタミンB_1で1911年，その結晶が単離されたのが1926年，ビタミンB_{12}が単離されたのが1948年，その化学構造が決定されたのが1954年である．

その間，数多くの化合物がビタミンとして報告された（表6-1-1）が，例えば多価不飽和脂肪酸は必須アミノ酸と同様に体内では合成はできず，経口摂取が必須であるが三大栄養素の構成成分で，その量も多いことなどから"必須脂肪酸"としてビタミンには含めないようになって

いる.このほかにもイノシトールやユビキノン,リポ酸なども,ビタミンとして報告されながら現在は"ビタミン様作用物質"に区分されている[4].

3) 臨床での問題点

ビタミンの一部は体内で合成されるが,原則として体外から経口摂取する必要があり,その円滑な機能発現には,①摂取する食品中の各種ビタミンの含有量およびその調理・加工による残存率,②消化管からの吸収や腸内での合成の効率,③生体内での利用効率,特にレセプターの機能,④生体の需要量,⑤体内貯留および体外への排泄,などの問題点を考慮する必要がある.乳幼児や高齢者の生理学的特性とビタミンの必要量との関係も重要である.

4) ビタミン欠乏症

摂取量不足については現在のわが国における食料事情では旧来のようないわゆる栄養失調に伴う欠乏症はまれとされているが栄養失調を疑わせる高齢者は極めて多いこと,そしてさらなる増加が懸念されている.高齢者の診療に当たっては常に欠乏症を念頭に置くべきである[5].

水溶性ビタミンは脂溶性ビタミンと異なり排泄が速いため過剰症になりにくい反面,毎日規則的に摂取する必要がある.したがって極端な偏食,節食や生活の乱れを原因とする相対的不足が若年者においてもしばしば認められている.

抗生物質による腸内細菌の変化や,吸収を阻害する薬剤の服用,胃切除や小腸疾患などによる吸収障害も欠乏症の原因となる.近年汎用されるH_2ブロッカーの連用に際しては葉酸やビタミンB_{12}の欠乏に留意すべきである.

また妊娠やアルコールの多飲などはビタミンの需要亢進によって欠乏症の原因となるのみならず,低アルブミン血症を伴いやすいため,欠乏症状が増強しやすい.

5) ビタミン過剰症

脂溶性ビタミンは体内蓄積のため過剰症になることに留意しなければならない.わが国の現状では極端な特異的偏食がないかぎり,食品からの過剰摂取はありえない.今日の過剰症は,ビタミンの大量療法や長期的服用で生じる.現在ではビタミンに対する誤った知識の流布やサプリメントの普及によるビタミンの過剰摂取が原因となっていることに留意すべきである.

6) ビタミン依存症

血中ビタミン量が容易に測定できるようなるとともに,まれではあるが通常の摂取量では血中のビタミン量が基準値であるにもかかわらず欠乏症状を生じ,大量投与でその症状が改善する"依存症"がビタミンB群すべてとビタミンDで指摘されている.補酵素への変換や補酵素とアポ酵素との結合が先天的に障害されるためと考えられており,一般にビタミンの大量療法が行われる[6].

(高田　和夫,佐久間　長彦)

引用文献

1) 陸戦史研究普及会編:陸戦史集11-旅順,原書房,1969, p.137.
2) 芦田　淳:食生活と栄養,同文書院,1991, pp.232-40.
3) 高田和夫,ほか:栄養失調死(餓死),教と医,50(4),2005, pp.241-50.
4) 日本ビタミン学会編:ビタミンの事典,朝倉書店,2004, pp.1-15.
5) 杉山みち子,ほか:栄養―評価と治療,17,2000, p.553.
6) 山口　徹,ほか編:今日の治療指針 2007年版(ポケット版),医学書院, pp.530-31.

表6-1-1 ビタミン登録一覧

登録名	ビタミン名	化合物名	
ビタミン A_1	ビタミン A	レチノール	脂溶性ビタミン
ビタミン A_2		淡水魚の肝臓抽出物	

ビタミンB群	別称	化合物名	
ビタミン B_1		チアミン	水溶性ビタミン
ビタミン B_2	ビタミン G	リボフラビン	水溶性ビタミン
ビタミン B_3	ビタミン P	ナイアシン	水溶性ビタミン
ビタミン B_4		アリギニン,シスチン	
ビタミン B_5		パントテン酸	水溶性ビタミン
ビタミン B_6		ピリドキシンほか	水溶性ビタミン
ビタミン B_7	ビタミン H	ビオチン	水溶性ビタミン
ビタミン B_8		アルデニン酸	
ビタミン B_9	ビタミン M	葉酸	水溶性ビタミン
ビタミン B_{10}	ビタミン R	(葉酸などの混合物)	―
ビタミン B_{11}	ビタミン S	(葉酸類似化合物)	―
ビタミン B_{12}		シアノコバラミン	水溶性ビタミン
ビタミン B_{13}		オロット酸	☆
ビタミン B_{14}		(B_{10}とB_{11}の混合物)	―
ビタミン B_{15}		パンガミン酸	☆
ビタミン B_{16}		(不明)	
ビタミン B_{17}		アミグダリン	
ビタミン B_{22}		アロエベラ抽出物	
ビタミン B-c		葉酸(ビタミン B_9)	―
ビタミン B-h		イノシトール	☆
ビタミン B-p		不明	―
ビタミン B-t		L-カルニチン	☆
ビタミン B-w		ビオチン(ビタミン B_7)	―
ビタミン B-x		パラアミノ安息香酸	☆

登録名	ビタミン名	化合物名	
ビタミン C	ビタミン C	アスコルビン酸	水溶性ビタミン
ビタミン D_1	ビタミン D	エルゴカルシフェノール	脂溶性ビタミン
ビタミン D_2			
ビタミン D_3			
ビタミン D_{4-7}			
ビタミン E	ビタミン E	α-トコフェロール	脂溶性ビタミン
ビタミン F		多価不飽和脂肪酸(必須脂肪酸)	
ビタミン G		ビタミン B_2と同じ	―
ビタミン H		ビオチン(ビタミン B_7)	―
ビタミン I		(米糠抽出物質―純粋化できず)	―
ビタミン J		(カテコール―純粋化できず)	―
ビタミン K_1	ビタミン K	フィロキノン	脂溶性ビタミン
ビタミン K_2		メナキノン	
ビタミン K_{3-7}		合成物質	
ビタミン L_1		アントラニル酸	―
ビタミン L_2		アデニルチオメチルペントース	
ビタミン M		葉酸(ビタミン B_9)	―
ビタミン N		α-リポ酸(チオクト酸)	☆
ビタミン P		フラボノイド(当初は B_3?)	☆
ビタミン Q		ユビキノン(C_oQ_{10})	☆
ビタミン R		ビタミン B_{10}	―
ビタミン S		ビタミン B_{11}	―
ビタミン T		テゴチン	
ビタミン U		塩化メチルメチオニンスルホニウム	☆
ビタミン V		ニコチンアミドアデニンジヌクレオチド	―

☆:「ビタミンの事典」に紹介されているビタミン様作用物質

6-2 水溶性ビタミン―ビタミンB群8種とビタミンC
water-soluble vitamins

1) ビタミン名

水溶性で糖質をエネルギーに変える作用に寄与する化合物をB群としたため,多くの化合物がB群として登録された(表6-1-1)が,その後の検証でいろいろ整理された.B_1～B_{12}の間に欠番があるのはそのためである.これらB群はビタミン名が汎用される場合と化合物名が汎用される場合とがあり,一般にはB_1(チアミン),B_2(リボフラビン),B_6(ピリドキサールなど),B_{12}(コバラミン)はビタミン名を,その他のナイアシン(ビタミンB_3),パントテン酸(ビタミンB_5),ビオチン(ビタミンB_7),葉酸(ビタミンB_9)は化合物名が用いられる.日本薬局方ではビタミン名を避ける傾向にある.

2) 活性および作用

ビタミンB群の活性および作用については,表に示した(表6-2-1).

3) 食品に含まれるビタミンB群

ビタミンB群8種については一般的食事を習慣的に摂取するかぎり,摂取不足をきたすことは考えられない.ただしわが国のように白米の常食を習慣とする場合,B_1の不足は恒常的に留意し続ける必要がある(表6-2-2).

また,食品の自然栽培と促成栽培との差異,常温・低温・冷凍など保存状態の差異,加工・調理など条件によってそのビタミン含有量が異なることにも留意する必要がある.

4) ビタミンB群の複合欠乏症

B群は複合欠乏症をきたすので,食事摂取に際してはB群全体のバランスに留意する必要がある.

B_1,B_2,ナイアシン,パントテン酸,ビオチンは糖質代謝に,B_2,ナイアシン,パントテン酸は脂質代謝に,B_6,葉酸,B_{12}はホモシステイン代謝にそれぞれ関与しているため,それらB群の1つの欠乏は複合欠乏をきたすことになる.

また,一般に生体への取り込み過程や補酵素としての機能を発揮するための生化学反応には蛋白質の存在が重要で,低蛋白血症では何らかの相対的欠乏症状を生じやすい可能性は否定できない.したがって三大栄養素の摂取が充足していることがビタミン欠乏症予防の前提である.

5) ビタミンの必要量

ビタミンの欠乏症予防のための推定必要量や推奨量は厚生労働省策定の「日本人の食事摂取基準」に年齢別にその必要量が提示されている.ビタミンの推定必要量は一般に欠乏症を発症しない最小量から定めるが,正確な摂取量の測定や調理・加工による損失の疫学的算定は困難を極める.生活習慣による必要量の差異や個人差にも不明な点がなお多く,特に,高齢者の必要量についてはなお検討が必要で,老年栄養学分野における今後の研究課題である[1].

6) 調理後のビタミン残存量

水溶性ビタミンは,その特性から調理によっ

表 6-2-1 ビタミン B 群の活性型および作用

ビタミン名	化合物名	活性型	作用
ビタミン B_1	チアミン	チアミンニリン酸（TDP） チアミン三リン酸（TTP）	糖代謝系酵素（トランスケトラーゼ，ピルビン酸脱水素酵素，α-ケトグルタル酸脱水素酵素）の補酵素 アセチルコリンの遊離促進に関与
ビタミン B_2	リボフラビン	フラビンモノヌクレオチド（FMN） フラビンアデニンジヌクレオチド（FAD）	酸化還元系の補酵素 フラビン酵素の補酵素 脂質抗酸化作用
ナイアシン（ビタミン B_3）	ニコチン酸 ニコチンアミド[*1]	ニコチンアミドアデニンジヌクレオチド（NAD） およびそのリン酸型（NADP）	酸化還元系および電子伝達系に関与 血清コレステロール低下 血管拡張や顔面紅潮など flashing
パントテン酸（ビタミン B_5）	パントテン酸	補酵素 A（CoA）	糖，脂質，エネルギー代謝に関与 アセチル CoA は蛋白質の立体構造に関与
ビタミン B_6	ピリドキシン（PN） ピリドキサミン（PM） ピリドキサール（PL）	それぞれのリン酸型 （PNP, PMP, PLP）	アミノ酸代謝酵素の補酵素
ビオチン（ビタミン B_7）	ビオチン	ビオチン	糖新生，TCA 回路，脂肪酸の炭素鎖伸長，ロイシン分解各カルボキシラーゼの補酵素
葉酸（ビタミン B_9）	葉酸	テトラヒドロ葉酸（THF）	核酸合成に関与 アミノ酸合成に関与
ビタミン B_{12}	コバラミン （シアノコバラミン[*2]）	アデノシルコバラミン メチルコバラミン	メチルマロニル CoA ムターゼの補酵素 メチオニン合成酵素の補酵素

[*1]：ニコチンアミド nicotin amide $C_6H_6N_2O$：日本薬局方ではニコチン酸アミド
[*2]：シアノコバラミン：生体からのコバラミン抽出時の人工産物

て溶出する．溶出率はビタミンの種類と調理方法で異なる．

　野菜におけるビタミン B_1 については，根菜，葉菜，豆類いずれにおいても，適度な調理後の残存率は約 80 ％だが，煮汁に約 15 ％溶出している．

　調理後のビタミン C 残存率をほうれんそうについてみると，5 分間ゆでた場合のビタミン C 残存率は約 50 ％である．蒸したり炒めたりした場合には約 75 ％残存している．ビタミン C が加熱調理によってほとんど失われるという先入観は捨てるべきであるとともに，調理方法で残存率が異なることも認識すべきである（表6-2-3）[2]．

表 6-2-3　ビタミンB群の摂取推奨量・調理損失率

ビタミンB群	摂取推奨量 推定平均必要量×1.2	調理損失 最大値（％）
ビタミン B_1	0.54 mg/1,000 kcal	80
ビタミン B_2	0.50 mg/1,000 kcal	75
ナイアシン	5.8 ngNE[*1]/1,000 kcal	75
パントテン酸	6 mg/日（目安量[*2]）	50
ビタミン B_6	0.023 mg/g 蛋白質	40
ビオチン	45 μg/日	60
葉酸	240 μg/日	100
ビタミン B_{12}	2.4 μg/日	

[*1]：ナイアシン当量（NE）＝ニコチンアミド＋ニコチン酸＋1/60 トリプトファン（mg）
[*2]：パントテン酸欠乏症を実験的に再現できず，推定平均必要量不明なため

表6-2-2 ビタミンB群をバランスよく摂取するための食材選択の目安(ビオチンは略)

食品名(☆)は代替品	重量	エネルギー(kcal)	B_1 (mg)	B_2 (mg)	ナイアシン (mgNE)	パントテン酸 (mg)	B_6 (mg)	葉酸 (μg)	B_{12} (μg)
摂取基準(成人女子)		2,000	1.10	1.20	12.0	5.00	1.10	240	2.4
米・玄米 (1:1) 朝夕茶碗に軽く1杯	320 g 160 g×2	533	0.29	0.05	5.0	1.44	0.23	13	0
朝夕の主食として精米と玄米を等量配合しても、B_1摂取量は推奨摂取量の26%に過ぎない									
(ライ麦パン☆) (6枚切り1枚)	60 g	158	0.10	0.04	0.8	0.28	0.05	20	0.05
朝の主食をライ麦パンにした時、B_1摂取量は推奨摂取量の23%となる									
豚ロース一手のひら大	80 g	210	0.55	0.12	5.8	0.78	0.26	1	0.2
(牛ロース☆)	80 g	(374)	(0.04)	(0.10)	(2.6)	(0.58)	(0.15)	(3)	(0.7)
B群をバランスよく摂取するという観点に立てば、牛肉より豚肉を選択すべきである									
牛乳/コップ1杯	200 mL	134	0.08	0.30	0.2	1.10	0.06	10	0.6
鶏卵/中1個	50 g	76	0.03	0.22	0.1	0.73	0.04	22	0.5
牛乳+鶏卵		210	0.11	0.52	0.3	1.83	0.10	32	1.1
牛乳と鶏卵はB群摂取のための補助食品として優れた食品と評価できる									
あじ	180 g	218	0.18	0.36	9.7	1.26	0.72	22	1.3
ほうれんそう/ゆで	80 g	20	0.04	0.09	0.2	0.10	0.06	88	0.0
キャベツ/生	60 g	14	0.02	0.02	0.1	0.13	0.07	47	0.0
みかん/中1個	100 g	46	0.10	0.03	0.3	0.23	0.06	22	0.0
計(充足率)		1,251*1 (63%)	1.25 (117%)	1.19 (99%)	21.4 (178%)	5.77 (115%)	1.50 (125%)	225 (94%)	2.65 (110%)

*:味噌汁や漬け物などの常用食品は塩分との関係で省略。
*1:残り750 kcalは昼食で充当し、その際にはB群を考慮する必要なし。

(食品成分研究会編:五訂増補 日本食品成分表 第2版,医歯薬出版,2006.をもとに管理栄養士中村美保作成)

7）ビタミンB群とビタミンCの欠乏症

1 ビタミンB_1（チアミン）欠乏症

摂取量の不足，吸収効率の低下，利用効率の低下，需要亢進が原因となる．典型的欠乏症は脚気およびウェルニッケ脳症である．わが国における現在の生活水準では摂取量の不足は考え難いが，独居高齢者にみられる"食"に対する意欲の低下や若年者にもみられる極端な偏食や節食，あるいは過激な運動と清涼飲料水の過飲，アルコールの多飲などにより，現在もなお潜在的ビタミンB_1不足は多いと考えておくべきであろう．この場合，蛋白質摂取量が不足した時に，症状の発現が早まると考えられる．また加齢とともに増加する心不全の管理においてもB_1補給は忘れがちな項目である[3]．

【脚気の症状】　労作時の心悸亢進，徐脈，最低血圧の低下，胸部X線像の心陰影拡大などの循環器症状，浮腫，および下肢の腱反射減弱や知覚異常から始まる神経症状を三主徴とする．特に前二者を呈するものを湿型〔wet beriberi（東洋型）〕，浮腫がなく末梢神経症状を主とするものを乾型〔dry beriberi（西洋型）〕と区分したり，三主徴から衝心型，浮腫型，筋萎縮型と呼ぶ場合もある．

【ウェルニッケ脳症の症状】　慢性アルコール中毒患者に多く，脚気が末梢神経障害を呈するのに対して中枢神経障害を呈する．眼球運動麻痺が初期の典型的症状で，進行とともに歩行運動失調，失見当識，記銘力低下などをきたし，重症化してコルサコフ症候群に至る．

脚気と異なり，中枢神経に障害を生じるメカニズムは明らかではない．

【ビタミンB_1負荷試験】　B_1欠乏症に際して，その欠乏様式の鑑別にはB_1負荷試験を行う．B_1 20 mgの皮下注射前および注射30分後，60分後に血中総ビタミンB_1と血中チアミンリン酸エステルを測定するとともに3時間の蓄尿を行い，尿中のB_1量も測定する．

通常のB_1不足（単純型）であれば負荷前の血中B_1は低値で，負荷後の血中総ビタミンB_1およびチアミンリン酸エステルは増加する．尿中B_1量は増加しない．

負荷後の血中総ビタミンB_1は増加するが血中チアミンリン酸エステルは増加しない場合はリン酸化障害型，血中の総ビタミンB_1，チアミンリン酸エステルともに高値となればレセプター障害が疑われる．後二者ではB_1の尿中への排泄が著増している[4]．

2 ビタミンB_2（リボフラビン）欠乏症

リボフラビンの不足の原因としては，摂取量不足のほかに抗生物質の経口投与による腸内細菌の合成量の低下，抗精神薬クロルプロマジンの服用による遊離型の増加による尿中排泄の増加，ストレスによる需要増加などがある．

【症　状】　脂漏性皮膚炎や口角炎，舌炎，口内炎などの皮膚症状，涙分泌低下や眼精疲労などの眼症状がある．リボフラビンの不足はビタミンB_6や葉酸の作用を阻害して複合ビタミン欠乏症となる．

3 ナイアシン欠乏症：ペラグラ

ナイアシン欠乏は生体内でトリプトファンからニコチンアミドへの合成阻害によって生じる．

【ペラグラによる死亡者】　18世紀からとうもろこしを主食とする地方で多発するようになり，20世紀初頭からは米国でも多発してその死亡者は1930年頃をピークに第二次大戦中まで存在し，ニコチン酸による治療法が普及して根絶された．

【症　状】　3D〔皮膚症状（dermatitis），消化器症状（diarrhea）および精神神経症状（dementia）〕または4D〔3D＋死（death）〕がある．

皮膚症状は日光に曝される前腕，顔面，頸部に瘙痒感を伴う紅斑で，水疱，落屑を生じ，再燃反復する．頸部のネクタイ様紅斑をカザールの首飾り（Casal necklace）と呼ぶ．

消化器症状は下痢，舌炎，食欲不振などで，時に熱発を伴う．

精神神経症状は頭痛や末梢神経炎，抑うつ症

状などで，重症になると痙攣や幻覚，認知症に及ぶこともある．

④ パントテン酸欠乏症

ギリシア語のpantothen（= from every site）から命名されたように，数多くの食品に広く分布しているため，欠乏症は生じにくい．

【症　状】　易疲労感，血圧低下，食欲減退，不眠，知覚喪失などがある．

⑤ ビタミンB_6欠乏症

あらゆる食品に広く含有されており，通常の食事であるかぎり摂取不足はない．抗生物質による活性化障害やヒドララジンなどによるB_6結合拮抗作用によって欠乏症をきたすことがある．

妊娠による需要亢進も原因の1つである．

【症　状】　舌炎，口角炎，口周囲の脂漏性湿疹などの皮膚症状や末梢神経炎がある．

⑥ ビオチン欠乏症

ビオチンは一般に食品中の含有量が少ないが，大豆およびその加工食品に豊富に含まれ，また腸内細菌によって合成される．生卵を毎日，大量に食べると，卵白に含まれるアビジンがビオチンの吸収を阻害しビオチン欠乏症を起こす．ただし，加熱するとアビジンはビオチンと結合できなくなる[5]．また抗てんかん薬がビオチンの腸からの吸収を阻害して欠乏症を生じる可能性がある．

またビオチンが添加されていないミルクアレルギー調整乳や経腸栄養剤が欠乏症の原因となることがある．

【症　状】　脂漏性皮膚炎，舌炎がある．ビオチン欠乏性の脂漏性皮膚炎様所見は他の皮膚疾患との鑑別が難しい．アトピー性皮膚炎ではビオチンの血中濃度が低いとの成績もある[6]．

⑦ 葉酸欠乏症

ほうれんそうから抽出されて命名されたように，緑黄色野菜に多く含まれるが，加熱や光には不安定なため，調理方法によっては含有量が減少している可能性がある．また人工栄養での管理下にある場合やアルコールの多飲，妊娠によって欠乏症を生じることがある．各種小腸疾患において葉酸を大量消費する細菌の繁殖も欠乏症の原因となる．

ビタミンCによって活性型になるので，ビタミンC欠乏でも葉酸欠乏症を生じることも留意点である．

【症　状】　巨赤芽球性貧血，舌炎がある．

⑧ ビタミンB_{12}（コバラミン）欠乏症

胃切除などによる胃の内因子量の減少，盲係蹄症候群や腸内細菌の異常増殖，寄生虫，クローン病，ジフェニルヒダントインなどの薬剤服用による吸収障害などが原因となる．

【症　状】　巨赤芽球性貧血，ハンター舌炎，末梢神経障害がある．

⑨ ビタミンC欠乏症

ビタミンCはヒトの身体全体の蛋白質の量の1/3を占めるコラーゲンの生合成と保持に不可欠であることからビタミンCの多く含まれる食物の摂取が少ないとビタミンC不足となり，壊血病となる．血液ビタミンC濃度0.4 mg/dL以下は潜在性のビタミンC欠乏状態にあり0.2 mg/dLは欠乏状態である（「6-1 ビタミン総論」の文献[2, 3]）．体重60 kgのヒトで通常の食生活をしていると体に約1,500 mgのビタミンCが貯蔵されていて，1日にその3％の45 mgが減る．体内のビタミンCの貯蔵が減っても1日に貯蔵している量の3％しか減らないためビタミンCを全く含まない食事を摂っていても壊血病になるには3〜6か月かかる．また，壊血病は1日10 mg程度の食事からの摂取で防げる[7]．小児についても症状発現までに一定期間を要するため普通は新生児に発症することはなく，ビタミンCを摂取しなければ生後6〜24か月頃から壊血病症状は発現し始める．ただし，わが国の食生活の現状では日常診療の場で，成人ならびに小児についても壊血病を診ることは極めてまれである．

しかしながら，わが国における当該性・年齢階層級に属する人々の50％が必要量を満たすと推定される推定平均必要量は成人で85 mg/日であるが，日本人の30〜49歳の年齢階層級で必要量に達していない者の割合は男性が63％，女性72％と推定されている[8]．食事からのビタミンCの摂取の少ない人で，ビタミンCの消耗の多い重労働に従事する者や，同様にビタミンCの消耗の多い喫煙者またアルコール多飲者ならびに食事摂取の不可能な病床にある患者においては潜在性のビタミンC欠乏状態に陥ることが危惧される．

▶壊血病の症状

壊血病の症状は疲労感のほか，関節痛があり，毛細血管が弱くなるため身体の各部から出血する．歯ぐきは腫れて，出血し，しばしば潰瘍や壊死を起こす．皮膚では点状出血したり，広範囲な出血斑がみられたりする．外力を受けた部分に内出血を起こす．ひどくなると消化管や尿路からも出血し，血便，血尿をみることもある．

8）水溶性ビタミンの過剰症

ビタミン剤の長期投与や大量療法が過剰症を生じうるが，一般にビタミンB群の場合，遊離型であれば急速に尿中へ排泄されるため過剰症にならない．ビタミンB_{12}はほかのB群ビタミンと異なり，肝細胞中に十分に貯蔵されており，貯蔵限度以上が尿中へ排泄される．田中らのビタミンB_{12}単回大量投与のデータによれば，1,500 μg投与後，約12時間で余剰分が尿中へ排泄されたのに比して6,000 μgの投与後では余剰分の排泄に36時間を要している．したがって水溶性ビタミンといえども長期間の超大量投与は過剰症を生じる可能性があるので極端な大量投与に際しては血中濃度や尿中排泄量を常に把握しておくべきである[9]．

1 ビタミンB群の過剰症

ビタミンB群の極端な過剰摂取で皮疹や軽度の消化管症状を呈することがある．ビタミンB_6の大量投与によって光過敏症やしびれ，歩行障害などの末梢神経障害がある．

2 ビタミンCの過剰摂取

体重60 kgの成人では食事から1日50 mg程度のビタミンCを摂取すると体内蓄積量は約1,500 mgであるが，1,000 mg/日摂取を続けると約4,500 mgほどでビタミンCは飽和し体内に蓄積するが，それ以上は体に蓄積されず，過剰分は尿中に排泄される．また，ビタミンCを大量に摂取すると小腸で吸収されなかったビタミンCは大腸に移行し大腸の腸内微生物により分解される．なお，日本の成人の食事からのビタミンC摂取の推奨量は男女とも1日100 mgであるが耐容上限値は設置されていない[10]．なお，ビタミンCに過剰症はない[6]．しかしながらビタミンCは代謝されてシュウ酸塩を生じる

表6-2-4　主なビタミンB群依存症

ビタミンB_1	B_1反応性巨赤芽球性貧血 高ピルビン酸乳酸血症 B_1反応性メープルシロップ尿症 リー脳脊髄症
ビタミンB_2	B_2反応性 multiple acyl-CoA dehydrogenase 欠損症
ナイアシン	ハートナップ病（トリプトファン吸収障害：ニコチン酸大量療法で改善） 先天性トリプトファン尿症
パントテン酸	急性アルコール症におけるCoAへの変換抑制
ビタミンB_6	B_6依存性ホモシステイン症 B_6依存性キサンツレン尿症
ビオチン	プロピオン酸血症 メチルクロトニルグリシン尿症 掌蹠膿疱症および掌蹠膿疱症性骨関節炎
葉酸	先天性の葉酸関連酵素欠損症
ビタミンB_{12}	B_{12}依存性メチルマロン酸血症 トランスコバラミンII欠損症

ことから医学的に証明されてはいないが，過去に腎結石の既往歴のある人は大量のビタミンC製剤を摂取しないほうがよいと思われる．

9）水溶性ビタミン依存症

ビタミンの"依存症"を，通常のビタミン必要量を摂取しているにもかかわらず欠乏症をきたし，大量投与によって病態が改善するものと定義するならば，B群8種すべてに依存症の存在が指摘されている（「6-1 ビタミン総論」の文献[6]）．以下にビタミンB群依存症を挙げた（表6-2-4）．

先天性であることがほとんどで，補酵素への変換障害や補酵素とアポ酵素との結合能低下が原因である．

（高田　和夫，佐久間　長彦）

引用文献

1) 第一出版編集部編；厚生労働省策定 日本人の食事摂取基準 2005 年版, 第一出版, 2005.
2) 加田静子・高木節子編：調理学, 朝倉書店, 2002, pp.57-60.
3) Wooley JA: Characteristics of thiamin and its relevance to the management of heart failure. Nutr Clin Pract, 23（5）, 2008, pp.487-93.
4) 内山幸信：検査値のみかた 改訂3版, 中外医学社, 2006, pp.216-17.
5) Sydenstriker VP, Singal SA, Briggs AP, et al: Observation on the Egg White Injury in Man. JAMA, 118, 1942, pp.1199-1200.
6) 西原修美：ビオチンの臨床. Modern Physician, 27（9）, 2007, pp.1237-41.
7) 村田　晃：新ビタミンCと健康, 共立出版, 2006, pp.12-18.
8) 糸川嘉則：栄養補助食品, 金芳堂, 2006, pp.56-60.
9) 田中信夫ほか：ビタミン B_{12} の大量および少量単回投与時の生体内動態に関する臨床的研究. 新薬と臨, 35（1）, 1986, pp.67-74.
10) 厚生労働省：日本人の食事摂取基準 2010 年版, 第一出版, 2009, pp.169-70.

参考文献

- 堀内正久：ビタミン B_2 の臨床. Modern Physician, 27（9）, 2007, pp.1201-04.
- 西原修美：ビオチンの臨床. Modern Physician, 27（5）, 2007, pp.1237-41.

6-3 脂溶性ビタミン
fat soluble vitamins

1. ビタミンA

1) 背 景

レチノイド（ビタミンAとその類縁化合物）は視物質として網膜で機能するほか，形態形成の制御，上皮細胞や血球，免疫系細胞の正常な分化などといった広範な生理活性を有する．その欠乏症である夜盲症の症状はすでに古代エジプトの書物に記載されており，食物との関連も考えられていたようである．1900年代になりビタミンAの構造式が決定されると，欠乏症状の研究（夜盲症，体重低下，発育不良，眼乾燥症，皮膚の異常など）からその生理活性が明らかにされてきた．現代においてもビタミンA欠乏症は，途上国などにおいて重大な健康問題の1つである[1,2]．

一方で，脂溶性であるビタミンAには急性および慢性摂取による過剰症が報告されていることから，ビタミンAを多量に含む錠剤や食品（レバー，うなぎなど）の大量摂取には注意が必要である[1]．特に妊娠初期の過剰摂取は，胎児の催奇形成というリスクを伴う[3]．

われわれが摂取するビタミンAには，動物性のレチノイド（主にレチニルエステル：RE）と植物性のカロテノイドがある．カロテノイドのうち，体内では β-カロテン，α-カロテン，クリプトキサンチンなどの一部のカロテノイドがプロビタミンAとしてビタミンA作用を有しており（図6-3-1），「日本人の食事摂取基準2010年版」ではビタミンA活性はレチノール当量（RE）で表され，$1\,\mu gRE = 1\,\mu g$ レチノール $= 12\,\mu g$ β-カロテンとして換算できる．1日の摂取推奨量は成人男性 $800 \sim 850\,\mu gRE$，成人女性 $650 \sim 700\,\mu gRE$，耐容上限量は成人男女ともに $2,700\,\mu gRE$/日と設定されている．なお，β-カロテンなどのプロビタミンAカロテノイドの過剰摂取は知られていないため，耐容上限値は考慮されていない[3,4]．

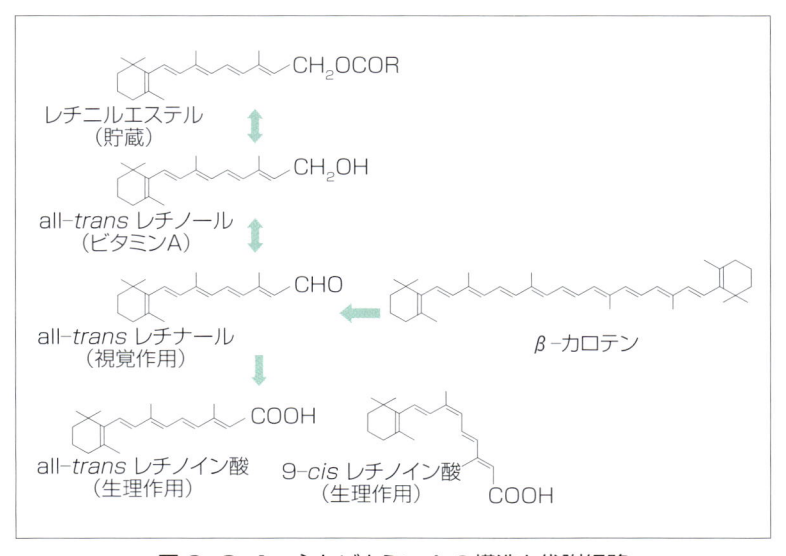

図6-3-1 主なビタミンAの構造と代謝経路

2）代謝

　レチニルエステルとして摂取されたレチノイドは，小腸管腔内で加水分解を受けてレチノールとなり，小腸粘膜上皮細胞に吸収される．β-カロテンは小腸粘膜上皮細胞で吸収されたのちβ-カロテンモノオキシゲナーゼによりレチナールとなり，細胞性レチノール結合蛋白質Ⅱと結合してレチノールに変換される．小腸粘膜上皮細胞内でレチノールは再エステル化を受けカイロミクロンに取り込まれ，腸管リンパ，毛細血管を経てカイロミクロンレムナント（CMR）であるCMR-RE複合体となり肝臓に取り込まれる．肝臓では細胞膜やエンドソーム中のレチニルエステルヒドロラーゼにより加水分解されてレチノールとなり，再度細胞性レチノール結合蛋白質（CRBP）と結合してレチニルエステルの形で肝臓星細胞に送られて貯蔵されるか，必要に応じてレチノール結合蛋白質（RBP）と結合して血中に放出される．血漿中のビタミンA濃度は，小腸での取り込みや肝臓における取り込み・貯蔵（総ビタミンA量の約80％）・分泌のバランスにより一定に保たれている[1,5]（図6-3-2）．

3）生理作用

1 レチノイド

　先にも述べたように，ビタミンAの欠乏症として夜盲症が広く知られている．レチノイドの代謝過程で生成するレチナール（図6-3-1）は，網膜にて蛋白質オプシンと結合し，ロドプシンを形成すると視神経に作用する．視細胞は暗所で興奮状態となり，光刺激で脱興奮する特徴があるため，ビタミンA欠乏が夜盲症の原因となる[1]．

　欠乏症状から明らかにされたさまざまな生理作用にはレチノールそのものが作用していると考えられてきたが，近年になり，ビタミンAの活性体であるレチノイン酸をリガンドとするRAR（retinoic acid receptor）や，RXR（retinoid

RE：レチニルエステル　RBP：レチノール結合蛋白質　ROH：レチノール
CRBP：細胞性レチノール結合蛋白質　CM：カイロミクロン
TTR：トランスサイレチン（プレアルブミン）　CMR：カイロミクロンレムナント

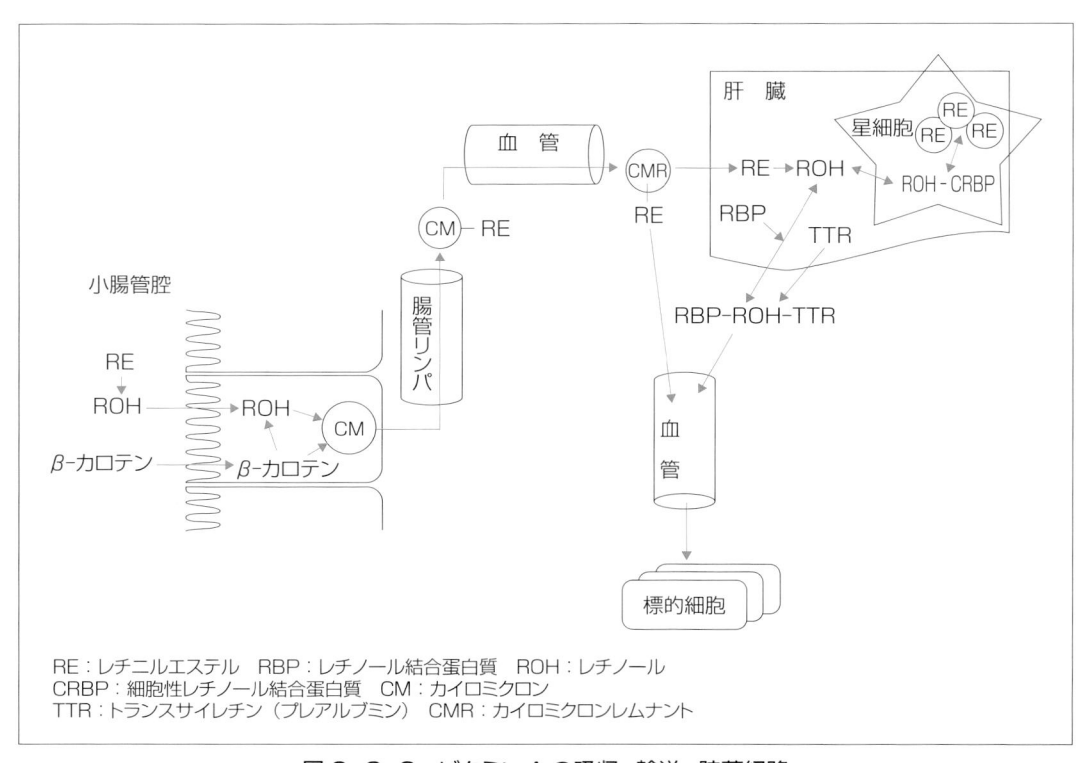

図6-3-2　ビタミンAの吸収，輸送，貯蔵経路

X receptor）が発見されたことで[6,7]，ビタミンAによる細胞の増殖・分化作用や抗腫瘍作用などといった多彩な生理作用が，遺伝子レベルで調節されることが明らかにされるようになった．

その他，最近では糖代謝や脂質代謝においてもレチノールやレチナールが調節因子として作用している，との報告もなされている[8,9]．

2 カロテノイド

カロテノイドは身近な植物をはじめ，細菌，藻類，動物などにも存在が確認されており，現在700種類以上が報告されている．そのうちプロビタミンAには約60種類が該当するが，生体内では主にβ-カロテンが作用しており，必要に応じてレチナールへ転換される[4,10]．

カロテノイドの代謝過程から，レチノイドとの生理作用を完全に区別することは困難であるが，緑黄色野菜に豊富に含まれるβ-カロテンやリコピンなどの発癌抑制作用が多数報告されている[11〜13]．ほかにも疫学調査からは，血管疾患抑制効果[14]や抗酸化作用[15]などとともに，重度喫煙者やアスベスト曝露者においてはβ-カロチンの大量摂取は肺癌のリスクを高める[16]こ

とが示されている．

（宗　正敏，加藤　滋子，駿河　和仁）

2. ビタミン D

1）ビタミン D とは

ビタミンDは脂溶性ビタミンであり，カルシウム代謝の中心的な調節物質の1つである．さらに，細胞の分化や増殖の根幹にも関わる物質でもあり，多彩な生物学的性格をもつビタミンである．

ビタミンDはステロイド骨格をもち，スクワレンからコレステロールを経て，何段階かの反応によって合成される（図6-3-3）．この合成系は植物と動物に存在するが，植物性のビタミンDはergocalciferol（ビタミンD_2）であり，動物性のビタミンDであるcholecalciferol（ビタミンD_3）とは構造と活性に若干の差異がある．

ビタミンD生合成の初期段階には紫外線が必要であり，ヒトにおいてこの反応は皮膚で行われる．さらにビタミンDは肝臓における25位

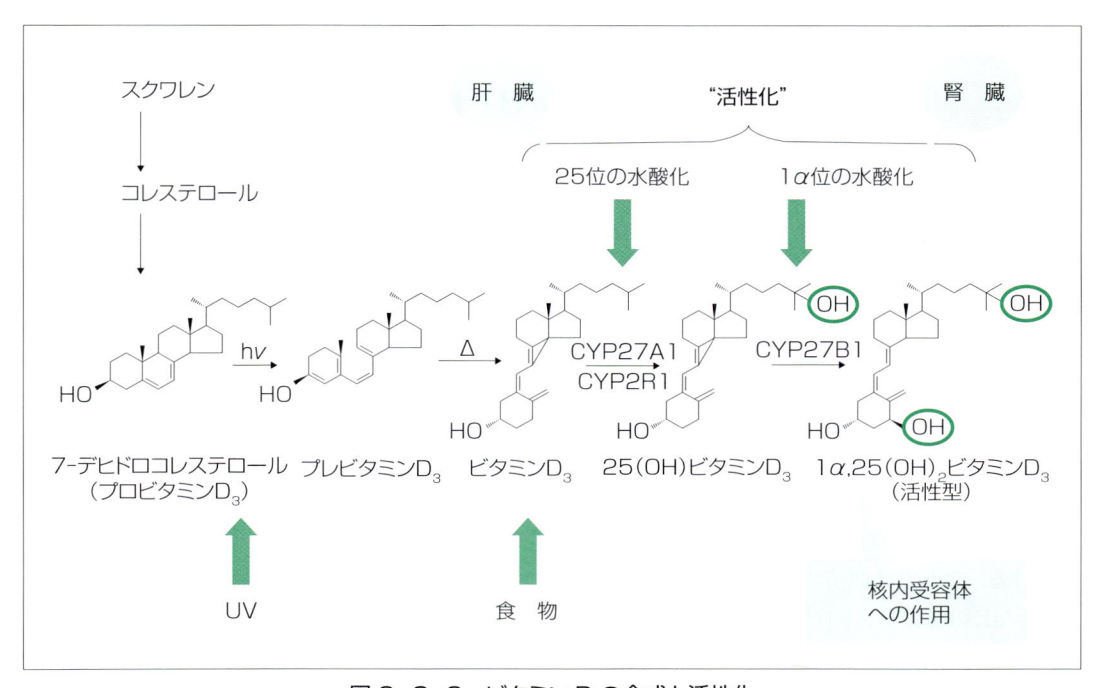

図6-3-3　ビタミンDの合成と活性化

の水酸化と腎臓における1α位の水酸化によって活性化され，標的細胞における核内受容体に結合し，標的遺伝子の転写を開始させることによって作用の発現をもたらす．ビタミンDは小腸や腎臓に作用しカルシウムの恒常性維持に深く関与するのみならず，骨芽細胞や破骨細胞前駆細胞といった骨組織の細胞自体にも作用する．このようにビタミンDは骨代謝において中心的な役割を果たす液性因子の1つであり，その摂取不足は骨粗鬆症の発症要因の1つとなる．これらのことは，ビタミンDおよびその誘導体が骨粗鬆症の予防と治療でも効果を発揮することでもうかがわれる．さらに最近では，ビタミンDに転倒予防効果があり，骨折予防に寄与していることも示唆されている．骨粗鬆症による代表的な骨折には脊椎圧迫骨折，大腿骨近位部骨折，前腕骨遠位端骨折，上腕骨近位端骨折であるが，重傷な大腿骨近位部骨折はそのほとんどが転倒に伴うものであり，転倒予防は骨粗鬆症性骨折の予防に極めて重要である．

2) カルシウム代謝におけるビタミンDの役割と副甲状腺ホルモン

ビタミンDとならんでカルシウム代謝の主要因子として挙げられるものが副甲状腺ホルモン (parathyroid hormone；PTH) である．PTHは84個のアミノ酸からなる分子量8,500のペプチドホルモンである．N末端の1～34のアミノ酸部分に生物活性がある．

カルシウムは骨におけるミネラルの主成分であるのみならず，血液における重要な陽イオンである．その血中濃度が厳格にコントロールされていることはすべての細胞が正常に機能するために必要なことである．特に，神経，筋肉の機能は血中カルシウム濃度によって大きく影響を受ける．ヒトでは血清カルシウム濃度は8～10 mg/dLの幅にコントロールされているが，そのコントロール場所としては，腸管，腎臓，骨の3か所であり，これらの標的に対していくつかの調節因子が作用することによって臓器間の連携をとりつつ，血清カルシウム濃度を安定させている．その調節因子として重要なものがPTHと活性型ビタミンD_3である．

腸管，特に小腸上部では，活性型ビタミンD_3の影響下に能動的にカルシウム吸収が行われている．腎臓ではPTHが尿細管におけるカルシウムの再吸収を促進している．ビタミンDはその生理活性を得るために，1α位と25位が水酸化されなければならない．25位の水酸化は肝臓で行われ，その後腎臓で1α位の水酸化が行われる．この時に作用する酵素が25水酸化ビタミンD-1α水酸化酵素（1αハイドロキシラーゼ）である．この反応は近位尿細管で行われる．腎臓におけるビタミンD_3の活性化はPTHに依存している．つまり，PTHが欠如すると1αハイドロキシラーゼの活性が抑制される．一方，血清カルシウムの低下はこの酵素活性を直接的に促進し，カルシウムホメオスターシスを保つ方向に作用する．またPTHは骨芽細胞にも直接作用することが知られている．このようにPTHは腎臓と骨には直接的に，腸管にはビタミンDの活性化を通して間接的に作用する，カルシウム調節の要となるホルモンである．

3) ビタミンDの摂取源と充足状態

体内におけるビタミンDの量は食物からのビタミンD摂取とその吸収，紫外線による皮膚での生成などで規定されるが，これらは加齢とともに減少する．「日本人の食事摂取基準 2010年版」によると，1日3.5～5.5 μg/日がビタミンD摂取の目安量となっている．しかしながらカルシウム代謝の面から調査した場合少なくとも中高年女性の半数近くがビタミンD不足であることが報告されている[17]．これらの点を踏まえて，わが国における「骨粗鬆症の予防と治療ガイドライン 2006年」では，骨粗鬆症の予防と治療に必要なビタミンDは1日当たり10～20 μg(400～800IU)としている(表6-3-1)[18]．

表6-3-1 骨粗鬆症治療のための
カルシウム, ビタミンD, ビタミンK
摂取目標量

カルシウム	800 mg以上, 食事で十分に摂取できない場合には, 1,000 mgのサプリメントを用いる (グレードB)
ビタミンD	10〜20 μg(400〜800 IU)(グレードB)
ビタミンK	250〜300 μg (グレードC)

(骨粗鬆症の予防と治療ガイドライン作成委員会編:骨粗鬆症の予防と治療ガイドライン 2006年版, ライフサイエンス出版, 2006)
*参考:推奨の強さの分類(グレード)
福井・丹後による「診療ガイドラインの作成の手順ver4.3」より
A:行うよう強く勧められる
B:行うよう勧められる
C:行うよう勧めるだけの根拠が明確でない
D:行わないよう勧められる

表6-3-2 ビタミンDを多く含む食品

食品	1回使用量(g)	ビタミンD(μg) [IU]
きくらげ	1	4.4 [176]
サケ	60	19.2 [768]
うなぎのかば焼き	100	19.0 [760]
サンマ	60	11.4 [456]
ヒラメ	60	10.8 [432]
イサキ	60	9.0 [360]
タチウオ	60	8.4 [336]
カレイ	60	7.8 [312]
メカジキ	60	6.6 [264]
なまり節	30	6.3 [252]

(食品成分研究調査会編:五訂増補 日本食品標準成分表 第2版, 医歯薬出版, 2006)

ビタミンDを多く含む食品としては, 魚類やきのこ類が挙げられるが(表6-3-2), 日本人においてはビタミンD摂取は魚類に大きく依存していることが国際的な比較でも明らかにされており, 今後の食生活の変容がある場合にはこのような状況を踏まえてビタミンD摂取不足が広まらないようにする注意が必要である.

4) 骨粗鬆症の治療とビタミンD

骨粗鬆症治療薬は理論的には骨形成促進薬と骨吸収抑制薬とに分類されるが, 現時点では骨形成促進作用を主要な作用機序とする薬剤はない. このため, わが国で用いられる骨粗鬆症治療薬は骨吸収抑制剤(ビスホスホネート製剤, 選択的エストロゲン受容体モジュレーター, 卵胞ホルモン製剤)とそれ以外とに分類される. ビタミンD製剤はカルシウムホメオスターシスの正常化を通じて骨代謝を"改善"する作用をもつと考えらえる. 最近では, それ以外の機序, すなわち, 筋力や平衡感覚の改善[19], 転倒抑制効果[20]を介した骨折予防効果の可能性が示唆され, 総合的に骨折予防効果を発揮する薬剤としてとらえられてきている[21].

活性型ビタミンD_3製剤の骨粗鬆症治療における特徴は, 骨量増加効果がわずかであるにもかかわらず, 脊椎圧迫骨折発生率を有意に低下させたという報告がある[22]. 海外でも, 脊椎圧迫骨折のみならず非脊椎圧迫骨折の発生率も低下させることを示され[23], さらに, 脊椎圧迫骨折の予防効果についてはメタ解析で確認されている[24]. 活性型ビタミンD_3製剤の副作用として重要なものは過量による高カルシウム血症であるが, 使用早期と以降の定期的な血清カルシウム値の測定によって対処可能である. 不整脈などの治療目的でジギタリス製剤が処方されている患者で高カルシウム血症が発生すると, ジギタリスの作用が増強され, ジギタリス中毒を引き起こす恐れが出てくる.

活性型でない"native"ビタミンDは処方薬としては発売されていないが, カルシウムと合わせたサプリメントが市販されている. また, 点滴静注用複合ビタミン製剤には"native"ビタミンDが含まれていることがあるので, これらを使用する場合にも高カルシウム血症の危険性を念頭に置く必要がある. また, ビタミンDは腸管からのマグネシウムの吸収も促進するため, マグネシウム製剤を使用している場合には, 高マグネシウム血症の危険性がある. 特に高齢者には, 便秘治療の目的で酸化マグネシウムを処方することが多く, 注意を要する. 一方, 透析患者においては腎からのマグネシウム排泄が低下している場合があり, やはり高マグネシウム血症に対する留意が必要である. このように, 活性型ビタミンD_3製剤やサプリメントとしてのビタミンDの服用を開始する時には, 服薬歴

5) ビタミン D の転倒予防効果について

ビタミン D 製剤による転倒予防効果を検討した研究のメタ解析によると，その効果は統計学的に有意であり，相対リスク 0.78 となっている[25]．そのメカニズムはいまだ不明であるが，血清 25 水酸化ビタミン D 濃度が体幹動揺性と負の相関を示すことが報告されており[26]，筋細胞や神経細胞にビタミン D 受容体が存在し，筋と神経の協調性にビタミン D が作用していることが考えられる．さらに大腿骨近位部骨折症例における筋組織を解析した報告によると，ビタミン D 欠乏群では筋線維萎縮が認められ[27]，筋における生化学的変化との関連も示唆されている[28]．

（細井　孝之）

表 6-3-3　活性型ビタミン D_3 製剤との相互作用を念頭に置くべき薬剤

- 高カルシウム血症の可能性を高めるもの
  ビタミン D ならびにその誘導体
  カルシウム製剤
- 活性型ビタミン D_3 製剤によって吸収が高まるもの
  マグネシウム製剤
- 高カルシウム血症によって作用が増強される可能性がある薬剤
  ジギタリス製剤

3. ビタミン E

1) 背　景

ビタミン E は，1922 年に Evans と Bishop によりラットにおいて食事性の未知の抗不妊因子としてその存在が報告された脂溶性のビタミンである．また，1931 年に Olcott と Mattill によりビタミン E が抗酸化活性を有することが報告されると，以来，抗酸化作用を中心とした研究が多数行われてきた．1970 年代には，肝臓中にのみ存在して，α-トコフェロール（α-TOC）と特異的に結合する蛋白質 α-tocopherol transfer protein（α-TTP）が発見され，ビタミン E 同族体の中で α-TOC のみの生理活性が高いことや，α-TOC の血中濃度・生物活性が合成型と天然型では異なることの解明へとつながっていった．

天然には 8 種類のビタミン E 同族体が存在し，側鎖に不飽和結合のないトコフェロール（TOC）類と，3 つの不飽和結合を有するトコトリエノール（T3）類とに分類される．それらは，クロマン環におけるメチル（CH_3）基の位置と数により $\alpha-$, $\beta-$, $\gamma-$, $\delta-$ に区別される（図 6-3-4）．

2) 代　謝

食物から摂取されたビタミン E 類は，同族体を区別せずに小腸でカイロミクロンに取り込まれ，リンパ管を経て血液中へと流れ込む．なかでも α-TOC はカイロミクロンに取り込まれた後，肝細胞の細胞質に存在する α-TTP と選択的に結合して肝臓へ取り込まれる．その後 α-TOC は超低比重リポ蛋白質（VLDL）に取り込まれ，再び血流へ流れ込み低比重リポ蛋白質（LDL）に変換され各組織へと分布される．そのため，血中および組織中に存在するビタミン E

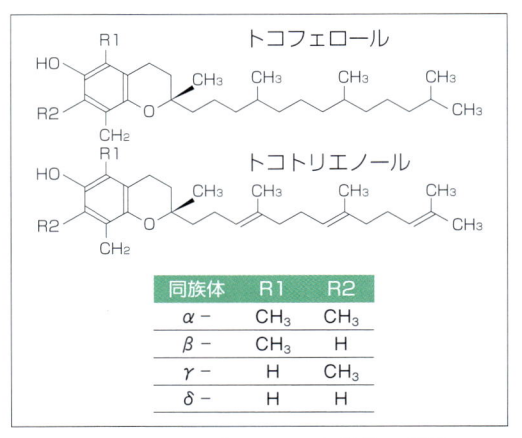

同族体	R1	R2
$\alpha-$	CH_3	CH_3
$\beta-$	CH_3	H
$\gamma-$	H	CH_3
$\delta-$	H	H

図 6-3-4　ビタミン E 同族体の構造

のおよそ90％をα-TOCが占めている[29,30]. ビタミンE類のうちα-およびγ-はTOC, T3ともに最終的に水溶性のCEHC（carboxyethyl-hydroxychroman）へと代謝され，尿中に排泄される[31].

食品中にはγ-とδ-TOCが多く含まれているが，先にも述べたように，肝臓中のα-TTPの存在により生物活性はα-TOCが最も高いといわれている．α-TOCを100％としてラットの抗不妊作用を比較すると，β-TOC 50％，γ-TOC 10％，δ-TOC 3％，α-T3 30％である．また，α-TTPは天然型のα-TOCを特異的に認識するため，異性体を多く含む合成型α-TOCの生物活性は天然型の約半分といわれている[32].

ビタミンE類の摂取源としておよそ半分を植物油が占めており，TOC類は大豆油，サフラワー油やオリーブ油に，T3類はパーム油に多く含まれる．その他，野菜，肉類，果実類などから広く摂取されている[1,2].「日本人の食事摂取基準2010年版」において，ビタミンE摂取の目安量はα-TOCのみを対象に設定されている（成人男性7 mg/日，成人女性6.5 mg/日）[33].

ビタミンEの欠乏症としては溶血性貧血，腱反射の消失や平衡異常，筋萎縮や眼筋麻痺などの筋障害，色素性網膜症などが明らかとなっている．これらの症状は低出生体重児や極端な飢餓状態，脂肪吸収不全の成人，家族性ビタミンE欠乏症などといった特異的な状況下において生じるとされ，日常生活ではほとんど起こらない[29,30]．一方でビタミンEの過剰症は出にくいとされているが，ビタミンEの大量摂取が寿命を縮めるとの報告もされており，議論が続いている[34,35].

3）生理作用

生体内においてビタミンE（主にα-TOC）は細胞膜，赤血球などに幅広く存在し，主として細胞膜を構成する多価不飽和脂肪酸の過酸化を抑制する抗酸化剤として作用している．ビタミンEは，自身のもつクロマン環上のヒドロキシル（OH）基の水素（H）を活性酸素種（ROO・など）に与えることで過酸化の反応を停止させ，ビタミンE自体はより安定性の増したキノンとなることで抗酸化作用を示す[1,2]（図6-3-5）.

ビタミンEが直接，生体膜や血中のLDLなどにおける活性酸素を消去するといった報告は数多くあり，一例として，アテローム形成と酸化ストレスに対するビタミンEの抑制効果が各方面から検討されている[32]．最近では，酸化ストレスが強く関与する非アルコール性脂肪肝疾患（NAFLD）や非アルコール性脂肪性肝炎（NASH）の患者に対するビタミンE投与の介入試験が行われており，一定の効果が示されている[36〜38]．ビタミンE類には以下に示すような抗酸化作用とは異なる作用（beyond antioxidantあるいはnon-antioxidant function）も多く報告されており，最近，ビタミンEの主な生理作用は抗酸化である[39]という説とそうではない[40]とする2つの説が注目されている[41].

α-TOC以外のTOC同族体にみられる特異的な作用としては，γ-TOCの代謝物であるγ-CEHC（別名LLU-α）によるNa利尿ホルモン作用[42]や，COX-2活性を阻害することによる抗炎症作用[43]（γ-TOCおよびγ-CEHC）などが挙げられる．γ-TOCはこのほか，前立腺癌の殺細胞効果（培養実験）やドパミンの減少（動

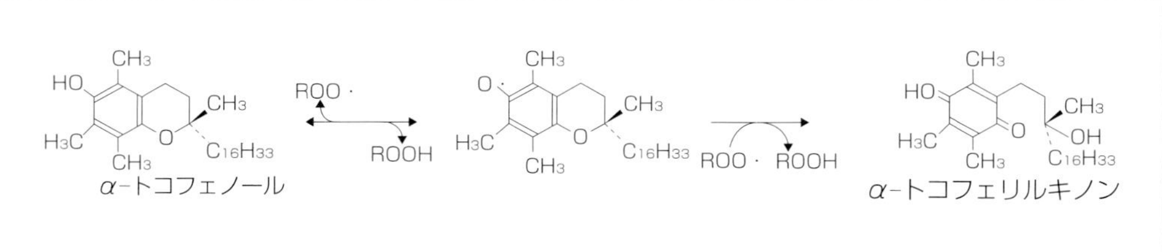

図6-3-5 α-トコフェロールの抗酸化機序

物実験）をα-TOCよりも低濃度で抑制することが示唆されている[32,44]．δ-TOCにおいては，PGE$_2$産生抑制活性やCOX活性の抑制能などの免疫賦活化作用がα-TOCよりも強いといわれている[32,45]．

T3類では，細胞培養レベルにおいて，α-TOCよりも強い血管内皮細胞への単球の接着抑制活性[46]やヒト乳癌細胞の増殖抑制活性などが示されている[32]．また，スタチン系薬剤と同様に，コレステロール合成の律速酵素であるHMG-CoA reductaseの発現を抑制することで，LDL-コレステロール低下作用を示すと報告されている．ヒトにおいて，LDL-コレステロール低下作用が得られるT3類の摂取量では副作用が認められていないことから，長期間の使用が可能な成分として期待されている[47,48]．

（宗　正敏，加藤　滋子）

4. ビタミンK

1）ビタミンKとは

ビタミンKはその名のKがドイツ語の"Koagulation"に由来するように正常な血液凝固に必要なビタミンとして発見された[49]．生理的に重要なビタミンKには主に植物に由来するビタミンK$_1$（フィロキノン/phylloquinones）と微生物などに由来するビタミンK$_2$（メナキノン/menaquinones）に分けられるが，骨粗鬆症の治療薬として実用化されているものは後者の1つに分類されるmenaquinone-4（MK4）である（図6-3-6）．ビタミンKはγカルボキシラーゼ（γ-carboxylase, GGCX）の補酵素として働き，GGCXの基質となる蛋白質中のグルタミン残基をカルボキシル化させる（図6-3-7）．このカルボキシル化はグラ化（gla化）と呼ばれている．この反応において，ビタミンKは酸化されることになるが，生体内において，酸化されたビタミンKが再び還元型に戻される機構があり，これをビタミンKサイクルという（図6-3-7）．ビタミンKサイクルにはいくつかのキーエンザイムが必要である．血液凝固阻害剤として用いられるワルファリンはこれらの酵素のうちvitamin K epoxide reductaseを阻害し，ビタミンKサイクルを分断することによってビタミンKの再利用を抑制する．このため，血液凝固因子のうちビタミンK依存性の蛋白質がそれらの機能を発揮できず血液凝固阻害効果が発揮される．

生体内の蛋白質で，グラ化に依存して機能を発揮する蛋白質をビタミンK依存性蛋白質という．主要な血液凝固因子のいくつかがビタミンK依存性蛋白質であり，ビタミンKの欠乏が出血傾向をもたらすことはビタミンK発見の歴史において認められていたことである．一方，ビタミンK依存性蛋白質は血液凝固関連の蛋白質にとどまらずさまざまな機能を果たすものが知られてきた．

近年ビタミンKの新しい作用として，GGCXの補酵素としての役割を介さないものがあることが報告されている．すなわちビタミンKが核内受容体の1つであるSXRに結合することによってさまざまな機能が発揮されるようである[50]．

2）ビタミンKと骨代謝

ビタミンKが関与する生体機能のうちで血液凝固以外のものの代表として，骨代謝がある．ビタミンと骨代謝との関連を示す報告は動物実験における骨折治癒促進作用に関するものが最初であった[51]．1980年前後には骨基質中にビタミンK依存性蛋白質が見出され，骨代謝とビタミンKとが生化学のレベルでつながり，研究に発展がみられた．そのビタミンK依存性蛋白質の1つとして代表的なものであるオステオカルシンのうち，グラ化が進んでいないもの（undercarboxylated gla）が多いほど，骨粗鬆症による骨折の頻度が高い[52,53]．

ビタミンKは骨芽細胞におけるオステオカルシン産生，石灰化促進作用を有すること[54]，破骨細胞の形成と，骨吸収の抑制効果[55]などがin vitroの実験で認められている．ただし，オ

ステオカルシン遺伝子のノックアウトマウスの骨量はコントロールに比較して高く[56]，オステオカルシンは単なる石灰化促進のみではなく，破骨細胞の分化や機能を誘導することを含めて，骨代謝調整のネットワークにおける多面的な働きを担っていることがうかがわれる．

3）ビタミンKの骨折発生抑制効果

ビタミンKの不足が骨粗鬆症やそれに基づく骨折の発症に結びつく可能性は，オステオカルシンや matrix gla protein（MGP）などのビタミンK依存性蛋白質が骨に比較的多く存在し，正常な骨代謝に必要であることから容易に想像される．これらの蛋白質がビタミンKの存在下でグラ化されることが重要であることは，骨折患者群で低グラ化オステオカルシンの血中濃度が対照群に比較して高いこととともに，低グラ化オステオカルシンの血中濃度が高い集団では新規大腿骨頸部骨折の発症率が高いことでも示されている[57]．さらに，ヨーロッパでの大規模前向き研究（EPIDOS）でも，低グラ化オステオカルシンの高値が大腿骨頸部骨折の増加に結びつくことが示唆されている[53]．また，脊椎圧

図6-3-6 ビタミンKの構造

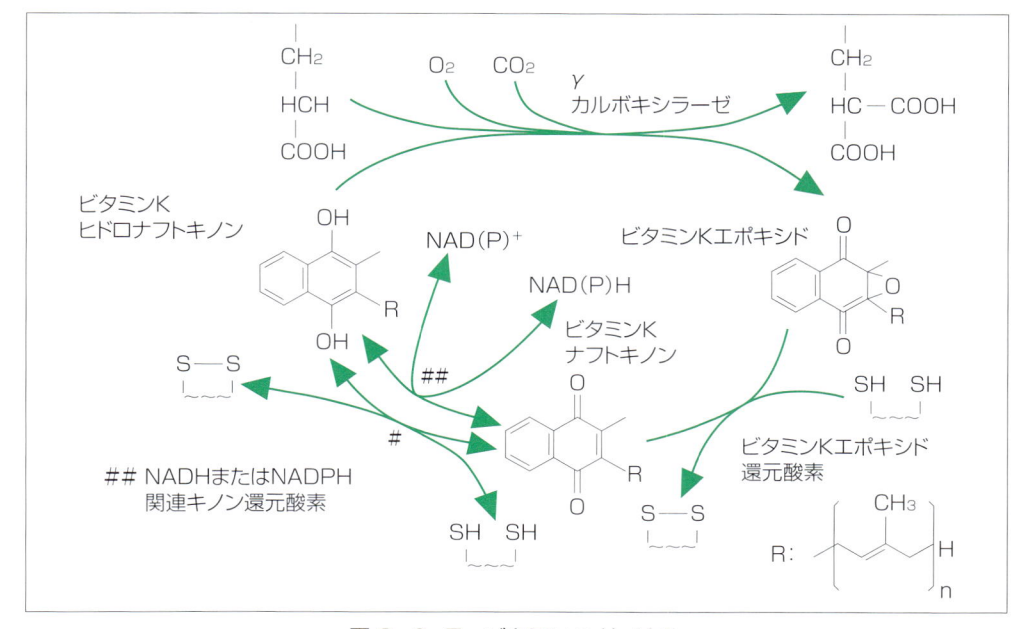

図6-3-7 ビタミンKサイクル

迫骨折を有する高齢女性において血中ビタミンK$_2$濃度が対照よりも低いことも報告されている[58]．その報告では，ビタミンK$_1$の血中濃度は両群間で差異がなかったことから，少なくともわが国においては，ビタミンKの中でも，特にビタミンK$_2$と骨折頻度との関連が深いことが予想されている．これに対して，ヨーロッパからの報告では対照群と大腿骨頸部骨折患者群の間でビタミンK$_1$血中濃度に差が認められたことや，介入試験において，1 mg/日という少量のビタミンK$_1$が骨量に影響を与えており，食生活の差が骨折リスクとしての体内のビタミンK不足の効果における多様性をもたらすようである．ビタミンK$_1$は海藻に多く含まれ，ビタミンK$_2$は納豆をはじめとする発酵大豆製品に多く含まれている（表6-3-4）．納豆は極めてビタミンK含有量が多い食品であり，納豆消費量が多いほど血中ビタミンK濃度が高く，さらに都道府県別の納豆消費量と大腿骨頸部骨折の発症頻度との間に負の相関も見出されている[59]．

4）骨粗鬆症治療薬としてのビタミンK$_2$：メナテトレノン

ビタミンK$_2$製剤の開発にあたっての治験では，ビタミンK$_2$（MK4）の単独投与で，骨量増加作用を有することが二重盲験試験においてMD法（microdensitometry法）で確認されている[60, 61]．MD法を用いた骨量に対する影響の検討はSatoらによって脳卒中による片麻痺患者についての無作為オープンラベル試験でも確認されている[62]．

ShirakiらはビタミンK$_2$製剤が閉経後骨粗鬆症患者の腰椎骨密度を維持・増加させ，脊椎圧迫骨折の発症頻度を低下させることを報告した[63]．骨量増加効果が軽微なのにもかかわらず骨折予防効果を発揮する点は活性型ビタミンD$_3$製剤とも共通する特徴である．脊椎圧迫骨折の発症抑制をエンドポイントとした大規模前向き市販後研究（OFstudy）が行われ，脊椎圧迫骨折を複数有する高齢女性における新規骨折発症予防効果について報告されている（http://www.eisai.co.jp/news/news200505）．

なお，最近ビタミンK$_2$製剤の骨折予防効果に関する報告のメタ解析に関する論文が発表されている[64]．この報告によると，メナテトレノンによる治療によって，椎体骨折の骨折発生率抑制効果はオッズ比で0.40（95％信頼区間0.25～0.65），大腿骨近位骨折については0.23（同じく0.12～0.47），非椎体骨折については0.19（同じく0.11～0.35）が得られている（表6-3-5）．これらのエビデンスをもとに「骨粗鬆症の予防と治療ガイドライン2006年版」のエビデンスグレードは，骨密度増加効果，椎体骨折抑制効果，非椎体骨折抑制効果のいずれについてもBが与えられ，総合評価もグレードBを得ている[18]．一方，栄養学的にみたビタミンKの意義についてはグレードCである（「ビタミンD　表6

表6-3-4　ビタミンKを多く含む食品

食 品	1回使用量 (g)	ビタミンK (μg)
卵	50	7
納 豆	50	300
ほうれんそう	80	216
小松菜	80	168
にら	50	90
ブロッコリー	50	80
サニーレタス	10	16
キャベツ	50	39
カットわかめ	1	16
のり	0.5	2

（食品成分研究調査会：五訂増補 日本食品標準成分表，医歯薬出版，2006）

表6-3-5　メタアナリシスによる骨折発生抑制効果の評価

評価対象	例　数 (試験薬／対照薬)	オッズ比 (95％信頼区間)
椎体骨折	408/401	0.40 (0.25～0.65)
大腿骨頸部骨折	226/221	0.23 (0.12～0.47)
非椎体骨折	408/407	0.19 (0.11～0.35)

(Cockayne S, et al : Vitamin K and the prevention of fractures. Arch Intern Med, 166, 2006, pp.1256-61.)

-3-2」参照).

　2007年7月18日の中医協総会で,"電気化学発行免疫測定法による低カルボキシル化オステオカルシン(ucOC)"の測定について保険適用が承認され,同8月1日から適用された.骨粗鬆症の薬物療法において,ビタミンK_2製剤を選択する際やビタミンK_2製剤の効果を判定する際の補助的指標が得られた[65].今後はこの新しい指標を用いて,よりターゲットを絞った形でのビタミンK_2製剤の応用が期待され,臨床的位置づけがより一層はっきりしてくるものと思われる.

　ビタミンKはGGCXの補酵素として働くが,筆者らはGGCX遺伝子に骨量の個人差と関連する機能的遺伝子多型性を見出した[66].この遺伝子多型性はビタミンK摂取と血清ucOCとの関連にも影響を及ぼすことも判明し[67],血清ucOCの規定因子として,遺伝的素因の関与も示唆されている.

5) おわりに

　ビタミンK_2はその標的臓器の多様性に加えて,作用機序についても多様性が明らかになってきた.骨粗鬆症の診療においても,新しい生化学的指標が実用化されたところであり,今後ともさらに興味深い知見が得られていく栄養素であろう.

（細井　孝之）

引用文献

1) 日本ビタミン学会編:ビタミンの辞典,朝倉書店,1996,pp.16-67.
2) 舛重正一:ビタミンAの発見および代謝研究小史.ビタミン,72,1998,pp.273-77.
3) Okano J:The roles of vitamin A during embryonic development. Vitamins (Japan), 82, 2008, pp.3-10.
4) 厚生労働省:日本人の食事摂取基準 2010年版,第一出版,2009,pp.118-23.
5) 妹尾春樹:ビタミンA貯蔵細胞（星細胞）系の研究-分子から北極圏まで-. Vitamins (Japan), 80, 2006, pp.105-13.
6) Petkovich M, Brand NJ, Krust A, et al:A human retinoic acid receptor which belongs to the family of nuclear receptors. Nature, 330, 1987, pp.444-50.
7) Mangelsdorf DJ, Ong ES, Dyck JA, et al:Nuclear receptor that identifies a novel retinoic acid response pathway. Nature, 345, 1990, pp.224-29.
8) Ziouzenkova O, Orasanu G, Sharlach M, et al:Retinaldehyde represses adipogenesis and diet-induced obesity. Nat Med, 13, 2007, pp.695-702.
9) Yang Q, Graham TE, Mody N, et al:Serum retinol binding protein 4 contributes to insulin resistance in obesity and type 2 diabetes. Nature, 436, 2005, pp.356-62.
10) 三室　守,高市真一,富田純史:カロテノイド-その多様性と生理活性-. 裳華房, 2006, pp.67-107.
11) Peto R, Doll R, Buckley JD, et al:Can dietary beta-carotene materially reduce human cancer rates?. Nature, 290, 1981, pp.201-08.
12) Giovannucci E, Ascherio A, Rimm EB, et al:Intake of carotenoids and retinol in relation to risk of prostate cancer. J Natl Cancer Inst, 87, 1995, pp.1767-76.
13) Bertram JS:Induction of connexin 43 by carotenoids: functional consequences. Arch Biochem Biophys, 430, 2004, pp.120-26.
14) Blot WJ, Li JY, Taylor PR, et al:Nutrition intervention trials in Linxian, China: supplementation with specific vitamin/mineral combinations, cancer incidence, and disease-specific mortality in the general population. J Natl Cancer Inst, 85, 1993, pp.1483-92.
15) Jama JW, Launer LJ, Witteman JC, et al:Dietary antioxidants and cognitive function in a population-based sample of older persons. The Rotterdam Study., Am J Epidemiol, 144, 1996, pp.275-80.
16) Omenn GS, Goodman GE, Thornquist MD, et al:

Effects of a combination of beta carotene and vitamin A on lung cancer and cardiovascular disease. N Engl J Med, 334, 1996, pp.1150-55.
17) 岡野登志夫, ほか：高齢者を中心とする日本人成人女性のビタミンD栄養状態と骨代謝関連指標について. Osteoporosis Jpn, 12, 2004, pp.76-79.
18) 骨粗鬆症の予防と治療ガイドライン作成委員会編：骨粗鬆症の予防と治療ガイドライン2006年版, ライフサイエンス出版, 2006.
19) Calvo MS, et al：Vitamin D intake：a global perspective of current status. J Nutr, 135, 2005, pp.310-16.
20) Verhaar HJJ, et al：Muscle strength, functional mobility and vitamin D in older women. Aging Clin Exp Res, 12, 2000, pp.455-60.
21) Gallagher JC, et al：Combination treatment with estrogen and Calcitriol in the prevention of age-related bone loss. J Clin Endocrinol Metab, 2001, 86, pp.3618-28.
22) 折茂 肇：活性型ビタミンD_3製剤の新しい位置づけ, 日本骨粗鬆症学会骨粗鬆症小事典, 20, 2003, pp.2-9.
23) Orimo H, et al：Effects of 1 alpha-hydroxyvitamin D_3 on lumbar bone mineral density and vertebral fractures in patients with postmenopausal osteoporosis. Calcified Tissue Int, 54, 1994, pp.370-76.
24) Tilyard MW, et al：Treatment of postmenopausal osteoporosis with Calcitriol or Calcium, N Engl J Med, 326, 1992, pp.357-62.
25) Papadimitropoulos E, et al: Meta-analyses of therapies for postmenopausal osteoporosis. VIII：Meta-analysis of the efficacy of vitamin D treatment in preventing osteoporosis in postmenopausal women. Endocrine Rev, 23 (4), 2002, pp.560-69.
26) Bishoff-Ferrari HA, Dawson-Hughes B, Willet WC, et al：Effect of vitamin D on falls：a meta-analysis. JAMA, 28, 2004, pp.1999-2006.
27) Pfeifer M, Begerow B, Minne HW, et al：Vitamin D status, trunk muscle strength, body sway, falls, and fractures among 237 postmenopausal women with osteoporosis. Exp Clin Endocrinol Diabetes, 109, 2001, pp.87-92.
28) Sato Y, Inose M, Higuchi I, et al：Changes in the supporting muscles of the fractures hip in elderly women. Bone, 30, 2002, pp.325-30.
29) 日本ビタミン学会編；ビタミンの辞典, 朝倉書店, 1996, pp.91-122.
30) 細谷憲政日本語版監修者代表：ヒューマン・ニュートリション―基礎・食事・臨床―第10版. 医歯薬出版, 2004, pp.238-44.
31) Lodge JK, Ridlington J, Leonard S, et al：Alpha- and gamma-tocotrienols are metabolized to carboxyethyl-hydroxychroman derivatives and excreted in human urine. Lipids, 36, 2001, pp.43-48.
32) 福澤健治：ビタミンEのantioxidantおよびnon-antioxidant作用―ビタミンE研究の新展開. ビタミン, 79 (9), 2005, pp.431-43.
33) 厚生労働省：日本人の食事摂取基準2010年版, 第一出版, 2009, pp.130-32.
34) Miller ER 3rd, Pastor-Barriuso R, Dalal D, et al：Meta-analysis：high-dosage vitamin E supplementation may increase all-cause mortality. Ann Intern Med, 142, 2005, pp.37-46.
35) 二木鋭雄：大量ビタミンEサプリメントは寿命を縮めるか？ ビタミン, 79 (1), 2005, pp.27-29.
36) Lavine JE：Vitamin E treatment of nonalcoholic steatohepatitis in children：a pilot study. J Pediatr, 136, 2000, pp.734-38.
37) Sanyal AJ, Mofrad PS, Contos MJ, et al：A pilot study of vitamin E versus vitamin E and pioglitazone for the treatment of nonalcoholic steatohepatitis. Clin Gastroenterol Hepatol, 2, 2004, pp.1107-15.
38) 太田好次：ビタミンEは非アルコール性脂肪肝炎の治療に有効か？ ビタミン, 81 (2), 2007, pp.63-65.
39) Traber MG, Atkinson J：Vitamin E, antioxidant and nothing more. Free Radic Biol Med, 43, 2007, pp.4-15.
40) Azzi A：Molecular mechanism of alpha-tocopherol action. Free Radic Biol Med, 43, 2007, pp.16-21.
41) 二木鋭雄：ビタミンEは抗酸化物か否か. ビタミン, 81 (12), 2007, pp.621-23.
42) Murray ED Jr, Kantoci D, DeWind SA, et al：Endogenous natriuretic factors 3：isolation and characterization of human natriuretic factors LLU-alpha, LLU-beta 1, and LLU-gamma. Life Sci, 57, 1995, pp.2145-61.
43) Jiang Q, Elson-Schwab I, Courtemanche C, et al：gamma-tocopherol and its major metabolite, in contrast to alpha-tocopherol, inhibit cyclooxygenase activity in macrophages and epithelial cells. Proc Natl Acad Sci U S A, 97, 2000,

pp.11494-99.

44) 二木鋭雄:γ-トコフェロールに関する最近の話題. ビタミン, 81（7）, 2007, pp.319-21.

45) Wu D, Hayek MG, Meydani S: Vitamin E and macrophage cyclooxygenase regulation in the aged. J Nutr, 131, 2001, pp.382S-8S.

46) Chao JT, Gapor A, Theriault A: Inhibitory effect of delta-tocotrienol, a HMG CoA reductase inhibitor, on monocyte-endothelial cell adhesion. J Nutr Sci Vitaminol, 48, 2002, pp.332-37.

47) Baliarsingh S, Beg ZH, Ahmad J: The therapeutic impacts of tocotrienols in type 2 diabetic patients with hyperlipidemia. Atherosclerosis, 182, 2005, pp.367-74.

48) 矢野友啓:トコトリエノール類の2型糖尿病およびその合併症に対する有効性. ビタミン, 80（10）, 2006, pp.517-18.

49) Dam H : The antihaemorrhagic vitamin of the chick. Biohem J 29, 1935, pp.1273-85.

50) Ichikawa T, et al : Steroid and xenobiotic receptor SXR mediates vitamin K2-activated transcription of extracellular matrix-related genes and collagen accumulation in osteoblastic cells. J Biol Chem, 281, 2006, pp.16927-34.

51) Buuckaert J H: Said, A. H. Fracture healing by vitamin K. Nature, 19, 1960, p.849.

52) Szulc P, et al : Serum undercarboxylated osteocalcin is a marker of the risk of hip fracture in elderly women. J Clin Invest, 91, 1993, pp.1769-74.

53) Vergnaud P, et al : Undercarboxylated osteocalcin measured with a specific immunoassay predicts hip fracture in elderlywomen: the EPIDOS study. J Clin Endocrinol Metab, 82, 1997, pp.719-24.

54) 星 和子, ほか:骨芽細胞に対するメナキノン-4の作用. ビタミン, 67, 1993, pp.225-32.

55) Hara K, et al : The Inhibitory effects of Vitamin K_2（menatetrenone）on Bone Resorption may be related to its Side Chain. Bone, 16, 1995, pp.179-89.

56) Ducy P, et al : Increased bone formation in osteocalcin-deficient mice. Nature, 382, 1996, pp.448-52.

57) Szulc P, et al : Serum undercaroxylated osteocalcin is a marker of the risk of hip fracture in elderly women. J Clin Invest, 91, 1993, pp.1769-74.

58) 金木正夫, ほか:退行期骨粗鬆症におけるビタミンK濃度の検討. 日老医会誌, 32, 1995, pp.195-99.

59) Kaneki M, et al : Japanese fermented soybean food as the major determinant of the large geographic difference in circulating levels of vitamin K_2: possible implications for hip-fracture risk, Nutrition, 17, 2001. pp.315-21.

60) 折茂 肇, ほか:骨粗鬆症に対するEa-0167（menatetrenone）の臨評価；アルファカルシドールを対照とした臨床第Ⅲ相多施設二重盲検比較試験. 臨評価, 20, 1992, pp.45-100.

61) Orimo H, Shiraki M, Tomita , et al : Effects of menatetrenone on the bone and calcium metabolism in osteoporosis. J Bone Miner Metab, 16, 1998, pp.106-12.

62) Sato Y, Honda Y, Kuno H, Oizumi K : Menatetrenone ameliates osteopenia in disuse-affected limbs of vitamin D- and K-deficient stroke patients. Bone, 29, 1998, pp.291-96.

63) Shiraki M, Shiraki Y, Aoki C, et al : Vitamin K_2（menatetrenone）effectively prevents fractures and sustains lumbar bone mineral density in osteoporosis. J Bone Miner Res, 15, 2000, pp.515-21.

64) Cockayne S, et al : Vitamin K and the prevention of fractures. Arch Intern Med, 166, 2006, pp.1256-61.

65) 白木正孝:医学と薬学, 57（4）, 2007, pp.537-46.

66) Kinoshita H, Nakagawa K, Narusawa K, et al : A functional single nucleotide polymorphism in the vitamin-K-dependent gamma-glutamyl carboxylase gene（Arg325Gln）is associated with bone mineral density in elderly Japanese women. Bone, 40, 2007, pp.451-56.

67) Sogabe N, Tsugawa N, Maruyama R, et al : Nutritional effects of gamma-glutamyl carboxylase gene polymorphism on the correlation between the vitamin K status and gamma-carboxylation of osteocalcin in young males. J Nutritional Science and Vitaminology, 53, 2007, pp.419-25.

section 7 ミネラル
mineral

7-1 ナトリウム
sodium/Na

ナトリウムは，食塩として生体に摂取されるが，患者1人の1日の摂取量は，血圧管理において重要な因子である．食塩摂取量は年々低下傾向にあり，2007（平成19）年の国民1人当たりの1日平均摂取量は10.6gとなっている（表7-1-1）．2008（平成20）年度より始まった特定健診，特定保健指導においても，従来行われていた住民健診と同様，食塩摂取量は重要な指導ポイントとなる．

1）ナトリウムの吸収

経口により摂取された食物は，口腔から食道，胃，小腸，そして大腸に運ばれ，その過程においてさまざまな消化，吸収を経て，残渣は肛門より便として排出される．摂取食物は，消化酵素の作用を受けて分解され，栄養素として主として小腸上皮細胞で吸収される．同時に，ナトリウムも吸収される．

小腸内のナトリウム濃度が，血漿以上に上昇すると，ナトリウムは，細胞間隙のタイト結合を通って血液側に移動するが，粘膜細胞を経由するときは，Na^+チャネル，Na^+-グルコース共輸送，および担体によって移動する．

塩化ナトリウム中性輸送によって細胞内に流入すると，細胞側面にあるNa^+-K^+ポンプで細胞間隙に排出される．小腸におけるナトリウム吸収はホルモンの調整は受けず，大腸での吸収はアルドステロンの作用で増加する．

2）ナトリウムの作用

生体におけるナトリウムの作用としては，血圧に対する作用が重要である．レニン-アンギオテンシン-アルドステロン系において重要な役割を果たしている．

3）ナトリウムの調節機能

ナトリウム調節は，3つの機構によって制御されている．すなわち，レニン-アンギオテンシン

表7-1-1　食塩摂取量　　　（1日当たり）

年度	食塩摂取量(g)	年度	食塩摂取量(g)
昭和50('75)	13.5	11('99)	12.6
55	12.9	12	12.3
60	12.1	13	11.5
平成2	12.5	14	11.4
7	13.2	15	11.2
8	13.0	16	10.7
9	12.9	17	11.0
10	12.7	18	10.8
		19	10.6

（厚生労働省：国民健康・栄養調査）
（財団法人厚生統計協会：国民衛生の動向　通巻第864号，2009年第56巻第9号，p.467，第57表）

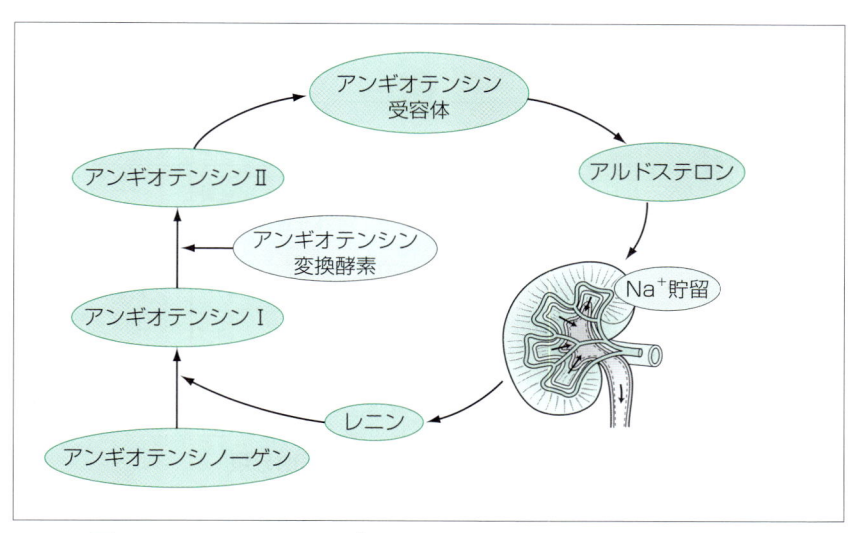

図7-1-1　レニン-アンギオテンシン-アルドステロン系の作用経路

－アルドステロン系，ADH（antidiuretic hormone）系，腎機能系である．

1 レニン-アンギオテンシン-アルドステロン系

　レニンは，糸球体近接細胞（juxtaglomerular cell；JG細胞）より生成され，アンギオテンシノーゲンからアンギオテンシンIを生成させる．アンギオテンシンIは，アンギオテンシン変換酵素によってアンギオテンシンIIに変換生成される．アンギオテンシンIIの作用は，アンギオテンシン受容体を介して，①血管収縮作用による血圧の上昇，②副腎皮質からのアルドステロンを放出する．アルドステロンは近位尿細管でのナトリウムの再吸収を促進させ，循環血液量を増加させ，血圧を回復させる．（図7-1-1）．

2 ADH系

　水代謝を制御するのは，抗利尿ホルモンADH系である．2つのADHの生理的分泌刺激について以下に述べる．
　ADHの最も鋭敏な分泌刺激は，血清浸透圧の上昇である．わずか1％の血清浸透圧の上昇によってもたらされた高ナトリウム血症によって，ADHは鋭敏に分泌され，腎臓における溶質を含まない自由水の再吸収を促進させる．また，高ナトリウム血症は，渇中枢を刺激し飲水行動が誘導され，血清ナトリウム値は正常化する．
　一方，脱水症のように，循環血液量が低下すると，ADHの分泌が促進され，体液量を維持する方向に機能する．

3 腎機能系

　体液調節の根幹をなす，糸球体と尿細管から構成される腎臓本来の機能である．
　これらの緻密なシステムによって，水，ナトリウムの摂取量は，広い許容範囲をもつことが可能となっている．成人では，1日400 mL～25 Lまでの水の摂取可能であり，ナトリウムに関しては，0～500 mEq（食塩量として30 g）の摂取が可能とされている．このように，極めて広いナトリウム濃度と水摂取量に対して，生体は調節能力をもっている．

4）ナトリウム異常症

　ではこれほどまでに，柔軟な調節能力をもつ生体のナトリウム代謝において，どうして生体は低ナトリウム血症や高ナトリウム血症などといった病態を呈するのであろうか．臨床上，摂食困難で長期に輸液管理を余儀なくされた高齢者などで，しばしば低ナトリウム血症に遭遇する．

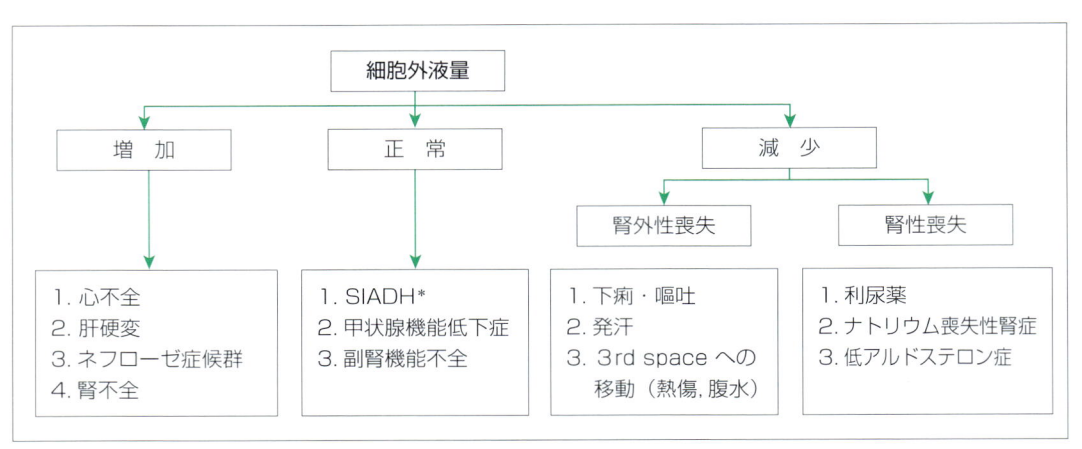

図 7-1-2　低ナトリウム血症病態分類
＊：抗利尿ホルモン分泌異常症候群
(Gary Singer, Barry Brenner「体液と電解質異常」福井次矢, 黒川　清監訳；ハリソン内科学 第 3 版, メディカル・サイエンス・インターナショナル, p.285, 2009 より改変）

1 高ナトリウム血症

　高ナトリウム血症（ナトリウム血中濃度 150 mEq/L 以上）は，臨床上は脱水によるものが多いと考えられる．この病態では，治療としては水分補給で十分であろう．高度に高ナトリウム血症が進み，意識障害が認められる症例では，生理食塩液や 2/3 生理食塩液といった低張液による輸液をゆっくり行う．急激な補正は，脳浮腫を生じさせる原因となるので避けることが重要である．

2 低ナトリウム血症

　ナトリウム異常症とは，生体が有するナトリウム総量と，ナトリウムが存在する細胞外液量の比の異常であり，低ナトリウム血症（ナトリウム血中濃度 135 mEq/L 以下）が，生体のナトリウム絶対量の低下と必ずしも一致しないことは，よく理解すべきことである．

　低ナトリウム血症の病態は多様であるが，臨床上，細胞外液量の増減の立場でとらえると理解しやすい．

　すなわち，①細胞外液量が正常から減少した病態，②正常からやや増加した病態，そして，③正常より明らかに増加した病態からとらえてみるとよい（図 7-1-2，表 7-1-2）．

表 7-1-2　低ナトリウム血症をきたす疾患と病態

水利尿障害（＋） 脱水状態	（下痢，嘔吐） 利尿剤 心不全 肝硬変
SIADH	薬剤（クロールプロマジン） 悪性腫瘍 肺感染症 手術後の患者
腎不全（進行期）	
内分泌異常	甲状腺機能低下症 副腎皮質機能不全
水利尿障害（−） 多飲	精神病 下垂体疾患

　低ナトリウム血症の治療法としては，ナトリウム喪失性の場合は，食塩の摂取や，高張食塩水（2.5〜3％塩化ナトリウム）の輸液を行う．浮腫性の疾患であれば，塩分・水制限を行い，ループ利尿薬を用いて利尿を促進させる．低ナトリウム血症の治療の中心は，点滴治療であるが，急速なナトリウムの補正は橋中心髄鞘崩壊を起こすことが知られているので，注意が必要である．

　近年注目されている低ナトリウム血症として，医原性低ナトリウム血症といわれる病態が存在

する．これは，合併症として浸透圧刺激によらない ADH 過剰分泌（non-osmotic ADH 分泌）を引き起こす疾患において，維持輸液理論によって従来施行されてきた低張性輸液（ソリタ方式）を漫然と行うことによって生じる病態である．

以前から知られた輸液法を行って低ナトリウム血症が遷延する症例においては，基礎疾患のADH 分泌に対する影響を吟味しつつ，輸液法を改善する必要がある．

（武田　光史，柳澤　裕之）

7-2 カリウム
potassium/K

カリウム（K；Kalium ドイツ語，potassium 英語）は，細胞内の主要な陽イオンであり，重要な役割を果たしている．食品から経口摂取されたカリウムの 90 % は消化管から吸収され，残りの 10 % は糞便中に排泄される[1]．

カリウムの恒常性の調節は，主にカリウムの細胞内への取り込みと腎臓からのカリウムの排泄により行われる．細胞内へのカリウムの取り込みは，インスリン，カテコールアミンおよびアルドステロンによって促進される．

成人の体内総カリウムは，3,000 ～ 4,000 mEq（50 ～ 60 mEq/kg）である．体内の総カリウムの 98 % が細胞内に存在し，約 2 % のカリウムが細胞外液中に分布している．

その結果，細胞内カリウム濃度は 145 mEq/L，細胞外カリウム濃度（血漿カリウム濃度）は，4.0 ～ 5.0 mEq/L である．腎臓からの最小排泄量は 1 日当たり 5 mEq である．

1) カリウムの生体内での機能

カリウムは核酸代謝，蛋白合成，細胞の成長などのエネルギー代謝と膜輸送で重要な役割を果たしている[1]．また高濃度の細胞内カリウムは，静止膜電位の維持に必要とされている．その静止膜電位は閾値電位と連動して活動電位を形成している．

カリウムは，静止膜電位や活動電位の機能と深く関係しているため，興奮性組織（神経，筋肉，心筋）の機能維持に重要である．これらのカリウムの恒常性維持に障害が起きた時には，静止膜電位の機能異常や，活動電位の形成障害が生じて，神経，筋肉，心筋の機能障害や細胞内酵素活性の抑制が生じることになる．

低カリウム血症では，興奮性組織の神経，筋肉，心筋への影響により筋脱力，不整脈などの臨床症状が生じる．

高カリウム血症では，興奮性組織における静止膜電位を維持することができなくなり，筋脱力，致死性不整脈などの臨床症状が生じる．

低カリウム血症，高カリウム血症の原因については表に示した（表 7-2-1, 2）

2) 食品中のカリウム含有量

カリウムは細胞内の主要な陽イオンなので，食事によるカリウムの主な供給源は，食品として摂取された動物の肉，植物の野菜および果実のような細胞素材である（表 7-2-3）．そのためカリウムを全く含まない無カリウムの食事をつくることは，現実的に不可能であると考えられている．

表7-2-1 低カリウム血症の原因

I. 摂取量の減少
II. 細胞内への再分布
  A. 酸塩基
    1. 代謝性アルカローシス
  B. ホルモンによる作用
    1. インスリン
    2. $β_2$ 作動薬（内因性または外因性）
    3. α遮断薬
  C. 同化作用の状態
    1. ビタミン B_{12} もしくは葉酸（赤血球生産）
    2. 顆粒球マクロファージコロニー刺激因子（白血球生産）
    3. 完全静脈栄養
  D. その他
    1. 偽性低カリウム血症
    2. 低体温
    3. 低カリウム性周期性四肢麻痺
    4. バリウム中毒
III. 喪失の増加
  A. 腎外性
    1. 胃腸からの喪失（下痢）
    2. 外皮からの喪失（汗）
  B. 腎性
    1. 遠位尿細管尿流量増加：利尿薬，浸透圧利尿，塩類喪失性腎症
    2. カリウム分泌増加
      a. ミネラルコルチコイド過剰：原発性高アルドステロン症，続発性高アルドステロン症（悪性高血圧症，レニン産生腫瘍，腎動脈狭窄，循環血液量減少），みかけ上のミネラルコルチコイド過剰（甘草，噛みタバコ，carbenoxolone），先天性副腎過形成，Cushing 症候群，Bartter 症候群
      b. 非再吸収性陰イオンの遠位尿細管への分配：嘔吐，経鼻的胃液吸引，近位型（2型）尿細管性アシドーシス，糖尿病性ケトアシドーシス，シンナー遊び（トルエン乱用），ペニシリン誘導体
      c. その他：amphotericin B, Liddle 症候群，低マグネシウム血症

（Gary Singer, Barry Brenner「体液と電解質異常」福井次矢，黒川　清監訳：ハリソン内科学　第3版，メディカル・サイエンス・インターナショナル，p.289, 2009 より改変）

表7-2-2 高カリウム血症の原因

1. 細胞内からの移行
  1. 細胞の崩壊
    横紋筋融解，組織挫傷，溶血，化学療法による腫瘍融解
  2. 代謝性アシドーシス
  3. インスリン欠乏と高血糖
    糖尿病性ケトアシドーシス
  4. 激しい運動
  5. 家族性高K血性周期性四肢麻痺
  6. 薬物
    サクシニルコリン，ジギタリス過剰投与，β遮断薬
2. 腎臓からの排泄障害
  1. 腎不全
  2. レニン-アルドステロン系の障害
    アジソン病
    副腎皮質酵素欠損症
    低レニン性低アルドステロン症
      糖尿病性腎症，間質性腎炎，閉塞性腎障害
    薬物
      ヘパリン，β遮断薬，非ステロイド系消炎鎮痛薬，アンギオテンシン変換酵素阻害薬
  3. 遠位尿細管細胞K分泌障害
    SLE 腎症
    間質性腎障害
  4. 薬物
    スピロノラクトン，ジギタリス，サイクロスポリン

（水越　洋「カリウム」臨床検査ガイド　1999～2000，文光堂，p.313 より引用）

表7-2-3 一般的な食品のカリウム含有量（概算値）

食品	カリウム	
	mmol	mg
リンゴ（生，皮付き）1個	3.4	133
アスパラガス（生）5～6本	7.0	273
アボカド　1/2個	15.0	585
バナナ　1本	19.2	749
牛肉パテ　113g（1/4 ポンド）	10.0	390
ビール　237 mL	1.0	39
バター　5g（スプーン1杯）	0.1	3
セロリ（生）1本	4.0	156
鶏肉　98g（3.5 オンス）	8.0	312
鶏卵　1個	1.8	70
フランクフルトソーセージ　1本	3.0	117
全脂牛乳　237 mL	9.0	351
サツマイモ　1個	6.2	242
トマトジュース　237 mL	14.0	546

（木村修一，小林修平：最新栄養学　第9版，建帛社，2007，pp.414-17）

平均的な米国人の食事のカリウム含有量は1日当たり50～100 mmol の範囲である．食事を通じてカリウムを通常量摂取するだけでは，血漿カリウム濃度にはほとんど変化を起こさない．

高摂取（200～300 mmol/日）をすると，多量

の負荷に慣れない患者は，腎機能が正常であっても，血漿カリウム濃度がかなり上昇する可能性がある[1]．

3) カリウムと血圧・脳卒中

カリウム摂取量や尿中カリウム排泄量と，血圧値が負の相関関係を示す疫学的な横断調査が，報告されている[2]．

Whelton らのメタアナリシスにおいては，カリウムは収縮期血圧 − 3.11 mmHg，拡張期血圧 − 1.97 mmHg の降圧効果があり，ナトリウム摂取量が多い場合には降圧効果が大きいことがわかった[3]．

東北地方の青森，岩手，秋田の北部 3 県における脳卒中死亡率は，カリウムを多く含むリンゴの生産量が多い青森県では隣接する秋田県と比較して，脳卒中死亡率が低いことがよく知られている．

海外の報告では，中国チベット地方や英国スコットランド地方などのカリウム摂取が少ない地域では脳卒中の発生が多いことが知られている．また，米国カリフォルニア州における調査では，カリウム摂取量が血圧とは独立した脳卒中のリスク要因であることを示唆する報告がされている[4]．

高血圧性腎障害については，米国南部黒人では高血圧性腎障害の頻度が高く，カリウム摂取量は全国の 1/2 以下であると報告されている[5]．

動物実験のデータでは，高カリウム食を与えた高血圧ラットでは，内皮依存性の血管拡張の増加，血管内膜へのマクロファージ付着の減少，血管内膜の低分子蛋白透過性の減少など血管内膜に対する保護効果が観察されている[6〜8]．主な機序は血管内膜の障害が軽減されることにあり，血管内膜におけるフリーラジカル産生の抑制や Na, K−ATPase 活性の増加が関係すると考えられている[9,10]．

4) カリウムと骨密度

カリウム・マグネシウム摂取量と骨密度との有意な関連について，英国の研究で報告されている[11]．日本人を対象とした研究では，カリウム摂取量と骨密度との関連性をみた横断研究において，有意な相関関係を観察した報告がある[12,13]．

5) カリウムの摂取基準

1 基本的事項

カリウム摂取量を増加することによって，血圧値の低下，脳卒中の予防，骨密度増加につながることが，動物実験だけでなく疫学研究によっても示されている．日本人はナトリウムの摂取量が諸外国に比べて多いため，ナトリウムの摂取量の低下に加えて，ナトリウムの尿への排泄を促すカリウムの摂取が大切と判断される．

健常者において，下痢，多量の発汗，利尿薬の服用の場合以外は，カリウム欠乏を起こすことはまずない．食事からのカリウムの摂取量と高血圧，脳卒中，骨密度との関連については，これ以上摂取すれば，これらの障害はほとんど起こらないという閾値は存在しない．このため，体内のカリウム平衡を維持するために適正と考えられる目安量として設定された（表 7−2−4）[14]．さらに生活習慣病の一次予防（高血圧・脳卒中の予防，骨密度低下の予防）を目的として目標量が設定された（表 7−2−5）[14]．

2 目安量 [14]

成人では，諸外国の不可避損失量，出納試験と血漿濃度および目安量などから，男性では 2,500 mg/日，女性ではエネルギー摂取量の差異などから，2,000 mg/日とした．

小児の場合は，成人の目安量に，年齢階級別基準体重と対象の基準体重の比の 0.75 乗と成長因子を用いて外挿を行い，目安量とした．

乳児：0〜5 か月児については，母乳中のカ

リウム濃度平均値 470 mg/L，哺乳量 0.78 L とすると，母乳からの摂取量は 367 mg（9.5 mmol）となるので，目安量を 400 mg とした．

6〜11 か月児については，母乳からのカリウム摂取量 247 mg/日（0.47 mg/mL × 525 mL/日）と離乳食に由来する平均 492 mg/日の合計 739 mg/日から目安量を 700 mg と設定した．

妊婦・授乳婦の付加量については，妊婦では妊娠期間中の胎児の組織を構築するための必要量を 12.5 g と推定した．妊娠期間を 280 日とすると 45 mg/日となる．この量は通常の食事で十分補えるので，特に付加量は設定されなかった．授乳婦は，母乳の平均濃度 470 mg/L に泌乳量 0.78 L/日を乗じると 367 mg/日となるので，付加量は 400 mg/日とされた．

3 目標量

米国高血圧合同委員会第六次報告（Joint National Committee VI：JNC VI）では，高血圧の予防のために，3,500 mg/日が望ましいとしているが，日本人の摂取量（中央値）が女性 2,215 mg/日，男性 2,384 mg/日であることを考えると，実現困難な値であると考えられる．そのため，現在の日本人の摂取量（中央値）を参考にし，両者の中間値をもって目標量とすることにした．

授乳婦の場合は，当該年齢の目安量に 400 mg/日を加えると 2,400 mg/日となる．この場合でも，目標量は非授乳時の目安量を上回るため，授乳婦でも非授乳時の目標量を用いることとされた．

4 耐容上限量[14]

腎機能が正常であれば，普段の食事からのカリウム摂取によって代謝異常（高カリウム血症）

表 7-2-4 カリウムの食事摂取基準：目安量（mg/日）*1

年齢	カリウム（mg/日）			
	男性		女性	
	目安量*1	目標量*2	目安量*1	目標量*2
0〜5（月）	400	—	400	—
6〜11（月）	700	—	700	—
1〜2（歳）	900	—	800	—
3〜5（歳）	1,000	—	1,000	—
6〜7（歳）	1,300	—	1,200	—
8〜9（歳）	1,500	—	1,400	—
10〜11（歳）	1,900	—	1,700	—
12〜14（歳）	2,300	—	2,100	—
15〜17（歳）	2,700	—	2,000	—
18〜29（歳）	2,500	2,800	2,000	2,700
30〜49（歳）	2,500	2,900	2,000	2,800
50〜69（歳）	2,500	3,000	2,000	3,000
70 以上（歳）	2,500	3,000	2,000	2,900
妊婦（付加量）			+0	—
授乳婦（付加量）			+400	—

*1：体内のカリウム平衡を維持するために適正と考えられる値と現在の日本人の摂取量を考慮して目安量として設定した．
*2：高血圧の一次予防を積極的に進める観点から設定した．
（「日本人の食事摂取基準」策定検討会：「日本人の食事摂取基準」策定検討会報告書．厚生労働省，2009）

表 7-2-5 現在の日本人の摂取量（中央値）とアメリカ高血圧合同委員会第 6 次報告をもとに算定した目標量（mg/日）

年齢（歳）	男性			女性		
	現在の摂取量（中央値）	高血圧予防の観点からみた望ましい摂取量*1	目標量	現在の摂取量（中央値）	高血圧予防の観点からみた望ましい摂取量*1	目標量
18〜29	2,051	3,500	2,800	1,892	3,500	2,700
30〜49	2,208	3,500	2,900	2,015	3,500	2,800
50〜69	2,592	3,500	3,000	2,486	3,500	3,000
70 以上	2,555	3,500	3,000	2,297	3,500	2,900

*1：アメリカ高血圧合同委員会第 6 次報告[33]が，高血圧の予防のために摂取することが望ましいとしている値．高血圧の一次予防を積極的に進める観点からは，この値が支持される．
（「日本人の食事摂取基準」策定検討会：「日本人の食事摂取基準」策定検討会報告書．厚生労働省，2009）
（Expert Committee for "Dietary Reference Intakes for Japanese"：Dietary Reference Intakes for Japanese. Ministry of Health, Labour and Welfare, Tokyo. Japan. 2009）

を起こすことはないため，耐容上限量は設定されなかった．

（宮越　雄一，柳澤　裕之）

引用文献

1) 木村修一，小林修平：最新栄養学 第9版，建帛社，2007, pp.414-17.
2) Langford HG : Dietary potassium and hypertension : epidemiologic data. Ann Intern Med, 98, 1983, 770-72.
3) Whelton PK, He J, Cutler JA, et al : Effect of oral potassium on blood pressure : meanalysis of randomized controlled clinical trials. JAMA, 277, 1997, pp.1624-32.
4) Khaw KT, Barrett-Connor E : Dietary potassium and stroke-associated mortality. A 12-year prospective population study. N Engl J Med, 316, 1987, pp.235-45.
5) Sugimoto T, Tobian L, Ganguli MC : High potassium diets protest against dysfunction of endothelial cells in stroke-prone spontaneous hypertension rats. Hypertension, 11, 1998, pp.579-85.
6) Ishimitsu T, Tobian L, Sugimoto K, et al : High potassium diets reduce macrophage adherence to the vascular wall in stroke-prone spontaneous hypertensive rats. J Vasc Res, 32, 1995, pp.406-12.
7) Ishimitsu T : High potassium diets reduce endothelial permeability in stroke-prone spontaneous hypertensive rats. Clin Exp Pharmacol Physiol, 23, 1996, pp.241-45.
8) Ishimitsu T : Protective effects of high potassium diets against oxidative stress to endothelium in stroke-prone spontaneously hypertensive rats. Clin Exp Hypertens, 18, 1996, pp.659-73.
9) Young DB : Potassium's cardiovascular protective mechanisms. Am J Physiol, 268, 1995, R825-R37.
10) Laragh JH, Sealy JE : K⁺ depletion and the progression of hypertensive disease or heart failure. The pathogenic role of diuretic-induced aldosterone secretion. Hypertension, 37, 2001, pp.806-10.
11) Mac Donald HM, New SA, Golden MH, et al: Nutritional associations with bone loss during the menopausal transition : evidence of a beneficial effect of calcium, alcohol, and fruit and vegetable nutrients and of a detrimental effect of fatty acids. Am J Clin Nutr, 79, 2004, pp.155-65.
12) Sasaki S, Yanagibori R : Association between current nutrient intakes and bone mineral density at calcaneus in pre- and postmenopausal Japanese women. J Nutr Sci Vitaminol, 47, 2001, pp.289-94.
13) Egami I, Wakai K, Kunitomo H, et al : Associations of lifestyle factors with bone mineral density among male university students in Japan. J Epidemiol, 13, 2003, pp.48-55.
14) 「日本人の食事摂取基準」策定検討会：「日本人の食事摂取基準」策定検討会報告書．厚生労働省，2009.

7-3　カルシウム，リン
calcium, phosphorus/Ca, P

　カルシウムは骨におけるミネラルの主成分であるが，血液中では重要な陽イオンである．その血中濃度が厳格にコントロールされていることはすべての細胞が正常に機能するために必要なことである．特に，神経，筋肉の機能は血中カルシウム濃度によって大きく影響を受ける．900～1,000gといわれている成人体内のカルシウムのうち99％以上はヒドロキシアパタイト

$Ca_5(PO_4)_3(OH)$ として骨格の中に存在する．このヒドロキシアパタイトはリンを含む化合物であり，体内のリン（850 g）のうち85 %はこの形で骨格に存在する．

リン全体の1 %ほどは，体液中にリン酸イオンとして存在し，残りの14 %は軟組織内にある．リン酸イオン（陰イオン）はリン脂質，アデノシン三リン酸，RNA，DNAなどの構成成分であるのみならず，細胞内のさまざまな反応に関与する生体にとって基盤的な物質である．

1）カルシウム・リン代謝とその調節

ヒトでは血清カルシウム濃度は8～10 mg/dLの幅にコントロールされているが，そのコントロールに関わる臓器は，腸管，腎臓，骨の3つである．これらの臓器に対していくつかのホルモンが作用することによって臓器間の連携をとりつつ，血清カルシウム濃度を安定させている．そのホルモンとして重要なものが副甲状腺ホルモン（parathyroid hormone；PTH），活性型ビタミンD_3である．これらはリンの体液中濃度コントロールにおいても重要な役割を果たしている．なお，インスリンや成長ホルモン，ステロイドホルモンもリンの調節に関わっている．

副甲状腺は甲状腺の裏側被膜の上に存在する直径数mmの器官であり，4つ合わせた重量は100～120 mgである．しかし副甲状腺が分泌する副甲状腺ホルモンは生体のカルシウム調節の主役の1つである．PTHは84個のアミノ酸からなる分子量8,500のペプチドホルモンである．腸管，特に小腸上部では活性型ビタミンD_3の影響下に能動的にカルシウム吸収を行っている．

腎臓ではPTHが尿細管におけるカルシウムの再吸収を促進している．また25水酸化ビタミンD_3は腎臓で1位が水酸化されることによって，はじめて生物学的に活性をもつ型ビタミンD_3，つまり活性型ビタミンD_3となるが，その活性化はPTHに依存している．骨では骨形成と骨吸収が常に進行しており，骨形成においては骨基質にカルシウムが沈着し骨吸収の場では骨からカルシウムが遊離される．ここでもPTHは骨形成と骨吸収の両方に大きく関わっている．このようにPTHは腎臓と骨には直接的に，腸管にはビタミンDの活性化を通して間接的に作用する，カルシウム調節の要となるホルモンである．

PTHはN末端の1～34のアミノ酸部分に生物活性がある．PTH遺伝子の転写は細胞外のカルシウムイオンで制御されている．つまり，細胞外のカルシウム濃度が上昇すると転写レベルでPTHの合成が抑制される．この調節で鍵となるのは，PTH遺伝子上流にある，negative Ca-responsive element（nCaRE）である．

細胞外液のカルシウム濃度が上昇すると，核内蛋白質であるnCaRE binding proteinがnCaREに結合し，PTH遺伝子の転写が抑制される．細胞外カルシウム濃度の変化は細胞表面に存在するカルシウム感受レセプター（calcium sensing receptor；CaSR）が感知する．このレセプターに先天的な異常をもたらす疾患がいくつか知られている．

カルシウムバランスが負になろうとすると分泌顆粒からの分泌が促進される．血中カルシウム濃度の上昇に対してはまずは分泌抑制という形で対処されるが，上昇傾向が続くと転写，翻訳が抑制されるとともに，副甲状腺内でのPTH分解が促進される．

中高年者，特に50歳以降では男女ともにカルシウム摂取量の減少や摂取したカルシウムの吸収効率低下，ビタミンDの相対的な摂取不足などが進行する．さらに腎臓におけるビタミンDの活性化も加齢に伴って低下することが示唆されている．これらのことから，中高年者ではカルシウム不足の傾向が進行する．しかしながらカルシウムの恒常性を保つことは生体機能を維持することに必須のことであるため加齢とともに副甲状腺ホルモンの分泌が増加し，疾患というレベルには到達しないまでもいわゆる"化学的"な続発性副甲状腺機能亢進症の病態をもたらすことが想定されている．このことが，骨代謝回転の亢進をもたらし，骨量は減少傾向をたどる．また，血管壁を中心とする異所性石灰化

の原因の1つとも考えられている．これらのことは骨から血管へのカルシウムの移動ともとらえられ，"カルシウムシフト"と称されることもある．

加齢以外にもリンの摂取過剰はPTH分泌を亢進させることが知られており，バランスのとれた食生活を送ることはこの点からも重要である．このように血清PTH濃度はビタミンD摂取不足の指標としても用いることが可能である．

低カルシウム血症，高カルシウム血症については表に示した（表7-3-1, 2）．

2）適切なカルシウム摂取とは

さきに述べたように高齢者においては複数の機序によってカルシウム不足の状態に陥りやすくなっている．老化に伴う代謝の変化の中でカルシウム代謝の変化は最も大きなものの1つであり，それによって引き起こされる骨量の変化は身体の定量的パラメーターの変化のうちで最も明確なものの1つであろう．このように大きなカルシウム代謝の変化において，カルシウム吸収の加齢に伴う変化は直接的にまた，間接的にも大きな役割を果たしている．

カルシウムの吸収は加齢に伴って低下するこ

表7-3-1　低カルシウム血症の原因
血清PTH*濃度低値（副甲状腺機能低下症）
・副甲状腺無機能
　孤発例
　DiGeorge症候群
・副甲状腺の破壊
　手術
　放射線
　転移や全身性疾患に伴う浸潤
　自己免疫
・副甲状腺機能低下
　低マグネシウム血症
　Ca^{2+}感受レセプターの活性型変異
血清PTH濃度高値（続発性副甲状腺機能亢進症）
・ビタミンD欠乏あるいは1,25(OH)$_2$D産生または作用障害
　ビタミンD欠乏（摂取不足や吸収障害による）
　腎機能障害による1,25(OH)$_2$D産生障害
　受容体異常を含むビタミンD抵抗性
・副甲状腺ホルモン抵抗性症候群
　PTH受容体変異
　偽性副甲状腺機能低下症（G蛋白変異）
・薬物
　Caキレート薬
　骨吸収抑制薬（bisphosphonate, plicamycin）
　ビタミンD代謝に影響を与える薬物（phenytoin, ketoconazole）
・その他
　急性膵炎
　横紋筋融解症
　副甲状腺摘出後の飢餓骨症候群
　著明な骨形成刺激を伴った骨形成性転移（前立腺癌）

＊：副甲状腺ホルモン
（福井次矢，黒川　清監訳：ハリソン内科学 第3版，メディカル・サイエンス・インターナショナル，p.295, 2009より改変）

表7-3-2　高カルシウム血症の原因
PTH*² 産生過剰
　原発性副甲状腺機能亢進症（腺腫，過形成，まれに悪性腫瘍）
　続発性副甲状腺機能亢進症（腎機能低下時の長期にわたるPTH分泌刺激）
　異所性PTH分泌（非常にまれ）
　Ca^{2+}感受レセプターの不活性型変異（FHH）*¹
　Ca^{2+}感受レセプターの機能変化（lithium療法）
悪性腫瘍における高カルシウム血症
　PTHrP*³ 過剰産生（多くの固形腫瘍）
　転移による骨溶解（乳癌，骨髄腫）
1,25(OH)$_2$D産生過剰
　肉芽腫疾患（サルコイドーシス，結核，珪肺症）
　リンパ腫
　ビタミンD中毒
骨吸収増加
　甲状腺機能亢進症
　ギプス固定
カルシウム過剰摂取
　ミルクアルカリ症候群
　経腸栄養
その他
　内分泌疾患（副腎不全，褐色細胞腫，VIP*⁴腫瘍）
　薬物（サイアザイド系利尿薬，ビタミンA，エストロゲン拮抗薬）

＊1：家族性低カルシウム尿性高カルシウム血症，＊2：副甲状腺ホルモン，＊3：副甲状腺ホルモン関連ペプチド，＊4：血管作動性腸管ペプチド
（福井次矢，黒川　清監訳：ハリソン内科学 第3版，メディカル・サイエンス・インターナショナル，p.294, 2009より改変）

とは知られているものの，カルシウム吸収を測定する方法はいずれも困難なものであり，報告は豊富にはない．Souzaらは日本人高齢女性（平均年齢約73歳）においてバランス法を用いて検討し，高齢女性のカルシウム必要量を842 mg/日と推定した．現在わが国におけるカルシウム必要量は600 mg/日とされており，高齢者における必要量は約250 mgも上回るものである．若年者と高齢者におけるカルシウム必要量の差は多くの部分がカルシウム吸収の低下によってもたらされているものと考えられ，先に述べたビタミンD代謝の加齢に伴う変化をはじめとする複数の機序がこれに関わっている可能性がある．

3）リン摂取の適正化について

リンは生体の基本的な構成成分であり，細胞内機能のさまざまな段階に関わっている．このため適正な摂取が必要である．一方，通常の食生活ではカルシウム摂取量に対するリンの摂取量は相対的に多く，リンは摂取不足よりも摂取過量による骨代謝への悪影響の方が懸念される．すなわち，リン添加加工食品やリンを含む清涼飲料水の消費量増加がリン摂取の増加の背景となっていることが考えられる．リンはすべての食品に含まれているが，カルシウムを含まない食品や清涼飲料水は多い．カルシウムが少なくリンが多い食品の摂取が増加することによってPTHの分泌を促進することなどを通して骨量低下を招く可能性があり，バランスのとれた食物摂取が望まれる．

低リン血症，高リン血症については，表に示した（表7-3-3，4）

▶おわりに

カルシウムとリンは骨代謝のみならずさまざまな生体機能に関わっている栄養素である．その意義を理解した上で，バランスのよい食事摂取を心がけることが勧められる．

（細井　孝之）

表7-3-3　低リン血症の原因

1. リン摂取または吸収量減少
    1. 摂取不足（飢餓，嘔吐）
    2. 吸収不良症候群，慢性下痢
    3. 制酸薬（アルミゲルなど）内服
2. リンの細胞内移行増加
    1. グルコース投与，経静脈高カロリー輸液
    2. インスリン投与
    3. 糖尿病性ケトアシドーシス回復期
    4. 低栄養状態からの治療開始時（リフィーディング症候群など）
    5. 急性呼吸性アルカローシス
3. 腎からのリン排泄増加
    1. 原発性副甲状腺機能亢進症 ｜ PTH作用過剰
    2. ビタミンD作用不全
       （二次性副甲状腺機能亢進症による）
    3. 腎尿細管障害
       低リン血症性ビタミンD抵抗性くる病
       腫瘍性骨軟化症 oncogenic osteomalacia
       Fanconi症候群
       腎尿細管性アシドーシス
       低カリウム血症
       非経口的鉄剤投与

（高久史麿，尾形悦郎ほか監；大藤正雄ほか編；新臨床内科学 第7版，医学書院，1997, p.1110）

表7-3-4　高リン血症の原因

1. 細胞外液への大量のリン負荷
    1. 体外からの負荷
       リン含有量の多い薬剤投与（下剤，浣腸剤，高カルシウム血症治療時のリン酸塩）
    2. 体内からの負荷
       悪性腫瘍の化学療法後 ｜
       筋肉融解 rhabdomyolysis ｜ 大量の細胞崩壊
       乳酸アシドーシス
2. 腎からのリン排泄低下
    1. 腎不全によるもの
    2. 腎不全によらないもの
       副甲状腺機能低下症 ｜
       偽性副甲状腺機能低下症 ｜ PTH作用不全
       甲状腺機能亢進症
       先端巨大症
       tumoral calcinosis

（高久史麿，尾形悦郎ほか監；大藤正雄ほか編；新臨床内科学 第7版，医学書院，1997, p.1110）

7-4 鉄
iron/Fe

鉄は赤血球中のヘモグロビンを合成するのに必須の無機質である．ヘモグロビンは，赤芽球細胞質で合成されるヘムと，リボソームで合成されるグロビンとが結合して合成される．ヘムに2価の鉄1原子が結合し，酸素を可逆的に結合して全身の体内組織に酸素を運搬する．

1) 体内の鉄の分布

成人の体内には約3～4gの鉄がある．そのうち60～70％はヘモグロビン鉄として赤血球内に，20～30％はフェリチンやヘモジデリンなどの貯蔵鉄として肝臓や脾臓などの実質臓器内に存在する（図7-4-1）．このほか，少量の鉄が，ミオグロビン鉄や含鉄酵素（チトクローム，カタラーゼ，ペルオキシダーゼ，コハク酸脱水素酵素など）などの組織鉄として存在する．

出血などで鉄が過剰に失われて鉄が不足すると，まず貯蔵鉄が使用されて減少する．さらに不足するとヘモグロビン鉄が減少して鉄欠乏性貧血を発症する．そして高度の鉄欠乏になると，組織鉄までもが減少し，組織の代謝が障害される結果，舌炎やスプーン状爪が認められる．

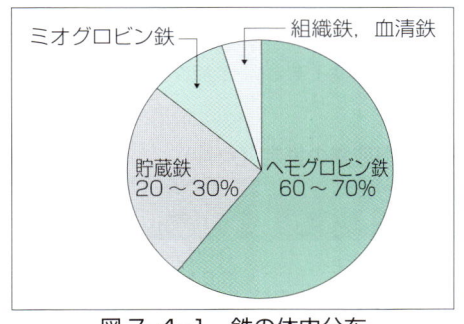

図7-4-1 鉄の体内分布
（奈良信雄「貧血」医歯薬出版編：新版 目でみる臨床栄養学，医歯薬出版，1995, p.192）

2) 鉄の代謝

毎日約1mgの鉄が，消化管粘膜細胞や皮膚上皮細胞の脱落により，便や汗などの中に失われる．一方，食物に含まれる約10～20mgの鉄から約1mgの鉄が小腸上部，特に十二指腸粘膜で毎日吸収される（図7-4-2）．なお，月経のある女性では平均すると1日約2mg，妊婦では約3.5mgの喪失があるので，より多くの鉄需要がある．

小腸粘膜から吸収された鉄は血漿中のトランスフェリンと結合し，複合体となって骨髄へ運ばれる．骨髄では赤芽球表面にあるトランスフェリン受容体を介して鉄が細胞質内のミトコンドリアに運ばれ，ヘム合成に利用される．

ヘモグロビン合成に利用される鉄は毎日約25mgであり，大部分は貯蔵鉄が再利用され，一部が食物から補給されていることになる．

3) 鉄の必要量

鉄は，ヘモグロビンや各種酵素の構成成分で，欠乏により貧血や運動機能，認知機能等の低下を生じる．また，月経血による損失と妊娠中の需要の増大が必要量に及ぼす影響は大きい．

鉄の必要量は基本的鉄損失を吸収率（0.15）[1]で除したものから求められる．基本的鉄損失は，0.9～1.0mg/日とほぼ一定している[2]．

月経血への鉄損失は鉄欠乏性貧血の発生と強く関連している[3]．

（奈良　信雄）

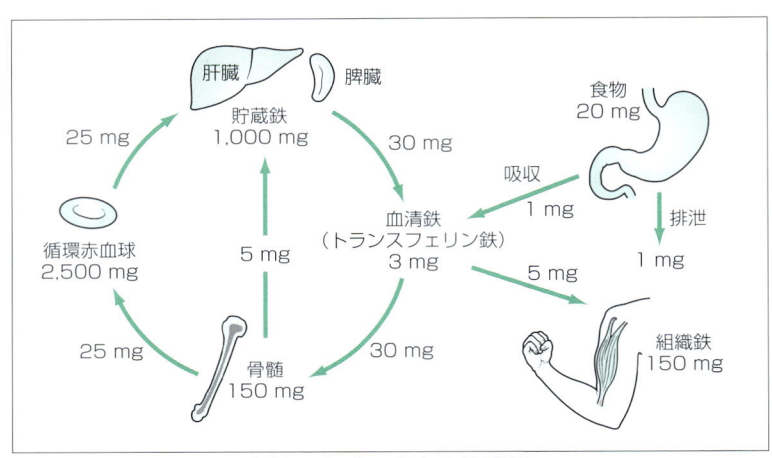

図 7-4-2　体内の鉄動態

（奈良信雄「貧血」松尾　理編：よくわかる病態生理 血液疾患．日本医事新報社，2007, pp.1-40）

表 7-4-1　鉄の食事摂取基準　　　　　　　　　　　　　　　　　　　　　　　　　　　　　　　　　　　　　（mg/日）[*1]

性別	男性				女性					
					月経なし		月経あり			
年齢	推定平均必要量	推奨量	目安量	耐容上限量	推定平均必要量	推奨量	推定平均必要量	推奨量	目安量	耐容上限量
0〜5(月)	—	—	0.5	—	—	—	—	—	0.5	—
6〜11(月)	3.5	5.0	—	—	3.5	4.5	—	—	—	—
1〜2(歳)	3.0	4.0	—	25	3.0	4.5	—	—	—	20
3〜5(歳)	4.0	5.5	—	25	4.0	5.5	—	—	—	25
6〜7(歳)	4.5	6.5	—	30	4.5	6.5	—	—	—	30
8〜9(歳)	6.0	8.5	—	35	5.5	8.0	—	—	—	35
10〜11(歳)	7.0	10.0	—	35	6.5	9.5	9.5	13.5	—	35
12〜14(歳)	8.0	11.0	—	50	7.0	10.0	10.0	14.0	—	45
15〜17(歳)	8.0	9.5	—	45	5.5	7.0	8.5	10.5	—	40
18〜29(歳)	6.0	7.0	—	50	5.0	6.0	8.5	10.5	—	40
30〜49(歳)	6.5	7.5	—	55	5.5	6.5	9.0	11.0	—	40
50〜69(歳)	6.0	7.5	—	50	5.5	6.5	9.0	11.0	—	45
70以上(歳)	6.0	7.0	—	50	5.0	6.0	—	—	—	40
妊婦(付加量)初期					+2.0	+2.5	—	—	—	—
中期・末期					+12.5	+15.0	—	—	—	—
授乳婦(付加量)					+2.0	+2.5	—	—	—	—

[*1]：過多月経（月経出血量が80mL/回以上）の人を除外して策定した
（「日本人の食事摂取基準」策定検討会：「日本人の食事摂取基準」策定検討会報告書．厚生労働省, 2009）

表 7-4-2　月経血による鉄損失を補うために必要な鉄摂取量の推定（女性）

対象者	月経血量(mL/回)	月経周期(日)	鉄損失(mg/日)[*1]	鉄損失を補うのに必要な鉄摂取量(mg/日)[*2]
10〜17歳	31.1	31	0.46	3.06
18歳以上	37.0	31	0.55	3.64

[*1]：鉄損失（mg/日）＝月経血量÷日本人における月経周期の中央値［31日］
　　　×ヘモグロビン濃度［0.135g/mL］[4)] ×ヘモグロビン中の鉄濃度［3.39mg/g］
[*2]：鉄摂取量（mg/日）＝鉄損失（mg/日）÷吸収率［0.15］
（「日本人の食事摂取基準」策定検討会：「日本人の食事摂取基準」策定検討会報告書．厚生労働省, 2009）

引用文献

1) FAO/WHO. Requirements of vitamin A, iron, folate and vitamin B$_{12}$ (FAO Food and Nutrition Series No.23). FAO/WHO, Rome, 1988: pp.33-50.
2) Green R, Charlton R, Seftel H, et al: Body iron excretion in man: a collaborative study. Am J Med, 45, 1968, pp.336-53.
3) Asakura K, Sasaki S, Murakami K, et al: Iron intake does not significantly correlate with iron deficiency among young Japanese women: a cross-sectional study. Public Health Nutr (in press).
4) Hallberg L, Rossander-Hulten L: Iron requirements in menstruating women. Am J Clin Nutr, 54, 1991, pp.1047-58.

7-5 亜 鉛
zinc/Zn

亜鉛は，生体内で約300余種の酵素の活性中心元素として働いている必須微量元素である[1]．現在，多くの日本人，特に小児やダイエットを行う女性，高齢者で亜鉛の必要量に対する1日摂取量は不足していることが報告されている[1]．実際，2003～2005年に長野県下で血清亜鉛濃度を調査した長野スタディでは，住民の約20％が亜鉛欠乏状態であり，約10％は亜欠乏状態であった[2]．したがって，亜鉛欠乏の生体に及ぼす影響を知ることは極めて重要である．また，近年，必須微量元素，特に亜鉛は，生活習慣病や老化に関係していることが明らかにされつつある[3]．このような背景を踏まえ，本項では，亜鉛の生理から生体における役割まで概説する．

1）体内分布

亜鉛は，体を構成するすべての細胞および体液に存在するが，その含有量は各組織によって異なる．しかし，動物種が異なってもそのパターンは類似している．ヒトの体内に存在する総亜鉛量は，約1.5 g（体重40 kg）～約2.5 g（体重70 kg）であり，総重量別にみると，亜鉛含有量の高い組織は骨格筋（約60～70％）と骨（約20～30％）である．両者を合わせると生体内の総亜鉛量の約90％に達する．濃度別では，前立腺，骨，眼の脈絡膜で亜鉛が高濃度に検出される．次いで，骨格筋や腎臓で比較的高濃度の亜鉛が観察される．通常，組織中の亜鉛濃度は，食事からの亜鉛摂取量に影響されることはなく，一定に保たれる．しかし，亜鉛の摂取量が極端に少ない場合や過剰な場合には，組織によって程度は異なるけれども，組織中の亜鉛濃度は変動する．骨や精巣，毛髪などは，亜鉛の摂取量を比較的反映しやすい組織であると考えられている[1]．

循環血液中の亜鉛は，生体内の総亜鉛量の約0.5％に過ぎないが，その75～85％は赤血球，10～20％は血漿，約3％は白血球や血小板に存在する．血漿中の亜鉛の約80％はアルブミンと緩やかに結合して存在し，約18％はα_2-マクログロブリンと強固に結合している．残りの約2％はセルロプラスミンやトランスフェリンといった蛋白質やヒスチジンやシステインのようなアミノ酸と結合している[1]．

2）吸 収

亜鉛は，主に十二指腸と空腸で吸収され，一

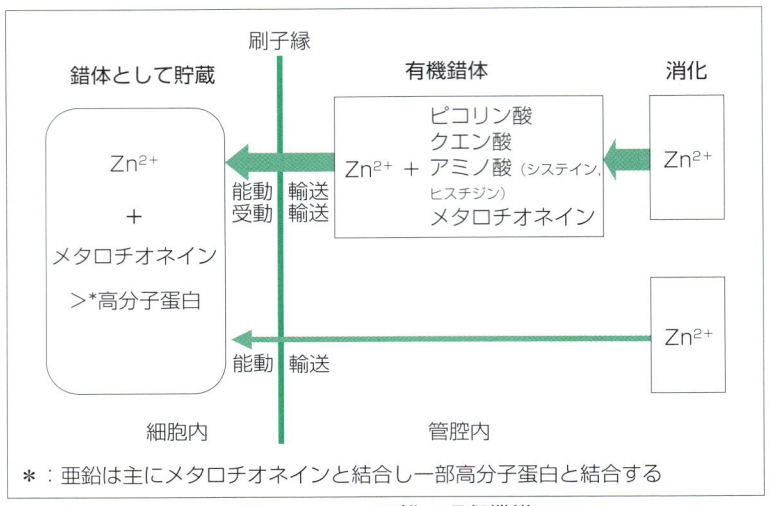

図7-5-1 亜鉛の吸収機構

〔Yanagisawa H, Nodera M : Zinc physiology and clinical practice. Biomed Res Trace Element, 18(1), 2007, pp.3-9〕

部は回腸でも吸収される．腸管からの亜鉛の吸収率はおおむね30～40％で，生体内の亜鉛は1日約5mgの亜鉛の吸収で維持されている[1]．

亜鉛の吸収機構は，十分に解明されていないが，現在のところ2つの機序が考えられている（図7-5-1）．第一は，消化の過程で遊離型の亜鉛イオン（Zn^{2+}）となった亜鉛は，小腸内で運搬媒体であるピコリン酸やクエン酸，システインやヒスチジンのようなアミノ酸，メタロチオネイン（MT）といった低分子有機体と結合し，有機錯体として吸収される機序である．この吸収には，能動輸送と受動輸送の両者が関与しているが，小腸粘膜をどのように通過するのか，いまだ明らかでない．第二は，Zn^{2+}が刷子縁において能動輸送される機序である．食物中の亜鉛は，主に第一の機序によって吸収されるが，亜鉛補給後のように，腸管内の亜鉛濃度が急速に高くなるような場合には，第二の機序による吸収が増加する[1]．

小腸細胞に取り込まれた亜鉛は，MTや高分子量蛋白質と結合し，錯体として細胞内に蓄えられる（図7-5-1）．亜鉛の細胞内貯蔵において，MTは中心的な役割を演じ，その結果，MTにより亜鉛の吸収や血中への移行は制御されている．例えば，亜鉛の摂取量が増えると，MTの合成は亢進し，細胞内でMTに結合する亜鉛

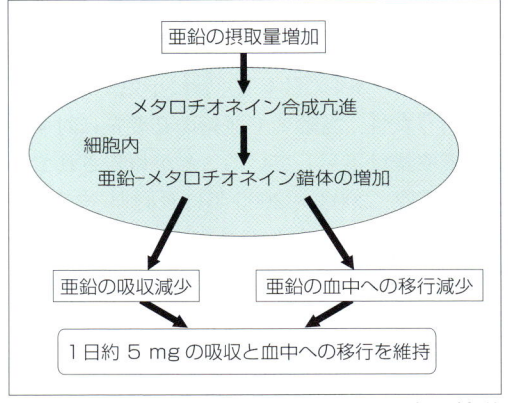

図7-5-2 メタロチオネインによる吸収と輸送の調節

〔Yanagisawa H, Nodera M : Zinc physiology and clinical practice. Biomed Res Trace Element, 18(1), 2007, pp.3-9〕

量が増加するため，亜鉛の吸収や血中への移行は減少する（図7-5-2）．亜鉛の小腸細胞から血中への移行には，主にアルブミンが関与し，一部トランスフェリンも関係している[1]．

3）輸　送

小腸細胞から血中に移行した亜鉛は，門脈循環系に入り，主としてアルブミンにより肝臓に運

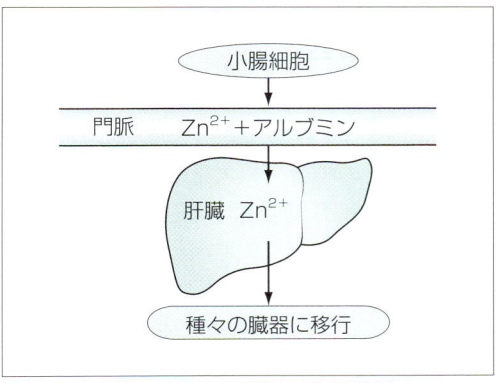

図7-5-3 亜鉛の輸送機構
〔Yanagisawa H, Nodera M : Zinc physiology and clinical practice. Biomed Res Trace Element, 18 (1), 2007, pp.3-9〕

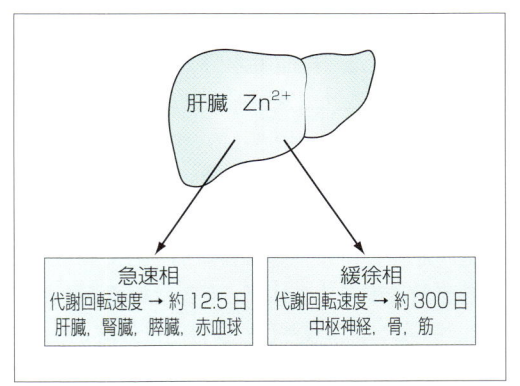

図7-5-4 種々の臓器への移行速度と貯蔵時間
〔Yanagisawa H, Nodera M : Zinc physiology and clinical practice. Biomed Res Trace Element, 18 (1), 2007, pp.3-9〕

ばれる．その後亜鉛は肝臓から種々の臓器に移行する（図7-5-3）がその移行速度や貯蔵時間は，臓器によって異なる．放射性同位元素 ^{65}Zn を用いたヒトの亜鉛代謝の研究では，亜鉛には代謝回転の速い急速相と代謝回転の遅い緩徐相があり，急速相の代謝回転速度は約12.5日であり，緩徐相の代謝回転速度は約300日であるとの報告がなされている（図7-5-4）[1]．肝臓は勿論のこと，腎臓や膵臓，脾臓，赤血球などへは移行が速く，貯蔵される時間も短い（急速相）．

赤血球は，血液細胞に存在する亜鉛の約97％を含み，血液細胞の中では最も亜鉛代謝の盛んな細胞である．他方，中枢神経系や骨，筋肉などへの移行は遅く，長期間にわたって貯蔵される（緩徐相）[1]．

4）代謝と排泄

種々の臓器に輸送された亜鉛は，小腸細胞の

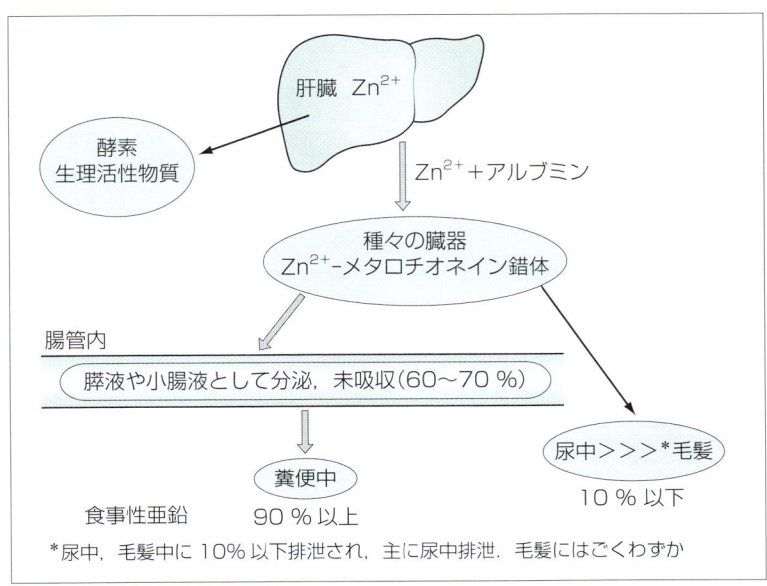

図7-5-5 亜鉛の代謝と排泄
〔Yanagisawa H, Nodera M : Zinc physiology and clinical practice. Biomed Res Trace Element, 18(1), 2007, pp.3-9〕

場合と同様に，主にMTと結合して細胞内に貯蔵される．また，炭酸脱水酵素や銅／亜鉛スーパーオキシドジスムターゼなどの亜鉛酵素の活性中心元素として利用される[1]．

MTは輸送された亜鉛によって，その臓器の細胞内で誘導され，亜鉛代謝の調節因子として細胞内亜鉛の恒常性の維持に関与している．細胞内亜鉛量が多くなれば，亜鉛は細胞から放出され，膵液や小腸液として腸管内に分泌される．逆に，食事からの亜鉛摂取量が少なく，細胞内亜鉛量が減少している場合には，腸管内に分泌される亜鉛は減少する．一般に，細胞内亜鉛の恒常性が維持されている場合には，食後に多量の亜鉛が膵液や小腸液として分泌されるため，腸管内に存在する亜鉛の30～40％は内因性である[1]．

小腸粘膜で未吸収の亜鉛（60～70％）は，糞便とともに排泄されるが，細胞内亜鉛の恒常性が維持されている場合には，前述のように内因性亜鉛が多量に分泌されるため，結果的に摂取した亜鉛の90％以上が糞便中に排泄されることになる．他方，尿中に排泄される亜鉛は10％以下と非常に少なく，汗にも一部排泄される（図7-5-5）[1]．

5）変動要因

体内の亜鉛レベルが変動する結果として現れるのは，多くの場合亜鉛欠乏症である．実際，臨床の現場で亜鉛過剰症に遭遇するのは極めてまれである．亜鉛欠乏の原因としては，摂取不足，過剰喪失，需要の増大，吸収障害などがある（表7-5-1）．これらの中で，極端な栄養不足や極端な栄養の偏り（亜鉛含量の多い動物性蛋白質の摂取不足）によるものが多い[1]．

しかし，最も多い原因は高カロリー輸液や経腸栄養である．特に，長期の高カロリー輸液では必発で，このためエレメンミック®（味の素）やミネラリン®（日本製薬）のような5種類の微量元素（鉄，亜鉛，銅，マンガン，ヨウ素）を含有した輸液用補充剤が発売され，欠乏症の発現は少なくなった．経腸栄養剤にも，上記5種類の微量元素は含まれているが，摂取量の不足や適応外（吸収障害，下痢症，腸瘻など）の使用で欠乏症は出現する．また，ミネラルの不足した精製加工食品（精製加工過程で喪失）や亜鉛のキレート作用を有するポリリン酸ナトリウム・フィチン酸・EDTA（薬剤でもある）などの食品添加物を含む食品，味覚障害を引き起こす薬剤

表7-5-1 亜鉛欠乏症の原因

摂取不足		栄養の偏り，低含有食品の摂取（菜食主義者），静脈栄養，経腸栄養
食品の精製		精製過程で喪失
食品の流通機構の不良		低含有地の食物に依存
過剰喪失		アルコール多飲，肝障害，腎障害，糖尿病
需要増大		妊娠，新生児
吸収障害	先天性	腸性肢端皮膚炎（極めてまれ）
	後天性	食物繊維，ポリリン酸ナトリウム，フィチン酸，銅，鉄，カルシウム，薬剤，キレート剤（EDTA，ペニシラミン），炎症性腸疾患

〔Yanagisawa H, Nodera M : Zinc physiology and clinical practice. Biomed Res Trace Element, 18（1），2007, pp.3-9〕

表7-5-2 血清亜鉛の変動要因

状　態	変　動
日内変動	午前中高く，午後低い
空　腹	増　加
食事摂取	低下（2～3時間）
ストレス，加齢	低　下
海産物摂取	増加（カキなど）
新生児，乳児	低　下
妊　娠	低下（漸進的）
薬　物	
糖質コルチコイド	低　下
サイアザイド	増　加
ループ利尿薬	増　加
ジスルフィラム	増　加
クロフィブラート	低　下
ピル	低　下

〔Yanagisawa H, Nodera M : Zinc physiology and clinical practice. Biomed Res Trace Element, 18(1), 2007, pp.3-9〕

表7-5-3 亜鉛酵素とその機能

亜鉛酵素	機能
炭酸脱水酵素,ペプチダーゼ,アルコール脱水素酵素,アルカリホスファターゼ,ポリメラーゼ,スーパーオキシドジスムターゼ(SOD),アンギオテンシン変換酵素,コラゲナーゼ,デルタ・アミノレブリン酸脱水酵素,プロテインキナーゼC,ホスホリパーゼC,アスパラギン酸トランスカルバミラーゼ,ヌクレオチドホスホリラーゼ(5′-ヌクレオチダーゼ),RNアーゼなど	細胞分裂や核酸代謝に関与 　発育,成長,創傷治癒,免疫能,皮膚代謝(コラーゲン合成に関与),中枢神経系の機能維持,網膜機能の維持(ビタミンAの代謝に関与),味覚や嗅覚,唾液の分泌,精子の産生や活動性,発癌や老化の予防(活性酸素の除去に関与) ホルモンの補因子として作用 　性腺機能や妊娠の維持(性ホルモンの合成や分泌に関与),糖代謝や脂質代謝(インスリンの合成や作用に関与)

〔Yanagisawa H, Nodera M : Zinc physiology and clinical practice. Biomed Res Trace Element, 18(1), 2007, pp.3-9〕

(約170種類知られているが多くの薬剤はキレート作用を有する)などの連用も欠乏症の要因になる[1].

年代的には,小児期の需要が増大している時,ダイエット中の女性,摂取量が低下する高齢者で欠乏がみられやすい.一般に,吸収率は年齢とともに低下する[1].

血清亜鉛にも変動要因がある.血清亜鉛は,日内変動(午前中は高く,午後は低い)や食事など種々の要因による変動を示すだけでなく,薬物による影響も受ける(表7-5-2).したがって,血清亜鉛値を評価する場合には,早朝空腹時に採血するなど,変動要因をできるだけ避けられる条件下で検査する必要がある[1].

6) 生体内での主な作用

亜鉛は,必須微量元素として,生体内の約300余種の酵素の活性中心元素として働いている(表7-5-3).そのため,細胞分裂や核酸代謝に関与し,またホルモンの補因子として作用するため,表7-5-3に示すような多種多様な機能の発現に関与している.したがって,体内の亜鉛が欠乏すると,表7-5-4に示すようなさまざまな症状や疾病が発現する.臨床的には,味覚低下や食欲低下,皮膚症状,創傷治癒の遅延などで外来を訪れることが多い[1].

7) 老化との関係

近年,基礎的,臨床的研究が進み,生活習慣

表7-5-4 亜鉛欠乏によって引き起こされる症状と疾患

食欲低下
発育障害
皮膚症状
・開口部(口・眼・肛門など)
　周囲から四肢へ拡大
・水疱性・膿疱性皮膚炎,びらん性湿疹,角化症,皮膚の萎縮,褥瘡
脱毛,禿頭
性腺機能障害
創傷治癒遅延
易感染性(免疫能低下)
味覚低下,嗅覚低下
異食症
うつ状態・情緒不安定
運動失調
認知症
耐糖能低下
脂質代謝異常
白内障増加
暗順応不全(夜盲症)
虚血性心疾患増加
血圧上昇
疾病の増悪
発癌増加
妊娠異常

〔Yanagisawa H, Nodera M : Zinc physiology and clinical practice. Biomed Res Trace Element, 18(1), 2007, pp.3-9〕

病や老化に微量元素の欠乏が深く関わっていることがわかってきた.最近特に注目を集めているのが老化と亜鉛欠乏症との関係である.老化の病態的背景にはフリーラジカルの増加,免疫能低下,血圧上昇,脂質代謝異常,耐糖能異常,発癌がある.表7-5-5に示すように亜鉛欠乏症で老化と全く同様な病態が観察される.

表 7-5-5 老化と微量元素欠乏症の病態の類似点

欠乏症	フリーラジカル	免疫能	血圧	脂質	耐糖能	癌
老化	↑	↓	↑	↑	↓	↑
亜鉛欠乏	↑	↓	↑	↑	↓	↑
銅欠乏	↑	↓	↑	↑		
セレン欠乏	↑	↓				↑
クロム欠乏				↑	↓	

(柳澤裕之:生命と微量元素-なぜ生体に微量元素は必要なのか-. 治療, 88, 2006, pp.1839-42)

したがって，亜鉛欠乏は，老化を進展させる一要因であると考えられる[3].

▶おわりに

亜鉛は，生体の恒常性を維持するために，ヒトにとって必要不可欠な必須微量元素である．現在，亜鉛欠乏症は増加の一途にあり，亜鉛欠乏症の臨床を理解するためには，亜鉛の生体における役割を熟知することが必要である．しかし，亜鉛にはいまだ不明な部分が多く，今後さらなる研究が必要である．

(柳澤　裕之)

引用文献

1) Yanagisawa H, Nodera M : Zinc physiology and clinical practice. Biomed Res Trace Element, 18 (1), 2007, pp.3-9.
2) 倉澤隆平「亜鉛欠乏症について」長野県国民健康保険団体連合会/長野県国保直診医師会編；亜鉛欠乏に関する研究報告書, 2006, pp.1-48.
3) 柳澤裕之:生命と微量元素-なぜ生体に微量元素は必要なのか-. 治療, 88, 2006, pp.1839-42.

7-6 セレン（セレニウム）
selenium/Se

　セレンは 1817 年に発見された原子番号 34 の元素で，化学的には硫黄によく似た性質を示す．セレンは，極めて強い毒性をもち，発癌性を示すことから生物にとって有害な作用をもつ元素であると考えられていた．しかし，1957 年に Schwarz らによってビタミン E 欠乏ラットにみられる肝細胞壊死がセレン投与により改善されることが示され，セレンが動物や人間にとって必須微量元素の 1 つであることが認識されるようになった．

　セレンは過酸化水素や遊離過酸化物を還元するグルタチオンペルオキシダーゼ（GPX）の活性中心を構成しており，重要な抗酸化物質である．

1) 食事摂取基準

　食事として摂取されるセレンは動物性食品に多いセレノメチオニンや穀類に多いセレノシステインなどのセレノアミノ酸が主要な形態である．推奨量は成人男性 30 μg/日，女性 25 μg/日で，耐容上限量は男性 260〜300 μg/日，女性 210〜230 μg/日である（日本の食事摂取基

準2010年版).栄養上の必要量と中毒発生量との差が極めて小さい（最適濃度範囲が狭い）ことが特徴として挙げられる.

2）過剰症と欠乏症

1 過剰症

セレンの過剰摂取による中毒症は多くの報告がある．1960年代に中国湖北省恩施地方では，爪の変形や脱毛などの症状を示す人が頻繁に発生した．一方，米国では健康食品として売られているセレン錠剤による中毒症の事例が報告されている．症状は脱毛，爪の変形，嘔吐，悪心，脱力感などがある．

2 欠乏症

セレンは動物の発育と生殖に必要であり，また種々の疾病を予防する作用をもっており，ビタミンEと類似した作用を示す．欠乏症の症状としては，ラットやほかの哺乳動物にみられる肝壊死，家禽類の肝臓線維性萎縮や滲出性体質，ヒツジ，仔ウシ，その他動物にみられる白筋症，ブタの食餌性肝炎などがある．また，克山（ケーシャン）病とカシン-ベック病がセレン欠乏によることが明らかになり，ヒトにとってもセレンは必須微量元素であることが確認された.

1）克山病（こくざんびょう）

中国の黒竜江省克山県の風土病の1つとして知られていた克山病は心筋障害を特徴とし，小児や女性に多く発症していた．克山病は臨床的には，はっきりした診断基準や特徴的な症状はないが，主な病理変化は，心筋の広範な壊死と線維化である．1979年，セレンの投与が発症防止に有効であることが明らかにされ，ヒトのセレン欠乏症の存在がはじめて実証された[1]．この地域では土壌中のセレン含有量が極めて低く，住民の血中セレン濃度も低いことが明らかになった．

2）カシン-ベック病（Kasin-Beck disease）

東シベリア地方，中国北部，北朝鮮でみられる骨関節症で，骨発育の障害で末梢の関節や脊椎の変形をきたし，成長が停止する疾患である．

3）完全静脈栄養におけるセレン欠乏

完全静脈栄養の患者で血清，赤血球中のセレン濃度の低下と，赤血球GSH-PX活性の低下が認められており，このような患者では筋肉の不快感と筋力の低下があり，これがセレン投与で軽快したことが報告されている．また，心筋症を伴う完全静脈栄養の患者に低セレン栄養状態が証明されている．

3）セレンの機能性

1973年にセレンがグルタチオンペルオキシダーゼ（GSH-PX）の活性中心にSe-Cysの型で存在しており，細胞構成成分の酸化を防ぎ，膜の安定化に関与する重要な因子であることが明らかになった．セレン欠乏によって引き起こされる各種の疾患は，グルタチオンペルオキシダーゼの活性が低下することにより，活性酸素が生体膜を構成する蛋白質を酸化変性させ，その結果発症すると考えられている．

1 冠動脈疾患に対する影響

フィンランド東部は，土壌のセレン含量が非常に低く，かつ心筋梗塞などの冠動脈疾患の死亡率が世界的に高い地域である．セレン不足が冠動脈疾患のリスク要因であるか，フィンランドを中心にさまざまな疫学調査が行われたが，結果はまちまちであり，現在までのところ明確な結論は得られていない．唯一，セレンの関与について肯定的な結果を得たSalonenらの調査においては，血清セレン濃度が45 μg/L以下の群で，冠動脈疾患の相対危険度が約2倍，35 μg/L以下の群で約6倍を示した[2]．しかし，同じフィンランドで，血清セレン濃度が50〜100 μg/Lの人々を追跡調査しても，発症率に

差がみられないとの報告もある．

セレン欠乏が冠動脈疾患の危険因子となる機序としては，血清や血小板中のGPX活性の低下により，アラキドン酸代謝のバランスが崩れ，血小板凝集能の増大と，血管内皮細胞のプロスタサイクリン活性の低下が起こり，アテローム性動脈硬化へと進行する可能性が考えられている．

2 癌に対する作用

1969年にShambergerら[3]が初めて癌死亡率とセレン状態の間に負の相関があることを示して以来，大腸癌，乳癌，前立腺癌，直腸癌，白血病，その他の癌の発症率と，居住地の土壌のセレン含量，1日セレン摂取量との間に負の相関があることが報告されている[4]．癌患者では血清セレン含量の低いことが示されており，また動物においてもセレンの発癌抑制作用が多数報告されている．セレンを含むGPXは血球，肝臓，その他広く生体組織中に分布しており，グルタチオン存在下で過酸化水素あるいは有機過酸化物を還元的に分解し，生体内で生成する過酸化物による損傷を防ぐ働きをしている．そのため，セレンはGPXの活性化を介して，DNAを損傷するフリーラジカルの発生を抑えることにより，発癌を予防している可能性がある．

フィンランドで行われた前向き研究では，8,113人についての6年間にわたる観察で，血清セレン45μg/L以下では癌発症の相対リスクは3.1と報告されている[5]．しかし，日本で行われた研究では，血清セレンおよび亜鉛濃度と，肺癌，胃癌の死亡率に関する調査が行われたが，セレンとの関係については否定的な結果であった[6]．

また，現在までにさまざまな癌に対するセレンの介入試験が行われているが，効果なしとする報告も多く，セレンの積極的な摂取が発癌抑制作用を発揮するかは明らかではない．

▶おわりに

セレンは生体内で実に多様な生理機能をもっており，セレンの欠乏はおそらく生体内での酸化的ストレスの上昇を介して，さまざまな疾患の増悪因子になっている．日本人のセレン摂取レベルは約100μg/日前後であり，通常の食生活でセレン欠乏に陥る可能性は少ない．最近，癌や心疾患への関心の高まりから，セレンの健康増進効果に期待が集まっているが，セレンは毒性の強い元素であるため，細心の注意が必要である．一方，完全静脈栄養施行時などの特殊な状況下では，セレンを補給する必要性も明らかになってきている．今後，セレンの慢性毒性に対する鋭敏な指標の開発や，セレンの化学構造による毒性の差や修飾因子の解明などが待たれる．

（近藤　和雄，岸本　良美）

引用文献

1) Diskin CJ：Caution with selenium replacement. Lancet, 2, 1979, p.1249.
2) Salonen JT, Alfthan G, Huttunen JK, et al：Association between cardiovascular death and myocardial infarction and serum selenium in a matched-pair longitudinal study. Lancet, 2, 1982, pp.175-79.
3) Shamberger RJ, Willis CE：Selenium distribution and human cancer mortality. CRC Crit Rev Clin Lab Sci, 2, 1971, pp.211-21.
4) Schrauzer GN, White DA, Schneider CJ：Cancer mortality correlation studies-iii：Statistical associations with dietary selenium intakes. Bioinorg Chem, 7, 1977, pp.23-31.
5) Salonen JT, Alfthan G, Huttunen JK, et al：Association between serum selenium and the risk of cancer. Am J Epidemiol, 120, 1984, pp.342-49.
6) Kabuto M, Imai H, Yonezawa C, et al：Prediagnostic serum selenium and zinc levels and subsequent risk of lung and stomach cancer in japan. Cancer Epidemiol Biomarkers Prev, 3, 1994, pp.465-69.

7-7 マグネシウム
magnesium/Mg

マグネシウムは細胞内ではカリウム（K）に次いで多く存在する主要必須ミネラル（7種類）の1つである．成人では約25gが体内に存在する．また，その内の60～65％が骨組織に，約25％が筋組織に，残りが他の軟部組織などに存在し，1％弱が細胞外液中に存在する．生理活性はイオン化マグネシウムにあり，生体内でさまざまな生理的作用を有する．マグネシウムは350種類に及ぶ酵素の活性化・維持に不可欠で，特に，ブドウ糖代謝のATP（アデノシン三リン酸）産生過程で重要な働きを担う．その他，多くの物質代謝，神経興奮伝達，筋収縮・弛緩，核酸合成，ホルモン分泌，赤血球凝集能・変形能，血小板凝集などにも関与している．また，マグネシウムは細胞内のカルシウム（Ca）の過剰蓄積を抑制することから"天然のカルシウム拮抗薬（L＆N型）"とも称されている[1]．

1）体内動態（腸管吸収・代謝・排泄）[2,3]

経口的に摂取されたマグネシウムは主に小腸と大腸の一部で吸収される．通常の経口摂取による吸収率は20～30％といわれ，食事内容により変動する．クエン酸などの有機酸とはキレート反応して吸収が高まる．また，食事中の脂肪分が多いと鹸化反応により不溶性の鹸化物を形成するために吸収が低下する．その他，ビタミンD，副甲状腺ホルモンなども腸管吸収を高める．

マグネシウムのホメオスターシスは腎のクリアランスが大きく影響する．マグネシウムを過剰に経口摂取した場合，腎機能が正常であれば余剰分は主に尿中へ排泄され，また，マグネシウムが不足すると尿中排泄は減少し，主に骨から動員されて恒常性が維持される．

2）マグネシウム代謝異常の要因[3]

低マグネシウム血症をきたす要因を表7-7-1に示す．①慢性的摂取量減少（食習慣の"半欧米化"に伴う摂取不足や偏食），②腸管からの吸収障害，③体液喪失，④尿中排泄の増加，⑤遊離脂肪酸との結合などがある．①が重要であり，その原因として全粒穀物（特に，大麦・雑穀など）の摂取量の激減，海産物，緑黄色野菜の摂取不足と脂肪分摂取の増加がある．

3）臨床症状・徴候[3]

潜在性低マグネシウム血症およびマグネシウム不足・欠乏でみられる臨床症状・徴候を表7-7-2に示す．日常臨床では他の電解質異常を伴う頻度が高く，マスクされていることが多い．潜在性低マグネシウム血症にみられる臨床症状が慢性的マグネシウム摂取不足に基づいていることはほとんど認知されていない．日常臨床でしばしば経験する"こむら返り""便秘""片頭痛""PMS（月経前症候群）""悪阻"なども概してマグネシウム摂取不足によることが多い．

一方，高マグネシウム血症（マグネシウム過剰症）は臨床的に遭遇することはほとんどない．しかし腎不全患者が酸化マグネシウムなどマグネシウム含有製剤を大量長期服用した場合あるいは抗子癇薬（硫酸マグネシウム）の静脈注射時に一過性に高マグネシウム血症となる．

4）基準値の問題点

現行の血清総マグネシウムの基準値（キシリジルブルー法）は1.8～2.6 mg/dLが標準的で

表 7-7-1　マグネシウム代謝異常の要因

①摂取量減少	Mg 不足の食事（食習慣の"半欧米化"に伴う摂取不足や偏食），飢餓，慢性アルコール中毒，蛋白栄養不良症，至適 Mg 添加のない輸液製剤の長期投与など
②腸管吸収障害	吸収不全症候群，小腸広範切除あるいはバイパス，肝硬変症，過剰な脂肪分摂取など
③体液喪失	持続胃液吸引，下剤の乱用，重症の下痢（潰瘍性大腸炎，クローン病），腸・胆汁瘻など
④尿中排泄増加	糖尿病，糖尿病ケトアシドーシス，各種ストレス，Ca・Na の過剰摂取，高インスリン血症，飲酒，急性腎不全の利尿期，アルドステロン症，SIADH，高カルシウム血症（悪性腫瘍，副甲状腺機能亢進症，ビタミン D 過剰症など），腎尿細管障害，甲状腺機能亢進症，ループ利尿薬，抗生物質（アミノ配糖体など，アムホテリシン B，ポリミキシン B など），抗癌薬（シスプラチンなど），家族性腎性 Mg 喪失症など
⑤遊離脂肪酸との結合	術後，急性心筋梗塞時，運動後
⑥その他	急性膵炎，リン酸欠乏，特発性低 Mg 血症，低 Mg 血症の母から生まれた新生児，ビグアナイド薬服用など

（吉田政彦：マグネシウム欠乏症の診断．Current Concepts in Magnesium, 1, 1985, pp.9-13）

あるが，この基準値設定には，メタボリックシンドローム[4]，耐糖能異常および軽症 2 型糖尿病などマグネシウム代謝異常を呈する疾患が多数含まれているため，潜在性低マグネシウム血症が見過ごされていることが多い．したがって血清総マグネシウム値が現行の基準値内にあるからといってマグネシウム不足・欠乏はないとはいえない[5]．また，血清中のマグネシウム濃度は低く，マグネシウムの過不足状態を必ずしも反映しないが，血清マグネシウム値が 2.0 mg/dL 以下では低いととらえるべきである[6]．

5）食事摂取基準と現代人の平均マグネシウム摂取量

わが国ではマグネシウムの食事摂取基準の策定が諸外国に比べて大幅に遅れ，2005 年版以降ようやく 370 mg/日（30～49 歳男性の推奨量）に策定されたが，2005 年の WHO のレビュー[7]では 420 mg（31 歳以上の男性）が推奨量とされている[8]．昔ながらの伝統的な日本食ではマグネシウムは無意識のうちにおおむね摂れていたが，現在，日本国民の平均摂取量[9]は 252～262 mg/日（30～49 歳の男性）であることから，約 160 mg/日以上の大幅な慢性的摂取不足に陥っている．したがって，日頃からマグネシウム不足を意識した食育が極めて重要である．

表 7-7-2　マグネシウム不足・欠乏時の臨床症状・徴候

A. 神経・筋
　こむら返り，手足のつれ，易疲労性，しびれ，筋力低下，振戦，テタニー，筋線維攣縮性痙攣，Chvostek 徴候，Trousseau 徴候など

B. 精神・行動
　抑うつ，無欲，感情鈍麻，注意力散漫，不安，興奮性の亢進，睡眠障害，錯乱，記憶障害，記銘力低下など

C. 循環器系
　頻脈，不整脈（期外収縮，心室頻拍，心室細動，torsades de pointes），ジギタリス作用増強，心電図異常（QT 延長，T 波平低化，ST 短縮），血圧低下など

D. 消化器系
　便秘，食欲不振，消化不良，腸管運動低下など

E. その他
　低カリウム血症，低カルシウム血症，低リン血症など

（吉田政彦：マグネシウム欠乏症の診断．Current Concepts in Magnesium, 1, 1985, pp.9-13）

6）マグネシウム摂取不足と疾患との関係

マグネシウム不足はインスリン受容体の自己リン酸化反応を障害しインスリン抵抗性を発現する[10]．食事性マグネシウムの摂取不足は 2 型糖尿病の発症リスクを高めることが疫学的に証明され，特に野菜と果物繊維ではなく全粒穀物の繊維およびマグネシウムの十分な摂取によっ

て，2型糖尿病の発症リスクが軽減（約35％）することが前向き研究とメタ解析で示されている[11]．これらのエビデンスは慢性的なマグネシウム摂取不足が2型糖尿病の発症要因の1つであるという"マグネシウム仮説"を支持するものである[12,13]．また，低マグネシウム血症とメタボリックシンドロームは他の因子とは独立して強い関係にあり，さらに低マグネシウム血症は脂質異常症と高血圧とも強い関連がある[4]．マグネシウム摂取量が多いとメタボリックシンドロームの発症リスクが低下することも報告されている[14,15]．さらにWHOの最終報告[16]にも，多くの臨床疫学研究成績に加えて，冠状動脈疾患，高血圧，脂質異常症，メタボリックシンドローム，2型糖尿病とマグネシウム不足との関連が明記された．その他，マグネシウム不足は，不整脈，突然死，骨粗鬆症，尿路結石（ショウ酸カルシウム結石），疼痛増強，組織石灰化，炎症性サイトカイン産生，CRP（C反応性蛋白）[15]などとも密接に関連することも明らかになってきている．

（横田　邦信，恩田　威一）

引用文献

1) Iseri LT, French JH：Magnesium: nature's physiologic calcium blocker. Am Heart J, 108, 1984, pp.188-93.
2) 荒川泰行，荒川泰雄：「血液生化学検査／血液ガス・電解質　微量金属 Mg（マグネシウム）」．medicina, 42(12), 2005, pp.282-5.
3) 横田邦信：栄養に関する新しい概念4　生体内でのマグネシウムの重要性．治療学，42(3)，ライフサイエンス出版，2008, pp.41-6.
4) Guerrero-Romero F, Rodríguez-Morán M：Low magnesium levels and metabolic syndrome. Acta Diabeol, 39, 2002, pp.209-13.
5) Ryan MF：The role of magnesium in clinical biochemistry: an overview. Ann Clin Biochem, 28, 1991, pp.19-26.
6) 横田邦信，白石正孝，恩田威一，ほか：「健常者における血清総マグネシウム（Mg）基準値の妥当性に関する検討」．JJSMgR, 26(2), 2007, pp.100-01.
7) WHO Nutrients in Drinking Water. Water, Sanitation and Health Protection and the Human Environment. World Health Organization, Geneva 2005.
8) Institute of Medicine(IOM), Food and Nutrition Board. Dietary reference intakes for calcium, phosphorus, magnesium, vitamin D and fluoride. Washington, DC: National Academy Press, 1997.
9) 「平成18年国民健康・栄養調査結果の概要について」平成20年4月30日厚生労働省健康局総務課生活習慣病対策室栄養調査係報道発表資料，2008.
10) Suárez K, Pulido N, Casla A, et al: Impaired tyrosine-kinase activity of muscle insulin receptors from hypomagnesaemic rats. Diabetologia, 38, 1995, pp.1262-70.
11) Schulze MB, Schulz M, Heidermann C, et al: Fiber and magnesium intake and incidence of Type 2 Diabetes: a prospective study and meta-analysis. Arch Intern Med, 167, 2007, pp.956-65.
12) 横田邦信：「日本人2型糖尿病発症へのマグネシウム（Mg）の関与」．日本臨床栄養学会誌，28(3・4), 2007, pp.301-06.
13) 横田邦信：「2型糖尿病発症－インスリン分泌とインスリン抵抗性へのマグネシウムの関与」．春日雅人・門脇　孝編，分子糖尿病学の進歩－基礎から臨床まで－2006年，金原出版，2006, pp.108-16.
14) He K, Liu K, Daviglus ML, et al: Magnesium intake and incidence of metabolic syndrome among young adults. Circulation, 113, 2006, pp.1675-82.
15) Song Y, Ridker PM, Manson J, et al: Magnesium intake, c-reactive protein, and the prevalence of metabolic syndrome in middle-aged and older U.S. women. Diabetes Care, 28, 2005, pp.1438-44.
16) WHO Meeting of Experts on the Possible Protective Effect of Hard Water Against Cardiovascular Disease. Washington, D.C., USA April 2006, Public Health and Environment. World Health Organization, Geneva 2006.(http://www.who.int/water_sanitation_health/gdwqrevision/cardiofullreport.pdf)

7-8 銅
copper/Cu

銅は主に十二指腸や小腸で吸収され，門脈を経由して肝臓に到達する．

銅は生体内には約 80 mg 存在している微量必須ミネラルで，主に骨，骨格筋，血液に存在する．

1）銅の生体内における役割

細胞内に銅が過剰に存在すると毒性を示すため，体内における銅の動態は，吸収量と排出量の調節により厳密に維持されている．

銅は主に十二指腸や小腸において吸収される．食事性の銅吸収には2つの経路が考えられ，腸管に存在するDMT1（divalent metal transporter 1）と結合し直接吸収される経路と，もう1つは，十二指腸で2価から1価に還元された銅が，小腸粘膜上皮細胞の微絨毛の刷子縁膜に存在するCtr1（copper transporter 1）と特異的に結合し細胞内へ取り込まれる経路である．

吸収後は門脈を経て肝臓へと運搬され，銅依存性酵素やアポセルロプラスミンなどの一部となる．吸収された銅の約85％が肝臓から胆汁を介して糞便へ，5％以下が腎臓を介して尿中へと排泄される．

銅は約10種類の銅依存性酵素の活性中心に結合し，エネルギー生成や鉄の代謝，細胞外マトリックスの成熟，神経伝達物質の産生，活性酸素の除去など，生物の基本的な機能に関与している．

2）欠乏症と過剰症

先天的な銅欠乏症には，伴性劣性遺伝疾患であるメンケス病が挙げられ，知能低下や発育遅延，中枢神経障害などがみられる．

後天的な銅欠乏症は，摂食不足や吸収不良，必要量の増加，銅損失の増加，銅非添加の高カロリー輸液施行，銅含有量の少ないミルクや経腸栄養などが原因で引き起こされる．これらの主な症状には，鉄投与に反応しない貧血，白血球や好中球の減少，骨異常，成長障害，心血管系や神経系の異常，毛髪の色素脱失，筋緊張低下，易感染性，脂質や糖代謝の異常などが挙げられる．

3）銅の摂取量

米国／カナダの食事摂取基準では，銅の栄養状態の指標として，血漿銅濃度，血清セルロプラスミン濃度，赤血球スーパーオキシドジスムターゼ（SOD）活性，血小板銅濃度が用いられている．これまで，これら指標の特異性と感度について問題点が指摘されてきたが，従来の指標を上回るものは見出されていない．また最近では，この米国／カナダの食事摂取基準を支持する論文も発表されている．

このような理由により，日本人の食事摂取基準2010年版における銅の食事摂取基準は，米国／カナダの食事摂取基準を参考に策定されている．

表7-8-1 銅の食事摂取基準 (mg/日)

性別	男性				女性			
年齢	推定平均必要量	推奨量	目安量	耐容上限量	推定平均必要量	推奨量	目安量	耐容上限量
0～5（月）	—	—	0.3	—	—	—	0.3	—
6～11（月）	—	—	0.3	—	—	—	0.3	—
1～2（歳）	0.2	0.3	—	—	0.2	0.3	—	—
3～5（歳）	0.3	0.3	—	—	0.3	0.3	—	—
6～7（歳）	0.3	0.4	—	—	0.3	0.4	—	—
8～9（歳）	0.4	0.5	—	—	0.4	0.5	—	—
10～11（歳）	0.5	0.6	—	—	0.5	0.6	—	—
12～14（歳）	0.6	0.8	—	—	0.6	0.8	—	—
15～17（歳）	0.7	0.9	—	—	0.6	0.7	—	—
18～29（歳）	0.7	0.9	—	10	0.6	0.7	—	10
30～49（歳）	0.7	0.9	—	10	0.6	0.7	—	10
50～69（歳）	0.7	0.9	—	10	0.6	0.7	—	10
70以上（歳）	0.6	0.8	—	10	0.5	0.7	—	10
妊婦（付加量）					+0.1	+0.1	—	—
授乳婦（付加量）					+0.5	+0.6	—	—

（「日本人の食事摂取基準」策定検討会：「日本人の食事摂取基準」策定検討会報告書．厚生労働省，2009）

（安藤　朗）

7-9 ヨウ素：ヨード
iodine/I

ヨウ素（ヨード）はハロゲン元素の1つで、有機溶媒やヨウ化カリウム水溶液によく溶解し、澱粉と反応して紺から群青色を発色する（ヨウ素澱粉反応）。ヨウ素はヒトにとって甲状腺ホルモン合成のための必須ミネラルである。ヨウ素の体内蓄積量は十数mgでその多くが甲状腺に存在する。

1）必要量

日本人の食事からの摂取量は0.5～3.0 mg/日と推定されており、食事摂取基準2010年版による、日本人の年齢別食事摂取基準を表7-9-1に示すが、必要量は1日およそ50～200 μgとされる。余剰分は大部分が尿中に排泄される。

海藻類は海水からヨウ素を濃縮しており、魚介類にも多く含まれるので、海に囲まれた日本では通常の食生活で不足が問題になることはない。しかし世界的にみるとヨウ素欠乏症は珍しくなく、大陸内陸部や山岳地などヨウ素を摂取する機会が少ない地域では、欠乏による甲状腺異常がみられる。米国や中国などでは、食塩にNaIなどによるヨウ素添加が行われている。

2）食品とヨウ素

主な食品のヨウ素含有量を表7-9-2に示す。

表7-9-1 ヨウ素の食事摂取基準

(μg/日)

性別	男性				女性			
年齢	推定平均必要量	推奨量	目安量	耐容上限量	推定平均必要量	推奨量	目安量	耐容上限量
0～5（月）	—	—	100	250	—	—	100	250
6～11（月）	—	—	130	250	—	—	130	250
1～2（歳）	35	50	—	250	35	50	—	250
3～5（歳）	45	60	—	350	45	60	—	350
6～7（歳）	55	75	—	500	55	75	—	500
8～9（歳）	65	90	—	500	65	90	—	500
10～11（歳）	75	110	—	500	75	110	—	500
12～14（歳）	95	130	—	1,300	95	130	—	1,300
15～17（歳）	100	140	—	2,100	100	140	—	2,100
18～29（歳）	95	130	—	2,200	95	130	—	2,200
30～49（歳）	95	130	—	2,200	95	130	—	2,200
50～69（歳）	95	130	—	2,200	95	130	—	2,200
70以上（歳）	95	130	—	2,200	95	130	—	2,200
妊婦（付加量）					＋75	＋110	—	—
授乳婦（付加量）					＋100	＋140	—	—

(「日本人の食事摂取基準」策定検討会：「日本人の食事摂取基準」策定検討会報告書. 厚生労働省, 2009)

表7-9-2 主な食品のヨウ素含有量（可食部100g当たり）

植物性食品

食品	ヨウ素（μg/100g）
こんぶ	131,000
わかめ	7,790
あまのり	6,100
大豆（国産）	79
あずき	54
こめ（精白米）	39
食パン	17
さつまいも	9.3

動物性食品

食品	ヨウ素（μg/100g）
いわし	268
さば	248
かつお	198
あじ	31.2
鶏肉	49.9
牛肉	16.4
豚肉	17.8
普通牛乳	6

（食品成分研究調査会編：五訂日本食品成分表, 医歯薬出版のデータより引用）

食品中のヨウ素含有量は, 産地土壌中のヨウ素濃度や飼育飼料中のヨウ素含有量により影響されるが, これらのうちでもこんぶが飛び抜けて含有量が多い. わが国では, こんぶはそのまま食べるのみならず"だし"としても日常的に使われ, こんぶ摂取量がヨウ素摂取量を決める大きな要因である.

一方食品中には, アブラナ科植物に含まれるチオシアネートや大豆に含まれるイソフラボン, 硬水中のカルシウムイオンなど, 甲状腺へのヨウ素蓄積を阻害して甲状腺腫を起こす可能性があるゴイトロゲンといわれる化学成分もあるが, 今のところわが国では臨床的にそれほど問題にはなってはいない.

3）ヨウ素と甲状腺ホルモン合成

摂取された無機ヨウ素は腸管でほぼ完全に吸収後, ヨウ化物イオンとして血行で運ばれ甲状腺に取り込まれる. 甲状腺に到達したヨウ素は, Na^+-I-シンポーター（NIS）というトランスポー

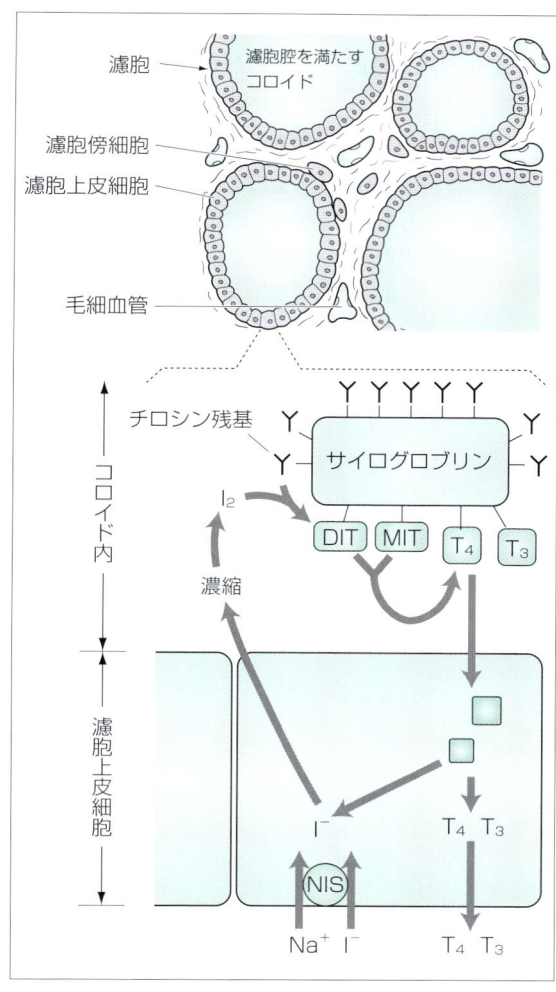

図 7-9-1-a　ヨウ素による甲状腺ホルモンの合成

図 7-9-1-b　ヨウ素による甲状腺ホルモンの合成

ターの能動輸送により，甲状腺濾胞上皮細胞に取り込まれ，濾胞内に送り込まれ25～100倍に濃縮される．このヨウ素は，過酸化水素と甲状腺ペルオキシダーゼによりI_2となり，やはり濾胞上皮細胞で産生されたサイログロブリンという糖蛋白の，チロシン残基ごとにヨードが1～2個付加され，3モノヨードチロシン（MIT）および3,5-ダイヨードチロシン（DIT）が生成される（図7-9-1）．

これらのヨード化チロシン残基同士が2つずつ縮合（エーテル重合）することによりT_3基，T_4基が生成される．これらが付加されたサイログロブリンは，その後，下垂体からのTSH（甲状腺刺激ホルモン）の刺激などにより，必要に応じて濾胞上皮細胞内に再び取り込まれ，そこでT_3基，T_4基が加水分解により切り離され，サイロキシン（T_4），トリヨードサイロニン（T_3）として血中に分泌される（図7-9-1）．このように，ヨウ素による甲状腺ホルモンの生成分泌様式は，いったん細胞外にホルモンの前駆体を分泌して貯留するという点で独特である．生理活性はT_4よりもT_3のほうが数倍高い．

4）ヨウ素摂取と疾患との関連

1 ヨウ素欠乏症の場合

ヨウ素欠乏が持続すると甲状腺ホルモンの生成が低下するため，TSH分泌が増加し甲状腺腫をきたす．これが持続すると，低体温や易疲労など甲状腺機能低下症の症状が起こりうる．ヨウ素欠乏が母体妊娠中や発育中に起こると，児に精神遅滞などを伴う成長不全を生じる（クレチン症）．

2 ヨウ素過剰摂取の場合

甲状腺ホルモンの合成は低下し，甲状腺腫を

伴う甲状腺機能低下症が起こりうる．これは大量のヨウ素が，ホルモン合成過程におけるヨウ素の有機化やエーテル重合を抑制することによる．このため，食事摂取基準でも耐容上限量を設定しており，特にヨウ素摂取を目的としたサプリメント類には注意が必要である．また，ヨウ素を含むうがい薬や造影剤，抗不整脈薬のアミオダロンなどでもヨウ素過剰摂取による甲状腺障害が知られている．

3 甲状腺疾患との関連

従来はバセドウ病の際にヨウ素の摂取制限をすることが多かったが，日本の通常の食生活で実効性のある制限が不可能なこともあり，現在では制限されることは少ない．逆に，橋本病の患者では，こんぶなどを大量に摂取し続けると甲状腺機能が低下することがあり摂取を制限されることもある．軽度の甲状腺機能低下症例ではヨウ素摂取制限で軽快することもある．

〔曽根　博仁〕

▶section 8 水 water

1. 生体内分布

　水は生体中で最も多い構成成分であり，人間の体重の約6割を占めている．

　ヒトの生体内分布においては，大きく①細胞内液（全体水分量の2/3）と②細胞外液（全体水分量の1/3）に分けられる．また，細胞外液は血漿と間質液に分けられる（図8-1）[1]．

　全体水分量は年齢により変化し新生児では水分が体重の80％であるのに対し，高齢者では約55％程度となる．さらに高齢者では細胞内の水分量が低下していることが特徴とされる．

　水は主として筋肉に含まれるため，年齢や肥満度によって体液量の割合は変化する．女性は体重に占める脂肪の割合が多いため，水分量は男性に比較して少なくなる（表8-1）．

　細胞外および細胞内に存在する溶質または浸透圧物質の濃度は，その膜浸透性の違いや輸送体と能動的ポンプの存在により著しく異なる．

　細胞外液の主要な粒子はナトリウム（Na^+），塩素（Cl^-），重炭酸（HCO_3^-）であり，細胞内液の主要な浸透圧物質ではカリウム（K^+）と有機酸エステルが主要なものである（図8-2）[2]．

　血管と間質での水の移動は毛細血管壁を介して行われ，毛細血管の静水圧およびコロイド浸透圧により決定される．毛細血管壁の静水圧勾配は対応するコロイド浸透圧勾配を上回る．このため血漿は血管内から脈管外スペースに限外濾過される．その後，体液はリンパ液の流れを介して血管内に戻る．

2. 水のバランス：出納

　通常，血漿浸透圧は275〜290 mOsm/Lであり，血漿浸透圧のわずか1〜2％の増減を検知できるメカニズムによって非常に厳格に保たれている．生体の恒常性を保つため，人体の水あるいは電解質はほぼ一定に保たれている．体液の恒常性が保たれているということは必ずしも体液が全く不変であるということではなく，各体液区分で溶液成分の出入りを繰り返しながら，一定の安定した状態を保っているということを意味する．

表8-1 成人および新生児における水分分布
(％)

	成人男性	成人女性	新生児
全体液量	60	55	77
・細胞内液量	45	40	48
・細胞外液量	15	15	29
間質液	11	10	24
血漿	4.5	4	4.5

(Edelman IS: Anatomy of body water and electrocytes. Am J Med, 29, 1959, p.256)

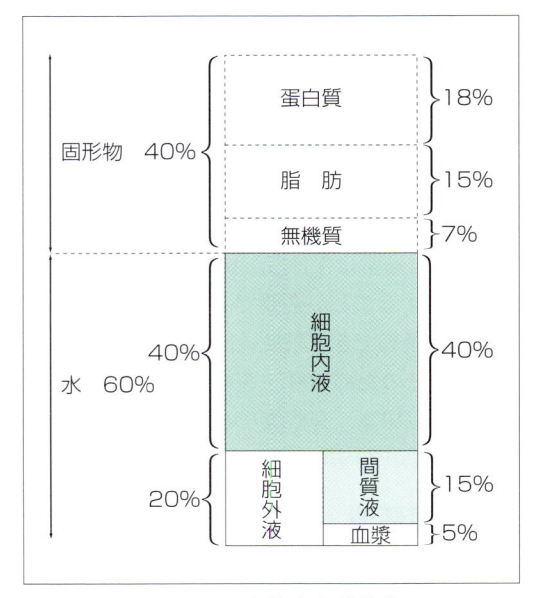

図8-1 生体内水分分布

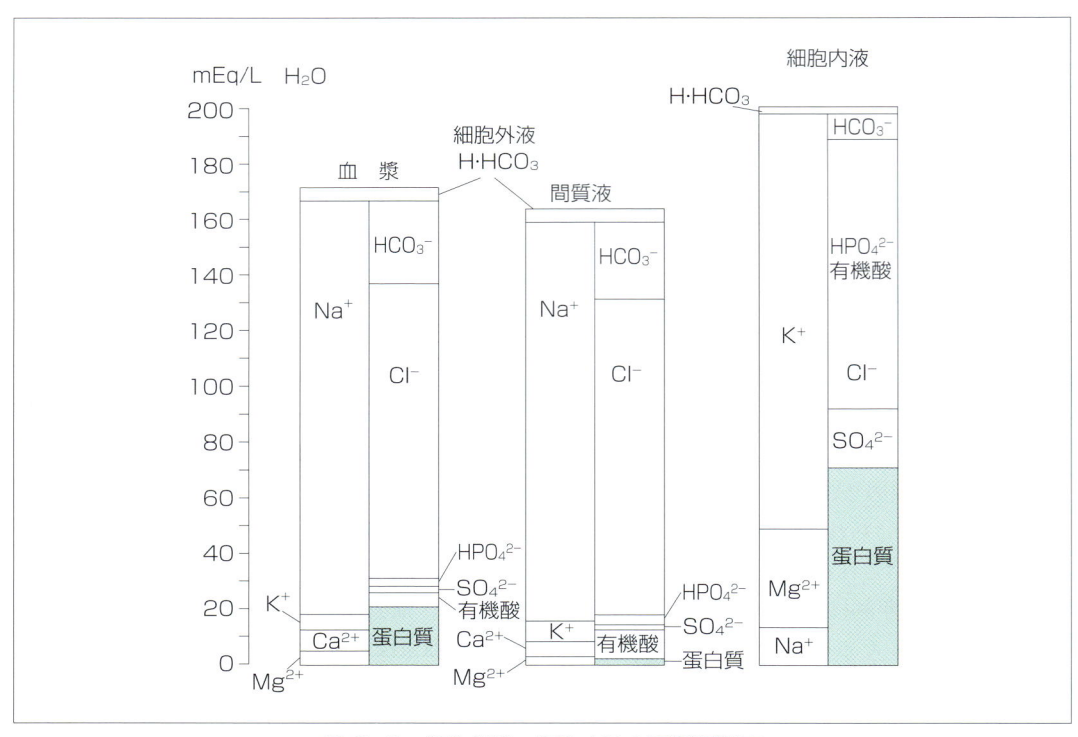

図8-2 細胞外液・細胞内液の電解質濃度
(Gamble JL による．深川雅史監；柴垣有吾：より理解を深める！体液電解質異常と輸液 改訂3版，中外医学社，2007, p.4.)

そのため通常は水分の摂取量と排泄量はバランスが取れており，その量はほぼ同量である．

健常な人では水の排泄は尿，大便，皮膚と気道からの蒸発（不感蒸泄）により行われる．

1）水分排泄

1 尿量

腎臓から排泄される水分量は，定常状態維持のために排泄されるべき最小限の溶質量によって決まる．通常は1日当たり約600 mOsm の溶質を排泄することが必要であり，腎臓においては最大に濃縮できる尿浸透圧は1,200 mOsm/L である．そのため400～500mL/日以下の尿量では溶質（尿素，有機酸）の尿中排泄が不十分となり溶質が体内に蓄積する．

2 不感蒸泄

不感蒸泄は体温調節の上で重要であるが，成人で約800～900 mL/日といわれている．過呼吸や発熱があると不感蒸泄が増し，発汗が加わるとさらに不感蒸泄が増加する．表8-2に示すように軽度の発汗であっても1,000 mL/日となり，水分バランスの計算において重要な要素である．

3 便

通常は消化管からの排泄は非常に少なく，便の水分量は100～200 mL/日である．

消化管からの分泌は成人で約8,000 mL/日と非常に多いが，大部分が大腸で再吸収されている．そのため，嘔吐や下痢，腸瘻などの排液が多い場合は，腸液の再吸収が行われずに水分・電解質を喪失することとなる．

2）水分摂取

1 食事

通常の食事で摂取される水分は約800 mL/日である．

表 8-2　発汗，体温，室温による不感蒸泄の変化

条　件	不感蒸泄量
軽度発汗 　体温 38℃以上 　気温 28～32℃	1,000～1,500 mL/日
中等度発汗 　気温 32℃以上	1,500～3,000 mL/日
高度発汗 　気温高値	3,000 mL/日以上

(有阪　治「水と電解質の1日必要量と出納量のバランス (in and out)」腎と透析 2007, 臨時増刊, pp.51-54 より一部改変)

2 代謝水

食物に含まれる糖質，脂質，蛋白質の代謝によって水と二酸化炭素が産生される．通常の食事摂取により約 200 mL の代謝水が産生される．

3 飲　水

通常では水分摂取と水分排泄が等しいとすると，食事摂取のほかに尿量と同量の水分が飲水量となる．食事摂取が不可能である場合は，尿量に 700～800 mL を加えた水分量を経静脈的に投与する必要がある．

3) 水バランスの調整

1 水分排泄

水分の排泄は厳密に調整されている．腎臓からの水分排泄は抗利尿ホルモン（ADH）により調整されている．ADH は視床下部で生合成され，下垂体後葉から分泌されるポリペプチドである．ADH の分泌刺激となるのは浸透圧の上昇である．

細胞外液の溶質は主に Na^+ であり，血漿ナトリウム濃度上昇により浸透圧も上昇する．浸透圧は視床下部の浸透圧受容器に敏感に感知され，厳格に ADH 分泌の調整が行われる．

ADH 分泌に影響する浸透圧以外の因子としては，血漿流量の減少，痛み，低血糖，妊娠，薬物などが挙げられる．

2 口渇と水分摂取

水分摂取に対する刺激は口渇である．視床下部に存在する浸透圧受容器により浸透圧物質の増加や細胞外液の減少が感知され，口渇が刺激される．口渇刺激が起こる平均浸透圧は約 295 mOsm である．

体内水分量は口渇感による飲水と尿中への水排泄により調整される．水の腎臓からの排泄はほとんど抗利尿ホルモン（ADH）によって調整されている．ヘンレの上行脚では溶質は再吸収されるが，水の透過性は低いために尿細管液は低張となる．

遠位尿細管では ADH が存在しない状況下では水の透過性が低いため，ヘンレの上行脚からの水はそのまま排泄されることになる．ADH の分泌が増加すると遠位尿細管での水の再吸収を促進させ，水の排泄を減少させる．

血漿浸透圧が上昇すると，口渇感を刺激し，飲水量を増加させる．また，ADH の分泌を促進することで水の再吸収を促進し，血漿浸透圧を低下し，正常化させる．

3. 酸塩基平衡

酸とは H^+（プロトン）を供与するもの，塩基とはそれを受け取るものと定義されている．

体液の pH は 7.35～7.45 の間に厳密に保たれている．

生体内には代謝によりさまざまな酸が産生され，その結果，15,000～20,000 mEq/日程度の多くの H^+ が生成されている．また便中に重炭酸やその他の塩基が失われており，体液は酸性に傾きやすい状態となっている．このような変動に対応し，体液の pH を一定に保つ仕組みを有している．

1) 緩衝系

H^+ 濃度の変動を最小限に留める作用を緩衝系という．通常では1日に約 70 mEq の不揮発

酸が産生されており，それがそのまま放置されれば，すぐに体内が酸性へと傾いてしまう．しかし，生体では緩衝作用を有する物質により酸が消費される．細胞外液中では主として炭酸系が作用し，細胞内液中では蛋白質系，リン酸系，ヘモグロビン系が作用する．

それぞれの緩衝系は以下の通りである．

1 炭酸系

$HCO_3^- + H^+ \longleftrightarrow H_2CO_3 \longleftrightarrow CO_2 + H_2O$

細胞外液中で主に働く緩衝系である．緩衝系としてはよく知られているが，重炭酸イオンは細胞外液中には300mEq程度しか存在せず，以下に示すようなほかの緩衝系が重要な役割を果たしている．

2 リン酸系

HPO_4^{2-}と$H_2PO_4^-$からなる緩衝系である．

$H_2PO_4^- \longleftrightarrow HPO_4^{2-} + H^+$

この緩衝系は細胞外液ではリン酸の血中濃度が低く有効ではない．一方，細胞内液では有機リン酸が多く，細胞内緩衝系においては重要な役割を果たす．

3 蛋白質系

蛋白質は両性荷電を示し，酸として解離するアミノ基と塩基として解離するカルボキシル基を有しているため，酸やアルカリ塩の形をとる

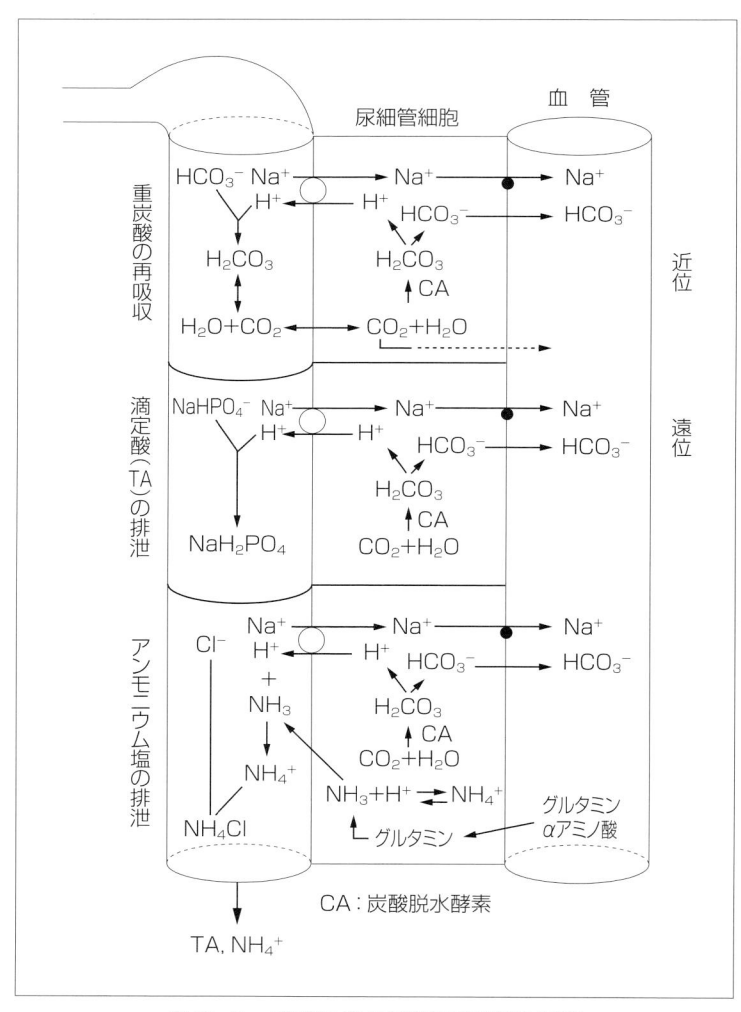

図8-3　腎臓における酸塩基平衡の調節

ことができる．

4 ヘモグロビン系

赤血球内にみられる緩衝系である．体内で発生したCO_2は血漿中に拡散し，その20％が赤血球に取り込まれる．残りの75％はHCO_3^-として肺に運ばれ，5％は血漿中に溶解する．

これらいくつかの緩衝系の作用のほかに，揮発性の酸を排泄する肺と，不揮発性の酸の排泄および塩基（HCO_3^-）の回収と再生を行う腎が酸塩基平衡の維持に重要な役割を果たしている．

1）酸塩基平衡と腎臓

腎臓は不揮発性の酸の排泄において中心的な役割を果たしている．また，それと同時に先に述べた緩衝作用により消費されたHCO_3^-の回収と再生を行っている．

糸球体で濾過されたHCO_3^-の約80％が近位尿細管で再吸収されている．その仕組みは図8-3のようになる．

尿細管でNa^+が再吸収され，同時にH^+が分泌される．このH^+が尿細管腔内のHCO_3^-と反応して$H_2CO_3 \rightarrow CO_2 + H_2O$と分解される．この$CO_2$が尿細管細胞に取り込まれ，炭酸脱水素酵素の作用により$H_2CO_3 \rightarrow H^+ + HCO_3^-$となる．これらは尿細管周囲毛細血管より体内へ取り込まれる．

一方，尿細管細胞内に生じたH^+はNa^+と交換に管腔内に分泌され，このH^+が管腔内のHCO_3^-と反応する．このようにHCO_3^-は濾過量と同じ約4,500mEq/日が再吸収される．

2）酸塩基平衡における肺の役割

揮発性の酸の排泄は肺がその中心的な役割を果たしている．

体液が酸性になった状態をアシドーシス（アシデミア）といい，アルカリ性になった状態をアルカローシス（アルカレミア）という．アシドーシスの状態では呼吸中枢が刺激され，呼吸回数を上昇させ多くのCO_2を排出させ，$PaCO_2$を低下させる．

2）酸塩基平衡異常の分類

酸塩基平衡異常は成因によって呼吸性と代謝性に分けられる．

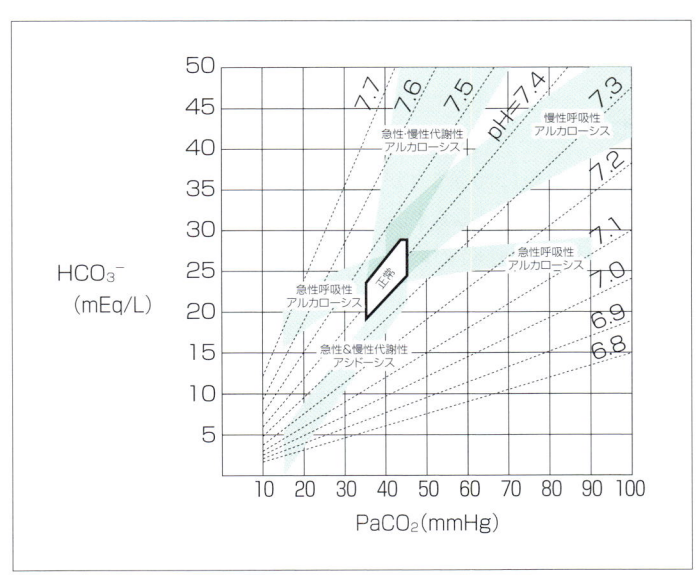

図8-4 酸塩基ノモグラム

(Arbus GS, et al : An in vivo acid-base nomogram for clinical use CMA journal, 109, 1973, pp.291-93)

表8-3 代謝性アシドーシスの鑑別

	病因	代表的な病態
正AG*性代謝性アシドーシス	H^+排泄障害 NH_3産生障害 腎からのHCO_3^-喪失 消化管からのHCO_3^-喪失 尿中陰イオン喪失	遠位尿細管性アシドーシス 腎不全 　尿細管性アシドーシス 　下痢，回腸導管 　糖尿病性ケトアシドーシス 　トルエン中毒
高AG*性代謝性アシドーシス	内因性酸産生増加　L乳酸アシドーシス 　　　　　　　　　D乳酸アシドーシス 　　　　　　　　　ケトアシドーシス 外因性酸投与	ショック，痙攣，敗血症 抗生物質，短腸症候群 アルコール，飢餓 メタノール，エチレングリコール

＊：AG：アニオンギャップ

表8-4 代謝性アルカローシスの原因

病因と機序	代表的な病態
消化管から喪失	嘔吐，胃管からの排出
腎からの酸排泄増加	・利尿薬投与（ループ利尿薬，サイアザイド剤） ・鉱質コルチコステロイド過剰（原発性アルドステロン症，クッシング症候群，バーター症候群，甘草過剰摂取）
細胞内への移行	低カリウム血症
外因性	$NaHCO_3$投与，輸血
内因性	脱水

$PaCO_2$とHCO_3^-の値により呼吸性，代謝性のいずれの原因による酸塩基平衡異常であるかを診断できる（図8-4）[3]．

1 代謝性アシドーシス

代謝性アシドーシスは重症疾患に伴うことが多く，まず血漿HCO_3^-濃度の低下がみられ，細胞外pHが低下し，代償性の過呼吸の結果$PaCO_2$の低下がみられることが多い．

代謝性アシドーシスの鑑別診断として表8-3に示したような疾患が挙げられる．

アニオンギャップ（AG）が増加する型は尿毒症性アシドーシス，糖尿病性ケトアシドーシス，乳酸性アシドーシスや薬剤中毒による場合がある．

アニオンギャップが正常である代謝性アシドーシスとしては下痢や尿細管性アシドーシスがある．

2 代謝性アルカローシス

代謝性アルカローシスでは血漿HCO_3^-濃度の上昇がみられ，代償性に$PaCO_2$が上昇していることが多い．

代謝性アルカローシスの形成には酸（H^+）の喪失もしくはアルカリ（HCO_3^-）の増加が原因となる．それらの病態を表8-4にまとめた．

過剰なHCO_3^-はその量に応じて尿中に排泄されるので，健常者では通常問題にならない．代謝性アシドーシスが持続するためには，腎臓におけるHCO_3^-の排泄が低下する何らかの異常が存在しなければならない．

代謝性アルカローシスが持続する最多の原因は有効循環血漿量の減少である．体液が減少することで近位尿細管でのHCO_3^-の再吸収が増加するためである．

また，クロール（Cl）欠乏によっても集合管でのHCO_3^-分泌が低下するため，代謝性アルカローシスが持続する．その他，低カリウム血症や腎機能低下も代謝性アルカローシス持続の原因となる．

3 呼吸性アシドーシス

血液ガス分析において$PaCO_2$の上昇を認め，代償性にHCO_3^-の上昇が認められる．

呼吸性アシドーシスは換気の低下によって起こる．呼吸器系疾患（肺気腫，慢性気管支炎）のみならず，呼吸中枢の抑制によっても起こる（表8-5）．

表 8-5　呼吸性アシドーシスの原因

換気異常	呼吸器疾患	肺気腫，慢性気管支炎，気管支喘息，睡眠時無呼吸症候群
	神経疾患	重症筋無力症，頸椎損傷
	胸郭異常	
呼吸中枢障害	薬剤	麻薬，睡眠薬，抗精神病薬，麻酔
	脳血管障害	主に脳幹の障害

表 8-6　呼吸性アルカローシスの原因

急性過換気	過換気症候群，高熱・敗血症，急性低酸素血症，アスピリン中毒
慢性過換気	貧血，妊娠，肝不全（Kussmaul 呼吸）

4 呼吸性アルカローシス

血液ガス分析において $PaCO_2$ の低下を認める．
呼吸性アルカローシスの原因は過換気である．血漿 HCO_3^- 濃度は当初は緩衝作用のために低下する．しかし，数日すると尿中への酸排泄減少が起こるため，慢性呼吸性アルカローシスでの細胞外液のpHは正常に近づく．

アスピリン中毒は回転性めまい，悪心などの症状を呈し，呼吸中枢の直接刺激により過呼吸となり，呼吸性アルカローシスを呈する．

一方でアスピリンの酸化的代謝障害により乳酸やケト酸など有機酸が蓄積する代謝性アシドーシスも呈する．呼吸性アルカローシスの原因となる疾患および病態を表 8-6 にまとめた．

4. 水と病態

1）浮　腫

浮腫は組織間液が病的に増加した状態と定義されている．血漿と組織間の水分の移動は Starling の法則により説明される（図 8-5）．浮腫の原因としては，間質液の産生増大もしくは灌流障害が原因となる．間質液の産生増大は毛細管静水圧の上昇（低心拍出性心不全など），または毛細血管の透過性亢進による．間質液灌流障害は血漿膠質浸透圧の低下（ネフローゼ症候群，肝硬変による低アルブミン血症），またはリンパ系の閉塞が原因となる．

浮腫をきたす疾患は多数あり（表 8-7），まず浮腫が局所性か全身性かを判断し，疾患を鑑別していくことが必要である．また，浮腫の発症

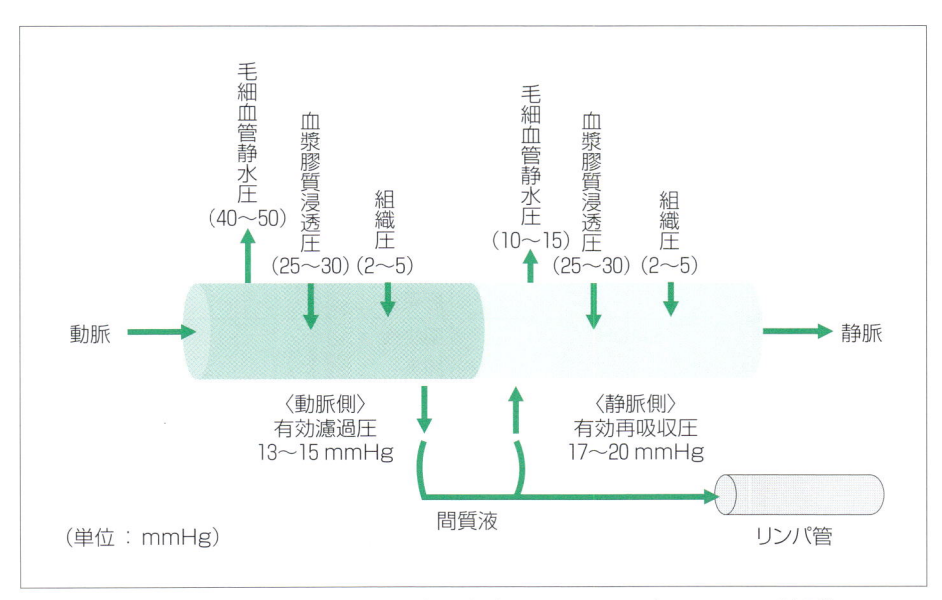

図 8-5　毛細血管レベルでの水の出納に関する因子（Starling の法則）

毛細血管静水圧（40～50）／血漿膠質浸透圧（25～30）／組織圧（2～5）
毛細血管静水圧（10～15）／血漿膠質浸透圧（25～30）／組織圧（2～5）

動脈 → 〈動脈側〉有効濾過圧 13～15 mmHg → 間質液 → 〈静脈側〉有効再吸収圧 17～20 mmHg → 静脈
リンパ管
（単位：mmHg）

時期や症状が持続しているかどうかも鑑別には重要である．全身性の場合は心性浮腫，肝性浮腫，腎性浮腫が多いが，薬剤による浮腫も鑑別に入れておくことが重要である．

2）脱　水

脱水は体液量の減少を示す．細胞外液を喪失した状態もしくは自由水を失った状態の両方が含まれる．細胞外液喪失による臨床症状は，口腔内乾燥やツルゴールの低下，有効循環血漿量の低下に伴う血圧の低下，頻脈などがみられる．

ナトリウムの喪失と水の喪失のバランスにより高張性脱水，低張性脱水に分けられる．

①高張性脱水（水欠乏性脱水）：水の欠乏が主で，電解質の喪失が少ない．体液は高張性となって渇感が強く，尿量は減少し高度に濃縮される．原因としては，水摂取不能，不感蒸泄の増加，渇中枢の障害などが挙げられる．

②低張性脱水（食塩欠乏性脱水）：電解質，主にナトリウムとクロールの欠乏が主で，水欠乏は少ない．尿量はそれほど減少しない．原因としては，嘔吐，下痢，吸引など消化液の喪失，急性腎不全利尿期，副腎不全などが挙げられる．

表8-7　浮腫をきたす疾患

全身性	心疾患	うっ血性心不全
	肝疾患	肝硬変，門脈圧亢進症
	腎疾患	腎不全，ネフローゼ症候群，急性糸球体腎炎
	低栄養性	吸収不良症候群，蛋白漏出性胃腸症
	内分泌性	粘液水腫，クッシング症候群，アルドステロン症
	薬物性	NSAIDs，副腎皮質ステロイド，エストロゲン製剤，甘草など
	妊娠・月経	妊娠高血圧症候群，月経前期緊張症候群
	特発性浮腫	
局所性	血管性	血栓性静脈炎，深部静脈血栓症
	リンパ性	慢性リンパ管炎，リンパ管閉塞，フィラリア症
	炎症性	
	血管神経性	

表8-8　低ナトリウム血症の原因となる病態

病　態		病態の原因
a. 水排泄の障害	有効循環血液量の減少	消化管からの喪失→嘔吐，下痢のため
	消化管出血	腎臓からの喪失→利尿薬摂取のため 発汗 うっ血性心不全 肝硬変
	SIADH	薬物性 腫瘍 疼痛 呼吸器疾患
b. 水摂取の過剰	心因性多飲症	

3）水・ナトリウム調節の異常

水バランス調節の異常は血漿浸透圧の異常であり，細胞外液の浸透圧物質であるナトリウムの濃度異常として現れることが多く，以下に低ナトリウム血症，高ナトリウム血症についてまとめる．

1 低ナトリウム血症

低ナトリウム血症は臨床的に頻繁にみられる電解質異常の1つである．低ナトリウム血症の原因はナトリウムとカリウムの喪失，もしくは体に入ってきた水の貯留である．不適切な水の投与がなければ，口渇異常，もしくは尿希釈能に異常がある可能性が考えられる．

低ナトリウム血症の原因となる病態を表8-8にまとめた．

多くの低ナトリウム血症はナトリウムもしくはカリウムの欠乏，水の過剰，およびその合併によって発症するため，診断においては図8-6[4]のように鑑別を進める．

1）低ナトリウム血症の症状

低ナトリウム血症では細胞内へ水が移行することにより細胞の浮腫が起こる．そのため脳細胞においても浮腫が起こり，頭痛，悪心，嘔吐，脱力，傾眠，痙攣，昏睡などの症状がみられる．

しかし，緩徐に進行する低ナトリウム血症では代償機構が働くため症状が出ないことも多い．

2）抗利尿ホルモン不適合分泌症候群 (syndrome of inappropriate secretion of ADH；SIADH)

SIADHはアルギニンバソプレシン（AVP）の分泌過剰により体内に水が過剰貯留する病態である．病因としては腫瘍からの異所性AVP

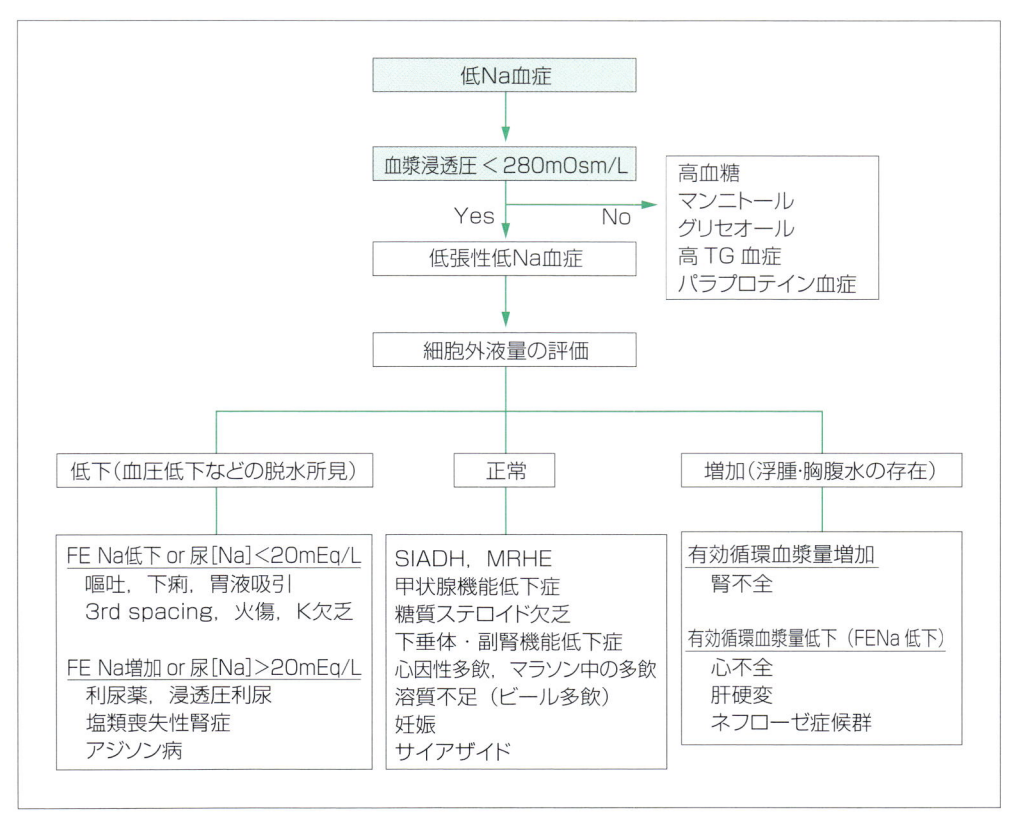

図8-6 低ナトリウム血症の鑑別診断
（深川雅史監；柴垣有吾：より理解を深める！体液電解質異常と輸液 改訂3版，中外医学社，2007，p.53）

過剰分泌，AVP の分泌調整機構の障害による適正な分泌抑制の欠落，AVP 産生細胞障害による AVP 漏出，サイトカインもしくは薬剤による AVP 分泌亢進などが挙げられる．

循環血漿量が増加するため，血漿浸透圧，血清ナトリウム値の低値や尿酸およびレニン濃度の低下がみられる．また，血漿ナトリウム値が低値であるにもかかわらず，尿中ナトリウム値が 20 mEq/L 以上，尿浸透圧は 300 mOsm/L を示す．

症状としては，低ナトリウム血症と同様の症状が出現する．急速に進行した場合には悪心，脱力などの症状を認める．治療としては，水分制限が第一選択となり，1 日 800mL までとする．

2 高ナトリウム血症

高ナトリウム血症では血漿浸透圧が上昇する．通常は血漿浸透圧の上昇により ADH 分泌および口渇が起こり，水分摂取量の増加，腎での自由水貯留により血漿浸透圧が低下する．つまり高ナトリウム血症では口渇の抑制もしくは尿自由水再吸収障害が原因となる（表 8-9）．

1）高ナトリウム血症の症状

中等度であれば症状はほとんど出ないことが多い．しかし，高ナトリウム血症が高度になると血漿浸透圧の上昇により細胞萎縮が著明となり，高熱，過換気，易刺激性，痙攣，昏睡などがみられる．

表 8-9 高ナトリウム血症の主な原因

飲水行動が不十分 口渇感の障害	高齢者，乳幼児，意識障害
自由水再吸収障害	高血糖，マンニトールによる浸透圧利尿 利尿薬の使用 ADH 分泌障害（中枢性尿崩症） ADH 作用障害（腎性尿崩症，高カルシウム血症，腎不全）
水分喪失の増加	発熱，呼吸器感染症，腸管からの喪失
不適切な輸液	

2）高ナトリウム血症の治療

自由水の不足を補うことが治療の中心となる．高ナトリウム血症でも低ナトリウム血症と同様に，急激なナトリウムの補正は脳浮腫をきたす可能性がある．1～2 mEq/L/ 時の低下を目指す．不足水は

不足水
$= 体重 \times 0.6 \times (1-140/ 血清 Na 濃度)$

として計算する．

（小池　健太郎，宇都宮　保典）

引用文献

1) 杉本恒明, 矢崎義雄編：内科学　第 9 版, 朝倉書店, 2007, p.163.
2) 深川雅史監；柴垣有吾：より理解を深める！体液電解質異常と輸液 改訂 3 版, 中外医学社, 2007, p.4.
3) Arbus GS, et al : An in vivo acid-base nomogram for clinical use. CMA journal, 109, 1973, pp.291-93.
4) 深川雅史監；柴垣有吾：より理解を深める！　体液電解質異常と輸液 改訂 3 版, 中外医学社, 2007, p.53.

参考文献

- 丸茂文昭監；北岡建樹編：K, 酸塩基平衡異常の臨床, 診断と治療社, 1998, p.37.
- 杉本恒明, 小俣政男編：内科学　第 8 版, 朝倉書店, 2003, p.1340.

section 9 アルコール
alcohol

1. エネルギー源

アルコールは 7.1 kcal/g のエネルギーを含んでいる．ほかの栄養素がほとんど含まれていないため，empty calory（空のカロリー）といわれるゆえんである．アルコール飲料に含まれるカロリーは表 9-1 に示されているが，例えばビール大瓶 1 本（633 mL）には 247 kcal が含まれており，3 本飲むと 741 kcal 摂取することになる．

8 名の中等度男性飲酒者を対象に間接的熱量計で 24 時間の代謝率を測定した報告がある[1]．1 日エネルギー必要量の 25 ％に相当するカロリーをアルコール（96 ± 4 g/ 日）として食事量に追加飲酒させたところ，エネルギー消費量は 7 ± 1 ％増加し，脂質の酸化は 36 ± 3 ％減少したが，蛋白質，糖質の代謝率に変化はみられなかった．同様に 1 日エネルギー必要量の 25 ％に相当するカロリーをアルコール（96 ± 4 g/ 日）に置き換えて，間接的熱量計で 24 時間の代謝

表 9-1　酒類の栄養素含有量　　　　　　　　　　　　　　　　　　　　　　　　（100g 当たり）

	清酒	焼酎	ビール	白ワイン	赤ワイン	ウイスキー	ブランデー
エネルギー（kcal）	110	201	39	75	73	250	250
蛋白質（g）	0.5	0	0.4	0.2	0.2	0	0
脂質（g）	0	0	0	0	0	0	0
糖質（g）	5.0	0	3.1	2.0	1.5	0	0
ミネラル							
カルシウム（mg）	4	0	2	9	8	0	0
リン（mg）	8	0	14	8	11	0	0
鉄（mg）	0	0	0	0.5	0.6	0	0
ナトリウム（mg）	2	0	4	3	4	0	0
カリウム（mg）	4	0	35	75	100	0	0
マグネシウム（mg）	1		6	9	10		
亜鉛（mg）	0.1		0.004	0.048	0.08		
銅（mg）	0.002		0.005	0.029	0.018		
ビタミン							
ビタミンA（μgRE）	0	0	0	0	0	0	0
ビタミンB$_1$（mg）	0	0	0	0	0	0	0
ビタミンB$_2$（mg）	0	0	0.03	0.01	0.02	0	0
ナイアシン（mgNE）	0	0	0.6	0.1	0.1	0	0
ビタミンC（mg）	0	0	0	0	0	0	0
ビタミンD（μg）	0	0	0	0	0	0	0

（アルコール健康医学協会の資料より）

図9-1　肝臓におけるアルコールの代謝

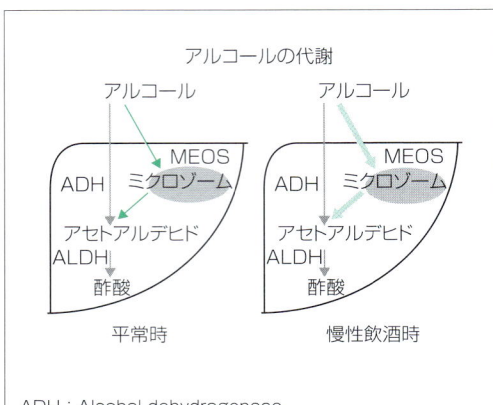

ADH：Alcohol dehydrogenase（アルコール脱水素酵素）
ALDH：Acetaldehyde dehydrogenase（アセトアルデヒド脱水素酵素）
MEOS：Microsomal ethanol oxidizing system（ミクロソームエタノール酸化系）

2. 吸収と代謝

1）吸　収

アルコールは，胃で25％，残りは上部小腸で吸収される．ただし，飲む速度や一緒に食べるものによって吸収の程度は変化する．

2）代　謝

アルコールは図9-1に示すように主に肝臓のアルコール脱水素酵素（ADH），ミクロソームエタノール代謝系（MEOS）によりアセトアルデヒドに代謝される[3]．アセトアルデヒドはアセトアルデヒド脱水素酵素（ALDH）により酢酸に代謝される．ADHの反応の際，補酵素のニコチンアミドアデニンジヌクレオチド酸化型（NAD）が還元型NADHとなり，細胞内の酸化還元状態（redox state）は還元型優位に働く．このため，NAD → NADHと共役する反応は阻害され，一方，NADH → NADと共役する反応は促進される．このようにして，糖代謝，脂質代謝，蛋白質代謝のさまざまな経路がアルコールにより影響を受ける．アルコールは，少量は胃粘膜で代謝され，初回通過効果と呼ばれる．

肝臓におけるアルコールの代謝速度は，体重1 kg当たり約0.1〜0.15 g/時である．したがって，体重が60 kgであれば1時間当たり6〜9 gのアルコールが分解されることになる．アルコール含有量は，酒量にアルコールの比重0.8と度数（％）をかけ合わせて求められる．アルコール濃度が15％の清酒を1合（180 mL）飲んだとすると，その中のアルコール含有量は180 × 0.8 × 0.15 = 22 gなので，3〜4時間で代謝される計算になる．図9-2に日本酒1合に相当するアルコール飲料を示す[4]．二日酔いにならないようにするには晩酌は2合以内に留めれば，寝ている間に完全に代謝される計算になる．

率を測定すると，エネルギー消費量は4 ± 1％増加した．脂質の酸化は31 ± 7％減少し，一方，蛋白質，糖質の代謝率に変化はみられなかった．このことから，中等度の飲酒者では脂質酸化は抑制され，正のエネルギーバランスが生じるために，体重増加や肥満を起こしうることが示された．

アルコールのエネルギーのうちどの位がアデノシン三リン酸（ATP）産生に利用できるのかは明らかではない．2,000 kcalの食事にさらに2,000 kcalに相当するアルコールを追加するグループと，それと同量のカロリーのチョコレートを追加して食べるグループの間で体重の推移を調べた実験[2]では，チョコレートを食べた人では体重が20日間で3 kg増加したのに，アルコールを飲んだ人では1 kg以内しか増加しなかった．このことから，アルコールは理論的な計算値通りのカロリーを産生しないことが推測された．実際のところ，アルコールは5.0 kcal/gとして計算される．大酒家の場合には，食べないで飲むことが多い．したがって通常の食事のカロリーがアルコールに置換されても，理論値通りのカロリーを産生しないため，大酒家は体重減少や栄養不良が生じることになる．

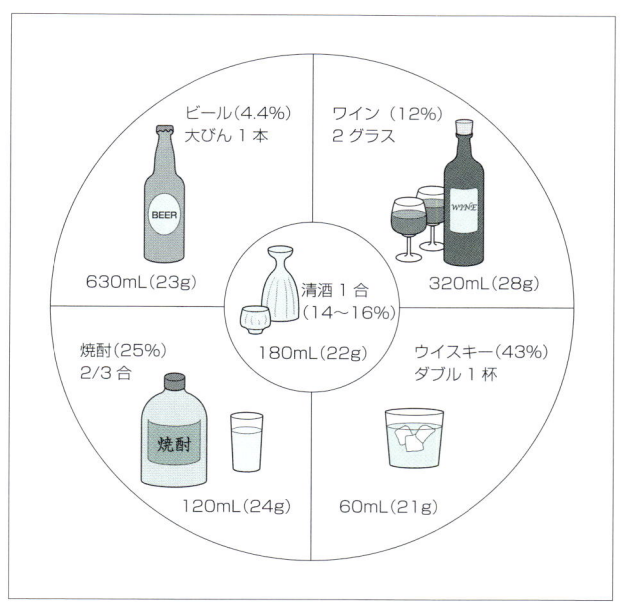

図9-2 日本酒1合に相当するアルコール飲料

3. 他の栄養素との関連

1) アルコールと脂質代謝

　アルコールによる血清脂質，リポ蛋白の主要な変化は2つあり，第一は高トリグリセリド血症であり，第二は高比重リポ蛋白-コレステロール（HDL-C）の上昇である．常習的な飲酒を開始すると，数日のうちに高トリグリセリド血症が出現してくる（Ⅳ型高脂血症）．飲酒後の高脂血症（脂質異常症）はアルコールによって肝臓からの超低比重リポ蛋白（VLDL）分泌が増加すること，およびアルコールによるリポ蛋白リパーゼ阻害による末梢のVLDLクリアランスが低下することに起因する[5]．アルコールが血中HDL濃度を増加させる機序として図9-3に示すようにコレステロールエステル輸送蛋白（CETP）活性が低下し，HDL中のコレステローエステルがVLDL，IDL，LDLに転送が障害されるためと考えられている[6]．1日30g（日本酒に換算して約1合）のアルコールは血中HDL-，アポリポ蛋白A-Iを増加させ，心筋梗塞，狭心症による死亡を25％減少させる作用を有する[7]．

2) アルコールと糖代謝

　アルコールによる糖代謝の主要な変化は2つあり，第一は低血糖であり，第二は耐糖能異常である．しかし，アルコールの種類，飲酒量，肝臓や膵臓の臓器障害合併の有無によって，その変化は一様ではない．

1 アルコール性低血糖

　長時間，食事を摂取しなかった人が大量飲酒を契機に低血糖を起こすことがある．食事を摂

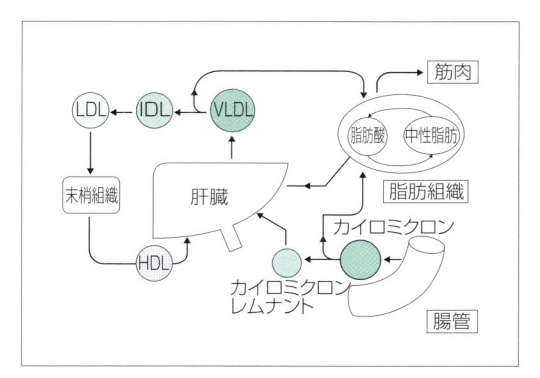

図9-3 脂質代謝における肝臓の役割

取しない状態では肝グリコーゲンが減少するため，血糖の維持が肝臓の糖新生系に依存する．ところが，アルコールの代謝過程で生じる細胞内 redox state の変化により，グリセロール，乳酸，アミノ酸からの糖新生が阻害されるために，血糖の維持が困難となり，低血糖をきたす[8]．

2 アルコールによる耐糖能異常

アルコール依存症に高血糖を合併する頻度は高い．合併症を有しないアルコール依存症に糖負荷試験（OGTT）を施行すると耐糖能異常がみられるが，同時にインスリン分泌亢進がみられることから，インスリン抵抗性が増加していると考えられている．アルコールによるインスリン抵抗性増加の成因として，インスリン受容体，グルコーストランスポーターなどの細胞内情報伝達系に作用する可能性が想定されている．一方，合併症を有する場合，すなわち，アルコール性慢性膵炎の合併では膵臓 β 細胞からのインスリンの産生低下，アルコール性肝硬変の合併では末梢でのインスリン抵抗性増加，肝内・肝外の短絡路形成に伴う糖の利用低下が慢性的な飲酒による高血糖に関与している．

3 アルコールと糖尿病

アルコール依存症がなく，また，慢性膵炎，肝硬変などの合併症を有しない糖尿病患者に対しては，日本酒に換算して1合までの飲酒が容認される．適量の飲酒は耐糖能に大きな異常を及ぼさないこと，さらに心筋梗塞や狭心症による死亡を減少させるという効用があるからである．アルコール依存症に合併した糖尿病に禁酒を指示するのは論を待たない．慢性膵炎，肝硬変などの合併症を有する糖尿病では，原疾患の治療が優先されるが，禁酒の指導も必要である．糖尿病には日本酒はよくないがウイスキーならばよいという俗説がある．表9-1のように，確かに糖質については日本酒には100g当たり5gの糖質が含まれ，ウイスキーには含まれないが，カロリーはそれぞれ110 kcal，250 kcal 含まれる．カロリーの面からは酒は酒であり，酒の種類を選ぶよりはむしろ適量を守ることのほうが大事である．

3）アルコールとビタミン

ビタミンB群の中には，B_1（チアミン），B_2（リボフラビン），B_3（ナイアシン），B_6（ピリドキシン），B_{12} などがあるが，その中でビタミン B_1 欠乏はアルコール依存症で最も多くみられる欠乏症である．チアミン欠乏に陥るとウエルニッケ-コルサコフ症候群や，脚気心，多発性神経炎の原因となる．したがってアルコール依存症者に対しては1日50 mg のチアミンを数週間投与することが勧められる．葉酸については，アルコール依存症者の37.5％に血中葉酸濃度が減少している．葉酸が欠乏すると巨赤芽球性貧血をきたすため，アルコール多飲者における貧血をみた場合，原因の1つとして考慮する必要がある．ビタミンAについては，多飲者では肝臓中のビタミンAは減少していることが明らかとなっている．脂肪肝，アルコール性肝炎，肝硬変と肝病変が進行するに伴い，肝臓中のビタミンAは減少がみられる[9]．その結果，アルコール依存症者の15％に，アルコール性肝硬変の患者の50％に暗順応の低下がみられるという報告がある．

4）アルコールと微量元素

亜鉛については，アルコール性肝硬変患者では血中の亜鉛が減少していることが報告されている[10]．亜鉛が減少する原因としては低栄養，小腸からの吸収の低下，尿中への排泄増加が挙げられる．亜鉛が欠乏することによって，味覚異常，成長障害，男性の性機能低下，暗順応の障害，皮膚の乾燥，食欲低下，無気力などの症状が出現する．マグネシウムについてはアルコール依存症者でマグネシウムが減少する．マグネシウムはふだんの食事から補給できるが，食思不振などの症状が出現した場合には外から補給

する必要がある．鉄については，不足する場合と過剰となる場合がある．不足は消化管出血により，鉄分が失われる場合である．過剰となるのは小腸からの吸収が増加した場合，鉄の容器で醸造されたアルコールを飲んだ場合などで起こる．

4. 疾患との関連性

1) アルコール性肝障害

毎日平均日本酒3合以上の飲酒を，少なくとも5年以上続けていると肝障害が引き起こされる．アルコール性肝障害は組織学的所見に基づき，脂肪肝，肝線維症，アルコール性肝炎，肝硬変に分類されている．脂肪肝の成因は，アルコール代謝で脂肪組織からの脂肪酸の動員，脂肪酸β酸化能の低下により肝内脂肪酸プールの増大により，トリグリセリドの生合成が亢進するためと考えられている．

2) アルコールと高血圧

多量飲酒が高血圧をきたすことはよく知られている．毎日3合以上の常習飲酒家では，飲まない者と比較して都市部では2.7倍，農村部では4.0倍も高血圧が多かった[11]．禁酒に至らずとも，節酒により血圧の低下が早期に期待できる．米国合同高血圧委員会の第六次報告では飲酒者は1日のアルコール摂取量をエタノール換算で30 mL，日本酒換算で1合，女性は半量の15 mLに制限すべきであると勧告している[12]．わが国の高血圧治療ガイドラインでも，生活習慣の修正項目のなかで，1日のアルコール摂取量をエタノール換算で20〜30 mL以下，女性は10〜20 mL以下に制限すべきであるとしている．このような飲酒量であれば，血圧の上昇はみられない．大量の習慣性飲酒は，心筋症や不整脈といった心臓病の危険因子となりうる．飲酒者は塩辛い食事を好む傾向があり，1日のナトリウム（塩分）摂取量が増加している．飲酒により血圧が上昇することはよく知られているが，それはアルコールによる血圧上昇作用に加えて，塩分摂取量が関与している．

3) アルコールと心血管疾患

飲酒と虚血性心疾患の関係については，高血圧の場合と異なり，飲酒が虚血性心疾患に対して予防的に働くといわれている．わが国における14年間の追跡調査の結果，飲酒習慣のある者のほうが，虚血性心疾患による死亡率が低いことが明らかとなった．またアルコールにより高比重リポ蛋白-コレステロール（HDL-C）が上昇し，特に少量持続飲酒者のHDL上昇が動脈硬化による冠動脈疾患や脳血管障害の発生防止に有効に作用する可能性が指摘されている[13]．近年，赤ワイン中に含まれるポリフェノールが抗酸化作用を有し，動脈硬化を促進するLDL-コレステロールの酸化を抑制することによって，虚血性心疾患を予防するといわれている．

脳出血，くも膜下出血のリスクに対して飲酒は，直接的な用量依存的影響を及ぼすといわれている．脳梗塞に関しては，少量飲酒群ではむしろ予防効果があり，大量飲酒群で脳卒中のリスクが高くなるといわれている．

4) アルコールと痛風（高尿酸血症）

常習的な飲酒では尿酸が増加して痛風発作や尿管結石を起こすことが多い．アルコールによって尿酸が増加する機序としては，①腎臓からの尿酸排泄が抑制される，②食事からの摂取が増加する，などが挙げられている．①については，アルコールの代謝によって細胞内のNADH/NAD比が上昇する結果，肝臓における乳酸産生の増加と利用の減少を生じ，過剰の乳酸の蓄積は乳酸アシドーシスをきたす．それとともに腎臓からの尿酸排泄が抑制され，高尿酸血症を

きたす．ビール大瓶2本のプリン体の量は，1日の成人の摂取量の1/2に相当する．したがって，ビールを飲みながら焼き鳥をかじるということは，痛風発作を起こしやすい組み合わせということになる．

5）アルコールと骨

アルコール依存症者では血中のカルシウム，リン，ビタミンDの低下がみられる．骨密度や骨量の減少をきたし，そのため，アルコール依存症者では健常者と比較して約4倍骨折の頻度が高い．アルコール性肝障害ではビタミンDの欠乏が起こりやすいが，その原因としては低栄養状態にあること，ビタミンDの吸収が低下していることが挙げられる．ビタミンDは，まず光線によって7-dehydrocholestetrol → cholecalciferol（ビタミンD_3）に変換される．次に肝臓で25位が水酸化され25-hydroxycholecalciferol（25-OHビタミンD_3），さらに腎臓で1位が水酸化されて活性型の1,25-dihydroxycholecalciferol〔1,25-$(OH)_2$ビタミンD_3〕となる．骨軟化症を呈する場合には，ビタミンDの補給が必要である．

（宮川　八平）

引用文献

1) Suter PM, Schutz Y, Jequier E: The effect of ethanol on fat storage in healthy subjects. N Engl J Med, 326, 1992, pp.983-87.
2) Lieber CS: Perspectives: do alcohol calories count? Am J Clin Nutr, 54, 1991, pp.976-82.
3) Lieber CS: Metabolism of ethanol. In: Lieber CS, ed. Medical and nutritional complications of alcoholism.Mechanisms and management. Plenum medical book company, New York and London, 1992, pp.1-35.
4) 宮川八平，佐藤千史「アルコール性肝障害の診方」小俣政男監修：Bed Side ノートシリーズ　肝炎，現代医療社，1998, pp.193-204.
5) Baraona E, Lieber CS: Alcohol and lipids. In: Galanter M, ed. Recent Developments in Alcoholism. Volume 14: Consequences of Alcoholism, New York Plenum Press, 1998, pp.97-134.
6) Liinamaa MJ, Kesaniemi YA, Savolainen MJ: Lipoprotein composition influences cholesteryl ester transfer in alcohol abusers. Ann Med, 30, 1998, pp.316-22.
7) Rimm RB, Williams P, Fosher K, et al: Moderate alcohol intake and lower risk of coronary artery disease: meta-analysis of effects on lipids and haemostatic factors. BMJ, 319, 1999, pp.1523-28.
8) Siler SQ, Neese RA, Chrstiansen MP, et al: The inhibition of gluconeogenesis following alcohol in humans. Am J Physiol, 275, 1998, pp.E897-907.
9) Leo MA, Lieber CS: Alcohol, vitamin A, and beta-carotene: adverse interactions, including hepatotoxicity and carcinogenesis.Am J Clin Nutr, 69, 1999, pp.1071-85.
10) Bode JC, Hanisch P, Henning H, et al: Hepatic zinc content in patients with various stages of alcoholic liver disease and patients with chronic active and chronic persistent hepatitits. Hepatology, 8, 1988, pp.1605-09.
11) Ueshima H, Shimamoto T, Iida M, et al: Alcohol intake and hypertension among urban and rural Japanese populations. J Chron Dis, 37, 1984, pp.585-692.
12) The sixith report of the Joint National Committee on the prevention, detection, evaluation, and treatment of high blood pressure. Arch Intern Med, 157, 1997, pp.2413-446.
13) Yano K, Rhoads GG, Kagan K: Coffee, alcohol and risk of coronary heart disease among Japanese men living in Hawaii. N Engl J Med, 297, 1977, pp.405-09.

section 10 食品の新たな機能

▶はじめに

食品には栄養素(一次機能)，嗜好品(二次機能)としての機能のほかに，第三の機能として生体機能の調節という高次の機能がある．免疫系，神経系，内分泌系などの高次調節機構に対する食品の影響という観点から，近年研究が盛んに行われ，新たな機能が明らかとなってきた．

1. 抗酸化物質

食品中にはさまざまな抗酸化物質が含まれており，それらは共同して作用すると強力な相乗効果を発揮する．

1 ビタミン

抗酸化作用を有するビタミンとして，水溶性ビタミンのビタミンCと脂溶性ビタミンのビタミンEが重要である．

1) ビタミンC：アスコルビン酸

ビタミンCは電子や水素原子を供与する還元作用をもち，抗酸化剤である（図10-1）．古くから抗壊血病因子として知られており，ヒトには合成能がないため必須の栄養素である．ビタミンCはコラーゲン合成やアミノ酸，ホルモンの代謝，脂肪酸の代謝などに関与している．摂取推奨量は100 mgであるが，食事からの摂取上限量は設定されていない．疫学研究では，冠動脈疾患による死亡率と血漿ビタミンC濃度との間に有意な負の相関が認められている[1]．ビタミンCはコレステロールが胆汁酸に異化される際の酵素反応に必要であり，コレステロール値が高い患者では，ビタミンC投与により低下することが知られている．また，血中の脂質過酸化を抑制することでも，動脈硬化予防に寄与していると考えられる．さらに，ビタミンCは酸化されたビタミンEを還元し，もとの状態に戻す働きをもつ．

2) ビタミンE

1922年に抗不妊因子として発見されたビタミンEは，クロマン環にイソプロピレン側鎖が結合した構造を有しており，側鎖に不飽和結合がないトコフェロールと，側鎖に3つの不飽和結合をもつトコトリエノールに分類される（図10-2）．それぞれ，α，β，γ，δの4種の同族体があり，天然には8種のビタミンE同族体が存在する．これらの生理活性は異なり，最も高い活性を示すのはα-トコフェロールである．ビタミンEの摂取目安量は成人男性で7 mg/日，成人女性で6.5 mg/日であり，上限量は男性800～900 mg/日，女性650～700 mg/日である．

ビタミンEは脂溶性の抗酸化物質としてLDLなどのリポ蛋白中にも存在し，LDLの酸化を抑制することにより動脈硬化を予防する可能性が示唆されている．血中ビタミンE濃度を地域別に検討した研究では，血中ビタミンE濃度の高いエリアほど虚血性心疾患による死亡率が低いことが示された[2]．大規模な臨床試験も数多く行われており，ビタミンEの摂取が冠動脈疾患のリスクを低減させるとの報告がある[3,4]．しかし，効果なしとする報告も存在し[5,6]，ビタミンEの積極的な摂取が動脈硬化予防に有用であるかは，議論の余地がある．

一方，これまでビタミンEの研究は主にα-トコフェロールに関するものであったが，近年，トコトリエノールや体内代謝物であるヒドロキシクロマン類においても，さまざまな生理活性が明らかとなってきている．

2 カロテノイド

カロテノイドは不鹸化脂質の1つであり，黄・

橙・赤色などを呈する一群の色素で，長鎖ポリエン構造を有する．カロテノイドの中で，炭化水素化合物をカロテン，酸素化合物をキサントフィルといい，β-カロテンなど生体内でビタミンAに変換するものをプロビタミンAという．約50種類のカロテノイドが果物や野菜を含む一般食品に存在している．ヒトの血漿中には少なくとも18種類以上が検出されており，主なものはα-カロテン，β-カロテン，β-クリプトキサンチン，リコピン，ルテイン，ゼアキサンチンである．β-カロテンやルテイン，ゼアキサンチンは緑黄色野菜に多く，リコピンはトマトやスイカ，β-クリプトキサンチンはみかんに特徴的である（表10-1）．

カロテノイドの機能性で特に注目されているのは，抗酸化作用と発癌抑制作用である．カロテノイドの抗酸化作用の特徴は一重項酸素消去能が高いことである．カロテノイドの中で最も高い一重項酸素消去能をもつアスタキサンチンはα-トコフェロールの1,000倍の活性をもつともいわれている．また脂質の自動酸化過程におけるラジカル連鎖反応の初期段階で，脂質ラジカルの生成を抑制する作用もある．その効果はカロテン類よりもキサントフィル類の方が強い．

3 コエンザイム Q_{10}（CoQ_{10}）

コエンザイムQはミトコンドリアでのATP産生に関わる一連の酵素を助ける補酵素となるキノンである．コエンザイムQのイソプレノイド側鎖長は生物により異なるが，ヒトの場合10であることから，コエンザイムQ_{10}（CoQ_{10}）と表記される（図10-3）．脂溶性で，オレンジ色の粉末である．

CoQ_{10}はミトコンドリアでのエネルギー（ATP）産生に必須の成分である．ミトコンドリアに限らず，オルガネラ膜や細胞膜，血液中にも存在しており，重要な抗酸化物質として機能している．CoQ_{10}は加齢によって減少することが知られている．20歳前後をピークに，40歳では70％，80歳では50％程度まで減少する．また，CoQ_{10}の生合成はコレステロールやドリコールと同じく，メバロン酸を経由している．

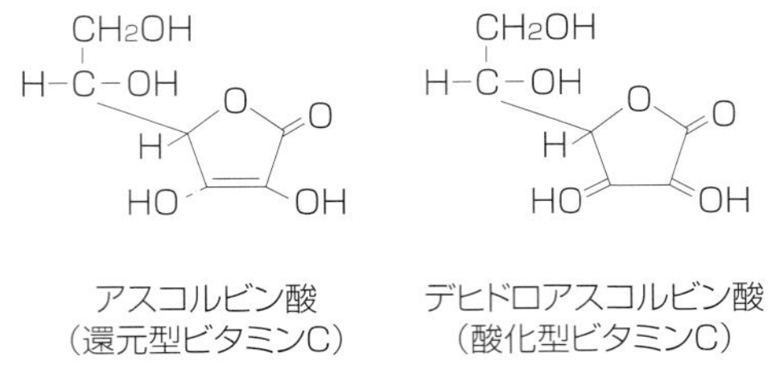

図10-1 ビタミンCの構造

HMG-CoA還元酵素阻害薬であるスタチンにより，血漿コレステロールのみならず血漿CoQ_{10}が低下することが知られている．

4 αリポ酸

αリポ酸は，1951年にReedらによって動物肝臓から抽出された成長促進性ビタミンBの1つであり，細胞内では補酵素としてグルコースからATPの合成に関わっている．αリポ酸は肝臓や腎臓，心臓などに多く存在し，細胞内では主にミトコンドリアに局在する．食品中には，酵母，鳥獣の肝臓や腎臓，ほうれんそう，ブロッコリー，じゃがいもに含まれる．天然αリポ酸は細胞内で極微量しか生合成されず，ミトコンドリアコンプレックスと強固に結合しているため，その抽出は困難である．

生体内や腸内細菌により適切な量が生合成され，エネルギー産生のための必要量は少ないため，αリポ酸欠乏症はほとんど報告されていない．生体内では抗酸化物質として機能するほか，クレブス回路などATP産生系といったエネルギー代謝に関与する．また，解糖系反応ではピルビン酸の酸化的脱炭酸反応の補酵素として作用する．αリポ酸の抗酸化物質としての特徴は，水溶性・脂溶性の両特性を有すること，酸化還元サイクルを通してビタミンC，E，CoQ_{10}を還元すること，代謝産物であるジヒドロリポ酸にも抗酸化作用があることである（図10-4）．

最近，αリポ酸には酸化促進作用が発現する場合もあることが報告されている．αリポ酸はジヒドロリポ酸とともに*in vitro*では強力な抗酸化作用を示すものの，動物やヒトの体内では組織や細胞の酸化を促進する場合がある．し

図 10-2　ビタミン E の構造

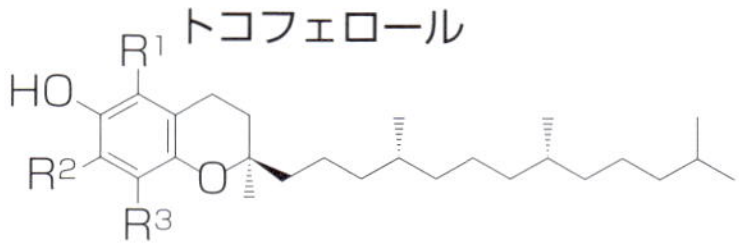

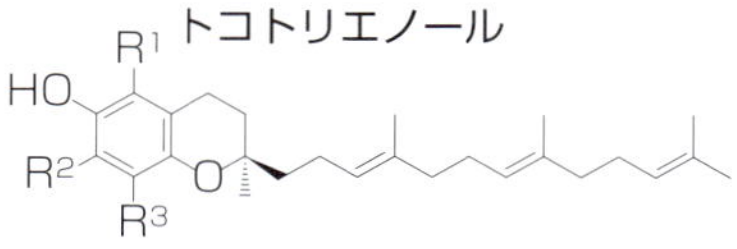

誘導体	R¹	R²	R³
α	CH_3	CH_3	CH_3
β	CH_3	H	CH_3
γ	H	CH_3	CH_3
δ	H	H	CH_3

がって，臨床応用に際しては摂取量，摂取期間などに十分な配慮が求められる．

5　ポリフェノール

現在，抗酸化能を有する成分としてわかっているものには，ポリフェノール類が圧倒的に多い．ポリフェノールはフェノール性の水酸基を2つ以上有する分子の総称で，構造によりフラボノイド類，リグナン類，フェノール酸類，スチルベン類などに分類される（図10-5）．ポリフェノールの種類は数千ともいわれ，ほぼすべての植物に含まれており，紫外線による酸化から植物を防御する役割を果たしている．代表的なポリフェノールとしては，緑茶に含まれるカテキン類，たまねぎに多いケルセチン，大豆のイソフラボン類，ぶどうや赤ワインに多いアントシアニン類やレスベラトロールなどが挙げられる．

疫学研究でも，Zutphen elderly study[7]では，

表 10-1　主なカロテノイドの構造と含まれる食品例

カロテノイド	構　造		色　調	豊富に含まれる食品例
カロテン類				
α-カロテン*	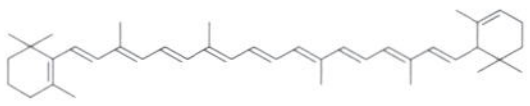	$C_{40}H_{56}$	黄橙色	緑黄色野菜
β-カロテン*	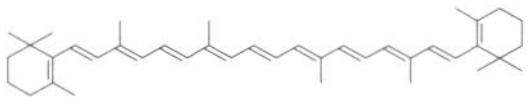	$C_{40}H_{56}$	黄橙色	（かぼちゃ，にんじんなど）
γ-カロテン*	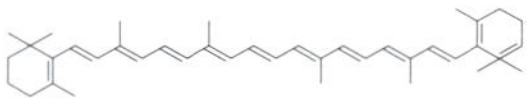	$C_{40}H_{56}$	黄橙色	
リコピン	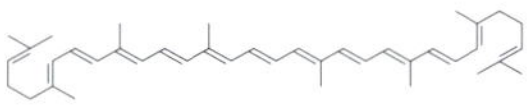	$C_{40}H_{56}$	赤　色	トマト，柿，すいか
キサントフィル類				
ルテイン	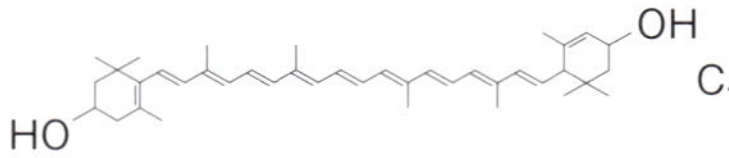	$C_{40}H_{56}O_2$	黄橙色	緑黄色野菜，卵黄（ほうれんそう，ブロッコリーなど）
β-クリプトキサンチン*	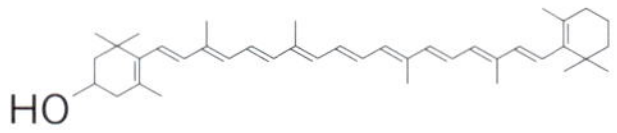	$C_{40}H_{56}O$	黄橙色	みかん
ゼアキサンチン	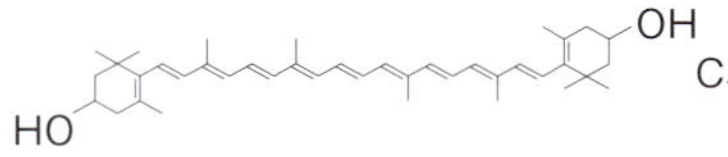	$C_{40}H_{56}O_2$	黄橙色	とうもろこし，卵黄
アスタキサンチン	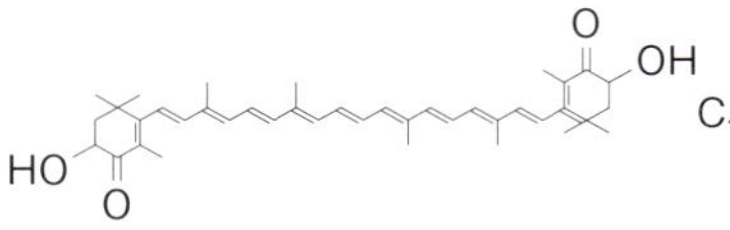	$C_{40}H_{52}O_4$	赤　色	えび，かに，さけ，ます

＊：プロビタミン A

1日 30 mg 以上のフラボノイド摂取者において冠動脈疾患の発症率が有意に低下し，Seven countries study[8]でも，フラボノイド摂取量と冠動脈疾患発症率の間には，負の相関が認められている．またフィンランドの研究[9]においても，フラボノイドが動脈硬化に予防的に働くことを示す結果が得られている．

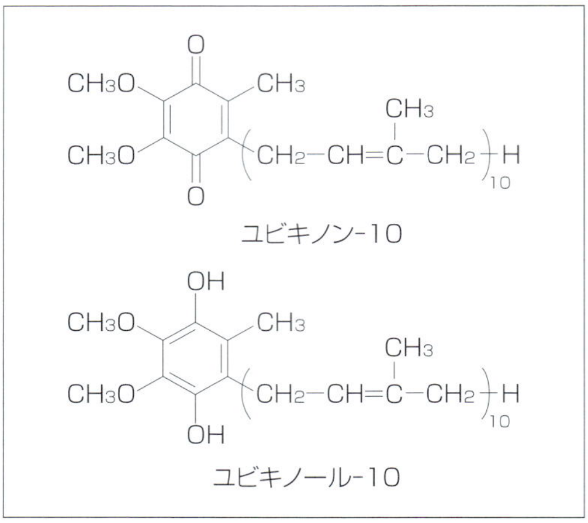

2. ホルモン様作用物質

1 エストロゲン様作用

1）イソフラボン類

イソフラボンはエストロゲンに類似した構造をしており，その受容体に結合して弱い女性ホルモン様作用を示すことから，植物性エストロゲンと呼ばれている（図10-6）．イソフラボンは大豆のほか，同じマメ科の葛根やアルファルファにも含まれている．イソフラボンのエストロゲン

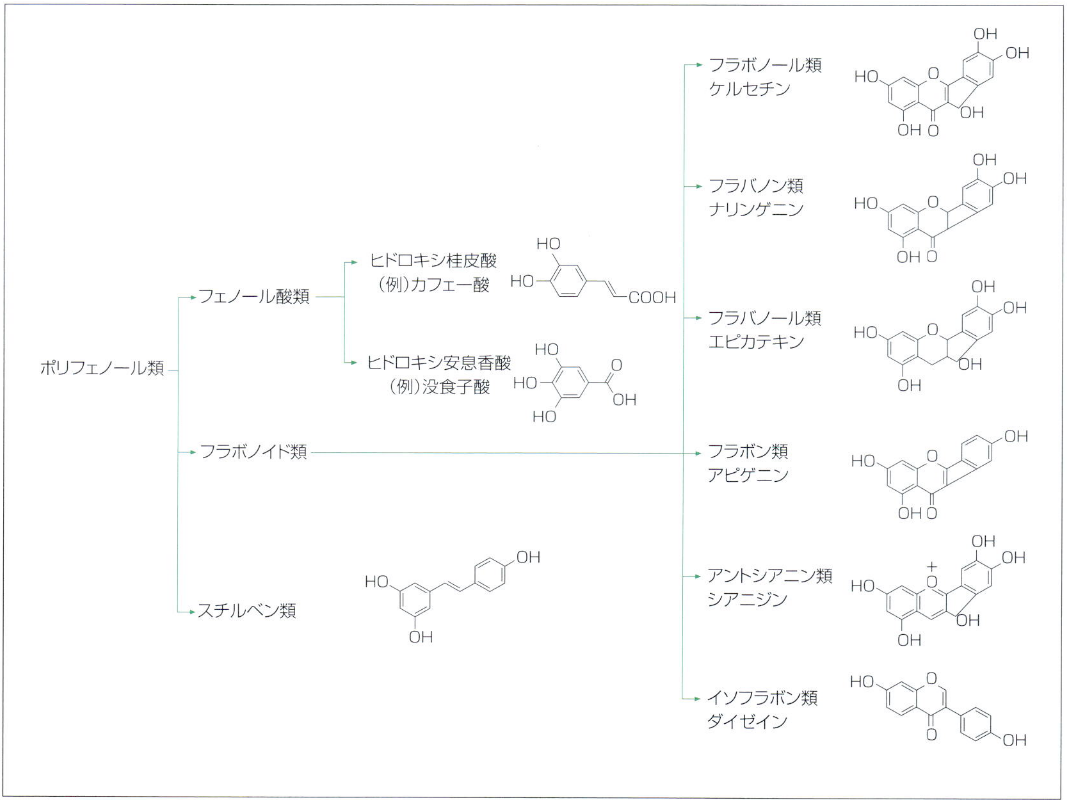

図 10-3 コエンザイム Q_{10} の化学構造

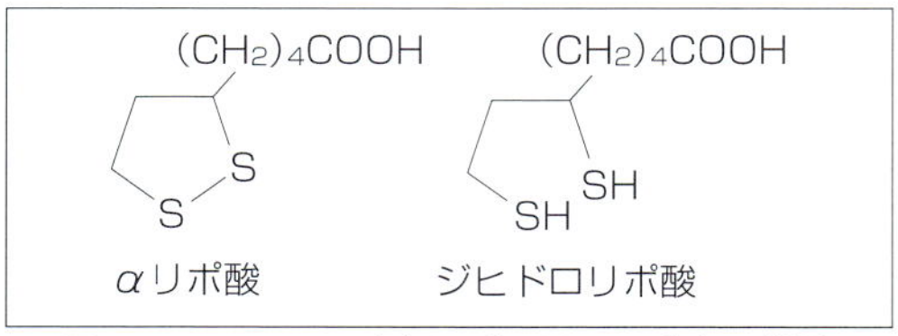

図 10-4 αリポ酸とジヒドロリポ酸の構造

図 10-5 ポリフェノールの分類
〔Spencer JP, Abd El Mohsen MM, Minihane AM, et al : Mathers JC : (Br J Nutr, 99, 2008, pp.12-22)〕

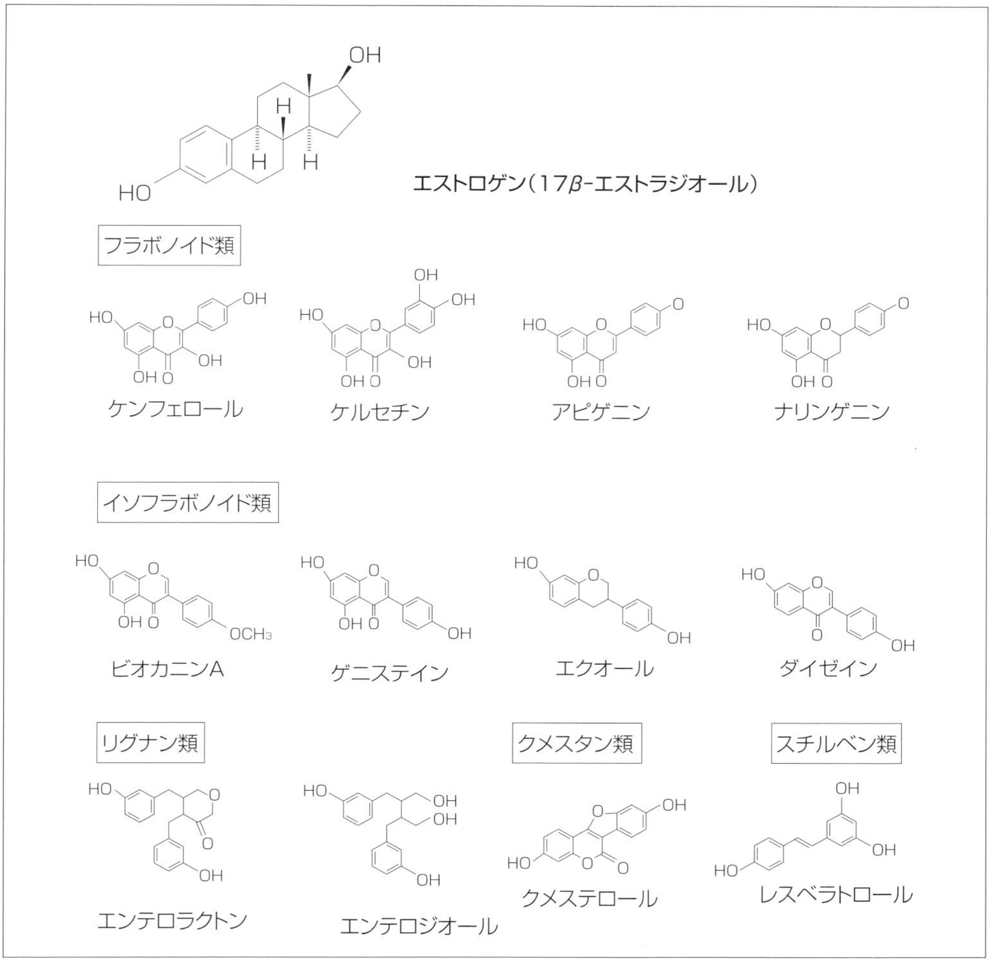

図 10-6 植物エストロゲン
(Moutsatsou P : Hormones, 6(3), 2007, pp.173-93)

受容体に対する親和性はエストロゲンの約 1/1,000 〜 1/10,000 であり，エストロゲン存在下では抗エストロゲン作用を，エストロゲン欠乏状態では弱いエストロゲン様作用を示す．

イソフラボンによるエストロゲン様作用として骨量減少抑制作用がある．閉経後骨粗鬆症モデル動物を用いた研究で，イソフラボン投与により大腿骨および腰椎の骨量減少を抑制することが報告されている[10,11]．同様に，男性ホルモン（アンドロゲン）欠乏による骨粗鬆症モデルマウスにおいても，イソフラボンを投与することにより骨量の減少が有意に抑制された[12]．つまり，イソフラボンは性差なく性ホルモンの欠乏に起因する骨粗鬆症の予防に有効である可能性が示唆されている．

近年，イソフラボンの一種であるダイゼインの代謝産物であるエクオールの生理活性が注目されている．ダイゼインは腸内細菌によって活性のより強いエクオールあるいは活性の弱い o-desmethylangolensin（o-DMA）に代謝される．エクオールはヒト以外の動物では個体差なく産生されるが，ヒトでは 50 〜 70 ％ がエクオールの産生能をもたない．疫学研究ではエクオール産生者は非産生者と比べて有意に乳癌や前立腺癌の発症率が低いという報告がある．また，イソフラボンの骨量減少抑制作用もエクオール産生能の有無に依存する可能性が示唆されている．エクオールはビフィズス菌などの腸内細菌

により産生促進されるため，腸内細菌の増殖を促進するフラクトオリゴ糖の摂取により，エクオール産生が亢進し，イソフラボンの骨量減少抑制作用が増強されることがわかっている．

2）リグナン類

亜麻仁の種子に含まれる secoisolariciresinol diglucoside（SDG）などのリグナン配糖体は，ヒトの腸内細菌によりエンテロジオールやエンテロラクトンに変換されることが明らかになっている．両化合物は植物の二次代謝物の生合成では考えにくい3-ヒドロキシフェニル基のみをもつリグナンで，動物の尿，血中から検出されたことから哺乳動物リグナンとも呼ばれ，エストロゲン様作用を有する．エンテロジオールやエンテロラクトンは菜食主義者の尿中に多量に排泄され，疫学的調査では両リグナンの尿中排泄量と乳癌の危険因子とが逆相関関係にあるという．SDGからエンテロジオールやエンテロラクトンへの変換は種々の腸内細菌が関与している．もとの化合物SDGにはエストロゲン様作用が認められないことから，SDGはエストロゲン様作用を有するエンテロジオールやエンテロラクトンの前駆体であり，ヒト腸内細菌による代謝によってはじめて活性物質に変換されることが示されている．

3）フラボノイド類

いくつかのフラボノイドにはエストロゲンレセプターを活性化する作用が知られている．

〈近藤　和雄，岸本　良美〉

引用文献

1) Gey KF, Brubacher GB, Stahelin HB：Plasma levels of antioxidant vitamins in relation to ischemic heart disease and cancer. Am J Clin Nutr, 45, 1987, pp.1368-77.
2) Gey KF, Puska P, Jordan P, et al：Inverse correlation between plasma vitamin e and mortality from ischemic heart disease in cross-cultural epidemiology. Am J Clin Nutr, 53, 1991, pp.326S-34S.
3) Milman U, Blum S, Shapira C, et al：Vitamin e supplementation reduces cardiovascular events in a subgroup of middle-aged individuals with both type 2 diabetes mellitus and the haptoglobin 2-2 genotype: A prospective double-blinded clinical trial. Arterioscler Thromb Vasc Biol, 28, 2008, pp.341-47.
4) Glynn RJ, Ridker PM, Goldhaber SZ, et al：Effects of random allocation to vitamin e supplementation on the occurrence of venous thromboembolism：Report from the women's health study. Circulation, 116, 2007, pp.1497-1503.
5) Hayden KM, Welsh-Bohmer KA, Wengreen HJ, et al：Risk of mortality with vitamin e supplements：The cache county study. Am J Med, 120, 2007, pp.180-84.
6) Lonn E, Bosch J, Yusuf S, et al：Effects of long-term vitamin e supplementation on cardiovascular events and cancer：A randomized controlled trial. Jama, 293, 2005, pp.1338-47.
7) Hertog MG, Feskens EJ, Hollman PC, et al：Dietary antioxidant flavonoids and risk of coronary heart disease：The zutphen elderly study. Lancet, 342, 1993, pp.1007-11.
8) Hertog MG, Kromhout D, Aravanis C, et al：Flavonoid intake and long-term risk of coronary heart disease and cancer in the seven countries study. Arch Intern Med, 155, 1995, pp.381-86.
9) Knekt P, Jarvinen R, Reunanen A, et al：Flavonoid intake and coronary mortality in finland：A cohort study. Bmj, 312, 1996, pp.478-81.
10) Arjmandi BH, Khalil DA, Smith BJ, et al：Soy protein has a greater effect on bone in postmenopausal women not on hormone replacement therapy, as evidenced by reducing bone resorption and urinary calcium excretion. J Clin Endocrinol Metab, 88, 2003, pp.1048-54.
11) Ishimi Y, Miyaura C, Ohmura M, et al：Selective effects of genistein, a soybean isoflavone, on b-lymphopoiesis and bone loss caused by estrogen deficiency. Endocrinology, 140, 1999, pp.1893-1900.
12) Ishimi Y, Yoshida M, Wakimoto S, et al：Genistein, a soybean isoflavone, affects bone marrow lymphopoiesis and prevents bone loss in castrated male mice. Bone, 31, 2002, pp.180-85.

section 11 薬物と栄養

薬と食べ物が体内で吸収される際，たとえ両者が適量であったとしても，その相互作用により有害作用が出る場合がある．今日，膨大な数の薬や食品が市場にあふれており，今後も未知の組み合わせによる有害事象が報告される可能性が高い．ここでは，代表的な薬と食品の相互作用を概説する．

1）薬理効果を増強させる食品

1 グレープフルーツジュース

1）カルシウム拮抗薬

カルシウム拮抗薬とグレープフルーツジュースとの相互作用はよく知られている．グレープフルーツに含まれるフラノクマリンが薬物代謝酵素であるCYP3A4を不活性化し，カルシウム拮抗薬の代謝を阻害することで，最高血中濃度（C_{max}）や，時間曲線化面積（AUC）が水で服用した際より増加すると考えられている．フェロジピンとの相互作用を検討した研究では，グレープフルーツジュース200〜500 mL飲用の場合，水飲用と比較して平均AUCは＋34〜＋234％，C_{max}は＋32〜＋335％の増加率を示したとの報告がある．これはフェロジピンを2〜4倍量服用したことと同等となる．グレープフルーツジュース飲用とフェロジピン服用のタイミングでは，同時摂取あるいはフェロジピン服用1時間前にグレープフルーツジュースを摂取した時に最も強く現れ，両者の時間が開くほど相互作用は減弱することが示されている．しかし，グレープフルーツジュース飲用24時間後においても，フェロジピンのC_{max}上昇が観察されている．

2）免疫抑制薬：シクロスポリン，タクロリムス

シクロスポリンはカルシウム拮抗薬と同様にCYP3A4によって代謝されるため，グレープフルーツジュースとの相互作用については，注意が必要である．いくつかの臨床研究の結果，グレープフルーツジュースはシクロスポリンの血中濃度のAUCを7〜55％，C_{max}を4〜43％上昇させたと報告されている[1〜4]．グレープフルーツジュースの飲用量やスケジュールとの関連は明らかではない．グレープフルーツジュース飲用によって腎機能の指標であるクレアチニンレベルの上昇などは報告されていないが，振戦，吐き気，ふらふら感，非特異的腹部痛などの副作用が出たことが報告されている[5]．

タクロリムスについても，肝移植を受けた患者において，グレープフルーツジュースの飲用によりトラフ濃度が300％も上昇した例が報告されており，注意が必要である．

3）HMG-CoA還元酵素阻害薬

HMG-CoA還元酵素阻害薬としてロバスタチン，シンバスタチン，アトルバスタチン，プラバスタチンを用いた臨床研究において，それらの体内動態に及ぼすグレープフルーツジュースの影響が検討されている．いくつかの研究では，グレープフルーツジュースによってAUCやC_{max}が増加することが報告されている[6〜8]．しかし，それらの大半は通常ではありえない量や頻度で摂取させているため，通常量での影響はそれほど大きくない可能性もある[9]．

2 飲 酒

1）ベンゾジアゼピン系睡眠薬

ベンゾジアゼピン系睡眠薬であるトリアゾラムの作用が増強されることがある．症状としては，記憶障害，意識障害，ふらつきなどで，こ

れらの症状は自覚症状としては現れず，他覚症状として観測されることがある．相互作用機構としては，アルコールがトリアゾラムの血中濃度を上昇させた可能性，トリアゾラムがアルコールの血中濃度を上昇させた可能性が考えられる．トリアゾラムやほかのベンゾジアゼピン系薬剤についても，投与する場合にはアルコール類を摂取しないように服薬指導することが重要である．

2) 解熱鎮痛薬

　アセトアミノフェンは解熱鎮痛薬であり，多くの一般用医薬品の風邪薬や鎮痛薬に入っている．アルコール依存症者や常飲者が多量のアセトアミノフェンを服用した場合，重篤な肝障害から致死的な状態に陥る可能性がある．これは，アルコールによって，肝臓におけるアセトアミノフェンの肝毒性誘発代謝物の生成が促進されるためと考えられる．中程度の飲酒者であれば，通常量（1日1.5 g）程度のアセトアミノフェン服用では肝障害のリスクは低い．

2) 薬理効果を減弱させる食品

1 果物ジュース

　抗ヒスタミン薬であるフェキソフェナジンをグレープフルーツ，オレンジジュース，リンゴジュースとともに摂取すると，フェキソフェナジンの吸収が低下する可能性があるため，同時摂取は避けることが望ましい．これは，フェキソフェナジンの消化管からの吸収がジュース成分によって阻害され，バイオアベイラビリティが低下するためと考えられる．ジュース成分はOATP（organic anion transporting polypeptide），P-糖蛋白質によるフェキソフェナジンの輸送を阻害するが，消化管での吸収阻害効果が強いため，結果的に血中濃度が低下すると考えられる．

2 茶・コーヒー

　鉄剤を服用する場合は，服用の30分〜1時間前後は緑茶の飲用を避ける必要があるといわれている．これは緑茶に含まれるタンニンが鉄と不溶性の複合体を形成して，消化管からの吸収を阻害するためである．しかし，鉄剤を必要とする貧血患者においては，鉄の吸収能が亢進していることから，緑茶に含まれる程度のタンニン量では影響は少ないと考えられる．臨床研究においても緑茶摂取と水摂取で有意な差はみられなかったと報告されている．鉄剤服用患者は，特に緑茶の飲用を禁止する必要はないが，濃い緑茶による服用は避けることが望ましい．また，タンニンは緑茶だけでなく紅茶やコーヒーなどにも含まれているので同様の注意が必要である．

3 乳製品

　ニューキノロン系抗菌薬であるシプロフロキサシン，ノルフロキサシン，プルリフロキサシンは牛乳などの乳製品とともに服用すると，血中濃度が低下して十分な効果が得られない可能性がある．メカニズムとしては，牛乳などに含まれるカルシウムと薬物がキレートを生成することによって消化管からの吸収が低下するためと考えられている．

　また，テトラサイクリン系抗菌薬についても同様のメカニズムにより，吸収が阻害されるため，服用後2〜3時間は牛乳やヨーグルトを摂取しないことが必要である．

4 ビタミンK

　納豆，クロレラ，緑葉野菜，一部の総合ビタミン剤などの摂取により，ワルファリンの抗凝固効果が減弱する．これらに含まれているビタミンKによる拮抗作用に起因している．止血はその機序から破綻した血管壁で血小板血栓を形成する一次止血と，凝固因子（factors Ⅰ〜ⅩⅢ）が活性化してフィブリン血栓を形成する二次止血に分けて考えられる．その中で，第Ⅱ，第Ⅶ，第Ⅸ，第Ⅹの四つの活性化にビタミンKが必須であることから，ビタミンK依存性凝固因子と呼ばれている．ワルファリンはビタミンK依存性凝固因子の活性化を阻害し，抗凝固作用を発揮することから，ワルファリン服用中にビタミン

Kを摂取すると作用が減弱する.

3) 服薬により欠乏が危惧される栄養素

1 H_2 受容体拮抗薬やプロトンポンプ阻害薬とビタミン B_{12}

H_2 受容体拮抗薬やプロトンポンプ阻害薬は,胃酸分泌を抑制するため,食物中で蛋白質に結合しているビタミン B_{12}(シアノコバラミン)の遊離を低下させ,消化管吸収を低下させる可能性がある.特に,長期間継続して服用している患者においては,ビタミン B_{12} 欠乏が発現する危険性が高くなる.

2 フェニトイン(抗てんかん薬)とビタミンD

フェニトインやほかの抗てんかん薬を長期間服用すると,ビタミンDの代謝が亢進するため,その作用が減弱し,カルシウム代謝の阻害から骨軟化症を引き起こすことがある.特に,抗てんかん薬多剤療法,食事からのビタミンD摂取不足,運動不足,日光を浴びないなどの危険因子を有する患者には,カルシウムおよびビタミンDを補充する必要がある.

3 フェニトイン(抗てんかん薬)と葉酸

フェニトインを投与した患者において,血清中,赤血球中あるいは脳脊髄液中の葉酸レベルが低下した症例が報告されている.原因としては,①フェニトインにより消化管内のpHが上昇し,食事からの葉酸の吸収が低下すること,②フェニトインが腸の γ-グルタミルヒドラーゼを阻害することによって,食事中にポリグルタミン酸型として存在する葉酸のモノグルタミン酸型への変換が阻害されること,③フェニトインが葉酸の消化管吸収過程を阻害することなどが考えられている.

4 HMG-CoA還元酵素阻害薬とコエンザイム Q_{10}

HMG-CoA還元酵素阻害薬の服用により,CoQ_{10} の血中濃度が低下することが,高コレステロール血症患者における臨床試験で確かめられている.CoQ_{10} はコレステロールの生合成経路と同じ経路,アセチルCoA→メバロン酸→ファルネシルピロリン酸を経て生成するため,HMG-CoA還元酵素阻害薬によってメバロン酸合成が阻害されると,CoQ_{10} 生成も低下するものと考えられる.CoQ_{10} の補充により血中濃度の低下は回復し,さらにHMG-CoA還元酵素阻害薬の効果に影響を与えないと報告されている.

(近藤 和雄,岸本 良美)

引用文献

1) Min DI, Ku YM, Perry PJ, et al : Effect of grapefruit juice on cyclosporine pharmacokinetics in renal transplant patients. Transplantation, 62, 1996, pp.123-25.
2) Yee GC, Stanley DL, Pessa LJ, et al : Effect of grapefruit juice on blood cyclosporin concentration. Lancet, 345, 1995, pp.955-56.
3) Ducharme MP, Warbasse LH, Edwards DJ : Disposition of intravenous and oral cyclosporine after administration with grapefruit juice. Clin Pharmacol Ther, 57, 1995, pp.485-91.
4) Hollander AA, van Rooij J, Lentjes GW, et al : The effect of grapefruit juice on cyclosporine and prednisone metabolism in transplant patients. Clin Pharmacol Ther, 57, 1995, pp.318-24.
5) Ioannides-Demos LL, Christophidis N, Ryan P, et al : Dosing implications of a clinical interaction between grapefruit juice and cyclosporine and metabolite concentrations in patients with

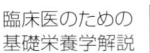

autoimmune diseases. J Rheumatol, 24, 1997, pp.49-54.
6) Kantola T, Kivisto KT, Neuvonen PJ : Grapefruit juice greatly increases serum concentrations of lovastatin and lovastatin acid. Clin Pharmacol Ther, 63, 1998, pp.397-402.
7) Lilja JJ, Kivisto KT, Neuvonen PJ : Grapefruit juice-simvastatin interaction : Effect on serum concentrations of simvastatin, simvastatin acid, and hmg-coa reductase inhibitors. Clin Pharmacol Ther, 64, 1998, pp.477-83.
8) Lilja JJ, Kivisto KT, Neuvonen PJ : Grapefruit juice increases serum concentrations of atorvastatin and has no effect on pravastatin. Clin Pharmacol Ther, 66, 1999, pp.118-27.
9) Rogers JD, Zhao J, Liu L, et al : Grapefruit juice has minimal effects on plasma concentrations of lovastatin-derived 3-hydroxy-3-methylglutaryl coenzyme a reductase inhibitors. Clin Pharmacol Ther, 66, 1999, pp.358-66.

section 12 味覚の神経病理
taste and its neuropathology

1) 味覚の意義

　成長，発育，運動などの生命活動は，栄養素やエネルギー源の消費を伴う．生き物が健全な生理機能を営むには，体内を一定の環境に保つ必要があるため，消費した物質は外界から常に補充する必要がある．味覚の働きは，化学的成分を呈する感覚情報を手がかりにして体に必要なものと体に有害なものを選別することにある．もう少し具体的に味覚の働きを考えてみよう．砂糖をなめると甘さのためににこやかな表情となり，濃すぎるコーヒーは含まれるカフェインの苦さのためにまずく感じ，思わず顔をしかめる．このように味覚には，味の質的認知と，快・不快の感情的判断，そして無意識の反射的行動の3つの面がある．

1 反射的行動

　味覚による反射とは，延髄や視床下部を中枢として，味刺激に対して無意識のうちに生じる生得的な行動をいう．反射の代表的なものには，顔面表情の変化，唾液・胃液・膵液を中心とする消化液の分泌，胃や腸の運動がある．甘味刺激は膵臓からの血糖値低下ホルモンであるインスリンを分泌させ，酸味刺激はアルカリ性の唾液を大量に分泌して中和させ，甘味やうま味など体に必要な栄養素の味は消化管を積極的に働かせて消化・吸収を促進させるといったように，長い進化の過程で獲得した合目的な行動とみなすことができる．

2 快・不快の判断

　栄養物の選択は，その物質を口にした時に快感を呈するか（おいしいか），不快感を呈するか（まずいか）という単純な基準に基づく．おいしいものは体によいもの，まずいものは体によくないものという一大原則があるので，通常はこの原則に従って摂取すべきか否かを判断すればいいのである．

3 味の質的認知

　甘いとか苦いとかの味の質の認知はなぜ必要なのだろうか？　外界には，砂糖や塩といった単純で明確な味を呈する物質だけではなく，むしろ，多くの場合，味の質や快・不快が瞬時には判断できないような複雑な混合物である．したがって，あるものを最初に経験する時は，その安全性を確かめるために警戒しながら慎重に試食をしてみる必要がある．この行動は新奇恐怖（neophobia）と呼ばれ，すべての雑食性の動物が示す行動である．安全かどうかは試食した後の体調の変化で判断する．つまり，味の質の認知は，その物質の安全性と結びつけて学習し，記憶に留め，以後の摂取に役立たせようとするために必要なのである．味を基準にして，食べられるもの，食べられないもののレパートリーをつくっておくのである．そうすれば，以後同じ食べ物に遭遇した時に，速やかに判断できるのである．

2) 味の種類

1 基本味

　味の世界には5つの基本的な味があるとされている．表12-1は，各基本味に関わる特性をまとめたものである．"甘味"は低濃度から高濃度にわたり快感を呈する．そして，甘味を感じている時は，体に必要なエネルギーの源を摂取しているのだという信号を脳に送っていると解釈

表 12-1 基本味の嗜好性と代表的物質

基本味	嗜好性	生体への信号	代表的物質
甘味	快	エネルギー源	糖類（庶糖，果糖，ブドウ糖など），アミノ酸（アラニン，グリシンなど），合成甘味剤（サッカリンなど），天然甘味物質（ステビアなど）
うま味	快	蛋白質	グルタミン酸ナトリウム（アミノ酸系），イノシン酸ナトリウム（核酸系）
塩味	快→不快	ミネラル	塩類（純粋な塩味は塩化ナトリウム）
酸味	快→不快	代謝促進 腐敗物	酸（水素イオンを含む有機酸，無機酸）
苦味	不快	毒物	アルカロイド（キニーネなど），配糖体（センブリに含まれるスウェルチアマリンなど），アミノ酸（ロイシンなど），疎水性物質

されている．

体にとってのエネルギーとなる食べ物は炭水化物であり各種の糖類である．そして，直接のエネルギー源はグルコース（ブドウ糖）という単糖類であり，これが血液中に入ると血糖と呼ばれる．エネルギー源は常に体が必要とするものであるから，生体はこのような物質を味わった時は，おいしいという快感を生じることによって摂取を促進するのである．これは進化の過程で獲得したものであるから遺伝情報に組み込まれていて，生まれてすぐの赤ちゃんの口の中に砂糖溶液を入れると，にこやかな表情とともにそれを摂取しようとすることも知られている．"うま味"はグルタミン酸ナトリウムやイノシン酸ナトリウムの味で，蛋白質を摂取しているという情報を伝え，"塩味"はミネラル摂取の情報を，"酸味"はクエン酸などの有機酸の場合は代謝促進の情報を，腐って乳酸発酵した場合は腐敗物の信号をそれぞれ伝えていると解釈されている．また，"苦味"は毒物であるという警告信号と考えられるので，どの動物も共通に忌避する味である．

2 基本味以外の味

味には基本味では説明できないものがある．これは口腔粘膜の触覚や温覚，冷覚，痛覚など味覚以外の感覚であったり，味覚との複合感覚としてとらえられるものが多い．

1）油（脂）の味

純粋の油（脂）は，トリグセリドといわれる構造を有し，水に不溶性であるため味細胞を刺激できず無味であるが，舌乳頭の溝の中に押し込まれると，溝の底から分泌されてくる分泌液に含まれるリパーゼにより，脂肪酸とグリセリンに分解される．グリセリンは甘味受容体に結合し，脂肪酸は味細胞膜に存在する受容体を介して刺激作用を発揮する．油（脂）そのものは，明確な味をもたないが，食べ物の味，特にうま味や甘味を増強するとともに，苦味を低下させる働きもあり，結果的においしく食べさせる働きがある．つまり，油（脂）は調味料として作用するものと考えられる．

2）アルコールの味

アルコール飲料には，ビール，ワイン，日本酒，焼酎，ウイスキー，ブランデーなど数多くの種類がある．含まれる微量成分によってこれらの飲料の味に特徴が出る．アルコール飲料のエッセンスであるエタノールに対して特異的に結合する受容体の報告はない．アルコールは粘膜を通過して一般体性感覚情報を伝える三叉神経（口の中の味覚以外の感覚を伝える神経）を刺激し，味細胞に対しては甘味と苦味の受容体を刺激する．したがって，アルコールの味はこれらの複合感覚と考えられる．

3）渋　味

渋味の本態は謎であるが，緑茶や渋柿に含まれるカテキンやタンニンなどが口腔粘膜を収縮させた時に感じる触覚の異常とされている．本来は不快感を引き起こすものであるが，適度の作用であれば，文字通り渋い脇役であり大人の味である．

4）炭酸の味

炭酸飲料の発泡性のシュワシュワ感は口腔粘膜に対する CO_2 ガスの気泡による物理的刺激作用ではなく，上皮に浸透した炭酸（H_2CO_3）が上皮組織に含まれる炭酸脱水酵素により H^+ と HCO_3^- にイオン化されて三叉神経を刺激することによる．

5）辛　味

辛味の代表である唐辛子の成分はカプサイシンという物質である．辛味の受容体は三叉神経終末に存在し，味細胞に存在しないので本来の意味での味覚ではない．辛味の受容体は痛みや43℃以上の熱に応じることから，侵害性温熱受容体と称される．事実，カプサイシンは痛みや温熱感覚を生じさせ，交感神経を刺激するので発汗作用もある．唐辛子に対して，ワサビの成分であるアリルイソチオシアネートは三叉神経の終末に存在する別の受容体を刺激し辛味を生じさせるが，温熱受容体ではないので発汗作用はなく，交感神経を興奮させる作用もない．またカプサイシンと異なり，揮発性が高いのでワサビは鼻にツーンとくる．

3）味覚受容から中枢へ

口腔内に取り込まれた化学物質の刺激を受け取る最小の構造物は，花の蕾（つぼみ）に似ているので味蕾と呼ばれ，その中には細長い紡錘形をした味細胞が 50～100 個集合している．味蕾は，舌前方部に散在する茸状乳頭，舌縁後部の葉状乳頭，舌根部の有郭乳頭に存在するほか，軟口蓋，咽頭・咽頭部にも認められる（図12-1）．口腔内の味蕾総数は，舌に 5,000 個あまり，舌以外に約 2,500 個とされている[1]．

味細胞の働きは，外界からの化学刺激を受容し，電気的な信号に変換することである．甘味，

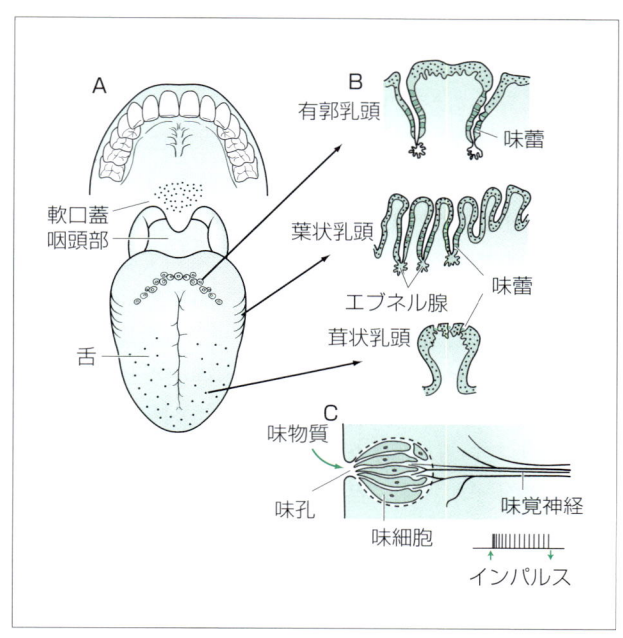

図12-1　味蕾の存在部位，舌乳頭，味蕾の模式図
（山本　隆：脳と味覚，共立出版，1996，p.49）

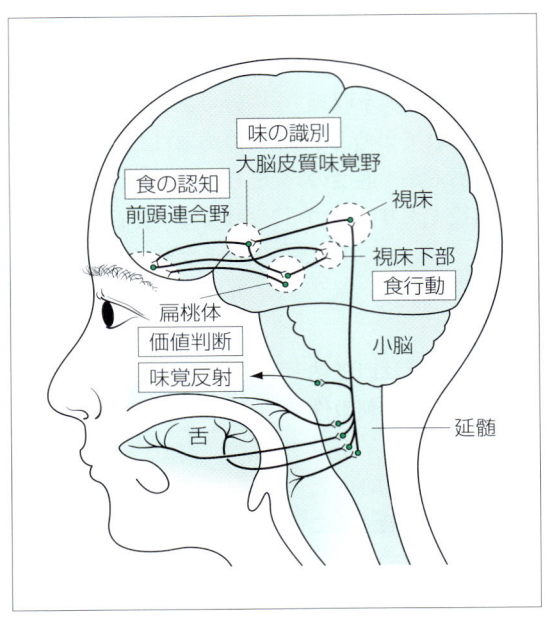

図 12-2　ヒトの脳内味覚伝導路
(山本　隆：美味の構造，講談社，2001, p.135)

苦味，うま味を生じさせる物質は，味細胞に発現する蛋白質共役型受容体によって検知され，塩味と酸味を生じさせる物質はイオンチャネルによって検知される[2]．甘味とうま味の検知には，T1R 受容体ファミリーが関与しており，甘味は T1R2 と T1R3 のヘテロマーによって，うま味は T1R1 と T1R3 のヘテロマーによって，受容される．また，苦味は数十種からなる T2R 受容体ファミリーによって受容される．塩味の受容体は，ENaC（上皮性ナトリウムチャネル），酸味の受容体は TRP チャネル分子（PKD1L3 と PKD2L1 のヘテロマー）と考えられている．

味の質やおいしさ・まずさの情報伝達に関していえば，個々の味細胞は以上述べた5つの基本味に対応する受容体のいずれか1つを優先的に発現するとされているので，5つの味の識別は味細胞レベルですでに行われていることになる．砂糖を口に入れると砂糖の分子が甘味受容体に結合し，甘味受容体を発現している味細胞を興奮させ，その細胞に結合している神経線維を介して情報が脳に送られ，分析されて，甘い，おいしいと感じる．キニーネを口に入れると別の細胞に発現している苦味受容体に結合し，その細胞から別の神経を介して脳に送られた情報は分析されて，苦い，まずいと感じる．図 12-2 は脳内の味覚伝導路を模式的に示したものである[3]．

4) 味の感受性

5 基本味に対するヒトの味覚感受性を調べると，腐敗物の信号とされる酸味や毒物の信号である苦味は体が避けるべき味であるから，低い濃度で検知する必要があるのに対し，蛋白質の信号であるグルタミン酸ナトリウム，ミネラルの信号である食塩（NaCl），エネルギー源の信号である砂糖などはより高濃度で感じることがわかる．どの味も濃度の増大とともにその味の強さは増大する[4]．これらの味覚感受性には人種差，性差，年齢差がほとんどないとされている．日本人はほかの国の人に比べて味の微妙な違い，繊細な味わいができるから味覚が優れているとよくいわれるが，そのような味覚の差があるとすれば，それは基本味刺激に対する末梢の受容体や味覚中枢における基本的な味の識別能に

差があるのではなく，その次の段階で生じる味の評価の仕方において差があるのである．基本的には食経験により学習し身に付くものである．

5）味覚と老化

　健康であっても老化とともに生理機能が低下することは一般的な事実であるが，感覚機能の中で，味覚は衰えにくい感覚の1つとされている．味蕾細胞が一定の周期で常に新しい細胞に置き換わることがその理由として考えられる．年とともに味蕾の数が減少するか否かは議論のあるところであるが，動物実験では味蕾の数と加齢の間にはほとんど相関がないとされている．ヒトの味蕾数は平均値でみれば加齢とともに減少の傾向にあるが，個人差が大きいために統計的に有意な差は認められない．味覚閾値も，加齢とともに上昇傾向にあるが，個人差が大きい．嗅覚能は60歳を過ぎると確実に低下すること[5]が知られているので，食べ物がおいしくないと訴える高齢者については，味覚より嗅覚の低下が原因で，おいしく味わえない可能性がある．

6）味覚障害

　味覚障害の種類には，味の感受性が全般的に低下している味覚減退症，味を全く感じない無味症，ある特定の味のみがわからない孤立性無味症，舌の左右いずれか一側で味を感じない片側性無味症，味の感受性が亢進している味覚過敏症，何も口に入れていないのに味を感じる自発性味覚異常症，塩味を苦味と感じるように本来の味の質をほかの味と錯覚する錯味症などがある[6]．

　味覚機能の臨床検査では，味溶液を口に含ませて調べる全口腔法，味溶液を浸み込ませた直径5mmの円形の濾紙を舌や軟口蓋の局所に置いて調べる濾紙ディスク法，同様に直径5mmの金属製円盤を局所に置いて微弱な直流通電をして金属味と酸味の混じった独特の味が生じるか否かを調べる電気味覚検査法がある．

　味覚障害を主訴とする患者は，女性では40歳以上，男性では50歳以上に多く，70歳代がピークである．2：3の割合で女性の患者が多い．原因としては，薬剤の服用による副作用（薬剤性），舌炎，舌苔などの口腔粘膜疾患，味覚神経障害（末梢神経性），高血圧症，胃疾患，肝障害，癌などの全身疾患によるものが多く，心因性，中枢神経性，放射線性，内分泌性，遺伝性のものが続く．味覚障害を主訴とするが，特に明確な原因を見出すことができない患者では血清亜鉛値が低下している場合があり，硫酸亜鉛の内服が功を奏するとされている[6]．

7）おいしさと健康

　すでに述べたように，加齢とともに味覚や嗅覚の異常を訴える人が増加する傾向にある．その症状としては，感度が鈍っているので味を弱く感じる，食べ物の味を濃くしないとおいしくない，味の微妙な違いが区別できない，といったことがある．さらに，何の味か何のにおいか答えられない，あるいは本来の味やにおいと別の答えをする，口の中に食べ物が入っていなくても味（苦味，金属味など）がするといった症状もある．その結果，食べてもおいしくない，食欲が出ない，食べる物が決まってしまう，さらには，不十分な食物摂取，栄養不良，体重の減少，抵抗力の低下，致死率が高まる，と悪い方向ばかりになる[7]．

　対策としては，この低下した味とにおいの機能を補って，おいしく食べることを考える必要がある．おいしくするためには食べ物のにおいや味を強めることである．そのためには，食品そのもののにおい成分を添加したり，グルタミン酸ナトリウムを添加するのがよいとされている[7]．おいしく食べることの効能として，まず免疫機能の向上がある．血液中の総蛋白質量が増え，白血球が増え，唾液中のイムノグロブリンが増え，総合的に判断して体の免疫機能が向上するのである．2番目には，QOL（生活の質）の向上ということで，食欲不振の改善，おいしく

食べられる,食事が楽しくなる,昔の楽しかった思い出がよみがえる,といったことが挙げられる.3番目には,体の機能が向上することで,心身ともに元気が出る,視力がよくなる,唾液分泌が促進されるといった報告がなされている[7].

このように,おいしく味わって食べることは,生理機能を健全に維持する上で大切なことである.栄養面のことは基本的に重要であるが,日々を元気に過ごすためには,おいしい物をおいしく食べること,しかし食べ過ぎないように心掛けることが肝要である.

(山本　隆)

引用文献

1) 山本　隆：脳と味覚,共立出版,1996,p.49.
2) 石丸喜朗：脊椎動物における味覚受容の分子基盤.実験医学,26(4),2008,pp.522-28.
3) 山本　隆：美味の構造,講談社,2001,p.135.
4) 山口静子「味の基本的性質」山野善正,山口静子編：おいしさの科学,朝倉書店,1994,p.100.
5) Doty RL, Shaman P, Applebaum SL, et al：Smell identification ability：changes with age. Science, 226(4681), 1984, pp.1441-43.
6) 冨田　寛：味覚障害とダイエット「知られざる国民病」の処方箋,講談社,2002.
7) Schiffman SS, Graham BG：Taste and smell perception affect appetite and immunity in the elderly. Eur J Clin Nut, 54, 2000, S54-S63.

参考文献

- 山本　隆：「おいしい」となぜ食べすぎるのか,PHP研究所,2004.
- 日本味と匂学会編：味のなんでも小事典,講談社,2004.
- 阿部啓子,山本　隆,的場輝佳,ほか：食と味覚,建帛社,2008.
- 山本　隆：ヒトは脳から太る,青春出版社,2009.

section 13 皮膚と栄養

　皮膚は身体の最外層にあって，体重の15％を占める大きな器官である．その重要な機能の1つに，生体を物理化学的障害や感染症などから守る防御機構がある．皮膚の障害を速やかに修復し，健康な状態に保つことは，このような皮膚の機能を維持するために重要であり，そのための適切な栄養が欠かせない．健康な皮膚のために大切な各種栄養成分としては，主に蛋白質，ビタミン，ミネラル，水が挙げられる[1]．

　必須アミノ酸を含む蛋白質は，皮膚の機能維持のために十分摂取する必要がある．皮膚の最外層である角層は蛋白質を主成分とし，角化細胞が絶えず角化（分化）することで角層が維持されている．角化が順調に行われるためには，表皮基底細胞に十分な栄養が供給される必要があり，ケラチンの生成素材となる含硫アミノ酸を多く含んだ動物性蛋白質食品を摂取することが重要である．

　また，真皮のコラーゲンは皮膚の弾力や張りを保つ作用があるが，その主原料はアミノ酸である．コラーゲンの合成には蛋白質とビタミンCが不可欠なほか，コンドロイチン硫酸も必要である．

　皮膚の栄養に重要なビタミン類としてビタミンB_2，B_6，C，A，Eなどがある．ビタミンB_2は皮膚の新陳代謝の亢進や脂質代謝に必要なビタミンで，不足すると口角炎，口内炎を招くほか，脂漏性皮膚炎の病態にも関与する．ビタミンB_6は脂肪の分解に必要である．ビタミンCはコラーゲンの合成や維持のほか，メラニン色素の沈着防止，血管壁の強化といった作用があり，不足により皮下出血などの出血傾向（壊血病）を引き起こす危険がある．ビタミンA，Eは脂溶性ビタミンで，ビタミンCとともに抗酸化作用があり，皮膚の老化の防止に関与する．ビタミンAが不足すると角層は厚くなり，皮膚は乾燥する．ビタミンEは抗酸化作用による過酸化脂質の生成抑制のほか，血管拡張作用がある．

　また，皮膚に関連の深いビタミンにビタミンDがある[2]．ビタミンDは食物としては主に魚から摂取され，紫外線の作用のもと皮膚で合成される．そのままでは活性がないが，肝臓での水酸化により25-水酸化ビタミンDとなり，さらに腎臓で$1α$位の水酸化を受けて，活性型である1,25-ジヒドロキシビタミンDとなる．ビタミンDの摂取量は魚を摂取する程度に大きく左右される．皮膚でのビタミンD産生は，日照量の影響を受けるため，緯度の高い地方では，冬の間皮膚ではビタミンDがほとんど産生されない．サンスクリーン剤を使用すると，血中のビタミンDは低下するが，健常者では腎臓での活性化が亢進するため，サンスクリーン剤の使用によりビタミンD不足に陥ることはない[3]．

　ミネラルのうち，亜鉛は皮膚の再生に重要であり，欠乏により生じる腸性肢端皮膚炎はよく知られている．セレン鉄は抗酸化システムで重要な役割を担っており，紫外線による皮膚障害を防御する作用があることが示されている．

　水は生体の60％の重量を占め，なくてはならない成分である．皮膚にとっても不可欠で，適切な水分補給が不可欠である．

　このように複雑な栄養成分が関係している皮膚であるが，わが国では皮膚疾患における食事療法（食事制限または特定の食品の摂取），栄養指導については食物アレルギー（アトピー性皮膚炎に食物アレルギーが関与するものを含む）を除くと，その研究への関心がまだまだ低く，ほとんど検討がなされていないといってもよい．

　多くの皮膚疾患において，「バランスのよい食事内容，適切な食行動が基本」[4]であることは間違いないが，日常診療で数多く経験するアトピー性皮膚炎，痤瘡などの疾患について，皮膚

科臨床医は，少ないエビデンスと経験に基づいて，心もとない説明をしているのが現状ではないかと想像する．

今回，「2章 O 皮膚疾患」で解説した疾患についてこれまでの文献を検索しても結論を導くに十分な研究がなされているとはいい難い．今後の課題の部分が多い領域の1つである．

（檜垣　祐子）

引用文献

1) 幣　憲一郎「皮膚と栄養」宮地良樹編；皮膚科診療最前線シリーズ スキンケア最前線，メディカルレビュー社，2008，pp.62-65．
2) 田中　清，岸本正実，谷岡末樹「皮膚とビタミンD」宮地良樹編；皮膚科診療最前線シリーズ スキンケア最前線，メディカルレビュー社，2008，pp.60-61．
3) Moloney FJ, Collons S, Murphy GM：Sunscreens：safety, efficacy and sppropriate use. Am J Clin Dermatol, 3, 2002, pp.185-91.
4) 農林水産省：食事バランスガイド
(http://www.maff.go.jp/j/balance_guide/b_about/index.html)

2章

疾患別病態と栄養

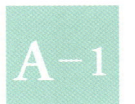

2章 疾患別病態と栄養　section A　循環器疾患

A-1 急性冠症候群
acute coronary syndrome ; ACS

疾患の概要

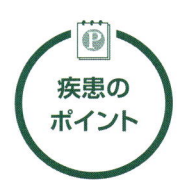

疾患のポイント
- 急性冠症候群とは，急性心筋虚血を病因とする一連の疾患（不安定狭心症，急性心筋梗塞，心臓突然死）のことを指す．
- 急性冠症候群の原因としては，プラーク（粥腫）の破綻と，それにより引き起こされる冠動脈内血栓の形成が重要である．
- プラークの破綻しやすさは，脂質コアの大きさ，線維性被膜の厚さによって影響される．

1) 診断基準

急性冠症候群は，冠動脈粥腫の破綻と血栓形成を基盤に急性心筋虚血を呈する臨床症候群であり，不安定狭心症から心臓突然死までが包括された広範な疾患概念である．急性冠症候群の所見としては胸痛があるが，特異的といえるものはなく，診断確定には必ずしも有用ではない．

1 不安定狭心症

最近3週間以内に，次の3つのうちいずれかの症状があるものをいう．
①新しく発症した狭心症
②次第に発作の頻度・程度などが増悪してくる狭心症
③安静時にも胸痛を自覚する狭心症

2 急性心筋梗塞

1) 臨床症状
胸痛，呼吸困難，動悸，意識障害がみられる．

2) 心電図
STの上昇，T波・U波の変化，異常Q波，新たな脚ブロックの出現がある．
・多枝病変例や，左主幹部病変例では心電図診断が困難な場合がある．

3) 血液生化学検査
心筋梗塞の血清マーカーとしては，細胞質可溶性分画から遊出するクレアチニンキナーゼ（CK），CK-MB，ミオグロビン，心臓型脂肪酸結合蛋白（HFABP），筋原線維を構成するミオシン軽鎖，トロポニンTなどが用いられる．

4) 画像診断
①超音波検査：梗塞部の収縮異常（低収縮，無収縮，心室瘤）がみられる．
②冠動脈造影：責任病変の決定と今後の治療戦略を考える上で，重要な検査である．冠動脈内エコーでは血管壁の構造がわかるので，プラークの安定性を判断することができる．

2) 分類と病態

1 不安定狭心症の重症度分類

1) Braunwaldの分類
Braunwaldの分類は古典的な不安定狭心症の分類と比較し，重症度・臨床状況・治療状況が考慮された分類であり，臨床の場で用いられているもので，表A-1-1に示した．

表 A-1-1　Braunwald の分類

重症度	臨床状況		
	A. 心筋虚血を増強する心外条件がある 二次性不安定狭心症	B. 心外条件がない 原発性不安定狭心症	C. 急性心筋梗塞発症後2週間以内に発症 梗塞後狭心症
I. 2か月以内の新規発症 　重症狭心症 　または増悪型狭心症 　（安静狭心症なし）	IA	IB	IC
II. 1か月以内に発症したが 　48時間以内に症状のない 　安静狭心症 　（安静狭心症，亜急性）	IIA	IIB	IIC
III. 48時間以内に発症した 　安静狭心症 　（安静狭心症，急性）	IIIA	IIIB	IIIC

(Braunwald E：Unstable angina. A classification：Circulation, 80, 1989, pp.410-14)

Braunwald の分類では，さらに発症時点の治療の程度で次の3群に分けられている．
①未治療，または最低限の狭心症治療群
②適切な狭心症治療群
③最大限の狭心症治療群

2　急性心筋梗塞の重症度分類

Killip 分類が用いられている．表 A-1-2 に示した．

3）症　状

1　臨床症状

・主　訴：胸痛，胸部不快感を訴えられること が多い．
・随伴症状：冷汗，吐き気，呼吸困難感，血圧低下，徐脈，頻脈がある．

2　成　因

1）プラークの形成
(1) プラークの構成成分

プラークの構成成分には以下のものがある．
・コレステロールやコレステロールエステルを主体とした脂質成分
・平滑筋細胞，マクロファージ，T細胞などの成分
・細胞外マトリックス成分

(2) プラークの脆弱性を規定する因子

・脂質コアの大きさと硬度：プラーク中心の脂質コア（コレステロールエステル）が大きくなるほどプラークは軟らかくなり，断裂，破綻をきたしやすくなる．
・線維性被膜の厚さと組成：線維性被膜が薄くなるとプラークは破綻しやすくなる．厚さのみならず線維性被膜の組成も重要であり，平滑筋細胞，コラーゲンなどの細胞外マトリックスが少ないと破裂しやすい．
・線維性被膜での炎症：破裂した線維性被膜にはマクロファージやTリンパ球といった炎症細胞が多く浸潤していることが知られてい

表 A-1-2　Killip 分類

・I群（Group A）
　心不全の徴候なし．肺野にラ音なく，心臓でIII音を聴取しない
・II群（Group B）
　心不全．肺野の50%以下でラ音を聴取し，III音を聴取する
・III群（Group C）
　肺水腫．肺野の50%より広い範囲でラ音を聴取する
・IV群（Group D）
　心原性ショック．血圧90 mmHg 以下

表 A-1-3　短期リスク分類

	高リスク	中等度リスク	低リスク
病歴			
胸痛	安静時 48時間以内に増悪	安静時，夜間の胸痛 平地歩行での狭心発作（CCS Ⅲ度）ないし安静時での狭心症状（CCS Ⅳ度）	労作性 2週間以上前から始まり，徐々に閾値が低下する
持続時間	20分以上の胸痛 現在も持続	20分以上，以内の胸痛の既往があるが現在は消失	20分以内
亜硝酸薬の有効性	無効	有効	有効
随伴症状	冷汗,吐き気,呼吸困難感		
理学的所見	新たなⅢ音 肺野ラ音 汎収縮期雑音（僧帽弁逆流） 血圧低下，徐脈，頻脈		正常
心電図変化	ST低下≧0.5 mm 持続性心室頻拍 左脚ブロックの新規出現	T波の陰転≧3 mm Q波出現	正常
生化学的所見	トロポニンT上昇 （定性陽性，＞0.1 ng/mL）	トロポニンT上昇 （定性陽性，＜0.1 ng/mL）	トロポニンT上昇なし （定性陰性）

尚，次の既往や条件を1つでも有する患者は，ランクを1段階上げるように考慮すべきである．
1. 陳旧性心筋梗塞
2. 脳血管，末梢血管障害
3. 冠動脈バイパス術および経皮的冠動脈形成術
4. アスピリンの服用
5. 糖尿病
6. 75歳以上

（急性冠症候群の診療に関するガイドライン2007年改訂版より）

表 A-1-4　TIMIリスクスコア

① 年齢（65歳以上）
② 3つ以上の冠危険因子（家族歴,高血圧,高脂血症,糖尿病，喫煙）
③ 既知の冠動脈有意（＞50％）狭窄
④ 心電図における0.5 mm以上のST偏位の存在
⑤ 24時間以内に2回以上の狭心症状の存在
⑥ 7日間以内のアスピリンの服用
⑦ 心筋障害マーカーの上昇
　リスクファクターの数でリスクを評価する

る．活性化した炎症細胞からは生理活性物質が分泌され，プラークの不安定化に寄与している．
・細胞外マトリックスを分解し脆弱化するマトリックスメタロプロテアーゼ（MMP）は，内因性インヒビターであるTIMPとともに，動脈硬化症の重大な危険因子として注目されている．

2）プラークの破綻と血栓形成

プラークの破綻により内皮下組織が露出されることによって血小板凝集が促進する．プラーク破綻部分から血液が進入し,プラーク内出血，さらには血栓形成をきたす．破綻の程度により，血栓が取り込まれて破綻部が修復されるケース,壁在血栓が形成されるケース,著しい血栓形成により血管の完全閉塞に至るケースがある．

3 合併症

急性冠症候群の合併症には以下のものがある．
① ポンプ失調（心原性ショック，心不全）
② 心破裂
③ 不整脈

④梗塞後狭心症
⑤右室梗塞
⑥心膜炎
⑦左室血栓とそれに伴う塞栓症

4 リスク評価と短期予後

病歴，身体所見および各種検査所見からリスクを評価し，短期予後を推測することができる．短期予後のリスク評価については，3段階の層別化分類（表A-1-3）と，複数のリスクファクターから評価するTIMIリスクスコア（表A-1-4）が用いられている．

4) 検査所見

1 胸 痛

心筋梗塞における胸痛は激烈で持続性であるが，必ずしも典型例ばかりではないため，鑑別を要する場合もある．鑑別を要する疾患としては，表A-1-5に示すようなものがある．糖尿病患者や高齢者の中には全く無痛の例もあり，注意が必要である．

2 理学的所見

胸痛以外に呼吸困難，動悸，意識障害，肺うっ血や脳循環障害の合併を認める重症例もある．

3 心電図

ST上昇，T波・U波の変化，異常Q波，新たな脚ブロックの出現がみられる．

表A-1-5 鑑別すべき疾患

1.	冠動脈疾患	労作性狭心症
2.	心筋疾患	急性心筋炎，肥大型心筋症，拡張型心筋症
3.	心膜疾患	急性心膜炎
4.	大動脈疾患	急性大動脈解離
5.	弁膜疾患	大動脈弁狭窄症
6.	肺疾患	肺塞栓症，胸膜炎，気胸，肺炎
7.	消化器疾患	急性腹症
8.	脳血管障害	くも膜下出血

5) 治 療

1 具体的な治療

1) 不安定狭心症
急性心筋梗塞への進展防止
①薬物療法：70～90％は薬物療法で改善がみられる．アスピリン（抗血小板薬），ヘパリン（抗凝固薬），硝酸薬，カルシウム拮抗薬，β遮断薬，ニコランジルなどを併用する．
②血行再建手術：薬物療法で改善がみられない場合，冠動脈造影を行い，経皮的冠動脈形成術（PTA）の適応を考慮する．冠動脈バイパス術（CABG）も行うことがある．

2) 急性心筋梗塞
①薬物療法：痛みの緩和が目的であり，鎮痛薬を投与する．
②血行再建手術：治療の主体となるため，発症後速やかに適応する．
・経皮的冠動脈形成術（PTA）
・冠動脈バイパス術（CABG）

2 行動療法

①禁 煙：ニコチンは心拍数の増加，血圧上昇，末梢血管の収縮作用がある．また，ニコチンによって副腎髄質からカテコールアミンの分泌が促進され，血小板凝集が高まる．一酸化炭素は酸素が血液中のヘモグロビンと結合するため，心筋の酸素不足が増す．

3 運動療法

大血管，細小血管障害が認められる場合は，運動は禁忌である．合併症，病態を確認し，問題がなければ有酸素運動を勧める．

栄養療法

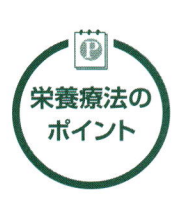

> **栄養療法のポイント**
> - 急性冠症候群における栄養療法は,動脈硬化予防と,心臓の負担軽減・回復を目的とする.
> - 塩分の制限
> - マグネシウムの摂取
> - 心筋梗塞急性期には,胸痛が消失するまでは絶食とする.食事開始時は心臓に負担のかからない栄養補給を行う.

1) 疾病と栄養

① 動脈硬化予防

動脈硬化症の栄養療法に準じる.肥満,糖尿病,脂質異常症,高血圧症などを罹患している場合は,それぞれの食事療法を遵守する.

② 食塩摂取量の制限

食塩の過剰摂取は,血圧の上昇につながるとともに,循環水分の低下につながり,心臓への負荷が大きくなるため,10 g 以下に制限する.

③ マグネシウムの摂取

慢性的なマグネシウム欠乏が心臓血管の狭窄をもたらすことが多くの臨床研究で認められているため,1日300 mgを目安に不足しないようにする.

2) 薬剤と食品の相互作用

① カルシウム拮抗薬:グレープフルーツは避ける.
② 抗凝固薬(ワルファリン):ビタミンKにより作用が減弱する.

（近藤　和雄,岸本　良美）

A-2 心不全
heart failure, cardiac

疾患の概要

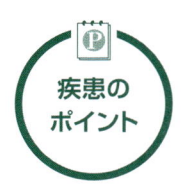

疾患のポイント
- 心機能低下に起因する循環器不全と定義される．十分な静脈還流があるにもかかわらず，心臓が全身の組織における代謝の必要量に応じて，適当な血液の排出をできない状態である．
- 主な原因部位により左心不全，右心不全，両心不全に分けられる．
- 心不全の重症度の分類として，NYHA 分類，Killip 分類がある．

1）診断基準

1 左心不全

①頻脈，チアノーゼ，尿量減少，血圧低下，手足の冷感，意識レベルの低下
②労作時呼吸困難，発作性夜間呼吸困難，起坐呼吸，肺水腫
③聴診で，Ⅲ・Ⅳ音（gallop rhythm），肺野に湿性ラ音が出現
④胸部 X 線写真で，心陰影の拡大，肺うっ血，Kerley's line が観察される．
⑤心カテーテル検査で，肺動脈楔入圧（PCWP）上昇，心係数（CI）2.8 L/分/m² 以下を示す．

2 右心不全

①動悸，息切れ
②肺塞栓症，慢性閉塞性肺疾患（COPD），心タンポナーデ
③頸静脈怒張，肺腫大，下腿浮腫，胸水，腹水
④中心静脈圧（CVP）上昇（10 cmH₂O 以上）

3 両心不全

①労作時呼吸困難，発作性夜間呼吸困難，起坐呼吸
②頸静脈怒張，肺腫大，下腿浮腫
③聴診で，Ⅲ・Ⅳ音，肺野に湿性ラ音が出現
④胸部 X 線写真で，心陰影の拡大，肺うっ血が観察される．
⑤血液検査で，脳性ナトリウム利尿ペプチド（BNP）上昇

2）分類と病態

心不全はその出現の仕方により 2 つに区別されており，心筋梗塞などによって起こる場合を急性心不全，高血圧症や心臓弁膜症などによって徐々に起こってくる場合を慢性心不全と呼ぶ．また，左心室の機能の低下による心不全を左心不全，右心室の機能の低下による心不全を右心不全という．

1 重症度の分類

1）NYHA 分類

NYHA 分類は，おおまかな心機能障害の程度を問診により短時間で判断できる点で優れているが，自覚症状に依存するため客観性に欠ける部分もある．

（1）NYHA Ⅰ度

心疾患があるが症状はなく，通常の日常生活は制限されないもの．

(2) NYHA Ⅱ度

心疾患患者で日常生活が軽度から中等度に制限されるもの．安静時には無症状だが，普通の行動で疲労，動悸，呼吸困難，狭心痛を生じる．

(3) NYHA Ⅲ度

心疾患患者で日常生活が高度に制限されるもの．安静時は無症状だが，平地の歩行や日常生活以下の労作によっても症状が生じる．

(4) NYHA Ⅳ度

心疾患患者で非常に軽度の活動でも何らかの症状が生じる．安静時においても心不全，狭心症症状を生じることもある．

2) Killip 分類

Killip 分類は，急性心不全（特に心筋梗塞による場合）において，初診時の聴診所見のみで短時間に心機能障害の程度を推測するために用いられる（「A-1　急性冠症候群」参照）．

3) 症状と検査所見

心不全の症状と検査による所見を表 A-2-1 に示した．

4) 治　療

1 一般療法

基本方針は，安静の確保と食塩摂取制限，運動制限であり，突然死の予防を目指す．

表 A-2-1　心不全の症状と所見

	右心不全	左心不全
拍出量低下の症状	・心拍出量低下⇐肺血流量低下	・心拍出量低下 　⇒血圧低下 　⇒頻脈，交互脈，チアノーゼ ・尿量減少 ・尿中 Na 排泄量減少 ・全身倦怠感
うっ血の症状	中心静脈圧（CVP）上昇 （10 cmH$_2$O 以上）による静脈うっ血 ・頸静脈怒張 ・下肢の浮腫 ・胸水・腹水（漏出性） ・肝腫大	左房圧上昇による肺うっ血 ・左房圧上昇 　⇒肺動脈楔入圧（PCWP）上昇 　　（正常値 4〜12 mmHg） 　⇒左室拡張末期圧（LVEDP）上昇 ・心係数（CI）2.8 L/分/m^2 以下 ・急性肺水腫 　労作時呼吸困難 　発作性夜間呼吸困難 　起坐呼吸 　喘鳴

2 薬物療法

1) 強心薬：心収縮力の増強
   - ジギタリス
   - PDE 阻害薬
   - カテコールアミン

2) 利尿薬，血管拡張薬：前負荷の軽減
   (1) 利尿薬
   - ループ利尿薬
   - サイアザイド系利尿薬
   - スピロノラクトン
   (2) 血管拡張薬
   - 硝酸薬（ニトログリセリン）

3) 血管拡張薬：後負荷の軽減
   (1) 血管拡張薬
   - ACE 阻害薬
   - カルシウム拮抗薬

4) レニン-アンギオテンシン-アルドステロン系の抑制
   - ACE 阻害薬
   - AⅡ受容体拮抗薬

3 外科治療

1) 冠動脈の血行再建
   - 経皮的冠動脈血栓溶解療法（PTCR）
   - 経皮的冠動脈形成術（PTCA）
   - 冠動脈バイパス術（CABG）

2) 急性僧帽弁閉鎖不全症（MR）の治療
   - 弁置換術

3) 冠血流量の増加
   - 大動脈内バルーンパンピング（IABP）

栄養療法

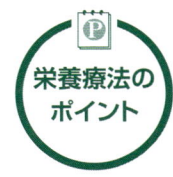

栄養療法のポイント
- 前負荷の軽減とうっ血の改善を目的として，塩分・水分制限を行う．
- 低カリウム血症やジギタリス中毒の予防として，カリウムを補給する．
- 酒，タバコなどの嗜好品や香辛料は，控える．

1) 食塩の制限

　心不全の発症には神経体液性の調節機序が重要な意味をもっており，血管収縮/ナトリウム貯留性に働く因子が，血管拡張/ナトリウム排泄に作用する因子に勝る状態が背景にある．そのため，食塩は軽症例 6〜8 g，中等症例で 6 g，重症例で 4 g/日程度に制限する．

2) エネルギー

　肥満は心臓への負担を増すため，肥満者ではエネルギー制限により適正体重への減量を目指す．

3) 蛋白質

　十分に補給する．標準体重 1 kg 当たり 1〜1.5 g とし，良質の蛋白質で消化吸収のよい食品を与える．

4) 脂　質

1日の摂取量を15～35 gに制限する．消化吸収のよい乳化脂肪を含む牛乳，バター，クリーム，植物油を用いるとよい．

5) ビタミン・ミネラル

食塩の制限でむくみをコントロールできない場合などに，利尿薬が使われる場合がある．利尿薬の使用により水分や塩分が排出されるため，ナトリウム，カリウムなどのミネラルが不足する危険がある．新鮮な果物，野菜，雑穀，海藻などを積極的に摂取し，カリウムやマグネシウムが不足しないようにする．カリウムやマグネシウム欠乏は，交感神経活動亢進，末梢血管抵抗増大をもたらし，重症不整脈の易発現性を高め，突然死の誘発に関わる．

6) 水　分

食事からの水分摂取は制限しないが，重症例で希釈性低ナトリウム血症が顕著な場合には，1日1,000 mL以下に制限する．

7) アルコール

アルコールは血流量の増加，血管拡張を促すため，適量であれば飲酒は問題視されない．しかし，多量飲酒は血圧の増加，血清トリグリセリド濃度の増加などを引き起こし，心不全の症状を悪化させる恐れがある．

（近藤　和雄，岸本　良美）

A-3 高血圧
hypertention

疾患の概要

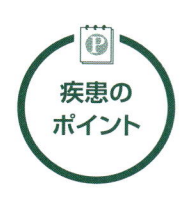

疾患のポイント

- 高血圧症は，拡張期血圧あるいは収縮期血圧，もしくは両者が一定の許容レベルをこえたものを指す．基準値は 140/90 mmHg 以上である．
- わが国では，3,000 万人以上の患者がいると推測され，最も数多くみられる疾患の1つである．内臓型肥満，糖尿病，脂質異常症とともにメタボリックシンドロームの要素であり，動脈硬化症の危険因子である．
- 血圧（BP）＝心拍出量（CO）×末梢血管抵抗（PR）
- 降圧目標

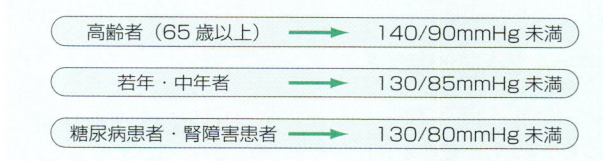

  - 高齢者（65歳以上） → 140/90mmHg 未満
  - 若年・中年者 → 130/85mmHg 未満
  - 糖尿病患者・腎障害患者 → 130/80mmHg 未満

1）診断基準

① 血圧測定

高血圧基準値は診察室血圧 140/90 mmHg 以上であるが，仮面高血圧，白衣高血圧の存在を考え，家庭血圧，24 時間自由行動下血圧を測定する必要がある．家庭血圧は，135/85 mmHg 以上，24 時間自由行動下血圧値は 130/80 mmHg 以上を高血圧とする（表 A-3-1）．

② 血圧の分類と危険因子の評価

1）血圧値の分類

日本高血圧学会「高血圧治療ガイドライン（JSH-2009）」に基づいて分類する．

2）心血管病の危険因子

高血圧は脳卒中の最も重要な危険因子であるが，心血管病全体にとっては危険因子の1つにすぎず，高血圧患者の予後は高血圧のほかに，高血圧以外の危険因子および高血圧に基づく臓器障害の程度ならびに心血管病合併の有無が深く関与する（表 A-3-2）．

3）予後評価のためのリスク層別化

血圧値のほかに，血圧以外の危険因子，高血圧性臓器障害，心血管病の有無などを評価する（表 A-3-3）．

表 A-3-1 成人における血圧値の分類

分類	収縮期血圧 (mmHg)		拡張期血圧 (mmHg)
至適血圧	<120	かつ	<80
正常血圧	<130	かつ	<85
正常高値血圧	130〜139	または	85〜89
Ⅰ度高血圧	140〜159	または	90〜99
Ⅱ度高血圧	160〜179	または	100〜109
Ⅲ度高血圧	≧180	または	≧110
収縮期高血圧	≧140	かつ	<90

＊：収縮期血圧と拡張期血圧が異なる分類に該当する場合は高い方の重症度に分類する．
（日本高血圧学会：高血圧治療ガイドライン 2009 より改変）

表 A-3-2　高血圧管理計画のためのリスク層別化に用いる予後影響因子

- **心血管病の危険因子**
- ・高齢（65歳以上）
- ・喫煙
- ・収縮期血圧，拡張期血圧レベル
- ・脂質異常症
  低 HDL-C 血症（<40 mg/dL），高 LDL-C 血症（≧140 mg/dL），高 TG 血症（≧150 mg/dL）
- ・肥満（BMI ≧ 25）　特に腹部肥満
- ・メタボリックシンドローム
- ・若年（50歳未満）発症の心血管病の家族歴
- ・糖尿病
  空腹時血糖 ≧ 126 mg/dL あるいは負荷後血糖 2 時間値 ≧ 200 mg/dL
- **臓器障害／心血管病**
- ・脳
  脳出血・脳梗塞，無症候性脳血管障害，一過性脳虚血発作
- ・心臓
  左室肥大（心電図，心エコー），狭心症・心筋梗塞・冠動脈再建，心不全
- ・腎臓
  蛋白尿（尿微量アルブミン排泄を含む），低い eGFR（<60 mL/分/1.73 m²），慢性腎臓病（CKD），確立された腎疾患（糖尿病性腎症・腎不全など）
- ・血管
  動脈硬化性プラーク，頸動脈内膜・中膜壁厚＞1.0 mm，大血管疾患，閉塞性動脈疾患（低い足関節上腕血圧比：ABI<0.9）
- ・眼底
  高血圧性網膜症

（日本高血圧学会：高血圧治療ガイドライン 2009 より改変）

2）分類と病態

1 本態性高血圧症

　原因の明らかでない高血圧である．高血圧患者のうち，90％以上が本態性高血圧症と考えられている．高血圧(140/90 mmHg 以上)があり，家族内に高血圧症患者が存在し，二次性高血圧症をきたす基本的疾患が存在しない時，本態性高血圧症と診断する．

　近年の研究から，本態性高血圧には昇圧系，降圧系に関わる遺伝因子の影響が明らかとなってきた．なかでも，レニン-アンギオテンシン系の遺伝因子と高血圧の検討が多くなされて，アンギオテンシノーゲン（AGT）遺伝子の AGT/M235T 多型は有名である．高血圧に関与する遺伝子多型を表 A-3-4 に示した．

2 二次性高血圧症

　二次性高血圧症とは，特定の原因があって発症する高血圧である．

1）腎性高血圧症

　全体の 2〜5％，二次性高血圧症の約 75％を占める．

- ・**腎実質性高血圧症**：慢性糸球体腎炎，糖尿病性腎症，慢性腎盂腎炎などが原因となる．
- ・**腎血管性高血圧症**：腎動脈の狭窄などで腎血流量が低下することで，腎臓の傍糸球体からのレニン分泌が過剰となり，高血圧をきたす病態．

2）内分泌性高血圧症

　全体の 1％を占める．

- ・先端巨大症
- ・甲状腺機能亢進症
- ・副腎性（原発性アルドステロン症，クッシング症候群，褐色細胞腫）

3）血管性高血圧症

- ・大動脈炎症症候群（高安病）
- ・大動脈縮窄症

4）神経性高血圧症

- ・脳圧上昇（脳腫瘍，脳出血）
- ・脳炎

5）家族性高血圧

- ・**糖質コルチコイド奏効性アルドステロン症（GRA）**：高アルドステロン，低レニン，低カリウム血症を示す．グルココルチコイド投与による ACTH 抑制で病態は改善される．この原因は Lifton ら[1]により，アルドステロン合成酵素と 11β水酸化酵素が合体したキメラ遺伝子が原因であることが明らかにされた．

表 A-3-3　血圧に基づいた脳心血管リスク層別化

リスク層 （血圧以外のリスク要因）	血圧分類	正常高値血圧 130〜139/ 85〜89mmHg	I度高血圧 140〜159/ 90〜99mmHg	II度高血圧 160〜179/ 100〜109mmHg	III度高血圧 ≧180/ ≧110mmHg
リスク第1層 （危険因子がない）		付加リスク なし	低リスク	中等リスク	高リスク
リスク第2層 （糖尿病以外の1〜2個の危険因子，メタボリックシンドロームがある）		中等リスク	中等リスク	高リスク	高リスク
リスク第3層 （糖尿病，慢性腎臓病，臓器傷害／心血管病，3個以上の危険因子のいずれかがある）		高リスク	高リスク	高リスク	高リスク

（日本高血圧学会：高血圧治療ガイドライン 2009 より改変）

- Liddle症候群：低レニン，低アルドステロン，低カリウム血症を示す．腎尿細管Naチャネルのβサブユニットあるいはγサブユニット遺伝子の異常で起こる．
- ミネラルコルチコイド過剰症候群（AME）：甘草摂取時の病態と類似した高血圧であるが，11β水酸化ステロイド脱水素酵素（11βOHSD）2型遺伝子の異常により，腎尿細管ミネラルコルチコイド受容体においてコルチゾルから不型性コルチゾンへの変換が障害されることによる．

6）その他
- 妊娠高血圧症候群
- 甘草（グリチルリチン）などの長期服用

3　血圧調節因子

1）血圧を規定する因子
血圧を規定する因子には以下のものがある．
- 血行動態要因（心拍出量，末梢血管抵抗，大動脈血管弾性，循環血液量，血液粘度など）
- 自律神経系
- ホルモン活性
- 腎臓による体液量調節

2）生体調節系
生体には臓器や脳循環を維持するために動脈圧を一定に保つ調節機構が存在する．血圧の変動を圧受容器が感知すると，秒単位で中枢神経〜自律神経へ伝わり心拍数，1回拍出量，血管収縮・拡張を介して血圧を保とうとする．次に，分〜時間単位でレニン-アンギオテンシン-アルドステロン系（RAA系）を介して血管抵抗，血液量を調節する．さらに，時間単位で腎性因子（圧，Na利尿機構）により体液量，血液量を調節して血圧を正常化する．

3）症　状

多くの本態性高血圧症では，経過が緩慢で発症の初期に症状を有することはまれである．拡張期血圧が120mmHgをこえ，著しい血圧上昇を示す高血圧緊急症では頭痛，視力障害，意識障害，嘔吐などがみられる．

高血圧が持続すると，さまざまな臓器に障害が起こる．
- 脳：一過性脳虚血発作（TIA），脳出血，脳梗塞，高血圧性脳症
- 心臓：左室肥大，高血圧性心不全，心筋梗塞，

表A-3-4 高血圧に関与する遺伝子多型

- **アンギオテンシノーゲン遺伝子（AGT）**
 AGTのエクソン2に存在するM235T多型（メチオニン→スレオニン）が高血圧患者の重症度および血中アンギオテンシノーゲン濃度と相関することが報告されている[2]．
 M235T多型のT235型の頻度は黒人，日本人，白人の順に高く，食塩の体内保持に働く倹約遺伝子であると考えられている．米国で行われた研究ではT235ホモ型は減塩・減量により最も血圧が低下したとの成果が得られている[3]．
- **アンギオテンシン変換酵素（ACE）**
 ヒトにおいてACE遺伝子のI/D（insertion/deletion）多型のD型は虚血性心疾患，心肥大，動脈硬化などとの関連が注目されており，さらにACE活性が高いことが知られている．
 Framingham研究においてACE/DDが男性に特異的な高血圧のリスクファクターであることも報告されている[4]．日本人においても同様の結果が得られている[5]．
- **アンギオテンシン受容体遺伝子（AT1）**
 アンギオテンシンⅡタイプ1受容体遺伝子の3′非翻訳領域に存在するA1166C多型と高血圧とが相関するという報告があったが[6]，否定的な報告もある[7]．
- **エンドセリン-1遺伝子（ET-1）**
 エンドセリンは強力な持続的血管収縮作用をもつペプチドで，エクソン5の多型Lys198Asnと高血圧との関連が報告されている[8]．
- **G蛋白質β3サブユニット遺伝子（GNB3）**
 腎臓のNa^+/H^+トランスポーターにG蛋白質が関与しており，GNB3はそのサブユニット遺伝子である．第10エクソンにあるC825T多型は異常なスプライシングを生じることが報告されており，高血圧との関連が報告されている[9]．
- **TNF受容体-2遺伝子（TNFRSF1B）**
 TNFはインスリン抵抗性を引き起こすことが知られており，TNFRSF1Bは高血圧だけでなく脂質異常症やIGTにも関与しているとされ，心筋梗塞でTNFRSF1B遺伝子のイントロンSNPとの関連が報告されている[10]．
- **αアデュシン遺伝子（ADD1）**
 細胞膜骨格蛋白であるαアデュシンGly460Trp多型をもたらすSNPと高血圧と報告されており，460Trpをもつと尿細管上皮でNa^+の再吸収が亢進し[11]，食塩感受性をもち，サイアザイドによる治療によく反応するという報告がある[12]．

狭心症
- **腎臓**：細動脈性腎硬化症
- **眼底**：高血圧性網膜症，眼底出血，白斑

4）検査所見

1 血圧

2回以上の測定で140/90 mmHg以上を高血圧という．

1）血圧測定法
① 5分間安静後，座位で測定する．
② 上腕は心臓の高さで水平とし，支えて測定する．
③ 食事，入浴後は30分以上，喫煙後は15分以上経過してから測定する．
④ カフは心臓の高さとする．
⑤ 測定点付近でのカフの減圧速度は2 mmHg/秒とする．

2 身体検査

安静座位の血圧，脈拍のほか，初診時には血圧左右差や血圧と脈拍の起立性変動を確認する．

また，二次性高血圧や，心不全徴候，動脈硬化所見，脳・心血管疾患を示唆する所見を確認する．身体所見の要点を以下に挙げる．

(1) **血圧・脈拍**
 ・安静座位
(2) **全身と肥満度**
 ・身長・体重，BMI，腹囲
 ・皮膚所見では腹壁皮膚線条，多毛（クッシング症候群）に注意する．
(3) **顔面・頸部**
 ・貧血，黄疸
 ・眼底所見
 ・甲状腺腫
 ・頸動脈血管雑音，頸動脈怒張
(4) **胸部**
 ・心臓では心尖拍動とスリルの触知（最強点と触知範囲），心雑音，脈不整の聴診をする．
 ・肺野ではラ音の有無を調べる．
(5) **腹部**
 ・血管雑音とその放散方向，肝腫大と圧痛，腎臓腫大

(6) 四　肢
・動脈拍動の触知(消失, 減弱, 左右差), 冷感, 虚血性潰瘍, 浮腫
(7) 神　経
・四肢の運動障害, 感覚障害, 腱反射亢進

3 臨床検査

高血圧患者の初診時と降圧療法中に少なくとも年に1回は実施すべき検査として, 一般尿検査, 血球検査のほか, 血液生化学検査として血液尿素窒素 (BUN), クレアチニン (Cr), 尿酸, ナトリウム, カリウム, 塩素, 空腹時トリグリセリド (TG), HDL コレステロール, 総コレステロール (TC), LDL コレステロール, 血糖, 総ビリルビン, AST (GOT), ALT (GPT), γGTP, さらに胸部 X 線写真 (心胸郭比), 心電図 (左室肥大, ST-T 変化, 心房細動などの不整脈) がある. さらに, 血清 Cr により推算糸球体濾過量 (eGFR) を算出する.

5) 治　療

降圧治療は生活習慣の改善 (第1段階) と降圧薬治療 (第2段階) により行われる. 治療の対象はすべての高血圧患者 (血圧 140/90 mmHg 以上) であり, 糖尿病や慢性腎臓病 (CKD), 心筋梗塞後患者では 130/80 mmHg 以上が治療の対象となる. 降圧目標は若年者・中年者では 130/85 mmHg 未満, 糖尿病や CKD, 心筋梗塞後患者では 130/80 mmHg 未満, 脳血管障害患者, 高齢者では 140/90 mmHg 未満とする.

1 生活習慣の改善

高血圧は生活習慣病の1つであり, 生活習慣の改善によって高血圧を予防する可能性が示されているだけでなく, 降圧効果も証明されている. 高血圧に脂質異常症, 糖尿病など心血管疾患の危険因子が重複している場合には, 生活習慣の改善は特に重要な治療法であり, 最小のコストでこれらの危険因子を同時に対処できる.

1) 栄養療法

食塩摂取量の制限, 肥満の改善を主な目的とした栄養療法が行われる (栄養療法参照).

2) 運動療法

運動による降圧効果は確立されており, 中等度の強さの有酸素運動で血圧低下のみならず, 体重, 体脂肪, 腹囲の減少や, インスリン感受性や HDL コレステロール濃度の改善が示されている. 高血圧患者においては運動強度が強すぎると運動中に血圧上昇をきたす恐れがあることから, 強度の運動は推奨できない.

3) 禁　煙

喫煙は一過性の血圧上昇を引き起こし, 紙巻きタバコ1本を吸った場合で15分以上持続するといわれている. しかし, 一般に喫煙者は非喫煙者に比べ肥満度の平均値が低く, 血圧も低いことが知られており, 最近の研究では喫煙の高血圧発症への影響も指摘されているものの[13], 喫煙の血圧への慢性的な影響の評価は確立されていない[14]. 一方, 喫煙は腎血管性高血圧のリスクとして知られている.

喫煙は癌などの非循環器疾患のみならず, 虚血性心疾患や脳卒中などの重大な危険因子であり, 喫煙はメタボリックシンドロームと関係しているという報告もある. 世界保健機関 (WHO) では「たばこ規制枠組み条約」を採択し, 日本も2004年にこの条約を批准し, 国と各種団体による禁煙活動が推進されている. 日本高血圧学会も2007年に禁煙宣言を発表し, 禁煙指導を行っている.

2 薬物療法

血圧のレベルが高くなるほど, 生活習慣の改善のみでは目標降圧レベルに達することは困難であり, 降圧薬による治療が必要となる. 降圧薬で血圧を降下させることにより, 心血管疾患の発症を予防でき, この効果は降圧薬の種類によらず, 降圧度の大きさに比例することが大規模臨床試験のメタ解析から示されている. 患者に対しては, 最も降圧効果が高く, 合併する種々

の病態に適した降圧薬を選択する．

1）第1選択薬

最初に選択すべき降圧薬としては，カルシウム拮抗薬，ARB，ACE阻害薬，利尿薬，β遮断薬（含αβ遮断薬）の5種類がある．これらの降圧薬には，大規模臨床試験の成績などから，それぞれ積極的に適応あるいは不適応となる病態が存在する（表A-3-5）．

(1) カルシウム拮抗薬

細胞外カルシウムイオンの流入に関わる膜電位依存性L型カルシウムチャネルを阻害することにより，血管平滑筋を弛緩し，末梢血管抵抗を減じて降圧作用を発揮する．ジヒドロピリジン（DHP）系とベンゾチアゼピン（BTZ）系およびフェニルアルキルアミン（PAA）系薬剤に分類される．

(2) ARB

アンギオテンシンⅡ（AⅡ）タイプ1受容体に特異的に結合し，AⅡを介する強力な血管収縮，体液貯留，交感神経活性亢進作用を抑制することによって降圧作用を発揮する．腎機能や，インスリン感受性を改善させる効果も有することから，心，腎，脳の臓器合併症や糖尿病などを有する症例で第1選択薬として用いられる．

(3) ACE阻害薬

強力な昇圧系である血中および組織中のレニン-アンギオテンシン（RA）系の抑制作用および降圧系のカリクレイン・キニン・プロスタグランジン系の増強作用を併せもつ．

(4) 利尿薬

サイアザイド系利尿薬が主に用いられる．遠位尿細管でのナトリウム再吸収を抑制することによって短期的には循環血液量を減少させるが長期的には末梢血管抵抗を低下させることにより降圧作用を発揮する．

ループ利尿薬はヘンレ上行脚でのNaClの再吸収を抑制して利尿効果を発揮する．サイアザ

表A-3-5　主要降圧薬の積極的適応

	Ca拮抗薬	ARB	ACE阻害薬	利尿薬（サイアザイド系）	β遮断薬
左室肥大	○	○	○		
心不全		○	○	○	○
心房細動（予防）		○	○		
頻脈	○*1				○
狭心症	○				○*2
心筋梗塞後		○	○		○
蛋白尿		○	○		
腎不全		○	○	○*3	
脳血管障害慢性期	○	○	○	○	
糖尿病／メタボリックシンドローム		○	○		
高齢者	○*4	○	○	○	
禁忌	徐脈（非DHP系）	妊娠，高K血症	妊娠，血管神経性浮腫，高K血症	痛風，低K血症	喘息，高度徐脈
慎重使用例	心不全	腎動脈狭窄症*5	腎動脈狭窄症*5	妊娠，耐糖能異常	耐糖能異常，閉塞性肺疾患，末梢動脈疾患

＊1：非DHP系Ca拮抗薬，＊2：冠攣縮性狭心症には注意，＊3：ループ利尿薬，＊4：DHP系Ca拮抗薬，＊5：両側性腎動脈狭窄の場合は禁忌

（日本高血圧学会：高血圧治療ガイドライン2009より改変）

イド系利尿薬に比べ，利尿作用は強いが降圧作用は弱く，持続も短い．

(5) β遮断薬（含αβ遮断薬）

心拍出量の低下，レニン産生の抑制，中枢での交換神経抑制作用などによって降圧する．

2）降圧薬の使い方

降圧目標を達成するためには，多くの場合2，3剤の併用が必要となる．2剤の併用としてRA系阻害薬（ARBあるいはACE阻害薬）＋カルシウム拮抗薬，RA阻害薬＋利尿薬，カルシウム拮抗薬＋利尿薬，カルシウム拮抗薬＋β遮断薬が推奨される．

一方，降圧薬の組み合わせによっては，副作用が増強される場合がある．薬物相互作用として注意すべきものは，β遮断薬と非DHP系カルシウム拮抗薬の併用による心臓抑制増強作用，RA系阻害薬とアルドステロン拮抗薬の高カリウム血症増強作用，中枢性神経抑制薬とβ遮断薬の離脱症候群の易発現性などがある．また，食品と降圧薬の相互作用では，グレープフルーツジュースを摂取した後にDHP系カルシウム拮抗薬を服用すると，その血中濃度が上昇することがよく知られている（「1章 11　薬物と栄養」参照）．

栄養療法

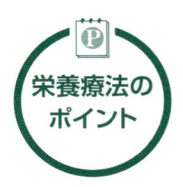

栄養療法のポイント
- 食塩の制限は1日7g以下とする．
- 適正体重を維持する．
- 飽和脂肪酸の減量，不飽和脂肪酸を増量する．
- アルコールはエタノール量で1日20g以下に制限する．
- 良質の蛋白質を摂取する．
- カリウム，カルシウム，マグネシウムなどのミネラルは高血圧の予防に働くので摂取を心がける．

1）食塩の制限

1　食塩摂取量と血圧

食塩の過剰摂取が高血圧の発症リスクを高めることはよく知られている．

世界各地の52集団が参加したIntersalt Study[13]には，Na排泄量と血圧との間に正相関が認められ，1,150 mg/日（食塩相当量約3 g/日）以下の集団では，血圧値は低いことが示され，食塩摂取量と血圧の関連が明らかにされた（図A-3-1）．また，ナトリウム摂取量を100 mmol（食塩相当量5.8 g）の減量で3 mmHgの血圧低下が期待できると示されている．

集団レベルでの観察では，血圧値を上昇させない食塩摂取量の平均値は3～5 g/日であると考えられており，米国の高血圧合同委員会（第7次報告）[14]，WHO/国際高血圧学会ガイドラインでは，高血圧予防と治療のための指針として，個人レベルの食塩摂取量として6 g/日未満を勧めている．この食塩レベルは，介入試験によって血圧低下効果が認められており，欧米諸国では現状の摂取量の3～4割程度の減量であるため，実行可能な目標である．

わが国では，2000年度の「日本高血圧学会ガイドライン」（JSH-2000）では7 g/日未満が推奨されてきたが，2009年の改定では（JSH-2009），食塩摂取量として6 g/日未満（このうち調味料などとして添加する食塩は4 g/日）と変更された．しかし，日本人は成人で10～13 g程

度摂取しているため，6 g/日未満の制限は困難な場合が多く，「健康日本 21」では 10 g/日以下を目標量としている．「健康日本 21」では，血圧低下に寄与する生活習慣因子として，食塩 3.5 g 減で 1.75 mmHg 低下，カリウム摂取量 1 g 増で 1.71 mmHg 低下という結果が報告されている．

一方，厳格な Na 制限は，レニン-アンギオテンシン系および交感神経系の活性化，インスリン抵抗性の亢進などほかの作用も引き起こすため，ナトリウム制限の効果と副作用を十分に考慮する必要がある[15]．

日本人の女子学生を対象とした研究では，10 日間ナトリウム摂取量を 100 mmol/日（食塩相当量 5.8 g/日）と比較的少なく設定した場合，他のミネラル（カルシウム，マグネシウム）の尿中排泄の促進がみられたことから，100 mmol/日のナトリウム摂取は不足状態ではないかと推定している[16]．

日本人の若年成人男性を対象とし，2〜10 g/日の範囲で種々の食塩摂取レベルの食事を摂取させた研究では，4 g/日程度の摂取では血中アルドステロンの一時的な上昇が基準レベルへ回復しない例が認められたことから，5〜6 g/日程度の摂取は必要ではないかと推定している[17]．しかし，一次予防としての減塩の最低レベルを決定するためには，日本人に関する研究がまだ少ないのが現状である．

2 食塩感受性

食塩摂取量と血圧値の相関は疫学的にも明らかであるが，食塩感受性という遺伝素因をもたない人では血圧は食塩摂取量に依存しない[18,19]．

食塩感受性に影響する遺伝因子として，アンジオテンシノーゲン（AGT）の M235T 多型がある．その他にも，αアデュシン（ADD），アルドステロン合成酵素（CYP11B2），G 蛋白質 β3 サブユニット（GNB3）などの遺伝子多型が食塩感受性に関与していることが報告されている．また，日本人は欧米人に比べ，これら高血圧のリスクとなる多型を高頻度で有していることが明らかにされている[20]．

▶減塩の工夫

表 A-3-6 を参照する．
① 塩味のかわりにだし汁をしっかりとる．
② 酢，柑橘類（レモン，すだちなど）を使う．
③ 醬油，ソースなどは食材に直接かけずに小皿にとり，食べる直前につける．

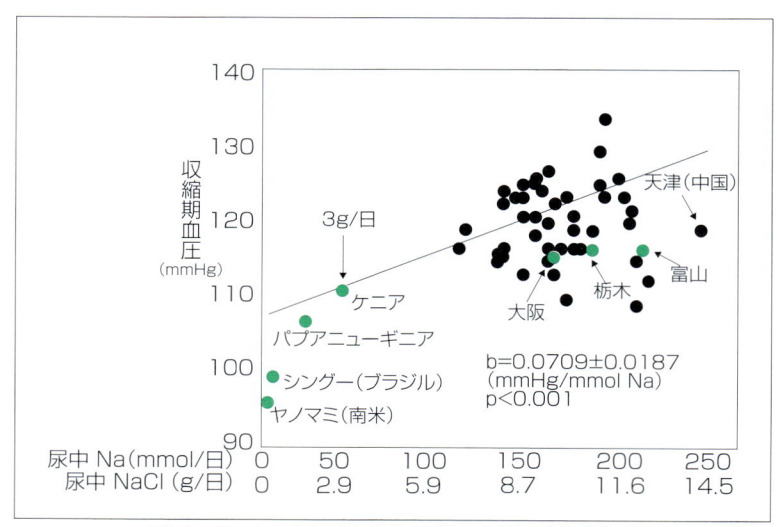

図 A-3-1　ナトリウム排泄量と血圧の相関関係

(Intersalt: an international study of electrolyte excretion and blood pressure. Results for 24 hour urinary sodium and potassium excretion. Intersalt Cooperative Research Group. Bmj, 297(6644), 1988, pp.319-28)

表A-3-6 調味料の塩分含有量

食品名	目安量	重量(g)	塩分含量(g)
食塩	小さじ1杯	5	5.0
薄口しょうゆ	小さじ1杯	6	1.0
濃口しょうゆ	小さじ1杯	6	0.9
辛味噌	小さじ1杯	6	0.8
甘味噌	小さじ1杯	6	0.4
ウスターソース	小さじ1杯	5	0.4
マヨネーズ	大さじ1杯	14	0.3
トマトケチャップ	大さじ1杯	18	0.6

④麺類の汁は飲まない．
⑤スープ，味噌汁の具を多くする．
⑥加工食品に含まれる塩分量を知る．
⑦食事日誌をつける．

2）適正体重の維持

肥満が高血圧の危険因子であることは多くの疫学研究により示されている．また，TONE試験[21]では，肥満のある高血圧患者において減量により血圧の低下がみられることが証明されている．

肥満は高血圧のみならず，脂質異常症や糖尿病を合併しやすく，心血管疾患の危険因子でもある．肥満を伴う高血圧例にはまず減量を勧める必要があり，非肥満高血圧例には適正体重の維持を求める．

「健康日本21」には，BMIを1低下させることが，2 mmHgの血圧低下につながると示されている．

3）アルコール制限

アルコール多量摂取は，高血圧，脳卒中，心筋障害など循環器系疾患の危険因子であるといわれている．一方，適度の飲酒が健康にプラスに働くことは，多くの疫学的研究から広く認められている．代表的なものとして，Marmotらがロンドンの公務員で40～64歳の男性1,422人を対象に，10年間の死亡率を追跡調査した研究がある．その結果，過度の飲酒者は死亡率が高くなるが，適度の飲酒者はアルコールを全く飲まない人よりも死亡率の低いことが示され，アルコール摂取量と死亡率との関係はU字カーブを描くことが報告された（図A-3-2）[22]．

アルコールの単回摂取は血管拡張により血圧を低下させるが，習慣的な多量飲酒は血圧を上昇させる．アルコールによる血圧上昇のメカニズムとしては，アルコールの中間代謝物であるアセトアルデヒドによる交感神経系緊張の亢進，コルチゾル分泌などが考えられている．

INTERSALT[13]研究では，飲酒は高血圧の独立した危険因子であり，アルコール摂取量と血圧の間には正の相関がみられた．

アルコール制限により血圧は1～2週間以内に低下する．大量飲酒者に節酒を行うと一過性に血圧の上昇がみられる場合があるが，数日継続することで消失する．

JSH-2009では，アルコールの摂取量をエタノール換算で男性は20～30 mL/日，女性は10～20 mL/日以下にするよう推奨している（図A-3-3）．女性は男性よりも少ない量のアルコールでも障害が起こることが疫学研究で示されている．

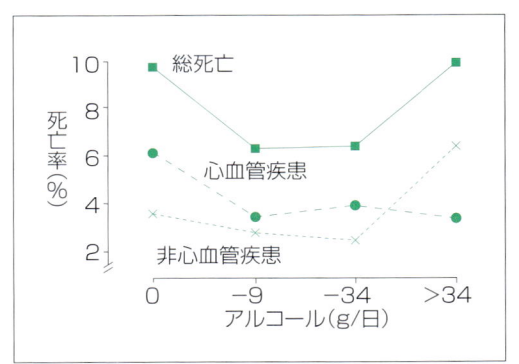

図A-3-2 年齢調整した10年間の追跡期間中における，1日当たりのアルコール消費量別にみた総死亡率，心血管疾患死亡率，非心血管疾患死亡率

(Marmot MG, Rose G, Shipley MJ, et al : Alcohol and mortality: a U-shaped curve. Lancet, 1 (8220 Pt 1), 1981, pp.580-83)

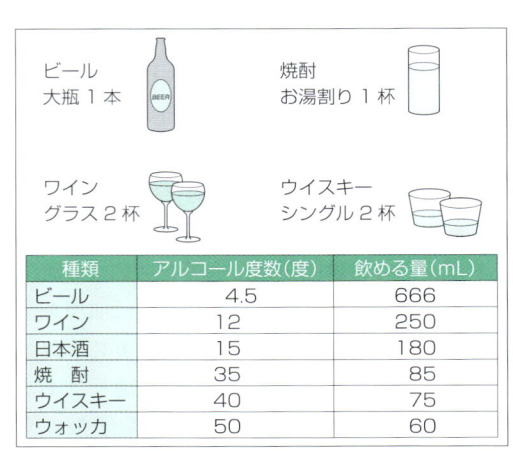

種類	アルコール度数（度）	飲める量（mL）
ビール	4.5	666
ワイン	12	250
日本酒	15	180
焼酎	35	85
ウイスキー	40	75
ウォッカ	50	60

図A-3-3　アルコール飲料の種類と適正摂取量

4）脂質（コレステロール，飽和脂肪酸）の制限

　脂質異常症も虚血性心疾患の危険因子であり，その予防のためにもコレステロールや飽和脂肪酸の摂取を控えることが重要である．DASH研究[23]ではコレステロール，飽和脂肪酸の制限食により血圧低下効果が得られている．

　JSH-2009には脂質制限の具体的な目標値は記載されていないが，「健康日本21」の提唱する"脂肪エネルギー比25％以下"は疫学データからも妥当な目標値であるといえる．

1　n-3系多価不飽和脂肪酸の血圧低下作用：EPA，DHA，αリノレン酸

　n-3系多価不飽和脂肪酸は高血圧患者に対して，血圧低下作用があると報告されている[24]．数多くのメタアナリシスが行われ，魚油の摂取が5.6 g/日で血圧が3.4/2.0 mmHgの低下[25]，3 g/日で5.5/3.5 mmHgの低下[26]，3.7 g/日で2.1/1.6 mmHgの低下[27]といった結果が報告されている．

　n-3系多価不飽和脂肪酸の血圧低下作用の主な機序としては，K^+ATPチャネルの活性化，Ca^{2+}チャネルのブロックを介して，細胞内カルシウム濃度を低下させることが考えられている．

　その他にも，最近の研究でα-リノレン酸は，ブラジキニンの上昇を介してプロスタサイクリンや一酸化窒素（NO）の産生を高め，血管を拡張させるとの報告もある．

5）ミネラル類

1　カリウム

　カリウム摂取は血圧を低下させ，その効果は食塩感受性高血圧に顕著にみられる．JNC-VIはカリウムの目標摂取量を90 mmol/日としている．JSH-2009はカリウム摂取量を記載していないが，腎不全患者にはカリウム摂取による高カリウム血症が問題となることがあるため個々の例により考慮する必要がある．

　家森らの研究では，日本人と中国人を対象にした研究で，血圧とK摂取量との相関はみられなかったが，ナトリウム/カリウム摂取量比が高くなると，高血圧発症リスクが1.3倍になると報告されている[28]．また，HIPOP-OHP study[29]では，Kの効果ならびに，摂取源として果物や野菜の有用性を示している．

2　カルシウム

　食事性カルシウム摂取は高血圧の発症との関連が報告されている．McCarronら[30,31]が発表した疫学研究において，カルシウム摂取量が増えると血圧値が低下することが示されて以来，疫学研究や臨床ならびに基礎実験で検討が行われてきた．しかし，実際に食事性カルシウムの摂取量を増加させて血圧への影響をみた臨床研究では，報告によって反応が異なり，個人差が大きいことが知られている．経口カルシウム負荷の血圧への影響をみた臨床成績をGrobbeeら[31]がまとめたメタアナリシスでは1/3の研究で血圧低下を認めず，患者背景の違いが大きく影響しているということが推測された．患者背景の中でも，特に血圧の食塩感受性は重要で，経口カルシウムの血圧低下効果は特に食塩過剰摂取に基づく高血圧に有効であることがヒトや動物の成績で示されている[32,33]．イ

ンスリン抵抗性亢進に基づく血圧上昇機序として，腎ナトリウム排泄の減少や交感神経機能亢進が提唱されているが，これらは食塩高血圧の発症において重要な役割を果たしていることが示唆されている．食事性カルシウム補充はアンギオテンシンⅡ＋食塩負荷による血漿カテコールアミン濃度の上昇を抑制し，食塩負荷高血圧自然発症ラットにおいて，食事性カルシウムは腎交感神経活性を低下させ，圧受容器反射の異常を改善することも報告されている．したがって，食塩感受性高血圧の背景因子としてインスリン抵抗性が存在し，食事性カルシウムがこのインスリン抵抗性を改善することが，食塩高血圧における食事性カルシウムの降圧メカニズムの一端を担っている可能性が推測される．

3 マグネシウム

マグネシウムは細胞内に2番目に多く存在する陽イオンで，ATP依存性の酵素反応の補酵素であり，エネルギー代謝や糖代謝，蛋白合成，脂肪酸合成や分解などに関わる300以上の酵素反応に関与している．さらにカルシウム拮抗作用をもち，全身レベルでカルシウム代謝や細胞内Ca動態を調節して，血圧コントロールに関与している[34]．疫学的に，マグネシウム摂取量と血圧との間には負の相関が認められているが，経口的なマグネシウム投与の血圧に対する影響を検討した成績は一定せず，この差は個人のマグネシウムの充足状態に依存していると考えられている．

マグネシウムの血管調節の機序としては，細胞内カルシウム代謝に対して作用することにより，血管トーヌスの調整に関わっているとされる．細胞内イオン化カルシウム濃度($[Ca^{2+}]i$)は，重要なセカンドメッセンジャーとして血管平滑筋の収縮を規定しており，本態性高血圧患者や高血圧動物モデルでの要因として，細胞レベルでのカルシウム動態が指摘されている[35]．血管平滑筋におけるマグネシウムは，細胞内カルシウムに対し，電位依存性カルシウムチャネルを競合的に抑制し，細胞外からのカルシウムイオンの流入を阻害する．細胞膜および細胞内筋小胞体膜上のCa-ATPaseはマグネシウム存在下にATPエネルギーを利用して$[Ca^{2+}]i$を減少させる．また，細胞膜Na,K-ATPaseもマグネシウム存在下に細胞内外のナトリウム濃度勾配を増加させることにより，Na-Ca交換系を作動させて細胞内からカルシウムイオンを汲み出し，$[Ca^{2+}]i$を減少させる．このように細胞内外のマグネシウムの減少は血管平滑筋細胞の$[Ca^{2+}]i$の増加につながり，高血圧の発症要因となる．

マグネシウムの血管調節作用としては，ほかにも交感神経の抑制[36]や，血管内皮細胞の一酸化窒素（NO）合成酵素の活性化[37]，血管拡張物質であるプロスタサイクリン（PGI2）の産生亢進[38]などのメカニズムで，血管拡張性に働いていることが知られている．さらに，冠循環および冠動脈に対するマグネシウムの影響を検討した研究では，心疾患患者に硫酸マグネシウムを投与することで，左右の冠動脈径の拡張，冠血流量の増加，冠血管抵抗の低下が認められた[39]．

一方，高血圧患者に対する治療としてマグネシウム補充を行った大規模研究は少なく，比較的少人数を対象としたものが多いが，一致した見解は得られていない[40,41]．これらの効果の差にはマグネシウム塩の種類や投与期間には関係ないとされるが，マグネシウム投与量が20 mmol（480 mg）／日以上で血圧低下効果を示す例が多い．また，マグネシウム欠乏状態にある対象者では，その効果が高いことを示唆する報告もある．

したがって，「高血圧ガイドライン」で第1選択薬として利尿降圧薬の使用が進められている現在では，マグネシウムを含む電解質の欠乏状態が起こりやすく，さらに糖尿病，虚血性心疾患などの合併によりマグネシウム欠乏が著しくなった際には，マグネシウムの有効性が高くなると考えられる．

〈近藤　和雄，岸本　良美〉

引用文献

1) Lifton RP, Dluhy RG, Powers M, et al：Hereditary hypertension caused by chimaeric gene duplications and ectopic expression of aldosterone synthase. Nat Genet, 2(1), 1992, pp.66-74.
2) Jeunemaitre X, Soubrier F, Kotelevtsev YV, et al:Molecular basis of human hypertension: role of angiotensinogen. Cell, 71(1), 1992, pp.169-80.
3) Stevens VJ, Obarzanek E, Cook NR, et al:Long-term weight loss and changes in blood pressure: results of the Trials of Hypertension Prevention, phase II. Ann Intern Med, 134(1), 2001, pp.1-11.
4) O'Donnell CJ, Lindpaintner K, Larson MG, et al:Evidence for association and genetic linkage of the angiotensin-converting enzyme locus with hypertension and blood pressure in men but not women in the Framingham Heart Study. Circulation, 97(18), 1998, pp.1766-72.
5) Higaki J, Baba S, Katsuya T, et al:Deletion allele of angiotensin-converting enzyme gene increases risk of essential hypertension in Japanese men：the Suita Study. Circulation, 101(17), 2000, pp.2060-65.
6) Bonnardeaux A, Davies E, Jeunemaitre X, et al: Angiotensin II type 1 receptor gene polymorphisms in human essential hypertension. Hypertension, 24(1), 1994, pp.63-69.
7) Takami S, Katsuya T, Rakugi H, et al:Angiotensin II type 1 receptor gene polymorphism is associated with increase of left ventricular mass but not with hypertension. Am J Hypertens, 11(3 Pt 1), 1998, pp.316-21.
8) Jin JJ, Nakura J, Wu Z, et al:Association of endothelin-1 gene variant with hypertension. Hypertension, 41(1), 2003, pp.163-67.
9) Siffert W, Rosskopf D, Siffert G, et al:Association of a human G-protein beta3 subunit variant with hypertension. Nat Genet, 18(1), 1998, pp.45-48.
10) Benjafield AV, Wang XL, Morris BJ:Tumor necrosis factor receptor 2 gene (TNFRSF1B) in genetic basis of coronary artery disease. J Mol Med, 79(2-3), 2001, pp.109-15.
11) Manunta P, Burnier M, D'Amico M, et al:Adducin polymorphism affects renal proximal tubule reabsorption in hypertension. Hypertension, 33(2), 1999, pp.694-97.
12) Cusi D, Barlassina C, Azzani T, et al：Polymorphisms of alpha-adducin and salt sensitivity in patients with essential hypertension. Lancet 10, 349(9062), 1997, pp.1353-57.
13) Intersalt: an international study of electrolyte excretion and blood pressure. Results for 24 hour urinary sodium and potassium excretion. Intersalt Cooperative Research Group. Bmj, 297(6644), 1988, pp.319-28.
14) Chobanian AV, Bakris GL, Black HR, et al:The Seventh Report of the Joint National Committee on Prevention, Detection, Evaluation, and Treatment of High Blood Pressure: the JNC 7 report. Jama, 289(19), 2003, pp.2560-72.
15) Alderman MH, Cohen HW：Impact of dietary sodium on cardiovascular disease morbidity and mortality. Curr Hypertens Rep, 4(6), 2002, pp.453-57.
16) Kodama N, Nishimuta M, Suzuki K：Negative balance of calcium and magnesium under relatively low sodium intake in humans. J Nutr Sci Vitaminol, (Tokyo) 49(3), 2003, pp.201-09.
17) 島田豊治：わが国成人のナトリウム最小必要量に関する基礎研究．大阪医会誌，46, 1997, pp.237-53.
18) Kawasaki T, Delea CS, Bartter FC, et al：The effect of high-sodium and low-sodium intakes on blood pressure and other related variables in human subjects with idiopathic hypertension. Am J Med, 64(2), 1978, pp.193-98.
19) Fujita T, Ando K, Ogata E：Systemic and regional hemodynamics in patients with salt-sensitive hypertension. Hypertension, 16(3), 1990, pp.235-44.
20) Katsuya T, Ishikawa K, Sugimoto K, et al：Salt sensitivity of Japanese from the viewpoint of gene polymorphism. Hypertens Res, 26(7), 2003, pp.521-25.
21) Whelton PK, Appel LJ, Espeland MA, et al:Sodium reduction and weight loss in the treatment of hypertension in older persons: a randomized controlled trial of nonpharmacologic interventions in the elderly (TONE). TONE Collabora tive Research Group. Jama, 279(11), 1998, pp.839-46.

22) Marmot MG, Rose G, Shipley MJ, et al：Alcohol and mortality: a U-shaped curve. Lancet, 1 (8220 Pt 1), 1981, pp.580-83.

23) Appel LJ, Moore TJ, Obarzanek E, et al：A clinical trial of the effects of dietary patterns on blood pressure. DASH Collaborative Research Group. N Engl J Med 17, 336(16), 1997, pp.1117-24.

24) Howe PR：Dietary fats and hypertension. Focus on fish oil. Ann N Y Acad Sci 20, 827, 1997, pp.339-52.

25) Morris MC, Sacks F, Rosner B：Does fish oil lower blood pressure? A meta-analysis of controlled trials. Circulation, 88(2), 1993, pp.523-33.

26) Appel LJ, Miller ER 3rd, Seidler AJ, et al：Does supplementation of diet with 'fish oil' reduce blood pressure? A meta-analysis of controlled clinical trials. Arch Intern Med, 153(12), 1993, pp.1429-38.

27) Kremer JM, Lawrence DA, Jubiz W, et al：Dietary fish oil and olive oil supplementation in patients with rheumatoid arthritis. Clinical and immunologic effects. Arthritis Rheum, 33(6), 1990, pp.810-20.

28) Yamori Y, Liu L, Mu L, et al：Diet-related factors, educational levels and blood pressure in a Chinese population sample: findings from the Japan-China Cooperative Research Project. Hypertens Res, 25(4), 2002, pp.559-64.

29) Okamura T, Tanaka T, Babazono A, et al：The high-risk and population strategy for occupational health promotion (HIPOP-OHP) study: study design and cardiovascular risk factors at the baseline survey. J Hum Hypertens, 18(7), 2004, pp.475-85.

30) McCarron DA, Morris CD, Henry HJ, et al：Blood pressure and nutrient intake in the United States. Science, 224(4656), 1984, pp.1392-98.

31) Grobbee DE, Waal-Manning HJ：The role of calcium supplementation in the treatment of hypertension. Current evidence. Drugs, 39(1), 1990, pp.7-18.

32) Ando K, Sato Y, Ono A, et al：Antihypertensive effect of dietary calcium loading in angiotensin II-salt rats. Am J Physiol, 261(5 Pt 2), 1991, pp.R1070-74.

33) Ono A, Kuwaki T, Cao WH, et al：High calcium diet prevents baroreflex impairment in salt-loaded spontaneously hypertensive rats. Hypertension, 24(1), 1994, pp.83-90.

34) Iseri LT, French JH：Magnesium: nature's physiologic calcium blocker. Am Heart J, 108(1), 1984, pp.188-93.

35) 大島哲也：高血圧における細胞内 Ca^{2+} 動態. 臨高血圧. 3, 1997, pp.19-30.

36) Ohtsuka S, Oyake Y, Seo Y, et al：Magnesium sulphate infusion suppresses the cardiac release of noradrenaline during a handgrip stress test. Can J Cardiol, 18(2), 2002, pp.133-40.

37) Laurant P, Berthelot A：Influence of endothelium in the in vitro vasorelaxant effect of magnesium on aortic basal tension in DOCA-salt hypertensive rat. Magnes Res, 5(4), 1992, pp.255-60.

38) Satake K, Lee JD, Shimizu H, et al：Effects of magnesium on prostacyclin synthesis and intracellular free calcium concentration in vascular cells. Magnes Res, 17(1), 2004, pp.20-27.

39) 宇隋弘泰, 李鍾大, 上田孝典, ほか：冠循環に及ぼす硫酸マグネシウム点滴静注の影響. Jpn J Clin Pharmacol, 28, 1997, pp.371-72.

40) Lind L, Lithell H, Pollare T, et al：Blood pressure response during long-term treatment with magnesium is dependent on magnesium status. A double-blind, placebo-controlled study in essential hypertension and in subjects with high-normal blood pressure. Am J Hypertens, 4(8), 1991, pp.674-79.

41) Motoyama T, Sano H, Fukuzaki H：Oral magnesium supplementation in patients with essential hypertension. Hypertension, 13(3), 1989, pp.227-32.

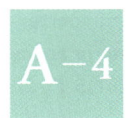

A-4 動脈硬化症
atherosclerosis

疾患の概要

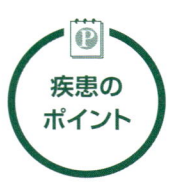

疾患のポイント
- 動脈硬化とは，動脈壁が弾力性を失い硬くなった状態をいう．
- 病理学的には，粥状硬化，中膜硬化，細動脈硬化に分類されるが，一般的には動脈硬化とは粥状（アテローム）硬化を指す．
- 粥状硬化が進展し，プラークが破綻すると動脈内腔の狭窄や閉塞を生じ，四肢や臓器の血行障害を引き起こす．
- 原因としては，脂質異常症，高血圧，糖尿病，肥満などの生活習慣病が重要である．

1）診断基準

1 動脈硬化の存在を疑わせる臨床所見

表 A-4-1 に示すような臨床所見があれば動脈硬化性病変の存在を疑う．

表 A-4-1 動脈硬化の存在を疑わせる臨床所見
1. 表 A-4-2 の疾患を疑わせる症状や徴候がある
2. 表 A-4-3 の危険因子が存在する
3. 家族性高脂血症の徴候がある
   ①アキレス腱の肥厚，②角膜輪，③黄色腫
4. 脈拍の左右差，血管雑音，触診で血管が硬い

表 A-4-2 動脈硬化の部位と疾患

部 位	疾 患
脳動脈硬化症	一過性脳虚血発作，脳梗塞，脳血栓，脳出血
頸動脈硬化症	一過性脳虚血発作，内頸動脈閉塞症
冠動脈硬化症	狭心症，心筋梗塞，無症候性心筋虚血
大動脈硬化症	大動脈瘤，解離性大動脈瘤
腎動脈硬化症	腎血管性高血圧
四肢動脈硬化症	閉塞性動脈硬化症

2 動脈硬化の診断法

動脈硬化には，血管の硬さ・弾力性を評価する方法，血管内腔の形態・性状や血管の走行を画像で評価する方法，血流を評価する方法などがある．

通常は，非侵襲的方法をはじめに行い，必要に応じて侵襲的方法まで行い確定診断する（表 A-4-4）．

2）分類と病態

1 分 類

病理学的分類を表 A-4-5 に示す．

表 A-4-3 動脈硬化の危険因子

コントロールしにくい危険因子	コントロール可能な危険因子
年齢	脂質異常症
遺伝的素因	高血圧
性（男性）	糖尿病・耐糖能異常
閉経	肥満
	喫煙
	ストレス

2 病　態

1）粥状（アテローム）硬化
①部　位：大型〜中型動脈
②特　徴：大動脈や中型動脈にみられる限局性病変，黄色調を帯びて丘陵状に盛り上がったアテロームがみられる．

2）細小動脈硬化
①部　位：臓器内の細小動脈
②特　徴：細小動脈壁全体の硝子様変性と内腔の狭窄を生じ，高血圧を伴う．高齢者に多く認められる．

3）Monckeberg 型動脈硬化
①部　位：中型動脈
②特　徴：中膜の輪状石灰化，健常高齢者にもみられるが狭窄は生じない．

3）症　状

1 一般症状

動脈硬化症は大型・中型・細小動脈の内皮細胞障害と肥厚，中膜増殖，外膜の収縮・拡張病変であり，内腔は狭窄または閉塞する．初期段

表 A-4-4　動脈硬化の診断法

- 血管内腔の形状や血管の走行の評価
  - 眼底：細動脈硬化，高血圧性変化，糖尿病網膜症
  - 選択的動脈造影＊：動脈内に挿入したカテーテルから造影剤を注入し X 線撮影
  - DSA（digital subtraction angiography）：デジタル化による鮮明な造影画像，造影剤は部位や目的により経静脈的または経動脈的に注入，少ない造影剤で可
  - X 線 CT：経静脈的に造影剤を注入し動脈に循環してきた時相で撮影
  - 磁気共鳴血管造影（MRA）：非侵襲的に血管造影に近い映像
  - 超音波断層：体表面から頸動脈・腹部大動脈・四肢動脈に超音波を当てる．壁の肥厚，プラークの性状，狭窄度
  - 経食道エコー＊：探触子を食道まで挿入．胸部大動脈の拡張，狭窄，解離
  - 血管内超音波（IVUS）＊：探触子を血管内腔に挿入．血管壁，プラーク，狭窄
- 血管の硬さ・弾力性の評価
  - 脈波伝播速度（PWV）：血管壁が硬いほど脈波伝播速度は遅い
  - X 線 CT：血管壁の石灰化
- 血流の評価
  - ラジオアイソトープ（RI）シンチグラム：臓器の血流分布
  - サーモグラフィ：血流による温度分布
  - 超音波ドプラ：血流速度，狭窄による乱流
  - コントラストエコー＊：超音波の反射を増強するコントラストを血管内に注入し臓器への分布状態をみる

＊：侵襲的診断法

表 A-4-5　動脈硬化症の分類

粥状硬化症	大型動脈	胸部・腹部大動脈瘤，頸動脈狭窄症
	中型動脈	脳　　：アテローム血栓性脳梗塞 冠動脈：心筋梗塞 　　　　狭心症（攣縮性，狭窄性） 　　　　無症候性心筋虚血
細小動脈硬化症		脳ラクナ梗塞・出血 腎硬化症

階では無症状であることが多く，血流量が低下し症状が現れるのはおよそ75％以上狭窄した場合である．
①自覚症状：不眠，めまい，頭痛，四肢の冷感，しびれ，胸痛，腰痛など
②他覚症状：体表面から触れる動脈が硬く，蛇行し，ごろごろした感じを伴う．

2 特異症状

①冠動脈硬化：狭心症，心筋梗塞の原因
②胸部大動脈硬化：大動脈瘤の原因
③脳動脈硬化：脳梗塞の原因
④眼底動脈硬化：網膜の細小動脈反射の亢進，交叉現象，眼底出血，白斑
⑤腎動脈硬化：高血圧，腎機能障害，尿毒症
⑥腹部大動脈硬化：腹痛発作，消化障害
⑦下肢動脈硬化：間欠性跛行

4）検査所見

1 血管の硬さ・弾力性の低下

脈波伝播速度（PWV）上昇，血管壁の石灰化進行

2 血管内腔の形状や血管の走行の評価

画像診断において血管壁の肥厚，プラークの形成，狭窄を認める．

3 血流の評価

臓器への血流分布の悪化，血流速度の低下，狭窄による乱流がみられる．

5）治　療

1 危険因子の薬物療法

①脂質異常症：「B-3 脂質異常症」参照のこと．
②降圧薬：「A-3 高血圧」参照のこと．
③糖尿病治療薬：「B-1 糖尿病」参照のこと．

2 生活習慣の修正

①食事療法：栄養療法の項参照のこと．
②身体活動の増加：有酸素運動を1日30分以上，週3回以上を目標
③喫煙，ストレス，睡眠不足：避ける．

3 血栓予防薬（動脈硬化性疾患のイベントを予防）

①抗血小板薬：アスピリン，チクロピジン，トラピジルなど
②抗凝固薬：ヘパリン，ワーファリンなど

栄養療法

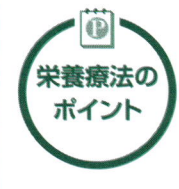

栄養療法のポイント
- 適正体重の維持のため，適正なエネルギーを摂取する．
- 肥満，糖尿病，脂質異常症，高血圧症などを罹患している場合は，それぞれの食事療法を遵守する．
- 脂肪・コレステロールを制限する．
- アルコールを制限する．
- 食物繊維の摂取は25 g/日以上とする．
- 抗酸化物質を摂取する．

1）疾病と栄養

1 脂 肪

1）摂取量

これまでの疫学研究において，脂肪摂取量と血清コレステロール濃度，脂肪摂取量と動脈硬化性疾患との間には正の相関が認められている．脂肪エネルギー比は，20～25％程度に制限する．コレステロールは1日300 mg以下とし，高コレステロール血症が持続する場合は200 mg以下に制限する．

2）種 類

（1）コレステロールに関する作用

飽和脂肪酸（ラウリン酸，ミリスチン酸，パルミチン酸）には血清コレステロール濃度増加作用が認められている．

$n-6$系多価不飽和脂肪酸であるリノール酸は，血清総コレステロール濃度を低下させることが認められているが，血清総コレステロール濃度低下作用は総エネルギー摂取に占めるリノール酸の比率で変化する．リノール酸摂取が15％以上になるとコレステロール低下作用が認められなくなるとともに，HDL-C濃度の低下が大きくなる．$n-3$系多価不飽和脂肪酸である$α$-リノレン酸も，リノール酸と同程度にコレステロール低下作用を有すると報告されている．

また，一価不飽和脂肪酸であるオレイン酸は，リノール酸を摂取した場合とほぼ同等にLDL-C濃度を低下させ，しかもHDL-C濃度を低下させないことが報告されている．

（2）トリグリセリドに関する作用

一般の植物油に比べると，エイコサペンタエン酸（EPA）やドコサヘキサエン酸（DHA）を含む魚油の吸収は低く，負荷後のトリグリセリド（TG）の反応が小さい[1]．またEPAは肝臓におけるTGの合成を抑制し，VLDLを低下させる作用が知られている．

近年，脂肪の吸収を抑える食用油として，中鎖脂肪酸とジアシルグリセロールを含む油が注目されている．中鎖脂肪酸は，長鎖脂肪酸と消化吸収の経路が全く異なり，胃ですべての脂肪酸がグリセロールから外れ，腸管内で胆汁酸ミセルを形成せずに吸収される．その後，トリアシルグリセロールに再合成されることなく，門脈を経由して直接肝臓に取り込まれ，$β$酸化によりエネルギーとなる．中鎖脂肪酸は腸管での吸収後，直接門脈に入るため，カイロミクロンの形成が行われず，食後高脂血症の改善にも有効である．ジアシルグリセロールとはグリセロールの1,3位または1,2位に脂肪酸が結合したものの総称である．1,3ジアシルグリセロールは1-モノアシルグリセロールと脂肪酸に分解され，小腸に吸収される．1-モノアシルグリセロールはトリアシルグリセロール再合成に関与するmonoacylglycerol acyltransferase（MGAT）やdiacylglycerol acyltransferase（DGAT）などの基質となりにくいため，再合成が遅延すると考えられている[2,3]．

（3）その他の作用

EPAは，インターロイキンや，腫瘍壊死因子TNF-$α$産生の抑制といった免疫や炎症に関係の深いサイトカインの産生調節に影響を及ぼすことが知られている．

その他，EPAの薬理作用として，血小板凝集抑制，血清脂質改善（TGの低下），血管平滑筋細胞増殖抑制など，さまざまな抗動脈硬化作用を有することが報告されている．

2 アルコール

適度の飲酒者はアルコールを全く飲まない人よりも死亡率の低いことが示され，アルコール摂取量と死亡率との関係はU字カーブを描くことが報告されている[4]．この要因として，HDLの増加が挙げられる．しかし，多量の飲酒の継続は，高トリグリセリド血症，脂肪肝，肝線維症，アルコール性肝炎，肝硬変などの肝障害が引き起こされる．飲酒後の高脂血症は，アルコールにより肝臓からのVLDL分泌が増加することによる．脂肪肝の成因としては，アルコール代謝で脂肪組織からの脂肪酸の動員，脂肪酸の$β$酸化の低下により，肝臓内に脂肪酸が多量にプールされ，TGの生合成が亢進するためとさ

れている．また，アルコール飲料の中には赤ワインやウイスキーのように，原料や貯蔵樽由来のポリフェノールを豊富に含有するものも多く，LDLの酸化を抑制する効果が期待できる．

3 蛋白質

1）大豆蛋白質

大豆蛋白質の血清コレステロール濃度低下作用のメカニズムとしては，腸管内で胆汁酸などと結合して吸収を抑制し，余剰のステロール類の排出を促進することが実験的に示されている．さらに，肝臓でのLDL受容体の発現を高めることで，コレステロールの取り込みを高める働きがあることも新たにわかってきた．このような効果は，大豆蛋白の不消化分画の中でも，グリニシン酸性サブユニット由来のコール酸結合ペプチドを含むものと考えられている．

2）魚蛋白

魚蛋白にはHDLコレステロール増加作用と抗酸化作用のあることが報告されている．

4 食物繊維

食物繊維にはコレステロール低下作用や大腸癌，大腸憩室の予防効果などが認められている．食物繊維には水溶性と不溶性の繊維があり，水溶性のペクチン，マンナンはコレステロール低下作用を有するが，不溶性のセミロースやヘミセルロースにはコレステロール低下作用はみられない．1日25g以上の食物繊維を摂ることが勧められている．

5 抗酸化物質

LDLが酸化LDLに変性する過程で，さまざまな抗酸化物質が関与し酸化LDLの生成を防いでいる．血液中に存在する抗酸化物質として代表的なものは，ビタミンE，ユビキノール，カロテノイド（βカロテンなど）などの脂溶性と，ビタミンC，尿酸，アルブミン，ポリフェノールなどの水溶性のものがある．これらの抗酸化物質は，LDLの内外において，LDLの酸化修飾を防止する．脂溶性のビタミンE，βカロテンはLDL内において，また水溶性のビタミンCはLDLの外において活性酸素などの酸化修飾からLDLを保護する役割をもつ．さらにビタミンCは，すでに酸化修飾を受けたビタミンEを元に戻す働きがある．

これらの抗酸化物質の主な摂取源は野菜や果物であり，その消費量の増加はビタミンE，ビタミンC，カロテノイド，ポリフェノールの血漿濃度を上げ，動脈硬化の発症・進展を予防する．

1）ビタミンE

1990年代の前半，血清ビタミンEが高値の人は冠動脈疾患での死亡率が低いなどの疫学調査が発表され，ビタミンEの摂取が冠動脈疾患の罹患率を低減させることが期待された．その後，ビタミンEを用いて数多くの臨床試験が実施されてきたが，有効性を強く支持する証拠は得られていない．しかし，最近の研究で，動脈硬化巣でのマクロファージによるLDL取り込みを抑制することが報告され，抗酸化のみならずさらなる効果も期待されている．

2）ビタミンC

ビタミンC摂取量と冠動脈疾患発症率とが逆相関することが，以前から示されていたが[5]，大規模臨床介入試験ではビタミンCの冠動脈疾患抑制効果は認められていない[6]．一方，最近の前向き臨床試験で，血漿ビタミンC濃度は全死亡，心血管疾患および虚血性心疾患による死亡と逆相関することが示され，血漿ビタミンC濃度20 μmol/Lの増加は全死亡を20％減少させると計算された[7]．

3）ポリフェノール

ポリフェノール摂取の効果についてはZutphen Elderly Study[8]では1日30 mg以上のポリフェノール摂取者に冠動脈疾患の発症率の有意な低下，Seven Country Studyではポリフェノールの摂取量と冠動脈疾患の間に負の相関が認められており，抗酸化物質を摂取することの重要性が明らかにされている．

〔近藤　和雄，岸本　良美〕

表A-5-1 不整脈の分類

頻脈性不整脈		徐脈性不整脈	
・心房性 ・心房期外収縮（PAC） ・発作性上室頻拍（PSVT） ・心房粗動（AF） ・心房細動（Af）	・心室性 ・心室期外収縮（PVC） ・心室頻拍（VT） ・心室粗動（VF） ・心室細動（Vf）	・房室ブロック ・Ⅰ度房室ブロック ・Ⅱ度房室ブロック （Wenckebach, Mobitz） ・Ⅲ度房室ブロック	・洞不全症候群（SSS） ・洞性徐脈 ・洞房ブロックまたは洞停止 ・徐脈頻脈症候群
その他			

- ウォルフパーキンソンホワイト（WPW）症候群
- ラウンギャノンレバイン（LGL）症候群
- 脚ブロック

2 他覚症状

①アダムズ-ストークス症候群：不整脈を原因とし，以下のような流れで起こる失神発作をいう．

不整脈 ⇒心拍出量減少 ⇒脳虚血 ⇒意識消失

4）検査所見

1 症 状

動悸，胸部不快感，めまい，失神（Adam-Stokes症候群），倦怠感，疲労感，息切れなどの有無と程度を調べる．個人差が大きい．

2 心電図

不整脈の種類により特徴的な異常を図A-5-2に示す．

5）治 療

1 薬物治療

表A-5-2に主な不整脈の治療薬と作用機序を挙げる．

2 電気ショック（直流通電）

直流電流を心臓に通電することによって，不整脈〔主に心室細動（Vf）〕を洞調律リズムに戻す方法である（図A-5-3）．2004年より自動体外式除細動器（AED）の使用が医療従事者だけでなく一般市民にも許可され，駅や学校，商業施設など人が多く集まる場所を中心に設置が進められている．

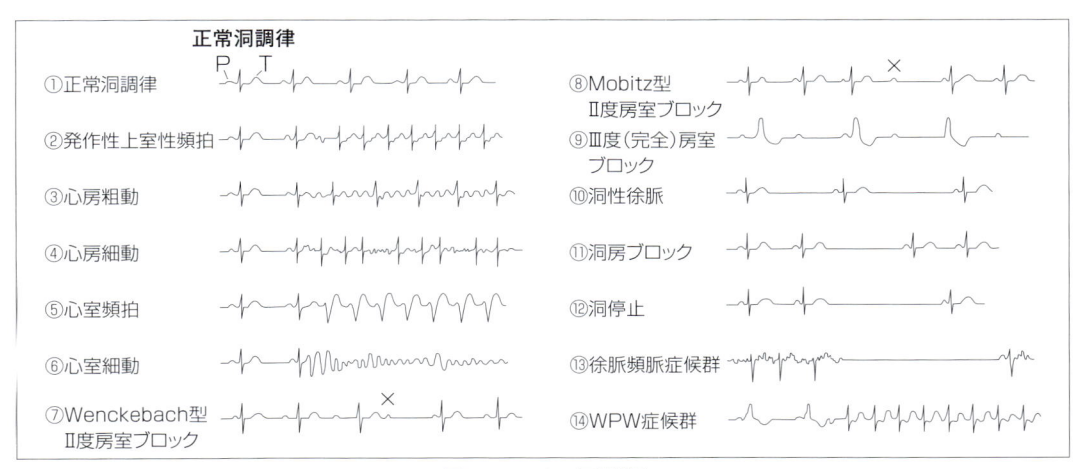

図A-5-2 不整脈

表A-5-2 抗不整脈薬の種類と作用機序

	薬剤	主な作用機序と適応	その他の適応	副作用
チャネル遮断薬	K	・再分極の遅延 　⇒不応期を延長 　⇒リエントリ停止・予防	—	・QT時間の延長 　(催不整脈作用)
	Na	・興奮伝達速度の遅延 　⇒リエントリ停止	・期外収縮の治療	・新たな不整脈の発生 　(催不整脈作用)
受容体刺激薬	Ca	・Ca依存性組織の伝導の低下 　⇒房室結節を介する上室性・頻脈性不整脈の停止・徐拍化	・特発性心室頻拍の治療 　(右脚ブロック＋ 　　　　　左軸偏位型) ・triggered activityの治療 ・特発性心室頻拍の治療 　(左脚ブロック＋ 　　　　　右軸偏位型)	・房室ブロック ・洞徐脈 ・洞停止
	アデノシン（A₁）			
	ムスカリン性アセチルコリン（M₂）		—	
受容体遮断薬	β	・交感神経作用の抑制 　⇒房室結節を介する上室性・頻脈性不整脈の停止・徐拍化 ・自動能亢進による不整脈の治療	・先天性QT延長症候群の予防	・房室ブロック ・洞徐脈
	ムスカリン性アセチルコリン（M₂）	・Ca依存性組織の伝導の亢進 　⇒徐脈性不整脈の治療	—	・洞頻脈

3 カテーテルアブレーション

リエントリ回路の特定部位にカテーテルの先端を置いて通電し，その回路を断ち切る方法である（図A-5-4）．まず電気生理マッピングで不整脈の発生機序を同定した後に施行する．合併症として房室ブロック，血栓症，心タンポナーデなどがある．

4 人工ペースメーカー

人工ペースメーカーは洞房結節の代わりをする電気医療機器で（表A-5-3），手術によって左右どちらかの鎖骨の下方の皮膚下に埋め込まれる．機器と心臓は，静脈内を走るワイヤでつながれている（図A-5-5）．新型の低エネルギー回路と電池を使用した人工ペースメーカーの寿命は，約10〜15年である．新型の回路は自動車の配電器，レーダー，電子レンジ，空港の安全探知器などに干渉される危険性はほとんどないといわれている．しかしMRI（磁気共鳴画像）検査やジアテルミー（筋肉を温める理学療法に使

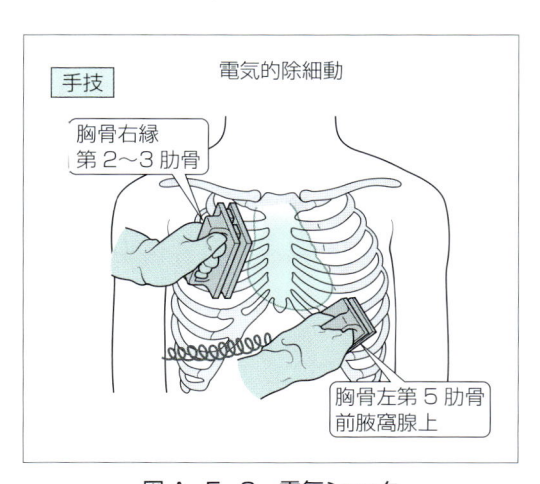

図A-5-3 電気ショック
手技
電気的除細動
胸骨右縁 第2〜3肋骨
胸骨左第5肋骨 前腋窩腺上

用される医療機器）といった一部の電気機器は人工ペースメーカーに干渉する危険性がある．

表 A-5-3　人工ペースメーカーの適応
- 絶対適応
  ・めまい，失神，心不全症状などの症状を伴う徐脈（Ⅱ度・Ⅲ度房室ブロック，洞不全症候群）
  ・無症状でも3秒以上の心停止，または，脈拍＜40/分を認める場合
- 相対適応
  ・Ⅲ度房室ブロック（完全房室ブロック）
  ・Ⅱ度房室ブロック（MobitzⅡ型）
* Wenckebach型は適応とならない

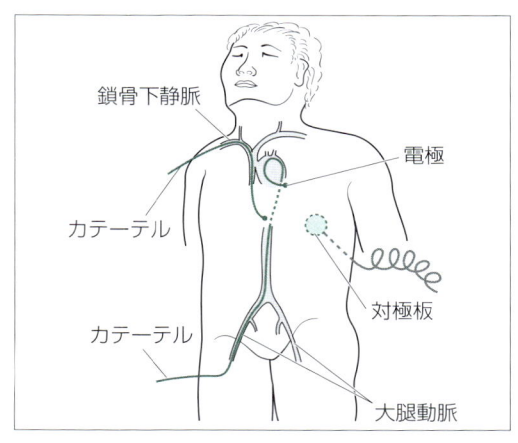

図 A-5-4　カテーテルアブレーション

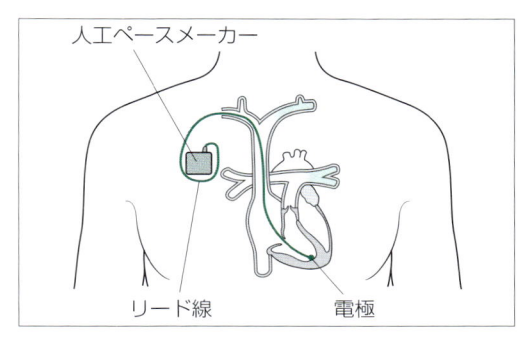

図 A-5-5　人工ペースメーカー

栄養療法

栄養療法のポイント
- 不整脈における栄養療法は，動脈硬化予防と，心臓の負担軽減・回復を目的とする．
- 塩分を制限する．
- ミネラルを補給する．

1）動脈硬化予防

動脈硬化症の栄養療法に準じる．肥満，糖尿病，脂質異常症，高血圧症などに罹患している場合は，それぞれの食事療法を遵守する．

2）食塩摂取量の制限

食塩の過剰摂取は，血圧の上昇につながるとともに，循環水分の低下につながり，心臓への負荷が大きくなるため，1日9g以下に制限する．

3）ミネラルの補給

カリウム，カルシウム，マグネシウムなどのミネラルが不足しないように補給する．これらのミネラルはストレスや飲酒によって減少することからも積極的に摂取することを勧める．

〔近藤　和雄，岸本　良美〕

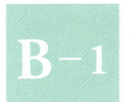

B-1 糖尿病
diabetes mellitus ; DM

疾患の概要

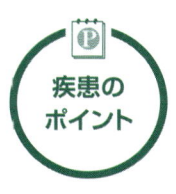

疾患のポイント
- 糖尿病とは，インスリンの作用不足に基づく慢性の高血糖状態を主徴とする代謝疾患群である．
- 糖尿病性網膜症，糖尿病性腎症，糖尿病性神経障害（三大合併症）などの細小血管障害，および動脈硬化症（大血管障害）を引き起こす．
- 主な自覚症状としては口渇，多飲，多尿，体重減少などがあるが，重症になるまで無症状である場合が多い．

1) 診断基準

糖尿病は慢性的な高血糖を確認することで診断する．血糖値に関しては，空腹時および75g経口ブドウ糖負荷試験（OGTT）2時間値の判定基準が定義されている（図B-1-1,2）．

2) 分類と病態

日本糖尿病学会は，糖代謝異常の分類は成因

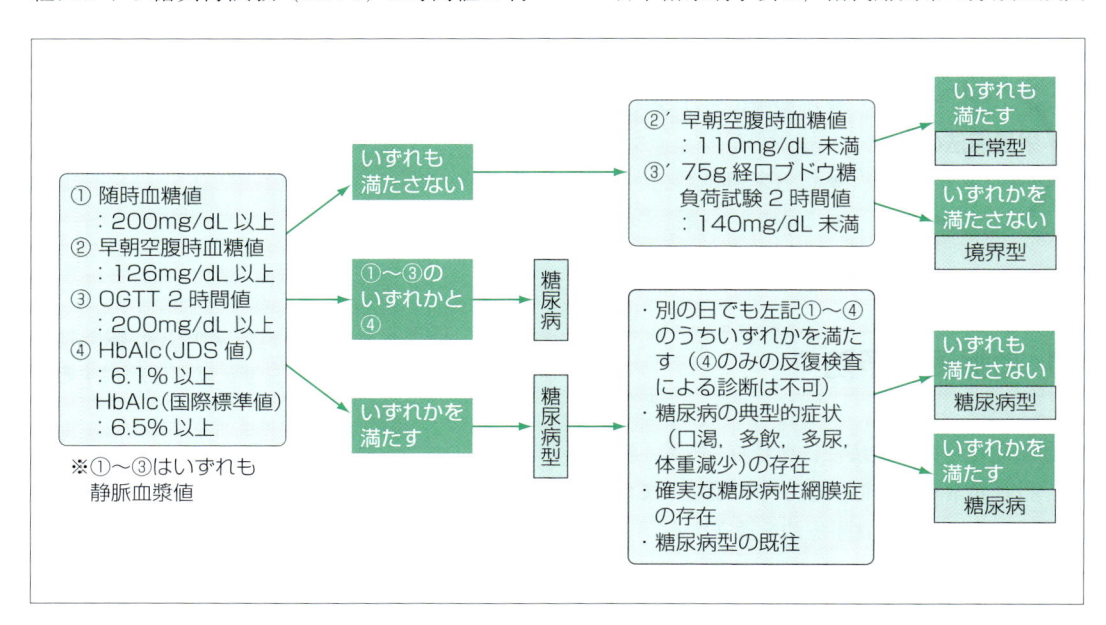

図B-1-1 糖尿病の診断手順
（日本糖尿病学会：糖尿病の分類と診断基準に関する委員会報告，2010より作成）

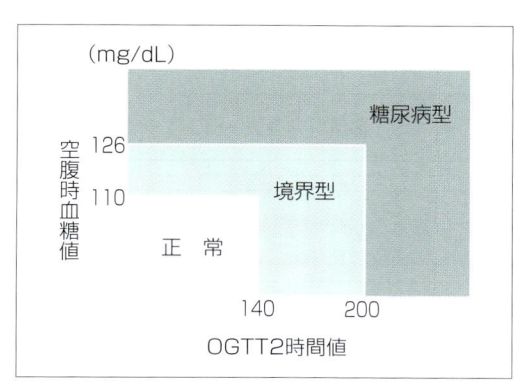

図 B-1-2　糖尿病の診断基準
（日本糖尿病学会, 2010）

分類を主体とし，インスリン作用不足の程度に基づく病態（病期）を併記すると発表している．

1　1型糖尿病

インスリンを合成，分泌する膵臓のβ細胞（以下，膵β細胞）が破壊され，インスリンが絶対的に欠乏することによって発症する．自己免疫疾患と考えられており，特定のヒト白血球抗原（HLA）タイプなど，免疫応答遺伝子レベルに感受性のある個体に，ウイルス感染や食物などの環境因子が加わったことによって，膵β細胞に対する自己免疫を生じ，膵β細胞の破壊から糖尿病を発生する．

日本では，1型糖尿病の頻度は，全体の1〜2％程度と少ないが，北欧では逆に1型糖尿病が多い．

2　2型糖尿病

2型糖尿病は遺伝的素因に由来するインスリン分泌低下に，環境因子（肥満，過食，運動不足，加齢など）によるインスリン作用の低下（インスリン抵抗性）が加わって，徐々に成人期より発症するが，近年では小児からの発症も増加している．

3　その他の特定の機序，疾患による糖尿病

1）遺伝因子として遺伝子異常が同定されたもの

①膵β細胞機能に関わる遺伝子異常：インスリン遺伝子，MODY遺伝子，ミトコンドリア遺伝子など
②インスリン作用の伝達機構に関わる遺伝子異常：インスリン受容体遺伝子など

2）その他の疾患，条件に伴うもの

①膵外分泌疾患：膵炎，外傷，腫瘍，ヘモクロマトーシスなど
②内分泌疾患：クッシング症候群，先端巨大症，褐色細胞腫など
③肝疾患：慢性肝炎，肝硬変など
④薬剤や化学物質によるもの：グルココルチコイド，インターフェロンなど
⑤感染症：先天性風疹，サイトメガロウイルス，コクサッキーウイルスなど
⑥免疫機序によるまれな病態：インスリン受容体抗体など
⑦その他の遺伝的症候群で糖尿病を伴うことの多いもの：ダウン症候群，プラダー–ウィリー症候群など

4　妊娠糖尿病（GDM）

妊娠中に発症もしくは初めて発見された種々の程度の耐糖能低下と定義され，軽い耐糖能異常であっても流産，早産や巨大児分娩の危険性が高くなるため，早期からの管理が必要である．

3）症　状

1　高血糖時に認められる症状

糖尿病の臨床症状として口渇，多飲，多尿，体重減少がよく知られているが，症状の現れ方は病期や患者によりさまざまであり，糖尿病診断時にこれらの症状を呈する患者は少ないことに注意する（図B-1-3）．

そのほかにも，糖尿病患者は好中球機能低下をはじめとする免疫機能低下，血液循環障害，神経障害などにより，易感染状態になっている．特に呼吸器感染症（肺炎，肺結核），尿路感染症（習慣性膀胱炎，腎盂腎炎），皮膚・軟部組織感染症（カンジダ症，糖尿病足病変），歯周病などの

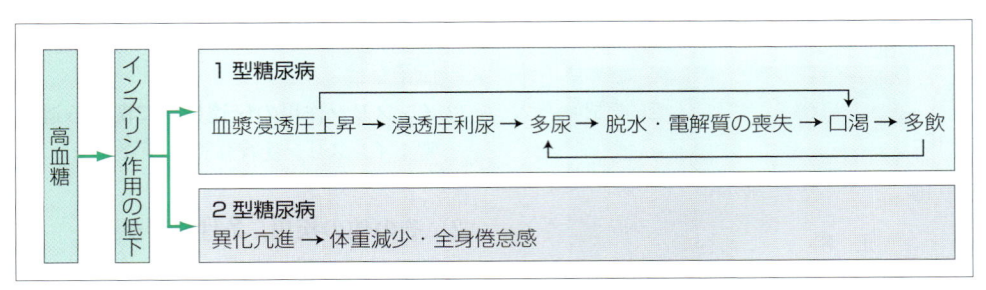

図 B-1-3 高血糖時に認められる症状

感染症を合併しやすい.

2 合併症

1) 急性合併症

糖尿病の急性合併症には，糖尿病性ケトアシドーシス，非ケトン性高浸透圧性昏睡，乳酸アシドーシスがあるが，いずれも生命に関わる重篤な症状で，早期治療を要する．

(1) 糖尿病性ケトアシドーシス

インスリンの絶対的な不足によって，600 mg/dL をこえる著しい高血糖とともに脂肪酸の分解亢進を生じ，血中ケトン体（βヒドロキシ酪酸，アセト酢酸，アセトン体）の増加をきたす．さらに，高血糖による浸透圧利尿から著明な脱水を生じ，有機酸であるケトン体の増加によって血漿 pH が酸性に傾き，昏睡に至る．

糖尿病性ケトアシドーシスは，1 型糖尿病の発症時あるいはインスリン注射の中断によって生じる．また，2 型糖尿病でも大量に清涼飲料水を飲んだ場合などに起こることがある．治療には，生理食塩水による大量輸液とインスリンの静脈内持続注入を行う．

(2) 非ケトン性高浸透圧性昏睡

ケトン体を認めない高血糖性昏睡であり，高齢者に多く，それまで糖尿病はないか軽度の耐糖能異常で，インスリン分泌能を残している患者に生じる．感染症，脳血管障害，ステロイド投与，手術後の高カロリー輸液などが誘因となり，脱水と高血糖をきたすが，ケトン体は陰性である．

(3) 乳酸アシドーシス

血中乳酸の増加によって発症するアシドーシスで，糖尿病性ケトアシドーシスの一時期やビグアナイド剤による副作用として起こる場合がほとんどである．アルコール多飲，心血管疾患，感染症などが誘因となることがあるため注意が必要である．

2) 慢性合併症

長期間高血糖が持続すると，血管障害を中心とする糖尿病性慢性合併症を生じる．

(1) 細小血管障害

①**糖尿病性網膜症**：網膜内毛細血管の血栓性閉塞と出血性梗塞，それに続く血管新生や線維血管増殖変化，黄斑浮腫，網膜剥離，硝子体出血などを合併して重篤な視力障害をきたす．わが国の中途失明の原因のトップである．

②**糖尿病性腎症**：腎症は慢性高血糖によって腎糸球体血管に生じる細小血管症で，わが国の血液透析導入原因疾患のトップであり，患者の QOL のみならず生命予後を左右する．

③**糖尿病性神経障害**：四肢末梢，特に下肢に対称的に生じる知覚神経障害（多発性神経障害）によって，足先のしびれ，知覚低下をきたす．知覚鈍磨に血液循環障害が加わり，糖尿病性足壊疽の原因となる．

(2) 大血管障害

糖尿病性合併症として，細小血管障害に加えて，脳血管障害，虚血性心疾患，閉塞性動脈硬化症などが重要であり，これらは大血管障害と称される．糖尿病に特異的ではないが，糖尿病の罹患によって 3〜5 倍の高頻度で発症し，予後も不良である．

3 臨床症状の推移

2 型糖尿病は比較的緩徐に進行するため，自

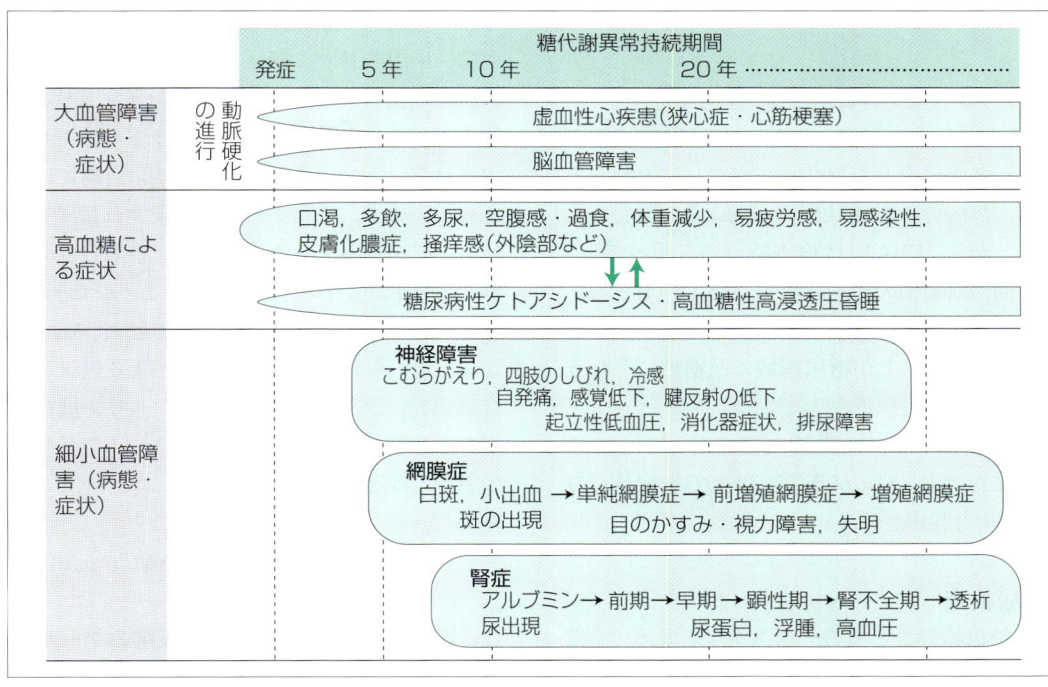

図B-1-4 臨床症状の時間的推移

覚症状のない期間が長く続くことも多く，慢性合併症による症状が発現して初めて医療機関を受診する患者も多い（図B-1-4）．

4）検査所見

1 一般所見

1）高血糖の自覚症状

口渇，多飲，多尿，体重減少，倦怠感などの自覚症状は血糖値が常時 200～250 mg/dL 程度となってから初めて出現する．

2）合併症の自覚症状と身体所見

視力障害（網膜症を含む眼症），むくみ（腎症），足のしびれ（神経症），胸痛（動脈硬化による狭心症），間欠性跛行などが糖尿病合併症の自覚症状である．また深部腱反射（特にアキレス腱反射）の減弱，振動覚の低下，起立性低血圧などの身体所見は糖尿病性神経障害の存在を示唆する．

3）糖尿病の急性発症

多くの場合，糖尿病は長期間かけて発症するが，まれに急性発症する．典型的な1型糖尿病では，それまで健康であった小児，学童が口渇，多飲，多尿，体重減少，倦怠感などを訴え，時に意識障害を起こすことがある．

2 検査所見

1）血糖検査

図B-1-1，2に示すように，血糖値については空腹時およびOGTT 2時間値について正常域，境界域，糖尿病域が定義されている．

(1) 75g ブドウ糖経口負荷試験（OGTT）

前夜9時以降，10～14時間絶食後，空腹時血糖値を測定してから75gブドウ糖溶液を経口投与する．30分，60分，120分後の血糖値を測定する．

OGTTは食後の糖の処理能力を調べるための検査であり，軽度の糖代謝異常も判定できる鋭敏な検査方法である．ただし，空腹時血糖が150 mg/dLをこえるような高値を示す患者に対しては，血糖の著しい上昇を引き起こすため行

2) グリコヘモグロビン A1c（HbA1c）

HbA1cは赤血球全ヘモグロビンに占める，グルコースが結合した糖化ヘモグロビンの割合である．体内での赤血球寿命がおよそ120日と長いことから，HbA1cは検査時点から遡って約2か月間の血糖値の平均を示す．HbA1c（JDS値）では4.1～5.8％が正常域，5.9～6.4％が境界域，6.5％以上が糖尿病域の血糖値にそれぞれおおよそ相当する．

特定健診では，空腹時血糖値が100 mg/dL以上またはHbA1cが5.2％以上で糖尿病のリスクありと判定される．

3) 尿検査

尿糖は検診などでの一次スクリーニングで糖尿病の診断に用いるが，その診断精度は低い．尿糖は通常血糖値が170～180 mg/dL程度になると陽性となり，尿糖の程度（+～3+）は血糖値の高さにおおむね比例する．尿糖が持続陽性であれば糖尿病である可能性は極めて高い．糖尿病であっても尿糖排泄閾値以下であれば尿糖は陰性なので，軽度高血糖の糖尿病では診断できない．

尿ケトン体は，血中ケトン体の濃度が著しく上昇したときに陽性となる．血中ケトン体濃度の上昇はインスリン作用が著しく減弱している証拠であり，重症患者である可能性が高い．

4) その他の検査

糖尿病の原因，および病態を知るには以下の検査が必要である．

(1) インスリン分泌とインスリン抵抗性

インスリン分泌量を知るためには，血中インスリン（IRI；immunoreactive insulin），または血中，尿中のCペプチドを測定する．Cペプチドは生理活性のないペプチドで，インスリンが細胞外に分泌される時にCペプチドも等モル分泌される．Cペプチドはインスリン製剤には含まれないので，Cペプチドを測定すればインスリン注射を行っている患者でも，患者自身の膵臓からのインスリン分泌量を知ることができる．

インスリン抵抗性の指標としてはHOMA-Rがよく用いられる．HOMA-Rが1.6以下の場合は正常，2.5以上の場合にインスリン抵抗性があると考えられる．ただし，インスリン治療中の患者には用いない．

HOMA-R
 $= IRI(\mu U/mL) \times$ 空腹時血糖値$(mg/dL) / 405$

(2) 膵β細胞に対する自己免疫反応のマーカー

グルタミン酸脱炭酸酵素（GAD）は主にβ細胞に発現している蛋白質で，抗GAD抗体は膵β細胞に対する細胞傷害性T細胞による傷害の結果として血中に出現することから，抗GAD抗体は自己免疫反応のマーカーである．

(3) HLA検査

1型糖尿病になりやすいHLA型は日本人ではDR9，DR4などである．逆にDR2などは日本人では1型糖尿病になりにくいタイプであることが知られている．

(4) 遺伝子検査

ミトコンドリア遺伝子変異，MODYの遺伝子変異，インスリン遺伝子変異，インスリン受容体遺伝子変異などの検査によって，既に遺伝子変異が明らかになった糖尿病は原因遺伝子を特定できる．

表B-1-1　血糖コントロールの指標と評価

指標	優	良	可	不可
HbA1c（JDS値）（％）	5.8未満	5.8～6.5未満	6.5～8.0未満	8.0以上
空腹時血糖（mg/dL）	80～110未満	110～130未満	130～160未満	160以上
食後2時間血糖（mg/dL）	80～140未満	140～180未満	180～220未満	220以上

（日本糖尿病学会編：科学的根拠に基づく糖尿病診療ガイドライン 第2版，南江堂，2007，p.19より改変）

5）治 療

糖尿病は完治させることはできないが，食事療法，運動療法，薬物療法を組み合わせながら，管理することでQOLの維持を目指す．

1 コントロールの指標

1）血 糖
合併症の発症や進展を抑制するためには，表B-1-1に示す指標について優または良を目指す必要がある．指標の中でもHbA1c値を重視する．

2）その他
①体　重：標準体重(kg)＝身長(m)^2×22
②血　圧：収縮期血圧130 mmHg未満，拡張期血圧80 mmHg未満
③血清脂質：総コレステロール200 mg/dL未満（冠動脈疾患がある場合は180 mg/dL未満），中性脂肪150 mg/dL未満，HDLコレステロール40 mg/dL以上

2 治療の進め方

糖尿病治療の目的は，患者の生命維持と快適な社会生活を送ることであり，高血糖の是正と慢性合併症の予防，進展抑制を目指す．
1型糖尿病では，治療の基本はインスリン補充であり，食事療法・運動療法はこれを補うものである．2型糖尿病では，食事療法・運動療法が基本で，コントロールが不良な場合には経口血糖降下薬ないしはインスリンによる薬物療法が行われる．

1）食事療法
後述の栄養療法を参照する．
2型糖尿病の多くは生活習慣の問題や肥満を伴うため，治療の基本はライフスタイルの是正と適正体重の維持である．食事療法としては，適切なエネルギー摂取，三大栄養素のバランス，ビタミン・ミネラルの補給が基本となる．1型糖尿病では，食事療法は適切な体重の維持と成長や日常生活を維持するために必要な栄養の補給，低血糖や高血糖を予防し，効果的なイン

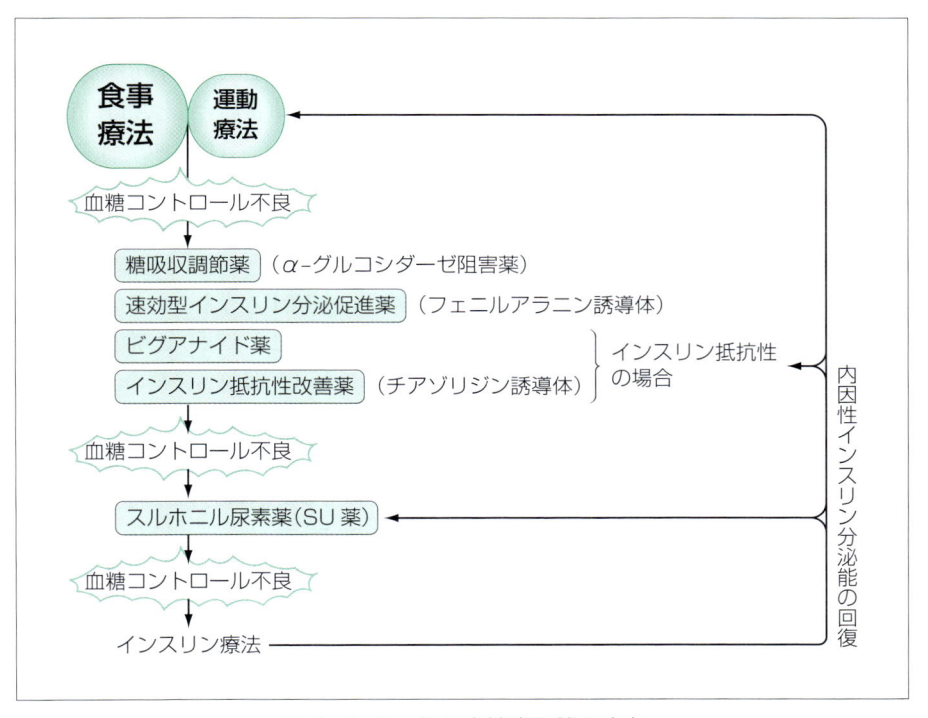

図B-1-5　経口血糖降下薬の適応

表B-1-2　経口血糖降下薬の特徴

分類	名称	主な一般名	主な特徴
糖吸収調整薬	α-グルコシダーゼ阻害薬（α-GI）	・アカルボース ・ボグリボース	・食後の急激な血糖上昇を抑制 ・高血糖刺激によるインスリン分泌も抑制
速効型インスリン分泌促進薬	フェニルアラニン誘導体	・ナテグリニド	膵β細胞に働きインスリン分泌を促進する：・インスリン分泌パターンの改善 ・食直後のインスリン追加分泌上昇 ・SU薬に比べ低血糖をきたしにくい
速効型インスリン分泌促進薬	その他	・ミチグリニド	
ビグアナイド薬		・メトホルミン ・ブホルミン	・肝臓：糖新生抑制による糖放出率抑制 ・小腸：糖吸収抑制 ・筋、脂肪組織：糖取り込み率増加、インスリン抵抗性改善
インスリン抵抗性改善薬	チアゾリジン誘導体	・ピオグリタゾン	・脂肪細胞のインスリン抵抗性惹起物質分泌を抑制
インスリン分泌促進薬	スルホニル尿素薬（SU薬）	・グリベンクラミド ・グリクラジド ・グリメピリド	膵β細胞に働きインスリン分泌を促進する：・経口血糖降下薬の中で最も強力 ・食後血糖の選択的低下は期待できない ・インスリン追加、基礎分泌上昇

スリン治療を行うために規則的な食生活を身に付けることである．また，糖尿病性腎症へ進展した場合は，低蛋白食が用いられる．

2）運動療法

運動療法は骨格筋での糖取り込みを直接刺激するとともに，インスリン感受性を増強させ，血糖値を下げる．また，運動療法の継続により肥満の解消が期待でき，さらなるインスリン抵抗性の改善につながる．

しかし，糖尿病の代謝コントロールが極端に悪い場合（空腹時血糖250 mg/dL以上または尿ケトン体中等度以上陽性）や増殖網膜症による新鮮な眼底出血がある場合，腎不全，心肺機能に障害のある場合などは，運動療法は禁止または制限する必要がある．

3）薬物療法

(1) 経口血糖降下薬

経口血糖降下薬は原則として食事・運動療法が適切に行われているにもかかわらず血糖コントロールが十分でない2型糖尿病患者に使用される．投与は最少量から開始し，必要に応じて徐々に増量する．非スルホニル尿素薬（非SU薬）から使用し，コントロールが不良の場合にSU薬を用いる．SU薬で効果が得られない場合は，速やかにインスリン療法に移行する必要がある（図B-1-5）．表B-1-2にそれぞれの経口血糖降下薬の特徴を示す．

(2) スルホニル尿素薬（SU薬）

スルホニル尿素薬は，膵β細胞のスルホニル尿素受容体に直接結合し，ATP依存性K^+チャネルを閉鎖することによって，インスリン分泌を刺激する．

(3) α-グルコシダーゼ阻害薬

α-グルコシダーゼは小腸において二糖類を単糖類に分解する酵素である．α-グルコシダーゼを阻害することにより食事中の糖質分解・吸収を遅延させ，血中への糖の流入を緩徐にし，食後の急激な血糖上昇を抑制する．

(4) チアゾリジン誘導体

チアゾリジン誘導体は核内受容体転写因子であるPPARγに結合，活性化して作用する．肥大化した脂肪細胞からはインスリン抵抗性を惹起するTNF-αや遊離脂肪酸の放出が亢進し，アディポネクチンが低下している．チアゾリジン誘導体はPPARγに結合し，脂肪細胞の分化を促し小型化させることでインスリン抵抗性を

改善する.さらに,肝臓や筋でのインスリン感受性の向上や,肝臓での糖新生抑制作用もある.

(5) ビグアナイド薬

ビグアナイド薬はインスリン分泌を刺激せずに,さまざまな機序で糖尿病を改善する.そのため肥満を助長しにくい特徴がある.主な作用は肝臓における糖新生の抑制であり,空腹時血糖を低下させる.その他に小腸における糖吸収抑制,筋や脂肪組織での糖取り込みの亢進などの作用がある.

極めてまれではあるが,副作用として乳酸アシドーシスがあるため,高齢者や肝・腎臓障害を有する患者への投与は注意が必要である.

(6) インスリン療法

インスリン療法とは,外部からインスリンを投与することにより,インスリン分泌動態を正常に近づける治療法である.インスリンが絶対的に欠乏する1型糖尿病患者に加え,経口血糖降下薬で良好な血糖コントロールが得られない2型糖尿病患者,また糖尿病性昏睡や糖尿病合併妊娠などにより緊急に血糖を下げる必要がある場合に適応される.

インスリン製剤には,作用の発現ならびに持続時間の特徴により,超速効型,中間型,持続型に分類され,それぞれの作用時間を考慮し組み合わせて投与する.また近年,超速効型とその一部を結晶化させた中間型を組み合わせた二相性インスリン製剤が発売され,食直前の投与が可能になったことで低血糖のリスクが減少した.

投与方法は,ペン型インスリン注射器を用いて患者自身が皮下注射を行うことが多い.注射部位は腹壁が最も適しているが,上腕外側部,臀部,大腿外側部に注射する場合もある.

▶新たな治療法としてのインクレチン関連薬

近年,インクレチン関連薬〔DPP-4 (dipeptidyl peptidase-4) 阻害薬と GLP-1 受容体作動薬〕が開発され,わが国においても実用化されつつある.従来の糖尿病治療薬とは異なる機序で血糖値を低下させるため,低血糖症や体重増加などの副作用を起こす可能性が低く,増加の一途をたどる2型糖尿病治療の新たな治療戦略として期待されている.

インクレチン〔GIP および GLP-1 (glucagon-like peptide-1)〕は,食物中の栄養素に反応して消化管から分泌されるホルモンで,膵臓に作用しインスリン分泌の促進,グルカゴン分泌の抑制を介して血糖値を低下させる働きをもつが,DPP-4 によって速やかに分解される(図B-1-6).

DPP-4 阻害薬は DPP-4 を阻害することにより,インクレチン濃度を高め,血糖低下作用を示す.海外では 2006 年に初めて承認され,わが国でも 2009 年 10 月に,1日1回の経口薬

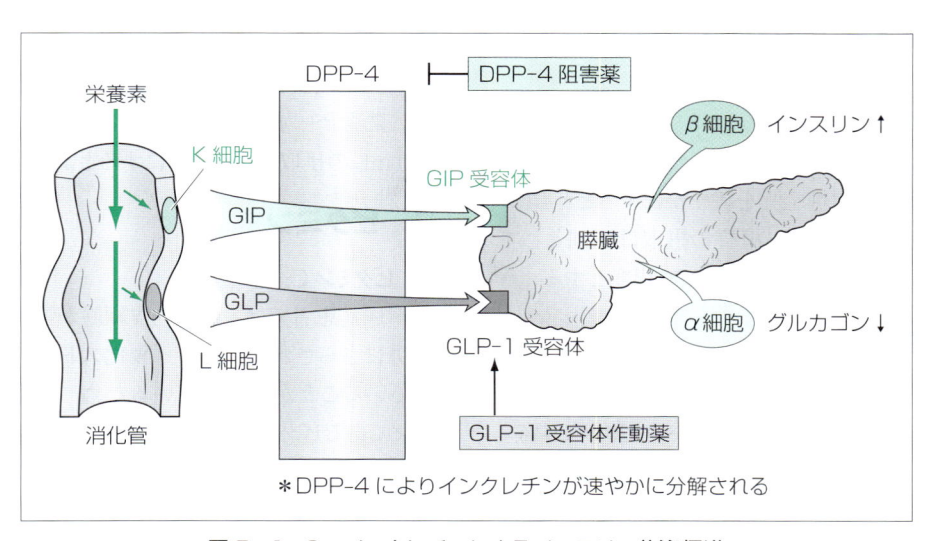

図 B-1-6 インクレチンによるインスリン分泌促進

として承認された．重症腎機能障害例は禁忌である．

GLP-1受容体作動薬は膵β細胞のGLP-1受容体に結合し，インスリン分泌を促進する薬剤で，体内のGLP-1と同様に作用するがDPP-4の分解を受けにくい．わが国においては2010年1月に，ヒトGLP-1アナログ製剤が1日1回の皮下注射投与として承認された．

栄養療法

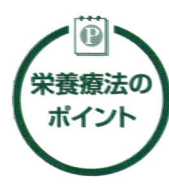

栄養療法のポイント
- 適正エネルギー量を摂取する．
- 糖質・脂質・蛋白質のバランスを考慮する．
- ビタミン・ミネラル・食物繊維を補給する．
- 規則的な食習慣を身に付ける．
- 菓子類やアルコールは極力控える．

1) 適正エネルギー量の摂取

余分なエネルギー摂取を抑えることで，インスリンの需要量が減少するとともに，インスリンの作用不足が改善されて代謝異常の是正につながる．また，肥満のある場合は，肥満の是正によりインスリン抵抗性が改善する．糖尿病の食事療法では，80 kcalを1単位として計算する食品交換表を活用したカロリー計算が用いられる．

・適正エネルギー摂取量
　＝標準体重(kg)×25〜30 kcal

2) 三大栄養素のバランス

1 糖質

糖質の制限により，腸からの急激な糖吸収を抑制し食後の血糖上昇を緩やかにするとともに，肥満の解消を目指す．糖質の摂取は原則として50％を下限とし，成人期は60％程度とする．

2 脂質

原則として，成長期，30歳までの成人期，妊娠期，授乳期は摂取エネルギーの20〜30％，30歳以上の成人期は20〜25％，70歳以上では15〜25％とする．脂肪酸の割合としては，飽和脂肪酸（S）：一価不飽和脂肪酸（M）：多価不飽和脂肪酸（P）が3：4：3となるように考慮する．ただし，糖尿病性腎症を合併し，蛋白制限が必要な場合はやむをえず脂質の割合を25％以上とすることがある．

3 蛋白質

過剰な蛋白質の摂取は腎糸球体の内圧を増加させる．蛋白質の摂取は1〜1.2 g/kgとし，糖尿病性腎症が存在する場合には，病期に応じた蛋白質制限を行う．

3) ビタミン，ミネラル，食物繊維の補給

ビタミン，ミネラル，食物繊維の補給のために，果物として80 kcal，野菜は300 g，牛乳は200 mLの摂取を保つようにするとよい．

1 ビタミン

1) ビタミンC, E

糖尿病患者では，血管内皮細胞が慢性的な高血糖にさらされることで，酸化ストレスが亢進していることが知られているため，抗酸化ビタミンであるビタミンC，Eの摂取が勧められる．また，糖尿病患者では血中のビタミンC濃度が低下していることが知られていたが，最近の研究でビタミンCの還元再生酵素活性低下や尿中損

失が起こっていることが明らかになっている[1]．

2）ビタミンD

米国のThe Nurses' Health Studyの追跡調査の結果，ビタミンDとカルシウム摂取は2型糖尿病の発症リスクを低減させることが報告された[2]．ビタミンDはカルシウムの吸収を高めるとともに，細胞内カルシウム濃度を調節することでインスリン抵抗性を改善する可能性が考えられている．

2 ミネラル

1）マグネシウム

糖尿病患者では，血清マグネシウム濃度が低いことが知られている．マグネシウムは生体内で300以上の酵素反応の補酵素として働いており，糖代謝にも大きく関わっている．マグネシウムは膵β細胞でのインスリン分泌のほかにインスリン感受性組織におけるインスリンの受容体への親和性を高め，GLUT4の細胞膜へのトランスロケーションを促進することでインスリン感受性を高めることが知られている．糖尿病患者にマグネシウムを補充させた試験ではインスリン抵抗性の改善作用が報告されている[3,4]．

2）カルシウム

カルシウムはインスリン感受性組織におけるインスリンシグナル伝達に必須である．米国のThe Nurses' Health Studyの追跡調査の結果，カルシウムの総摂取量が最も多い女性は，最も少ない女性に比べ糖尿病のリスクが21％低いことが明らかになっている[2]．

3）クロム

1950年代にクロム欠乏食で飼育したラットが糖代謝異常を発症したことから，クロムが糖代謝に必要なミネラルであることが発見された[5]．クロムはインスリンが作用する際の補因子として働く．現在までにヒトを対象にしたクロム（三価）の負荷試験がいくつか行われており，耐糖能やインスリン感受性の改善が認められている[6,7]．

4）カリウム

カリウム摂取は高血圧の改善に効果がある．ただし，糖尿病性腎症を発症している患者には，カリウム摂取による高カリウム血症が問題となることがあるため，個々の例により考慮する必要がある．

3 食物繊維

水溶性食物繊維のペクチン，グアガム，グルコマンナンなどは糖の吸収を遅らせるので，食後の高血糖や高インスリン血症を抑制する作用がある．一方，不溶性食物繊維はこれまで糖の吸収に影響はないと考えられてきたが，近年の大規模コホート研究で，主に不溶性食物繊維を含むシリアルや全粒粉の摂取が2型糖尿病の発症リスクを低減することが報告され[8]，不溶性食物繊維はインスリン感受性の改善，胃滞留時間の延長といった作用を有することが明らかとなってきた．

水溶性食物繊維は果物・芋類・豆類に多く，不溶性食物繊維は野菜，穀類などに含まれている．

4）菓子類・アルコール

菓子類や清涼飲料水は蔗糖が多く含まれているものが多いため，原則的に禁止とし，間食としては果物や牛乳が適している．甘みが欲しい場合には，カロリーの低い人工甘味料などをうまく利用するとよい．アルコールは血糖コントロールが良好で主治医が認める場合に限って，2単位以内の範囲で飲酒を認めるが，原則的に禁止とする．

5）脂肪酸の種類

脂肪酸は細胞膜の機能や，酵素活性，インスリン感受性に影響を及ぼすことで，糖代謝に深く関与している．飽和脂肪酸やトランス脂肪酸の摂取量と2型糖尿病の発症リスクは相関することが報告されており，その機序として炎症性

サイトカインの増加が考えられている[9]. 一方, 多価不飽和脂肪酸の中でも$n-3$系は肝臓での脂肪合成を抑制し, インスリン感受性を高めることで糖尿病の発症リスクを低減させる可能性が報告されている[10].

6) 低 Glycemic Index（GI）食品

Glycemic Index（GI）は, ブドウ糖を摂取した後の血糖上昇率を100として, それを基準に, 同量摂取した時の食品ごとの血糖上昇率をパーセントで表した数値である. 近年, 低GI食品の摂取が2型糖尿病の発症リスクを低減させることがメタアナリシスにより明らかとなった[11]. また1999年にWHOと国連食糧農業機関（FAO）は先進諸国に対して, 糖尿病や肥満, 冠動脈疾患の予防として低GI食品を摂取することを推奨している.

7) その他

1 グァバ葉ポリフェノール

グァバ葉ポリフェノールには糖質の分解酵素（唾液・膵アミラーゼ, $α$-グルコシダーゼ）の活性を阻害する作用があり, 血糖値が気になる人に適した飲料として, 特定保健用食品に認可されている. グァバ葉ポリフェノール以外にも, ポリフェノールの中には糖の吸収を阻害する作用が報告されているものがある.

2 小麦アルブミン

小麦アルブミンは唾液・膵アミラーゼの酵素活性を阻害する作用を有しており, 血糖値が気になる人に適した飲料として, 特定保健用食品に認可されている.

（近藤 和雄, 岸本 良美）

引用文献

1) Kashiba M, Oka J, Ichikawa R, et al：Impaired ascorbic acid metabolism in streptozotocin-induced diabetic rats. Free Radic Biol Med, 33, 2002, pp. 1221-30.
2) Pittas AG, Dawson-Hughes B, Li T, et al：Vitamin D and calcium intake in relation to type 2 diabetes in women. Diabetes Care, 29, 2006, pp. 650-56.
3) Paolisso G, Sgambato S, Pizza G, et al：Improved insulin response and action by chronic magnesium administration in aged NIDDM subjects. Diabetes Care, 12, 1989, pp. 265-69.
4) Yokota K, Kato M, Lister F, et al：Clinical efficacy of magnesium supplementation in patients with type 2 diabetes. J Am Coll Nutr, 23, 2004, pp. 506S-09S.
5) Schwarz K, Mertz W：Chromium (III) and the glucose tolerance factor. Arch Biochem Biophys, 85, 1959, pp. 292-95.
6) Anderson RA, Cheng N, Bryden NA, et al：Elevated intakes of supplemental chromium improve glucose and insulin variables in individuals with type 2 diabetes. Diabetes, 46, 1997, pp. 1786-91.
7) Morris BW, Kouta S, Robinson R, et al：Chromium supplementation improves insulin resistance in patients with Type 2 diabetes mellitus. Diabet Med, 17, 2000, pp. 684-85.
8) de Munter JS, Hu FB, Spiegelman D, et al：Whole grain, bran, and germ intake and risk of type 2 diabetes：a prospective cohort study and systematic review. PLoS Med, 4, 2007, e261.
9) Salmeron J, Hu FB, Manson JE, et al：Dietary fat intake and risk of type 2 diabetes in women. Am J Clin Nutr, 73, 2001, pp. 1019-26.
10) Riserus U, Willett WC, Hu FB：Dietary fats and prevention of type 2 diabetes. Prog Lipid Res, 48, 2009, pp. 44-51.
11) Barclay AW, Petocz P, McMillan-Price J, et al：Glycemic index, glycemic load, and chronic disease risk--a meta-analysis of observational studies. Am J Clin Nutr, 87, 2008, pp. 627-37.

B-2 肥満症
obesity

疾患の概要

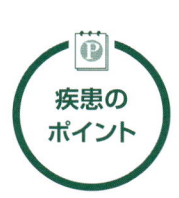

疾患のポイント
- 肥満とは，体内の脂肪組織が過剰に蓄積した状態をいう．
- 肥満は体脂肪の分布から内臓脂肪型肥満と皮下脂肪型肥満に分類される．
- 肥満症とは肥満に起因，ないし関連する健康障害を合併するか，その合併が予測される場合で，医学的に減量を必要とする病態をいう．
- 日本ではBMI 25以上を肥満と判定する．
  BMI＝体重(kg)／身長(m)^2

1) 診断基準

日本肥満学会[1]とWHOが定めた肥満の基準を表B-2-1に示した．BMI≧25を肥満とし，肥満者の中で肥満に起因，ないし関連する健康障害を有する者，または内臓脂肪型肥満に該当し健康被害が予測される者を肥満症として診断し，疾患単位として取り扱う．肥満症診断のフローチャートを図B-2-1に示す．

1 BMI

体脂肪量を正確かつ簡便に測定する方法がないため，体格指数の1つであるBMIで代用して判定する．欧米人に比べると，アジア人はWHO基準のPreobeseの状態（BMI 25以上）でも，耐糖能異常，2型糖尿病，高血圧，脂質異常症などの発症率が普通体重の2倍程度増加することから，日本肥満学会ではBMI 25以上を肥満としている．

2 ウエスト周囲径

内臓脂肪型肥満の判定にはウエスト周囲径をスクリーニングに用いる．男性≧85 cm，女性≧90 cmが内臓脂肪面積≧100 cm^{2}に相当する．

3 腹部CT検査

ウエスト周囲径が上記の基準をこえる患者に対しては，腹部CTにより内臓脂肪面積を測定する．

2) 分類と病態

肥満は，脂肪が蓄積する部位（ウエスト・ヒップ）と，内臓脂肪の度合いから分類する．

1 体型からの分類（ウエスト周囲径の測定）

1) 上半身肥満（中心型肥満，腹部型肥満，りんご型肥満）
   ウエスト周囲径：男性≧85 cm，女性≧90 cm

表 B-2-1 肥満の程度によるわが国とWHO基準の比較

BMI	日本肥満学会基準	WHO基準
BMI＜18.5	低体重	Underweight
18.5≦BMI＜25.0	普通体重	Normal range
25.0≦BMI＜30.0	肥満1度	Preobese
30.0≦BMI＜35.0	肥満2度	Obese I
35.0≦BMI＜40.0	肥満3度	Obese II
40.0≦BMI	肥満4度	Obese III

（日本肥満学会：肥満症治療ガイドライン2006）

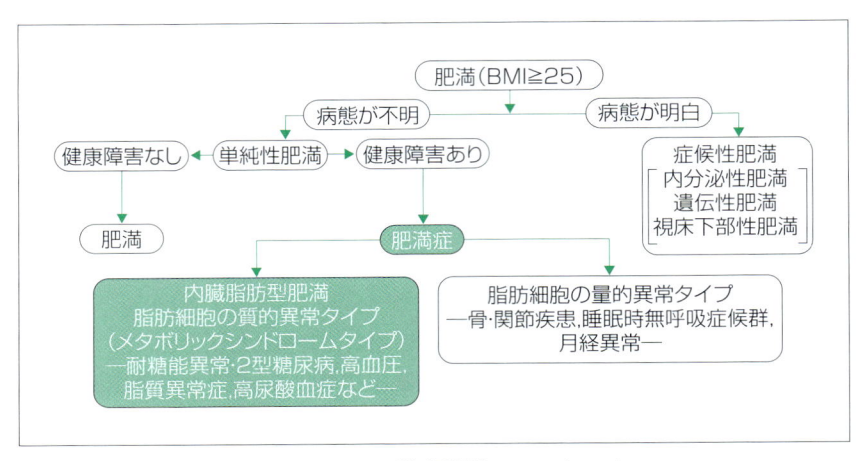

図 B-2-1 肥満症診断フローチャート
（日本肥満学会：肥満症治療ガイドライン 2006）

2) 下半身肥満（末梢型肥満, 臀部型肥満, 洋梨型肥満）
ウエスト周囲径：男性 <85 cm, 女性 <90 cm

2 内臓脂肪を加味した分類

腹部 CT 検査による内臓脂肪面積の計測を以下に示す.

1) 内臓脂肪型肥満
内臓脂肪面積 $\geq 100 \text{ cm}^2$
腹腔全体に脂肪が蓄積しており皮下脂肪は薄い.

2) 皮下脂肪型肥満
内臓脂肪面積 $< 100 \text{ cm}^2$
腹壁の皮下の部分に厚い脂肪の層がみられるが, 腸の周囲には内臓脂肪が少ない.

3) 症 状

1 一般症状

腋窩・下腿部の接触性皮膚炎, 皮下脂肪断裂線, 月経異常, 息切れ, 狭心症様胸痛, 歩行障害, 腰痛, 頭痛, 肩こり, 傾眠などが一般症状としてみられる.

2 肥満に伴う合併症

表 B-2-2 に肥満に合併することが多い生活習慣病を挙げた.

表 B-2-2 肥満に合併しやすい生活習慣病

糖尿病・耐糖能異常
睡眠時無呼吸症候群, ピックウィック症候群
脂質代謝異常
脳梗塞：脳血栓, 一過性脳虚血発作
高血圧
整形外科的疾患：変形性関節症, 腰椎症
高尿酸血症, 痛風
月経異常, 不妊症
冠動脈疾患, 心筋梗塞, 狭心症
脂肪肝

3 メタボリックシンドローム

動脈硬化の危険因子である脂質異常症, 高血圧, 糖尿病は内臓脂肪蓄積を基盤に発症し, マルチプルリスクファクターとしての病態を保有するため, 一連の症候群としてとらえる必要がある.

メタボリックシンドロームの診断基準は表 B-2-3 に示す通りである.

内臓脂肪型肥満が脂質異常症, 高血圧, 糖尿病の発症リスクを高める原因として, 脂肪細胞から分泌されるアディポサイトカインと総称される一連の生理活性物質の役割が明らかになってきた.

肥大化した脂肪細胞からは, 血圧調節に関わるアンジオテンシノーゲン, インスリン抵抗性を惹起する TNF-α, 遊離脂肪酸などの放出が増

表 B-2-3 メタボリックシンドロームの診断基準

- 内臓脂肪（腹腔内脂肪）蓄積
  ウエスト周囲径　　　　　　　　男性 ≧ 85 cm
  　　　　　　　　　　　　　　　女性 ≧ 90 cm
  （内臓脂肪面積　男女とも ≧ 100 cm^2 に相当）

上記に加え以下のうち2項目以上

- 高トリグリセリド血症　　　　　　　　≧ 150 mg/dL
  かつ / または
- 低 HDL コレステロール血症（男女とも）< 40 mg/dL

- 収縮期血圧　　　　　　　　　　　　　≧ 130 mmHg
  かつ / または
  拡張期血圧　　　　　　　　　　　　　≧ 85 mmHg
- 空腹時高血糖　　　　　　　　　　　　≧ 110 mg/dL

（メタボリックシンドロームの定義と診断基準．日内会誌，94，2005，pp.794-809）

加し，逆に善玉であるアディポネクチンが低下する（図 B-2-2）．

4）検査所見

1 体格指数として BMI による判定

先に挙げた表 B-2-1 を参照する．

2 体脂肪量（率）による評価

体密度法，超音波断層撮影法，近赤外線インタラクタンス法，インピーダンス法（インピーダンス分光分析法，多周波法），骨塩量測定の DEXA 法（二重エネルギー X 線吸収測定法）などが行われている．

3 体脂肪分布の内臓脂肪検査

腹部 CT（横断面 X 線映像法）検査から内臓脂肪面積（VFA）を算出し，100 cm^2 以上を内臓脂肪型肥満と判定する．

MRI（磁気共鳴イメージ）法も今後検査法の1つとなりうる．

ウエスト周囲径は男性 85 cm，女性 90 cm 以上を内臓脂肪型肥満と判定する．

4 皮下脂肪厚の判定

キャリパー（皮脂厚計）を用いる．上腕背側部（三頭筋部）中央部分と，肩甲骨下端部の合計値から男性は 35 mm，女性は 45 mm 以上を肥満と判定する．

5）治　療

肥満の主な治療法は食事療法，運動療法，行動療法が基本であり，これらを組み合わせたライフスタイルの改善を基本に，場合により薬物療法を検討する．

1 食事療法

肥満症治療の中でも最も重要なもので，食事療法なしに肥満症治療はありえない．目標体重

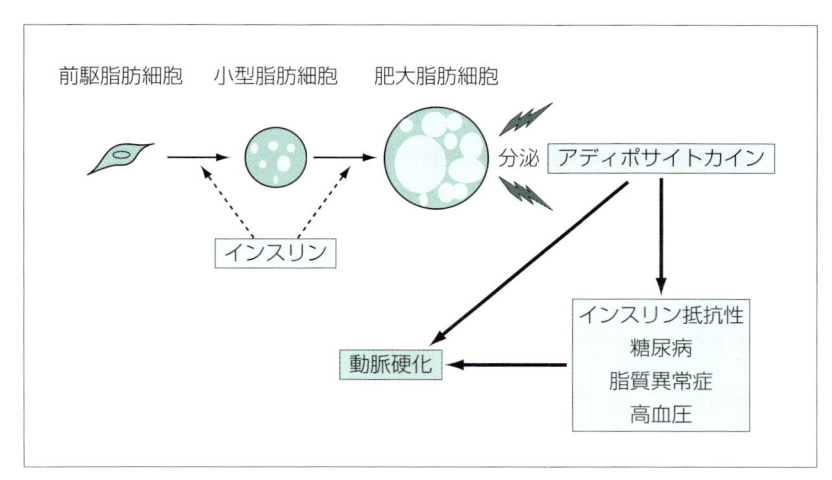

図 B-2-2　肥満と動脈硬化

を設定し，1～3か月の短期計画と，半年～1年の長期計画を立てる．

1) 肥満症治療食（1,000～1,800 kcal）

標準体重1kg当たり1～1.5gの蛋白質を摂取する必要があり，糖質，脂質を極端に減少させずにバランスをとり，ビタミン，ミネラルが欠乏しないよう配慮が必要である．

2) 超低エネルギー食療法（600 kcal以下）

BMIが30以上で睡眠時無呼吸症候群などを合併し，早急に体重減少が必要な場合は超低エネルギー食療法（VLCD）を行う．1日400～600 kcal程度のエネルギーに制限するが，医療機関に入院してエネルギーコントロールと蛋白質，微量栄養素，ビタミン類が不足しないようにフォーミュラー食を用いる．急激な減量はリバウンドを起こしやすいため，治療終了後の食事指導を十分行う必要がある．

2 運動療法

運動はエネルギーを消費するが，消費量は必ずしも多くはない．また肥満者は運動により骨・関節系を痛めやすく，心肺系への負担も大きいので，運動を過大に行わせても効果は少なく，危険性も高い．肥満症の運動療法の目的は体重の減少より，インスリン感受性を高め代謝の効率化，筋力の維持，心肺機能を高めることなどである．

運動の強さは軽～中等程度の有酸素運動レベルとし，歩行，ストレッチ，筋肉運動などを行う．膝痛・腰痛がある場合は水中歩行などが勧められる．

3 行動療法

食行動パターンを把握するため，"いつ""何を""どこで""どのくらい""何をしながら"食べたのかを記載する．日常生活における肥満に結びつく行動（まとめ食い，ながら食い，つられ食い，早食いなど）を明らかにし，改善する．

4 薬物療法

薬物療法は高度肥満者に対し，食事・運動・行動療法を補助するものとして適応される．主なものに，マジンドール（食欲抑制薬）などがある．

5 外科的治療

対象は重症高度肥満者に限られる．肥満4度，ないしは専門医が外科療法を指示するか，肥満3度以上で重篤な疾患が併発するなどの症例が適応となる．胃バルーン，ラップバンド，胃バイパス手術，胃切除術などがある．わが国での施行例は極めて少ない．

栄養療法

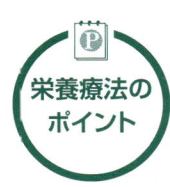

栄養療法のポイント
- 摂取エネルギー量を制限する．
- 脂質・糖質・蛋白質のバランスを考慮する．
- ビタミン・ミネラル・食物繊維を補給する．
- 菓子類・アルコールは控える．

1）摂取エネルギー制限

食事療法の基本は摂取エネルギーを消費エネルギーより少なくすることである．必要エネルギーの設定には，肥満者の自己申告量を基準にするのではなく，年齢，性，身長，体重などを考慮して決定することが望ましい．治療期間は一区切り3か月を目安にする．

1 肥満症治療食

日本肥満学会から提唱されている「肥満症治療ガイドライン」では，通常の治療食のエネルギーを200 kcal刻みで設定している（表B-2-4）．25 ≦ BMI < 30の肥満患者では肥満治療食18〜12を，30 ≦ BMIでは14〜16を用いて，減量を目指す．

2 超低エネルギー治療食（VLCD）

1日600 kcal以下のエネルギーに制限するもので，早急に体重減少が必要な重症患者のみに行われる．エネルギーコントロールと蛋白質，微量栄養素，ビタミン類が不足しないようにフォーミュラー食を用いる．

VLCD施行中には尿酸の上昇が起こる場合があり，電解質，窒素バランスなどに注意が必要である．また脂肪分解亢進のためケトン体産生が高まり，ケトーシスを生じるため頭痛，嘔気・嘔吐，腹痛などを訴える場合がある．ケトン体，尿酸を排出するためにも1日3Lの飲水を励行する．治療後も急激な減量はリバウンドを招きやすいため食事指導が重要となる．

2）三大栄養素のバランス

肥満者の食事療法では蛋白質を多めにし，脂肪を少なめに抑えて，糖質60％，蛋白質15〜20％，脂肪20〜25％程度に配分する．欧米では脂質の摂取量が多いことから，WHOでは脂肪20〜30％以下，蛋白質15％以上，糖質55〜60％以上とし，アメリカ国立衛生研究所（NIH）では脂肪30％，蛋白質15％，糖質50％と設定している．

表B-2-4 肥満症治療ガイドラインによる治療食の分類

名　称		摂取エネルギー（kcal/日）
肥満治療食	18	1,800
	16	1,600
	14	1,400
	12	1,200
	10	1,000

（日本肥満学会：肥満症治療ガイドライン2006．日肥満会，12．）

1 蛋白質

肥満症の食事療法において最も注意が必要なのは蛋白質である．必要量の蛋白質摂取は体蛋白の崩壊を防ぎ，生体に必要なアミノ酸を供給する．蛋白質の摂取不足が続くと骨粗鬆症，貧血，月経異常などが発症する．1日の必要量は標準体重1.0〜1.2 g/日であり，動物性蛋白質比45〜50％が確保されているかを確認する．

2 糖　質

ケトアシドーシスの予防とエネルギー効率の円滑化を促すため，糖質80〜100 gの確保は必要である．肥満治療食10以上では，糖質が不足することはまずない（表B-2-4）．

3 脂　質

必須脂肪酸は2 g/日の摂取が必要である．蛋白質を必要量確保すれば，同時に脂肪を15 g/日程度摂取できるので，必須脂肪酸が欠乏することはまずない．

3）ビタミン・ミネラル・食物繊維の補給

1,000 kcal/日未満の食事ではビタミンや，鉄などのミネラルが不足するため，総合ビタミン剤，鉄，カルシウム，マグネシウムなどを別途補塡する必要がある．食物繊維は25 g以上の摂取が望ましい．

4）菓子類・アルコール

菓子類や清涼飲料水は蔗糖が多く含まれているものが多いため，原則的に禁止とする．アルコールの多飲は中性脂肪の増加，脂肪肝などにつながるため，制限する必要がある．

5）脂肪酸の種類

1 n-3系多価不飽和脂肪酸

一般の植物油に比べると，エイコサペンタエン酸（EPA）やドコサヘキサエン酸（DHA）を含む魚油の吸収は低く，負荷後のトリグリセリドの反応が小さい[2]．またEPAは肝臓における脂肪の合成を抑制し，VLDLを低下させる作用が知られている．

2 中鎖脂肪酸

中鎖脂肪酸は，長鎖脂肪酸と消化吸収の経路が全く異なり，胃ですべての脂肪酸がグリセロールから外れ，腸管内で胆汁酸ミセルを形成せずに吸収される．その後，トリアシルグリセロールに再合成されることなく，門脈を経由して直接肝臓に取り込まれ，β酸化によりエネルギーとなるため，体脂肪の低減作用がある[3]．中鎖脂肪酸は腸管での吸収後，直接門脈に入るため，カイロミクロンの形成が行われず，食後高脂血症の改善にも有効である[4]．

3 ジアシルグリセロール

ジアシルグリセロールとは，グリセロールの1，3位または1，2位に脂肪酸が結合したものの総称で，1，3と1，2の存在比は7：3である．1，3ジアシルグリセロールは1-モノアシルグリセロールと脂肪酸に分解され，小腸に吸収される．1-モノアシルグリセロールは脂肪の再合成に関与するmonoacylglycerol acyltransferase（MGAT）やdiacylglycerol acyltransferase（DGAT）などの基質となりにくいため，再合成が遅延すると考えられている[5,6]．

6）その他

1 緑茶カテキン

緑茶カテキンには体脂肪および食事性脂肪を燃焼させる作用と，肝臓における脂質のβ酸化を亢進する作用を有しており，体脂肪が気になる人に適した食品として特定保健用食品に認可されている．

2 コーヒー豆マンノオリゴ糖

コーヒー豆マンノオリゴ糖は小腸での脂肪吸収を抑制する作用と，大腸内でビフィズス菌などの腸内細菌を増殖させることにより産生されたプロピオン酸が肝臓での脂質の生合成を抑制する作用を有しており，体脂肪が気になる人に適した食品として特定保健用食品に認可されている．

（近藤　和雄，岸本　良美）

引用文献

1) 日本肥満学会：肥満症治療ガイドライン 2006．日本肥満学会誌, 12.
2) Weintraub MS, Zechner R, Brown A, et al：Dietary polyunsaturated fats of the W-6 and W-3 series reduce postprandial lipoprotein levels. Chronic and acute effects of fat saturation on postprandial lipoprotein metabolism. J Clin Invest, 82, 1988, pp. 1884-93.
3) Takeuchi H, Kasai M, Taguchi N, et al：Effect of triacylglycerols containing medium- and long-chain fatty acids on serum triacylglycerol levels and body fat in college athletes. J Nutr

Sci Vitaminol, 48, 2002, pp. 109-14.
4) Nosaka N, Kasai M, Nakamura M, et al : Effects of dietary medium-chain triacylglycerols on serum lipoproteins and biochemical parameters in healthy men, Biosci Biotechnol Biochem, 66, 2002, pp. 1713-18.
5) Tomonobu K, Hase T, Tokimitsu I : Dietary diacylglycerol in a typical meal suppresses postprandial increases in serum lipid levels compared with dietary triacylglycerol, Nutrition, 22, 2006, pp. 128-35.
6) Ai M, Tanaka A, Shoji K, et al : Suppressive effects of diacylglycerol oil on postprandial hyperlipidemia in insulin resistance and glucose intolerance, Atherosclerosis, 195, 2007, pp. 398-403.

B-3 脂質異常症（高脂血症）
dyslipidemia（hyperlipidemia）

疾患の概要

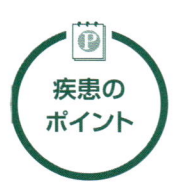

疾患のポイント

- 空腹時の血清脂質濃度が以下のいずれかの場合は，脂質異常症と診断される．
  LDL コレステロール（LDL-C）濃度　：140 mg/dL 以上
  HDL コレステロール（HDL-C）濃度　：40 mg/dL 未満
  トリグリセリド（TG）濃度　　　　　：150 mg/dL 以上
- 肥満，特に内臓脂肪型肥満を基盤にした脂質異常症は，インスリン抵抗性，耐糖能異常，高血圧などを併せもつメタボリックシンドロームを呈することが多く，動脈硬化性疾患のハイリスク群となる．

1）診断基準

1 臨床検査

日本動脈硬化学会から発表された 2007 年度改定の診断基準では，12 時間絶食後の空腹時の LDL-C 濃度が 140 mg/dL 以上，HDL-C 濃度は 40 mg/dL 未満，TG 濃度が 150 mg/dL 以上を脂質異常症として，動脈硬化の危険因子と定めている[1]（表 B-3-1）．

血清脂質として総コレステロール，トリグリセリド，HDL コレステロールの 3 項目を測定し，LDL コレステロールは Friedewald（または Wilson）の式より求める（p.243 参照）．

2）分類と病態

1 血清脂質による分類

高脂血症は，コレステロールの増加した高コレステロール血症，トリグリセリドの増加した高トリグリセリド血症，コレステロールとトリグリセリドの増加した複合型高脂血症に分類することができる（図 B-3-1）．さらに低 HDL コレステロール血症も脂質異常症に含まれる．

2 病因別分類

原発性高脂血症（表 B-3-2）と，続発性（二次性）高脂血症（表 B-3-3）に分類される．

表 B-3-1　脂質異常症の診断基準

高 LDL コレステロール血症	LDL-C ≧ 140mg/dL
低 HDL コレステロール血症	HDL-C < 40mg/dL
高トリグリセリド血症	TG ≧ 150mg/dL

（動脈硬化性疾患予防ガイドライン 2007）

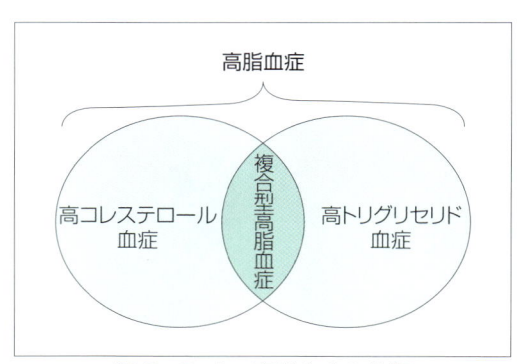

図 B-3-1　高脂血症の分類

1）原発性高脂血症
(1) 家族性高コレステロール血症（FH）

家族性高コレステロール血症は，LDL 受容体の遺伝的欠損に起因し，著明な高コレステロール血症，高 LDL コレステロール血症，腱黄色腫，早発性冠動脈疾患などを発症する．ヘテロ接合体は約 500 人に 1 例，ホモ接合体は約 100 万人に 1 例の頻度で，ヘテロ接合体では血清総コレステロール濃度は 200〜600 mg/dL，ホモ接合体では 600〜1,000 mg/dL の高値を示す．特徴的な所見として，アキレス腱黄色腫があり，そのほかにも眼瞼や手掌などの皮膚にも黄色腫がみられる．

(2) 家族性複合型高脂血症（FCHL）

家族性複合型高脂血症は LDL と VLDL の両方が増加しているが，LDL あるいは VLDL のみが増加している場合もある．アポ B/ LDL コレステロール比が 1.0 以上，あるいは LDL の小粒子化が認められる．以前は単一遺伝子異常と考えられていたが，最近では，過栄養などの後天的因子に対して，高脂血症が誘発されやすい多遺伝子性の基盤が存在すると考えられている．頻度は 100〜200 人に 1 例と極めて高い．

(3) 家族性Ⅳ型高脂血症

家族性Ⅳ型高脂血症では，原因疾患や誘因もなく VLDL が増加し，血中 TG 濃度が比較的軽度に上昇する．高脂血症で家系内に同じⅣ型を呈する者が存在する場合をいう．頻度は 1〜数 % といわれるが，明確な診断基準がないため正確な値は不明である．

(4) 家族性Ⅲ型高脂血症

ブロード β 病とも呼ばれ，IDL やカイロミクロンレムナント，β-VLDL が蓄積する高脂血症である．基盤にアポ E の異常（アポ E2 ホモ接合体もしくはアポ E 欠損）が存在する．血清コレステロール濃度，TG 濃度ともに高値を示すが，その程度はさまざまである．頻度はわが国では 1,000 人に 1 例である．

表 B-3-2　原発性高脂血症の分類
1. 原発性高カイロミクロン血症
    ① 家族性リポ蛋白（LPL）欠損症
    ② アポリポ蛋白 CⅡ欠損症
    ③ 原発性Ⅴ型高脂血症
    ④ その他の原因不明の高カイロミクロン血症
2. 原発性高コレステロール血症
    ① 家族性高コレステロール血症
    ② 家族性複合型高脂血症
3. 内因性高トリグリセリド血症
    ① 家族性Ⅳ型高脂血症
    ② 特発性高トリグリセリド血症
4. 家族性Ⅲ型高脂血症
5. 原発性高 HDL コレステロール血症

（厚生省原発性高脂血症調査研究班案）

(5) 家族性 LPL 欠損症

遺伝素因により高カイロミクロン血症を呈する疾患として，家族性 LPL 欠損症がある．常染色体劣性遺伝で，高カイロミクロン血症はホモ接合体のみ発症し，頻度は 50 万〜100 万人に 1 例とされる．ヘテロ接合体においても，脂肪摂取や飲酒などの影響により，後天的にⅣ型高脂血症を呈しやすい．また，LPL の遺伝子変異は，酵素蛋白の合成が障害されているタイプと，酵素蛋白は存在するが，活性がみられないタイプに分類される．

もう 1 つの要因として，アポ C-Ⅱ遺伝子の変異によって起こる高カイロミクロン血症がある．LPL 活性に必須であるアポ C-Ⅱの遺伝的欠損により発症するが，その頻度は極めて低く，わが国でも数例の報告があるのみである．

(6) 家族性 CETP 欠損症

CETP は LCAT の作用で生成される HDL のコレステロールエステルをアポ B 含有リポ蛋白（特に VLDL）に転送する役割をもつ．CETP 欠損症は染色体 16 番長腕（16q13-21）に存在する CETP 遺伝子（エキソン 16, 25kbp）の変異により，高 HDL コレステロール血症を呈する．遺伝形式は常染色体劣性遺伝（一部は共優性遺伝）をとる．ホモ接合体では CETP が完全に欠損し，通常 HDL-C 濃度が 120 mg/dL 以上を呈する．ヘテロ接合体では 60〜100 mg/dL 程

度である．わが国において CETP 欠損症は高 HDL 血症の主要な原因と考えられており，一般人口でも，Int14+1G＞A と D442G の変異を合わせると 10％近い頻度となり，欧米に比べて日本の HDL-C 濃度が高い原因の 1 つと考えられている．

(7) シトステロール血症

シトステロール血症は，植物ステロール血症（phytosterolemia）とも呼ばれ，まれな常染色体劣性遺伝形式のステロール代謝疾患である．1974 年に報告され，これまでに約 50 家系が報告されている．シトステロール血症では，血中植物ステロール濃度が上昇し，脳以外の全身の組織に蓄積する結果，黄色腫，早発性冠動脈疾患，血小板減少症，関節痛，関節炎を合併する．正常では，植物ステロール濃度は 1 mg/dL 以下とされているが，シトステロール血症では 10 mg/dL に上昇する．シトステロール血症の原因遺伝子は長年不明であったが，2000 年に Berge らによって，シトステロール血症患者で ATP-Binding cassette transporter（ABC）G5 と G8 の遺伝子異常が報告された[2]．

2）続発性高脂血症

内分泌疾患，腎疾患，肝疾患，食事性，薬剤性，悪性腫瘍に伴う高脂血症が挙げられる．

3 リポ蛋白表現型による分類（WHO 分類）

リポ蛋白の増加状態による分類として，当初 Friderickson が提唱し，WHO が整理した，Ⅰ〜Ⅴ型までの分類がある（表 B-3-4）．それぞれの特徴として，Ⅰ型はカイロミクロンの出現，Ⅱa 型は LDL の増加，Ⅱb 型は LDL，VLDL の増加，Ⅲ型は IDL，レムナントの増加，Ⅳ型は VLDL の増加，Ⅴ型はカイロミクロンと VLDL の増加が挙げられる．

4 脂質異常症と動脈硬化

高コレステロール血症における過剰の LDL，高トリグリセリド血症における IDL，カイロミクロンレムナント，小粒子 LDL が増加すると動脈硬化は進展する．これらのリポ蛋白は血管壁内でマクロファージに貪食され，泡沫細胞の形成から動脈硬化の初期病変である脂肪線状を形成する．長期にわたるとコレステロールの蓄積，血管平滑筋細胞の増殖，細胞外繊維組織の増生，石灰化などにより粥状の動脈硬化病変になる．この病変をプラークとよび，プラークが破綻すると血栓を生じ，血管が閉塞し，急性冠症候群が発症する．

HDL は血管壁に蓄積した余分のコレステロールを ABCA1，ABCG1 を介して取り出し，動脈硬化の進展を抑制する．

Steinberg の仮説[3]では，LDL は酸化変性した後，マクロファージに貪食されることから，

表 B-3-3　続発性高脂血症の分類

A．高コレステロール血症
1) 甲状腺機能低下症
2) ネフローゼ症候群
3) 原発性胆汁性肝硬変
4) 閉塞性黄疸
5) 糖尿病
6) クッシング症候群
7) 薬剤（利尿薬，β遮断薬，コルチコステロイド，経口避妊薬，サイクロスポリンなど）

（日本動脈硬化学会編：脂質異常症治療ガイド，2008）

表 B-3-4　リポ蛋白表現型による分類（WHO 分類）

型	Ⅰ	Ⅱa	Ⅱb	Ⅲ	Ⅳ	Ⅴ
増加するリポ蛋白分画	カイロミクロン	LDL	LDL VLDL	IDL レムナント（β-VLDL）	VLDL	カイロミクロン VLDL
コレステロール	→	↑↑↑	↑↑	↑↑	→または↑	↑↑
トリグリセリド	↑↑	→	↑	↑↑	↑↑	↑↑↑

酸化をはじめとした変性LDLが，動脈硬化発症の強い誘引になると考えられている．

3）症　状

自覚症状を伴わない場合が多いが，脂質異常症により循環障害が引き起こされると胸痛，腹痛，間欠性跛行，めまいなどの症状が現れる．高度な高コレステロール血症では，皮膚や腱，眼瞼に黄色腫，眼球に角膜輪などが出現することがある．一方，高トリグリセリド血症では，急性膵炎や眼底に網膜脂血症の発症をみることがある．

脂質異常症が持続すると，動脈硬化が進行し，冠動脈疾患，脳血管障害，大動脈瘤，腎疾患などの発症につながる．

4）検査所見

12時間以上の絶食状態の早朝空腹時の静脈血における血清脂質，リポ蛋白を測定する．血清脂質として総コレステロール（TC），トリグリセリド，HDL-Cの3項目を測定する．LDL-CはFriedewaldまたはWilsonの式より求める．

・Friedewaldの式（TG ≦ 300mg/dLの場合）
　LDL-C
　　　= TC − HDL-C − 0.2 × TG

（Friedewald WT, Levy, RI, Fredrickson DS: Estimation of the concentration of low-density lipoprotein cholesterol in plasma, without use of the preparative ultracentrifuge. Clin Chem. 18(6), 1972, pp.499-502）

・Wilsonの式（TG ≧ 300mg/dLの場合）
　LDL-C
　　　= TC − HDL-C − 0.166 × TG

（Wilson PW, Zech LA, Gregg RE, et al: Estimation of VLDL cholesterol in hyperlipidemia. Clin Chim Acta. 151 (3), 1985, pp.285-91）

高トリグリセリド血症では，カイロミクロンまたはVLDLのどちらの増加か判定する必要がある．血清を一晩4℃に静置してカイロミクロンによるクリーム層の出現の有無をみてもよいが，リポ蛋白電気泳動法を用いて定量することも可能である．その他，脂質異常症の病因の探索のため，肝・腎などの臓器，内分泌検査と脂質関連の検査が必要である．脂質関連の検査として，高コレステロール血症では，アポB，E，Lp(a)，高トリグリセリド血症では，アポC-Ⅱ，C-Ⅲ，E，LPL，レムナント，HDLコレステロールとの関連で，アポA-Ⅰ，A-Ⅱ，LCAT，CETPなどを調べる．

表B-3-5　リスク別脂質管理目標値

治療方針の原則	カテゴリー	LDL-C*1以外の主要危険因子	脂質管理目標値（mg/dL）		
			LDL-C	HDL-C	TG
一次予防 （まず生活習慣の改善を行った後，薬物治療の適応を考慮する）	Ⅰ（低リスク群）	0	<160	≧40	<150
	Ⅱ（中リスク群）	1〜2	<140		
	Ⅲ（高リスク群）	3以上	<120		
二次予防 （生活習慣の改善とともに薬物治療を考慮する）	冠動脈疾患の既往		<100		

＊1：LDL-C値以外の主要危険因子：加齢（男性≧45歳，女性≧55歳），高血圧，糖尿病（耐糖能異常を含む），喫煙，冠動脈疾患の家族歴，低HDLコレステロール血症（＜40mg/dL）
＊：脂質管理と同時に他の危険因子（喫煙，高血圧や糖尿病の治療など）を是正する必要がある．
＊：糖尿病，脳梗塞，閉塞性動脈硬化症の合併はカテゴリーⅢとする．
（日本動脈硬化学会：動脈硬化性疾患予防ガイドライン 2007）

5）治　療

　脂質管理目標を設定し，治療を進めていくために，動脈硬化のリスクを評価する必要がある．動脈硬化の主要な危険因子は，LDL コレステロール，加齢，高血圧，糖尿病，喫煙，冠動脈疾患の家族歴，低 HDL コレステロール血症などである．これらの危険因子と，冠動脈疾患の合併の有無を調べ，リスクが高い場合には，脂質管理目標値を設定する（表 B-3-5）．
　治療は，ライフスタイルの改善から始める．食事療法，運動療法，禁煙指導を行い，目標値の達成がみられない場合に，薬物療法の適応を検討する．

1　食事療法

　標準体重と日常生活活動量をもとに摂取エネルギー量を適正化する．エネルギー配分は炭水化物 55～60％，蛋白質 15～20％，脂質 20～25％とする．コレステロールの多い食品は避け，食物繊維を 25 g/日以上摂る．アルコールは 1 日 25 g 以下に制限する（栄養療法の項を参照）．

2　運動療法

　運動不足は低 HDL コレステロール血症，高トリグリセリド血症，内臓脂肪型肥満，耐糖能異常，高血圧などを引き起こし，メタボリックシンドロームの主要な原因である．運動療法としては，軽～中等度の有酸素運動を毎日 30 分以上続けることがよい．

3　薬物療法

　薬物療法が必要な場合でも，ライフスタイルの改善は継続して行う．

1）高 LDL コレステロール血症

　HMG-CoA 還元酵素阻害薬（スタチン），陰イオン交換樹脂（レジン），小腸コレステロールトランスポーター阻害薬（エゼチミブ）

2）高トリグリセリド血症

　フィブラート系薬，ニコチン酸誘導体，イコサペント酸エチル

3）低 HDL コレステロール血症

　フィブラート系薬，ニコチン酸誘導体．スタチン，レジン，エゼチミブにも弱いながら HDL-C 値上昇作用が存在する．

表 B-3-6　脂質異常症治療薬の特性

分　類	LDL-C	TG	HDL-C	主な一般名
スタチン	↓↓↓	↓	↑	プラバスタチン，シンバスタチン，フルバスタチン，アトルバスタチン，ピタバスタチン，ロスバスタチン
陰イオン交換樹脂	↓↓	—	↑	コレスチミド，コレスチラミン
小腸コレステロールトランスポーター阻害薬	↓↓	↓	↑	エゼチミブ
フィブラート系薬	↓	↓↓↓	↑↑	ベザフィブラート，フェノフィブラート，クリノフィブラート，クロフィブラート
ニコチン酸誘導体	↓	↓↓	↑	ニセリトロール，ニコモール，ニコチン酸トコフェロール
プロブコール	↓	—	↓↓	プロブコール
EPA	—	↓	—	イコサペント酸エチル

↓↓↓：≦−25％，↓↓：−20～25％，↓：−10～20％，↑：10～20％，↑↑：20～30％，↑↑↑：≧30％，—：−10～10％

（日本動脈硬化学会：動脈硬化性疾患予防ガイドライン 2007）

栄養療法

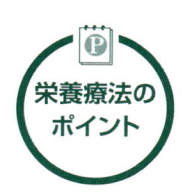

> **栄養療法のポイント**
> - 摂取エネルギー量を適正化する．
>   適正エネルギー摂取量＝標準体重（kg）× 25 ～ 30（kcal）
> - 食事療法は2段階に分けて行う．第1段階では，総摂取エネルギー，栄養素配分およびコレステロール摂取量の適正化を図る．第2段階では，脂質異常症の病型に応じて指導を行う．
> - 食事療法による脂質濃度の低下率は，総コレステロール濃度で10％前後，LDL-C濃度で数％程度だが，高トリグリセリド血症の場合は50％程度の改善が期待できる．

1. 第1段階

1）総摂取エネルギーの適正化

エネルギー過剰では，その由来がどの栄養素であろうと脂質異常症が生じやすい．エネルギーの過剰摂取があると，肝臓におけるVLDL合成，分泌が促進される．また，肥満患者では脂肪細胞の肥大により，インスリン感受性の低下やリポ蛋白リパーゼ活性の低下が惹起される．

エネルギー量は標準体重×25～30 kcalとし，肥満者，高齢者，女性，運動量の少ない患者に対しては少なめに設定する．

2）栄養素配分の適正化

摂取エネルギー比として，炭水化物60％，蛋白質15～20％，脂肪20～25％になるように調整する．蛋白質は獣鳥肉より魚や大豆から摂取し，脂肪も動物性脂肪を減らし，植物性や魚油を多く摂るようにする．

コレステロールは1日300 mg以下に制限し，食物繊維を25 g以上摂取する．アルコールはビール大瓶1本，日本酒1合，ワイングラス2杯程度以下に制限し，その他，抗酸化物質を積極的に摂取する．

2. 第2段階

第1段階で血清脂質が目標値とならない場合は第2段階へ進む．

1）高LDL-C血症が持続する場合

1 脂質制限の強化

摂取エネルギー比で脂肪を20％以下に制限する．

2 コレステロール摂取量の制限

1日200 mg以下とする．

食事摂取基準では，2005年版の改定時において，コレステロール摂取量の上限をこれまでの300 mgから，男性750 mg，女性600 mgに引き上げたが，これには異論も多く，今後見直しが検討されている．コレステロールの摂取に対する血清リポ蛋白質の応答は個体差が大きく，コレステロールの摂取で血清コレステロールが増加しやすい人（レスポンダー）と増加しにくい人（ノンレスポンダー）のいることが知られている．高コレステロール血症が持続する場合は，コレステロールの摂取量を200 mg以下／日にすることが推奨されている．

3 飽和脂肪酸／一価不飽和脂肪酸／多価不飽和脂肪酸の摂取比率

飽和脂肪酸／一価不飽和脂肪酸／多価不飽和脂肪酸の摂取比率は3/4/3とする．

飽和脂肪酸（ラウリン酸，ミリスチン酸，パルミチン酸）には血清コレステロール濃度増加作用が認められているため，飽和脂肪酸の摂取を減らす．

$n-6$系多価不飽和脂肪酸であるリノール酸は，血清総コレステロール濃度を低下させることが認められているが，血清総コレステロール濃度低下作用は総エネルギー摂取に占めるリノール酸の比率で変化する．リノール酸摂取が15％より多くなるとコレステロール低下作用が認められなくなるとともに，HDL-C濃度の低下が大きくなる．$n-3$系多価不飽和脂肪酸である$α$-リノレン酸もリノール酸と同程度にコレステロール低下作用を有すると報告されている．

また，一価不飽和脂肪酸であるオレイン酸は，リノール酸を摂取した場合とほぼ同等にLDL-C濃度が低下し，しかもHDL-C濃度を低下させないことが報告されている．オレイン酸を多く含む食事をしている地中海沿岸諸国では冠動脈疾患の発症率が比較的低率であり[4]，オレイン酸の効果を支持する知見と考えられる．

4 抗酸化物質の摂取

抗酸化物であるビタミンC，ビタミンE，カロテノイド，ポリフェノールはLDLの酸化を抑制し，動脈硬化の発症・進展を予防するため，積極的に摂取する．

5 その他コレステロール低下作用をもつ食品

1）植物ステロール

植物ステロールには小腸からのコレステロール吸収を抑制する作用があり，血漿コレステロール濃度低下作用を発揮する[5]．コレステロールは，小腸上皮に発現するNPC1L1（Niemann-Pick C1 like 1 Protein）を介して取り込まれ，胆汁酸ミセルへ溶解するが，ミセルへのコレステロールの溶解量はそれほど多くないため，大半はエマルジョンの状態にある．

植物ステロールは，コレステロールとほぼ同程度に胆汁酸ミセルへ溶解するため，コレステロールと植物ステロールが共存すると，コレステロールのミセル溶解量は相対的に減少する．

植物ステロールの吸収率は低く，小腸内腔に残存するため，コレステロールのミセル溶解量は制限されたままとなり，コレステロールの吸収が抑制される．また，植物スタノールは植物ステロールよりもコレステロール吸収抑制効果が高く，植物ステロールの水素添加により調整された植物スタノール含有のマーガリンなどが製品化されている．

2）食物繊維

食物繊維は25g/日以上を摂取することが推奨されている．水溶性食物繊維であるペクチン，マンナン，グアガムなどはコレステロールの吸収を抑制し，便への胆汁酸の排泄量を増やすことが知られており，血清コレステロール低下作用が期待できる[6,7]．水溶性食物繊維を1日5〜10g摂取すると，LDL-Cを約5％低下させることが報告されている．

3）大豆蛋白

大豆蛋白質の血清コレステロール濃度低下作用のメカニズムとしては，腸管内で胆汁酸などと結合して吸収を抑制し，余剰のステロール類の排出を促進することが実験的に示されている．さらに，肝臓でのLDL受容体の発現を高めることで，コレステロールの取り込みを高める働きがあることも新たにわかってきた．このような効果は，大豆蛋白の不消化分画の中でも，グリシニン酸性サブユニット由来のコール酸結合ペプチドを含むものと考えられている．

2) 高トリグリセリド血症が持続する場合

1 アルコール

適量の飲酒はHDLの増加により冠動脈疾患

のリスクを低下させることが知られているが，肝臓でのVLDL合成を促進するため，高トリグリセリド血症が持続する場合は禁酒する．

2 炭水化物の制限

総摂取エネルギー比の50％以下に制限する．

炭水化物の摂取でもトリグリセリドの増加につながるため，50％以下に制限する．特に，単糖類は調味料からの摂取を除き，極力控える．果物はビタミンなどの抗酸化物質の摂取源として重要だが，果糖が多いため，1日80〜100 kcal以内で摂取する．

3 脂質の種類の考慮

一般の植物油に比べると，エイコサペンタエン酸（EPA）やドコサヘキサエン酸（DHA）を含む魚油の吸収は低く，負荷後のトリグリセリドの反応が小さい[8]．またEPAは肝臓におけるトリグリセリドの合成を抑制し，VLDLを低下させる作用が知られている．

近年，脂肪の吸収を抑える食用油として，中鎖脂肪酸とジアシルグリセロールを含む油が注目されている．中鎖脂肪酸は，長鎖脂肪酸と消化吸収の経路が全く異なり，胃ですべての脂肪酸がグリセロールから外れ，腸管内で胆汁酸ミセルを形成せずに吸収される．その後，トリアシルグリセロールに再合成されることなく，門脈を経由して直接肝臓に取り込まれ，β酸化によりエネルギーとなる．中鎖脂肪酸は腸管での吸収後，直接門脈に入るため，カイロミクロンの形成が行われず，食後高脂血症の改善にも有効である．

これまでも血中のカイロミクロンが増加する高脂血症Ⅰ・Ⅴ型の食事療法に用いられてきた．筆者らが行った脂肪負荷試験の結果，長鎖脂肪酸と比べて，中鎖脂肪酸では食後の中性脂肪の増加が有意に抑制された[9]．

ジアシルグリセロールとは，グリセロールの1,3位または1,2位に脂肪酸が結合したものの総称で，1,3と1,2の存在比は7：3である．1,3ジアシルグリセロールは1-モノアシルグリセロールと脂肪酸に分解され，小腸に吸収される．1-モノアシルグリセロールはトリアシルグリセロール再合成に関与するmonoacylglycerol acyltransferase（MGAT）やdiacylglycerol acyltransferase（DGAT）などの基質となりにくいため，再合成が遅延すると考えられている[10, 11]．

4 その他トリグリセリド低下作用をもつ食品

1）ポリフェノール

緑茶[12]やウーロン茶[13]に含まれるポリフェノールは，食後の中性脂肪濃度，体脂肪の低減効果を有することが近年報告された．作用メカニズムとしては，膵リパーゼ活性の阻害により，小腸からの脂肪吸収を抑制することが示されている．

2）グロビン分解物

各種食品蛋白質を酵素分解して得た蛋白加水分解物をスクリーニングした結果，グロビン蛋白分解物に最も強い中性脂肪低下作用のあることが見出された．活性ペプチドは，バリン–バリン–チロシン–プロリン（VVYP）のテトラペプチドであることも明らかにされている[14]．このペプチドの作用機序としては，膵リパーゼの阻害に加え，肝性リパーゼの活性化，脂肪酸のβ酸化を促進するなど，さまざまな作用が知られている．

3）高コレステロール血症と高トリグリセリド血症がともに持続する場合

高コレステロール血症と高トリグリセリド血症に対する食事療法を併用する．

4）高カイロミクロン血症が持続する場合

1 脂肪の制限

高カイロミクロン血症では脂質代謝が障害さ

れ，カイロミクロン濃度が上昇しているため，脂肪の摂取量を15％以下に制限する．中鎖脂肪酸はカイロミクロンを形成せず，直接肝臓でエネルギーになるため，高カイロミクロン血症に有用である．

（近藤　和雄，岸本　良美）

引用文献

1) 日本動脈硬化学会：動脈硬化性疾患予防ガイドライン2007年版，日本動脈硬化学会, 2007.
2) Berge KE, Tian H, Graf GA, et al：Accumulation of dietary cholesterol in sitosterolemia caused by mutations in adjacent abc transporters. Science, 290, 2000, pp. 1771-75.
3) Steinberg D, Parthasarathy S, Carew TE, et al：Beyond cholesterol. Modifications of low-density lipoprotein that increase its atherogenicity. N Engl J Med, 320, 1989, pp.915-24.
4) Renaud S, de Lorgeril M, Delaye J, et al：Cretan mediterranean diet for prevention of coronary heart disease. Am J Clin Nutr, 61, 1995, pp. 1360S-67S.
5) Bhattacharyya AK：Uptake and esterification of plant sterols by rat small intestine. Am J Physiol, 240, 1981, pp. G50-55.
6) Vahouny GV, Tombes R, Cassidy MM, et al：V. Binding of bile salts, phospholipids and cholesterol from mixed micelles by bile acid sequestrants and dietary fibers. Lipids, 15, 1980, pp. 1012-18.
7) Gee JM, Blackburn NA, Johnson IT：The influence of guar gum on intestinal cholesterol transport in the rat. Br J Nutr, 50, 1983, pp. 215-24.
8) Weintraub MS, Zechner R, Brown A, et al：Dietary polyunsaturated fats of the w-6 and w-3 series reduce postprandial lipoprotein levels. Chronic and acute effects of fat saturation on postprandial lipoprotein metabolism. J Clin Invest, 82, 1988, pp. 1884-93.
9) Kasai M, Maki H, Nosaka N, et al：Effect of medium-chain triglycerides on the postprandial triglyceride concentration in healthy men. Biosci Biotechnol Biochem, 67, 2003, pp. 46-53.
10) Tomonobu K, Hase T, Tokimitsu I：Dietary diacylglycerol in a typical meal suppresses postprandial increases in serum lipid levels compared with dietary triacylglycerol. Nutrition, 22, 2006, pp. 128-35.
11) Ai M, Tanaka A, Shoji K, et al：Suppressive effects of diacylglycerol oil on postprandial hyperlipidemia in insulin resistance and glucose intolerance. Atherosclerosis, 195, 2007, pp. 398-403.
12) Unno T, Tago M, Suzuki Y, et al：Effect of tea catechins on postprandial plasma lipid responses in human subjects. Br J Nutr, 93, 2005, pp. 543-47.
13) Toyoda-Ono Y, Yoshimura M, Nakai M, et al：Suppression of postprandial hypertriglyceridemia in rats and mice by oolong tea polymerized polyphenols. Biosci Biotechnol Biochem, 71, 2007, pp. 971-76.
14) Kagawa K, Matsutaka H, Fukuhama C, et al：Globin digest, acidic protease hydrolysate, inhibits dietary hypertriglyceridemia and val-val-tyr-pro, one of its constituents, possesses most superior effect. Life Sci, 58, 1996, pp. 1745-55.

B-4 低血糖症
hypoglycemia

疾患の概要

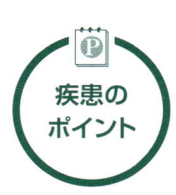

疾患のポイント
- 血糖値が生理的な変動範囲をこえて低下することによって，さまざまな症状を呈した状態をいう．
- 原因により，空腹時低血糖，反応性低血糖，薬剤性低血糖の3つに大別される．
- 頻脈，発汗，振戦，顔面蒼白などの交感神経刺激症状や，痙攣，頭痛，行動異常，意識障害などの中枢神経症状が現れる．
- 高度な低血糖の場合，死に至る場合もある．

1）診断基準

血糖値が正常下限値（50〜60 mg/dL）以下になり，種々の症状を起こした状態を低血糖症という．

2）分類と病態

1 空腹時低血糖

インスリノーマ，インスリン自己免疫症候群，下垂体前葉機能低下症，副腎皮質機能低下症などを有する患者に起こりやすい．

2 反応性低血糖

胃切除後低血糖（後期ダンピング症候群）などをいう．

3 薬剤性低血糖

インスリン注射，経口血糖降下薬などをいう．

3）症 状

血中のブドウ糖は生体内の各組織で重要なエネルギー源となる．特に脳・神経組織の消費量は多いため，低血糖の際には神経症状が出現しやすい．

1 交感神経刺激症状 （血糖値＜60 mg/dL 程度）

インスリン拮抗ホルモンであるカテコールアミンの分泌促進により発汗，手指振戦，動悸，不安感，顔面蒼白，頻脈などが現れる．

2 中枢神経症状 （血糖値＜45 mg/dL 程度）

脳・神経細胞の代謝低下により，頭痛，眼のかすみ，空腹感，生あくび，傾眠などが現れる．

3 痙攣・昏睡 （血糖値＜30 mg/dL 程度）

低血糖時に適切な処置がされず，中枢神経細胞の糖欠乏が進行すると，意識障害をきたす．

4) 検査所見

1 神経症状

発汗，手指振戦，動悸，不安感，顔面蒼白，頻脈，痙攣，頭痛，異常行動，意識障害などがある．

2 血糖値

正常下限値を下回る血糖値（50～60 mg/dL 以下）を示す．

原因鑑別のため，血中インスリン濃度，Cペプチド濃度を測定する．

5) 治 療

1 患者・家族が対応する場合

① 経口摂取可能：砂糖または砂糖を含む清涼飲料水などを飲ませる．
② 経口摂取不可能：砂糖を口唇と歯肉の間に塗りつける．
＊ただし，α-グルコシダーゼ阻害薬を服用している患者の場合は，単糖類（ブドウ糖）の補給でなければならない．

2 医療機関受診時

① 50％ブドウ糖注射液 20 mL 以上を静注する．
② 回復が十分でなければ再度静注，または5～10％ブドウ糖液を点滴する．

栄養療法

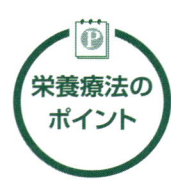

栄養療法のポイント
- 低血糖を起こした場合は速やかに糖分を補給する．
- α-グルコシダーゼ阻害薬を服用している患者の場合は，単糖類（ブドウ糖）の補給でなければならない．
- インスリンの過剰分泌を防ぐため，一度に多量の食事（特に糖質）を摂取しないようにする．

1) 糖分の補給

低血糖の治療には，速やかな糖分の補給が必要である．通常は砂糖や，砂糖を含む飲料の摂取で低血糖は解消される．

しかし，糖尿病患者でα-グルコシダーゼ阻害薬を服用している場合は，二糖類である蔗糖を補給しても単糖類（ブドウ糖）に分解されないため，必ずブドウ糖を摂取する必要がある．ブドウ糖が多く含まれる清涼飲料水としてはファンタ（日本コカ・コーラ社）が有名である．

2) 食事量の制限

消化管からの糖の吸収が亢進している状態では，食後急激に血糖が上昇し，インスリンが多量に分泌される．インスリンの過剰分泌は反応性低血糖を引き起こす．典型例である胃切除後にみられる後期ダンピング症候群では，食物が食道から十二指腸に急速に流入するため高血糖となり，多量に分泌されたインスリンのため低血糖となる．患者には一度に多量の食事（特に糖質）を摂取せず，分割食（1日6回など）を指導する必要がある．

（近藤 和雄，岸本 良美）

B-5 痛 風
gout

疾患の概要

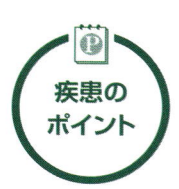

疾患のポイント
- 痛風はプリン代謝異常による高尿酸血症を基盤とする.
- 繰り返し起こる激烈な急性関節炎発作(痛風発作),皮下結節(痛風結節),腎障害などを特徴とする症候群である.
- 中年以降の男性に好発する.

1) 診断基準

1 痛風関節炎の診断基準

痛風は,高尿酸血症が持続した結果として関節内に析出した尿酸塩結晶が引き起こす結晶誘発性関節炎であり,高尿酸血症と同義ではない.表B-5-1に示す日本痛風・核酸代謝学会の痛風関節炎の診断基準の1～3のいずれかを満たせば痛風と診断する.

診断上の注意としては,痛風発作中の血清尿酸値は低値を示すことがあること,関節液が得られたら迅速に検鏡し,尿酸塩結晶の有無を同定すること,痛風結節は診断上価値があるが頻度は低いことが挙げられる.

表B-5-1 痛風関節炎の診断基準
1. 尿酸塩結晶が関節液中に存在すること
2. 痛風結節の証明
3. 以下の項目のうち6項目以上を満たすこと
   ① 2回以上の急性関節炎の既往がある
   ② 24時間以内に炎症がピークに達する
   ③ 単関節炎である
   ④ 関節の発赤がある
   ⑤ 第一中足趾節関節の疼痛または腫脹がある
   ⑥ 片側の第一中足趾節関節の病変である
   ⑦ 片側の足関節の病変である
   ⑧ 痛風結節(確診または疑診)がある
   ⑨ 血清尿酸値の上昇がある
   ⑩ X線上の非対称性腫脹がある
   ⑪ 発作の完全な寛解がある

(日本痛風・核酸代謝学会治療ガイドラインより改変)

2) 分類と病態

1 高尿酸血症の病型分類

高尿酸血症は,尿酸産生過剰型,尿酸排泄低下型,両者の混在した混合型に大別される(表B-5-2).

表B-5-2 高尿酸血症の病型分類

	尿酸産生過剰型	尿酸排泄低下型	混合型
尿中尿酸排泄量 (E_{UA})(mg/kg/時)	>0.51 および	<0.48 あるいは	>0.51 および
尿酸クリアランス (C_{UA})(mL/分)	≧6.2	<6.2	<6.2

(日本痛風・核酸代謝学会治療ガイドラインより改変)

2 痛風の病期

無症候性高尿酸血症期→急性関節炎期→慢性期

3) 症 状

1 高尿酸血症

高尿酸血症は尿酸の排泄減少,尿酸産生の増大に起因する.高尿酸血症は血清中の尿酸濃度が7.0 mg/dLをこえた状態とされる.高尿酸

血症が持続すると痛風関節炎や腎不全などを併発するリスクが高まる.

2 痛風関節炎

急性関節炎は最もよくみられる痛風の初期症状である.好発部位は第一中足趾節関節である.痛風発作はしばしば夜間の激痛と関節腫脹として発症し,関節が急速に熱感,発赤,痛みを伴うようになる.

3 痛風結節

痛風結節は痛風の慢性症状であり,尿酸塩結晶が軟骨,腱,皮下組織などに慢性的に析出し,その周囲を肉芽組織が取り込んだものである.無痛性の結節で,血流の乏しい部位や足趾,足背,手指,肘関節,耳介などに好発する.関節周囲の骨組織に生じるとX線写真にて骨の萎縮や打ち抜き像(punched out lesion)が認められたり,重篤になると関節の変形も生じることがある.

4 痛風腎

痛風の最も重篤な慢性合併症である.以前の痛風腎の定義は,腎髄質内の尿酸塩結晶沈着によって起こる尿細管間質病変を認められた場合のみに用いられた(狭義の痛風腎).しかし最近では臨床的立場を重視した観点から,痛風に高率に合併する高血圧,糖・脂質代謝異常による腎障害も含めて痛風腎と総称している(広義の痛風腎).

痛風患者は尿路結石を起こす頻度が約20%と,健常者より非常に高率である.さらに,間質および髄質における尿細管・集合管への尿酸塩結晶の沈着により,髄質機能の低下が起こる.

4) 検査所見

1 血清尿酸値

7.0 mg/dL以上を高尿酸血症という.痛風発作中の血清尿酸値は低値を示すことがある.

2 痛風発作

突然(特に夜間)起こる関節(第一中足趾節関節など)の激痛,発赤,腫脹など.多くの場合,放置しても1週間以内に治まり,間欠期は全く無症状である.発作の頻度は数年に1回から年に数回へと次第に増加し,ほかの関節にも生じるようになる.

3 痛風結節

足趾,足背,手指,肘関節,耳介などに好発する無痛性の結節.頻度は高くない.

5) 治 療

痛風の治療の流れとしては,まず痛風発作に対する治療を行い,十分沈静した後,病型や合併症により食事療法と薬物療法を行う.

1 薬物療法

1) 痛風発作時

表B-5-3に痛風発作の過程と各段階に合わせた薬物療法を示す.

2) 尿酸降下薬

尿酸生成抑制薬と尿酸排泄促進薬を表B-5-4に挙げた.

2 食事療法

プリン体の摂取制限,アルコールの摂取制限を中心としながら,血清尿酸値の降下と,肥満の解消を目指す.本項 栄養療法に詳述する.

3 運動療法

激しい無酸素運動は,プリンヌクレオチド分解亢進による尿酸産生の増加と,乳酸産生によ

表B-5-3 痛風発作時の薬物療法

炎症の強さ	投与薬の種類
前兆期	コルヒチン0.5 mgを投与する
発作極期	インドメタシン,ナプロキセンを投与する

表B-5-4 尿酸降下薬の種類と特徴

	機序	適応	その他
尿酸生成抑制薬 アロプリノール	・肝臓での尿酸合成の抑制	・尿酸産生過剰型 ・尿路結石・腎機能障害のある例	・腎機能障害のある例では使用注意
尿酸排泄促進薬 プロベネシド ベンズブロマロン	・腎臓からの尿酸排泄の促進	・尿酸排泄低下型 ＊尿路結石がある場合は使用しない	・腎機能障害のある例では効果なし

る尿酸排泄低下を招き，血清尿酸値は上昇する．一方，有酸素運動ではプリンヌクレオチドの分解は誘発されず，高血圧，耐糖能異常，肥満などの合併症に対しても有効であることから，有酸素運動を勧めることが望ましい．

栄養療法

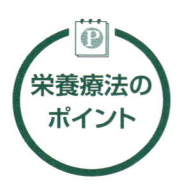

栄養療法のポイント
- プリン体の摂取制限．
- 摂取エネルギーの適正化による肥満の解消．
- アルコールの摂取制限．
- 十分な水分補給．
- 尿をアルカリにする食品の摂取．

1）プリン体の制限

1日に摂取するプリン体は300 mg（プリン体窒素として150 mg）以下が望ましい．食品100 g当たりプリン体を200 mg以上含むものを高プリン体食と呼び，動物の内臓，魚の干物，乾物などが挙げられる．プリン体は水溶性であるため，肉類からとったスープは控えるほうがよい．ラーメンなどの汁は残すようにする．

食品として供給される外因性のプリン体は，内因性のプリン体量に比べて少なく，厳密なプリン体制限を行っても血清尿酸値の低下はわずかであるとの報告もあるため，従来ほど厳しい制限は行われなくなった．しかし，症例によっては効果的であることも示されているため，高プリン体食はできるかぎり控える．

2）摂取エネルギーの制限

摂取エネルギーは対象者の性，年齢，生活活動強度などを考慮した適正エネルギー量とする．肥満者においては，25〜30 kcal/標準体重（kg）/日を目安とする．

肥満者の高尿酸血症の頻度は高率であり，特に体脂肪率と血清尿酸値との間には正の相関が認められている．肥満者をエネルギー制限食で治療すると体重減少に伴い，血清尿酸値が低下することが多い．

しかし，超低エネルギー食による極端な減量を行うと，脂肪がエネルギー源として利用され，ケトン体の産生が高まり尿酸排泄が抑制されて血清尿酸値が上昇するため，段階的な減量となるようにする．

3) アルコールの摂取制限

エタノールの代謝に伴い，大量の尿酸の生成，乳酸の増加による腎での尿酸排泄の障害が生じる．さらにアルコール飲料に含まれるプリン体に由来する尿酸産生の増加によって，血清尿酸値が上昇する．特にビールはプリン体が多く含まれるため，制限または禁止する．アルコールは尿酸値を上昇させるとともに，食欲を増進し肥満の原因にもなる．

4) 蛋白質・脂質

蛋白質食品はプリン体が多く含まれているため，過剰にならないように注意し，1.0 g/標準体重（kg）程度とする．

過剰の脂質摂取はケトン体の生成が増加するため，脂質エネルギー比は20〜25％とする．

5) 野菜や海藻の摂取

尿pHの酸性化を防ぐことは，尿路での尿酸析出の予防につながるため，尿をアルカリ化する食品である野菜，海藻の摂取が勧められる．

表B-5-5 尿をアルカリ化する食品と酸性化する食品

アルカリ化する食品	酸性化する食品
ひじき・わかめ・こんぶ	卵・豚肉・牛肉
干ししいたけ・大豆	さば・かつお・ぶり
ほうれんそう	あおやぎ・ほたて
ごぼう・さつまいも	まぐろ・さんま
にんじん・きゃべつ	あじ・いわし
だいこん・かぶ・なす	あなご・えび
じゃがいも・さといも	精白米
メロン・バナナ	
グレープフルーツ	

これらはプリン体が少ないものが多いことからも積極的に摂取すべきである．逆に尿を酸性化する食品には，プリン体が豊富に含まれているものが多く，摂取は控える（表B-5-5）．

6) 十分な飲水

水分摂取量を多くして尿量を増やすと，尿酸排泄が促進されて尿中尿酸濃度が低下するため，尿路での尿酸析出の予防となる．1日の尿量が2L以上に維持できるよう水分は十分に補給する．水分の補給に際しては，ジュースなどの清涼飲料水ではなく水やお茶を飲むように指導する．

（近藤　和雄，岸本　良美）

C-1 歯肉炎，歯周炎
gingivitis, periodontitis

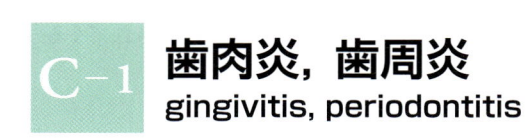

疾患の概要

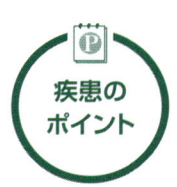

疾患のポイント
- 歯肉炎とは辺縁歯肉と付着歯肉に限局した炎症をいう．
- 歯肉炎から歯周炎へ移行する．
- 歯周炎とは歯根膜や歯槽骨が炎症により破壊されたものである．

1）診断基準

歯肉炎は辺縁歯肉と付着歯肉に限局した炎症である．

歯周炎は歯槽骨の吸収の程度により4段階に分かれる．
- P_1：歯槽骨の吸収が歯根の1/3までのもの
- P_2：歯槽骨の吸収が歯根の1/3〜1/2までのもの
- P_3：歯槽骨の吸収が歯根の1/2〜2/3までのもの
- P_4：歯槽骨の吸収が歯根の2/3以上のもの

2）分類と病因

1 分類

歯肉炎は歯肉（辺縁歯肉と付着歯肉）に限局した炎症であり，急性と慢性に分かれる．歯周炎は厳密には辺縁性歯周炎と根尖性歯周炎があるが，ここでは歯肉炎から付着上皮が深部に増殖した辺縁性歯周炎のことをいう．患者のタイプにより，前思春期性歯周炎，若年性歯周炎，成人型重度進行性歯周炎，成人型歯周炎などに分類される．

2 病因

発症に直接関与するのは歯肉縁上のプラークである．歯肉縁上プラークと歯肉縁下プラークでは細菌の構成が異なっている．病因としての役割がそれぞれ異なっている．

初期の縁上プラークは約85％がグラム陽性菌で構成されており，主体はレンサ球菌と *Actinomyces sp.* である．これらの産生する産物が炎症を起こすと考えられている．炎症の進行によってグラム陰性菌が約45％を占めるようになる．

代表的な菌としては *Bacteroides melaninogenicus s. s. intermedius, Fusobacterium nucleatum, Haemophilus sup.* などである．プラーク形成に関わる局所因子としては歯石・歯冠形態異常・不適合な補綴物・義歯・歯列不正・口呼吸などが炎症を起こしやすくする．

全身的要因としては口腔乾燥・栄養障害・免疫不全・糖尿病に代表される内分泌代謝異常などが挙げられる．

また歯周炎のタイプでプラークの菌の分布が異なっている（表C-1-1）．

縁下プラークの構成では成人型歯周炎と若年性歯周炎で明らかな違いがあり，疾患の特性に関わっていると考えられる．

表 C-1-1　歯周ポケット内細菌

疾患名	細菌名
正常状態	Streptococcus sp., Actinomyces viscosus, Actinomyces neslundi, Rothia dentocariosa, Bacteroides, Capnocytophaga sp. など
若年性歯周炎	Actinobacillus actinomycetemcomitans, Capnocytophaga sp. など
成人型重度進行性歯周炎	Bacteroides gingivalis, Fusobacterium nucleatum, Spirochetes など
成人型歯周炎	Bacteroides melaninogenicus s.s. intermedius, Eikenella corrodens, Spirochetes, Actinomyces sp. など

(Page RC, Schroeder HE：Periodontitis in man and other animals. Karger, Basel, 1982)

3）所見と症状

1 病理組織学的所見

初期には付着上皮近くに血管の拡張や，白血球の遊走，血管周囲のコラーゲンの消失がみられ，進行に伴い滲出性変化が著明になる．リンパ球や単核の細胞浸潤が進み，歯肉溝上皮の増殖，付着上皮の増殖，形質細胞の発現，歯周ポケットの形成，コラーゲンの消失，破骨細胞の活性化などが進行とともに順次増強されてくる．

2 臨床症状

臨床症状としては歯肉炎では歯肉の発赤・腫脹がみられ，進行して歯周炎となると歯周ポケットの形成，歯槽骨の吸収による歯牙の動揺が発現する．急性炎症を起こすと膿の形成や疼痛がみられる．

4）治　療

1 薬物療法

急性期には消炎のため抗菌薬や抗炎症薬の服用や局所投与がなされるが，急性発作がみられない場合は通常薬物の投与は行わない．

2 外科療法

歯周病の治療の基本は歯周ポケットの抹消とプラークなどの起炎因子の排除である．

手術としては一般的には軽いものから歯周ポケット掻爬術，歯肉切除術，歯肉整形術，歯肉剥離掻爬術などを行う．いずれも歯周ポケットの中を掃除し，症状に応じて壊死セメント質の除去や付着上皮の再生を図るものである．

栄養療法

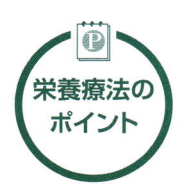

栄養療法のポイント
- 本疾患単独のために栄養療法を行うことはほとんどない．
- 栄養不良が明確に歯周病を招いたという臨床上の明らかなエビデンスは示されていない．
- 歯周病には口腔の衛生状態を保つことと栄養状態を保つことが有用である．

1）栄養療法

歯肉炎・歯周炎の栄養療法については確立されていない．しかしながら，患者の栄養状態は歯肉炎・歯周炎の進行に大きく影響することは明らかである．

2）疾病と栄養摂取

1 摂取した方がよいもの

　一般の歯肉炎・歯周炎では確実なエビデンスはないが，欠乏症や代謝異常の関係から，ビタミンC，カルシウム，リン，ビタミンDは重要である．

　しかしビタミンCを用いた8,000人の研究でも摂取量と歯周病発現には弱い関係を認めるのみである．

2 制限すべきもの

　プラーク（歯垢）・歯石の過剰付着を避けるため，砂糖の過剰摂取は問題となる．

3）他の疾患との関係

1 糖尿病の患者の場合

　歯周病と糖尿病の関係は最近特にクローズアップされている．

　糖尿病患者で歯周病が認められる場合，その進行度合いがパラレルに認められることがしばしばある．その場合，歯周病をコントロールするには糖尿病がコントロールされることが重要となる．

2 経腸栄養の場合

　経口からの栄養がなされない場合，唾液分泌が著しく低下する．

　唾液による歯周ポケットの洗浄効果と免疫効果を著しく弱める．さらに咀嚼という活動は，歯根膜の刺激を行い，歯周組織の活性化を促すが，経腸栄養により，咀嚼運動がなくなることによって歯槽骨は弱体化する．

　繊維性の食物も歯牙のクリーニングとしては役立っているので経口摂取がない場合では歯のクリーニングは必要である．

4）治療する上で問題となる食品

1 歯垢を沈着させるもの

　初期の歯周炎・歯周病の原因は歯垢であり，歯垢を過剰に沈着させる砂糖の過剰摂取は避けるべきである．

2 歯周組織を過剰に刺激するもの

　軽度の歯肉の退縮や歯牙の動揺がある場合，急性の炎症が消失するまで過剰な歯牙への刺激は避ける必要があり，過度に固いものや繊維性で咀嚼しにくいものは急性期には避けるべきである．

（古郷　幹彦）

参考文献

- 小沢英吉：歯周組織の組織，細胞学的基礎．歯科ジャーナル，14（4），1981，pp.415-31．
- 久保木芳徳：創傷治癒の生化学的メカニズム．歯科ジャーナル，14（4），1981，pp.433-44．
- Slots J：The predominant cultivable microflora of advanced periodontitis. Scand J Dent Res, 85, 1977, pp.114-21.
- Alfano MC：Nutrition in periodontal diseases. In New Horizons in Nutrition for the Health Professions. (Slavkin JC, Ed) Los Angeles, USC Press, 1981.
- Ismail AI, Burt BA, Eklund SA：Relation between ascorbic acid intake and periodontal disease in the United States. J Am Dent Assoc, 107, 1983, pp.927-31.

C-2 口内炎
stomatitis

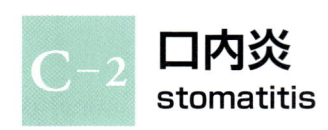

疾患の概要

疾患のポイント
- 比較的広範囲の口腔粘膜の炎症状態を口内炎という．
- 限局する部位に応じて口唇炎や歯肉炎などの名称をつけるが，カタル性，潰瘍性，壊死性，アフタ性など経過中の状態を疾患名に付記する．

1）診断基準

特に診断基準なるものはない．

2）分類と病態

病変の代表的症状と部位を付記することにより分類できる．これはほかの消化管病変と異なり直接肉眼で観察できることによるものである．また放射線性口内炎のように原因別に分類することもできる．局所的な原因のほかに全身的な原因によるものがあり症候性口内炎という．

3）症　状

1）カタル性口内炎
粘膜の発赤を主な症状とする口内炎．

2）潰瘍性口内炎
粘膜の発赤のほかに潰瘍形成と潰瘍表面の偽膜形成がみられる口内炎で，ウイルスや細菌の感染のほかに患者の免疫の低下が考えられる．

3）壊死性潰瘍性歯肉口内炎
急速に拡大する壊死性潰瘍性の口内炎．acute necrotizing ulcerative gingivitis（ANUG）と呼ばれる．口峡部に及ぶとvincent口峡炎と呼ぶ．

壊死による出血・口臭が著しく，筋肉や骨に至ると水癌（noma）と呼ばれる．食欲減退と全身衰弱が著しい．

病因の背景には重症栄養障害と免疫能の低下があることが知られる．わが国での発生は減少している．

4）アフタ性口内炎
カタル性口内炎に多数のアフタを形成する口内炎．自発痛や接触痛が著しい．

5）放射線性口内炎
放射線照射により，粘膜に炎症を起こしたもの．発赤・浮腫からびらん形成が始まる．易出血性で接触痛・灼熱感が強い．摂食不良が問題となる．

4）治　療

治療としては軽度なものは含嗽や口腔清掃，副腎皮質ホルモン軟膏の塗布などを行う．アフタには接着性被覆剤アフタッチ®などを用いる．
広範囲のものは抗菌薬投与を行う．

栄養療法

栄養療法のポイント
- 衰弱や消耗性疾患が口内炎を重症化するので栄養補給が重要である.
- ビタミンや無機イオンの不足は口腔粘膜に異常をきたしやすい.
- 口内炎の際の唾液分泌は治癒に有効である.

1）栄養療法の有無

　口内炎の栄養療法として確立されたものはない．しかし疾患の発現と栄養状態の関係は無関係とは考えられていない．

2）疾病と栄養摂取

1 口腔白板症

　ビタミンA誘導体が口腔の角化異常に有効であるが，中断すると再発しやすい．

2 口腔粘膜の炎症

　ビタミンB_2・B_6の不足によって誘発されやすい．特に口唇炎や口角炎を引き起こす．

3 舌の変化

①表面の顆粒状変化：リボフラビンの欠乏
② Moller-Hunter 舌炎：悪性貧血，ビタミンB_2・B_{12}の欠乏
③粘膜の有痛性潰瘍：葉酸欠乏
④平滑舌，舌乳頭の萎縮：鉄欠乏
⑤味覚障害：亜鉛欠乏

3）重症時の栄養補給

　ANUGやnomaは重症の栄養障害時や免疫能の低下時に発現する．またヘルペス初感染時にみられる泡疹性歯肉口内炎も症状としては重篤である．全身状態の回復と栄養摂取が重要であり，総合的な栄養補給が必要となる．

4）回復時の栄養補給

　重篤な口内炎の回復期においては歯肉・粘膜への刺激を避ける必要があり刺激性の食品を避け，食物の形態，固さに細心の注意が必要である．

5）治療する上で問題となる栄養・食品

　刺激性のある食品や粘膜に粘着性のある食品は患部を刺激するため避けるべきである．また長時間咀嚼を必要とするものは口腔内滞在時間が長く，接触に際して疼痛を自覚する時間が長くなる傾向があり避けるべきである．

（古郷　幹彦）

参考文献

・ 松村智弘「口腔粘膜疾患」宮崎　正監；松矢篤三，白砂兼光編：口腔外科学 第2版, 医歯薬出版, 2000, pp.177-96.

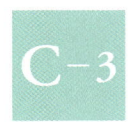

C-3 口腔癌
carcinoma of oral cavity

疾患の概要

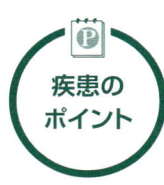

疾患のポイント
- 口腔癌は全癌の1〜3％である．
- 組織型では扁平上皮癌が最も多い．
- 部位としては舌が最も多く，歯肉，口腔底と続く．

1）分類と病態

口腔癌は発生場所によって舌癌・上下顎歯肉癌・口底癌・口唇癌・硬口蓋癌・上顎洞癌などと呼ぶ．舌癌は舌側縁部から発生することが多く，進展は比較的早く，舌の癒着や運動障害を招く．頸部リンパ節に転移をきたしやすい．歯肉癌は歯肉が薄いため骨への浸潤が起きやすい．下顎歯肉癌は顎下リンパ節から頸部リンパ節へ転移しやすい．口唇癌・頬粘膜癌は比較的放射線治療が行いやすく有効である．

2）治療

初期の舌癌や口唇癌・頬粘膜癌は放射線治療が有効で予後も比較的よい．歯肉癌や進展した舌癌は顎骨や歯牙の存在による硬組織の構造の複雑さから放射線治療は行いにくく，手術が適応されることが多い．放射線治療，外科療法の併用療法あるいは化学療法も合わせた混合療法は有効である．化学療法はシスプラチンや5-FU誘導体が用いられることが多い．平均的な5年生存率は65〜75％である．

栄養療法

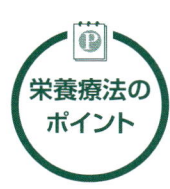

栄養療法のポイント
- 口腔癌患者に経口で栄養摂取させることは重要であるが咀嚼・嚥下機能の低下に十分な配慮を要する．
- 患者は経口摂取の希望が強い．

1) 栄養療法

疾患に対して治療としての栄養療法は直接的なものはないが，回復期および口腔の機能を失った患者の予後管理としては重要である．

2) 疾病と栄養摂取

1 顎切除の患者

咀嚼障害があり食物の形状に注意を要する．

2 舌切除の患者

舌の運動範囲によって摂取できる食物の形状が異なる．
咀嚼障害の場合と嚥下障害のある場合では摂取できる食物が異なるので注意を要する．

3) 重症時の栄養

1 放射線治療時

30 Gy 照射ごろから口内炎が強くなり，疼痛や口腔乾燥などを考慮して，食事に注意をする必要がある．流動性のある食事や刺激性のない食事を摂らせるよう配慮する必要がある．

4) 回復期の栄養

口腔の機能の回復や唾液分泌促進のために経口摂取させることは重要である．咀嚼できるもの，嚥下できるものを選別して摂取させる．

5) 治療上問題となる食品

癌に対して直接影響するものはないが，顎運動障害や舌運動障害があり，さらに呼吸路の確保が困難な場合がある．咀嚼できるもの，嚥下できるものを選んで摂取させる．粘着性のあるものはしばしば気道閉塞の原因となる．また誤嚥性肺炎には十分注意する必要がある．放射線の影響により口腔乾燥の症状がある場合は食物の流動性に配慮を要する．

6) 最新の療法

ビタミン A やビタミン B 群の投与が口腔癌に有効であったという実験結果が報告されている．

（古郷　幹彦）

参考文献

- Shklar G：Oral mucosal carcinogenesis in hamsters：inhibition by vitamin E. J Natl Cancer Inst, 68, 1982, p.791.
- 野々垣泉, 中西三季, 井上善文：頭頸部癌放射線療法施行時の栄養管理—食事摂取を維持するための看護介入—. 日生医誌, 32, 2004, pp.158-63.

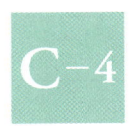

C-4 口腔乾燥症
xerostomid

疾患の概要

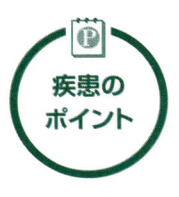

疾患のポイント
- 口腔乾燥症とは唾液の分泌低下だけでなく，口腔が乾燥した状態であることを自覚するものを含む．
- 自己免疫疾患であるシェーグレン症候群の部分症状だけでなく，加齢，体液・電解質の異常，放射線被曝，薬剤の副作用，神経性要因などが原因となる．

1）診断基準

シェーグレン症候群の診断基準は当時の厚生省シェーグレン病研究班によって 1977 年に発表され，一般的に用いられている．1999 年に改訂された基準を表 C-4-1 に示す．

1 唾液分泌機能検査

- ガムテスト：10 分間チューインガムを噛んだ時の唾液分泌量を測定し，10 mL 以下であれば機能低下と診断される．
- 唾液腺シンチグラフィ：$^{99m}TcO_4^-$ の唾液腺への集積時間・濃度・排出様式を調べる．

2）治療

口腔乾燥症の原因は多くの場合明らかでない．原因因子が明らかな場合はそれに対する対応をとるが，多くの場合は対症療法となる．
- 人工唾液の使用：唾液とほぼ同じ電解質を含む人工唾液が開発されている．スプレーとして口腔内に噴霧する（サリベート®）．ムスカリン性アセチルコリンアゴニストの塩酸セビメリンと塩酸ピロカルピンは分泌機能を促進する．唾液腺ホルモンのパロチン，植物製剤としてのセファランチン（セファランチン®），塩酸ブロムヘキシジン（ビソルボン®）などが薬剤として用いられるが著しい効果は得られない．アネトールトリチオン（フェルビテン®）はシェーグレン症候群の口腔乾燥に有効である．麦門冬湯や人参養栄湯などの漢方薬も用いられる．

表 C-4-1 シェーグレン症候群診断基準

以下の 4 項目のうち 2 項目以上を満たす．
1. 生検による病理組織検査で次のいずれかが陽性
    A. 口唇腺 4 mm² 当たり導管周囲に 50 個以上のリンパ球浸潤があるフォーカスが 1 個以上
    B. 涙腺 4 mm² 当たり導管周囲に 50 個以上のリンパ球浸潤があるフォーカスが 1 個以上
2. 口腔検査で次のいずれかが陽性
    A. 唾液腺造影で Stage I（直径 1 mm 未満の小点状陰影）以上の異常所見
    B. 唾液分泌量の低下（ガムテストで 10 mL 以下またはサクソンテストにて 2 分間 2 g 以下）かつ唾液腺シンチグラフィにて機能低下
3. 眼科検査でいずれかが陽性
    A. シルマー試験で 5 分間に 5 mm 以下かつローズベンガル試験（van Bijsterveld）で 3 以上
    B. シルマー試験で 5 分間に 5 mm 以下かつ蛍光色素試験陽性
4. 血清試験で抗 Ro/SS-A 抗体か抗 La/SS-B 抗体のいずれかが陽性

（厚生労働省：日本シェーグレン症候群診断基準 1999）

栄養療法

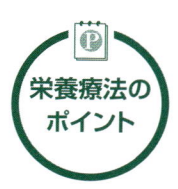

栄養療法のポイント

- 口腔乾燥症の患者は不快症状による食欲低下と水分摂取不良あるいは精神的な問題からの水分過剰摂取に注意が必要である．

1）栄養療法の有無

　口腔乾燥に際しては唾液分泌を促すことと，咀嚼嚥下障害に際して食物の流動性を考えることが重要である．まずは水分補給であり，摂取する食物には流動性をもたせる．

2）疾病と栄養摂取

1 基礎疾患による口腔乾燥

　糖尿病など基礎疾患に合わせた食事療法を行う．
①唾液分泌を促すために摂取するもの：水分，梅干，レモン水，チューインガム
②避けるべきもの：唾液を必要とする食品（例：パウダー状のもの，刺激性のもの），齲蝕が起こりやすいので口腔内に停滞するもの
③非経口摂取はより唾液分泌量を低下させるので避けるべきである．

3）重症時の栄養

　精神的な問題から水分の過剰摂取にならないよう注意する．唾液分泌を促すという観点からできるかぎり経口栄養摂取を行う．

4）治療上の注意

　口腔乾燥があると，唾液の効果の消失があり，齲蝕になりやすいので食後の口腔清掃が特に大切である．

（古郷　幹彦）

参考文献

- 大藤　真：「シェーグレン症候群診断基準」厚生省特定疾患シェーグレン病調査研究班，昭和52年度研究業績，1978, p.6.
- Miyawaki S：Revised Japan criteria for Sjögren syndrome. Ryumachi, 40, 2000, pp.48-53.
- Atkin-Thor E：hypogeusia and zinc depletion in chronic dialysis patients, Am J Clin Nutr, 31, 1978, pp.1948-51.
- 白砂兼光「唾液腺疾患」宮崎　正監；松矢篤三，白砂兼光編：口腔外科学　第2版，医歯薬出版，2000, pp.413-62.

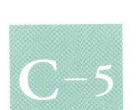

C-5 胃食道逆流症
gastroesophageal reflux disease；GERD

疾患の概要

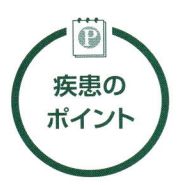

疾患のポイント
- 胃内容物が噴門部より食道に逆流し，何らかの症状，病変を惹起する病態．
- 滑脱型食道裂孔ヘルニアに起因するものが多い．
- 胃酸分泌抑制を目的とした薬物療法が主体である．

1）概念

胃内容物が食道に逆流し，胸焼けや，咽頭違和感，嚥下困難，胸痛，慢性咳嗽，といった何らかの症状，病変を惹起する病態で，広義には次項の逆流性食道炎も含む．

2）病態

滑脱型食道裂孔ヘルニアに起因するものが多い．GERD（胃食道逆流症）のうち下部食道にびらんや潰瘍などの粘膜傷害を認める逆流性食道炎が代表的な疾患であるが，実際にはGERDの約7割が，上部消化管内視鏡検査にて食道粘膜傷害を認めない内視鏡的陰性の胃食道逆流症（非びらん性胃食道逆流症：non-erosive reflux disease；NERD）である．

3）症状

胃内容物の食道内逆流により，定型症状としては胸焼けと逆流感，その他，嚥下困難やのどの詰まりなど．非定型症状としては慢性咳嗽，嗄声，胸痛などがある．GERD患者のQOLはその症状により著しく障害されていることが報告されている．

4）検査所見

- X線造影検査にて体位により造影剤の食道への逆流を認める．
- 食道内24時間pHモニターを行い，pH4以下を示す胃液逆流の回数を調べる．

5）治療

主にプロトンポンプ阻害剤を使用した胃酸分泌抑制や，消化管運動賦活剤による胃排出促進を行う．

非びらん性食道炎患者では，H_2ブロッカーやプラセボよりもプロトンポンプ阻害薬維持療法での再発がより少ない．また症状の抑制を第一の目的とすると，オンデマンド治療が合理的であろう．

栄養療法

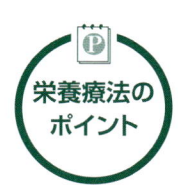

栄養療法のポイント
- 1回の食事量は少なくする，食後すぐに横にならない，就寝前の摂取は避けるといった生活指導が主．
- 高脂肪食，高蛋白食は一過性下部食道括約筋弛緩（TLESR）を誘発し，症状を増悪させる．

1）栄養療法の有無

GERD（胃食道逆流症）では，症状が強く食事摂取の不良が著しい場合を除き，生活指導や内科的治療を行えば，一般的に疾患自体で低栄養に陥ることは少ない．

2）疾病と栄養摂取

GERD の栄養療法の基本は，①逆流を引き起こす食物（例：コーヒー，アルコール，チョコレート，高脂肪食），②胸焼けを引き起こす酸味食（例：柑橘類，炭酸飲料，辛い食物）を避けることである．

3）治療上の問題

上記の食品を避けることが基本となるが，あまりに多く，あまりに適応範囲が狭いため，すべての患者に実施できないことが一番の問題点である．

4）最新の療法

すべての患者に実施することは現実的ではないが，特定の生活習慣の改善が有益である一部の患者がいることは事実である．また酸抑制治療にもかかわらず，逆流により睡眠を妨げられるほどの夜間の胸焼け症状がある患者にはベッドの頭側挙上が有益なこともある．

同様に，アルコール，コーヒー，辛い食物の摂取後の不快な胸焼けを絶えず経験している患者では，それらを避けることが有益である．

体重超過あるいは肥満患者には，酸抑制治療が不必要になるか，少なくとも引き延ばせる処置として減量を勧めるのは，理にかなっている．

（石塚　泉）

参考文献

- 北山富士子：「逆流性食道炎栄養管理」細谷憲政総監修：ビジュアル臨床栄養実践マニュアル 第2巻，ニチブン，2003，p83-84．

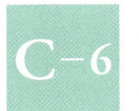

C-6 逆流性食道炎・バレット食道
reflux esophagitis・Barrett esophagus

疾患の概要

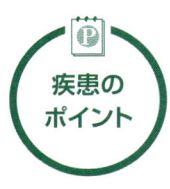

疾患のポイント
- 逆流性食道炎とは胃液（胃酸やペプシンなど）や十二指腸液（膵液や胆汁など）の消化液が逆流することによって発生する食道炎．
- バレット食道とは逆流性食道炎によるびらんや潰瘍に続いて起こる円柱上皮置換．

1）概　念

　胃内容物が食道に逆流し，胸焼けや，咽頭違和感，嚥下困難，胸痛，慢性咳嗽，といった何らかの症状，病変を惹起する病態のうち，消化液が逆流することによって下部食道にびらんや潰瘍などの粘膜傷害を認めるものが逆流性食道炎である（図C-6-1）．

　逆流性食道炎によるびらんや潰瘍を繰り返すことで，食道粘膜上皮が円柱上皮に置き換わった状態がBarrett食道である．

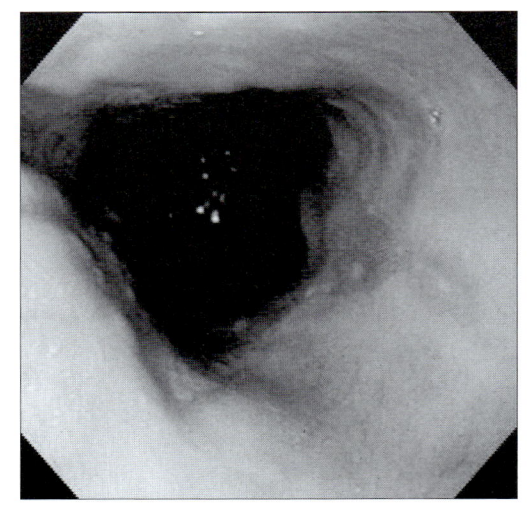

図C-6-1　逆流性食道炎の内視鏡像

2）分　類

　1994年の世界消化器病学会でロサンゼルス分類が提唱され，1999年に一部改正がなされ，現在では世界で最も普及している分類となっている[1]．ロサンゼルス分類では内視鏡的に判定できる粘膜傷害を基準として，その広がりの程度でgrade A～Dの4段階に分類されている．わが国ではこのロサンゼルス分類を用いる場合に，境界が不明瞭な発赤や血管透見が不良な白色混濁などの変化が問題となった．そこで星原らはこの分類に内視鏡的に変化を認めないgrade Nとminimal changeを示すgrade Mを加えた改変ロサンゼルス分類を提唱した[2]（図C-6-2）．

　バレット食道の診断は，わが国では内視鏡的バレット食道とするものが一般的であるが，米国学派を中心にバレット癌の前癌状態としての特殊腸上皮化生（supecialized intestinal metaplasia；SIM）を重要視するためSIMが確認されないとバレット食道と呼ばないという傾向がある．Montreal Definition（モントリオール体系）[3]によると図C-6-3のように分類されている．わが国でいう内視鏡的バレットはendoscopically suspected esophageal metaplasia（ESEM）という新たな用語が提唱

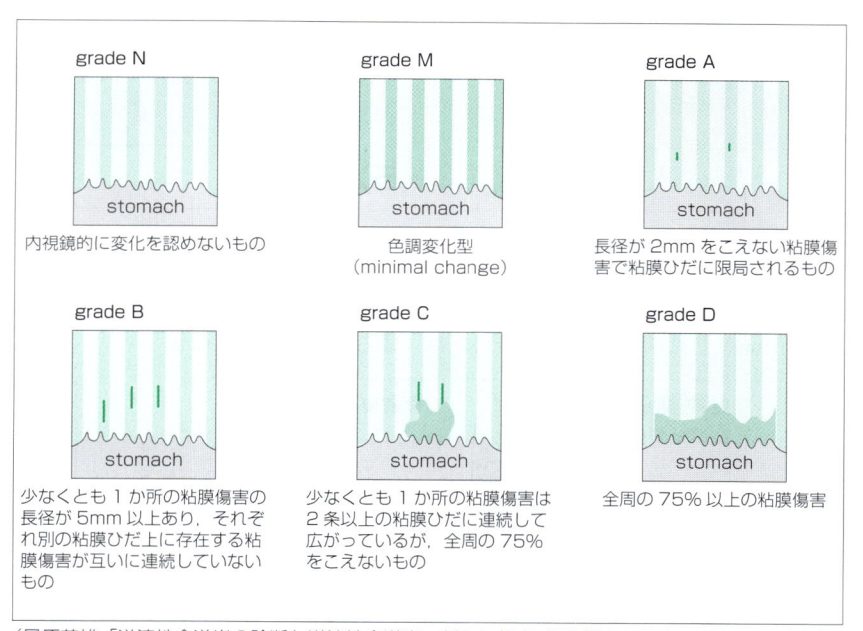

grade N	grade M	grade A
内視鏡的に変化を認めないもの	色調変化型（minimal change）	長径が2mmをこえない粘膜傷害で粘膜ひだに限局されるもの

grade B	grade C	grade D
少なくとも1か所の粘膜傷害の長径が5mm以上あり，それぞれ別の粘膜ひだ上に存在する粘膜傷害が互いに連続していないもの	少なくとも1か所の粘膜傷害は2条以上の粘膜ひだに連続して広がっているが，全周の75%をこえないもの	全周の75%以上の粘膜傷害

(星原芳雄「逆流性食道炎の診断」逆流性食道炎－新しい視点 消化器病セミナー72, へるす出版, 1998, pp.83-94)

図 C-6-2　逆流性食道炎の改変ロサンゼルス分類

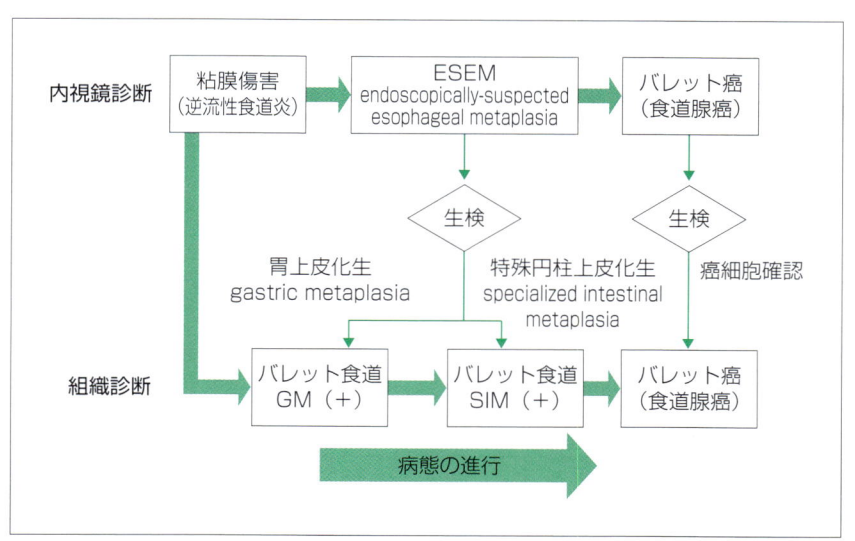

(Vakil N, et al : The Montreal definition and classification of gastroesophageal reflux disease : a global evidence-based concensus. Am J Gastroenterol, 101, 2006, pp.1900-20)

図 C-6-3　バレット食道の診断と分類

3）病　態

下部食道では，下部食道括約筋（LES）により20 mmHg程度の陽圧で胃内容物が逆流しないように生理的な逆流防止機構が存在する．この防止機構の破綻が生じると酸を含む胃内容物が異常な逆流を起こし，排出されにくいことでGERD（胃食道逆流症）が発症すると考えられる（図C-6-4）[4]．GERDのうち下部食道にびら

された．

んや潰瘍などの粘膜傷害を認めるものが逆流性食道炎である．

示され，定型的なものとして胸焼けと呑酸を挙げ，さらに胸痛，食道外症状までも含めた．

4）症　状

逆流性食道炎における症状は，前項のGERDと同様であるが，最近の国際的定義としてのMontreal Definition[3]では図C-6-5のように

5）治　療

前項と同様に，主にプロトンポンプ阻害薬を使用した胃酸分泌抑制や，消化管運動賦活剤による胃排出促進を行う．

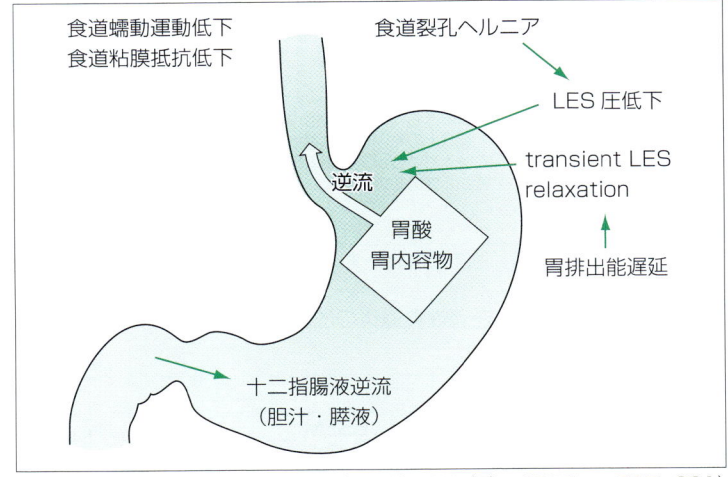

（大島忠之，三輪洋人：GERDの病因論．日臨，65（5），2007，pp.797-801）

図C-6-4　GERDの病因

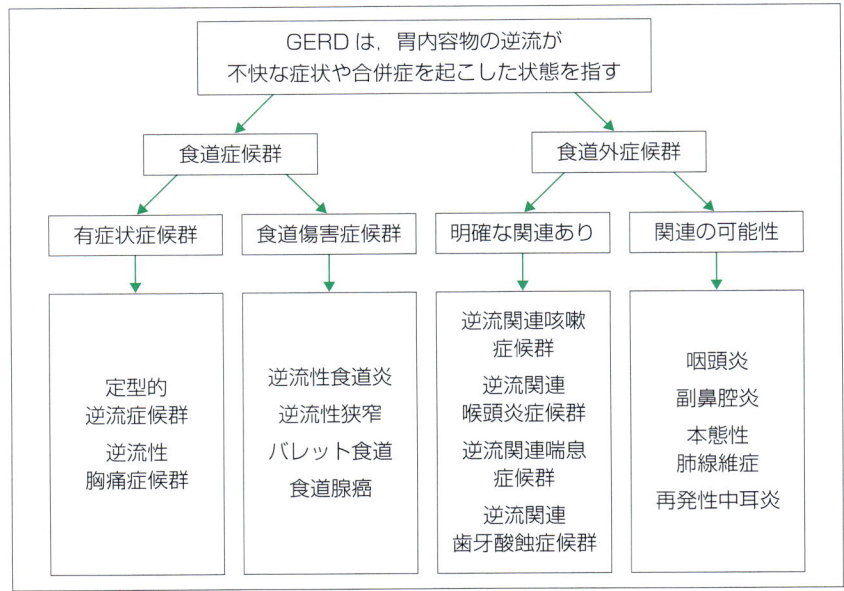

(Vakil N, et al：The Montreal definition and classification of gastroesophageal reflux disease：a global evidence based consensus. Am J Gastroenterol, 101, 2006, pp.1900-20)

図C-6-5　GERD国際分類／モントリオール体系

栄養療法

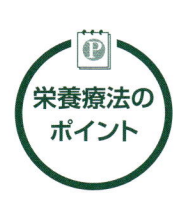

> **栄養療法のポイント**
> - 炎症がひどく，潰瘍や出血がみられる場合など，経口摂取が不可能であれば，絶食として高カロリー輸液（TPN）を行う．
> - 高脂肪食，高蛋白食は一過性下部食道括約筋圧弛緩（TLESR）を誘発し，症状を増悪させる．

1）栄養療法の有無

炎症がひどく，潰瘍や出血がみられ，経口摂取が不可能な場合，TPNを行わなければ低栄養状態を呈することもあるが，生活指導や内科的治療を行えば，一般的に疾患自体で低栄養に陥ることは少ない．症状を惹起する可能性のある食品については避けることが望ましい．

2）疾患と栄養摂取

脂質は，エネルギー比20〜25％とするが，炎症の原因が膵液である場合は15％前後に抑える．多量の油を使用する料理は下部食道括約筋（LES）圧を弱めるため控える．

糖質は，胃酸分泌作用を欠くため，エネルギーを補うために十分に利用する．

ビタミン・ミネラル類については，鉄欠乏性貧血のみられることがあるため，少なくとも日本人の食事摂取基準に準じた鉄分を供給する．また胃酸分泌抑制剤の服用でビタミンB_{12}の吸収が抑制される可能性があるため，含有の多い食品摂取を心がける．

3）治療上問題となる食品

コーヒー，濃いお茶，ココア，チョコレート，アルコール，炭酸飲料，ハッカは胃酸分泌刺激作用や，LES圧を弱める作用をもつので控えることが望ましい[5]．

（石塚　泉）

引用文献

1) Dent J, et al：An evidence-based appraisal of reflux disease management-the Genval Workshop Report. Gut, 44, 1999, S1-S16.
2) 星原芳雄「逆流性食道炎の診断」逆流性食道炎−新しい視点 消化器セミナー72, へるす出版, 1998, pp.83-94.
3) Vakil N, et al：The Montreal definition and classification of gastroesophageal reflux disease：a global evidence-based concensus. Am J Gastroenterol, 101, 2006, pp.1900-20.
4) 大島忠之, ほか：GERDの病因論. 日本臨床, 65(5), 2007, pp.797-801.
5) 北山富士子「逆流性食道炎栄養管理」細谷憲政総監修；ビジュアル臨床栄養実践マニュアル 第2巻, ニチブン, 2003, pp.83-84.

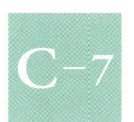

C-7 食道癌
esophageal cancer

疾患の概要

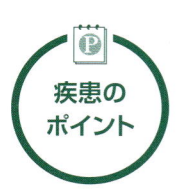

疾患のポイント
- 食道に発生した上皮性悪性腫瘍で，組織学的には90％は扁平上皮癌．
- 60歳以上の男性，高濃度のアルコール，喫煙，熱い食事，アカラシアが誘因となる．
- Barrett食道からは腺癌が発生する．

1）概　念

食道に発生した上皮性悪性腫瘍である．比較的早期から広範な領域にリンパ節転移をきたすため，早期発見と早期治療が臨床上最も重要である．

2）分　類

食道癌の肉眼的分類を表C-7-1[1]に示した．
食道癌では比較的早期にリンパ節転移をきたすため，"表在癌"と"早期癌"を区別している．
- 表在癌：癌浸潤が粘膜下層までで，リンパ節転移の有無を問わない．
- 早期癌：癌浸潤が粘膜層までで，リンパ節転移のないもの．

3）症　状

- 表在癌：「わずかにしみる」「物が通る感じ」「わずかな前胸部痛」．これらの訴えが恒久的でなく，時々消失するのが特徴
- 進行癌：食事中の嚥下困難（特に固形物）と体重減少
- 反回神経浸潤：嗄声
- 食道気管瘻・食道気管支瘻形成：喀痰・咳嗽著明，肺炎を併発

4）検査所見

食道造影と内視鏡検査および内視鏡時の生検によって診断される．
- 食道造影：肉眼分類の1～5型の進行癌は，二重造影や充盈像を注意深く撮影すれば病変を見逃すことは少ないが，0型は壁硬化像か不整像，微小な粘膜変化を細かくチェックしなければ見逃す可能性がある．
- 内視鏡検査：食道癌領域はルゴール（ヨード）で茶褐色に染まらず，不染領域としてくっき

表C-7-1　食道癌の肉眼的分類

0型	表在癌	1型	隆起型
2型	潰瘍限局型	3型	潰瘍浸潤型
4型	びまん浸潤型	5型	分類不能型

さらに0型は以下に分類されている．

0-Ⅰ	表在隆起型		
0-Ⅱ	表在平坦型	0-Ⅱa	軽度隆起型
		0-Ⅱb	平坦型
		0-Ⅱc	軽度陥凹型
0-Ⅲ	表在陥凹型		

（日本食道学会編；食道癌取扱い規約 第10版，金原出版，2008, pp.12）

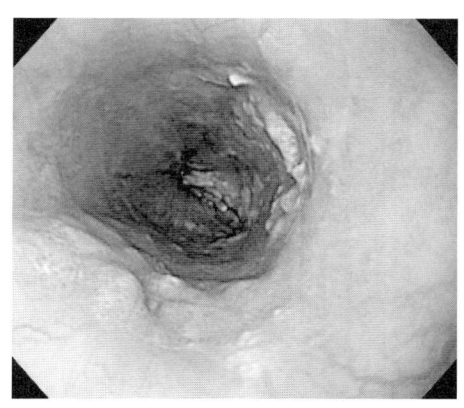

図 C-7-1　食道表在癌

り観察できる（図 C-7-1）．CT，MRI にて肝転移や肺転移，大動脈への浸潤やリンパ節転移の検索に有用．

5）進展・転移

- 胸部食道癌では，特に噴門リンパ節と胃のリンパ節に転移しやすい．
- 胸部中部・下部食道癌では，上縦隔の両側反回神経周囲と噴門周囲のリンパ節への転移が多い．上部食道癌では，上縦隔と頸部へのリンパ節転移が多い．
- 主病巣から離れた食道粘膜への skip metastasia がしばしばみられる．
- 直接浸潤は下行大動脈，気管，左心房，肺静脈に多くみられる．

6）治　療

1 粘膜内リンパ節転移（−）

- 内視鏡的切除を第 1 選択とする：EMR（内視鏡的粘膜切除術）・EAM（内視鏡的吸引粘膜切除術）といった内視鏡的治療の絶対適応は壁深達度が EP（粘膜上皮内）ないし LPM（粘膜固有層内）で周在性 2/3 以下のもの．しかし ESD（内視鏡的粘膜下層剥離術）が行われるようになり，ほぼ全周性の病変に対する切除も行われるようになっている．
- 内視鏡的切除不能例の選択肢：光線力学的治療（PDT）やアルゴンプラズマ凝固療法（APC）がある．

2 粘膜下層（SM）以深の癌

- 外科的治療：食道切除＋リンパ節郭清＋再建
- 化学放射線療法 /5FU ＋シスプラチンに 50 〜 60Gy 照射を行う：切除不能例や食道温存を希望する場合の治療選択肢の 1 つ．根治的治療が可能．

3 切除不能例

- 化学療法：食道癌治療の中で化学療法のみの単独治療が適応となるのは遠隔臓器転移例（M1），あるいは術後再発例である．多剤併用化学療法が主流で，cisplatin を key drug とした多くのレジメンが報告されてきたが，現在では CDDP/5-FU が標準治療となっている[2]．
- 放射線療法：根治的照射の適応となるのは，遠隔転移のない T1-3，N0-1 例である．原発巣の条件としては，深い潰瘍を有しない腫瘍がよい適応となる．しかし現実には切除不能局所進行例や，鎖骨上リンパ節転移を有する進行癌も準根治的に照射される．根治目的の放射線単独療法においては，60Gy 以上の照射が原則である．腔内照射の併用は T1-T2 例のうち外部照射後の腫瘍縮小効果の高い症例に有効と考えら

れている[2].
- **姑息療法**：遠隔転移や広範な他臓器浸潤など，切除不能な進行癌では，化学療法や放射線療法を行う．内腔狭窄による経口摂取障害に対しては，胃を用いたバイパス術や食道ステント挿入術，胃瘻造設術などの姑息的治療が行われる．

栄養療法

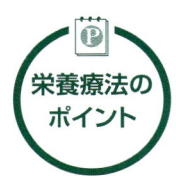

栄養療法のポイント
- EMR・ESD対象症例には，特別な栄養療法はない．
- 手術前には，通過障害による栄養不良例が存在する．高カロリー輸液（TPN）により栄養状態を改善すべきである．
- 食道癌手術は侵襲が大きく術後早期から経腸栄養を併用することが多い．

1）栄養療法の有無

EPないしLPM症例ではEMR・ESDの適応となることがほとんどである．こういった症例では，食道癌による通過障害はなく，栄養状態不良となることはまずないといえる．そのため**特別な栄養療法は必要としない**．

進行食道癌ではしばしば物理的な通過障害による栄養摂取量の低下に起因した栄養不良症例が存在する．

2）疾病と栄養摂取

- 物理的な通過障害による栄養摂取量の低下に起因した栄養不良をきたした進行食道癌では，高カロリー輸液（TPN）により栄養状態が改善することが多い．手術前は血清アルブミンが3.0 g/dL以上，できれば3.5 g/dL以上であることが望ましい．というのは手術前の栄養状態として蛋白質栄養不良では術後回復が遅延し，術後合併症のリスクも高くなるからである．
- 流動物の経口摂取が可能であれば経腸栄養剤を飲んでもらう．通過障害が強く，飲めなければ，狭窄部をこえて細径の経鼻経管チューブを留置して投与するのもよい．

3）治療上の問題点

蛋白質栄養状態が不良な場合，膠質浸透圧が低下するため，食道癌手術のような大きな手術侵襲のもとでは，術中・術後早期の循環不全状態に陥りやすいので注意が必要である．

食道癌手術は侵襲が大きく，食道と本来の胃の機能が失われるため，食事を開始してもなかなか進まないため，術後早期から経腸栄養を併用したほうが回復も早い[3]．

（石塚　泉）

引用文献

1) 日本食道学会編：食道癌取扱い規約 第10版，金原出版，2008，pp.12．
2) 日本食道疾患研究会編：食道癌治療ガイドライン2002年12月版，金原出版，2002，p.19-20．
3) 山中英治：栄養サポートにすぐ使えるクリニカルパス，医歯薬出版，2005，pp.20-49．

C-8 食道静脈瘤
esophageal varices

疾患の概要

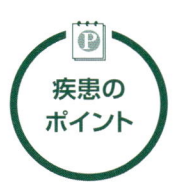

疾患のポイント
- 肝硬変などの門脈圧亢進をきたす疾患がある.
- 静脈瘤破裂により失血死の危険がある.
- 緊急内視鏡にて内視鏡的静脈瘤結紮術（EVL）や内視鏡的硬化薬注入療法（EIS）を行うことが多い.

1) 概 念

肝硬変等が原因で，門脈圧が 200 mmH₂O をこえるようになり，門脈系と上大静脈系の間に側副血行路が形成され，胃上部や食道粘膜下層の血管が拡張・怒張した状態である.

2) 分 類

食道静脈瘤内視鏡所見（2004）[1] により分類されている（表 C-8-1）.

3) 病 態

食道静脈瘤を引き起こす原因は大半が肝硬変．他に特発性門脈圧亢進症，バッド-キアリ症候群などがある.

門脈圧亢進により，左胃静脈，短胃静脈，後胃静脈を介する門脈への流入が障害され，食道・胃静脈瘤が生じる.

腹腔内臓器の静脈血を集めた高圧の門脈系血流が，肝臓を経由せずに，低圧の大循環静脈系（奇静脈など）のバイパスへと流入する（門脈系から大循環系への交通）.

4) 症 状

静脈瘤破裂により大量出血をきたし，失血死や出血性ショックに伴う肝不全によって死亡する危険を常に伴っている.
- 吐血（新鮮血，自覚症状なし）．突然の吐血で発見されることが多い.
- 高アンモニア血症（消化管に貯留した血液が発生源となる）
- いわゆる肝硬変の所見（腹水，黄疸，クモ状血管腫，手掌紅斑，肝脾腫，低アルブミン血症など）がみられる.

5) 治 療

緊急を要する場合の治療法の選択[2] を図 C-8-1 に示した.

表 C-8-1　食道・胃静脈瘤内視鏡所見記載基準

	食道静脈瘤（EV）	胃静脈瘤（GV）
占居部位 (location) [L]	Ls：上部食道にまで認められる Lm：中部食道にまで及ぶ Li：下部食道のみに限局	Lg-c　：噴門部に限局 Lg-cf：噴門部から穹窿部に連なる Lg-f　：穹窿部に限局 （注）胃体部にみられるものは Lg-b，幽門部にみられるものは Lg-a と記載する
形態 (form) [F]	F_0：治療後に静脈瘤が認められなくなったもの F_1：直線的な比較的細い静脈瘤 F_2：連珠状の中等度の静脈瘤 F_3：結節状あるいは腫瘤状の静脈瘤	食道静脈瘤の記載法に準じる
色調 (color) [C]	Cw：白色静脈瘤 Cb：青色静脈瘤 （注）ⅰ）紫色・赤紫色に見える場合は violet(v) を付記して Cbv と記載してもよい 　　　ⅱ）血栓化された静脈瘤は Cw-Th, Cb-Th と付記する	食道静脈瘤の記載法に準じる
発赤所見 (red color sign) [RC]	RC にはミミズ腫れ red wale marking [RWM]，チェリーレッドスポット cherry red spot [CRS]，血マメ hematocystic spot [HCS] の3つがある RC_0：発赤所見を全く認めない RC_1：限局性に少数認めるもの RC_2：RC_1 と RC_3 の間 RC_3：全周性に多数認めるもの （注）ⅰ）telangiectasia がある場合は Te を付記する 　　　ⅱ）RC の内容 RWM, CRS, HCS は RC の後に付記する 　　　ⅲ）F_0 でも RC が認められるものは RC_{1-3} で表現する	RC_0：発赤所見を全く認めない． RC_1：RWM, CRS, HCS のいずれかを認める （注）胃静脈瘤では RC の程度を分類しない
出血所見 (bleeding sign)	出血中所見 湧出性出血 gushing bleeding 噴出性出血 spurting bleeding 滲出性出血（にじみ出る）oozing bleeding 止血後間もない時期の所見：赤色栓 red plug, 白色栓 white plug	食道静脈瘤の記載法に準じる
粘膜所見 (mucosal finding)	びらん（erosion）[E]：認めれば E を付記する 潰瘍（ulcer）[Ul]：認めれば Ul を付記する 瘢痕（scar）[S]：認めれば S を付記する	

（日本門脈圧亢進症学会編；門脈圧亢進症取扱い規約 第2版，金原出版，2004, pp.37-50）

栄養療法

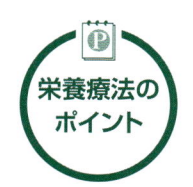

栄養療法のポイント
- 肝硬変に合併したものは，肝硬変に準じた栄養管理を行う．
- 大量出血時の緊急内視鏡的処置後はブドウ糖，分岐鎖アミノ酸を多く含むアミノ酸輸液製剤を使用した中心静脈栄養（TPN）を行う．

1）栄養療法の有無

食道静脈瘤が肝硬変に合併したものであれば肝硬変に準じた栄養管理を行う必要がある．

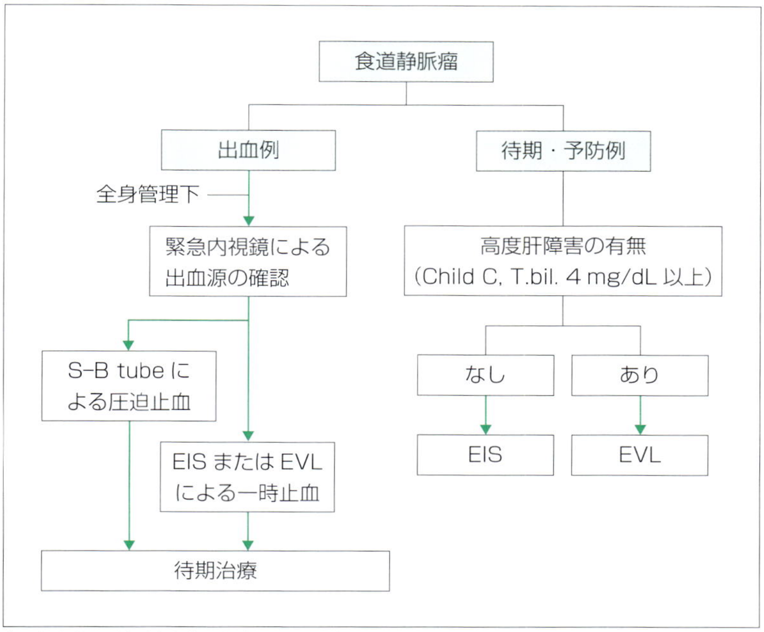

```
                    食道静脈瘤
                    ┌──┴──┐
                  出血例   待期・予防例
        全身管理下─┤           │
                緊急内視鏡による   高度肝障害の有無
                出血源の確認      (Child C, T.bil. 4 mg/dL 以上)
                    │              ┌──┴──┐
                S-B tube に       なし    あり
                よる圧迫止血        │      │
                    │             EIS    EVL
                EIS または EVL
                による一時止血
                    │
                  待期治療
```

(日本消化器内視鏡学会卒後教育委員会編；消化器内視鏡ガイドライン 第3版, 医学書院, 2006, pp.222)

図 C-8-1　食道静脈瘤の治療方針

2) 栄養療法の進め方

　予防的な内視鏡的処置（硬化療法・結紮術）後には，比較的全身状態が良好であることから，末梢輸液を併用しながら，翌日より経口栄養を流動食から開始し，三分粥，五分粥，七分粥，全粥，ご飯食へと状態をみながら上げていく．

　大量出血時の緊急内視鏡的処置後には経口栄養は無理であり，また鼻腔からの経管栄養も静脈瘤を破裂させる危険があることから行えない．

　基本は TPN（中心静脈栄養）を行うが，通常のアミノ酸を含んだ製剤では肝不全の危険性があることから，ブドウ糖，分岐鎖アミノ酸を多く含んだアミノ酸輸液製剤を用いる．

3) 回復期の栄養療法

　内視鏡所見の改善がみられれば経口肝不全用特殊アミノ酸製剤（アミノレバン EN®，ヘパン ED® など）と経口栄養を併せる．この場合も流動食から開始し，三分かゆ，五分かゆ，七分かゆ，全かゆ，ご飯食へと状態をみながら上げていく．

　基本は肝硬変食に準じたものでよいが，形態は，軟らかく刺激の少ないものとし破裂を予防する必要がある[3]．

（石塚　泉）

引用文献

1) 日本門脈圧亢進症学会編；門脈圧亢進症取扱い規約 第2版, 金原出版, 2004, pp.37-50.
2) 日本消化器内視鏡学会卒後教育委員会編；消化器内視鏡ガイドライン 第3版, 医学書院, 2006, pp.215-23.
3) 北山富士子「食道静脈瘤栄養管理」細谷憲政総監修；ビジュアル臨床栄養実践マニュアル 第2巻, ニチブン, 2003, pp.83-85.

C-9 胃炎
gastritis

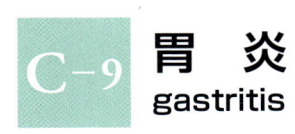

疾患の概要

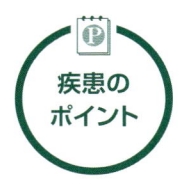

疾患のポイント

- 胃炎を診断・治療していく上で，急性胃炎と慢性胃炎に分類する必要がある．
- 急性胃炎は上腹部症状を伴い，X線・内視鏡検査で胃粘膜にびらんなどの病変を認める場合をいう．急性胃炎と急性潰瘍の違いは単に粘膜のみの欠損とそれ以上深くまでの組織欠損の違いだけで，発生原因，症状はほぼ同じである．急激に発症する胃病変を急性胃粘膜病変と呼び，1つの疾患として診断・治療を行っている．
- 慢性胃炎は臨床上もよく使う病名であるが，胃粘膜の持続的な炎症性変化を総称した病理組織学的な病名であり，1980年代後半にヘリコバクター・ピロリ（*Helicobacter pylori*）感染が病理組織学的に慢性胃炎を引き起こすことが明らかになり，その大半を占めている．
- 通常の臨床検査では症状の原因となりうる器質的病変がないにもかかわらず，消化器症状が長期間持続もしくは再燃寛解を繰り返す疾患群を，機能性消化管障害（functional gastrointestinal disorders；FGIDs）と総称し[1]，Rome Ⅲ基準で提唱されている．この中のカテゴリーBが上腹部症状を主体とする機能性胃・十二指腸障害であり，臨床では慢性胃炎という診断名が使用されている．

1）診断基準

FGIDsはRome Ⅲ基準では8つのカテゴリーと29障害に分類されている[2]．Rome Ⅲ基準のカテゴリーBが上腹部症状を主体とするものであり，4障害に分類されている（表C-9-1）．この中で最も重要なものが機能性ディスペプシア（functional dyspepsia；FD）であり（表C-9-2），機能性胃腸症とも呼ばれ，従来のnon-ulcer dyspepsiaや臨床で慢性胃炎と診断しているものに近い病態である．

2）分類と病態

1 急性胃炎

胃粘膜に，充血・浮腫・好中球浸潤などの急性炎症が生じる疾患であり，急性胃粘膜病変も含まれる．明らかな誘因があり，これに引き続いて突発する．誘因となるものはアスピリンなどの非ステロイド性消炎鎮痛薬，高濃度のアルコール飲料の摂取，精神的・肉体的ストレスなどである．なお，副腎皮質ステロイド剤，香辛料，尿毒症，ヘリコバクター・ピロリ感染なども誘因となる（表C-9-3）．これらの誘因によって胃粘膜防御機構に破綻が生じ，胃酸が胃粘膜内に

表 C-9-1　機能性消化管障害（Rome Ⅲ基準）

B. 機能性胃十二指腸障害 functional gastroduodenal disorders
  B1. 機能性ディスペプシア functional dyspepsia
    B1a. 食後不快症候群 postprandial distress syndrome（PDS）
    B1b. 心窩部痛症候群 epigastric pain syndrome（EPS）
  B2. 曖気障害 belching disorders
    B2a. 空気嚥下症 aerophagia
    B2b. 非特異過剰曖気 unspecified excessive belching
  B3. 悪心・嘔吐障害 nausea and vomiting disorders
    B3a. 慢性特発性悪心 chronic idiopathic nausea
    B3b. 機能性嘔吐 functional vomiting
    B3c. 周期性嘔吐症候群 cyclic vomiting syndrome
  B4. 成人反芻症候群 rumination syndrome in adults

（Tack J, Talley NJ, Camilleri M, et al：Functional gastroduodenal disorders. Gastrology, 130, 2006, pp.1466-79 より）

表 C-9-2　機能性ディスペプシア（Rome Ⅲ基準）

1. 下記の中の1つ以上の症状がある
  （1）食後膨満感（苦悩を伴う）
  （2）早期満腹感
  （3）心窩部痛
  （4）心窩部灼熱感
かつ
2. 上記症状を説明しうる器質的疾患がない
  （上部消化管内視鏡検査による除外を含む）

＊少なくとも診断の6か月以上前に症状が出現し，最近3か月間は基準を満たす必要がある

（Tack J, Talley NJ, Camilleri M, et al：Functional gastroduodenal disorders. Gastrology, 130, 2006, pp.1466-79 より）

2 慢性胃炎

慢性胃炎の原因は80％以上がヘリコバクター・ピロリによるものとされている．ヘリコバクター・ピロリによる胃炎は胃前庭部を中心としており，B型胃炎とも呼ばれる．その他壁細胞抗体や内因子抗体などが血液中に出現し，胃底腺領域が萎縮する自己免疫性胃炎（A型胃炎）があり，進行すると悪性貧血が出現する．

1996年にヘリコバクター・ピロリ感染の意義を取り入れたシドニー分類が提唱されている（図C-9-1）．

また，機能性ディスペプシアには一定の割合

逆拡散して病変が生じると考えられている．急性胃粘膜病変は女性に比して男性に2～3倍多く，若い世代ではストレスによるものが，高齢者では薬剤によるものが多くなってくる．発生部位は胃前庭部に多く，高齢者では胃体部に深い潰瘍形成を伴うこともある．

表 C-9-3　急性胃炎（急性胃粘膜病変を含む）

外因性胃炎	内因性胃炎

●急性単純性胃炎
食事性
  暴飲・暴食など
化学性
  アルコール，薬剤，香辛料など
物理的
  過熱・過冷の飲食物，魚骨などの異物
放射線性
  腫瘍治療のための放射線照射後
寄生虫・細菌性
  アニサキス，ブドウ球菌などの毒素，H.pylori
 	
●急性腐食性胃炎
腐食剤
  強酸，強アルカリ，硝酸銀，ホルマリンなどの嚥下
	●急性感染性胃炎
	急性感染症の経過中に発症
	
	●急性化膿性胃炎
	粘膜欠損部からの起炎菌の侵入，菌血症
	
	●アレルギー性胃炎
	食物などの胃粘膜アレルギー反応
	
	●ストレス性胃炎
	手術，熱傷，外傷，疲労，精神的ショックなど

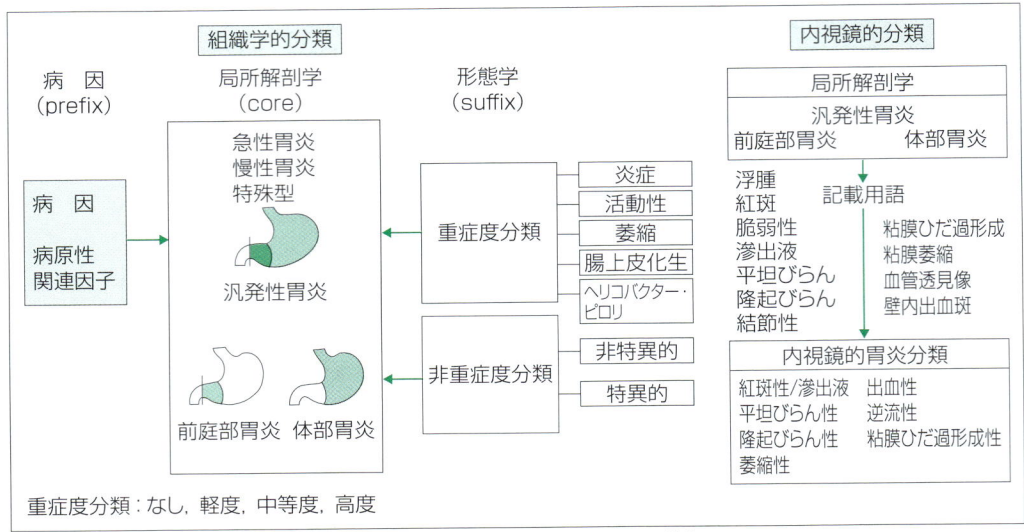

図 C-9-1 慢性胃炎のシドニー分類

(Dixon MF, et al：Classification and grading of gastritis：The Updated Sydney System. Am J Surg Pathol, 20, 1996, p.1161)

表 C-9-4 食後不快症候群（Rome Ⅲ基準）

下記の 1 つあるいは 2 つの症状がある
1. 食後膨満感（苦悩を伴う）：通常量の食事により、1 週間に少なくとも数回生じる
2. 早期満腹感：通常量の食事の摂取を完遂できないことが 1 週間に少なくとも数回生じる

＊少なくとも診断の 6 か月以上前に症状が出現し、最近 3 か月間は基準を満たす必要がある

支持基準
(1) 上腹部膨満感、食後悪心、or 過剰噯気
(2) EPS 合併可能

(Tack J, Talley NJ, Camilleri M, et al：Functional gastroduodenal disorders. Gastrology, 130, 2006, pp.1466-79 より)

表 C-9-5 心窩部痛症候群（Rome Ⅲ基準）

下記のすべての症状がある
1. 心窩部痛 or 心窩部灼熱感：中等度以上で、1 週間に少なくとも 1 回生じる
2. 心窩部痛：間欠的
3. 症状：腹部の他部位、胸部への拡大・限局がない
4. 症状：排便・排ガスで軽快しない
5. 機能性胆嚢・Oddi 括約筋障害の基準を満たさない

＊少なくとも診断の 6 か月以上前に症状が出現し、最近 3 か月間は基準を満たす必要がある

支持基準
(1) 心窩部痛：灼熱感も可
　　ただし胸骨後部灼熱感不可
(2) 心窩部痛：摂食で誘発 or 軽快　空腹時痛可
(3) PDS 合併可能

(Tack J, Talley NJ, Camilleri M, et al：Functional gastroduodenal disorders. Gastrology, 130, 2006, pp.1466-79 より)

で、適応性弛緩不全、胃排出遅延、知覚過敏などの機能異常を証明することが可能となってきている。適応性弛緩不全と胃排出遅延は食後不快症候群（表 C-9-4）を、知覚過敏は心窩部痛症候群（表 C-9-5）に関連する病態と推定されている。さらにこれらは脳腸相関の異常で包括的に説明できる。Rome Ⅲ基準では、機能性ディスペプシアと過敏性腸症候群、胃食道逆流の併存を認めており、感染性胃腸炎の後に発症する場合があり、消化管の神経系が炎症で感作される病態が考えられている。

3）症　状

1 急性胃炎

心窩部痛、上腹部不快感が最も多く、次いで悪心・嘔吐、食欲不振、胸やけなどがある。腹痛はかなり激烈なものが多いが、高齢者では何の症状もなく突然吐血する場合もある。

2 慢性胃炎

慢性胃炎の臨床症状と内視鏡所見・病理組織所見は必ずしも一致しない。明らかに組織学的に活動性の慢性炎症が認められても、何ら自覚

症状を訴えない例が多い．

一方，機能性ディスペプシアのディスペプシアはラテン語で消化不良を意味しているが，的確な日本語訳がない．辛いと感じる食後のもたれ感，早期満腹感，心窩部痛，心窩部灼熱感のいずれかが6か月以上前に発症しており，最近3か月間はその症状があるが，上部消化管内視鏡検査では器質的疾患が認められないものと定義されている（表C-9-2）．Rome III基準では，患者の愁訴についてより詳しく分析し，食後愁訴症候群と心窩部痛症候群に分けている．

4）治　療

急性胃粘膜病変の発症の誘因が確定できる例は約半数であり，治療の原則はその誘因の除去になる．

機能性ディスペプシアの治療の病態生理を患者が理解できるように説明することが重要である．上部消化管内視鏡検査で異常がないにもかかわらずなぜ症状が出現するのかといった不安が，病態の悪化にもつながるからである．

1 薬物療法

胃酸を抑える薬剤（プロトンポンプ阻害薬，H_2ブロッカー）や，胃粘膜保護剤を用いる．

プロスタグランジン製剤は非ステロイド性消炎鎮痛薬起因性の胃病変に効果があるとされている．機能性ディスペプシアにはこれに加え，消化管機能改善薬（モサプリドクエン酸塩水和物，イトプリド塩酸塩，ドンペリドン）の組み合わせが推奨されている．

またヘリコバクター・ピロリの除菌が効果的であるという報告もある．消化管に対する薬物療法で改善がなければ，脳腸相関の意味合いからも抗うつ薬（スルピリド・選択的セロトニン再取り込み阻害薬）や抗不安薬（タンドスピロンクエン酸塩など）を用いた治療を併用する．

2 栄養療法，生活習慣の改善

急性胃粘膜病変の予防は，原因をつくらないことが肝要だが，ストレスなどの社会的環境の問題は，それから解放されることは必ずしも容易ではない．また，どうしても非ステロイド性消炎鎮痛薬などを服用せざるをえない場合もあり，予防的に薬物療法を継続することがある．しかし，保険制度上は認められていない．

アルコール，喫煙，香辛料，炭酸飲料など胃粘膜に悪影響を及ぼす飲食物および肉類，脂肪食など胃排出を遅延させる食物は禁止．粥食など消化のよい食事を摂取するよう指導する．出血などの症状が強い場合は絶食とし，輸液による全身管理が必要となることもある．

また，心窩部痛あるいは食後の心窩部不快感などの優勢症状に基づき，食事と生活習慣の改善を指導する．食事内容以上に食事様式を含むライフスタイルは重要である．夜食，食事量の不均衡，睡眠不足，心理社会的ストレスは機能性ディスペプシアの消化器症状の危険因子である．食事時刻，3食の食事量のバランス，睡眠，休養，運動の取り方を把握し，機能性ディスペプシアの増悪因子と考えられるものがあれば改善を促す．

栄養療法

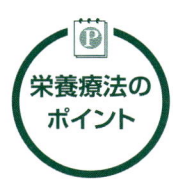

栄養療法のポイント

〈急性胃炎〉
- 食事療法（原則は胃の安静）
- 症状が強い時：絶食（当日）→湯冷まし，流動食（翌日）→軟食（3～5日）→常食
- 症状があるうちは糖質中心の庇護食（低脂肪，低残渣，易消化，非刺激性の食事）
- 脂質は乳化脂肪（胃内停滞時間を短くするため）を使用する．
- 栄養指導：胃酸分泌を刺激するもの（アルコール，カフェイン，タバコ，香辛料，肉汁など）を避ける．肉類は軟らかく調理し，硬いものを避ける．熱いもの，冷たいものを避ける．暴飲・暴食を避け，規則正しい食生活をする．少量分割食にする．ゆっくり，よく噛んで食べる．

〈慢性胃炎〉
- 原則は，胃の負担を除くことである．
- 過食を避け，規則正しい食生活を心がける．蛋白質，ビタミン，ミネラルを十分に補給し，粘膜機能を改善させる．食物繊維，脂質など胃内停滞時間が長くなるものを控える．熱いもの，冷たいもの，硬いものは避ける．
- 表層性胃炎（過酸性）：アルコール，カフェインなど胃酸分泌を亢進させる食品を避ける．
- 萎縮性胃炎（低酸性）：消化のよいもの，ビタミン，ミネラルを多く含むものを多くとる．少量の香辛料やアルコールは胃液の分泌を亢進するのでよい．総エネルギー摂取量としては，通常成人の必要量で十分である．栄養学的にバランスがとれ，胃粘膜に物理的・化学的刺激を与えず，胃液，胃酸分泌を過度に促進しないもの，胃の中に長く停滞しない食品であることが基本となる．

1）食事制限

常識的な範囲で，胃炎の増悪因子と考えられている刺激性食品（塩辛いもの，香辛料，コーヒーなど）や過度の温熱刺激を避けるとともに，胃内停滞時間の長い高脂肪性食品を控え，消化のよい食品を主に，腹八分目にしておくことが大切である．

アルコールは，日本酒であれば1合程度，ビールであれば350～500 mL，ワインであればグラス2杯程度ならば，胃粘膜血流を増やし，食前酒的な食欲増進効果が得られるが，飲みすぎは胃粘膜に障害を与えるので注意が必要である．タバコやチョコレート，熱いココアなどは，下部食道括約筋の圧を低下させるため，胃酸逆流の原因になる[3]．

控えた方がいい食べ物は「あ」のつく物で，①油っぽいもの（消化するために胃酸が分泌される．長時間胃の中に滞在し逆流を促す），②甘いもの（糖分を消化するためには多量の胃酸が必要となる．チョコレート・ココアに含まれる成分「テオブロミン」は噴門の括約筋を緩める），③あついもの（食道・胃の粘膜を直接傷つける），④アルコール（噴門を緩め胃酸も大量に分泌させる）．

胃に優しい食べ物としては，①牛乳，卵（粘膜の保護，胃酸の抑制），②豆腐（炎症の緩和），③大根（消化の促進），④キャベツ（胃酸の抑制），⑤山芋（粘膜の強化）がある．またガムを噛むと唾液が分泌され，胃酸と弱アルカリ性の唾液が中和され胸やけに効果的である．

2）疾病に対する栄養のあり方

表C-9-6[4〜6]に胃に負担を与える食品と栄養素の関係を示した．

1 急性胃炎

重症例は1〜2日間絶食とし，症状が落ち着けば流動食から開始，症状に合わせて形態をアップしていき，1週間程度で普通食とする．献立は消化吸収のよい炭水化物を中心とした内容が望ましい．回復期になり，症状が安定すれば高エネルギー・高蛋白質食に移行する．

2 慢性胃炎

酸分泌の多い患者と少ない患者で分けて考えることが望ましい．

胃酸過多では化学的・物理的刺激を与えず，酸分泌・胃の運動を亢進しない消化のよい食事とする．蛋白質は胃液を中和し，高蛋白食は胃粘膜の修復を促進するので好適であるが，肉類などは胃酸分泌を促進するものもあり，食品の種類や量，調理方法を考えて使用する．脂質は胃内停滞時間が長く，胃部膨満感を引き起こすこともあり，消化のよい乳化脂肪や良質の油（植物性）を少量用いる．

逆に劣化コレステロール〔加熱や長期保存により生成される：インスタント麺，魚卵で保存（漬け込み）されたもの，マヨネーズなどの卵製品，ビーフジャーキーなどのレトルトや加工された肉〕は使用を避けることが必要である．

炭水化物は無刺激で酸結合力が弱いので，胃液分泌を促進することがなく，胃内停滞時間も

表C-9-6　胃に負担を与える食品と栄養素[4〜6]

		栄養素	食品
胃粘膜を刺激		食物繊維 脂質	食物繊維（特に非水溶性）[*1]が多い食品，硬い食品，甘味・塩分の強い食品，熱いもの・冷たいもの[*2]，刺激物[*3]など
胃液分泌	亢進	蛋白質	肉（特に直火焼き，薫製，塩蔵肉，脂質の多い肉，肉エキス，肉スープ），脂の多い魚，固ゆでたまご，甘味・塩分の強い食品，刺激物など
	亢進しない	炭水化物 脂質（特に乳化脂肪）	消化のよい穀類・いも類，バター，生クリームなど
胃液の中和		蛋白質 脂質	牛乳[*4]
胃の運動	促進		食物繊維の多い食品，硬い食品，刺激成分の多い食品（たまねぎ，にら，にんにくなど），刺激物，過剰の水分など
	促進しない	脂質	
胃内停滞時間が長い		脂質	たこ，いか，貝類，海藻類，脂身の多い肉など
粘膜の修復・再生を促進		蛋白質 ビタミン ミネラル	

[*1] 低繊維食よりも高繊維食の方が潰瘍再発防止効果があるともいわれている．ただし，物理的刺激はあるので急性期には注意が必要．
[*2] 70℃以上，10℃以下
[*3] 香辛料，コーヒー，アルコール，炭酸飲料など
[*4] 胃液分泌を亢進するという報告もある．
*同じ食品でも料理方法や摂り方で胃に与える影響は異なる．
（名和田清子ほか：ビジュアル臨床栄養実践マニュアル　疾患別の病態と栄養管理　第2巻，小学館，2003，pp.92-93より改変引用）

短いのでエネルギー源として最適である．しかし，砂糖は浸透圧が高く胃粘膜を充血させ，胃液分泌・胃の運動を促進する．甘味の強いもの，繊維質の多いもの，硬いものは避け，栄養素のバランスがとれた食事内容にする．

③ ヘリコバクター・ピロリ感染者の萎縮性胃炎

胃酸分泌・胃運動緊張などが減弱し，食欲不振・胃もたれなどの不快感や慢性的な消化吸収不良が生じている．また，胃液が少ないことにより感染予防のために新鮮な食材を選ぶことも必要である．蛋白質はほとんど胃液により消化されるので，生ものなどは消化不良のまま，細菌とともに腸内に送られ，腐敗発酵の原因となるので調理を行い，消化吸収しやすい状態にしておくことが重要である．易消化性の炭水化物を中心に使用すること，少量で栄養価の高いバランスのとれた食事内容とする．

3）栄養療法のアセスメント

総エネルギー摂取量としては，通常成人の必要量で十分である．

栄養学的にバランスがとれて，胃粘膜に物理的・化学的刺激を与えず，胃液，胃酸分泌を過度に促進しないもの，胃の中に長く停滞しない食品であることが基本となる．

高脂肪食は，胃排出遅延をきたすため，機能性ディスペプシアの増悪要因となる．

また，カプサイシンを多く含む強い香辛料は，消化管粘膜側からの化学的刺激となり，知覚閾値の低下した機能性ディスペプシアの消化管には好ましくない．

大量のアルコールは胃炎を惹起し，膵外分泌を刺激し，朝の消化器症状の増悪要因となる．

4）最新の療法

近年，機能性素材の1つとして注目されているプロバイオティクスとは，腸内細菌叢のバランスを改善することにより，有益な環境を与える生きた微生物のことである．この代表であるヨーグルトは，その保険効用について盛んに研究が進められている[7]．プロビオヨーグルトLG21（明治乳業）はプロバイオティクス菌株として，*Lactobacillus gasseri* OLL2716（LG21）を使用し，*H.pylori* の抑制効果が証明されている．すでに市販されており，店頭でも購入可能になっている．

（西山　順博）

引用文献

1) Drossman DA, Corazzi E, Delvaux M, et al：Rome Ⅲ：The Functional Gastrointestinal Disorders：Third Edition. Degnon Associates, McLean, 2006.
2) Tack J, Talley NJ, Camilleri M, et al：Functional gastroduodenal disorders. Gastrology, 130, 2006, pp.1466-79.
3) 篠田　晤：キサンチン誘導体の副作用とその対策・薬局, 42（2）, 1991. p.25-30.
4) 久保宏隆：胃十二指腸疾患, 臨床栄養, 98, 2001, pp.860-67.
5) 平塚秀雄：消化性潰瘍の食事指導と生活指導の実際. 治療, 59, 1977, pp.2039-44.
6) 名和田清子ほか：ビジュアル臨床栄養実践マニュアル　疾患別の病態と栄養管理　第2巻, 小学館, 2003, pp.92-93.
7) 古賀泰裕編：医科 プロバイオティクス学, シナジー.

C-10 胃・十二指腸潰瘍
gastric and duodenal ulcer

疾患の概要

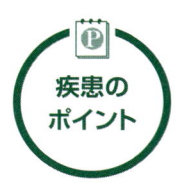

疾患のポイント

- 胃・十二指腸潰瘍は別名消化性潰瘍といって,胃底腺粘膜から分泌される胃酸・ペプシンによる自己消化作用によって形成される消化管壁の組織欠損であり,病変は粘膜下層より深い.
- わが国では女性に比べて男性に発症することが多く,男女比は3:1である.
- 胃潰瘍と十二指腸潰瘍の発生頻度はほぼ等しい.すべての年齢に発生するが,好発年齢は胃潰瘍が50歳代,十二指腸潰瘍が40歳代である.
- 胃潰瘍(図C-10-1)の好発部位は小彎で,特に胃角部に最も多い.十二指腸潰瘍(図C-10-2)は球部の前後壁に発生するものが大部分である.
- 胃潰瘍の80%以上,十二指腸潰瘍の95%以上にヘリコバクター・ピロリ(*Helicobacter pylori*)の感染が証明され,その除菌治療により,再発を抑制できる.

1)診断基準

①胃潰瘍ガイドラインの適用と評価に関する研究班より,2007年に「EBMに基づく胃潰瘍診療ガイドライン 第2版」が発刊されている[1].

②日本ヘリコバクター学会より,2003年に「ヘリコバクター・ピロリ感染の診断と治療ガイドライン 改訂版」が発表されている[2].

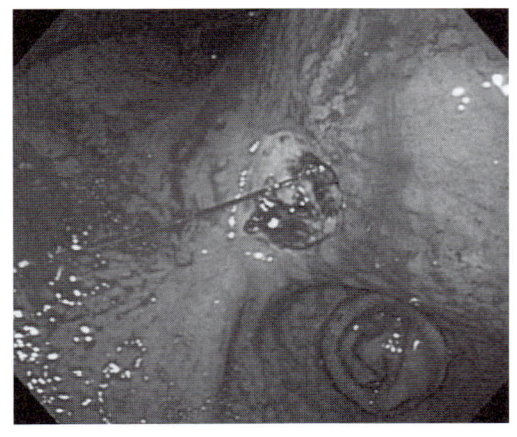

図C-10-1 出血性胃潰瘍

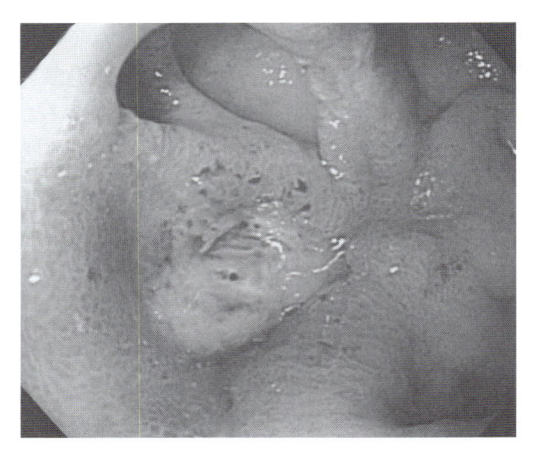

図C-10-2 再発性十二指腸潰瘍

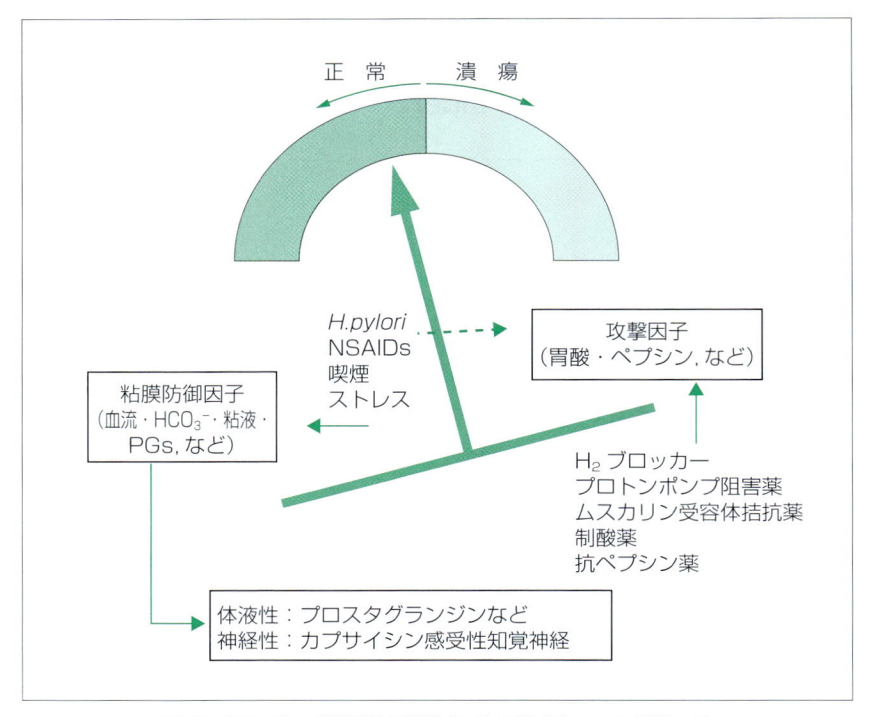

図 C-10-3　胃潰瘍の発生における Shay のバランス

胃潰瘍の発生は胃酸で代表される"攻撃因子"と粘膜血流および粘液・重炭酸イオン分泌などの"防御因子"の均衡破綻により生じるものと考えられている．近年になり，ヘリコバクター・ピロリが胃炎・潰瘍の背景要因として"攻撃因子"に加えられている．さらに粘膜防御機構におけるカプサイシン感受性知覚神経が注目されるようになった．

(竹内孝治，加藤伸一：胃粘膜防御とカプサイシン感受性知覚神経－緊急事態における神経性調節機構－．治療, 81 (8), 1999, pp.2179-89 より改変引用)

2）分類と病態

　胃粘膜防御機構は，消化性潰瘍の発生を胃酸・ペプシンなどの攻撃因子と防御因子の不均衡に基づくバランス説の概念で説明されてきた（Sun and Shay の天秤説，図 C-10-3）[3]．過酸・消化活性の亢進により消化性潰瘍が発生することは理解しやすいが，ヘリコバクター・ピロリ感染，非ステロイド性消炎鎮痛薬（NSAIDs；non-steroidal anti-inflammatory drugs）投与時における酸分泌状態は必ずしも過酸を伴うわけではなく，これらにより胃粘膜防御機構の破綻が生じうると推定されている．防御機構の上皮バリアーは粘液と，重炭酸によって形成され，上皮表層の pH を7前後に保っている．これはプロスタグランジン，一酸化窒素により分泌が亢進する．また，これには粘膜血流が必須因子である．胃粘膜においては，上皮成長因子，肝細胞増殖因子，線維芽細胞増殖因子などが正常粘膜の維持，損傷の修復・治癒に関与している．上皮（細胞構築・細胞回転），上皮下（血流・微小循環）に分類され，プロスタグランジン，一酸化窒素，増殖因子などの多くの因子が攻撃因子に対する抵抗性を維持すべく作用する．

　以前は，胃酸は消化性潰瘍の発生に必須であるとされてきた．しかし，ヘリコバクター・ピロリの発見により，十二指腸潰瘍と胃潰瘍の発症の酸度に差があることも明らかとなった．十二指腸潰瘍はヘリコバクター・ピロリにより幽門部胃炎が生じ，ヘリコバクター・ピロリが産生するアンモニアや炎症性サイトカインなどによって，ガストリン産生細胞が刺激され高ガストリン血症となり，胃酸分泌が亢進することが原因

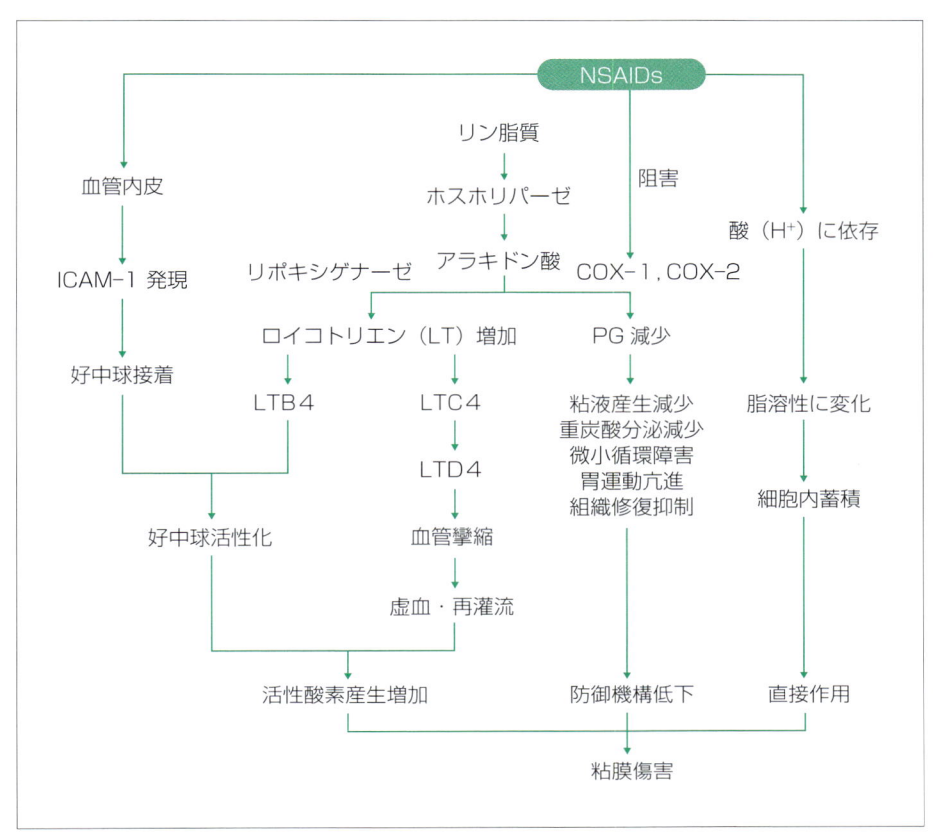

図 C-10-4　NSAIDs による上部消化管粘膜傷害機序の仮説

NSAIDs は酸に依存した直接作用，COX-1 および COX-2 阻害に伴う胃粘膜防御機構，組織修復機序の破綻により胃粘膜抵抗性を減弱させるが，接着因子の発現から好中球への内皮への接着，好中球の活性化による活性酸素，プロテアーゼの放出による機序も想定される．

（平石秀幸，寺野　彰：胃粘膜病変とフリーラジカル．日消誌，92，1995，pp.1817-24 より改変引用）

であるとされている．

　胃潰瘍ではヘリコバクター・ピロリ感染は胃体部に広がり，萎縮性胃炎となり，酸分泌は低下するが障害された胃粘膜は弱い胃酸であっても障害されやすいと考えられている．また NSAIDs，種々のストレスによって生じた胃潰瘍においても酸分泌が亢進しているわけではないが，結果として胃酸分泌抑制薬が最も効果的な治療とされている．

　胃酸以上に消化性潰瘍の病態にヘリコバクター・ピロリ感染が深く関わっており，感染成立の因子，細胞障害因子，炎症反応惹起因子が種々の研究にて明らかになってきている．

　また近年，粘膜防御機構におけるカプサイシン感受性知覚神経が注目されており，これに着目した H_2 ブロッカーのラフチジンが期待されている[4]．

　NSAID 潰瘍の病態は NSAIDs の鎮痛・抗炎症作用である COX（シクロオキシナーゼ）阻害を介したプロスタグランジンの産生抑制によるが，NSAIDs は胃粘膜における内因性のプロスタグランジンの減少などにより粘膜抵抗性を減弱させる（図 C-10-4）[5]．

3）症　状

　胃潰瘍の症状として疼痛は 2/3 以上に認めるが，上腹部に限局していることが多く，性状としては鈍い，焼けるような痛みであり，一般的には持続性である．胃潰瘍では食後の 60～90 分に疼痛をきたすとされている．十二指腸潰瘍

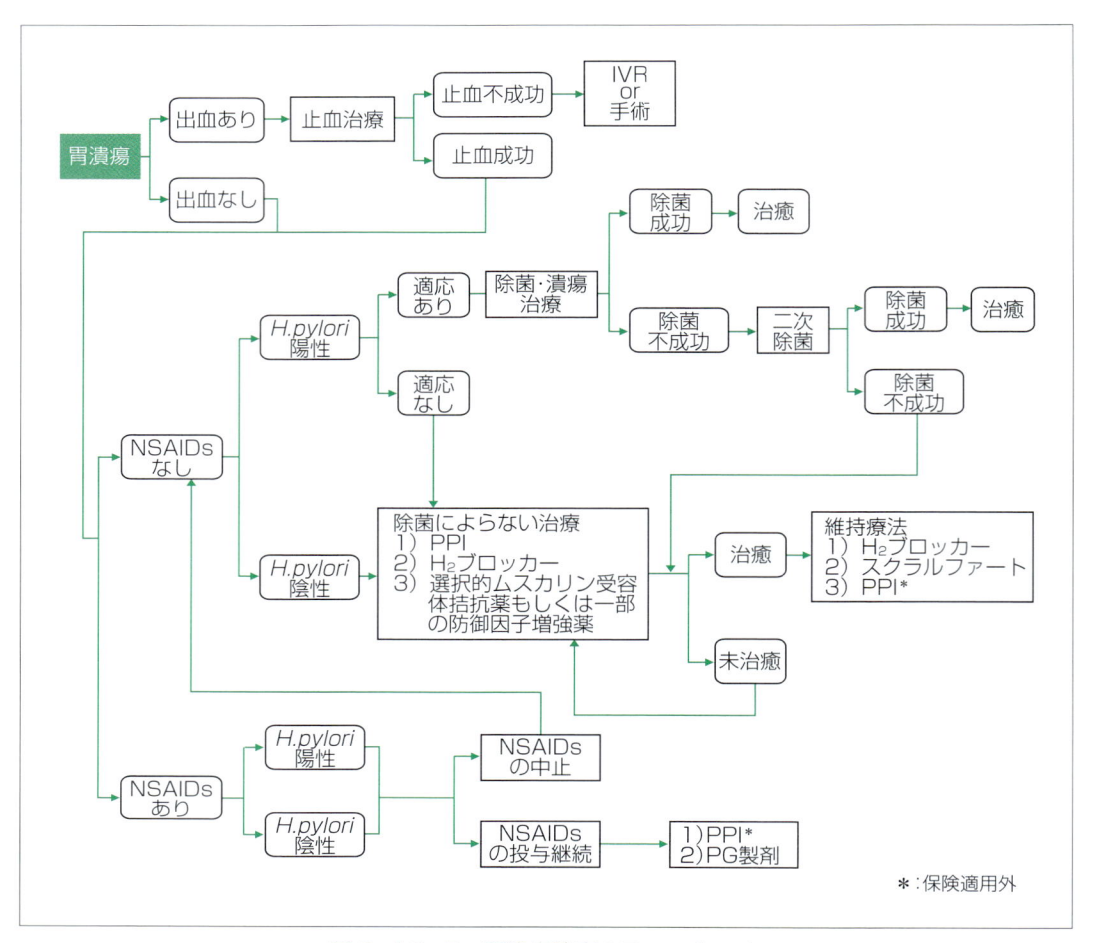

図C-10-5　胃潰瘍診療のフローチャート
(胃潰瘍ガイドラインの適用と評価に関する研究班編；EBMに基づく胃潰瘍診療ガイドライン 第2版, じほう, 2007)

は空腹時痛を呈することが多い．食事あるいは胃酸分泌抑制薬による症状改善は胃潰瘍の方が十二指腸潰瘍に比べると少ない．背部への放散痛も十二指腸潰瘍に比べ少ない．また，NSAIDsはその鎮痛作用により，症状がマスクされることも多く，注意を要する．潰瘍の合併症には出血，穿通，穿孔，狭窄などがあり，吐血，下血は重篤な合併症である．胃潰瘍は十二指腸潰瘍に比べると吐血の頻度が高く，穿通や穿孔は十二指腸潰瘍に多い．

4) 治 療

まず，出血性潰瘍ではそのまま放置するとショックとなる．以前は緊急手術の対象であったが，現在は内視鏡的止血術，薬物治療によりほとんどが治療できるようになってきている．

1 ショックの治療

直ちに下肢を上げる体位をとり，吐血・嘔吐，これに伴う誤嚥を防ぐため，側臥位とし，同時に血管確保し循環動態を安定させ，緊急内視鏡検査を行う．出血量によっては輸血を必要とすることもある．ごく早期はプロトンポンプ阻害薬（PPI）の点滴を行う．

2 内視鏡治療

まずは出血部位，原因，出血の状態を把握する．出血を伴うもの，出血はないが露出血管が

あるものは内視鏡的止血術の適応となる．

内視鏡的止血治療は多くの方法がある．①加熱して凝固止血する方法〔レーザー照射法，高周波凝固法，ヒータープローブ法，アルゴンプラズマ凝固法（APC）〕，②血管を収縮させて止血する方法〔高張エピネフリン（HSE）局注〕，③薬物で血管を収縮させて止血する方法（純エタノール局注法，エトキシスクレロール局注法），④血管を直接結紮し止血する方法（クリップ法），などがある．

止血後再出血の可能性の高い患者では24時間以内に上部消化管内視鏡検査による経過観察を行い，露出血管があれば治療を追加する．3回目の内視鏡的止血術で止血できないものや，60歳以上の高齢者では，内視鏡治療に固執せず，interventional radiology（IVR）や外科的手術の考慮が必要となる．

3 薬物治療

胃・十二指腸潰瘍に用いられる薬剤は防御因子の増強を目的とした薬剤と攻撃因子の抑制を目的とした薬剤，そして，ヘリコバクター・ピロリ除菌療法に分けられる（図C-10-5）．潰瘍治療はPPIの出現により，劇的に治癒するようになり，ヘリコバクター・ピロリ除菌療法により再発を抑制することができている．また，クラリスロマイシン耐性（10〜15％）の問題より，メトロニダゾールによる二次除菌も保険適用となっている．

栄養療法

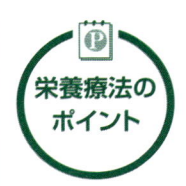

栄養療法のポイント
- 出血・穿孔など合併症がない場合：以前は入院して厳重な庇護食を処方していたが，現在は薬物治療の進歩により，特に制限の必要がない場合もある．
- 粘膜の修復促進：炭水化物・蛋白質・ビタミン・ミネラルが不足しないようにする．
- 胃酸分泌抑制：アルコール，コーヒー，香辛料，炭酸飲料などを避ける．
- 潰瘍面の庇護：物理的な刺激食品（熱い，冷たい，硬い）を避ける．
- 脂肪，繊維など胃内滞留時間の長いものは避け，乳化脂肪を使用する．
- 出血がある場合：絶食→止血後に流動食→軟食→常食．
- 日常生活・食生活を規則正しくし，ストレスを避けるようにする．
- タバコは粘膜血流を障害し，潰瘍の治癒を遅らせるので禁煙とする．

胃・十二指腸潰瘍の治療として，従来は原則として心身の安静，喫煙，飲酒の制限などの生活指導，食事指導，そして薬物治療が行われてきた．しかしながら，2007年改定の胃潰瘍診療ガイドラインでは胃潰瘍治療における生活指導，食事療法は，よく吟味されたエビデンスに基づいたものではなく，多くの観察的な検討によるものであった．強力な胃酸分泌抑制薬，除菌治療の出現により，胃潰瘍治療における生活指導や食事療法の意義は大きく変わってきている[6]．

栄養指導の基本は蛋白質，炭水化物，脂質をいかに規則正しくバランスよく摂取していくかという点である．

- **蛋白質**：蛋白質およびその代謝産物は緩衝作用を有していて，胃内のpHのより長い上昇持続時間が期待できるとされる．
- **炭水化物**：炭水化物はそのものが胃液分泌を

刺激することなく，胃からの排出も比較的早く，エネルギー効率もよいことから一般的な1日摂取量でよいと思われる．
- **脂質**：脂質は胃内からの排出時間が遅い食品で，摂り過ぎは潰瘍治癒と再発防止に悪影響を及ぼすことがある．
- **鉄分**：潰瘍患者では出血により鉄欠乏性貧血の状態にあるものも少なくなく，鉄分の豊富な食事についても考慮されるべきである．

1）食事制限

1 香辛料など

塩辛いもの，甘味の強いもの，香辛料を用いたものなどは胃粘膜を刺激するので避けるべきであるが，特に症状の悪化をきたさない限り絶対的に制限する必要はない[7,8]．

2 炭酸飲料

胃酸の分泌を亢進させることに加えて，胃を過度に拡張させてしまうため，制限することが望ましい．

3 アルコール

アルコールは急性胃・十二指腸潰瘍の重要な病因の1つに挙げられているが，慢性十二指腸潰瘍の発症や再発に関与しているとのエビデンスは得られていない．

ヘリコバクター・ピロリ除菌治療に関しても，除菌率に関係ないとされている．

したがって，過度の飲酒を慎む必要があることはいうまでもないが，通常の慢性胃・十二指腸潰瘍の治療において適度な飲酒を制限する必要があるとはいえない．

ただし，ヘリコバクター・ピロリ除菌治療の二次除菌にメトロニダゾールが保険適用となった．メトロニダゾールによるアルデヒド脱水素酵素阻害作用により，血中アセトアルデヒド濃度を上昇させるため，除菌期間中は禁酒が必要である．

4 喫煙

喫煙は胃・十二指腸潰瘍発症，治癒，再発に関与し，重要な危険因子と考えられているが，ランダム化比較試験による禁煙の潰瘍治癒，再発に及ぼすエビデンスは得られていない．しかしながら，ヘリコバクター・ピロリ除菌治療においては，喫煙が除菌率に悪影響を及ぼすとの報告もみられる[9]．さらに，喫煙の重大な健康被害を考えると，胃・十二指腸潰瘍患者に限らず厳重な禁煙指導は適切と思われる．

2）栄養療法

胃酸分泌抑制薬登場以前は酸分泌を促進するようなコーヒー，紅茶，香辛料などの摂取を控え，逆に胃酸に対して緩衝作用のある牛乳（低脂肪）などの摂取が推奨されていたが，その後の検討にて，胃酸分泌抑制薬投与下では，食事による胃内酸度の影響はほとんどないとされている．しかし，除菌治療を行い，その後維持療法を行わなくてもよい患者も多く，従来の食事指導を行っていく必要がある．

摂るべき栄養食品ではエビデンスがあるものはない．

胃炎や潰瘍に適した食事は本来ないので，しいていうなら消化のよい食事〔内容（食品）調理法（炊いたり煮たりしているもの）〕がよい．

3）薬物療法と栄養のあり方

病期により，胃酸分泌抑制薬を投与されているケースが多い．この場合，その薬理作用により胃酸が抑制され，本来の胃酸の殺菌作用が減弱する．臨床でも同じものを食べていても，胃酸分泌抑制薬を内服しているものだけが細菌性腸炎に罹患したり，食道カンジダ症を引き起こすこともある．生ものが消化の悪い食事であることを理解し，極力煮たり炊いたり調理をしているものを食べるように指導するとともに，口腔

内汚染を最小限度にするために口腔ケアも勧めている．

ヘリコバクター・ピロリ除菌治療の成功後の問題点として肥満やコレステロール上昇などの生活習慣病の出現が危惧されている．この点についても生活指導が重要となる[10]．

4）栄養療法のアセスメント

重症の胃・十二指腸潰瘍の患者においては，食欲不振による経口摂取量の低下や消化吸収障害，嘔吐などのため，低栄養・貧血・電解質の消失などの栄養障害をきたしていないかアセスメントが必要である．急性期は極力短期間の絶食が必要であり，その間は経静脈栄養がなされる．潰瘍からの出血のコントロールができた時点で，流動食から徐々に形態をアップしていく．胃に負担を与えるものは避け，治癒に必要な栄養素が十分含まれた食事内容とすることである．以前は胃の空虚による酸分泌抑制のために，分割食がよいとされてきたが，近年では頻回の食事の摂取が胃壁の受容体を頻回に刺激するとされ，3回食でよいとされている．これには胃酸分泌抑制薬の進歩が寄与している．

（西山　順博）

引用文献

1) 胃潰瘍ガイドラインの適用と評価に関する研究班編；EBM に基づく胃潰瘍診療ガイドライン　第2版, じほう, 2007.
2) 日本ヘリコバクター学会：*Helicobacter pylori* 感染の診断と治療ガイドライン 改訂版, 2003.
3) Shay H, Sun DCH：Etiology and pathology of gastric and duodenal ulcer. Gastroenterology 1, Bochus, H.l.ed, 2nd edition, Saunders, Philadelphia and London, 1963, pp.420−65.
4) 竹内孝治, 加藤伸一：胃粘膜防御とカプサイシン感受性知覚神経−緊急事態における神経性調節機構−. 治療, 81(8), 1999, pp.2179−89.
5) 平石秀幸, 寺野　彰：胃粘膜病変とフリーラジカル. 日消病会誌, 92, 1995, pp.1817−24.
6) Rydning A, Weberg R, Lange O：Healing of benign gastric ulcer with low-dose antacids and fiber diet. Gastroenterology, 91, 1986, pp.56−61.
7) 鄭　義弘, ほか：食事療法・栄養療法をめぐる最近の話題. 13胃・十二指腸潰瘍. 臨床栄養, 83, 1933, pp.463−69.
8) 平塚秀雄：消化性潰瘍の食事指導と生活指導の実際. 治療, 59, 1977, pp.2039−44.
9) Kamada T, Haruma K, komoto K, et al：Effect of smoking and histological gastritis severity on the rate of *H.pylori* eradication with omeprazol, amoxicillin, and clarithromycin. Helicobacter, 4, 1999, pp.204−10.
10) 菱木　智, 志和忠志, 横山智子, ほか：心血管系疾患の危険因子に対する *Helicobacter pylori* 除菌治療の影響. 日消病会誌, 98, 2001, pp.814−21.

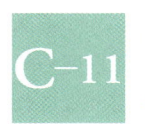

C-11 胃癌
gastric cancer

疾患の概要

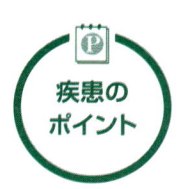

疾患のポイント
- わが国の胃癌死亡数は低下傾向にあるが，胃癌が癌死亡の第2位である．
- 胃癌はヘリコバクター・ピロリの感染粘膜から発生することが圧倒的に多く，胃癌の発育進展と最も強く関連している[1]．しかし，ヘリコバクター・ピロリ感染が単独の成因ではなく，胃癌には遺伝子素因，環境要因，社会的経済状態，生活習慣など多くの成因が複雑に関わっている．

1）診断基準

日本胃癌学会より2004年に「胃癌治療ガイドライン」が発刊されている[2]．

2）分類と病態

胃の粘膜は内側から，粘膜，粘膜下層，筋層，漿膜下層，漿膜の5層に分類される．早期癌は胃壁の中で癌の浸潤が浅く，内側から2層目の粘膜下層に留まっている場合をいう．進行癌はそれより深く浸潤し，胃壁の固有筋層や漿膜に達している場合をいう．癌の大きさやリンパ節転移の有無は，早期胃癌の定義には関係なく，深達度のみが基準となっている．早期胃癌の手術成績は非常に良好で，5年生存率は粘膜内癌では95％以上，粘膜下層癌では80％以上である（図C-11-1：早期胃癌，図C-11-2：進行癌）．

胃癌は肉眼的所見からその形態を6型に分類

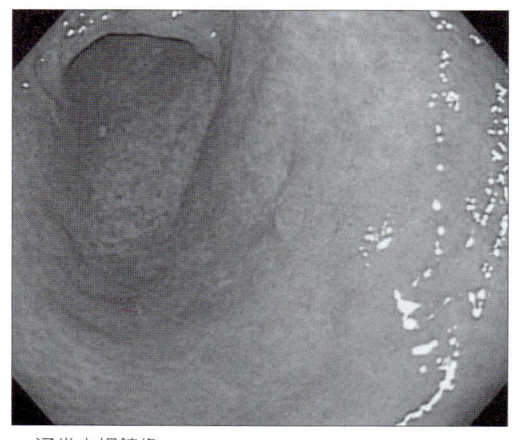

a. 通常内視鏡像 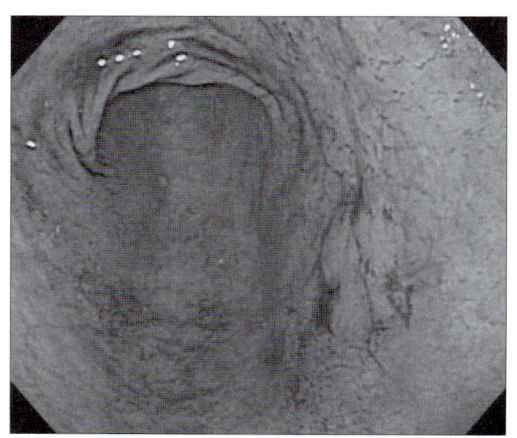　　　　　　b. 色素内視鏡像

図C-11-1　早期胃癌
胃前庭部後壁に丈の低い扁平な隆起性病変を認める（O-Ⅱa症例：深達度M）．

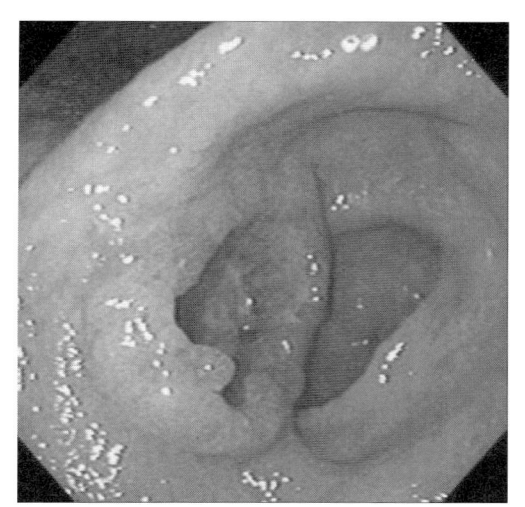

a. 通常内視鏡像 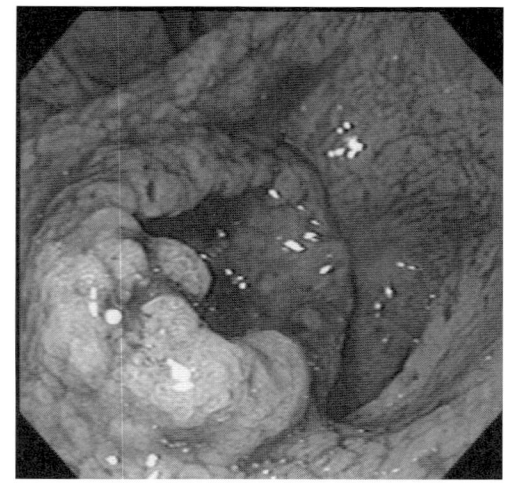　　　　　　　　　　　　　b. 色素内視鏡像
図C-11-2　進行胃癌
胃角部前壁に周堤を伴う巨大な潰瘍性病変を認める（2型症例）．

し（図C-11-3），早期胃癌についても分類されている（図C-11-4）．この分類は，深達度とは関わりはない．すなわち，実際の深達度は進行癌であっても，肉眼形態が早期胃癌に類似した表在型であれば図C-11-4の分類にて表現する．表面陥凹型は早期胃癌全体の60〜70％を占める最も頻度の高い肉眼型である．また，一般的に1型から4型の順に悪性度が高く，わが国では3型が最も多く，次いで2型，4型，1型の順である．

次のような病期に分類さている．

- **病期IA期**：胃の粘膜に限局しているか，粘膜下層まで浸潤があるがリンパ節転移がない状態．
- **病期IB期**：胃の粘膜に限局しているか，粘膜下層まで浸潤していて，胃に接したリンパ節への転移も認められる状態．または，胃の筋層まで浸潤しているが，リンパ節転移がない状態．
- **病期II期**：胃の筋層まで浸潤していて，胃に接したリンパ節への転移も認められる状態．または，癌は胃の筋層をこえて漿膜まで達しているがリンパ節転移がない状態．
- **病期IIIa期**：胃の筋層まで浸潤していて，第2群と呼ばれる胃に必要な血液を送る血管に沿ったリンパ節に転移が認められる状態．または，癌は胃の筋層をこえて漿膜まで達しており，胃に接したリンパ節への転移も認められる状態．または，癌は胃の漿膜をこえて多臓器に浸潤しているが，リンパ節転移がない状態．
- **病期IIIb期**：胃の筋層をこえて漿膜まで達しており，第2群リンパ節に転移が認められる状態．または，癌は胃の漿膜をこえて多臓器に浸潤していて胃に接したリンパ節への転移も認められる状態．
- **病期IV期**：胃を三重に取り巻くリンパ節のうち最も外側に位置するリンパ節まで癌が転移した状態．または，癌は胃の漿膜をこえて多臓器に浸潤していて第2群リンパ節に転移が認められる状態．または，肝臓や肺，腹膜などに遠隔転移がある状態．

3）症　状

胃癌に特有の自覚症状はない．早期胃癌では半数以上が無症状である．進行胃癌では，心窩部痛・腹部膨満感・胸やけ・悪心・嘔吐・食欲不振などの症状から始まる．病期の進行ととも

0型：表在型		癌が粘膜下層までにとどまる場合に多くみられる肉眼形態
1型：腫瘤型		明らかに隆起した形態を示し，周囲粘膜との境界が明瞭なもの
2型：潰瘍限局型		潰瘍を形成し，潰瘍をとりまく胃壁が肥厚し周囲粘膜との境界が比較的明瞭な周堤を形成する
3型：潰瘍浸潤型		潰瘍を形成し，潰瘍をとりまく胃壁が肥厚し周囲粘膜との境界が不明瞭な周堤を形成する
4型：びまん浸潤型		著明な潰瘍形成も周堤もなく，胃壁の肥厚・硬化を特徴とし，病巣と周囲粘膜との境界が不明瞭なもの
5型：分類不能		上記0〜4型のいずれにも分類し難いもの

図 C-11-3　胃癌の肉眼分類
（日本胃癌学会編：胃癌取扱規約 第14版, 金原出版, 2010より改変）

にこれらの症状は悪化し，背部痛などが出現することもある．また，体重減少・貧血などが現れる．痛みは潰瘍を形成するために出現することが多いが，食事とは無関係である場合が多い．噴門部の癌が進行すると嚥下困難をきたし，幽門部の癌が進行すると頻回の嘔吐をきたすようになる．なお，出血の頻度は胃潰瘍に比べると少ない．

他覚症状は進行癌のある程度以上の大きさになると，上腹部に腫瘤を触れるようになる．さらに，進行すると腹水貯留，リンパ節腫脹を触知する．

4）治　療

治療法の適用について表 C-11-1,2 に示した．

1 内視鏡治療

早期胃癌の中の粘膜内癌において，内視鏡治療が行われている．内視鏡的粘膜切開剥離術の出現により，病変の大きさに制限なく，術前に粘膜内癌と診断されたものについて行われている．内視鏡治療により入院期間も短縮でき，患者にとっての恩恵は大きい．また，早期発見，早期治療がより重要となってくる．

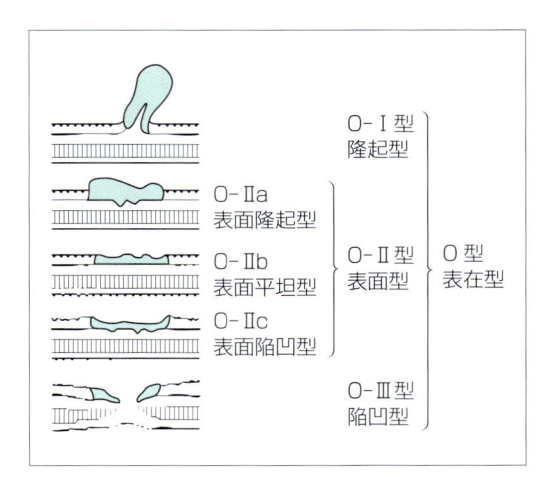

図 C-11-4　早期胃癌の肉眼分類
（日本胃癌学会編：胃癌取扱規約 第14版, 金原出版, 2010より改変）

表 C-11-1　日常診療における Stage 分類別の治療法の適応

	N0 リンパ節転移がない	N1 胃に接したリンパ節に転移がある	N2 胃を養う血管に沿ったリンパ節に転移がある	N3 さらに遠くのリンパ節に転移がある
T1, M 胃の粘膜に限局している	I A EMR（一括切除）（分化型，2.0cm 以下，陥凹型では UL（−）） 縮小手術 A*1（上記以外）	I B 縮小手術 B*1（2.0cm 以下） 定型手術（2.1cm 以上）	II 定型手術	IV 拡大手術 緩和手術（姑息手術） 化学療法 放射線治療 緩和医療
T1, SM 胃の粘膜下層に達している	I A 縮小手術 A（分化型，1.5cm 以下） 縮小手術 B（上記以外）			
T2 胃の表面に癌が出ていない，筋層あるいは漿膜下層まで	I B 定型手術*2	II 定型手術	III A 定型手術	
T3 漿膜をこえて胃の表面に出ている	II 定型手術	III A 定型手術	III B 定型手術	
T4 胃の表面に出た上に，ほかの臓器にも癌が続いている	III A 定型手術（合切）*3	III B 拡大手術（合切）		
肝，肺，腹膜など遠くに転移している				

*1：縮小手術 A, B：定型的切除を胃の 3 分の 2 以上の切除とすると，それ未満の切除を縮小切除とする．オプションとして大網温存，網囊切除の省略，幽門保存胃切除（PPG），迷走神経温存術などを併施する．またリンパ節郭清の程度により縮小手術 A（D1＋α）と縮小手術 B（D1＋β）に分けた．
　α の郭清部位：部位にかかわらず No.7．また病変が下部にある場合はさらに No.8a を追加する．
　β の郭清部位：No.7, 8a, 9 を郭清する．
*2：定型手術：胃の 3 分の 2 以上の切除と D2 郭清
*3：拡大手術（合切）：定型手術＋他臓器合併切除
*4：Stage 別の手術法は術中の肉眼による Stage に基づいたものであり，縮小手術の適応において疑問の余地がある場合は定型手術が勧められる．

（日本胃癌学会，2004 より改変）

2　腹腔鏡下手術

手技の進歩により，最近は粘膜下層の早期胃癌だけではなく，胃全摘やリンパ節郭清の領域が広がってきたこと，再建の工夫により，進行胃癌においても行われてきている．内視鏡治療と併せて，治療効果の評価が確立していない治療，あるいは一部の施設で研究的に施行されている方法もある．根治性の期待できる症例では癌組織を残さず切除することが原則である．

3　外科的（開腹）手術

一般的には，次のような術式がある（図 C-11-5）．

- 幽門側胃切除：最も多く選択されている．癌が胃の肛門側の 2 分の 1 に限局している場合には，胃の約 80％と十二指腸起始部を切除する胃亜全摘術が行われる．再建は Billroth

表 C-11-2　臨床研究としての Stage 分類別の治療法の適応

	N0 リンパ節転移がない	N1 胃に接したリンパ節に転移がある	N2 胃を養う血管に沿ったリンパ節に転移がある	N3 さらに遠くのリンパ節に転移がある
T1, M 胃の粘膜に限局している	ⅠA EMR（分割切除） EMR（切開剥離法） EMR 不完全例に対するレーザー治療など	ⅠB 腹腔鏡補助下切除	Ⅱ 腹腔鏡補助下切除	Ⅳ 拡大手術（合切・郭清） 減量手術 化学療法（全身・局所） 温熱化学療法
T1, SM 胃の粘膜下層に達している	ⅠA 局所・分節切除 腹腔鏡下局所切除 腹腔鏡補助下切除			
T2 胃の表面に癌が出ていない，筋層あるいは漿膜下層まで	ⅠB 腹腔鏡補助下切除	Ⅱ 術後補助化学療法	ⅢA 術後補助化学療法	
T3 漿膜をこえて胃の表面に出ている	Ⅱ 術後補助化学療法 術前化学療法	ⅢA 拡大手術（郭清）* 術後補助化学療法 術前化学療法	ⅢB 拡大手術（郭清） 術後補助化学療法 術前化学療法	
T4 胃の表面に出た上に，ほかの臓器にも癌が続いている	ⅢA 化学療法 術前化学療法 術後補助化学療法 放射線療法	ⅢB 拡大手術（合切・郭清）* 化学療法 術前化学療法 術後補助化学療法		
肝，肺，腹膜など遠くに転移している				

＊拡大手術（郭清）：拡大リンパ節郭清を意図した拡大手術
　拡大手術（合切・郭清）：他臓器合併切除と拡大郭清を行う拡大手術

（日本胃癌学会，2004 より改変）

Ⅰ法，Billroth Ⅱ法，Roux-en-Y 法が行われている．

- **噴門側胃切除**：癌が胃上部の3分の1に限局し，比較的早期の場合に行われる．
- **胃全摘**：癌が胃全体に広がっていたり，上部に限局していても進行している場合に選択される．リンパ節郭清との関係で，脾臓や膵尾部が合併切除されることもある．再建は Roux-en-Y 法，空腸間置術が行われる．
- **姑息手術**：転移などで高度に進行して根治性が得られない場合には出血・閉塞のコントロール目的に姑息的な切除やバイパス術を行う．

4　内科的治療

化学療法が主体となる．これには，切除不能進行・再発胃癌に対するものと再発予防に対するものに分けられてレジメンが考えられており，薬剤としてはフッ化ピリジン系薬剤，マイトマイシン C（MMC），シスプラチン（CDDP）・塩酸イリノテカン（CPT-11），タキサン，メトトレキサート（MTX）などが投与されており，単剤もしくは併用療法で使用されている．ガイドラインでは，「フッ化ピリジン系薬剤とシスプラチン（CDDP）を含む化学療法が有望であるが，国内外の臨床試験の成績からも現時点で特定のレジ

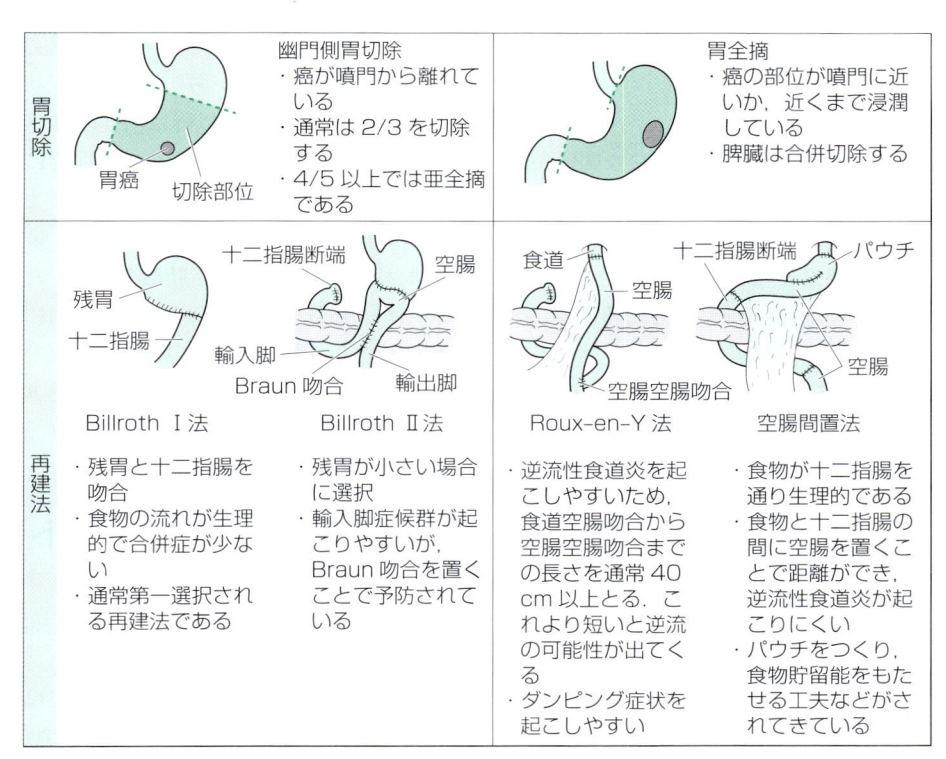

	幽門側胃切除	胃全摘
胃切除	・癌が噴門から離れている ・通常は 2/3 を切除する ・4/5 以上では亜全摘である	・癌の部位が噴門に近いか，近くまで浸潤している ・脾臓は合併切除する
再建法	**Billroth Ⅰ法** ・残胃と十二指腸を吻合 ・食物の流れが生理的で合併症が少ない ・通常第一選択される再建法である	**Billroth Ⅱ法** ・残胃が小さい場合に選択 ・輸入脚症候群が起こりやすいが，Braun 吻合を置くことで予防されている	**Roux-en-Y 法** ・逆流性食道炎を起こしやすいため，食道空腸吻合から空腸空腸吻合までの長さを通常 40 cm 以上とる．これより短いと逆流の可能性が出てくる ・ダンピング症状を起こしやすい	**空腸間置法** ・食物が十二指腸を通り生理的である ・食物と十二指腸の間に空腸を置くことで距離ができ，逆流性食道炎が起こりにくい ・パウチをつくり，食物貯留能をもたせる工夫などがされてきている

図 C-11-5　胃切除と再建法

メンを推奨することはできない」との記載に留まっている．

5 予　後

早期胃癌では 5 年生存率は 90 % 前後であるが，切除できないほど進行した胃癌の 5 年生存率は数 % に過ぎない．

日本胃癌学会全国登録 1991 年度症例で定型手術（D2）後の病期別 5 年生存率は，IA 期では 93.4 %，IB 期では 87.0 %，Ⅱ期では 68.3 %，ⅢA 期では 50.1 %，ⅢB 期では 30.8 %，Ⅳ期 16.6 % となる．

栄養療法

栄養療法のポイント

- 1997 年に World Cancer Research Fund（WCRF；世界癌研究基金）と American Institute for Cancer Research（AICR；米国癌研究財団）により「食物・栄養と癌予防：世界的展望」と題する報告が出された[3]．胃発癌の危険因子と抑制因子をエビデンスのレベルで分けてまとめられ，高危険因子として食塩，澱粉類，焼き肉，魚が挙げられる．
- 抑制因子として野菜，果物，冷蔵庫ができたことにより，食物の保存状態がよくなったこと，ビタミン C，緑茶などが挙げられる（表 C-11-3）．

1）食事制限

　胃癌死亡率と塩分摂取量には密接な関係がある．多くのコホート研究やケースコントロール研究では，高塩食の胃癌における相対危険度（オッズ比）は1.0～6.2と報告されている．食塩は胃粘膜表層の粘液の性状を変化させることでヘリコバクター・ピロリ感染による炎症を強めているとの推測がなされている．胃癌予防には，塩分の摂取量を1日10g以下（理想的には7g以下）にすることが望ましい[4,5]．

　塩分高濃度の食品としては，漬物，味噌汁，魚の干物，たらこ，イクラ，塩辛，練りウニ，塩昆布などである．

2）薬物療法と栄養のあり方

　切除不能進行胃癌，再発胃癌，再発予防に対して化学療法が実施される．そのレジメンにより出現する副作用はさまざまであるが，化学療法開始後には数日～2週間程度まで，食欲低下，悪心，嘔吐が起こることがある．これに伴い，アルブミン値の低下，骨髄抑制に伴う白血球減少（リンパ球減少）などに対して，水分補給も含め考慮が必要である．また，化学療法のレジメンには投与サイクルがあり，消化器症状についても波がある．2週間以降は消化器症状も改善することが多く，次の投与までの期間に十分な栄養補給を指導し，回復に努める必要がある．通常の食事のみで不十分な場合は，グルタミン・アルギニン・n-3系の脂肪酸を強化した経腸栄養剤が，腸管の構造を保持するとともに免疫強化にも効果があるとされている[6]．

　嘔吐が激しい場合は経静脈的なエネルギー・水分補給が必要なことはいうまでもない．

3）栄養療法のアセスメント

　内視鏡治療後（長期後）の食事制限は，特にエビデンスない．

　進行胃癌，特に噴門部・幽門部癌では通過障害により，発見時は栄養障害の強い症例も多い．手術前に栄養状態を改善する必要があり，通常は末梢静脈栄養であるが，2週間以上の栄養管理が必要な場合は中心静脈栄養（TPN；total parenteral nutrition）を考慮する．術後の小腸粘膜の萎縮を防ぐ意味でも，絶食期間は極力短期間が望ましい．また，切除不能例など長期にわたる絶食が必要な場合はTPNに加え，狭窄

表C-11-3　胃癌の発症に関連する食物・栄養因子

評価	リスク要因	予防要因	関連のない要因
確実 （convincing）		野菜・果物 冷蔵保存	
ほぼ確実 （probable）	食塩・塩蔵品	ビタミンC	アルコール コーヒー 紅茶 硝酸塩
可能性あり （possible）	澱粉 焼肉・焼魚	カロテン類 アリウム化合物（ネギ属） 未精製穀物 緑茶	砂糖 ビタミンE レチノール
証拠不十分 （insufficient）	加工肉 ニトロソアミン類	食物繊維 セレン にんにく	

（World Cancer Research Fund, American Institute for Cancer Research, 1997）

部の肛門側までには栄養チューブを挿入し，経腸栄養を考慮する必要がある．高度の狭窄に対して，内視鏡的に拡張術，ステント留置（食道癌以外は保険適用外），胃瘻造設(減圧目的も含め)を試みている施設もある．

外科的手術（胃切除術）が行われる症例については術前の栄養状態，術後の化学療法の有無，術式も考慮し，術中に空腸瘻チューブの造設をしている．術後も早期に経腸栄養の開始が必要であり，縫合不全がない場合は理論的には第1病日よりの経腸栄養が可能であり，術後36時間以内に早期経腸栄養を開始すると，術後合併症予防に有用であるとの報告もある[7]．また，経口摂取は第4病日（胃全摘は第7病日）より，流動食より徐々に普通食へ上げていく．経口摂取の増量に伴い，経静脈・経腸栄養は減量していく．経口摂取量が少ない場合は経口補助食品の追加を検討する．また，胃全摘例についてはビタミンB_{12}の吸収に必要な壁細胞から分泌される内因子が欠乏するために術後3〜5年後に悪性貧血が出現することがあり，この際はビタミンB_{12}製剤の注射が必要である．なお，胃切除後の栄養管理については「C-12 胃切除後症候群」においても述べる．

（西山 順博）

引用文献

1) Fukase K, Kato M, Kikuchi S, et al：Effect of eradication of Helicobacter pylori on incidence of metachronous gastric carcinoma after endoscopic resection of early gastric cancer：an open-label, randomised controlled trial. Lancet, Aug 2；372（9636），2008, pp.392-97.
2) 日本胃癌学会：胃癌治療ガイドライン（医師用2004年4月版）第2版，金原出版，2004.
3) World Cancer Research Fund with American Institute for Cancer Research：Food, nutrition and the prevention of cancer：a global perspective. American Institute for Cancer Research, 1997.
4) 佐々木 敏：生活習慣指導①癌予防のための食事-現状と今後-，EBMジャーナル4,（1），2003, pp.38-46.
5) 加藤元嗣，浅香正博，ほか：胃癌のリスクファクターとしての食品や微生物 消化器疾患と食事．臨消内科, 19(13), 2004, pp.1759-67.
6) 高田秀穂，ほか「癌と高度不飽和脂肪酸，AA, EPA, DHA-高度不飽和脂肪酸」鹿山 光編；恒星社厚生閣，1995, pp.150-70.
7) 東口高志，ほか：消化器外科におけるNSTの意義と実践．消外, 28, 2005, pp.943-53.

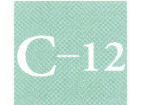

C-12 胃切除後症候群
post-gastrectomy syndrome

疾患の概要

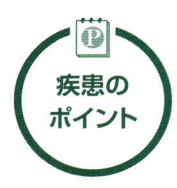

疾患のポイント
- 胃を部分的に切除したり，胃を全部切除した患者の 20 〜 30 ％に，胃が小さくなったり，なくなったりするために，後遺症が生じる．
- 代表的なものがダンピング症候群と呼ばれ，胃液の分泌低下，急激に食べ物が吸収されるために起こる低血糖，切除したことによる精神的な影響，貧血などの原因になる．

1 ダンピング症候群
dumping syndrome

1）診断基準

1971 年に日本消化器外科学会より，「早期ダンピング症候群の判定基準」が出されている（表 C-12-1）．

これによると，食後 30 分以内に下記の全身症状のうち 1 項目以上を認める場合とされている．

後期ダンピング症候群はその時の血糖が 50 mg/dL 未満，もしくは糖分の投与により症状が消失するかが基準となる．

表 C-12-1　早期ダンピング症候群の判定基準

- **全身症状**
①冷汗，②動悸，③めまい，④しびれ・失神，⑤顔面紅潮，⑥顔面蒼白，⑦全身熱感，⑧全身倦怠感，⑨眠気，⑩頭痛・頭重感，⑪胸内苦悶
- **腹部症状**
⑫腹鳴，⑬腹痛，⑭下痢，⑮嘔気，⑯嘔吐，⑰腹満，⑱腹部不快感

2）分類と病態

ダンピング症候群は 2 つに分類される（表 C-12-2）．

1 早期ダンピング症候群

食後 20 〜 30 分以内に起こる症状で，全身倦怠感，めまい，冷汗，動悸，眠気などの全身症状と，上腹部不快感，腹痛，悪心・嘔吐，下痢などの腹部症状に分けられる．これらの諸症状がさまざまな組み合わせで出現するため，症例ごとに愁訴の種類とその程度も大きく異なるが，腹部症状のみみられ全身症状が欠如している場合には，一般に早期ダンピング症候群と呼ばない傾向にある．ダンピング症候群は血管運動神経失調性の症状を伴う全身性・腹部症状が食後 30 分以内に出現し，平均 4 〜 5 分前後持続する．

早期ダンピング症候群の成因は，食物が胃から急速に排出されることにある．高張な胃内容が空腸内に流入すると血管内から腸内へ水分移動するとともに，血管作動因子，消化管ホルモンの分泌が促進され，その結果，腸運動や循環動態に変化が生じる．ここに心理的な要素が加わり，早期ダンピング症候群の諸症状が引き起

表 C-12-2 ダンピング症候群 (dumping syndrome)

	早期症状 (early symptom)	後期症状 (late symptom)
出現時間	食後20〜30分後	食後2〜3時間後
原因	(高張なままの) 食物の小腸への急激な流入	一過性の食後高血糖
発生機序	・細胞外液の消化管内への移行→循環血漿量の減少 ・消化管ホルモン分泌亢進 (セロトニン, ヒスタミン, ブラジキニン)→末梢循環血漿量増加, 小腸運動亢進 ・残胃が小さいBillrothⅡ法で起こりやすい	インスリン過剰分泌→低血糖
症状	・消化管への刺激過剰による消化管蠕動亢進に伴い, 腹痛, 下痢 ・体液の移動やホルモン分泌過剰に伴い, 冷汗, しびれ, 顔面蒼白, 頭痛, めまい, 全身熱感, 全身脱力, 顔面紅潮, 眠気, 動悸, 胸苦しさ ・自律神経にも働きかけるため症状は複雑で多様である	冷汗, 脱力感, 倦怠感, 手指振戦, 空腹感, 意識消失などの低血糖症状
治療と予防	・少量頻回食とする ・十分に咀嚼する ・糖質は小腸内で速やかに分解されて低分子となるため浸透圧を上げやすい. そのため, 1回食当たりの糖質の割合を抑える ・食事中と食後の水分摂取は, 食物を下部消化管へ送り込みやすくしてしまうため控える ・食後約1時間は安静にする ・上記で症状が改善しない場合は, 補助的に副交感神経遮断薬を用いる	・発生時にはブドウ糖や速やかにブドウ糖に消化される糖質を摂取する ・意識低下などで経口摂取が不可能な患者にはブドウ糖を静注する ・1回食当たりの糖質量およびエネルギー基質における割合を抑える ・少量頻回食とする ・ブドウ糖含有の多い飲料の摂取の中止

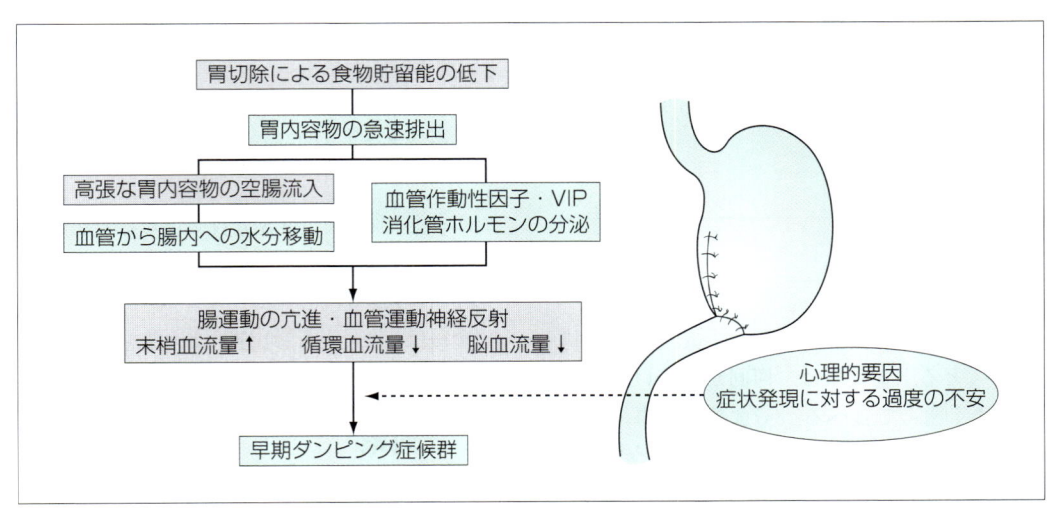

図 C-12-1 早期ダンピング症候群の成因

こされると考えられている (図C-12-1).

2 後期ダンピング症候群 (低血糖症候群)

食事 (主として炭水化物) の急速な十二指腸・空腸腸内への移動による一過性の過血糖, それに続くインスリン過剰分泌による反応性低血糖症状である. 食後2〜3時間してみられる全身の脱力・倦怠感, めまい, 冷汗, 眠気, 失神発作などの全身症状や, 時には軽い意識障害を伴うなどの特徴を有する. 腹部症状を伴わない点で, 前述の早期ダンピング症候群とは区別され

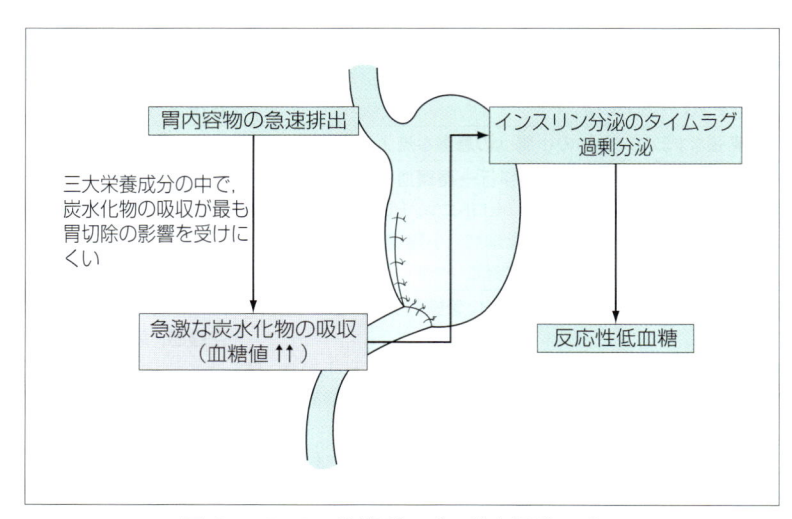

図 C-12-2　後期ダンピング症候群の成因

る（図 C-12-2）.

3）症　状

動悸，発汗，めまい，頻脈，悪心・嘔吐，おくび，下痢，腹鳴，膨満感などがある．ビタミン B_{12} の吸収不足による貧血（胃の部分切除した人の約 30％，全部切除した人の約 70％）も出現する．

4）治　療

①食後 30 分位安静にする，②蛋白質や脂肪分を多くとる，③食事は，何回かに分けてゆっくりとよく噛んで食べる，④食事と食事の間に糖分を補給する，⑤①〜④の予防法がうまくいかない場合には，手術した部位を再縫合したり，迷走神経の切離術などの処置をすることもある．

5）生活指導

個人差もあるが胃切除後は，退院後体力の回復に少なくとも 1〜2 週間は必要．職場に出て行った場合も，最初からがんばりすぎないように注意する（体力の回復が不十分なままがんばりすぎると，途中でダウンしてしまう）．激しいスポーツは少なくとも 3 か月過ぎてからにする．

1 食事の注意[1]

決して早く食べようとしないこと（日本人は概して食事が早すぎる）．

少量（手術前の 3 分の 1 か 2 分の 1 程度）を頻回に食べることが大切（10 時のおやつ・3 時のおやつ）．

ゆっくり食べて，腹 8 分目で止めるのが大切．

手術前と同じような食べ方（量，速さ）をして失敗する人が多い．

食後は少なくとも 30 分間は休養をとる．

2 起こりうる症状（よくある質問）と対策[2]

Q：食事直後にお腹が張り吐き気がするが，食後 30 分から 1 時間位で楽になる．
A：最も多い症状であり，食べる量が多すぎるか，早すぎるかが原因である．食事の量を減らすか，もっとゆっくり食べることを心がける．

Q：食後 30 分から 2 時間に，吐き気・冷や汗・動悸・めまいなどがする．
A：後期ダンピング症候群である．"味の濃い

もの", "特別甘いもの"を食べる時はダンピングが起こる可能性があることを知っておき，できればそういったものを避ける．起こった場合は，スティックシュガーなど，甘いものを食べるとよくなる．

Q：夜寝た時などに，苦いものが上がってくる．胸やけがする．
A：胃液や，胆汁が逆流してきているためと思われる．寝る時に肩の下に座布団を入れて，上体を高くして寝る．それでもよくならない場合は投薬が有効．

Q：お腹がよく鳴る．ガスが出過ぎる．
A：消化の力が落ちているのが原因．よく噛んで，ゆっくり食事する．

Q：下痢ばかりする．
A：食べ物がうまく消化されていない可能性が高いので，消化のよいものを食べる．消化薬などの投与が有効．

Q：疲れやすい．根気がなくなった．
A：手術による体力低下が原因．時間をかけて焦らずゆっくり体力の回復を．

Q：急にお腹が痛くなって，吐き気や嘔吐があり，便もガスも出ない．
A：腸閉塞や，癒着障害が疑われる．食事も水分も控えて早急に精査が必要．

2 ダンピング症候群以外に出現する胃切除後症候群

1）症　状

1 縫合不全

吻合部の緊張による血行障害と周術期の栄養を含めた全身管理の問題などが原因となる．吻合部に難治性の潰瘍が出現することもある．絶飲食で消化管の安静を保ち，長期化する場合はTPNによる栄養管理とドレナージでまずは保存的に治療する．

ドレーンからの排液が胆汁や膵液である場合や，出血を伴う場合は再手術が必要となることもある．

2 吻合部狭窄

術後10日目前後に起こる術後の一過性の浮腫による場合は，経鼻胃管などにより減圧をすることで自然軽快する．瘢痕狭窄にて起こる強い狭窄時には内視鏡下にバルーンにて拡張を必要とすることもある．

症状がある間は，流動食にて栄養状態の低下を予防する．

3 輸入脚症候群

完全閉塞では十二指腸断端の破裂，輸入脚部の壊死が起こる．不完全閉塞では輸入脚に溜まった胆汁および膵液が，胃内に流入することによる胆汁性嘔吐が出現する．

完全閉塞では再手術が必要となり，不完全閉塞が慢性化した場合は消化吸収障害を引き起こす．最近は予防的に輸入脚と輸出脚の間にBraun吻合をすることが多い．

4 胃の容積の減少

胃を切除することにより，胃の容積は減少して，この機能が失われ，食事をするとすぐに満腹になる．

胃を切除した人の約90％が10〜15％体重が減少する．時間の経過とともに症状は軽快していくが，栄養価の高いものを少量ずつ，頻回に摂取し，よく咀嚼して食べることが必要である．

5 消化吸収障害

胃酸・ペプシンが出なくなることにより起こる．胃酸には有害な細菌が体内に侵入するのを防ぐ働きがあり，その働きが弱くなると，腸内細菌に変化が起こり下痢をすることがある．ペプシンは蛋白質を分解する酵素だが，蛋白質を分解する酵素は膵臓から大量に分泌されるため問題にならない．

体重減少が強い場合は栄養補助食品（濃厚流動食）などで対応する．

6 貧　血

鉄分は十二指腸と空腸上部で吸収され，血液中に送られる．胃を切除すると，鉄分の吸収する能力が落ち，鉄欠乏性貧血になるだけでなく，ビタミン B_{12} は，胃壁の細胞から分泌される内因子と結合して小腸より体内に吸収され，赤血球を正常に保つ働きをしている．

胃切除によって内因子が分泌されなくなると，ビタミン B_{12} は吸収されなくなり，術後3～5年経ってから悪性貧血（大球性貧血）になることがある．吸収率の高いヘム鉄を摂取する．また，非ヘム鉄の摂取時にはビタミンCや動物性蛋白質も同時に摂取することで吸収率を上げる．ビタミン B_{12} は欠乏症状が現れてからは，定期的に注射にて補充する．

7 骨の代謝障害

ビタミンDの吸収障害により，カルシウムの吸収不良も出現し，骨の代謝障害も起こることがある．乳製品など吸収されやすいカルシウムを積極的に摂取することに加え，ビタミンDの摂取と日光浴による活性化で吸収率を向上させる．

8 術後逆流性食道炎

噴門部や幽門部を切除した場合は当然だが，そうでなくてもその機能が損なわれ，消化液の逆流が起こりやすくなる．これにより胸やけなどの症状が起こる．術式の選択にて空腸間置を行うなどの処置がとられるようになってきている．食後すぐに横にならないようにするなどの生活上の注意が必要であるが，薬剤によるコントロールも有効である．

栄養療法

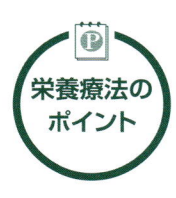

栄養療法のポイント
- 胃の手術後に起こる最も大きな変化は，胃が小さくなることにより，一度にたくさん食べられなくなることである．
- 1回に食べる量を少なくし，食べる回数を多くする．
- ゆっくりよく噛んで食べる．（よく噛めば唾液が多く分泌され，食物と混じり合い，食べ物を粥状にする胃の働きを肩代わりできる）
- 術後早期には，粥，パン，うどんなど，消化吸収しやすい炭水化物の食事から始める．脂っこいものは，術後は吸収が悪くなるので，控え目がよい．
- 間食は牛乳やたまごを使ったものや，ビスケット・カステラなどの菓子類がよい．
- 食事の進め方の目安は，食後に下痢が起こらない程度にする．
- 食事の消化は個人差が大きいので，少しずつ食べる量を増やしていき，調子が悪ければもとに戻し，よければ少しずつ進めるなど調節が必要である．

1）食事制限

胃を切ったからといって，食べてはいけない食品は原則的にはない．ただ，タケノコ，ゴボウ，タコ，イカ，コンニャクなどの消化の悪いものは術後の胃には負担が重く，避けることが望ましいといわれている．逆に，鉄分やカルシウ

ム，ビタミン B_{12} は貧血の予防に必要な食品となる．

炭水化物，脂質，蛋白質の三大栄養素を中心に，ビタミン，ミネラルも不足しないようにバランスよくとることが大切である．不足していれば，補助食品を使って補充する必要がある．

2）疾病に対する栄養のあり方

1 胃切除後の食事

高蛋白・高脂肪・高ビタミン食が必要となる．術式や個人差によっても異なるが，1回の食事量を少なくし，消化のよいものをゆっくりよく噛んで食べるようにする．

また，その分回数を増やすことも必要となる．胃酸の分泌が減少するため，刺身などの生ものは鮮度や衛生状態に注意が必要であり，消化吸収機能が安定するまで控える必要がある．

2 消化吸収が問題となるもの[3]

貧血・骨粗鬆症などの消化吸収障害が問題となる鉄・ビタミン B_{12}・ビタミン D については長期にわたるモニタリングが重要である．

1）鉄分

鉄分には，肉やレバー，魚などの動物性食品に含まれる"ヘム鉄"と野菜や海藻などに含まれる"非ヘム鉄"の2種類があるが，体内への吸収率は"ヘム鉄"の方が高いため，レバーや小魚，卵黄などの動物性食品を積極的に取り入れる必要がある．また，"非ヘム鉄"はビタミンCや動物性蛋白質と同時に摂取することで効率よく吸収される．

2）ビタミン B_{12}

ビタミン B_{12} は魚介類に多く含まれるが，胃全摘の患者は内因子が分泌されないため，食事からの吸収は困難であり，肝臓に蓄積されていたビタミン B_{12} が枯渇する術後3〜5年後に悪性貧血が起こらないかチェックする必要がある．

3）ビタミンD

ビタミンDは脂溶性ビタミンであり，胃切除後の脂肪の吸収障害が原因である．ビタミンDはカルシウムの吸収に必要な栄養素であり，カルシウム不足も問題となる．特に閉経後の女性はホルモン分泌の観点からも一層不足する．牛乳・乳製品を中心に，小魚，ヒジキなどの海藻類，大豆製品，緑黄色野菜などを積極的に摂ることも大切である．

3）栄養療法のアセスメント

1 ダンピングを起こす患者への栄養指導

胃切除術後の患者，特にダンピング症候群を起こす患者は，それに対する不安から，食事摂取量が著しく減少する傾向にある．血液検査でも貧血や低蛋白となり，体重減少もみられることが多い．つまり，蛋白質・エネルギー栄養失調症 protein-energy malnutrition (PEM) が進行した状態となっている．術後1週間もすれば代謝の亢進はないことが多いが早急な栄養状態の改善を必要とする．

これには下記の5つの栄養指導が必要である．

①高蛋白・高脂肪・低炭水化物が基本となる．
②液体成分の少ない固形食を中心に摂る．
③少量頻回食とする．
④咀嚼をよく行い，ゆっくりと食事を摂る．
⑤食事指導により不安を除去する．

2 早期ダンピング症候群に対する指導

空腸への胃内容物の急速な排出を避ける必要があり，食後30分〜1時間は左側臥位で休息すること，食間と夜間の水分補給，浸透圧の低い食事を心がけることが大切である．

③ 後期ダンピング症候群に対する指導

急激な血糖の変化を防ぐため，食後2時間には間食を摂り低血糖を予防し，予兆があれば，アメなどで糖分を補給することが大切である．

④ 高蛋白・高脂肪・低炭水化物が食事のみでは困難な場合

経口よりの経腸栄養剤を併用することがある．炭水化物を減らし，一価不飽和脂肪酸の含有率を高めた栄養剤も市販されている[4,5]．

4）経皮内視鏡的胃瘻造設術による経管栄養とダンピング症候群

少し蛇足ではあるが，近年NST（栄養サポートチーム）が普及し，経腸栄養の必要性が見直され，消化器症状がない嚥下障害の患者には積極的に経腸栄養がなされてきている．

PEG（経皮内視鏡的胃瘻造設術）もその一手段であるが，この際にも，液状の高カロリーのものが急速に胃内に注入され，PEGの造設位置や注入内容，速度によっては，空腸に急速に移行し，ダンピング症候群様の症状が出現することは容易に予測できる．そのような症状が出現していないかの確認や，注入内容・形態・速度・体位などを患者ごとにアセスメントする必要がある[6]．

（西山　順博）

引用文献

1) 紀藤　毅，ほか：胃切除術後障害とその対策．外科治療，73 (1)，1995, pp.1-6.
2) 鈴木富夫，ほか：食事指導 Q & A 特集胃癌のケア Q & A. 消外 NURSING, vol.8, No.10, 2003, pp.37-44 (961-968).
3) 深田伸二：各病態別栄養管理・ケアの現状 9)高齢者における癌術後の栄養管理・ケアの現状-消化器癌を中心に-：Geriatric Medicine, 45(3)，2007, pp.287-91.
4) 榎本麻里，金田　智，ほか：消化器疾患患者の看護系統看護学講座専門9 成人看護学 5, 医学書院，2006, pp.297-306.
5) 白尾一定「第4部成人に対する栄養療法」東口高志編：胃・十二指腸疾患 NST 完全ガイド 栄養療法の基礎と実践，照林社，2005, pp.236-40.
6) TNTC．アドバイザリーボード監修：栄養療法実践のための症例検討 ダンピング症候群患者の栄養療法 Total Nutritional Therapy Clinical Case Support, 1997.

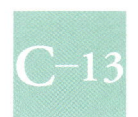

C-13 機能性胃腸障害——過敏性腸症候群を中心に
irritable bowel syndrome；IBS

疾患の概要

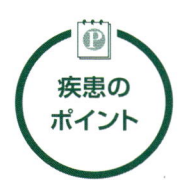

疾患のポイント

- 消化管機能異常による疾患を機能性消化管障害と呼ぶ．そのうち下痢・便秘などの便通異常や下腹部痛などの下部消化管症状が慢性的に続く病態が過敏性腸症候群（irritable bowel syndrome；IBS）である．
- IBSは先進国人口の10〜15％に認められるとされ，20〜40歳代の女性に多い．消化器症状を訴える患者の30〜50％を占めるとされる．
- 過去3か月間の少なくとも3日間繰り返す腹痛や腹部不快感があり，①排便で改善する，②排便回数の変化を伴って発症する，③便の形状の変化を伴って発症する，のうち2項目以上を満たすことで診断される．
- 患者の症状の寛解を目指すのではなく，自己制御感の体得が第一の目標となる．

1）概　要

日常診療において，胸やけや腹部膨満，慢性的な腹痛，便通異常などの消化器症状を訴える患者に遭遇する機会は多い．これらの症例の中には内視鏡検査などで器質的疾患が認められないことも多く，消化管機能異常による疾患を機能性消化管障害（functional gastrointestinal disorders；FGIDs）と呼ぶ．FGIDsのうち下痢・便秘などの便通異常や下腹部痛などの下部消化管症状が慢性的に続く病態が過敏性腸症候群IBSである．

FGIDs診療の国際的標準化のための体系RomeⅢの中の下部消化管を主体とするものが分類Cと分類Dである[1,2]（表C-13-1）．分類Cは機能性腸障害（functional bowel disease）で，"下部消化管症状はあるが通常検査では器質的疾患を欠く"状態を指す．その代表がIBSである．IBSは，腹痛，便通異常が相互に関連し慢性に持続する機能性疾患である．

複雑化した社会における精神的ストレスの増加とともにIBSも増加しており，先進国人口の10〜15％に認められるとされ20〜40歳代の女性に多い．消化器症状を訴える患者の中で最も頻度が高く腸疾患の30〜50％を占めるとされる．男性は下痢型，女性には便秘型が多い．

2）病　態

心理的，社会的ストレスにより発症したり増悪したりすることが多くその発症には脳の機能（中枢機能）と消化管機能の密接な関連（脳腸相関）が重要な役割を担っている[3,4]．脳腸相関の病態として①消化管運動の異常（ストレスや食物に反応して起こる消化管運動の異常が腹痛や便通異常の原因となる），②消化管知覚異常（消化管知覚の閾値低下つまり弱い刺激で知覚が生じることによって腹痛や腹部膨満感を感じやすくなる），③心理的異常（抑うつ，不安，身体化が病態に関与しているのではないか）などが推定されている[3,4]．

表 C-13-1 機能性腸障害の診断基準（Rome Ⅲ）

C1. 過敏性腸症候群[*1]
過去3か月間，月に3日以上にわたって腹痛や腹部不快感[*2]が繰り返し起こり，下記の2項目以上がある．
1　排便によって症状が軽減する．
2　発症時に排便頻度の変化がある．
3　発症時に便形状（外観）の変化がある．
　＊1：6か月以上前から症状があり，最近3か月間は上記の基準を満たしていること．
　＊2：腹部不快感は，痛みとは表現されない不快な感覚を意味する．病態生理学的研究や臨床研究に際しては，週に2日以上の痛み／不快症状があるものを適格症例とする．

C2. 機能性腹部膨満[*1]
以下のすべての項目があること．
1　腹部膨満感あるいは肉眼的に確認できる腹部膨隆が，最近3か月のなかの1か月につき少なくとも3日以上，繰り返して起こる．
2　機能性ディスペプシア，過敏性腸症候群，あるいはほかの機能性消化管障害の診断基準を満たさない．
　＊1：6か月以上前から症状があり，最近3か月間は上記の基準を満たしていること．

C3. 機能性便秘[*1]
1　以下の2つ以上の項目があること．
　a．排便の25％以上にいきみがある．
　b．排便の25％以上に兎糞状便あるいは硬便．
　c．排便の25％以上に残便感がある．
　d．排便の25％以上に直腸肛門の閉塞感あるいは詰まった感じがある．
　e．排便の25％以上に用手的に排便促進の対応をしている（摘便，骨盤外圧迫）．
　f．排便回数が週に3回未満．
2　緩下剤を使わない時に軟便になることはまれ．
3　過敏性腸症候群の診断基準を満たさない．
　＊1：6か月以上前から症状があり，最近3か月間は上記の基準を満たしていること．

C4. 機能性下痢[*1]
排便の25％以上が軟便（泥状便）あるいは水様便で腹痛がない．
　＊1：6か月以上前から症状があり，最近3か月間は上記の基準を満たしていること．

H2b. 過敏性腸症候群[*1]（小児・青年期）
以下のすべての項目があること．
1　腹部不快感（痛みとはいえない不快な気分）または腹痛が下記の2項目以上を25％以上に伴う．
　a．排便によって症状が軽減する．
　b．発症時に排便，頻度の変化がある．
　c．発症時に便形状（外観）の変化がある．
2　症状の原因になるような炎症性，形態的，代謝性，腫瘍性病変がない．
　＊1：2か月以上前から症状があり，少なくとも週1回は上記の基準を満たしていること．

（Drossman DA, et al：Rome Ⅲ；The functional gastrointestinal disorders. 3rd ed, Degnon Associates, McLean, 2006）

消化管運動機能異常として，下痢型IBSでは小腸通過時間が短縮しているが，便秘型では延長している[5]．下行結腸やS状結腸の過剰収縮と虚脱を認め，大腸平滑筋電図の安静時spike potentialの発現頻度が高い．情緒的ストレス負荷により大腸の著しい分節運動の亢進が起こる．

中枢神経系と腸管神経叢は自律神経を介して密に関連している（脳腸相関）．ストレスと関連してcorticotropin-releasing hormone（CRH）が放出されると視床下部よりACTHが放出され腸管運動が惹起される[6]．IBSではCRHに反応する大腸運動が過剰となる．また，ポリエチレンバッグを大腸内に挿入しバッグの容積，圧，コンプライアンスをコンピューター解析して内臓知覚を評価するバロスタット法を用いた検討で

は，痛覚閾値の低下が報告されている[7]．

近年，ウイルスや細菌による感染性腸炎発症後に腸管過敏状態が持続することが報告され，post infectious IBS（感染後胃腸障害）として注目されている[8]．また，血漿セロトニン濃度と下痢型 IBS の関連などから，IBS におけるセロトニンの役割も注目されている[9]．

日本人の食事は，欧米型の高脂肪，低繊維食へ大きく変化した．高脂肪食は腸管運動を亢進させ下痢の誘因となる．食物繊維は，便量の確保や短鎖脂肪酸の産生などを介して腸内環境を整える役割を果たしているが，繊維摂取量の低下はさまざまな大腸疾患の誘因となると考えられている．

3）症　状

器質的異常がないことが前提であるので，血便や発熱は認められず，身体所見でも軽度の圧痛や腸運動の亢進が認められる程度である．腹痛が特徴的で，鈍痛から疝痛までさまざまであり，食後に多く，排便により軽快することが多い．

便秘と下痢または両者が交互にくる便通異常がみられる．下痢を呈する時に粘液の混入を認めることもある．腹部膨満感や悪心，さらに腹鳴を主訴に来院することもある．自律神経失調様症状（心悸亢進，四肢冷感，発汗，頭痛など）や精神神経症状（不安，不眠，全身倦怠感など）を伴うことも少なくない．

4）診　断

診断は Rome Ⅲ 診断基準に準じてなされる[1,3]．過去 3 か月間の少なくとも 3 日間繰り返す腹痛や腹部不快感があり，①排便で改善する，②排便回数の変化を伴って発症する，③便の形状の変化を伴って発症するのうち，2 項目以上を満たすことで診断される．

臨床病型は便の性状により 4 型に分類される．

- 便秘型（IBS-C）：硬便や兎糞状便が便通の 25 ％ 以上を占め，軟便，泥状便，水様便が便通の 25 ％ 未満で，通常患者は便秘を訴える．
- 下痢型（IBS-D）：軟便，泥状便，水様便が便通の 25 ％ 以上を占め，硬便や兎糞状便が便通の 25 ％ 未満である場合で，患者は通常下痢を訴える．
- 混合型（IBS-M）：硬便や兎糞状便が便通の 25 ％ 以上あるが，軟便，泥状便，水様便も便通の 25 ％ 以上を占めるもの．便秘と下痢が交互に出現する．
- 分類不能型：腹痛や腹部膨満感が主症状で，便性状異常が IBS-C，D，M のいずれにも属さないもの．

血液生化学検査，血算，炎症反応，尿一般検査，大腸造影検査，大腸内視鏡検査などにより，器質的疾患の除外が必要である．身体所見では，触診にて下腹部，特に左下腹部の圧痛を示す症例が多く，腸雑音の亢進が認められる．

なお，機能性腸障害には IBS のほかに 4 障害が分類されている．腹痛のない便秘は機能性便秘，腹痛のない下痢は機能性下痢，腹痛を伴わない腹部膨満とガスを主徴とする機能性腹部膨満，便通異常のない腹痛は慢性機能性腹痛として分類する．

5）治　療

患者の苦痛を医師が受容し，器質的疾患が除外されたことをよい情報として伝える[4,10]．患者の症状の寛解を目指すのではなく，自己制御感の体得が第一の目標となる．治療の基本方針は，日常生活における IBS の増悪因子の排除，消化管運動調節薬を中心とする薬物療法を優先する．薬物療法が無効な時は心身医学的治療を考慮する．

IBS に投与する薬物を（表 C-13-2）に示す[10]．ポリカルボフィルカルシウム（ポリフル®）などの高分子重合体は下痢型にも便秘型にも作用する．下痢型には水分を吸収してゲル化し便を固

表 C-13-2　IBS に対する薬物治療

	保険適用薬	保険非適用薬
抗コリン薬	臭化チキジウム（チアトン®），臭化メペンゾラート（トランコロン®），塩酸ピペタナート・アカメガシワエキス（イリコロン®）M 錠	臭化ブチルスコポラミン（ブスコパン®）
消化管機能調整薬	マレイン酸トリメブチン（セレキノン®）	塩酸ロペラミド（ロペミン®），塩酸イトプリド（ガナトン®），クエン酸モサプリド（ガスモチン®）
高分子重合体	ポリカルボフィルカルシウム（ポリフル®）	カルメロースナトリウム（バルコーゼ®）
下　剤		酸化マグネシウム，ピコスルファートナトリウム（ラキソベロン®）
整腸剤		乳酸菌製剤
抗うつ薬		塩酸ドスレピン（プロチアデン®），塩酸ミアンセリン（テトラミド®），塩酸パロキセチン水和物（パキシル®），スルピリド（ドグマチール®），塩酸ミルナシプラン（トレドミン®）
抗不安薬	アルプラゾラム（ソラナックス®），ロフラゼプ酸エチル（メイラックス®）	エチゾラム（デパス®），クエン酸タンドスピロン（セディール®）
その他	オキセサゼイン（ストロカイン®）	

＊：病名追加により保険適用となる．
(峯　徹哉：機能性腸疾患の内科的治療．medicina, 45, 2008, pp.850-52 より引用，一部改変)

形化し，便秘型には水分を吸収することにより内容物を軟化させて効果を示す．抗コリン薬はムスカリン受容体の遮断により消化管運動亢進を改善する．消化管運動調節薬には，中枢作用がなく末梢オピオイド受容体に作用するマレイン酸トリメブチン（セレキノン®）や塩酸ロペラシド（ロペミン®），D_2 受容体拮抗作用とコリンエステラーゼ阻害作用を有する塩酸イトプリド（ガナトン®）がある．

薬物療法は，IBS 診断治療ガイドラインに沿って行う[3,10]．

第 1 段階では IBS について患者の理解できる言葉で十分に説明し納得を得る．大腸の検査結果について器質的疾患が除外されたことをよい情報として伝え，症状が消化管機能異常によることを告げる．

これらに加えて，薬物療法を行う．まず，高分子重合体，もしくはトリメブチンや下痢型に対するラモセトロンを代表とする消化管運動調節薬を投与する．これでも改善がなければ，下痢型にはプロバイオティクスの乳酸菌製剤を併用し，腹痛には抗コリン剤を投与する．便秘には少量の下剤を投与する．4〜8 週間の治療で改善がなければ第 2 段階に移る．

第 2 段階では，ストレスや心理異常の関与を考慮して医療面接を行う．不安が優勢な患者には抗不安薬，うつが優勢であれば抗うつ薬を用いる．ストレスの関与が乏しい時には，小腸疾患の検索や乳糖負荷試験により再度器質的疾患について除外する．便秘には消化管運動賦活薬，下痢にはロペラミド，腹痛には知覚閾の上昇作用を期待して抗うつ薬を投与する．これら

に4～8週で改善がなければ第3段階に移る.

第3段階では, ストレスや心理的異常の関与についてさらに評価を加え, 心理的異常が関与している場合には心身医学領域であるかどうか判断して心身医学領域をはずれるときは精神科の治療を考慮する. 心理的異常の関与が否定される場合には, バロスタット法や消化管内圧測定などにより消化管運動障害を否定する. これらのすべてが否定されたなら, まだ用いていない薬剤を併用する. これらでも改善がなければ, 専門的な心理療法が必要となる.

栄養療法

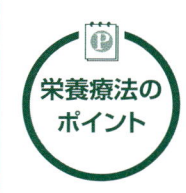

栄養療法のポイント
- IBSの治療に際しては, 病態の理解, 心理療法, 生活指導, 食事療法, 薬物療法を総合的に行うことが基本である.
- 単に規則正しい食事を指導するだけでなく腹部症状を悪化させない指導が必要である.
- 便秘型に対しては, 繊維の多い食事を指導し, 便量を確保するとともに腸管運動の改善効果を期待する.
- 下痢型に対しては, 腸粘膜を刺激し腸管運動を起こす食物は制限する.

1) 栄養療法について

IBS (過敏性腸症候群) の病態は器質的な異常と関連していないので, 便通異常や腹部症状はあるが栄養障害をきたすことはまれである[11]. すなわち, 経腸栄養や静脈栄養は必要ない. しかし, IBSの背景には, 食事, 精神的要因, 社会心理的要因, 疾患症状に対する不安感が存在していることを忘れてはならない. 食習慣や食事指導は治療上重要な因子であるが, 単に規則正しい食事を指導するだけでなく腹部症状を悪化させない指導が必要と考えられる. 規則正しく食事を摂取し暴飲暴食を避ける原則は守りながら, 食種の多様化を試みる. また, 食事だけでなく, 生活習慣の改善についての指導も必要である. 患者の精神的ストレス・睡眠・休養・運動を把握して増悪因子の改善を図る.

便秘型に対しては, 繊維の多い食事を指導し, 便量を確保するとともに腸管運動の改善効果を期待する. 緑黄色野菜, 芋類, キノコ, 海藻などで, 十分な水分の補給も便性状の改善に重要である. 腸管運動を刺激するビタミンB_1やパントテン酸を多く含む食品も効果的である. 逆に, S状結腸の緊張状態を刺激する香辛料, アルコール, カフェイン, 炭酸飲料は避ける.

下痢型に対しては, 腸粘膜の閾値が下がっているので, 腸粘膜を刺激し腸管運動を起こす食物 (食物繊維の多い食品, 香辛料, 冷たい飲料水) は制限する. 脂肪は下痢の原因となるので制限が必要である.

腹部膨満型では, 膨潤して発酵する繊維成分を制限し, 腸管刺激食物も制限が必要である.

2) 栄養療法のアセスメント

症状に従って食事と生活習慣改善を指導する. 低残渣食は, 便秘の原因となり, 消化管運動の亢進をきたすためIBSの症状を悪化させる. 高繊維食は消化管運動の亢進を抑制する. カプサイシンを含む香辛料は粘膜からの化学刺激となるため知覚閾値の低下したIBSには好ましくない. 大量のアルコールは, 悪心・嘔吐や

下痢の増悪を招く．特定食材により誘発される症状については隠れたアレルギー機序を考慮してその食品を避けるトライアルを行う．食事時刻，三食の食事量のバランス，睡眠・休養・運動を把握して増悪因子の改善を図る．

腹痛や便通異常に関わる食事内容や摂取状況の評価が必要である．また，短期間に極端な体重減少を認める場合には，器質的疾患の有無についての再評価が必要になる．

（安藤　朗，辻川　知之，佐々木　雅也）

引用文献

1) Drossman DA, et al：Rome III；The functional gastrointestinal disorders. 3rd ed, Degnon Associates, McLean, 2006.
2) Longstreth GF, Thompson WG, Chey WD, et al：Functional bowel disorders. Gastroenterology, 130, 2006, pp.1480-91.
3) 福土　審：機能性腸障害治療の標準化. medicina, 45, 2008, pp.846-49.
4) 福土　審：「過敏性腸症候群」戸田剛太郎ほか編；消化器疾患最新の治療 2005-2006, 南江堂, 2005, pp.235-39.
5) Chiba T et al：Colonic transient, bowel movements, stool form, and abdominal pain in irritable bowel syndrome. Hepatogastroenterology, 52, 2005 pp.1416-20.
6) 相模泰宏, 本郷道夫：消化管運動機能と過敏性腸症候群. 日臨, 64, 2006, pp.1441-45.
7) Bouin M, et al：Rectal distension testing in patients with irritable bowel syndrome；sensitivity, specificity, and predictive value of pain sensory threshold. Gastroenterology, 122, 2002, pp.1771-78.
8) 上小鶴孝二, 松本誉之, 三輪洋人：Post-infectious IBS. 日臨, 64, 2006, pp.1544-48.
9) Crowell MD：Role of serotonin in the pathophysiology of the irritable bowel syndrome. Br J Pharmacol, 141, 2004, pp.1285-93.
10) 峯　徹哉：機能性腸疾患の内科的治療. medicina, 45, 2008, pp.850-52.
11) 岡田　正監：臨床栄養治療の実践（病態別編）-過敏性腸症候群-, 金原出版, 2008, pp.92-95.

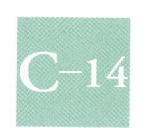

C-14 吸収不良症候群
malabsorption syndrome

疾患の概要

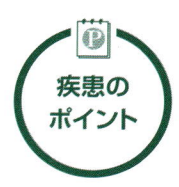

疾患のポイント

- 糖質，脂肪，蛋白，さらにはビタミンや微量元素の消化・吸収機能が障害される疾患を吸収不良症候群と総称する．臨床症状として，下痢，脂肪便，るいそう，貧血，無力倦怠感，浮腫などをきたし，protein-energy malnutrition（蛋白質・エネルギー栄養失調症）の病態を呈する．
- 吸収不良症候群をきたす疾患は多岐にわたり，消化吸収機序から管腔内消化障害型，腸粘膜消化吸収障害型，輸送経路障害型の3つに分類される．
- 吸収不良症候群の治療では，消化吸収障害をきたす原疾患の治療が重要であるが，消化吸収障害の機序や栄養障害の程度に応じた栄養療法も並行して行う．

1）診断基準

消化吸収障害調査研究班では，以下の診断基準を提唱している[1]．

① 下痢，脂肪便，体重減少，るいそう，貧血，無力倦怠感，腹部膨満，浮腫，消化管出血（潜血を含む）などの症状がみられることが多い．

② 血清蛋白濃度，アルブミン濃度，総コレステロール値，および血清鉄などの栄養指標の低下を示すことが多い〔血清蛋白濃度 6.0 g/dL 以下（または血清アルブミン値 3.5 g/dL 以下），かつ総コレステロール値 120 mg/dL 以下が高度な低栄養状態の指標となる〕．

③ 消化吸収試験で異常がある．

本症の診断の手順を図 C-14-1[1] に示す．臨床症状や臨床検査所見から吸収不良症候群が疑われた場合には，まず糞中脂肪を検査する．これにはズダンIII染色や化学的定量法が用いられる．ズダンIII染色では，脂肪 50 g 前後の摂取下で脂肪滴を確認すれば異常と判定する．一方，化学的定量法には van de Kamer 法などが用いられており，1日糞便中脂肪が 6 g 以上の時に異常と判定する．

糞便中に脂肪が確認されたら，D-キシロース試験により消化吸収障害型別の診断を進める．D-キシロース試験は小腸の実効吸収面積を反映し，消化障害性の吸収不良症候群では異常とならない．その他の鑑別診断には，PFD 試験や胆汁酸負荷試験，乳糖負荷試験なども用いられる．さらに近年では，安定同位元素である ^{13}C を用いた胃排出時間や消化管通過時間の計測，脂肪消化吸収試験や膵外分泌試験なども試みられ，有用性が確認されている[2]．また，ダブルバルーン小腸内視鏡，シングルバルーン小腸内視鏡，カプセル内視鏡により小腸病変の診断が可能となっている．その一方で，糞便中の脂肪定量やD-キシロース試験は一般的に施行される検査ではなくなっている．しかし，消化吸収障害の有無や程度を正確に評価するには消化吸収試験は欠かせない．

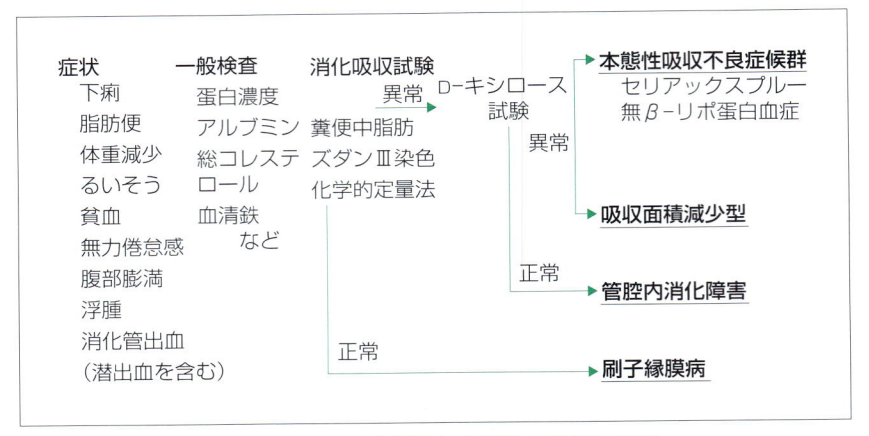

```
症状              一般検査        消化吸収試験
 下痢              蛋白濃度        異常 ──→ D-キシロース ──→ 本態性吸収不良症候群
 脂肪便            アルブミン       糞便中脂肪          試験              セリアックスプルー
 体重減少          総コレステ      ズダンⅢ染色                              無β-リポ蛋白血症
 るいそう           ロール          化学的定量法              異常
 貧血              血清鉄                                            ──→ 吸収面積減少型
 無力倦怠感         など
 腹部膨満                                              正常
 浮腫                                                        ──→ 管腔内消化障害
 消化管出血                         正常
 (潜出血を含む)                                              ──→ 刷子縁膜病
```

図 C-14-1　吸収不良症候群の診断の手順

(馬場忠雄:「吸収不良症候群」井村裕夫ほか監:最新医学大系 特別巻3　内科臨床リファレンスブック疾患編Ⅱ, 中山書店, 1988, pp.150-56 より一部改変)

2) 分類と病態

吸収不良症候群とは, 消化吸収機能が低下した結果, 種々の栄養障害をきたす疾患の総称で, 消化吸収機能という観点から1つの疾患単位としたものである. 吸収不良症候群をきたす疾患は多岐にわたるが, 消化吸収機序からみて管腔内消化障害型, 腸粘膜消化吸収障害型, 輸送経路障害型に分類される (表 C-14-1)[3].

管腔内消化障害型をきたす病態には, 膵機能障害や胆汁分泌不全などがある. 膵酵素の分泌低下をきたす疾患としては, 慢性膵炎や膵切除後が挙げられる. 膵酵素は, 糖質, 蛋白質, 脂質のいずれの消化にも関わっているが, なかでも脂質は最も消化障害をきたしやすい栄養素である. さらに慢性膵炎や膵切除後には, 膵外分泌機能障害のみならず, 膵内分泌障害による膵性糖尿病も併発し, 慢性的な低栄養状態を呈することになる.

一方, 脂質の消化吸収には胆汁酸とのミセル形成が必要である. 胆汁の分泌不全や胆汁酸プールの減少によっても脂質の消化吸収機能は低下する. また胃全摘後や Billroth Ⅱ型の術後では, 食塊と膵液, 胆汁が十分に混和できなくなり, 管腔内消化が不十分となることがある.

腸粘膜消化吸収障害型の代表的な疾患は短

表 C-14-1　吸収不良症候群の病態

1. **管腔内消化障害型**
   1) 乳化障害 (Billroth Ⅰ法術後)
   2) 消化液と食塊のタイミング不調 (Billroth Ⅱ法術後, 胃全摘後)
   3) 管腔内 pH の低下 (Zollinger-Ellison 症候群)
   4) 膵外分泌機能不全 (慢性膵炎, 膵切除後)
   5) 胆汁分泌不全 (閉塞性黄疸, 胆摘後)
   6) 胆汁酸プールの減少
   7) 腸内容通過時間の短絡 (カルチノイド症候群, 糖尿病)
   8) 管腔内細菌叢異常 (盲管症候群, 慢性偽閉塞)

2. **腸粘膜消化吸収障害型**
   1) 刷子縁膜酵素欠損ないし低下 (二糖類分解酵素欠損症など)
   2) 輸送担体障害 (グルコース・ガラクトース吸収障害, ハートナップ病など)
   3) 細胞内代謝障害 (無β-リポ蛋白血症)
   4) 吸収面積減少 (セリアック病, H鎖病, アミロイドーシス, 強皮症, ウィップル病, クローン病, 腸結核, 好酸球性胃腸炎, 短腸症候群, 原虫症, 抗癌剤などによる腸粘膜障害)

3. **輸送経路障害型**
   1) リンパ管系異常 (腸リンパ管拡張症, 腸リンパ管形成不全)
   2) 血管系異常 (慢性腸間膜静脈血栓症, 慢性腸間膜動脈閉塞症)

(細田四郎:「消化吸収障害の診断基準作成」厚生省特定疾患消化吸収障害調査研究班 昭和60年度業績集, 1986, pp.22-25)

腸症候群である．小腸切除により，残存小腸の長さが150 cm以下，あるいは1/3以下となった場合に短腸症候群という（図C-14-2）．小腸の長さは保たれていても，小腸に広範な炎症やびらんをきたす疾患では，小腸の実効吸収面積の減少により栄養素の消化吸収障害を生じる．これには，クローン病やアミロイドーシスなどが挙げられる．これらの疾患では，消化管の潰瘍やびらんから蛋白漏出や出血なども生じ，著しい低栄養状態を呈することが多い．

その他，刷子縁膜酵素や輸送担体の欠損，低下による消化吸収障害は刷子縁膜病とも呼ばれている．乳糖不耐症やグルコース・ガラクトース吸収障害などが代表的な疾患であり，単一の栄養素の消化吸収障害を特徴とする．一方，輸送経路障害型には，リンパ管拡張症やリンパ管の形成異常により脂肪の消化吸収障害をきたす病態などがある．

3）臨床症状と検査所見

臨床症状は，個々の病態により異なるが，共通してみられる症状・理学的所見は各種栄養素の欠乏による栄養障害（malnutrition）である．なかでも下痢，脂肪便，るいそう，貧血，倦怠感，浮腫などを生じることが多く，protein-energy malnutrition（蛋白質・エネルギー栄養失調症）の病態を呈する．さらに，脂溶性ビタミンや微量元素などの欠乏症状を伴うことも多い．ビタミン欠乏症としては口角炎や舌炎，ペラグラ，出血傾向，巨赤芽球性貧血，骨軟化症などが挙げられるが，ビタミンDやビタミンKなど脂溶性ビタミンは欠乏症をきたしやすい．微量元素欠乏症状としては鉄欠乏性貧血や亜鉛欠乏症による皮膚炎などがある．

血液検査成績では，前述の診断基準にも挙げたように，貧血，低アルブミン血症，低コレステロール血症，ビタミンや微量元素の血中レベルの低下などがみられる．さらに，下痢が持続すると，低カリウム血症などの電解質異常も呈する．

4）治　療

治療は栄養療法による．

5）薬物療法

慢性膵炎や膵切除後などの管腔内消化障害型の場合には，消化酵素剤を大量に用いることにより消化機能の改善を図ることができる．しかし，通常の投与量では消化機能を大きく改善することは望めず，かなり大量の消化酵素剤が必要となる．

海外では，すでに高力価パンクレアチンが

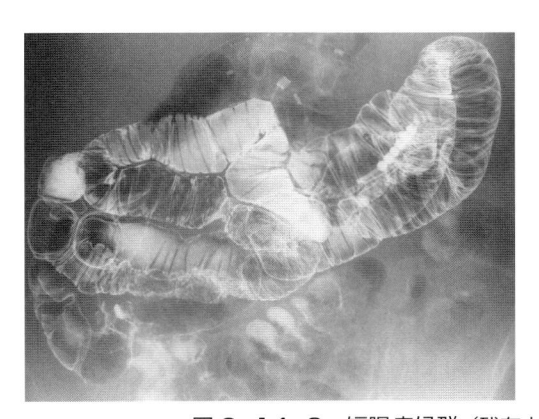

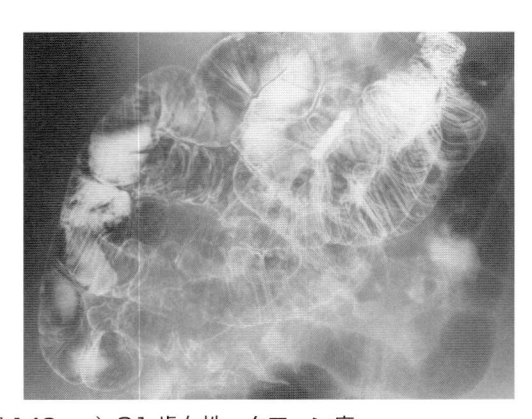

図C-14-2　短腸症候群（残存小腸140 cm）31歳女性　クローン病
2方向の小腸二重造影を示す．

Creonの名前で市販されており，わが国でも臨床試験の段階である．

栄養療法

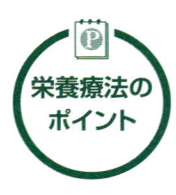

> **栄養療法のポイント**
> - 栄養状態と消化吸収機能を評価し，栄養管理法を選択する．
> - 下痢や腹痛などの消化器症状が比較的軽度の場合には経腸栄養を行う．
> - 消化機能が著しく低下している症例や，吸収面積が著しく減少している症例に経腸栄養を行う場合には，成分栄養法を選択する．
> - 消化器症状が強い場合や，栄養状態が著しく悪化している場合には，中心静脈栄養が適応となる．
> - 栄養状態と消化吸収機能が回復すれば，食事を開始する．その際，低脂肪を原則とし，1日30g以下とする．

　吸収不良症候群の治療にあたっては，まず原疾患の治療を行うのが基本であり，原疾患の治療により，消化吸収機能の改善が期待できる．しかし本症では，原疾患の治療と並行して栄養管理も重要である．詳細な栄養アセスメントを施行し，個々の病態に応じた栄養管理を施行する．

　下痢，腹痛などの消化器症状が比較的軽度の場合には経腸栄養が基本となるが，消化器症状が強い場合や栄養状態が極めて悪い場合には中心静脈栄養（TPN：total parenteral nutrition）が適応となる．しかしながら，中心静脈栄養を長期に行うと腸粘膜の萎縮からbacterial translocationを引き起こす要因となる．可能な限り早期に経腸栄養へ移行するか，あるいは経腸栄養を併用すべきである．

　経腸栄養剤には多くの種類があるが，アミノ酸を窒素源とする成分栄養剤，ペプチドを窒素源とする消化態栄養剤，蛋白質の部分水解物を窒素源とする半消化態栄養剤などに分類され，おのおのの病態により使い分ける（表C-14-2）[4]．成分栄養剤は窒素源がアミノ酸であり，また極めて低脂肪であることから，管腔内消化機能が著しく低下した病態にも用いることができる．また吸収効率に優れており，実効吸収面積が減少した病態にも有用である．しかしながら，極めて低脂肪であることから，脂肪乳剤の経静脈投与が必須である．消化吸収障害や栄養障害の程度によっては，半消化態栄養剤を用いる方がより生理的である．

　病状が安定すれば，徐々に食事を開始する．この際，食事は低脂肪食とし，栄養状態や臨床

表C-14-2　消化吸収障害機序からみた経腸栄養剤の選択

	実効吸収面積の減少による吸収不良	膵外分泌機能の低下による消化障害	胆汁分泌障害による消化障害	食塊と消化液分泌のタイミング不調
成分栄養剤	○	○	○	○
消化態栄養剤	△	○	○	△
半消化態栄養剤	×	△～○	△～○	×

○：重症例でも適，△：軽症～中等症に適，×：不適
（佐々木雅也，藤山佳秀：「吸収不良症候群」戸田剛太郎ほか編：消化器疾患最新の治療2005-2006，南江堂，2005，p.208）

症状の変化をモニタリングしながら，徐々に食事のエネルギーと脂肪の投与量を増やす．通常，本症では1日の脂肪摂取量を30g以下とする．

1) 栄養療法のアセスメント

吸収不良症候群では，消化吸収機能が低下することにより多彩な栄養障害を生じる．protein-energy malnutrition（蛋白質・エネルギー栄養失調症）を呈する以外にも，微量元素やビタミンなどの欠乏症状を合併することも少なくない．血中のアルブミン，総コレステロールなどは，栄養パラメーターとして重要である．また，血清鉄，亜鉛，銅，セレンなどのモニタリングも重要である．

本症では，体重とともに体組成の評価が重要であり，身体計測やBIA（bioelectrical impedance analysis），DEXA（dual energy X-ray absorptiometry）などが有用である．DEXAでは，カルシウムやビタミンD，ビタミンKの欠乏による骨粗鬆症の評価と同時に施行でき，浮腫などの影響を受けにくいという利点がある．

本症では，必要エネルギーや各栄養素の必要量を算出しても，十分に消化吸収されるとは限らない．したがって，栄養治療においては，モニタリングが特に重要である．なかでも，アルブミンより半減期の短いrapid turnover proteinの測定が有用である．

〈安藤　朗，辻川　知之，佐々木　雅也〉

引用文献

1) 馬場忠雄：「吸収不良症候群」井村裕夫ほか監：最新医学大系 特別巻3 内科臨床リファレンスブック 疾患編II, 中山書店, 1988, pp.150-56.
2) 佐々木雅也, 馬場忠雄：消化管疾患の診断と治療 安定同位元素^{13}Cを用いた呼気試験. 最新医, 60, 2005, pp.1131-36.
3) 細田四郎：「消化吸収障害の診断基準作成」厚生省特定疾患消化吸収障害調査研究班 昭和60年度業績集, 1986, pp.22-25.
4) 佐々木雅也, 藤山佳秀：「吸収不良症候群」戸田剛太郎ほか編：消化器疾患最新の治療 2005-2006, 南江堂, 2005, pp.206-08.

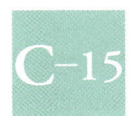

C-15 蛋白漏出性胃腸症
protein-losing gastroenteropathy

疾患の概要

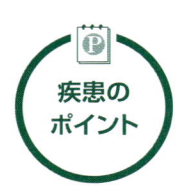

疾患のポイント
- 蛋白漏出性胃腸症では，消化管への蛋白漏出により"蛋白—アミノ酸腸肝循環"が破綻し，著しい低アルブミン血症から浮腫や腹水・胸水などをきたす．腹痛や下痢などの腹部症状が強い場合には，protein-energy malnutrition（蛋白質・エネルギー栄養失調症）の病態となる．
- 蛋白漏出性胃腸症をきたす疾患には，多種多彩な疾患や病態が含まれ，原因疾患の特定が困難な場合も少なくない．
- 吸収不良症候群と蛋白漏出性胃腸症が合併する病態もあり，蛋白漏出試験，消化吸収試験などを組み合わせて，個々の病態を正確に診断することが大切である．

1）概　要

蛋白漏出性胃腸症とは，血漿蛋白，特にアルブミンが胃や腸の粘膜から管腔内へ漏出する病態の総称である．アルブミンなど分子量の小さい蛋白質は，血管内から間質に移行し，腸管の管腔内へと漏出しやすい．このような病態が持続すると低蛋白血症となり，浮腫などの症状をきたす．

アルブミンなどの血漿蛋白が腸管内に漏出する現象は，健常人でも生理的にみられる．しかし通常は，漏出した血漿蛋白はアミノ酸やペプチドに分解され，再び吸収されて肝臓でのアルブミン合成に利用される．これは，血漿蛋白—アミノ酸の腸肝循環と呼ばれる現象である．しかし，蛋白漏出の程度が著しく，また持続的に漏出が続いた場合には，血漿蛋白—アミノ酸の腸肝循環が破綻し，低蛋白血症を生じる．

2）成因と病態

蛋白漏出性胃腸症の成因は，①腸管のリンパ管拡張に伴うもの，②胃・腸粘膜上皮の障害，すなわち，胃や腸のびらんや潰瘍によるもの，③成因の詳細が不明なものに大別される（表C-15-1）．蛋白漏出の成因が不明なものの一部は，何らかの要因により生じた腸の毛細血管の透過性亢進が蛋白漏出に関与するものと考えられている．これらの3つの病態について概説する．

1 リンパ管拡張に伴う蛋白漏出性胃腸症

腸管のリンパ管拡張に伴う蛋白漏出性胃腸症は，原発性と続発性とに分類される．原発性蛋白漏出性胃腸症は先天的なリンパ管形成不全によるものであり，下肢などにもリンパ管のうっ滞を伴うことが多い（図C-15-1）．腸粘膜の内視鏡的生検組織では，著しいリンパ管の拡張が証明される（図C-15-2）．続発性のリンパ管拡張は，腹部や胸部の手術，悪性リンパ腫などの腫

表 C-15-1 蛋白漏出性胃腸症の成因と疾患

1. **リンパ管の拡張が関与する病態**
   原発性リンパ管拡張症，炎症によるリンパ管閉塞，後腹膜線維症，ホウィップル病
   腫瘍によるリンパ管閉塞（悪性リンパ腫など）
   心不全（収縮性心外膜炎など），Fontan 術後など

2. **消化管の粘膜上皮の異常が関与する病態**
   クローン病，潰瘍性大腸炎，細菌性腸炎，非特異性多発性小腸潰瘍症，寄生虫感染症，原虫感染症，食道癌，胃癌，大腸癌，小腸癌など

3. **成因不明の病態（一部は血管透過性が関与すると考えられている）**
   1) 胃
      メネトリエ病，過形成胃炎，*H.pylori* 関連胃炎，胃ポリープなど
   2) 腸
      セリアック病，アレルギー性蛋白漏出性胃腸症，好酸性胃腸炎，blind loop syndrome，小腸狭窄，小腸憩室症，小腸血管腫，大腸絨毛腫，Zollinger-Ellison 症候群，大腸ポリポーシスなど
   3) 全身疾患
      Cystic fibrosis，Crohnkheite-Canada 症候群，アミロイドーシス，強皮症，関節リウマチ，全身性エリテマトーデス，サルコイドーシス，シェーグレン症候群など
   4) 治療に関連する病態
      下剤の大量投与，乳糖不耐症における乳糖摂取，抗生物質起因性腸炎，腹部放射線照射など

瘍性病変，収縮性心外膜炎などによって生じる．また，通常は，リンパ管が閉塞しても代償機能が働き，慢性的なリンパ管拡張は生じにくい．しかし，何らかの要因により腸管のリンパ管拡張が持続すると，蛋白漏出性胃腸症をきたす．リンパ管の増殖に関わる VEGF（血管内皮細胞増殖因子 vascular endothelial growth factor）ファミリーに属する VEGF-C や VEGF-D が

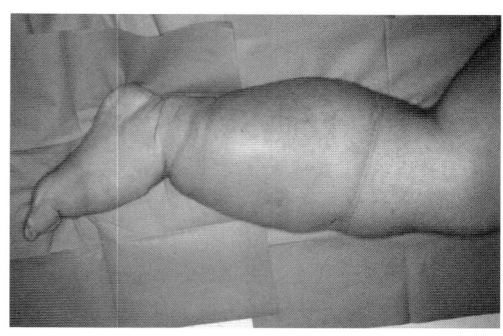

図 C-15-1 原発性蛋白漏出性腸症（先天性リンパ管拡張症）39歳　男性

現病歴：出生時より低蛋白血症と診断されており，21歳時に他院で両下肢腫脹と低蛋白血症にて原発性蛋白漏出性胃腸症の診断を受ける．低脂肪食，MCT，ステロイド投与にて，症状安定し外来通院していたが，時折，症状の悪化を認めるため，当科紹介入院となる．

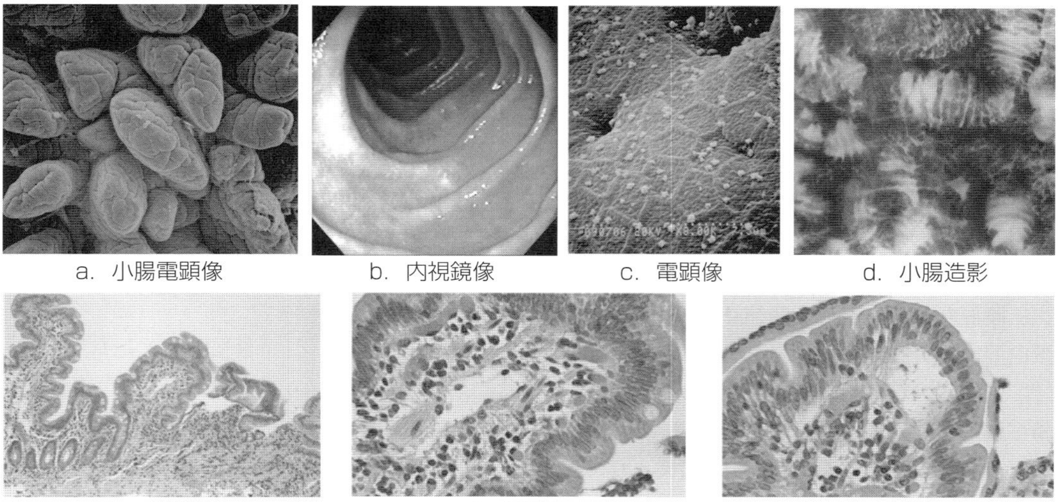

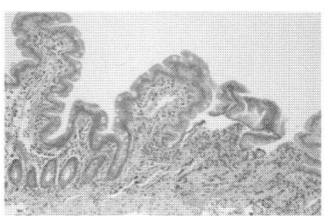

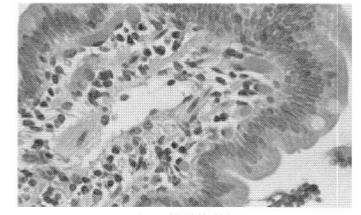

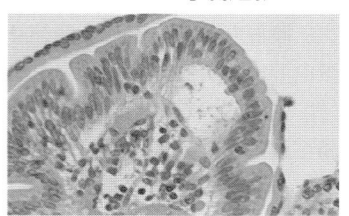

a. 小腸電顕像　　b. 内視鏡像　　c. 電顕像　　d. 小腸造影

e. 組織像　　f. 組織像　　g. 組織像

図 C-15-2 原発性蛋白漏出性腸症（先天性リンパ管拡張症）39歳　男性
f，g に著明なリンパ管の拡張を認める．

リンパ管の内皮の透過性亢進に関与しているとの報告[1]もあるが，リンパ管拡張と蛋白漏出に関する病態に関する詳細は不明な点が多い．

2 胃・腸粘膜上皮の異常により蛋白漏出をきたす疾患

胃・腸粘膜上皮の障害により蛋白漏出をきたす病態では，クローン病をはじめとする炎症性腸疾患の占める割合が多い．特に小腸病変を有するクローン病では，消化吸収障害，代謝亢進などに蛋白漏出も合併し，著しい蛋白質・エネルギー栄養失調症（protein-energy malnutrition）を生じることが多い．非特異性多発性小腸潰瘍症や，悪性リンパ腫などの腫瘍性病変なども，同様の機序により蛋白漏出をきたす．なかでも，非特異性多発性小腸潰瘍症の潰瘍病変は比較的小さくて浅い病変であることが特徴であり，この潰瘍から著しい蛋白漏出をきたす機序は不明である．

3 蛋白漏出の成因が不明の疾患

蛋白漏出の機序が不明とされる病態には，数多くの疾患が挙げられている．胃病変では，メネトリエ病や過形成胃炎，胃ポリープなどでも蛋白漏出をきたすことがある．腸疾患では，好酸性胃腸炎などのアレルギー機序や，小腸血管腫などの良性腫瘍でもまれに蛋白漏出をきたすが，蛋白漏出機序は不明である．わが国の報告例は少ないが，セリアック病，スプルーなども蛋白漏出をきたすとされている．また，細菌性腸炎，寄生虫感染症，原虫感染症でも著しい蛋白漏出を生じることがある．

全身疾患としては，SLE（全身性エリテマトーデス），PSS（進行性全身性硬化症），シェーグレン症候群などの膠原病や関節リウマチなどでも蛋白漏出性胃腸症の原因となる．これらの疾患にて蛋白漏出が生じる機序は明らかでないが，腸粘膜における血管透過性の亢進が，蛋白漏出に何らかの関与をしているものと考えられている．また，大量の下剤の内服や放射線照射など，薬剤や治療に関する要因でも蛋白漏出は生じる．

3）症　状

蛋白漏出性胃腸症に共通してみられる症状としては，顔面や下腿の浮腫が特徴的である．下痢や腹痛，腹部膨満感などの腹部症状を伴うこともあるが，浮腫が唯一の症候となる場合もまれではない．

本症の原疾患は極めて多彩であり，個々の疾患にて臨床症状は異なる．吸収不良症候群を合併する場合には，種々の栄養素の欠乏症状も生じる．

4）検査所見

1 血液検査

・蛋白漏出性胃腸症ではアルブミンの減少に比してγグロブリンが増加しないのが特徴とされ，肝疾患やネフローゼ症候群との鑑別に有用である．本症でも，肝臓でのコレステロール合成が亢進し，著しい高脂血症をきたす場合もある．

・α_1アンチトリプシンクリアランス[2,3]により，胃・腸管からの蛋白漏出を評価する．α_1アンチトリプシンクリアランスが20 mL/日以上であれば蛋白漏出があると診断してよい．この検査では，糞便量による誤差を考慮して，3日間の蓄便にて検討することが望ましい．また，α_1アンチトリプシンはpH3以下の条件では変性するため，食道や胃病変による蛋白漏出の診断には適さない．この場合，プロトンポンプ阻害薬（PPI）などで胃酸分泌を抑制した状態で検討するという方法もある．

$$\alpha_1 \text{アンチトリプシン} = \frac{\text{糞便中}\alpha_1\text{アンチトリプシン濃度}}{\text{血漿中}\alpha_1\text{アンチトリプシン濃度}} \times \text{糞便量}$$

・蛋白漏出シンチグラフィ[4]は，^{99m}Tc-HSA（human serum albumin）を用いて施行されている．α_1アンチトリプシンクリアランス法に

比べて感度は劣るが，漏出部位の検出にも有用である．^{99m}Tc-HSAを静注し，時間ごとに24時間後まで撮像する．

・蛋白漏出をきたす疾患や病態は極めて多彩であり，特に小腸疾患の診断は困難な場合も少なくない．近年では，従来の小腸二重造影法に加えて，ダブルバルーン法・シングルバルーン法による小腸内視鏡検査やカプセル内視鏡による小腸内視鏡診断が進歩している．リンパ管の閉塞部位や病変の確認のためにリンパ管造影検査が施行されたが，現在では一般的な検査ではない．

5）治　療

治療は栄養療法による．

栄養療法

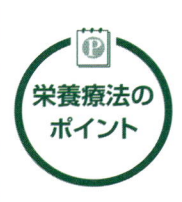

栄養療法のポイント
- 原疾患の治療が基本であるが，中心静脈栄養法（TPN：total parenteral nutrition）や成分栄養法による栄養管理も並行して行う．
- 経静脈的にアルブミンを補充しても，外因性のアルブミンの半減期は短く，十分な効果が得られないことが多い．
- 脂肪の経口摂取により蛋白漏出は悪化するので，低脂肪食を基本とする．
- 中鎖脂肪（MCT）は直接門脈へと輸送される脂質であり，本症の蛋白漏出を悪化させない．

1）栄養療法

蛋白漏出性胃腸症の治療は，原疾患や成因により異なる．まずは，適切な検査により蛋白漏出をきたす病因を診断し，原疾患の治療を優先するのが基本である．しかし，原疾患の検索に時間を要する場合には，確定診断がつくまでの栄養管理としてTPN（中心静脈栄養）や成分栄養法が選択されることも多い．また，クローン病や小腸潰瘍症など，腸管粘膜の障害により，蛋白漏出性胃腸症と吸収不良症候群が合併した場合にも，TPNや成分栄養法は有用である．

蛋白漏出性胃腸症では，1.5～2.0g/kg/日の蛋白・アミノ酸の投与が施行されても，アルブミン値の改善効果が得られないこともある．消化管からの蛋白漏出量を求めることは不可能であり，総エネルギー投与量と投与窒素量については，詳細なモニタリングが重要である．

低アルブミン血症の是正のためにアルブミンの経静脈投与も行われるが，血漿蛋白濃度を一時的にも0.5g/dL上昇するには，アルブミン25gを輸注する必要がある．また，体外から補給したアルブミンの大部分はthrough outの状態で通過するともいわれており，アルブミン製剤の投与については，その適正な使用方法について考慮する必要がある．

2）脂肪制限

経口的な脂肪摂取あるいは経腸栄養による脂肪投与は，腸管のリンパ管の拡張を悪化させ，蛋白漏出を促すことになる．したがって，極めて低脂肪の成分栄養剤を用いた経腸栄養法は，蛋白漏出性胃腸症に有用である．また，下痢や

腹痛などの腹部症状が強い場合には，TPNにより栄養管理する．成分栄養療法やTPNでは，必ず脂肪乳剤の経静脈投与を行う．通常は，総エネルギー投与量の10～20％を脂肪で投与するが，必須脂肪酸欠乏の予防目的であれば週2～3回の投与でもよい．

3）中鎖脂肪酸（MCT）

長鎖脂肪酸と異なり，中鎖脂肪酸（MCT）は腸粘膜から門脈へと移送される．しかも胆汁酸とのミセル形成も必要としないのが特徴である．したがって，リンパ管拡張による蛋白漏出性胃腸症や，小腸の粘膜障害により脂肪の消化吸収障害と蛋白漏出性胃腸症が併発した病態では，経口的な脂肪の補給としてMCTは有用である．

4）栄養療法のアセスメント

蛋白漏出性胃腸症では，低アルブミン血症により浮腫や腹水，胸水などをきたす．したがって，通常，栄養アセスメントの評価項目として体重を用いるのは困難である．体重が評価項目として含まれる主観的包括的評価（subjective global assessment）においても，その点に注意する．また浮腫をきたした場合には，身体計測も施行困難な場合がある．

同様に，アルブミンやリンパ球数も，栄養評価項目として用いにくい．アルブミンやリンパ球数は，蛋白漏出性胃腸症の病勢そのものを反映しており，必ずしも栄養状態を反映するものではないからである．また，肝臓での脂質合成が亢進する場合があることも考慮すべきである．

本症では，アルブミン以外にも分子量の小さい蛋白は漏出する．しかし，血清蛋白の栄養パラメーターの中では，半減期の短いrapid turn-over proteinの測定の方が，より鋭敏である．プレアルブミン，レチノール結合蛋白，トランスフェリンなどがこれに該当する．

このように，本症では，血清蛋白や脂質では栄養状態を評価し難い．むしろ，体組成の評価が重要である．しかし，身体計測やBIA（bioelectrical impedance analysis）では浮腫などによる誤差が生じやすい．なかでは，dual energy X-ray absorptiometry（DEXA）による体組成分布が有用である．また，必要エネルギー量を算出するには，間接熱量測定が極めて有用である．

（安藤　朗，辻川　知之，佐々木　雅也）

引用文献

1) 三浦総一郎，穂苅量太，都築義和：蛋白漏出性胃腸症の原因と鑑別診断．日医新報，4238，2005，pp.1-6.
2) Crossley JR, Elliott RB：Simple method for diagnosing protein-losing enteropathies. Br J Med, 1, 1977, pp.428-29.
3) Florent C, L'Hirondel C, Desmazures C, et al：Intestinal clearance of alpha 1 antitrypsin. A sensitive method for the detection of protein-losing gastroenteropathy. Gastroenterology, 81, 1981, pp.777-80.
4) Takeda H, Takahashi T, Ajitsu, et al：Protein-losing gastroenteropathy detected by techenetium 99m-labeled human serum albumin. Am J Gaetroenterol, 86, 1991, pp.450-53.

C-16 潰瘍性大腸炎
ulcerative colitis

疾患の概要

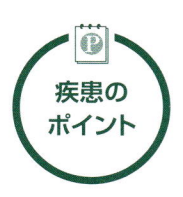

疾患のポイント
- 主に若年層で発症し，慢性に経過する原因不明の大腸炎である．
- 寛解と再燃を繰り返すが，10年以上では癌化の危険性が増大する．
- 軽症や中等症では5-アミノサリチル酸，重症では副腎皮質ステロイドが用いられる．
- 劇症型やステロイド療法が中止困難な難治例では結腸全摘術が考慮される．

1) 診断基準

平成9年に厚生省（現厚生労働省）特定疾患・難治性炎症性腸管障害調査研究班から出されたものを，以下に紹介する（表C-16-1）[1]．

2) 分類と病態

1 分 類

病変は基本的に大腸に限局するが，肛門からの罹患範囲により直腸のみに限局する直腸炎型（17%），病変が脾彎曲部より肛門側に限局する左側大腸炎型（41%），病変が脾彎曲部をこえて口側に広がる全大腸炎型（34%），その他・不明（8%）に分類され，治療法選択の上で重要である．また臨床的重症度は表C-16-2のごとく分類され[1]，軽症（32%），中等症（44%），重症（17%），劇症・不明（7%）に分けられる．さらに臨床経過による分類では再燃と寛解を繰り返す再燃寛解型が最も多く（70%），次いで適切な治療にかかわらず6か月以上炎症が持続する慢性持続型（15%）や初回発作のみで寛解が持続する初回発作型（15%）の3型がほとんどを占める．頻度はかなり低い（2〜3%以下）が発症直後より中毒性巨大結腸症，穿孔などを伴う場合は急性電撃型と呼ばれ予後不良である．

2 病 態

原因は未だ不明であるが，疾患感受性遺伝子などの遺伝的素因による免疫異常に加え，腸内細菌に対する免疫寛容が障害されて発症すると考えられている．

3) 症 状

重症度分類の項目にも入っている反復性の粘血・血便のほかに，下痢，腹痛が主な症状である．また上腹部症状である食欲不振や嘔気・嘔吐がみられることも多い．重症度が強くなるにしたがって発熱，頻脈，脱水，体重減少などの全身症状も出現する．

4) 検査所見

1 血液検査

- 末梢血液検査：血便の程度に応じて鉄欠乏性貧血を認めるが，中等症までは鉄剤投与の必要な症例は少ない．

表 C-16-1　潰瘍性大腸炎診断基準

　次のa）のほか，b）のうち1項目，およびc）を満たし，下記の疾患が除外できれば確診となる．
a）臨床症状：持続性または反復性の粘血・血便，あるいはその既往がある．
b）（1）内視鏡検査：
　　　 i) 粘膜はびまん性に冒され，血管透見像は消失し，粗ぞうまたは細顆粒状を呈する．さらに，もろくて易出血性（接触出血）を伴い，粘血膿性の分泌物が付着しているか，ii) 多発性のびらん，潰瘍あるいは偽ポリポーシスを認める．
　　（2）注腸X線検査：
　　　 i) 粗ぞうまたは細顆粒状の粘膜表面のびまん性変化，ii) 多発性のびらん，潰瘍，iii) 偽ポリポーシスを認める．その他，ハウストラの消失（鉛管像）や腸管の狭小・短縮が認められる．
c）生検組織学的検査：活動期では粘膜全層にびまん性炎症細胞浸潤，陰窩膿瘍，高度な杯細胞減少が認められる．緩解期では腺の配列異常（蛇行・分岐），萎縮が残存する．上記変化は通常直腸から連続性に口側にみられる．
d）c）の検査が不十分あるいは施行できなくとも，切除手術または剖検により肉眼的および組織学的に本症に特徴的な所見を認める場合は，下記の疾患が除外できれば確診とする．
　除外すべき疾患は，細菌性赤痢，アメーバ赤痢，サルモネラ腸炎，カンピロバクタ腸炎，大腸結核などの感染性腸炎が主体で，その他にクローン病，放射線照射性大腸炎，薬剤性大腸炎，リンパ濾胞増殖症，虚血性大腸炎，腸型ベーチェットなどがある．

注1：まれに血便に気付いていない場合や，血便に気付いてすぐ来院する（病悩期間が短い）場合もあるので注意を要する．
注2：所見が軽度で診断が確実でないものは「疑診」として取り扱い，後日再燃時などに明確な所見が得られた時に本症と「確診」する．
（棟方昭博：「潰瘍性大腸炎診断基準改訂案」厚生省特定疾患難治性炎症性腸管障害調査研究班，平成9年度研究報告書，p.96）

表 C-16-2　潰瘍性大腸炎の重症度分類

	重　症	中等症	軽　症
1) 排便回数	6回以上		4回以下
2) 顕血便	（＋＋＋）		（＋）〜（−）
3) 発　熱	37.5℃以上	重症と	（−）
4) 頻　脈	90/分以上	軽症の	（−）
5) 貧　血	Hb 10 g/dL以下	中間	（−）
6) 赤　沈	30 mm/時以上		正　常

注1：軽症の3），4），5）の（−）とは37.5℃以上の発熱がない，90/分以上の頻脈がない，Hb 10 g/dL以下の貧血がない，ことを示す．
注2：重症とは1）および2）の他に全身症状である3）または4）のいずれかを満たし，かつ6項目のうち4項目以上を満たすものとする．軽症は6項目すべてを満たすものとする．
注3：上記の重症と軽症との中間にあたるものを中等症とする．
注4：重症の中でも特に症状が激しく重篤なものを激症とし，発症の経過により，急性激症型と再燃激症型に分ける．激症の診断基準は以下の5項目をすべて満たすものとする．
　　①重症基準を満たしている
　　②15回/日以上の血性下痢が続いている
　　③38℃以上の持続する高熱がある
　　④10,000/mm³以上の白血球増多がある
　　⑤強い腹痛がある
（棟方昭博：「潰瘍性大腸炎診断基準改訂案」厚生省特定疾患難治性炎症性腸管障害調査研究班 平成9年度研究報告書，p.96）

- 炎症反応：腸管の炎症によりCRP上昇や赤沈亢進をきたすが，全身症状がみられない中等症までは正常のことも多い．
- 低蛋白血症・低アルブミン血症：栄養状態を反映するが，重症では潰瘍からの蛋白漏出により低下しやすく予後不良のサインとなり得る．

2 内視鏡検査・注腸検査

- 診断基準に掲げられているように診断上最も重要な検査である．しかし，内視鏡所見のみでの確定診断は困難で，臨床症状，組織学的所見を併せて他の慢性大腸炎と鑑別すべきである．
- 大腸型クローン病との鑑別は治療方針決定に重要であるが，鑑別困難な場合はindeterminate colitisと診断される．
- 活動期での検査は病状を悪化させることがあり，無理な深部挿入は禁物である．
- S状結腸までの挿入でも重症度の判定や罹患範囲の決定が可能なことが多い．
- 活動期内視鏡的重症度は古くからMatts分類（1961年）があるが，厚生省研究班による軽度，中等度，高度も用いられる[2]．
- 注腸検査は病変範囲の推定や腸管状態の把握に有用である．

3 組織検査

粘膜下層までにびまん性炎症細胞浸潤に加え，陰窩膿瘍や杯細胞減少さらに腺のねじれや分岐がみられるが，ほかの腸炎でもみられることがある．

5）治 療

治療法を図C-16-1[3]に示した．

1 薬物療法

軽症や中等症では5-アミノサリチル酸（5-ASA）製剤が基本となる．S状結腸までの炎症では5-ASA注腸剤も有用である．5-ASA製剤が無効の中等症や重症例では副腎皮質ステロイドが用いられる．中等症ではプレドニゾロン30～40 mgの経口投与が用いられ，重症例では40 mg以上のステロイド強力静注療法が推奨されるが，副作用の懸念から長期投与は可能な限り避ける．ステロイド減量が困難なステロイド依存例に対しては免疫調整剤のアザチオプリンや6-メルカプトプリンの併用によりステロイド減量を図る．また，重症でステロイドが効かないステロイド抵抗例に対して保険適用はないものの，シクロスポリン持続静注療法が試みられている[4]．

2 その他の内科的治療法

中等症以上のステロイド抵抗例に対して血球成分除去療法が有効である．現在，白血球除去療法（LCAP）と顆粒球除去療法（GCAP）が認められており効果は同等である[5,6]．重症のステロイド投与例ではサイトメガロウイルス感染の合併がみられることがあり，必要に応じてガンシクロビル投与が行われる．

3 手術療法

癌合併や腸管穿孔では結腸全摘術の絶対的適応であるが，内科的治療に反応しない場合や入退院を繰り返す難治例，さらにステロイドなどの副作用出現例においても相対的適応として手術が考慮される．

6）予後と大腸癌リスク

左側大腸炎型や全大腸炎型の長期経過例では大腸癌発症のリスクが増大する[7]．dysplasiaを経て癌化すると考えられているが，内視鏡所見が多彩で早期診断が困難な場合がある．予後不良な低分化型腺癌や粘液癌が多いため，発症7年以上経過した左側大腸炎型や全大腸炎型では年1回のsurveillance colonoscopyが推奨されている[8]．

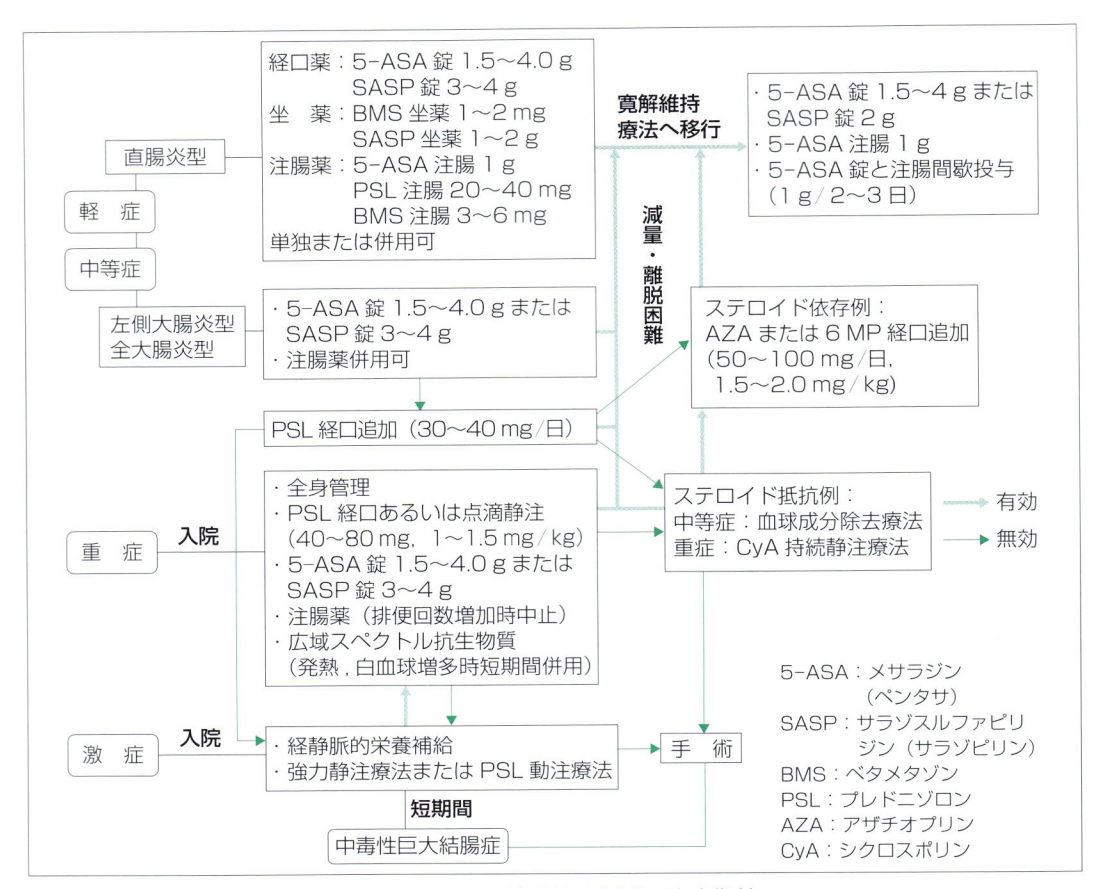

2章 疾患別病態と栄養　section C　消化管疾患（腸疾患）

図 C-16-1　潰瘍性大腸炎の治療指針
（厚生労働科学研究費補助金難治性疾患克服研究事業：「難治性炎症性腸管障害に関する調査研究」平成15年度報告書, p.18）

栄養療法

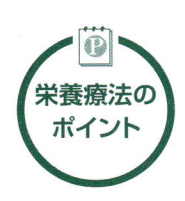

栄養療法のポイント

- 炎症性腸疾患の中でもクローン病と異なり，潰瘍性大腸炎では食事内容が腸炎に及ぼす影響は少ないと考えられている．
- 腸内細菌叢を改善することで腸炎を沈静化させることを目的としてプロバイオティクスやプレバイオティクスの有用性が報告されている．

1）疾病と栄養療法

1 潰瘍性大腸炎重症例における中心静脈栄養の意義

　重症では頻回の血便や腹痛がみられ，食事にて腸内残渣が増えるとより症状が悪化するため腸管安静が望ましい．一方，病態として貧血や低蛋白血症を呈するため高カロリーの栄養補給が必要となる．このため治療指針では重症に対しては絶食の上，中心静脈からの高カロリー輸液が推奨されている．絶食による直接の治療効果は認められないが，中等症においても食事にて腹痛が著しく増悪するような症例は症状改善

するまで絶食とすべきである.

2 潰瘍性大腸炎と食事との関連

　日本で潰瘍性大腸炎が増え続けている理由として，ライフスタイルの変化，特に食事の西洋化が推測されている．今までに全世界で行われた患者対象研究によると，砂糖・甘味食品摂取の増加が潰瘍性大腸炎の発症リスクを高めるとの報告もあるが，半数以上の研究では関連性が観察されていない[9]．一方野菜や果物摂取は発症リスクを下げるとの報告が多い．日本での研究は少ないが厚生労働省難治性炎症性腸管障害調査研究班を中心に行われた患者対象研究によると，甘味食品摂取の少ない群に比べて最も摂取の多い群ではオッズ比は2.86であり，逆にビタミンC摂取が多い群では発症のオッズ比が0.45に低下していることが明らかにされている[10]．

3 活動期患者に対する食事指導

　上述したように活動期患者であってもQOLが保たれているときは，特に食事に注意する必要はない．ただし下痢・粘血便が特に激しいときは，なるべく腸に負担をかけない食事が推奨される．具体的には乳製品を控え低残渣食が勧められる．ただし，少なくとも腸炎が軽快するエビデンスはなく，食欲が低下している場合の極端な食事内容の制約は，かえって摂取カロリーが低下して逆効果になりうることに注意する．

4 潰瘍性大腸炎患者の腸内細菌叢とプロバイオティクス・プレバイオティクス

　近年，炎症性腸疾患の発症や増悪に腸内細菌が重要な役割を果たしていることが明らかとなっている．大腸内は糞便1g当たり10^{11}以上の腸内細菌が存在するが，従来の培養法では培養不可能な菌が多いため細菌叢全容を明らかにすることは困難であった．近年リボゾームRNAの違いにより細菌を区別するFRLP法が開発され，腸内細菌解析が飛躍的に進歩した．この手法を用いた結果潰瘍性大腸炎患者では健常人と明らかに異なる細菌プロファイルをもつことが明らかとなり[11]，病態解明や腸内細菌をターゲットにした治療法開発が期待されている．

　プロバイオティクスとは"腸管フローラを改善することによって，宿主に有益な作用をもたらす生きた微生物"であり，古くから飲用されているヨーグルトなど乳酸菌飲料などがこれにあたる．潰瘍性大腸炎患者に対してビフィズス菌発酵乳を投与した二重盲検試験では，プラセボ群に比較して腸上皮細胞のエネルギー源や抗炎症作用をもつ短鎖脂肪酸が有意に糞便内で増加し，再燃が抑制されることが明らかとなっている[12]．また非病原性大腸菌（Nissle 1917）を寛解期患者に投与したところ，12か月後の再燃が36.4％とメサラジン同等の寛解維持効果がみられたとの報告もある[13]．さらに複数のLactobacillus，Bifidobacterium，Streptococcus菌株を配合したVSL#3はメサラジン使用困難な寛解期患者20人に対して投与したところ，15人が12か月も副作用なく寛解を維持したと報告されている[14]．

　プレバイオティクスとは"大腸に常在する有用菌を増殖させるか，あるいは有害な細菌の増殖を抑制することで宿主に有益な効果をもたらす難消化性食品成分"であり，ある種の食物繊維やオリゴ糖が含まれる．ビールの搾りかすに含まれる発芽大麦（germinated barley foodstuff；GBF）は食物繊維のヘミセルロースとグルタミンを多く含む食品であり，経口摂取後大腸内でBifidobacterium，Eubacteriumの作用により短鎖脂肪酸に変換される．中等症までの活動期潰瘍性大腸炎患者に対して長期間活動度や内視鏡所見の改善作用をもつことが明らかとなり[15]，病者用食品として販売されている．

2) 栄養療法のアセスメント

　潰瘍性大腸炎の栄養療法は後述の「C-17 クローン病」を参照する．

（安藤　朗，辻川　知之，佐々木　雅也）

引用文献

1) 棟方昭博:「潰瘍性大腸炎診断基準改訂案」厚生省特定疾患難治性炎症性腸管障害調査研究班 平成9年度研究報告書, p.96.
2) 樋渡信夫:「潰瘍性大腸炎診断基準改訂案」厚生省特定疾患難治性炎症性腸管障害調査研究班 平成5年度研究報告書, p.90.
3) 厚生労働科学研究費補助金難治性疾患克服研究事業:「難治性炎症性腸管障害に関する調査研究」平成15年度報告書, p.18.
4) Lichtiger S, Present DH, Kornbluth A, et al: Cyclosporine in severe ulcerative colitis refractory to steroid therapy. N Engl J Med, 330, 1994, pp.1841-45.
5) 下山 孝, 澤田康史, 田中隆夫ほか:「潰瘍性大腸炎の活動期における顆粒球除去療法-多施設共同無作為割付試験-」. 日アフェレシス会誌, 18, 1999, pp.117-31.
6) Sawada K, Muto T, Shimoyama T, et al: Multicenter randomized controlled trial for the treatment of ulcerative colitis with a leukocytapheresis column. Curr Pharm Des, 9, 2003, pp.307-21.
7) Eaden JA, Abrams KR, Mayberry JF: The risk of colorectal cancer in ulcerative colitis: a meta-analysis. Gut, 48, 2001, pp.526-35.
8) American Gastroenterological Association. AGA guideline: Colorectal cancer screening and surveillance. Gastroenterology, 124, 2003, p.544.
9) 古野純典:炎症性腸疾患と食習慣. Modern Physician, 12, 1992, pp.1621-23.
10) Sakamoto N, Kono S, Wakai K, et al: Dietary risk factors for inflammatory bowel disease: a multicenter case-control study in Japan. Inflamm Bowel Dis, 11, 2005, pp.154-63.
11) Andoh A, Sakata S, Koizumi Y, et al: Terminal restriction fragment length polymorphism analysis of the diversity of fecal microbiota in patients with ulcerative colitis. Inflamm Bowel Dis, 13, 2007, pp.955-62.
12) Kato K, Mizuno S, Umesaki Y, et al: Randomized placebo-controlled trial assessing the effect of bifidobacteria-fermented milk on active ulcerative colitis. Aliment Pharmacol Ther, 20, 2004, pp.1133-41.
13) Kruis W, Fric P, Pokrotnieks J, Lukás M, et al: Maintaining remission of ulcerative colitis with the probiotic Escherichia coli Nissle 1917 is as effective as with standard mesalazine. Gut, 53, 2004, pp.1617-23.
14) Venturi A, Gionchetti P, Rizzello F, et al: Impact on the composition of the faecal flora by a new probiotic preparation: preliminary data on maintenance treatment of patients with ulcerative colitis. Aliment Pharmacol Ther, 13, 1999, pp.1103-08.
15) Hanai H, Kanauchi O, Mitsuyama K, et al: Germinated barley foodstuff prolongs remission in patients with ulcerative colitis. Int J Mol Med, 13, 2004, pp.643-47.

C-17 クローン病
Crohn disease

疾患の概要

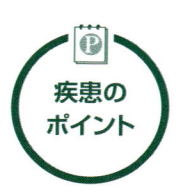

疾患のポイント
- 消化管に潰瘍やびらんを生じる慢性の炎症性疾患であり、消化管に縦走潰瘍や敷石像、腸管の狭窄等が非連続性にみられるのが特徴である。
- 腹痛や下痢により摂食量は減少し発熱や炎症により異化亢進状態となる。
- また、びらんや潰瘍など腸粘膜病変からの蛋白漏出、消化吸収障害なども合併し、これらが相まってprotein-energy malnutrition（蛋白質・エネルギー栄養失調症）の状態となる。
- 肛門病変のほか、皮膚病変、骨病変、眼病変など、多彩な消化管外合併症を認める。

1）診断基準

厚生労働省特定疾患難治性炎症性腸管障害調査研究班により定められた診断基準を表C-17-1に示す。主要所見として、A. 縦走潰瘍（図C-17-1a）、B. 敷石像（図C-17-1b）のいずれかが認められれば、クローン病と確診できるが、虚血性腸炎や潰瘍性大腸炎の除外診断が必要である[1]。これらの主要所見を認めなくても、副所見であるa. 縦列する不整形潰瘍やアフタ、b. 上部消化管と下部消化管の両者に認められる不整形潰瘍やアフタから主要所見であるc. 非乾酪性肉芽腫を認めた場合も確診できる。

2）分類と病態

1 分類

病変範囲から、小腸型、小腸大腸型、大腸型に分類されるが、まれには直腸型や胃・十二指腸型もみられる。また、病期から、活動期と寛解期に分けることもできる。

さらに、合併症の特徴から、穿孔型と非穿孔型に分類することもある。

2 発症機序

遺伝的な素因を背景として、食事抗原や腸内細菌など消化管内の抗原に対する免疫異常が関与していると考えられているが、病因は特定されていない。遺伝子についても、わが国のクローン病との関連は不明である。一方食事の欧米化と患者数増加との関連が示唆されている。わが国の比較検討では、砂糖製品やインスタント食品などが、比較的高い発症リスクとして指摘されている。また食事中の動物性脂肪との関連では、再発率と強い相関が確認されている。

3）症　状

本症では、消化管病変により腹痛、下痢、発熱、体重減少などを認める。摂食量の減少、発熱や炎症による異化亢進状態、これに蛋白漏出や消化吸収障害なども相まってprotein-energy malnutritionの状態となる。また、亜

鉛などの微量元素や，ビタミンD，ビタミンKなどの脂溶性ビタミンの欠乏もきたしやすい．さらに，痔瘻や肛門周囲膿瘍などの肛門病変を高率に合併するのも特徴である（図C-17-2）．

一方，消化管外病変として，虹彩炎などの眼病変，壊疽性膿皮症（図C-17-3）や結節性紅斑などの皮膚病変，強直性脊椎炎などの骨病変など，多彩な症状を合併することがある．

4）検査所見

血液検査成績では，前述の診断基準にも挙げたように，貧血，低アルブミン血症，低コレステロール血症，ビタミンや微量元素の血中レベルの低下などがみられる．貧血は，鉄欠乏による低色素性小球性貧血の場合も，ビタミンB_{12}や葉酸欠乏による大球性貧血の場合もある．炎症反応として，白血球増多やCRPの上昇，赤沈の亢進などがみられる．血小板値も炎症マーカーとして重要である．

栄養療法の効果判定では，臨床症状の変化，炎症反応の推移，栄養障害の改善効果などから総合的に評価する．

5）治 療

1 基本的な治療方針

クローン病では，メサラジン（ペンタサ®）やステロイド剤などの薬物療法と，成分栄養法(ED

表C-17-1 クローン病の診断基準

1 主要所見
　A 縦走潰瘍
　B 敷石像
　C 非乾酪性肉芽腫

2 副所見
　a 縦列する不整形潰瘍またはアフタ
　b 上部消化管と下部消化管の両方に認められる不整形潰瘍またはアフタ

確診例
1 主要所見のAまたはBを有するもの
2 主要所見のCと副所見のいずれか1つを満たすもの

疑診例
1 副所見のいずれかを有するもの
2 主要所見のCのみを有するもの
3 主要所見のAまたはBを有するが，虚血性腸炎や潰瘍性大腸炎と鑑別できないもの

注1：A 縦走潰瘍のみの場合，虚血性腸炎や潰瘍性大腸炎を除外することが必要
注2：B 敷石像のみの場合，虚血性腸炎を除外することが必要
注3：副所見bのみで疑診した場合は同所見が3か月恒存することが必要
注4：腸結核などの肉芽腫を有する炎症性疾患を除外することが必要
（厚生省特定疾患難治性炎症性腸管障害調査研究班）

療法）や中心静脈栄養法（TPN；total parenteral nutrition）などの栄養療法を併用するのが基本である（図C-17-4[2]）．ED療法は，活動期クローン病のprimary therapyと位置づけられており，食事抗原としての蛋白質を除去することにより腸粘膜免疫の異常が是正されると考えられている．

病勢が重篤な場合や難治性の外瘻を認める場

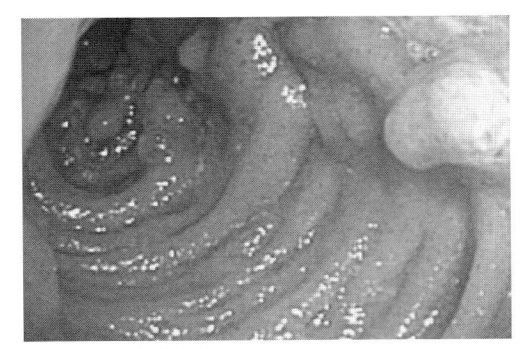

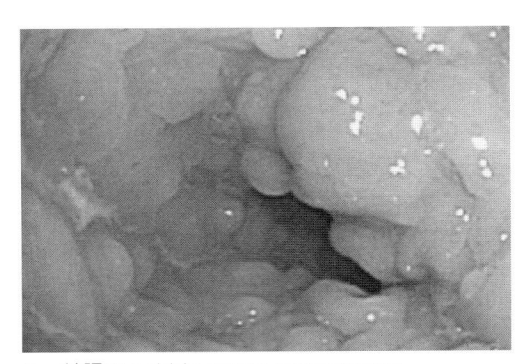

a．回腸末端部の縦走潰瘍

b．結腸のcobble stone appearance

図C-17-1 クローン病の消化管病変

a. 注腸造影　　　　b. 外痔瘻

図C-17-2　クローン病の肛門病変

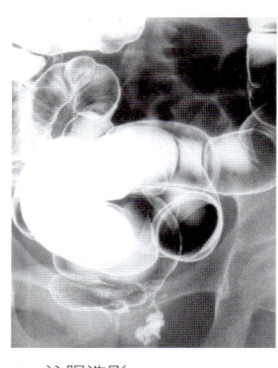

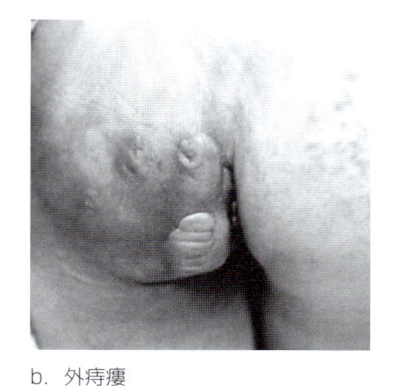

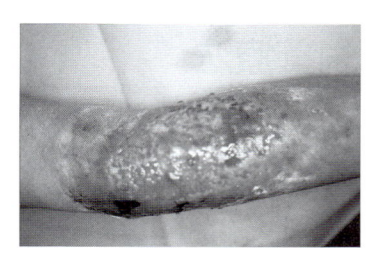

図C-17-3　壊疽性膿皮症

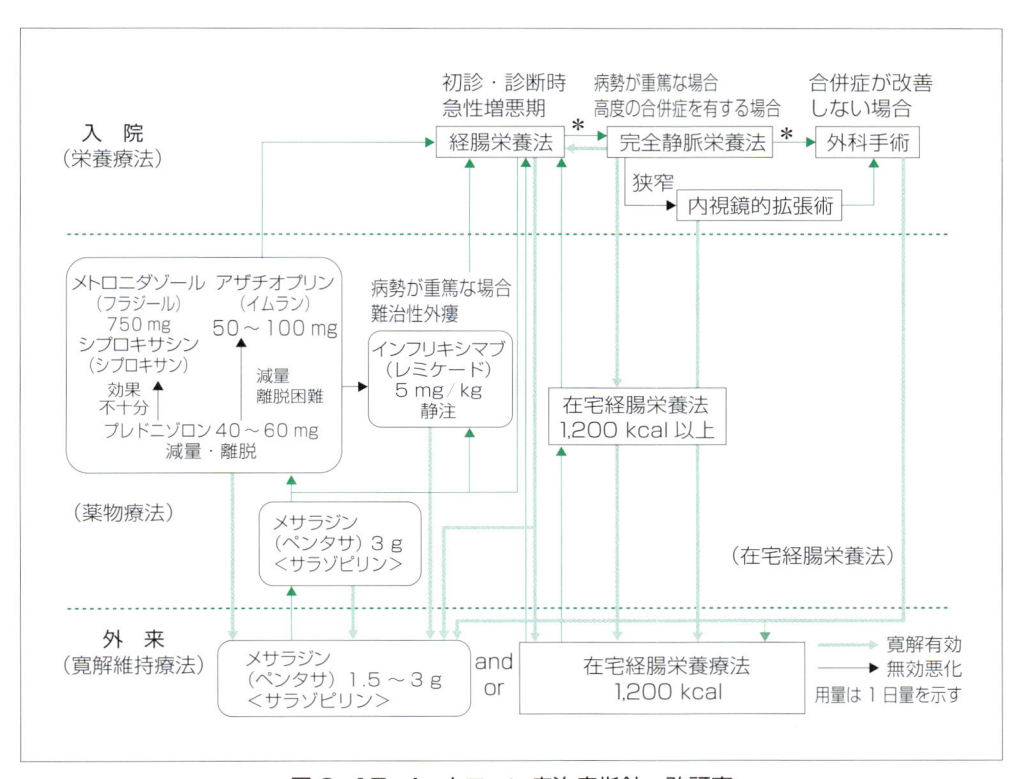

図C-17-4　クローン病治療指針　改訂案

＊栄養療法が無効，あるいは病勢が重篤な場合は薬物療法を併用する

(厚生労働省難治性炎症性腸管障害に関する調査研究班，平成15年度)

合，また栄養療法不応例では抗TNFα抗体のインフリキシマブ（レミケード®）も適応となる．寛解導入療法としてのみならず，寛解維持療法としての有用性も確立されている．

クローン病では，病変の部位，狭窄や瘻孔などの合併症の有無，手術既往の有無によって栄養障害の程度や消化吸収機能が異なり，個々の病態に応じた栄養管理が必要となる．またインフリキシマブのような薬物療法を施行する場合にも，栄養療法を上手に組み合わせることにより早期に栄養状態の改善が得られる．また，成分栄養法は，インフリキシマブ投与後の再燃予防にも効果がある．

栄養療法

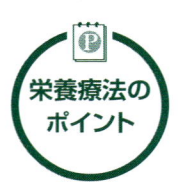

> **栄養療法のポイント**
> - 活動期クローン病ではED療法が第一選択となるが，病勢が重篤な場合，狭窄や瘻孔など高度の合併症を有する場合にはTPNが適応である．
> - 成分栄養剤を用いた在宅経腸栄養法（HEN；home enteral nutrition）は，優れた寛解維持効果が期待できる．
> - 在宅成分栄養法と食事を併用する場合には，当初は脂肪10 g/日程度から開始し，寛解が維持できれば徐々に30 g/日程度まで増加する．n-3系多価不飽和脂肪酸を含む魚類は十分に摂取する[3]．
> - 亜鉛やセレンなどの微量元素，ビタミンDやビタミンKなどの脂溶性ビタミンの欠乏に留意する．
> - 抗原除去食（elimination diet）に従い，個々に病勢を悪化させるような食品の摂取は控えるように指導する．
> - 一定期間，病状が安定し，寛解が維持されている場合には，徐々に成分栄養剤の投与量を減らし，食事の割合を増やす．

1）中心静脈栄養法（TPN）

エネルギー投与量の目標は35〜45 kcal/kg/日とする．間接熱量測定を用いる場合には，REE（resting energy expenditure）に活動係数の1.2か1.3を乗じて必要エネルギーとし，体重やRTPをモニタリングしながら，徐々に投与エネルギーを増やす．エネルギー／窒素比は150〜200 kcal/g窒素とし，総エネルギーの12〜15％をアミノ酸で投与する．脂肪乳剤は必ず併用し，総エネルギーの10〜30％程度を脂肪乳剤で補給する．

2）経腸栄養法

活動期クローン病ではED療法が第一選択であるが，大腸病変のみの場合には消化態栄養剤ツインライン®や半消化態栄養剤ラコール®などを用いることもできる．成分栄養剤は浸透圧が高いので，高浸透圧性下痢をきたしやすい．経管で投与する場合には0.5 kcal/mLの低濃度から開始し，徐々に濃度と投与速度を増やす．また成分栄養剤は極めて低脂肪であり，経静脈的な脂肪乳剤投与は必ず行う．

寛解期には，900〜1,200 kcal/日を成分栄養剤で投与し，残りの必要カロリーを低脂肪食とする．一定期間，寛解が維持されている場合には，徐々に成分栄養剤の投与量を減らし，食事の割合を増やす（図C-17-5）．

3）食事療法

在宅成分栄養法と食事を併用する場合には低脂肪食を原則とする．当初は脂肪10 g/日程度から開始し，寛解が維持できれば徐々に30 g/日まで増やす．n-3系多価不飽和脂肪酸を含む魚類は十分に摂取し，n-3/n-6比は0.5程度を目標とする．

n-3系脂肪酸がクローン病によくて，n-6系脂肪酸が悪い理由は，n-6よりn-3の方が，炎症を悪化させないためである．腸管に狭窄を認める場合には不溶性食物繊維の摂取を控えめにするが，水溶性食物繊維は制限する必要はない．また，鉄や亜鉛，セレンなどの微量元素が欠乏しないように留意する．

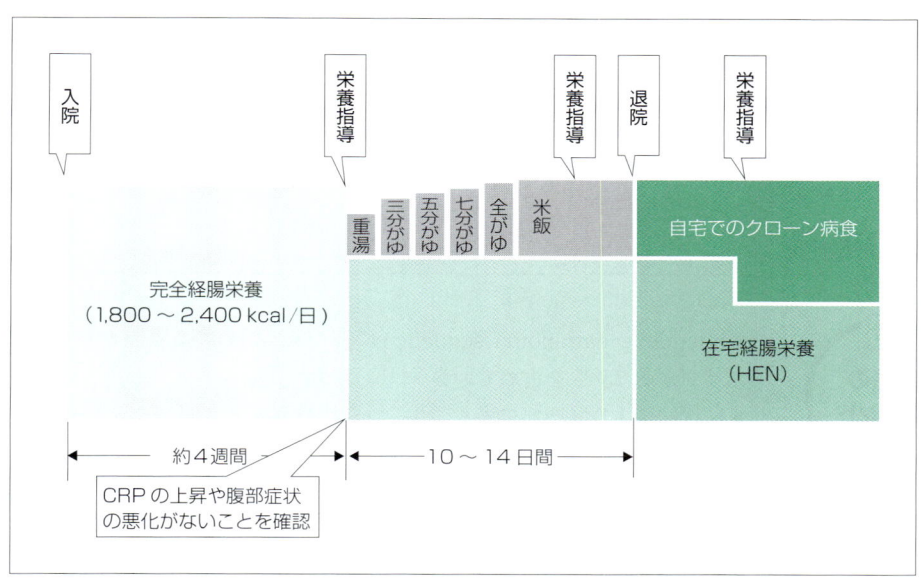

図C-17-5 クローン病の栄養管理

(滋賀医科大学消化器内科・栄養治療部)

4) 栄養療法のアセスメント

入院時の栄養スクリーニングには，SGA (subjective global assessment) が有用である．SGAは，体重の変化，食物摂取状況の変化，消化器症状やADLなどに関する簡単な病歴と身体症状から①栄養状態良好，②中等度の栄養不良，③高度の栄養障害の3段階に評価するものであるが，入院後の治療法や在院日数ともよく相関する．

身体計測やBIA (bioelectrical impedance analysis)，DEXA (dual energy Xray absorptiometry) による体組成の検査は，クローン病の栄養評価に欠かせない．また，血漿蛋白や脂質も栄養評価に有用である．なかでは，血中のアルブミンは半減期が約21日と長いことから，短期間の栄養状態の変化を評価するにはrapid turnover proteinの測定が有用である．これには，プレアルブミンやレチノール結合蛋白，トランスフェリンなどがある．さらに，間接熱量測定では，個々の代謝状態の変化を動的にとらえることができる．安静時消費エネルギーや呼吸商の測定により，脂質と炭水化物の消費エネルギーを求めることも可能である．

(安藤　朗，辻川　知之，佐々木　雅也)

引用文献

1) 八尾恒良：Crohn病診断基準改訂案．厚生省特定疾患難治性炎症性腸管障害調査研究班　平成6年度研究報告書，1995, pp.63-66.

2) 飯田三雄：クローン病の薬物療法：治療指診改訂案の報告　厚生労働科学研究費補助金特定疾患対策研究事業　難治性炎症性腸管障害に関する調査研究班　平成15年度研究報，2004, pp.21-23.

3) Tsujikawa T, Satoh J, Uda T, et al：Clinical importance of n-3 fatty acid-rich diet and nutritional education for the maintenance of remission in Crohn' disease. J Gastroenterol, 35, 1996, pp.99-104.

4) 佐々木雅也，丈達知子，栗原美香，ほか：クローン病におけるsubjective global assessmentとアウトカム．静脈経腸栄養，22, 2007, pp.189-94.

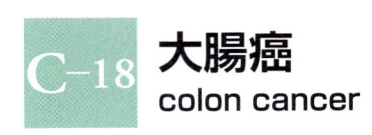

C-18 大腸癌
colon cancer

疾患の概要

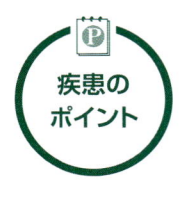

疾患のポイント
- adenoma-carcinoma sequence に基づく，いわゆる腺腫から発生するタイプが約75％を占めている．
- S状結腸より肛門側に多く発生し，S状結腸癌と直腸癌を合わせると70％に達する．
- 深部の大腸癌では症状が出にくいが，下行結腸より肛門側では便柱狭小化や便秘，血便などがみられる．
- 早期癌では内視鏡治療の対象となるが，外科的切除が基本である．

1）診断基準

盲腸からS状結腸に発生する癌は結腸癌，直腸に発生する癌は直腸癌と定義されているが，両者を合わせて一般に大腸癌と呼ばれている．

2）分類と病態

1 分類

大腸内視鏡で診断されることが多く分類は肉眼的な形態分類が用いられる．大腸癌取扱い規約で0～5型に分類されている（図C-18-1)[1]．
- 0型（表在型）
- 1型（腫瘤型）：表面結節上の隆起性病変
- 2型（潰瘍限局型）：周堤を伴った潰瘍性病変，周囲との境界は明瞭で最も発生頻度が高い．
- 3型（潰瘍浸潤型）：なだらかな周堤に囲まれた潰瘍性病変，正常部位との境界は不明瞭
- 4型（びまん浸潤型）：頻度は低いが最も予後不良，全周性の管腔狭小を呈する．
- 5型（分類不能型）：0型は癌の浸潤が粘膜層か粘膜下層に留まる早期癌であり形態的にはさらに以下のように細分類される．
- 隆起型（Ⅰ）：有茎型（Ip），亜有茎型（Isp），無茎型（Is）
- 表面型（Ⅱ）：表面隆起型（Ⅱa），表面陥凹型（Ⅱc）

2 病態

現在，大腸癌の発生に関わる遺伝子異常のパターンは2つに大別されている．1つはLOH（loss of heterozygosity）型発癌で，1988年Vogelsteinらが提唱した[2] 多段階の遺伝子変異が蓄積して生じるとされている．

図C-18-2に示すように，正常上皮細胞にAPC，K-ras，p53，DCC，MCC，C-mycなどの遺伝子変異が加わるにつれて，形態的にも軽度異型腺腫から高度異型腺腫を経る，いわゆる adenoma-carcinoma sequence により癌が生ずる．

もう1つはミスマッチ修復遺伝子の異常によりMSI（microsatellite instability）によって生じる大腸癌で，遺伝性非ポリポーシス性大腸癌（HNPCC）の発生原因とされている[3]．50歳以下の若年発症，右側結腸に多い，多臓器癌が併存しやすいなどの特徴をもつ．

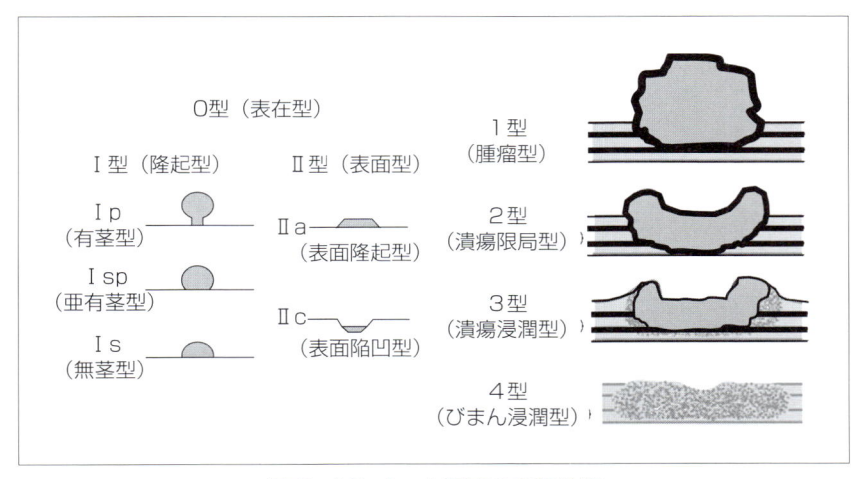

図 C-18-1　大腸癌の肉眼分類

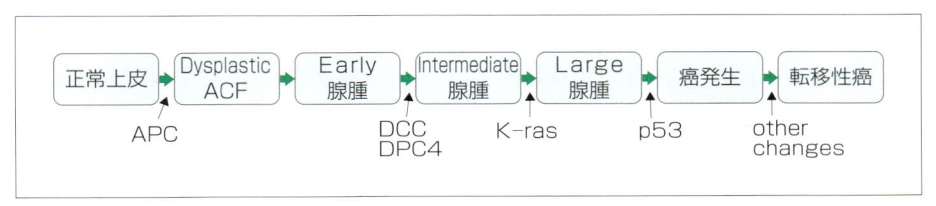

図 C-18-2　adenoma-carcinoma sequence による大腸癌発生機序

3) 症　状

　早期大腸癌では症状は認められない．便ヒトヘモグロビン陽性となりうるが，通常顕血便は認めない．

　一方，進行大腸癌では血便以外にもさまざまな症状を呈してくるが，発生部位により異なる．盲腸，上行結腸，横行結腸までの癌では，大腸内容物がまだ軟らかいため狭窄による腸閉塞はきたしにくい．

　腹痛や慢性出血による貧血，腹部腫瘤として発見されることもある．

　下行結腸やS状結腸，直腸では糞便の硬度が増しているために，便柱狭小化や血便に加え，便秘や腹部膨隆，腸閉塞など狭窄症状を呈してくる．

4) 検査所見

1 便潜血反応

　以前は化学的便潜血反応が用いられていたが，現在ヒトヘモグロビンに反応する免疫学的反応が一般的である．通常大腸癌検診では1日～2日間法が行われ，表面にびらんや潰瘍を呈する腫瘍では陽性率は高いが，炎症や痔核出血でも陽性となることに注意する．

2 血液検査

　出血による貧血を呈さない限り異常を認めない．大腸癌の腫瘍マーカーとして CEA が最も代表的であるが，早期癌では正常のことが多い．

3 内視鏡検査・注腸検査

　腸管洗浄液にて糞便をすべて洗い流してから内視鏡ですべての大腸を観察する．大腸癌を診断する方法の中心である．組織診断に必要な生検のためにも手術前には必須である．ただし，

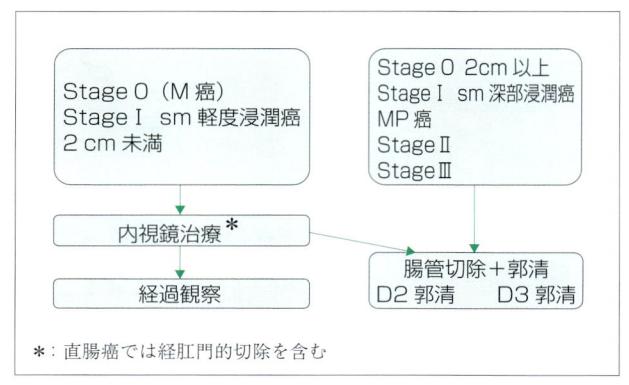

図 C-18-3 Stage 0〜Ⅲ 大腸癌の治療方針

狭窄をきたしている場合は内視鏡前処置にて腸閉塞を発症することがあり，注意すべきである．

大腸腫瘍の表面性状は組織型や癌の進達度を反映することが工藤らの報告[4]により明らかとなり，拡大大腸内視鏡を用いた pit pattern 診断として普及している．詳しくは正書に譲るがⅠ，Ⅱ型 pit は非腫瘍で，Ⅲs，ⅢL，Ⅳ型，Ⅴ型が腫瘍性 pit となり，特にⅤ型では浸潤癌で観察される．最近は内視鏡の特殊光観察によって色素を用いずに血管パターンから pit pattern と同様の診断をする試みが行われている．

注腸検査の診断的意義は大腸内視鏡検査に示されているが，大腸全体像が得られるため，大腸内での腫瘍の距離や範囲を把握するのに有用であり，手術前には可能な限り施行すべきである．

5）治　療

大腸癌の治療指針を図 C-18-3 に示す．2 cm 以下の Stage 0（M 癌）や Stage Ⅰで sm 浸潤 1,000 μm 未満の癌はまず内視鏡治療が試みられる[5]．ただし，静脈やリンパ管など脈管侵襲陽性や未分化型癌では外科的切除が考慮される．また近年は大腸腫瘍を内視鏡下に一括切除する ESD（内視鏡的粘膜下層剝離術）が普及しつつあるが，その適応についてはコンセンサスが得られていない．Stage Ⅳ大腸癌では原発巣や遠隔転移巣が切除可能であるか否かによって分けられるが，根治的治療が困難となるため，手術や化学療法は全身状態の程度も考慮して決定される．

栄養療法

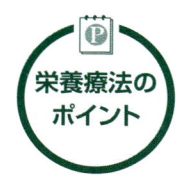

栄養療法のポイント
- 肉類摂取を減らす．
- 0.4 mg の葉酸を含むビタミン剤を毎日服用する．
- 標準体重を維持する．
- 野菜摂取を増やす．
- アルコール摂取を制限する．
- 禁煙の励行．

大腸癌発生原因の多くを占めるadenoma-carcinoma sequence理論では多段階の遺伝子変異が提唱されたが，それら遺伝子変異の引き金となるのはさまざまな環境因子，特に食事因子が重要と考えられている．

1）大腸癌発生と食事因子

ハワイに移住した日本人の1～2世代では胃癌罹患率が減少する一方，大腸癌死亡が増加することが報告されている．したがって食生活の欧米化，すなわち脂肪摂取量増加と食物繊維摂取低下が問題と予想されていた．しかし，1998年日本での疫学調査では動物性脂肪や食物繊維摂取は大腸癌罹患にあまり影響なく，野菜，肉類，アルコールの摂取や身体活動低下などが関与していることが明らかとなっている[6]．また近年，愛知県がんセンターで行われた症例対照研究では，結腸癌リスクを低下させた食物はカルシウム摂取と不溶性食物繊維であった．一方直腸癌ではカロテンと肉類摂取がリスクを低下させており，結腸癌と直腸癌では異なる結果が得られている[7]．

2）大腸癌予防と食事因子

積極的な食物繊維摂取が大腸癌予防に寄与するか否かについて，海外でいくつかの介入試験が行われている．大腸ポリープを有する患者を対象に，不溶性食物繊維の小麦ふすま[8]，また水溶性食物繊維であるサイリウム[9]を積極的に摂取する高食物繊維摂取群と対照群で腺腫再発率が検討されたが，ふすま投与試験では対照群と同等，サイリウム投与試験ではかえって上昇する結果となり，腺腫予防効果は得られなかった．また，Schatzkinらはヨーロッパで高繊維，低脂肪食かつ野菜，果物を積極的に摂る介入試験を行ったが，コントロール群と比較して腺腫再発率を低下させることができなかった[10]．これらの検討では対照者が大腸腺腫罹患というすでに大腸癌の高リスク群であったことや，期間が短いなどの問題も指摘されているが，食物繊維を多く摂れば大腸癌予防につながるといった単純なものではないことが推測される．

アルコール摂取に関して日本でのコホート研究では，かつての飲酒歴あるいは現在の飲酒習慣のある男性では，飲酒歴のない人に比べて2倍のリスクがあることが明らかとなったが，女性では有意ではなかった[11]．また緑茶の大腸癌予防効果について実験的には示されているが，宮城県を中心とした前向き研究では1日5杯以上の緑茶を飲用する群においても明らかに大腸癌リスクを下げることはできないことが報告されている[12]．

1999年にハーバード癌予防センターではそれまでの疫学研究の結果を踏まえ，大腸癌予防のため8項目の実践を提言している[13]．

① 身体活動を増やす．
② 肉類摂取を減らす．
③ 0.4 mgの葉酸を含むビタミン剤を毎日服用する．
④ 標準体重を維持する．
⑤ 野菜摂取を増やす．
⑥ アルコール摂取を制限する．
⑦ 禁煙の励行
⑧ 定期的に検診を受ける．

また，わが国では「健康日本21」の中で癌死亡を減らすために早期発見，早期治療だけでなく，生活習慣改善による癌の一次予防を推奨している．大腸癌に関しては緑黄色野菜の摂取を促し，動物性脂肪の制限を勧め，具体的には20～40歳代の脂肪摂取をエネルギー比率で25％以下に制限し，n-3系脂肪酸を多く含む魚類の摂取を促している．

〔安藤　朗，辻川　知之，佐々木　雅也〕

引用文献

1) 大腸癌研究会編：大腸癌取扱い規約 第7版, 2006年3月.
2) Vogelstein B, Fearon ER, Hamilton SR, et al：Genetic alterations during colorectal-tumor development. N Engl J Med, 319, 1988, pp.525-32.
3) Fishel R, Lescoe MK, Rao MR, et al：The human mutator gene homolog MSH2 and its association with hereditary nonpolyposis colon cancer. Cell, 75, 1993, pp.1027-38.
4) Kudo S, Tamura S, Nakajima T, et al：Diagnosis of colorectal tumorous lesions by magnifying endoscopy. Gastrointest Endosc, 44, 1996, pp.8-14.
5) 大腸癌研究会編：大腸癌治療ガイドライン 医師用 2005年版.
6) 日本疫学研究会：生活習慣と所要部位のがん, 九州大学出版会, 1998.
7) Wakai K, Hirose K, Matsuo K, et al：Dietary Risk Factors for Colon and Rectal Cancers：A Comparative Case-Control Study. Journal of Epidemiology, 16, 2006, pp.125-35.
8) Alberts DS, Martinez ME, Roe DJ, et al：Lack of effect of a high-fiber cereal supplement on the recurrence of colorectal adenomas. Phoenix Colon Cancer Prevention Physicians' Network. N Engl J Med, 342, 2000, pp.1156-62.
9) Bonithon-Kopp C, Kronborg O, Giacosa A, et al：Calcium and fiber supplementation in prevention of colorectal adenoma recurrence：a randomised intervention trial. European Cancer Prevention Organisation Study Group. Lancet, 356, 2000, pp.1300-06.
10) Schatzkin A, Lanza E, Corle D, et al：Lack of effect of a low-fat, high-fiber diet on the recurrence of colorectal adenomas. Polyp Prevention Trial Study Group. N Engl J Med, 342, 2000, pp.1149-55.
11) Wakai K, Kojima M, Tamakoshi K, et al：Alcohol Consumption and Colorectal Cancer Risk：Findings from the JACC Study. Journal of Epidemiology, 15, 2005, pp.S173-79.
12) Suzuki Y, Tsubono Y, Nakaya N, et al：Green Tea and the Risk of Colorectal Cancer：Pooled Analysis of Two Prospective Studies in Japan. Journal of Epidemiology, 15, 2005, pp.118-24.
13) Harvard Center for Cancer Prevention：Harvard report for cancer prevention. Vol 3. Cancer Causes Control, 10, 1999, pp.167-80.

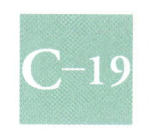

C-19 大腸憩室症
colonic diverticulosis

疾患の概要

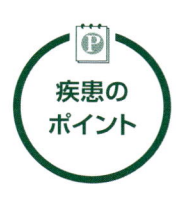

疾患のポイント
- 便通異常などによる大腸内圧の上昇や，加齢に伴う腸管壁の脆弱化が原因となって，腸粘膜が腸管壁を貫いて漿膜側に脱出した状態．
- 低残渣食を好む人に発生しやすく，食事の欧米化と平均年齢の上昇に伴って発生頻度が上昇している．最近の発生頻度は全人口の15％前後とされる．
- 合併症をきたさないかぎり無症状である．合併症としては出血，憩室炎，穿孔が問題となり，約15％で認められる．

1）概　要

　大腸憩室は大腸壁の一部が囊状に漿膜側に脱出した状態をいう．

　消化管憩室は憩室の壁の構成成分により，腸管全層よりなる真性憩室と固有筋層を欠如する仮性憩室に分類される．

　解剖学的，遺伝的な要因もしくは加齢に伴う腸管壁の脆弱部位に，便秘や腸管攣縮による内圧上昇が加わって脆弱部が漿膜側に脱出する．

　大部分が後天的なものである．特に血管貫通部の内輪筋の弱い部位で発生しやすい．結腸間紐(ちゅう)の両側や自由紐および大網紐の結腸間膜側に好発する．

　低残渣食を好む人に発生しやすく，食事の欧米化と平均年齢の上昇に伴って発生頻度が上昇している．

　最近の発生頻度は15％前後とされる．日本人などの蒙古系人種では右側型が多く，白人では左側型が多いとされる．

2）臨床症状

　合併症をきたさないかぎり無症状である．多発している症例では腸管攣縮などの機能異常を伴うことが多く，これに伴う便通異常，腹痛，腹部膨満などの過敏性腸症候群様の症状を呈することがある．

　特に遠位大腸に多発している場合は症状が出やすい．合併症としては出血，憩室炎，穿孔が問題となり，大腸憩室の約15％で認められる．

　出血は高齢者に多く，憩室炎がなくても起こりうる．憩室の底部や側壁の粘膜下層の直動脈が破裂して出血する．腹痛を認めず突然出血する．NSAIDsの関連を指摘する意見もある．

　憩室炎は微小な穿孔による憩室周囲炎が本態である．憩室周囲炎が膿瘍に進展し，さらに進むと汎発性化膿性腹膜炎に進展することがある．隣接臓器に瘻孔を形成することもある．

　発熱，腹痛，圧痛，反跳痛は必発で，これらの程度は炎症の広がりによる．

　上行結腸の憩室炎は急性虫垂炎との鑑別が問題となる．

3）検査所見

　血液検査では特徴的な所見はない．合併症を併発すると貧血，白血球上昇，CRP上昇などの炎症所見を認める．

　腹部単純X線写真で，過去の検査で使用したバリウムが憩室内に残存している場合がある．

　注腸造影は憩室の分布や存在の診断に有用である．憩室は腸管壁の半球状の突出像としてとらえられるが，憩室炎を合併すると腸管の伸展不良や辺縁不整像が認められる．ただし，穿孔が疑われる場合，バリウムを用いた検査は禁忌である．

　大腸内視鏡検査では，類円状のくぼみとしてとらえられる．憩室がポリープ状に翻転して認められることがある．ポリープと間違えて切除することのないよう注意する必要がある．

　憩室炎が起こると，憩室周囲の発赤や浮腫，憩室からの排膿などの所見を認める．このような症例では挿入操作や送気による穿孔の危険性があるので注意を要する．

　多発する憩室の中で，憩室出血の診断は容易でない．透明フードを装着して憩室周囲にフードを押し当て吸引することにより憩室が翻転し憩室内の観察が可能となる．

　個々の憩室を丹念に洗浄観察して，凝血，びらん，出血により診断する．内視鏡的に診断できない出血に，血管造影や^{99m}Tc-コロイドなどによる出血シンチグラフィを行う．

　血管造影では，0.5 cc/分以上のかなり多量の出血がある場合診断可能であるが，間欠的，微量出血では診断が難しい．

　出血シンチでは，0.05〜0.1 cc/分以上の出血が診断可能である．ただ，出血部位の正確な診断には劣る．

　腹部超音波検査により憩室炎を合併した憩室を描出できることがある．CTは大腸壁肥厚や大腸周囲の炎症所見の検索に有用である．

4）治　療

　合併症がないかぎり心配する必要がないことを説明する．症状の有無にかかわらず食物繊維の豊富な食事の摂取を勧める．過敏性腸症候群様の症状を伴うときはポリカルボフィルカルシウム，抗コリン薬，整腸薬を投与する．

　出血例では内視鏡的止血操作を試みるが，憩室出血は自然止血することも多い．クリップ法やHSE局注による内視鏡的止血が困難な場合，血管造影を行う．造影剤の血管外漏出を認めたなら，動脈塞栓術を施行する．注腸造影でバリウムを憩室内に充填させて止血を試みる方法もある．

　限局した憩室炎では，絶食とし広域スペクトルの抗生物質を投与する．腸管周囲膿瘍に対してドレナージを試みる場合もあるが軽快しない場合は手術を考慮する．穿孔例は緊急手術の適応である．

栄養療法

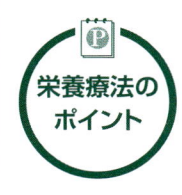

栄養療法のポイント
- 規則正しい排便習慣をつけるよう指導する．
- 食物繊維や脂肪摂取量を把握し，十分量の食物繊維を摂るよう指導し，肉などの高脂肪，高蛋白食に偏らないよう指導する．

1）栄養療法について

規則正しい排便習慣をつけるよう指導する．食生活の欧米化によって，食物繊維の摂取量が減り，高蛋白質，高脂肪食が増えたことが若年層における憩室症の増加につながっているとされる．食物繊維や脂肪摂取量を把握し，十分量の食物繊維を摂るよう指導し，肉などの高脂肪，高蛋白食に偏らないよう指導する．

便秘にならないよう排便習慣を身につけさせる．実際には，野菜類，きのこ類，海藻類，いも類，豆類，果物類などの十分量の摂取により便秘を改善する．

（安藤　朗，辻川　知之，佐々木　雅也）

参考文献

- 長谷和生, 久保　徹：「大腸憩室性疾患. 消化器疾患-state of arts-　Ⅰ. 消化管（食道・胃・腸）」市倉　隆, 日比紀文編；別冊医学のあゆみ, 医歯薬出版, 2006, pp.620-23.
- Stollmann N and Raskin JB：Lancet, 363, 2003, pp.631-39.
- Dwivedi A, et al：Dis Colon Rectum, 45, 2002, pp.1309-15.

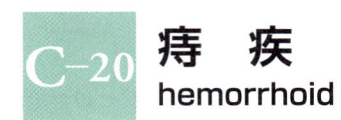

C-20 痔疾
hemorrhoid

疾患の概要

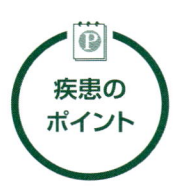

疾患のポイント
- 肛門管粘膜下の血管組織を含む anal cushion のうっ血腫大により出血や脱出をきたすと痔核と呼ぶ．
- 肛門小窩から腸内細菌が侵入して肛門括約筋間に膿瘍を形成し，さらに周囲に炎症が波及して皮膚に自壊するか切開により肛門小窩との間に瘻管を形成すると痔瘻と呼ぶ．
- 肛門の6時方向の歯状線の外側にできた裂創を裂孔と呼ぶ．

1）概　要

1 疾患概念と症状

肛門管粘膜下の血管組織を含む anal cushion のうっ血腫大により出血や脱出をきたすと痔核と呼ばれる．歯状線より口側にあるものを内痔核，歯状線より遠位にあるものを外痔核と呼ぶ．排便時の強いいきみにより anal cushion が滑脱し，静脈うっ血と周囲組織の脆弱化を招き脱出をきたす．症状としては，出血，肛門周囲違和感などである．外痔核は血栓形成をきたすと疼痛をきたし血栓性外痔核と呼ぶ．

歯状線に開口する肛門小窩から腸内細菌が侵入して肛門括約筋間に膿瘍を形成し，さらに周囲に炎症が波及して皮膚に自壊するか切開により肛門小窩との間に瘻管を形成すると痔瘻と呼ばれる．外孔が閉鎖すると，再び膿瘍となり発赤，痛みが出現する．

肛門の6時方向の歯状線の外側にできた裂創を裂孔と呼ぶ．若い便秘の女性に多い．硬便や頻回の下痢が原因となる．排便後の疼痛や出血をきたす．疼痛による排便の躊躇がさらに硬便の原因となり症状の悪化をきたす．

2）治　療

1 痔　核

疼痛を伴わない出血のみの内痔核は，生活指導と保存療法を行う．痔核の浮腫，腫脹の軽減のため座浴や入浴により局所の清潔を保ち消炎酵素薬の坐薬を投与する．便秘に対しては緩下剤を投与する．外痔核も急性期を過ぎれば疼痛は消失し，血栓も吸収される．

非観血療法として，急速凍結による凍結療法，熱凝固による赤外線凝固，輪ゴム結紮療法，硬化剤による硬化療法などがある．

内痔核は，脱出した痔核を指で押し込む必要があるものや脱出したままのものは患者の同意に基づき，手術の適応となる．外痔核は疼痛が激しい時に手術の適応となる．

2 痔　瘻

自然治癒は期待できず手術が原則となる．瘻管が複数個ある複雑痔瘻で10年以上経過すると痔瘻癌発生の可能性が高まるので根治手術が必要となる．根治手術には，外孔より瘻管に沿ってくり抜き原発巣を摘出する coring out 法，さらにチューブを挿入しておく Seton 法がある．

3 裂孔

大多数は緩下薬とステロイドと麻酔薬含有軟膏の局所投与により軽快する．頻回に繰り返すものは手術の適応となる．内肛門括約筋の攣縮を取るため5時または7時方向の内肛門括約筋を歯状線まで切開する側方切開術が行われる．

栄養療法

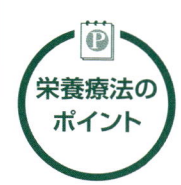

栄養療法のポイント
- 規則正しい食事摂取と排便習慣を身に付け，便秘や下痢を防ぐ．
- プレバイオティクス，プロバイオティクスを利用し，腸内環境を整える．
- 腸管粘膜を刺激する食品の摂取を控える．

痔疾の栄養療法は，その原因となる便秘，下痢を防ぐことが重要である（「C-22 便秘，C-23 下痢」参照）．

便秘に対する栄養療法の基本として，規則正しい食生活と排便習慣を身に付けるよう指導する．食物繊維の多い食品や，十分に水分を摂取し，便量の増加を図る．

また，ビフィズス菌などを増やして腸内環境を整える食物繊維・オリゴ糖を含むプレバイオティクスや，生きたビフィズス菌や乳酸菌を含有するプロバイオティクスと呼ばれる食品の摂取も有効とされている．

下痢に対する栄養療法は，腸管の安静を保つ食事が基本となる．油や香辛料の多い食品，アルコールやカフェインなどの嗜好飲料など，腸管粘膜を刺激するような食品は控える．プロバイオティクス製品の乳酸菌飲料による整腸作用も期待できる．

〔安藤　朗，辻川　知之，佐々木　雅也〕

参考文献

- 山名哲郎：「痔瘻の診断と治療（含 Crohn 病）．消化器疾患-state of arts- I.消化管（食道・胃・腸）」市倉　隆，日比紀文編；別冊医学のあゆみ，医歯薬出版，2006, pp.725-28.
- Garcia-Olmo D, et al：Dis Colon Rectum, 48, 2005, pp.1416-23.

C-21 イレウス
ileus

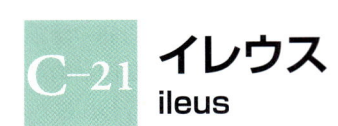

疾患の概要

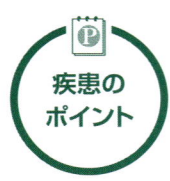

疾患のポイント

- イレウスとは何らかの原因により腸内容の通過が障害された状態で、このうち、器質的閉塞を伴うものを機械的イレウスという。一方、器質的閉塞はなく腸内容の通過障害をきたしている状態を機能性イレウスという。
- 絞扼の有無の判断が最優先される。臨床症状、既往歴、血液検査、腹部理学的所見、X線検査、超音波検査、CT検査などから総合的に診断し緊急手術の適応を判断する。
- 絶飲食、イレウス管からの排液により脱水、電解質異常を伴うため、早急な輸液が必要となる。

1）疾患概念と症状

イレウスとは何らかの原因により腸内容の通過が障害された状態で、このうち、器質的閉塞を伴うものを機械的イレウス（血行障害の有無により単純性イレウスと絞扼性イレウスに分類）という。一方、器質的閉塞はなく腸内容の通過障害をきたしている状態を機能性イレウス（麻痺性イレウスと痙攣性イレウス）という（表C-21-1）。機械性イレウスの最も多い原因は癒着であり、その次に癌やヘルニアによるものが続く。絞扼性イレウスは緊急手術の適応で、症状として悪心、嘔吐、激痛であり、腹膜刺激症状を伴う。絞扼性イレウスでは、処置の遅れは死の危険性を伴う。

2）治　療

絞扼の有無の判断が最優先される。臨床症状、既往歴、血液検査、腹部理学的所見、X線検査、超音波検査、CT検査などから総合的に診断し緊急手術の適応を判断する。

イレウスと診断したら、絶飲食としイレウス管を経鼻、経肛門的に挿入する。絶飲食、イレウス管からの排液により脱水、電解質異常を伴

表C-21-1　腸閉塞の発生原因による分類

機械的腸閉塞	閉塞性	癒着（開腹術後，腹膜炎後など） 腸管内容物による閉塞（異物，腫瘍） 腸管内腔の異物（胆石，回虫など） 瘢痕性狭窄（外傷，クローン病，虚血性腸炎後など） 先天性腸管閉鎖
	絞扼性	索状物による血行障害 腸軸捻転症（S状結腸など） ヘルニア嵌頓（内ヘルニアなど） 腸重積症
機能的腸閉塞	麻痺性	神経性：胆石，尿管結石などの腹部の疝痛発作時，中枢神経系疾患 代謝性：低カリウム血症 炎症性：腹膜炎，急性膵炎，腹部手術後など，汎発性腹膜炎 開腹術後，脊髄損傷，腸間膜動脈血栓・狭窄 向精神薬大量投与，ヒステリー
	痙攣性	鉛中毒 外傷による反射

うため，早急な輸液が必要となる．イレウス管による減圧で，癒着性イレウスは改善することもあるが，症状の改善がみられない場合は手術の適応を考える．また，抗生物質の投与も必要である．

栄養療法

栄養療法のポイント
- 絶飲，絶食とする．
- 脱水，電解質異常に注意し，十分な補液を行う．
- イレウスが解除した場合は，流動食より開始し症状の悪化に注意を払う．

イレウスと診断されたら，絶飲食とする．また，イレウス管挿入により，脱水・電解質異常が生じるため，輸液での補充に十分注意する．

イレウスが解除した場合には，湯ざましや番茶を勧める．おもゆ，くず湯，野菜スープなど刺激の少ない流動食から始めて，様子をみながら豆腐，白身魚，牛乳などを追加し，主食も三分がゆ食，五分がゆ食，七分がゆ食，全がゆ食，普通食へと進めていく．

（安藤　朗，辻川　知之，佐々木　雅也）

参考文献

- 沖永功太：「イレウスの診断と治療の現況．消化器疾患-state of arts- Ⅰ．消化管（食道・胃・腸）」市倉　隆，日比紀文編；別冊医学のあゆみ，医歯薬出版，2006, pp.729-33.
- Sakorafas GH, et al：Surgery of the alimentary tract. 5th ed.（ed. by Lellemore KD）. WB saunders, Philadelphia, 2002, pp.317-41.

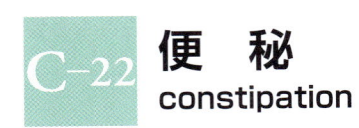

C-22 便秘
constipation

疾患の概要

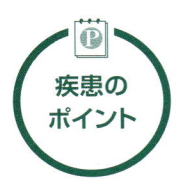

疾患のポイント
- 排便回数が少なく便が出にくい状態（概ね週に2回以下，あるいは3日以上排便がない状態）を便秘という．
- 弛緩性便秘，痙攣性便秘，直腸性便秘に分けられる．

1）病態

排便回数が少なく便が出にくい状態（概ね週に2回以下，あるいは3日以上排便がない状態）で，硬便化を伴うことが多い．排便習慣は個人差が大きく，毎日排便があるにもかかわらず排便違和感を伴うこともある．

最も多いのは機能性便秘であり，弛緩性便秘，痙攣性便秘，直腸性便秘に分けられる．大腸の蠕動運動の低下，緊張の低下により大腸内の糞便の通過時間が延長している状態が弛緩性便秘である．高齢者やせ型の女性に多い．痙攣性便秘は左側大腸の緊張が亢進して大腸内容の推進が十分に起こらない状態で，排便時に腹痛を伴う．最初に兎糞状の便が出て，その後軟便，下痢便が出ることが多い．便秘型の過敏性腸症候群の病態である．直腸型便秘は直腸に入ってきた便をうまく排出できない状態で，便が直腸内に届いた時に排便反射が起こらない状態である．便意を我慢しているような状態の時に起こる．

一方，器質的な原因があるものとして，大腸の通過障害（癌，炎症，S状結腸軸捻転，吻合部狭窄），腸管神経叢の異常（ヒルシュプルング病）などがある．加齢，長期臥床，さまざまな内科疾患（脳卒中，パーキンソン病，糖尿病，甲状腺機能低下症，癌性腹膜炎，電解質異常など）などが便秘の原因となる．運動不足，不規則な食習慣，摂取不十分，脱水，繊維摂取不足なども原因となる．また，薬剤（止瀉薬，麻薬，抗コリン薬，抗癌剤，鎮痛薬，抗パーキンソン病薬，向精神薬，バリウムなど）も原因となる．

2）治療

緊急な処置の必要性の判断と基礎疾患の有無の判断が重要である．イレウスの症状がある場合は，イレウスの治療に準じて対処する．

表C-22-1　便秘の原因になる疾患

機能性便秘	弛緩性便秘	高齢者，経産婦，腹筋力の低下
	直腸性便秘	肛門疾患，便意の抑制の習慣
	痙攣性便秘	過敏性腸症
器質性便秘	管腔内狭窄	腫瘍，炎症，術後癒着，腸形成異常
	管腔外狭窄	腹腔内臓器の腫瘍，炎症，ヘルニア
症候性便秘		代謝・内分泌疾患，神経筋疾患，膠原病，鉛中毒

栄養療法

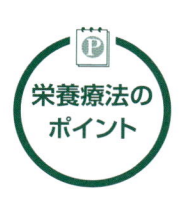

栄養療法のポイント
- 弛緩性便秘には，腸管に適度な刺激を与えるのに十分な水分や食物繊維の増量を考える．食物繊維の必要量は1日当たり20～25gとされる．
- 痙攣性便秘には，腸管に対して刺激性の強い食品は避ける．アルコールや炭酸飲料も避けた方がよい．
- プレバイオティクス，プロバイオティクスを有する食品を利用して，腸内環境を改善する．

1) 弛緩性便秘に対する栄養指導

弛緩性便秘では，大腸の運動機能が低下しているため，腸管に適度な刺激を与えて，蠕動運動を高めることが重要である．

食事の量や回数を減らすような不規則な生活習慣を改善する．腸管の刺激のため，十分な水分と食物繊維を摂取する．食物繊維の多い食品として野菜，海藻，きのこ，こんにゃくが挙げられる．いも類，果物にも食物繊維が多く含まれるが，用いる場合にはエネルギー摂取が過剰にならないように注意する．

不溶性食物繊維は便の水分保持を助け，便量を増し排便を助ける．

水溶性食物繊維は短鎖脂肪酸などの産生を介して腸内環境を調節して排便を助ける．

食物繊維の必要量は1日当たり20～25gとされる．

主食は，消化のよいめん類やパンよりも，一部の澱粉が食物繊維としても働くご飯を積極的に摂取する．さらに腸管に刺激を与える牛乳，乳製品，香辛料の摂取も効果的である．

脂肪は，便秘に対しては補助的な改善作用がある．

2) 痙攣性便秘に対する栄養指導

痙攣性便秘では，腸の緊張を抑制するため，腸管粘膜に対して刺激性の強い食品は避ける．香辛料，アルコールや炭酸飲料，過剰な油脂類，冷たいもの，熱すぎるものなどは腸管の蠕動運動を亢進するため避けた方がよい．

食物繊維は，不溶性食物繊維の多量摂取は，腸管への刺激となるため控え，水溶性食物繊維を中心に適量摂る．

3) 高齢者の便秘に対する栄養指導

高齢者では，運動不足や身体機能の低下により腹圧が弱くなり，排便の神経反射の衰弱により便秘になることが多い．咀嚼力や嚥下機能も低下することから，繊維の多い食品は摂取しにくく，食事も主食の割合が大きくなり，量も少量で，栄養素，摂取のバランスが悪くなりがちである．

このため，繊維の多い食品は，柔らかく煮たり，細かく刻んだりと食べやすくする調理工夫が必要となることもある．

4) プレバイオティクス，プロバイオティクスを有する食品による腸内環境改善作用

プレバイオティクスとは，腸内に有用な菌であるビフィズス菌などを増やし，腸内環境を良好に保つ作用のある難消化性食品成分のことで，オリゴ糖や一部の食物繊維（イヌリン，ポ

リデキストロースなど）が挙げられる．腸内細菌によって難消化性糖質が発酵すると，乳酸・酢酸などの短鎖脂肪酸が産生され，腸内pHが低下する．pHが酸性下では，ビフィズス菌などの有用菌は増殖し，大腸菌など有害菌は減少する[1,2]．さらに，難消化性であり，腸内で発酵することから食物繊維複合体の一部とみなされ，便量を増やす働きもある[3]．

プロバイオティクスである乳酸桿菌には便秘の軽減が立証されており[4]，ビフィズス菌が腸内代謝を活性化することも報告されている[5]．

（安藤　朗，辻川　知之，佐々木　雅也）

引用文献

1) Rao AV : The Journal of nutrition, 129(7 Suppl), 1999, pp.1442S-45S.
2) Gibson GR : The Journal of nutrition, 129(7 Suppl), 1999, pp.1438S-41S.
3) Prosky L : Journal of AOAC International, 82(2), 1999, pp.223-26.
4) Salminen S, Bouley C, Boutron-Ruault MC, et al : The British journal of nutrition, 80 Suppl 1, 1998, pp.S147-71.
5) Salminen S, Isolauri E, Salminen E : Antonie van Leeuwenhoek, 70(2-4), 1996, pp.347-58.

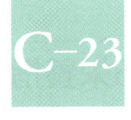

C-23 下　痢
diarrhea

疾患の概要

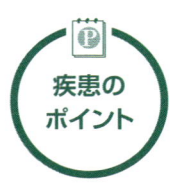

疾患のポイント
- 水分を多く含む形のない糞便を排泄する病態を下痢と呼ぶ．糞便の水分量によって軟便（60〜80％），泥状便（80〜90％），水様便（90％以上）などの違いがある．24時間の糞便量が200g以上，また糞便水分量が200mL以上を下痢と定義する．
- 脱水の有無を評価し，脱水の補正が優先される．その後，原因疾患の治療，除去を考える．

1）病　態

水分を多く含む形のない糞便を排泄する病態を下痢と呼ぶ．糞便の水分量によって軟便（60〜80％），泥状便（80〜90％），水様便（90％以上）などの違いがある．24時間の糞便量が200g以上，また糞便水分量が200mL以上を下痢と定義する．

ヒトは1日2Lの水分を摂取し，さらに消化液（唾液，胃液，胆汁，膵液など）が7L分泌されるため，消化管へは9Lの水分が供給される．一方，これらの水分は十二指腸，空腸で5.5L，回腸で2Lが吸収されるため，大腸には1.5Lの水分が流入する．大腸では，右側大腸で水分が吸収され，糞便中には0.2L以下の水

分が排泄される．小腸は12L，大腸は4～6Lまで水分の吸収能を有しており，腸管への水分の供給がこれらを上回ると下痢を生ずる．

下痢の分類を表C-23-1に示す．腸内容物の浸透圧の上昇は腸粘膜からの水の分泌を刺激し等張に近づけようとする．このような下痢を浸透圧性下痢と呼ぶ．短腸症候群，腸管のバイパス，蠕動亢進，粘膜病変による吸収能の低下などが原因となる．胆汁酸製剤もこの機序で下痢を誘発する．分泌性下痢は上皮細胞からの分泌の亢進によるものと炎症などにより滲出物の分泌が亢進して起こる．コレラ毒素はおびただしい腸液の分泌を誘発する．

栄養療法

栄養療法のポイント
- 基本的に食物繊維，脂肪，香辛料などの化学的・物理的・機械的な刺激となる食品を避ける．
- 脱水と電解質異常に注意する．
- 脂肪分の多い食事は避ける．
- プロバイオティクス，プレバイオティクスを有する食品による腸内環境の改善．

1）急性下痢に対する栄養指導

急性下痢の場合には，絶食とする．脱水の有無を評価し，まず脱水の補正が優先される．その後，原因疾患の治療，除去を考える．下痢が病原菌排除などのための生体反応であることがあり，原因を慎重に評価する．

脱水の補正は，経口補水液（oral rehydration solution；ORS）などを用いて，できるだけ生理的，経口的に行う．経口摂取が不可能な場合，経静脈的補正を試みる．原疾患による消化吸収障害を合併して，蛋白栄養不良状態となっていることが多い．

症状に改善が認められたら，流動食，かゆ食と移行し，症状の悪化がなければ普通食へ移行する．

2）慢性下痢に対する栄養指導

基本的に食物繊維，脂肪，香辛料などの化学的・物理的・機械的な刺激となる食品を避け，消化吸収のよい食品を考える．冷たい飲料，アルコールや炭酸飲料などの嗜好飲料は，腸管粘膜を刺激するので制限する．こんにゃく，海藻類の摂取は控え，発酵食品や発酵しやすい豆類，いも類も避ける．果物の中でも，りんごに含まれる水溶性食物繊維ペクチンには腸内の水分保持作用があることから，すりおろして摂取することは勧められる．

慢性下痢では，エネルギー，蛋白質，ビタミンなどの不足から低栄養をきたしやすいので注意する．1回の食事量は少なめにし，食事の回数を増やすことも一法である．

3）プロバイオティクス，プレバイオティクスを有する食品による腸内環境改善作用

プロバイオティクスであるビフィズス菌，乳酸桿菌などは抗生物質療法や放射線治療による下痢症，ロタウイルスなどによるウイルス性下痢

表 C-23-1　下痢の病態と分類

浸透圧性下痢	半透膜として働く腸管は水の透過性がよいため，腸管内に吸収されにくい高浸透圧性の溶質が多量に存在することにより，腸管内浸透圧が上昇し，水が管腔内に引き出され浸透圧性の下痢となる．栄養剤による下痢，ダンピング症候群，吸収面積の減少する短腸症候群など
分泌性下痢	コレラや病原性大腸菌に代表される細菌感染では腸管内に存在する毒素により，またプロスタグランジンや VIP といったホルモン，さらには脱抱合胆汁酸などによって，adenylate cyclase-cAMP system を介した分泌亢進が引き起こされ，腸管内容液が増加し分泌性の下痢となる
腸粘膜障害	細菌・ウイルス・真菌・原虫感染による胃腸炎，食品アレルギー，潰瘍性大腸炎や Crohn 病などの炎症性腸疾患といったさまざまな粘膜障害を起こす病態において，腸管壁の透過性が亢進し，多量の滲出液が腸管内に排出されると同時に吸収障害も起こるため，下痢が発生する
腸管運動異常	①過敏性腸症候群や甲状腺機能亢進症などのように腸管運動の亢進により，腸管内容物の通過が早められるために起こる下痢と，②糖尿病や強皮症のため腸管運動が低下し小腸内容物の通過が遅延するため，小腸内に細菌が増殖し，胆汁酸の脱抱合が起こり脂肪や水の吸収障害が起こるための下痢の2つの機序が存在する

症や旅行者下痢症に対する有効性も報告されている[1,2]．腸管粘膜への定着，抗菌物質の産生，毒素などの有害成分の不活性化など，腸内細菌叢のバランスが崩壊した腸管粘膜を修復する．

プレバイオティクスを有する食品（オリゴ糖や一部の食物繊維）の下痢に対する改善作用は十分に立証されてはいないものの，消化管内感染症の予防や，下痢の持続期間の短縮などが報告されている．プレバイオティクスは，腸内に有用なビフィズス菌の増殖や，潜在的病原性細菌を抑制することから，腸内環境の改善が期待できる．

（安藤　朗，辻川　知之，佐々木　雅也）

引用文献

1) Salminen S, Bouley C, Boutron-Ruault M C, et al：The British journal of nutrition, 80 Suppl 1, 1998, pp.S147-71.

2) Salminen S, Isolauri E, Salminen E：Antonie van Leeuwenhoek, 70(2-4), 1996, pp.347-58.

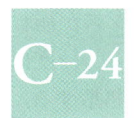

C-24 嘔吐
vomiting, emesis

疾患の概要

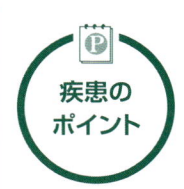

疾患のポイント
- 嘔吐は，食道，胃，横隔膜，腹筋などによる反射運動で，胃・十二指腸内容物を逆向性に食道，口腔を通して排出する現象である．迷走神経や交感神経などを介した延髄の嘔吐中枢の刺激や，脳圧亢進による chemoreceptor trigger zone（CTZ）の刺激により嘔吐反射が誘発される．
- 原因から末梢性嘔吐，中枢性嘔吐，心因性嘔吐に分けられる．

1）病態生理

嘔吐は，食道，胃，横隔膜，腹筋などによる反射運動で，胃・十二指腸内容物を逆向性に食道，口腔を通して排出する現象である．心窩部から腹部にかけての不快感（悪心）を伴う．迷走神経や交感神経などを介した延髄の嘔吐中枢の刺激や，脳圧亢進による chemoreceptor trigger zone（CTZ）の刺激により嘔吐反射が誘発される．嘔吐中枢の刺激により横隔膜神経，迷走神経，脊髄神経を介して胃噴門の弛緩と幽門の収縮，さらに横隔膜の収縮と進み逆蠕動が起こり嘔吐となる．

嘔吐により多量の胃液を喪失すると H^+ と Cl^- が減少し，アルカローシスになる．この時，細胞内から H^+ は外へ出て，Na^+ と K^+ が代わりに細胞内に入る．

2）嘔吐をきたす疾患

嘔吐は，その原因から末梢性嘔吐，中枢性嘔吐，心因性嘔吐に分けられる．末梢性嘔吐は，種々の消化器疾患，心疾患，呼吸器疾患，婦人科疾患でみられる．前庭神経に関連した耳鼻科疾患による嘔吐も末梢性嘔吐に含まれる．

中枢性嘔吐は嘔吐中枢の刺激によるものとCTZを介するものに分けられる．脳血管障害や脳腫瘍などによる脳圧亢進は直接嘔吐中枢を刺激し，尿毒症などの代謝疾患，モルヒネやジギタリスなどの薬剤はCTZを刺激する．心因性嘔吐は情動的，精神的刺激により誘発される．

栄養療法

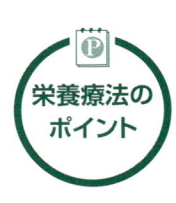

栄養療法のポイント
- 症状が強い場合は絶食，絶飲とする．
- 脱水，電解質異常に注意し，十分な補液を行う．
- 症状の改善をみて流動食より開始する．

嘔吐症状が強い場合には絶飲食とし，点滴により水分・電解質の補充を行う．症状が改善したら，おもゆや野菜スープなど刺激の少ない流動食を開始し，様子をみながら3分がゆ，5分がゆ，7分がゆ，全がゆへと進めていく．

消化管を刺激するような香辛料，脂肪・塩分の多い食品を控え，消化のよいものを摂取する．

嘔吐による脱水，および電解質バランスが崩れるため，十分な水分摂取が必要である．一度にたくさん摂取するよりは，少量を頻回摂取する．経口補水液や，水分摂取が困難な場合は点滴で補充する．

〔安藤　朗，辻川　知之，佐々木　雅也〕

D-1 肝炎
hepatitis

疾患の概要

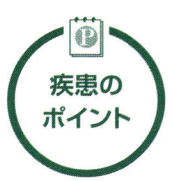

疾患のポイント
- 肝炎の主な原因となる肝炎ウイルスはA型からE型まである．
- いずれの型も急性肝炎を発症するが，そのうちB型，C型はさらに慢性肝炎の発症に関わる．
- 急性肝炎はA型，B型とも一般的に良好な経過をたどり，ウイルスは排除され治癒する．
- C型の急性肝炎の慢性化率は極めて高い．
- 急性肝炎では全身倦怠感，食欲不振，悪心・嘔吐，発熱，黄疸がよくみられる症状である．
- 慢性肝炎はゆっくりと進行するため，普通は自覚症状はない．
- 血小板数の減少は慢性肝炎の線維化や進行度を反映する．
- 慢性肝炎の治療は抗ウイルス療法と炎症の鎮静化による病期の進展の阻止である．
- C型慢性肝炎では過剰な貯蔵鉄が肝障害を助長する．

1）病　態

肝炎には急激な肝細胞の壊死，炎症により発症する急性肝炎と炎症が長期にわたり持続する慢性肝炎がある．急激で広範な肝細胞壊死により肝不全症状を呈する予後不良の劇症肝炎は急性肝炎の1〜2％にみられる．

1 原　因

肝細胞にダメージをきたす原因としてウイルス，薬物，アルコール，自己免疫などが挙げられる．わが国や東南アジアでは肝炎の80〜90％が肝炎ウイルスによるものである．肝炎ウイルスによる肝炎の重大性は，ヒトからヒトへ感染する可能性のあること，そして原因ウイルスによっては慢性化し肝硬変に進展しうることにある．

代表的な肝炎ウイルスはA型からE型まであり，感染経路はA型とE型はウイルスを含む糞便に汚染された飲料水や貝などの生食による経口感染であり，B型，C型，D型は血液を介した感染である．わが国ではA型，B型，C型肝炎ウイルスによる肝炎がほとんどである．いずれの型も急性肝炎の発症に関わるが，B型，C型はさらに慢性肝炎の発症に関わる．

2 肝炎ウイルス

1）B型肝炎ウイルス（HBV）

HBVは血液や体液を介して感染する．成人と幼少期の感染ではウイルスの体内動態が異なる．成人で初感染を受けると90％は不顕性感染で，10％が急性肝炎を発症する（HBs抗原陽性化）．発症後ほとんどの例でウイルスは3か月以内に排除され，治癒する（HBs抗原陰性化，HBs抗体陽性化）．感染は輸血からのものと輸血

以外からのものに大別される．輸血以外からのものでは性交渉や針刺し事故などによる．

免疫応答の未熟な幼少期に HBV 感染を受けた場合，ウイルスは排除されず，持続感染状態（キャリア）となる．感染経路のほとんどが母児間の垂直感染によるもので，出産時の産道感染によるといわれている．キャリアが成人に達すると免疫寛容が崩れ，リンパ球による感染肝細胞の破壊，ウイルス排除の反応が持続することにより慢性肝炎の病態を形成するに至る．わが国のキャリアの人口は，かつては 2 〜 3 ％といわれていたが，現在平均 0.63 ％でワクチンによる母児間感染の防止により減りつつある[1]．

2) C 型肝炎ウイルス（HCV）

HCV は血液を介して感染し，急性肝炎を発病したあともウイルスが排除されないことが多く，ほかの肝炎ウイルスの感染と異なるところである．わが国における HCV 感染者は年齢依存性で 20 歳未満は 0.2 ％であるが，50 歳以上は 3.9 ％，70 歳以上はさらに高率となり，HCV キャリアは約 200 万人と推定されている[1]．自覚症状を呈することがほとんどなく，多くは献血，健康診断など偶然の血液検査を契機に発見される．

感染経路としては過去における輸血歴が重要である．輸血以外では医療従事者の針刺し事故，かつての予防接種，血液製剤，入れ墨，覚醒剤の回し打ちなどが指摘されている．HBV（B 型肝炎ウイルス）と異なり，性交渉による感染や母児間感染はまれである．

3 急性肝炎の経過

A 型肝炎ウイルスでは感染後 2 〜 6 週（約 1 か月），B 型は 1 〜 6 か月（平均 3 か月），C 型は 1 〜 2 か月の潜伏期を経て発症する．

A 型は一般的に良好な経過をたどり，慢性化せず，1, 2 か月で治癒する．

B 型も多くは一般的に良好な経過をたどり，ウイルスは排除され治癒する．免疫能が低下している例ではウイルスは排除されず，慢性化することがある（HBs 抗原陽性持続）．まれではあるが，劇症化する例がある．劇症肝炎については「D-5 肝不全」の項を参照．

C 型はウイルスが体内から排除されて治癒する人は 30 〜 40 ％であるが，排除されない場合はキャリアとなる．その際，炎症が持続して慢性肝炎に移行する場合と，急性肝炎がいったん沈静化して何年も経てから慢性肝炎で発見される場合がある．このように C 型急性肝炎の慢性化率は極めて高いのがほかの型の急性肝炎と異なるところである．

4 慢性肝炎の経過

臨床的には 6 か月以上肝機能の異常が持続し，病理組織学的には門脈域におけるリンパ球を主体とした炎症性細胞浸潤と線維化，肝小葉内における種々の程度の肝細胞の変性，壊死所見をみるものをいう．原因の多くが HBV，HCV 感染による．

急性肝炎から移行したものは経過観察により早くから気付かれるが，多くは知らないうちに肝臓の炎症が起こり，健康診断などスクリーニングの血液検査で偶然発見される．わが国の慢性肝炎患者の大半は HCV によるものである．

HBV キャリアが発症すると，20 〜 30 歳で多くは HBe 抗原が陰性化し，HBe 抗体が陽性となる，いわゆるセロコンバージョンが自然経過の中で成立し，肝炎は沈静化される．この現象が認められない例では慢性肝炎が持続し，肝硬変，肝癌への進展リスクはより高まる．

C 型慢性肝炎では自然治癒はほとんどなく，ウイルスが排除されない限りゆっくりと進行して，約 30 ％ の人が感染から 20 〜 30 年かけて肝硬変に移行し，肝癌発生のリスクが高くなる．

5 その他の肝炎

1) 薬物性肝障害

薬物性肝障害には中毒性と特異体質性によるものがある．中毒性は薬物それ自体またはその代謝産物の肝毒性により生じ，用量依存性である．特異体質性はさらにアレルギー性特異体質によるものと代謝性特異体質によるものに分けられる．多くは特異体質性に属するものであり，

一般的に用量依存性でない．薬物服用後4週以内に発症することが多く，AST（GOT），ALT（GPT）の変動に注意し，肝障害の早期発見に努める．

アレルギー性特異体質によるものでは皮膚症状などアレルギー症状を認めやすく，肝病変は肝内胆汁うっ滞を起こしやすい．病型は肝細胞障害型，胆汁うっ滞型，混合型の3病型に分けられる．肝細胞障害型はAST，ALTを主体とする肝機能検査異常があるものの，臨床上は多くが無症状である．胆汁うっ滞型，混合型では胆汁うっ滞に関連して黄疸が出現する．臨床検査の特徴として，アレルギー性発機序の場合に白血球増多，好酸球増多，起因薬物によるリンパ球刺激テスト（DLST）が陽性となることがある．中毒性や代謝性特異体質性の場合には特徴的なものはない．

起因薬剤を速やかに中止することで，ほとんどが軽快する．発見の遅れや個体差により重篤化して治療に難渋したり，劇症肝炎，胆汁性肝硬変による肝不全に陥る例もある．

一般的な治療としては急性肝炎の治療に準じる．

2）自己免疫性肝炎

自己免疫機序が関与する慢性に経過する肝炎で，中年以降の女性に好発することが特徴である．原則として肝炎ウイルス，アルコール，薬物による肝障害及び他の自己免疫疾患に基づく肝障害は除外される．免疫抑制剤，特に副腎皮質ステロイドが著効する．

症状は倦怠感，黄疸，食欲不振などのほかに関節痛，発熱を呈するものがしばしばみられる．他の自己免疫疾患あるいは膠原病の合併はおよそ1/3でみられ，合併頻度の高いものとして慢性甲状腺炎，関節リウマチ，シェーグレン症候群がある．身体症候としては他のウイルス性慢性肝炎，肝硬変と異なることはない．血清γ-グロブリン，あるいはIgG値が上昇（2g/dL以上），抗核抗体陽性とともに抗平滑筋抗体や抗DNA抗体が同時に陽性を示すことも多い．

副腎皮質ステロイド治療によく反応し，進行もみられなくなる．副腎皮質ステロイドの減量とともに肝機能が悪化することがあり，副腎皮質ステロイドの投与を長期間続けることが必要な場合がある．

2）症　状

1 急性肝炎

全身倦怠感，食欲不振，悪心・嘔吐，発熱，黄疸がよくみられる症状である．C型急性肝炎は全般的に自覚症状に乏しいことが多く，A型，B型とは対照的である．肝臓は腫大し，軽度の脾腫を認めることがある．

2 慢性肝炎

ゆっくりと肝細胞障害が進行するため，普通は自覚症状はないが，肝細胞の破壊が一時的に強くなる急性増悪と呼ばれる状態では食欲不振，全身倦怠感などの症状がみられることがある．

3）検査所見

1 血液検査

1）急性肝炎

血清トランスアミナーゼ（AST，ALT）は著しく上昇する．血清総ビリルビンの上昇はA型，B型で顕著である．肝炎ウイルス検査では，A型はIgM型HA抗体が検出される．B型はHBs抗原陽性，IgM型HBc抗体が検出される．C型は感染初期にはまだHCV抗体が検出されないことが多く，早期より検出されるHCV-RNAで診断する．

2）慢性肝炎

トランスアミナーゼは軽度から中等度（ALT80～100単位以上）の上昇が持続するが，時には正常値となることもある．慢性肝炎の線維化や進行度を反映してヒアルロン酸，IV型コラーゲンの上昇がみられるが，特に血小板数の減少は

重要である．B型はHBs抗原陽性，HBc抗体の高力価陽性をみる．C型はHCV抗体陽性である．自己免疫性肝炎は原則的に肝炎ウイルスマーカーが陰性で，血中自己抗体（特に抗核抗体，抗平滑筋抗体など）が検出される．

2 その他の検査

慢性肝炎の確実な診断と進行の程度をはっきりさせるには肝生検による組織診断が有用である．慢性肝炎の初期では一部に炎症所見と，壊れた細胞に置き換わった線維組織を認める程度である．しかし，炎症の持続により徐々に線維組織が広がり，さらに進行すると肝臓の基本構造である肝小葉が線維により分断され，偽小葉を形成するようになればもはや肝硬変と診断される．

4) 治　療

急性肝炎の急性期，慢性肝炎の増悪期は安静とし，対症療法を行う．

ウイルス性慢性肝炎の治療の最大の目標はウイルスの排除にあるが，炎症を鎮静化することによる病期の進展の阻止も重要である．

1 薬物療法

1) 抗ウイルス療法

(1) B型慢性肝炎の治療

現在ある治療法で，HBVを完全に排除することは残念ながらできないが，ウイルス量の減量を目指す．

① インターフェロン：HBe抗原を陰性化させ，肝炎の鎮静化を目指す．1か月の投与でHBe抗原の消失率は約20％である．

② 核酸アナログ製剤：内服の抗ウイルス薬で，B型肝炎ウイルスの増殖を抑制し，肝炎を鎮静化させる．ラミブジンは長期投与による薬剤耐性ウイルス変異株の出現が問題となる．現在ラミブジンのほかにアデホビル，変異株が出にくいエンテカビルが投与できるようになった．

(2) C型慢性肝炎の治療

① インターフェロン：確実にウイルスが排除されて著明な効果が得られる人は全体の約30％で，治療効果にはウイルスの遺伝子型，ウイルス量，肝臓の線維化の進行度が大きく関わっている．

② インターフェロン＋リバビリン：抗ウイルス薬のリバビリンの内服を併用することにより，インターフェロン単独療法に比べて，より効果的にウイルスを排除することができる．近年ペグインターフェロンの登場によりリバビリンとの併用で，それまで5％にしか著効を得られなかったgenotype 1bの高ウイルス量の患者で50％に著効が得られるようになっている[2]．

2) 一般的な薬物療法

抗ウイルス療法が困難な場合や治療効果が期待できない場合，効果が不十分であった場合には，グリチルリチン製剤（強力ネオミノファーゲンシー®など）の静脈注射やウルソデオキシコール酸（ウルソ®など），小柴胡湯の内服が行われる．

2 その他の治療法

最近，慢性肝炎の進展に酸化ストレスの関与が重視されている．とりわけC型慢性肝炎の肝における過剰鉄が問題とされ，過剰に沈着した鉄の酸化で生じるフリーラジカルが肝細胞膜の傷害やDNAの傷害を招き，肝炎の進展に関わる．肝内の過剰鉄を減らし，肝細胞障害を軽減させる目的で，補助療法として瀉血や鉄制限食による除鉄の効果が注目されている[3,4]．C型慢性肝炎に対する瀉血療法は2006年より保険請求が可能となった(250点)．貯蔵鉄量は血清フェリチン値が指標となる．

栄養療法

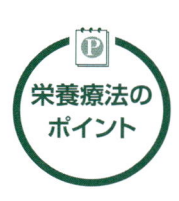

栄養療法のポイント

- 食欲不振が改善したら，1日のエネルギー30～35 kcal/kg，蛋白質1.2～1.5 g/kgとする．
- 急性肝炎の回復期や慢性肝炎では，肝の脂肪化を避けるためエネルギー過剰投与は避ける．
- 肥満はC型慢性肝炎の進行や抗ウイルス療法に対する反応性に影響するので，エネルギー過剰に注意する．
- C型慢性肝炎の除鉄目的に瀉血療法と鉄制限食の指導がある．

1) 食事療法

1 急性肝炎初期，慢性肝炎急性増悪期

食欲不振により経口的な食事摂取量が不十分な場合，末梢静脈栄養でグルコースを主体としたエネルギー補給と水分，ビタミン，ミネラルの補給を行う．食欲不振から回復したら，1日のエネルギー30～35 kcal/kg，蛋白質1.2～1.5 g/kgとする．

2 黄疸の強い例

胆汁分泌量の低下が短期間生じ，この間脂肪の消化，吸収に影響を及ぼす可能性がある．黄疸増強時は食事脂肪の制限を考慮する．

3 急性肝炎の回復期

急性肝炎の極期を過ぎると一般に速やかに食欲が回復してくるので，栄養輸液は中止とする．食事摂取量の増加に加えて安静の継続によりエネルギーの過剰をきたし，体重増加とともに肝の脂肪化を招き，肝機能の正常化に影響を及ぼす可能性があるので注意が必要である．胆汁うっ滞型を呈する薬物性肝障害などで黄疸が遷延する場合，脂溶性ビタミン不足が生じる可能性があるためこれを補う．

4 慢性肝炎

エネルギー30～35 kcal/kg，蛋白質1.2～1.5 g/kgとする．脂質エネルギー比は20～25%とし，バランスのとれた食事とする．肥満，糖尿病合併例では過剰投与とならないように注意する．

5 C型慢性肝炎のインターフェロンとリバビリンの併用療法

味覚異常，食欲低下，減少が多くみられるが，治療効果への影響は不明である．

6 C型慢性肝炎

肝内における鉄の過剰蓄積は肝障害を助長するため，過剰鉄を減らす目的で瀉血療法と鉄制限食6 mg/日以下を指導し，トランスアミナーゼの改善を図る．

7 慢性肝炎

不必要な安静と過栄養により肝細胞の脂肪化が生じ，トランスアミナーゼ上昇の一因となることがある．そればかりか，肥満はC型慢性肝炎の進行を促進すること[5,6]，抗ウイルス療法に対する反応性にも影響を及ぼすこと[7]などが報告されている．肥満例での体重の減量は肝における脂肪変性，肝線維化，肝機能検査の改善をもたらす[8]．

2）栄養療法のアセスメント

急性肝炎では身体組成には変化は認めがたい．動的栄養アセスメントの指標である血清アルブミン値の低下は肝細胞の合成能の障害を主として反映したもので，ここでは必ずしも栄養状態を反映したものではない．病態の回復により血清アルブミン値は速やかに回復する．

慢性肝炎では疾患そのものによって低栄養をきたすことはない．問題はむしろ過栄養にある．肥満は脂肪肝の合併，糖代謝異常の合併，慢性肝炎の進行に関わることも考慮し，BMI，腹囲測定などにより過栄養を評価することは重要である．

（鈴木　博）

引用文献

1) 小池和彦：ウイルス性慢性肝炎の実態：世界の動向と本邦での問題点．日内会誌，97, 2008, pp.3-9.
2) 熊田博光：肝硬変を含めたウイルス性肝炎の治療ガイドライン．日医新報，4382, 2008, pp.57-60.
3) Hayashi H, Takikawa T, Nishimura N, et al：Improvement of serum aminotransferase levels after phlebotomy in patients with chronic active hepatitis C and excess hepatic iron. Am J Gastroentero, l89, 1994, pp.986-88.
4) 松本匡史，今村重義，佐藤仁美，ほか：C型慢性肝炎に対する食事性の鉄摂取制限の有効性．肝臓，40, 1999, pp.436-44.
5) Ortiz V, Berenguer M, Rayón JM, et al：Contribution of obesity to hepatitis C-related fibrosis progression. Am J Gastroenterol, 97, 2002, pp.2408-14.
6) Koike K, Moriya K：Metabolic aspects of hepatitis C：steatohepatitis resembling but distinct from NASH. J Gastroenterol, 40, 2005, pp.329-36.
7) Tarantino G, Conca P, Sorrentino P, et al：Metabolic factors involved in the therapeutic response of patients with hepatitis C virus-related chronic hepatitis. J Gastroenterol Hepato, l21, 2006, pp.1266-68.
8) Hickman IJ, Clouston AD, Macdonald GA, et al：Effect of weight reduction on liver histology and biochemistry in patients with chronic hepatitis C. Gut, 51, 2002, pp.89-94.

D-2 脂肪肝
fatty liver

疾患の概要

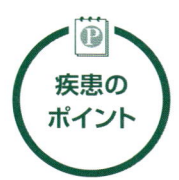

疾患のポイント

- 肝細胞内の脂肪滴の蓄積が肝小葉の1/3以上を占めるものを指す．
- 肥満人口の増加に伴い発生頻度は増加する．
- 肥満，2型糖尿病に多い過栄養性脂肪肝は約70％，アルコール性脂肪肝は約20％である．
- 一般的に自覚症状に乏しい．
- 腹部超音波検査による診断と病理組織診断との一致率は高い．
- アルコール性脂肪肝は飲酒の継続により肝線維化を伴い進行する．
- 非アルコール性脂肪肝炎（NASH）は炎症，壊死，線維化を伴う進行性肝病変である．

1）病 態

　肝の総脂肪量は湿重量当たり約5％で，そのうち中性脂肪は20％である．脂肪肝は肝細胞に脂肪が過剰に蓄積したもので，組織学的には肝細胞内の脂肪滴が肝小葉の約1/3以上にわたって認められる状態である[1]．蓄積する過剰脂肪の大部分は中性脂肪であり，家族性コレステロール脂肪肝や特殊薬剤によるリン脂質脂肪肝があるがまれである．わが国の脂肪肝の発生頻度は，一般健常人を対象としたドック健診によれば男性15〜20％，女性5〜10％といわれてきたが，近年，肥満人口の増加とともにその頻度はさらに増加がみられ[2]，年齢分布は男性は30歳から70歳までほぼ一定した頻度で，女性は閉経後の50歳以降で急増する．

　肝細胞に中性脂肪が蓄積する要因としては，①脂肪組織から肝への脂肪酸動員の増加，②糖質，脂肪の過剰摂取，③脂肪酸の合成亢進，④肝における脂肪酸の酸化障害，⑤中性脂肪生成亢進，⑥アポ蛋白質の生成障害，⑦超低密度リポ蛋白質（VLDL）の分泌障害が考えられる．

2）分 類

　肝細胞内に蓄積する脂肪滴の形態から大滴性脂肪肝と小滴性脂肪肝に大別される．

　成因別にみると，肥満，飲酒，糖尿病に起因するものが大部分であり，それぞれの因子を複合する例も多い．日本人は比較的軽度の肥満でも脂肪肝になりやすいといわれている．BMIが25以上の脂肪肝発生率は50％，30以上は80％以上といわれている．糖尿病では肥満に伴う2型糖尿病で高率に脂肪肝がみられる．1型糖尿病では脂肪肝の合併は少ない．

　肥満，2型糖尿病に多くにみられる非アルコール性の過栄養性脂肪肝は全体の70％で，多量の飲酒習慣が主体で生じるアルコール性脂肪肝は約20％とされる．その他にステロイド薬治療，高カロリー輸液，飢餓，栄養障害によるものがある．以上は大滴性脂肪肝に分類される．

　まれなものとして急性妊娠性脂肪肝や小児の

Reye症候群における脂肪肝があり，小滴性脂肪肝に分類される．これらは極めて特殊な病型であり，かつ予後不良の重症肝疾患である．

3) 各種脂肪肝と栄養・代謝の障害

1 過栄養性脂肪肝

摂取した過剰の糖質は肝の中性脂肪の合成・蓄積に利用される．日常の食生活において糖質エネルギー比は60％位が理想的であるが，脂肪肝患者では70％以上に上る例が多い．

肥満では脂肪組織から脂肪酸の遊出が亢進し，血清遊離脂肪酸の肝への取り込みが増加する．その結果グルコース代謝は抑制され，インスリン分泌量が増えるが，インスリン抵抗性のため脂肪酸が常に動員された状態となり，肝内に中性脂肪の蓄積をきたす．2型糖尿病についても肥満によるものと同様の機序で脂肪肝が生じると考えられる．

2 アルコール性脂肪肝

習慣的に日本酒3合相当以上の飲酒を毎日続けている常習飲酒家や5合以上の大酒家にみられる．

アルコール性脂肪肝の成立機序として，次のことが考えられる．①多量のアルコール（エタノール）により生じた過剰のアセトアルデヒドがその強い毒性で肝ミトコンドリアを傷害し，脂肪酸の酸化（β-酸化）を抑制することにより肝内の脂肪酸を増加させる．②エタノール，アセトアルデヒドの脱水素反応で生じた補酵素NAD（nicotinamide adenine dinucleotide）の減少とNADHの増加がグリセロール合成の亢進を招き，肝内での中性脂肪の生成を促進する．③そのほか末梢脂肪組織からの脂肪酸動員の亢進，④肝からのリポ蛋白分泌の障害，などの関与により脂肪肝を生じる[3]．

3 蛋白低栄養による脂肪肝

低栄養状態においては食事性蛋白質欠乏によるアポ蛋白質の生成障害をきたし，肝細胞から中性脂肪が放出できずに脂肪肝を生じる．西アフリカの乳幼児に多くみられたクワシオルコル症候群は低アルブミン血症，貧血と脂肪肝をきたすことで知られている．

4 高カロリー輸液における脂肪肝

無脂肪で糖に依存する長期の高カロリー輸液を施行することにより肝の脂肪変性を生じる．生体の糖代謝能をこえる過剰な投与と，それに伴う高インスリン血症がその原因とされている．さらに無脂肪による必須脂肪酸の欠乏はリン脂質の合成低下により細胞膜の変性，リポ蛋白の合成障害を招き肝細胞に脂肪の蓄積を生じる．糖の減量と脂肪乳剤の併用でこれを防止することができる[4,5]．

4) 症　状

脂肪肝の程度が軽いものでは自覚症状に乏しい．アルコール性脂肪肝では時に全身倦怠感，食欲不振，腹部膨満感などが認められるが，断酒期間の経過とともに速やかに症状は消失する．肝臓は腫大し，圧痛を伴うことがある．

5) 検査所見

1 血液検査

アルコール性脂肪肝ではAST（GOT），ALT（GPT）は軽度から中等度に上昇し，上昇程度はASTの方が優っていることが多い．著しいγ-GTPの上昇がしばしばみられる．断酒後AST，ALTならびにγ-GTPは4週間ほどで速やかに改善する．非アルコール性の過栄養性脂肪肝ではAST，ALTの上昇はALTが優り，コリンエステラーゼの上昇がみられる．VLDL高値の高トリグリセリド血症が多い．

2 その他の検査

1）画像検査

　画像検査が極めて有用で，腹部超音波検査（エコー検査）では肝生検による病理組織診断との一致率は90％以上である．肝臓のエコー輝度が増し，肝臓と腎臓とのコントラストが明瞭となる．やがて肝臓の血管構造がはっきり描出されなくなり，さらに高度になると肝臓の深い部分には超音波が到達しにくくなって，深部エコーの減衰がみられる．腹部ＣＴでは肝臓は脾臓に比べＸ線吸収値の低下により暗く，反面，肝内脈管系が樹脂状に明るく描出され，あたかも血管造影剤を用いたような写り方をする．この所見は造影剤を用いることによりさらに強調される．

2）肝生検検査

　過栄養性脂肪肝の肝生検による病理組織像を図Ｄ-2-1に示す．アルコール性脂肪肝では脂肪化に加えてよく観察すると軽度の肝線維化所見を伴う例がしばしばみられる．
　非飲酒者であるにもかかわらずアルコールに起因する肝病変に類似して肝脂肪化に炎症・壊死と線維化などの変化を伴う組織像を呈する例の存在は非アルコール性脂肪肝炎 non-alcoholic steatohepatitis；NASHと呼ばれ，進行性肝病変として最近注目されている[6,7]（新しい疾患概念で後述）．

6）治　療

1 薬物療法

　薬物療法としてはポリエンホスファチジルコリン（EPL®）や高脂血症治療薬（フィブラート系）などが補助的に用いられる．
　NASHでは食事と運動療法だけでは十分な治療効果が得られず，薬物療法の併用がなされることが多い（後述）．

2 その他の治療法

　過栄養性脂肪肝では食事と運動療法が基本となる．食事療法はいうまでもなく肥満に対する食事療法と同様で，減食と運動による体重減量が原則である．体重の減量とともに AST, ALT は改善する．
　アルコール性脂肪肝は完全な禁酒，食事療法により多くは改善する．しかし背景にアルコール依存症が存在していることが多く，完全禁酒の実施は容易ではない．

7）予　後

　脂肪肝の多くは原因の除去により改善するが，脂肪肝の長期化はその背景に存在する肥満や糖質・脂質代謝の異常による生活習慣病の発症や増悪を招く．
　過栄養性脂肪肝は可逆性の肝病変であり，進行性の肝病変ではないとされてきた．しかし，脂肪肝の一部に認められるNASH（後述）は肝硬変に移行しうることからあなどることはできない．
　アルコール性脂肪肝の肝病態は禁酒により速やかに改善するのが一般的である．自他覚症状の改善はいうに及ばず，肝腫大の改善，肝機能検査の好転が目安になる．アルコール性脂肪肝はアルコール性肝臓病の初期病変であるが，過剰飲酒の継続は肝の線維化をきたし（図Ｄ-2-2），肝線維症を経て徐々に肝硬変に移行する可能性を秘めている[8]．

▶新しい疾患概念―非アルコール性脂肪肝炎（non-alcoholic steatohepatitis；NASH）

（1）病　態

　1980年，Ludwig[6]は飲酒歴がないにもかかわらず，肝組織所見がアルコール性肝障害に類似した20症例を報告し，この疾患概念を non-alcoholic steatohepatitis と命名して報告した．1998年のNIH Consensus Conferenceにより疾患概念が確立されるに至って，肥満人口の増加を背景にその病因，病態，予後に対する関心が急速に高まってきた[9]．肥満が多い米国では成人の2～5％，わが国においても成人の1％強

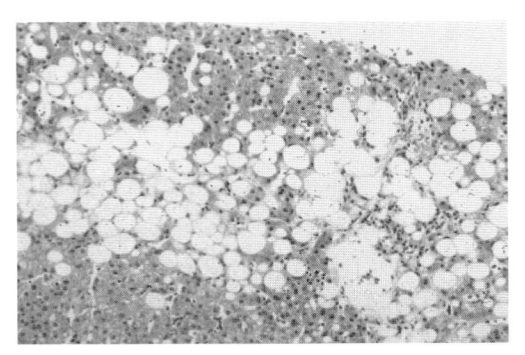

図 D-2-1　脂肪肝の肝生検による病理組織像
多数の肝細胞内に大きな脂肪滴を認める．

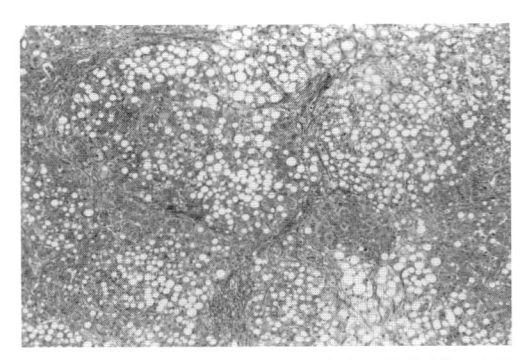

図 D-2-2　アルコール性肝障害の肝生検による病理組織像
肝の脂肪化とともに小葉周辺ならびに肝細胞周囲に線維化が生じている．

は本症に罹患しているとされ，10年の経過で約2割の症例が肝硬変に移行し，肝細胞癌の発症母地となることがわかっている[10]．

近年，欧米では非飲酒の脂肪肝に対してnon-alcoholic fatty liver disease（NAFLD）という言葉が使われる傾向にある．NASH（非アルコール性脂肪肝炎）への関心の高まりから派生した病名で，肥満や糖尿病に起因する脂肪肝である．NAFLDは肝生検を行わずとも臨床的に診断される病名で，NASHは肝生検により確定診断される．診断は肝細胞への脂肪沈着，ballooned hepatocyte，Mallory体，炎症性細胞浸潤，中心静脈周囲性および肝細胞周囲性線維化など，アルコール性肝障害の病変に類似する．NAFLDの約1割がNASHと推計されている[11]．

NASHの96％で内臓脂肪型肥満が存在し，87％がメタボリック症候群の診断基準を満たすとされている．また，本症では空腹時高インスリン血症が特徴で，空腹時血糖値はしばしば正常であるにもかかわらず，48％がHOMA-IR〔空腹時血糖（mg/dL）×IRI（μU/mL）/405〕が2.5以上の高度のインスリン抵抗性を示し，66％で耐糖能異常が観察されるとし，肥満に伴うインスリン抵抗性は本症発症の最大の危険因子としている[12]．

しかし，脂肪肝でもインスリン抵抗性は認められることであり，脂肪肝からNASHへの進展は未知の因子の関与が想定され，two hits theory が提唱された[13]．すなわち，過剰蓄積した内臓脂肪からの遊離脂肪酸が門脈を介して肝に流入しトリグリセリド合成が亢進して脂肪肝が生じるfirst hitに続いて鉄過剰によるフリーラジカルの発生，過酸化脂質の産生増加，腸内細菌由来のエンドトキシンによるTNF-αなど炎症性サイトカインの誘導，脂肪細胞からのアディポサイトカインの分泌異常などといったsecond hitが加わることにより，肝細胞障害，肝細胞壊死，肝線維化を生じるとする説である．second hitとして酸化ストレスが有力視されている．

(2) 検　査

血液検査ではAST, ALTの変動のほか非アルコール性脂肪肝ではあまり変動しないⅣ型コラーゲン，ヒアルロン酸などの肝線維化マーカーや血清フェリチン値の上昇が参考となる．

(3) 治　療

治療は，本症が肥満，糖尿病が誘因で生じる脂肪肝を背景とするため，肥満や糖尿病の治療と重なる部分が大きい．発症要因として過食，運動不足は重要であるが，それだけではない未解明な要因が存在している．食事療法と運動療法を基本として，インスリン抵抗性の改善と抗酸化療法を柱とする薬物療法が種々試みられている．インスリン抵抗性改善薬としてチアゾリジン誘導体，ビグアナイド剤，抗酸化療法ではビタミンE，N-アセチルシステイン，高脂血症改善薬のプロブコール，ベザフィブラート，肝

庇護剤の UDCA などである．その他の治療法として，鉄の過剰蓄積を伴う NASH には C 型慢性肝炎の補助療法として行われる瀉血が有効とされる[14]．食事からの鉄分が過剰とならないよう注意が必要である．

栄養療法

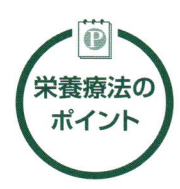

栄養療法のポイント

- 過栄養性脂肪肝の栄養管理は減食と運動による体重減量が中心となる．
- 体脂肪の分解を亢進させるためには摂取エネルギーを制限した食事とする．
- 有酸素運動はエネルギーの消費とともにインスリン抵抗性改善にとっても重要．
- アルコール性脂肪肝では禁酒とともに，低栄養状態の例には不足栄養素を補充．
- 脂肪肝から NASH への進展には酸化ストレスなどの関与が考えられている．
- 貯蔵鉄の過剰を伴う NASH では C 型慢性肝炎と同様，瀉血療法や鉄制限食が有効とされる．

1）疾患別栄養管理

1 過栄養性脂肪肝

エネルギーの不足状態をつくり，体脂肪の分解を亢進させるために摂取エネルギーを制限した低エネルギー食が必要となる．1 日のエネルギー 25〜35 kcal/kg，蛋白質 1.0〜1.5 g/kg，脂質エネルギー比は 15〜20 ％ と脂肪を抑えた割合とする．不飽和脂肪酸は制限しない．エネルギー比 60 ％ の糖質は砂糖や菓子，ジュースなどに含まれる単純糖質でなく穀類など複合糖質で摂取する．精製された糖は急激な血糖上昇を招き，肝内中性脂肪の生成亢進を招く．食物繊維は積極的に摂取する[15]．ただし，極端な脂肪の制限はビタミン E の不足につながるので注意する．

摂取する総エネルギー量，食事組成は重要であるが，同時に食事時間，摂取回数などの摂取条件や運動療法なども加味する必要がある．同一エネルギーでも夜食をしたり，1 日の食事回数を 1 回ないし 2 回に減らしたり，運動量が少ないのは減食療法の効果を減じる．日常取り入れられるジョギングや早歩きなどの有酸素運動はエネルギーの消費とともに，インスリン抵抗性改善にとっても重要である．

2 アルコール性脂肪肝

アルコール依存症でほとんど食事をとらない低栄養状態の例では飲酒によって得たエネルギーの過剰を食物から適正量摂取させ，栄養素の摂取不足を是正する．特に飲酒による蛋白質の摂取不足，ビタミン欠乏（B_1，B_{12}，葉酸など）を補う食事が必要となる．傷害された肝細胞の再生修復に蛋白質摂取は重要で，その不足は筋肉などのほかの臓器の構成アミノ酸が利用されることとなるので 1 日のエネルギー 35 kcal/kg，蛋白質 1.5 g/kg は補給する必要がある．

しかし低栄養の例ばかりでなく，過栄養状態で肥満の大量飲酒例も少なくない．アルコール

性肝障害の進行には低栄養のみならず，近年増加している肥満があらたに危険因子として取り上げられており[16]，このような例では禁酒とともに過栄養性脂肪肝と同様の肥満を是正するための食事を指導する必要がある．

3 蛋白低栄養による脂肪肝

蛋白低栄養を是正し，栄養状態の改善を図る．

4 高カロリー輸液における脂肪肝

グルコースの過剰投与を避け，投与速度は5 mg/kg/分をこえないようにする．糖負荷の軽減と必須脂肪酸補給を目的に，脂肪乳剤を適量併用する．

2) 栄養療法のアセスメント

成因別に以下の点に注目して評価する．

① 過栄養性脂肪肝：体重，BMI，腹囲，体脂肪率，食事調査（摂取エネルギー・脂質エネルギー比・糖類摂取の過剰，食事時間・回数・速度），運動量・活動量，耐糖能異常の有無，脂質代謝異常の有無

② アルコール性脂肪肝：飲酒量，食事調査（栄養の不足・偏り，エネルギー過剰），身体組成の評価（過栄養，低栄養）

③ 蛋白低栄養による脂肪肝：栄養摂取量調査，腹水，浮腫，低アルブミン血症の有無

④ 高カロリー輸液における脂肪肝：TPN実施中の肝機能検査〔AST（GOT），ALT（GPT）〕の定期的フォロー，脂肪乳剤使用の有無

（鈴木　博）

引用文献

1) 奥平雅彦，大部　誠，山田伸次：アルコール性肝障害の病理．肝胆膵，14, 1987, pp.37-44.
2) 松崎松平：生活習慣病としての肝臓病-脂肪肝の急速な増加とその意味するもの-．日消誌，104, 2007, pp.492-500.
3) 辻井　正，植村正人，福井　博「脂肪肝」奥村　恂，高田　昭，谷久久一編；アルコール性肝障害の病態・経過・予後，国際医書出版, 1990, pp.119-26.
4) 保木昌徳，高木洋治，岡田　正：成因別脂肪肝とその対策　-経静脈栄養による脂肪肝-. JJPEN, 16, 1994, pp.657-63.
5) 山口真理，土居和久，西村益浩：ダイズ油脂肪乳剤を配合した高カロリー輸液の幼若ラットにおける肝障害抑制効果．静脈経腸栄養, 19, 2004, pp.71-79.
6) Ludwig J, Viggiano TR, McGill DB, et al：Nonalcoholic steatohepatitis；Mayo Clinic experiences with a hitherto unnamed disease. Mayo Clin Proc, 55, 1980, pp.434-38.
7) 西原利治，大西三郎：非アルコール性脂肪肝炎（NASH）．日消誌，99, 2002, pp.570-76.
8) 高田　昭，ほか：アルコール性肝障害に対する新しい診断基準試案の提案．肝臓，34, 1993, pp.888-96.
9) Neuschwander-Tetri BA, Caldwell SH：Nonalcoholic steatohepatitis；summary of an AASLD single topic conference. Hepatology, 37, 2003, pp.1202-19.
10) 西原利治：非アルコール性脂肪肝炎　病態とその対策．栄評治，24, 2007, pp.459-60.
11) 西原利治，小野正文，大西三郎：NASHの診断．日消誌，101, 2004, pp.1183-87.
12) 西原利治，小野正文，大西三郎：IV. 非アルコール性脂肪肝炎（NASH）2. インスリン抵抗性とNASH. 日内会誌，95, 2006, pp.46-50.
13) Day CP, James OF：Steatohepatitis；a tale of two "hits"? Gastroenterology, 114, 1998, pp.842-45.
14) Desai TK, Chiorean M：Phlebotomy reduced transaminase levels in patients with chronic non-alcoholic steatohepatitis. Hepatology, 114, 1998, p.1233.
15) 遠藤龍人，鈴木一幸「V. 治療・管理　1. 食事療法」西原利治編；NASH診療ハンドブック，中外医学社, 2007, pp.129-37.
16) Naveau S, Giraud V, Borotto E, et al：Excess weight risk factor for alcoholic liver disease. Hepatology, 25, 1997, pp.108-11.

D-3 肝硬変
liver cirrhosis

疾患の概要

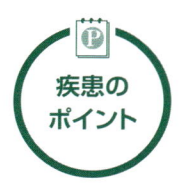

疾患のポイント
- 肝硬変は慢性肝疾患の終末像である．
- 大半がB型，C型肝炎ウイルスによるウイルス性慢性肝炎（特にC型）よりの進展である．
- 肝が全体にびまん性に結節（再生結節）が形成された病変である．
- 肝組織は高度の線維化と小葉構造の改築（偽小葉）をみる．
- 臨床像は肝細胞機能の低下と門脈循環の障害によって生じる門脈圧亢進が基本である．
- 終末期は肝性脳症，腹水，黄疸の増強，出血傾向など肝不全に陥る．
- 肝細胞癌を高頻度に合併する．

1）病態

肝硬変はそのほとんどがウイルス性慢性肝炎，アルコール性肝障害より進展した肝疾患の終末像である．肝実質細胞の傷害に引き続く再生と間質の線維化により，門脈と肝小葉の中心静脈との基本的位置関係は失われ（小葉改築），偽小葉を生じる．肝は硬く，肉眼的にびまん性の結節を形成する．

肝実質容積は減少し，線維化は肝類洞に基底膜を形成することにより毛細血管化し，肝細胞と循環血液中の物質交換が妨げられ，肝機能は低下し，さらに肝類洞，門脈の血流抵抗の増大により門脈圧の亢進を招く．門脈圧の亢進は脾腫，側副血行路を形成し，さまざまな症状や食道静脈瘤などの合併症の成立に関わる．

わが国での患者人口は約20万人で，2.5：1で男性に多い．

2）分類

1 病理学的分類（長与・三宅分類）

①甲型：大小不同の再生結節を幅の広い間質が取り囲んで形成されたもの．劇症肝炎など広範な肝細胞の壊死によって生じる．
②乙型：大きな結節で間質の幅は狭いもの．慢性肝炎よりの移行で生じる．わが国の肝硬変の大多数はこの型である．
③F型：均一な微細結節で，肝質の幅は狭い．アルコール，栄養障害などで生じる．

2 病因分類

肝硬変の80％は肝炎ウイルスによるもの，10％はアルコールによるもの，その他10％は表D-3-1中の③〜⑦などの特殊なものである．ウイルス性の多くはC型肝炎ウイルスによるもので，B型肝炎ウイルスによるものは20％である．

アルコール性は多量飲酒の継続により生じ，欧米に多い．わが国では大酒家における肝硬変

表 D-3-1 肝硬変の病因分類

① 肝炎ウイルス
② アルコール
③ 自己免疫性肝炎
④ 胆汁うっ滞
⑤ 代謝性
⑥ 薬物
⑦ うっ血

表 D-3-2 肝性昏睡の分類

昏睡度	精神症状	参考事項
I	睡眠–覚醒リズムの逆転 多幸気分，時に抑うつ的状態 だらしなく，気にとめない状態	Retrospective にしか判断できない場合が多い
II	指南力（時，場所）障害，物を取り違える（confusion） 異常行動（例：お金をまく，化粧品をゴミ箱に捨てるなど） 時に傾眠状態（普通の状態で開眼し会話ができる） 無礼な言葉があったりするが，医師の指示に従う態度をみせる	興奮状態がない 尿便失禁がない 羽ばたき振戦あり
III	しばしば興奮状態またはせん妄状態を伴い反抗的態度をみせる 嗜眠状態（ほとんど眠っている） 外的刺激で開眼しうるが，医師の指示に従わない，または従えない（簡単な命令には応じえる）	羽ばたき振戦あり（患者の協力が得られる場合） 指南力は高度に障害
IV	昏睡（完全な意識の消失） 痛み刺激に反応する	刺激に対して，払いのける動作，顔をしかめるなどがみられる
V	深昏睡 痛み刺激にもまったく反応しない	

（厚生省特定疾患難治性の肝炎調査研究班劇症肝炎分科会：昏睡度分類）

表 D-3-3 肝硬変にみられる肝機能異常

- AST（GOT），ALT（GPT）は軽度上昇（AST＞ALT）
- 総ビリルビン値の軽度上昇（末期は進行性）
- 血清アルブミン，総コレステロール，コリンエステラーゼの低下，プロトロンビン時間延長
- 膠質反応（TTT，ZTT），γグロブリン上昇（A／G 比低下）
- ICG 停滞率上昇
- 肝線維化マーカー上昇
- アルコール性肝硬変では飲酒中あるいは禁酒直後でγ-GPT は異常高値

表 D-3-4 Child 分類

	A	B	C
血清総ビリルビン（mg/dL）	2.0 以下	2.0〜3.0	3.0 以上
血清アルブミン（g/dL）	3.5 以上	3.0〜3.5	3.0 以下
腹水	なし	コントロール易	コントロール難
神経症状	なし	軽度	高度
栄養状態	優	良	不良（消耗）

（Child CG：The liver and portal hypertension. MPCS. W. B. Saunders, Philadelphia, p.50, 1964）

の成因として，アルコール単独の原因によるよりもウイルス（特にC型肝炎ウイルス感染）の関与するものが多い．

胆汁うっ滞によるものには原発性胆汁性肝硬変（primary biliary cirrhosis；PBC）がある．代謝性には鉄の蓄積によるヘモクロマトーシス，銅蓄積による Wilson 病がある．

3 機能的分類

代償性，非代償性に分類される．成因が何であろうと，臨床的に肝細胞の機能が保たれている状態は代償性肝硬変であり，肝細胞機能の高度の障害により浮腫・腹水，消化管出血，精神神経症状（肝性脳症，表D-3-2），黄疸をきたす状態を非代償性肝硬変という．肝硬変にみられる臨床検査値の異常の主なものを表D-3-3に示す．

総ビリルビン値，血清アルブミン値，腹水，神経症状，栄養状態から肝障害の程度を A, B, C に分けた Child 分類（表D-3-4）や，栄養状

態をプロトロンビン時間に置き換え，3段階に点数化した合計点からA，B，Cにグレード分類したChild-Pugh分類は重症度の判定によく用いられる[1,2]．

3）肝病態と栄養・代謝の障害

肝硬変における肝細胞機能の低下は蛋白質，脂質の合成，栄養素や諸物質の代謝，胆汁の生成と排泄などに影響を及ぼし，非代償期では食欲不振による栄養摂取量の低下が加わって，疾患の進行に応じてさまざまな程度で蛋白低栄養，エネルギー低栄養の様相をきたす．

1 蛋白合成の障害

肝細胞におけるリボソームでのアルブミンや血液凝固因子（肝産生の血液凝固因子はⅡ，Ⅶ，Ⅸ，Ⅹ）の生成が損なわれる．血清アルブミン濃度の低下は膠質浸透圧の低下を生じ，腹水，浮腫の一因となる．血液凝固因子の不足は出血傾向を生じる．

2 脂質合成の障害

滑面小胞体での脂質合成の障害，アポ蛋白の合成障害により血清コレステロール値などは低下する．

3 糖代謝の障害

肝硬変の約半数に耐糖能異常がみられる．肝硬変ではインスリンクリアランスの低下に伴う高インスリン血症とそれに引き続くインスリン抵抗性が生じているため，血中インスリン濃度は高値にもかかわらず末梢（主に筋肉組織）へのブドウ糖の取り込みが障害され，食後高血糖を招く（肝性糖尿）[3,4]．

4 エネルギー代謝の変化

肝実質細胞の減少によって肝のグリコーゲン貯蔵量は少なく，夜間の絶食時間による枯渇と糖新生能の低下により空腹時血糖は正常か低下し，エネルギー基質はブドウ糖に代わって末梢脂肪が代用される．そのため早朝空腹時の血中遊離脂肪酸は増加，間接カロリーメトリーでの呼吸商は低下する[5,6]．呼吸商の低下は予後に影響を及ぼす[7]．

5 アミノ酸代謝の変化

肝で代謝される芳香族アミノ酸やメチオニンは肝アミノ酸代謝の障害により血中で増加する．多くが筋肉で代謝される分岐鎖アミノ酸はエネルギー基質として利用されるほか，筋肉でのアンモニア処理に利用されるためその需要が増加しており，血中の分岐鎖アミノ酸は減少する．異化亢進により体蛋白の指標である上腕筋囲（AMC）の低下を招く．窒素バランスは負に傾きやすい．フィッシャー比（分岐鎖アミノ酸／芳香族アミノ酸モル比）の低下にみられるアミノ酸インバランスは脳の芳香族アミノ酸の取り込みを増加させ，カテコールアミンやセロトニンなど脳内アミンの代謝異常を招き，肝性脳症の一因となる．さらに分岐鎖アミノ酸のロイシンの欠乏は肝細胞におけるアルブミン合成に不利となる．また分岐鎖アミノ酸の減少は筋肉で行われるアンモニアの処理機能にも影響を及ぼす．

6 アンモニア処理能の障害

肝細胞のミトコンドリアにおける尿素サイクルの障害によりアンモニア処理能の低下が生じておりさらに腸管に由来するアンモニアは門脈から大循環系への短絡によって流入するため高アンモニア血症となって肝性脳症の主因をなす．

高アンモニア血症は高蛋白食，便秘，消化管出血，腹水治療中の利尿薬による脱水などが引き金となる．

7 電解質・水の調節障害

腹水の貯留機序として血管内圧の亢進による毛細血管からの水分漏出，類洞における肝リンパ液産生の増加，低アルブミン血症による膠質浸透圧の低下，レニン・アンギオテンシン系を介する二次性高アルドステロン症，抗利尿ホルモン（ADH）の増加による電解質，水の調節障害など複合的要因による．

8 微量栄養素の欠乏

亜鉛の欠乏[8]，ビタミン A, D, E, K の欠乏[9]が生じやすい．尿素サイクルにおける窒素代謝には亜鉛酵素である ornitine transcarbamylase が関わっており，肝硬変患者への亜鉛の投与は高アンモニア血症を改善することが報告されている[10]．

4）症　状

代償性肝硬変では自覚的症状はほとんどない．非代償性肝硬変では全身倦怠感，食欲不振，浮腫，腹水による腹部膨満感，食道・胃静脈瘤破裂，胃粘膜障害による吐・下血，肝性脳症による精神神経症状などがみられる．

身体所見を以下にまとめる．

① 肝腫大：腫大は左葉にみられ，右葉は萎縮していることが多い．
② 脾腫：触診で確認できなくても腹部エコー検査，CT で確認できる．
③ クモ状血管腫：放射状に拡張した毛細血管で，前胸部に多い．
④ 手掌紅斑：肝硬変に必ずしも特異的な所見ではない．
⑤ 女性化乳房：男性に腺構造をもつ乳房がみられる．
⑥ 腹壁静脈怒張：臍から放射状に静脈が拡張・蛇行してみられ，"メズサの頭"と呼ばれる．
⑦ 浮腫，腹水：時に胸水を伴う．
⑧ 精神神経症状（肝性脳症）：軽い障害から深昏睡までⅠ度～Ⅴ度に分類される（表 D-3-2）．Ⅱ度，Ⅲ度で鳥が羽ばたくような特有な手の振戦がみられ，羽ばたき振戦と呼ばれる．肝硬変の肝性脳症は慢性再発型と末期昏睡型に分けられ，慢性再発型は適切な処置で回復するが，末期昏睡型は死期が近い．
⑨ 消化管出血：食道・胃静脈瘤などからの出血．
⑩ 黄疸：肝硬変末期に増強する．

①～⑥の所見は代償性肝硬変においてもみられる．⑦～⑩は非代償性肝硬変の所見である．

5）検査所見

1 血液検査

肝機能検査における主な変化は表 D-3-3 に示す．AST が ALT より優位で，アルブミンが減少しグロブリンが増加する．インドシアニングリーン（ICG）試験（15分値）は 15～40％ の停滞を示す．血液・凝固機能検査では血小板数は多くが $10 \times 10^4 / mm^3$ 以下に減少し，プロトロンビン値(PT)，ヘパプラスチンテスト(HPT)は低下をみる．

2 その他の検査

腹部エコー検査や CT により，① 肝表面の凹凸，② 肝右葉の萎縮，左葉の腫大，脾腫，③ 腹水などの所見を認める．腹腔鏡および肝生検による結節形成の観察は確定診断となる．

6）治　療

代償期は日常生活上特別な制限はないが，合併症のチェックを定期的に行う．肝細胞癌の合併にも注意を要する．非代償期には進行症状，合併症への対策を中心とした対応が必要となる．

1 薬物療法

活動性の例は慢性活動性肝炎に準じた治療〔グリチルリチン製剤，ウルソデオキシコール酸製剤（UDCA），インターフェロン（IFN）など〕を行う．

1）浮腫・腹水

利尿薬（フロセミド，サイアザイド，抗アルドステロン薬）を用いるが，血清アルブミン濃度 2.5 g/dL 以下で利尿薬による効果が得られない場合はアルブミン製剤の点滴静注を行う．

2）肝性脳症

分岐鎖アミノ酸製剤の点滴静注投与，ラクツロースによる高アンモニア血症対策，蛋白制限

食，分岐鎖アミノ酸含有の肝不全用経腸あるいは成分栄養剤の併用が行われる．

2 その他の治療法

1）腹 水
コントロール困難例では腹水穿刺，腹水濃縮再静注が行われる．

2）食道・胃静脈瘤
外科的には食道離断術やHassab手術（脾摘，上部胃周囲血行郭清術）があるが，近年，内視鏡的硬化薬注入療法（EIS；endoscopic injection sclerotherapy），内視鏡的静脈瘤結紮術（EVL；endoscopic variceal ligation），孤立性胃静脈瘤に対するバルーン下逆行性経静脈的塞栓術（BRTO；Baloon-occluded Retrograde Transvenous Obliteration）などによる治療がよく行われる．

7）予 後

非代償性肝硬変への進行や肝細胞癌の合併がない限り，日常生活は支障なく過ごすことができる．しかし，その多くは進行性で，死因は肝細胞癌，食道静脈瘤などからの消化管出血，肝不全（黄疸増強，腹水コントロール不能，肝性昏睡）によるものが多い．肝硬変から肝細胞癌への移行はB型肝炎ウイルスによるものは年率5.5％，C型は7.5％とされる[11]．

栄養療法

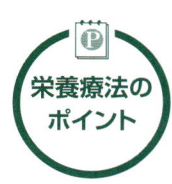

栄養療法のポイント

- 疾患の進行によりさまざまな程度で蛋白低栄養，エネルギー低栄養をきたすため，おのおのに応じた是正を行う．
- 高インスリン血症とそれに引き続くインスリン抵抗性が生じている．
- 肝のグリコーゲン貯蔵量は少なく，早朝空腹時血糖は正常か低下し，エネルギー基質はブドウ糖に代わって末梢脂肪を代用する．
- 分岐鎖アミノ酸は筋肉においてエネルギーとして利用されるほかアンモニア処理に利用されるため血中の分岐鎖アミノ酸は減少し，フィッシャー比は低下する．
- 異化亢進により窒素バランスは負に傾きやすい．
- 亜鉛の欠乏，ビタミンA，D，E，Kの欠乏が生じやすい．
- 肥満症例や糖尿病合併例への過剰なエネルギー供給に注意する．
- 肝性脳症に対する蛋白制限は漫然と長期に行ってはならない．
- 浮腫・腹水には塩分制限は1日5〜7g以下とする．
- 低アルブミン血症改善のためのBCAA顆粒剤は食事が十分に摂取できる例に投与する．
- 糖尿病，エネルギー低栄養に対して分割食やlate evening snack（LES）を導入する．

1）食事療法

代償性肝硬変では食事は蛋白質・脂質の制限はしないが肥満症例や糖尿病合併例への過剰なエネルギー供給に注意する．筋肉量を維持するためには安静は必要ない．飲酒はアルコール性肝硬変の場合は完全禁酒とする．ウイルス性肝硬変と異なり断酒により生命予後は著しく好転する．

肝硬変の食事療法としては，ヨーロッパ静脈経腸栄養学会（ESPEN）において「肝疾患ガイドライン」（1997）が策定され，「慢性肝疾患に対する栄養治療」（表D-3-5）が報告された[12]．わが国における食事療法については第7回日本病態栄養学会年次総会でのコンセンサス（表D-3-6）がある[13]．この中では，分割食や総カロリーより200 kcal程度を夜食として摂ることを推奨している．

1 非代償性肝硬変における食欲低下への対応

提供する食事の工夫のほか，腹水や鼓腸による腹部膨満感，薬剤の影響，亜鉛欠乏による味覚の異常など，原因の明らかなものに対しては原因別に対処する．

2 絶食，食事止めへの対応

食道・胃静脈瘤破裂などによる消化管出血時や静脈瘤治療後などは絶食，食事止めがなされることがある．栄養状態の悪い肝硬変例ではグリコーゲン貯蔵には限界があり，食事止めはたとえ短期間であっても飢餓状態に等しいエネルギー代謝状態に陥るため，食事再開までは末梢静脈から糖加アミノ酸栄養輸液を行う．

3 浮腫・腹水の治療，予防

塩分制限は1日5～7g以下とするが，過度の制限は食欲の減退をきたす．

4 肝性脳症への対応

分岐鎖アミノ酸製剤の点滴静注は脳症の速やかな改善に効果を発揮する．ラクツロース（二糖類）を経口あるいは浣腸や投与により高アンモニア血症改善効果をねらう．意識状態が改善して経口摂取が可能となれば食事は当面0.5 g/kg/日程度の蛋白制限を行う（表D-3-5）．しかし，蛋白制限は漫然と長期に行ってはならない．

分岐鎖アミノ酸含有の肝不全用経腸栄養剤（アミノレバンEN®）あるいは成分栄養剤（ヘパンED®）の併用は，食事摂取量が不十分で肝性脳症予防が必要な患者に，蛋白不耐で制限されている窒素源不足とそれに伴う熱量不足に対して補充する．

表D-3-5 慢性肝疾患に対する栄養治療（肝疾患ガイドライン—ESPEN1997）

臨床像	非窒素性エネルギー (kcal/kg/日)	蛋白質・アミノ酸 (g/kg/日)
代償性肝硬変	25～35	1.0～1.2
合併症栄養障害あり	35～40	1.5
脳症（I～II）	25～35	一時的に0.5，その後1.0～1.5 蛋白不耐症であれば，植物蛋白質やBCAAを補充
脳症（III～IV）	25～35	0.5～1.2 BCAA輸液製剤投与

原則的には経口または経腸栄養を優先すべきである．経静脈栄養は経腸栄養が不可能か実際的でない場合に限って用いられるべきである．経静脈栄養ではエネルギー量は，グルコースと脂肪で供給され，非窒素性カロリーの35～50％を脂肪で補う．窒素は，特別の場合を除いて，通常のアミノ酸輸液剤を用いるべきである．上記の計算には理想体重を用いるべきである．

（Plauth M, Merli, Kondrup J, et al：ESPEN guidelines for nutrition in liver diseases and transplantation. Clin Nutr, 16, 1997, pp.43-55）

表D-3-6　第7回日本病態栄養学会年次総会でのコンセンサス（2003）

1. エネルギー必要量
   栄養所要量（生活活動強度別）*1を目安にする
   耐糖能異常のある場合：25～30 kcal／kg（標準体重）／日
2. 蛋白質必要量
   蛋白不耐症がない場合*2（1.0～1.5 g／kg／日）＋肝不全用経腸栄養剤
3. 脂質必要量
   エネルギー比：20～25%
4. 食塩
   腹水・浮腫（既往歴も含む）がある場合：5～7 g／日
5. 分割食（4～6回／日）あるいは夜食
   （約200 kcal相当*3）

*1：第六次改定　日本人の栄養所要量（厚生省 2000年）
*2：低アルブミン 3.5 g／dL 以下，フィッシャー比 1.8 以下，BTR3.0 以下の場合には BCAA 顆粒を投与することがある．
*3：肥満例では夜食を給与する場合には，1日の食事総量を変化させないが減量する必要がある．また，やせ例では，夜食も含めて1日の食事総量の増加を検討する．夜食などはバランス食であることが望ましい．

（加藤章信，鈴木一幸：肝疾患の栄養療法．日消誌，104, 2007, pp.1714-21）

5 蛋白低栄養，低アルブミン血症への対応

蛋白不耐がなければ窒素バランスを保つために，食事蛋白量は健常者の摂取基準よりも多くする．食事が十分とれるにもかかわらず血清アルブミン値が3.5 g／dL 以下の非代償性肝硬変に対しては分岐鎖アミノ酸顆粒剤（リーバクト®顆粒）の経口投与が行われる[14]．分岐鎖アミノ酸のロイシンには肝における蛋白合成を誘導するシグナル伝達系の活性化作用がある[15]．また，分岐鎖アミノ酸顆粒剤による補充は血清アルブミンの上昇とともに各種合併症の発現を遅延させる効果が証明されている[16,17]．ESPENの肝疾患ガイドライン（2006）においてもこのように経口のBCAA補充療法は進行した肝硬変の予後を改善できる治療法として推奨（Grade B）されるに至った[18]．

表D-3-7の「肝硬変の栄養治療コンセンサス」（肝と栄養の会 2004年）[13]はESPENの肝疾患ガイドライン（1997）をベースに「肝と栄養の会」参加施設の栄養治療の実態と分岐鎖アミノ酸製剤（BCAA顆粒，肝不全用経腸栄養剤，BCAA輸液製剤）の臨床エビデンスをもとに策定されたものである[19]．

6 糖尿病，エネルギー低栄養への対応

1日4回から6回の分割食や late evening snack（LES）の導入を考慮する[20,21]．ESPENのガイドライン（1997）[12]，アメリカ静脈経腸栄養学会（ASPEN）のガイドライン（2002）[22] においても夜食を含む頻回食が推奨されている．LESとして分岐鎖アミノ酸製剤の併用は夜間の脂肪分解，蛋白異化抑制に有効であるとする報告もある[23]．分岐鎖アミノ酸のロイシンには肝におけるアルブミン合成促進作用のみならず，ラットでは筋肉におけるグルコース取り込み促進作用，グリコーゲン合成促進作用がみつかっており，分岐鎖アミノ酸製剤の耐糖能異常改善効果にも期待がもたれた[24]．臨床的にも肝硬変患者にBCAA顆粒を3か月投与したところ耐糖能異常のあった群ではインスリン，Cペプチド，HOMA-IRが有意に低下することが報告され[25]，BCAAはインスリン抵抗性改善により糖代謝異常をも是正することが考えられる．

2）栄養補給療法

経口的に必要量の食事を摂取できない場合に行う経腸栄養管理については栄養状態や肝機能を改善し，合併症を減らし，生存期間を延長することより，ESPENの肝疾患ガイドライン（2006）[18]は以下を推奨している．投与経路として，経口的に経腸栄養剤を投与するか，（食道静脈瘤がある場合にも）チューブによる投与を行う．PEGは合併症の頻度が高く推奨されない．経腸栄養剤の組成として，一般的な蛋白組成が推奨される．腹水症例では高蛋白，高カロリーの組成を考慮する．投与中肝性脳症を発症したらBCAA高含有組成の製剤を投与する．

表 D-3-7 肝硬変の栄養治療コンセンサス（肝と栄養の会 2004 年）

臨床像	非蛋白エネルギー (kcal/kg/日)	蛋白・アミノ酸 (g/kg/日)
代償性肝硬変	25〜35	1.0〜1.2
非代償性肝硬変	25〜35	1.0〜1.2
栄養障害・脳症がない場合		
血清 Alb 値 3.5 g/dL 以下	BCAA 顆粒補充	
栄養障害・脳症がある場合		
栄養障害あり	35〜40	1.5
食欲不振（−）	BCAA 顆粒補充	
食欲不振（＋）	肝不全用経腸栄養剤補充	
脳症（I〜II）	25〜35	0.5→1.0〜1.5
食欲不振（−）	BCAA 顆粒補充	
食欲不振（＋）	肝不全用経腸栄養剤補充	
脳症（III〜IV）	25〜35	0.5〜1.2
	BCAA 輸液製剤投与	

（肝と栄養の会編；実践 肝疾患の栄養療法, p. xiv, 南江堂, 2006）

3）栄養療法のアセスメント

肝硬変においてはさまざまな程度で高頻度に蛋白エネルギー低栄養は認められる[26,27]．栄養状態の判定は肝予備能に大きく影響するために，治療法の選択や予後の判断に重要な意味をもつ．

血清アルブミン値の低下と予後とは密接な関係が認められているが[28]，肝硬変においては蛋白低栄養の変化のみならず肝機能状態を反映した変化が加わるため，必ずしも栄養状態だけの評価指標とはならない．内臓蛋白の指標であるアルブミンに対して，体蛋白の指標として上腕筋囲（AMC），上腕筋面積（AMA）が測定される．筋肉量は進行した肝硬変で低下する例が多く，血清アルブミン値とともに予後因子として重要である[26]．

アミノ酸代謝異常を表すフィッシャー比（分岐鎖アミノ酸/芳香族アミノ酸）あるいは BTR（分岐鎖アミノ酸/チロシン）は肝硬変の重症化に伴って低下し，予後因子としても意味がある[29]．

エネルギー低栄養状態を体重の変動で評価するのは進行した肝硬変で浮腫や腹水の影響がある場合は難しい．間接カロリーメトリーによる測定では，肝硬変の代謝率は諸説あるが，早朝空腹時の呼吸商の低下については一致がみられている．エネルギー基質として糖質の利用が減少し，内因性脂肪の燃焼比率が増加したことによる呼吸商の低下[5,6]は予後因子となる[7]．

（鈴木　博）

引用文献

1) Child CG : The liver and portal hypertension. MPCS. W. B. Saunders, Philadelphia, p.50, 1964.
2) Pugh RNH, Murray-Lyon IM, Dawson JL, et al : Transection of the oesophagus for bleeding oesophageal varices. Br J Surg, 60, 1973, pp.646-49.
3) Bianchi G, Marchesini G, Zoli M, et al : Prognostic significance of diabetes in patients with cirrhosis. Hepatology, 20, 1994, pp.1195-125.
4) Petrides AS, Vogt C, Schultz-Berge D, et al : Pathogenesis of glucose intolerance and diabetes mellitus in cirrhosis. Hepatology, 19, 1994, pp.616-27.
5) Schneeweiss B, Graninger W, Ferenci P, et al : Energy metabolism in patients with acute and chronic liver disease. Hepatology, 11, 1990,

pp.387-93.
6) Greco AV, Mingrone G, Benedetti G, et al: Daily energy and substrate metabolism in patients with cirrhosis. Hepatology, 27, 1998, pp.346-50.
7) Tajika M, Kato M, Mohri H, et al: Prognostic value of energy metabolism in patients with viral liver cirrhosis. Nutrition, 18, 2002, pp.229-34.
8) Bode JC, Hanisch P, Henning H, et al: Hepatic zinc content in patients with various stages of alcoholic liver disease and in patients with chronic active and chronic persistent hepatitis. Hepatology, 8, 1988, pp.1605-09.
9) DiCecco SR, Wieners EJ, Wiesner RH, et al: Assessment of nutritional status of patients with end-stage liver disease undergoing liver transplantation. Mayo Clin Proc, 64, 1989, pp.95-102.
10) 片山和弘, 大岡優子, 吉川 澄, ほか: 慢性肝疾患の窒素代謝における血中亜鉛の意義についての検討. 肝臓, 42, 2001, pp.120-25.
11) 本田政夫, 金子周一: 肝炎ウイルスの持続感染と肝発癌 ウイルス性肝炎に伴う肝発癌のメカニズム. 日内会誌, 97, 2008, pp.82-91.
12) Plauth M, Merli M, Kondrup J, et al: ESPEN Guidelines for nutrition in liver diseases and transplantation. Clin Nutr, 16, 1997, pp.43-55.
13) 加藤章信, 鈴木一幸: 肝疾患の栄養療法. 日消誌, 104, 2007, pp.1714-21.
14) Yoshida T, Muto Y, Moriwaki H, et al: Effect on long-term oral supplementation with branched-chain amino acid granules on the prognosis of liver cirrhosis. Gastroenterol Jpn, 24, 1989, pp.692-97.
15) Hara K, Yonezawa K, et al: Amino acid sufficiency and mTOR regulate p70 S6 kinase and eIF-4E BP1 through a common effector mechanism. J Biol Chem, 273 (23), 1998, pp.14484-94.
16) Marchesini G, Bianchi G, Merli M, et al: Nutritional supplementation with branched-chain amino acids in advanced cirrhosis: a double-blind, randomized trial. Gastroenterol, 124, 2003, pp.1792-1801.
17) Muto Y, Sato S, Watanabe A, et al: Effects of oral branched-chain amino acid granules on event free survival in patients with liver cirrhosis. Clin Gastroenterol Hepatol, 3, 2005, pp.705-13.
18) Plauth M, Cabré E, Riggio O, et al: ESPEN Guidelines on Enteral Nutrition: Liver disease. Clin Nutr, 25, 2006, pp.285-94.
19) 肝と栄養の会編; 実践 肝疾患の栄養療法, p. xiv, 南江堂, 2006.
20) Swart GR, Zillikens MC, van Vuure JK, et al: Effect of a late evening meal on nitrogen balance in patients with cirrhosis of the liver. BMJ, 299, 1989, pp.1202-03.
21) Chang WK, Chao YC, Tang HS, et al: Effects of extra-carbohydrate supplementation in the late evening on energy expenditure and substrate oxidation in patients with liver cirrhosis. JPEN, 21, 1997, pp.96-99.
22) ASPEN Board of Disorders and the Clinical Guidelines Task Force : Guidelines for the use of parenteral and enteral nutrition in adult and pediatric patients. JPEN, 26, 2002, pp.65-68.
23) Yamauchi M, et al: Effect of oral branched chain amino acid supplementation in the late evening on the nutritional state of patients with liver cirrhosis. Hepatol Res, 21 (3), 2001, pp.199-204.
24) Nishitani S, Takehana K, Fujitani S, et al: Branched-chain amino acids improve glucose metabolism in rats with liver cirrhosis. Am J Physiol Gastrointest Liver Physiol, 288, 2005, pp.1292-1300.
25) 瀬古修二, 野浪美千代, 水本 孝, ほか: 耐糖能からみた肝硬変患者における分岐鎖アミノ酸製剤の有用性の検討. 診断と治療, 94, 2006, pp.179-87.
26) Alberino F, Gatta A, Amodio P, et al: Nutrition and survival in patients with liver cirrhosis. Nutrition, 17, 2001, pp.445-50.
27) McCullough AJ, Bugianesi E: Protein calorie malnutrition and the etiology of cirrhosis. Am J Gastroenterol, 92, 1997, pp.734-38.
28) 黒木哲夫, 西口修平, 仲島信也, ほか: 肝硬変での栄養管理の実際 一般食事療法. 日臨, 52, 1994, pp.197-202.
29) 松本伸行, 儘田幸貢, 水野 博, ほか: 血清総分岐鎖アミノ酸／チロシンモル比（BTR）測定の意義. 現代医療, 28, 1996, pp.2527-35.

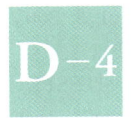

2章 疾患別病態と栄養　section D　肝疾患

D-4 肝臓癌（肝細胞癌）
liver cancer (hepatocellular carcinoma)

疾患の概要

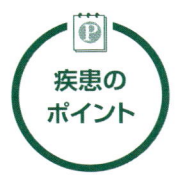

疾患のポイント

- 肝臓に発生する悪性腫瘍で①原発性肝癌と②転移性肝癌に分類する.
- 原発性肝癌は①肝細胞癌と②胆管細胞癌（肝内胆管癌）が95％を占め, そのほとんどが肝細胞癌である.
- 肝細胞癌の原因の大部分が肝炎ウイルス（B, C型のうち特にC型）による肝硬変に合併するものがほとんどである.
- 高度に進行するまで肝細胞癌に特有の症状はない.
- 肝細胞癌の主な治療法は手術, 局所療法, 肝動脈塞栓療法である.
- 治療法の選択は病期と肝障害度を考慮して決定する.
- 多中心性発癌, 肝内転移が特徴で再発が多い.

1) 分類

　肝臓に発生する悪性腫瘍で原発性肝癌と転移性肝癌に分類される.

　肝臓から発生した原発性肝癌は肝細胞癌, 肝内胆管癌（胆管細胞癌）が95％を占める. 残り5％は胆管嚢胞腺癌, 肝細胞癌・肝内胆管癌の混合癌, 未分化癌, 小児の肝細胞芽腫などである. 成人では肝細胞癌が圧倒的に多い.

　転移性肝癌とは, 肝臓以外の臓器の悪性腫瘍が門脈, 肝動脈を経て肝臓に着床・増殖したものである. 門脈領域からは膵臓, 胆道系, 胃, 大腸などの癌, 非門脈領域では乳腺, 卵巣, 肺, 腎尿路系などの癌の転移によるものが多い. 原発巣からの遠隔転移であり, 局所性病変から全身性疾患への癌の進行ととらえる.

　本項では原発性肝癌のうち大部分を占める肝細胞癌（以下肝癌）を中心に述べる.

2) 病態

　肝癌発生要因で最も重要なのは, 肝炎ウイルスの持続感染である. なかでも関係が深い肝炎ウイルスはHCV（C型肝炎ウイルス）とHBV（B型肝炎ウイルス）である. 80％がHCV, 15％がHBVの持続感染によると試算され[1], 残りの数％はアルコール性肝硬変などの非ウイルス性疾患に発生する.

　HCV感染より発生する肝癌は慢性肝炎, それも肝線維化が進んだものほど多くみられ肝硬変患者では年間7.5％程度に肝癌が発生する.

　HBV感染より発生する肝癌は肝硬変に至っていない肝に発生する例もあり, HBVそのものによる発癌作用の関与も重視される[2]. HBVによる肝癌はHCVによるものよりも若年での発生が多い.

　肝癌は早期より肝内の血管に浸潤し, 門脈を介して肝内転移を起こす. さらに, 肝の他の部位からも発生が続く多中心性発癌を起こすのが特徴で, 治療後も再発が非常に多い癌である.

表 D-4-1　肝細胞癌の進行度分類（Stage）
条件：①腫瘍個数　単発
　　　②腫瘍径　2cm 以下
　　　③脈管侵襲　なし

Stage1：①，②，③のすべて合致
Stage2：①，②，③の2項目合致
Stage3：①，②，③の1項目合致
Stage4：①，②，③のすべて合致せず

＊：リンパ節転移，遠隔転移があれば，①，②，③にかかわらずステージ4

（日本肝癌研究会編：臨床・病理 原発性肝癌取扱い規約 第5版. 金原出版, 2008）

進行度より表 D-4-1 のように分類される．

3）症　状

高度に進行するまで肝癌に特有の症状は少なく，肝炎や肝硬変などによる症状が主なものである（肝炎，肝硬変の項参照）．上腹部に腫瘍として触知したり，肝癌が破裂・出血して突然の腹痛，貧血をきたしたり，また門脈浸潤による門脈圧亢進のため急速な腹水の出現や胃・食道静脈瘤の破裂をきたすことがある．このような症状が出現した場合は，かなり進行した肝癌である．

4）検査所見

1 血液検査

HCV あるいは HBV 陽性の慢性肝疾患の存在を表す血液検査所見（肝炎，肝硬変の項を参照）があれば，肝癌発生のハイリスク群とし，腫瘍マーカーの AFP（afeto-protein）や PIVKA Ⅱ（ビタミン K 依存凝固因子前駆体）や超音波検査で定期的にチェックしていく．腫瘍マーカーは治療の効果判定，再発の有無の診断にも有用である．

2 画像診断

超音波検査のほか，腫瘍病変に対して CT, MRI, 血管造影（肝動脈造影）検査を行い，一般的には肝動脈血流の増加と門脈血流の欠如から診断する．

3 その他の検査

腫瘍が小さくて画像診断や血液検査の結果から診断がつけられない場合に生検針を用いた経皮的腫瘍生検を行うことがある．

5）治療と予後

病期（表 D-4-1）と肝障害度を考慮して治療法は選択する．肝障害度分類（表 D-4-2）[3] は A, B, C の 3 段階の分類で，C は肝障害の程度が強いものである．

高度の腹水，黄疸のあるような肝硬変の進行したケースでは，たとえ癌が小さくても治療対象とならないことがある．一方，肝障害の程度が軽度のものについては癌が大きくても，積極的な治療対象となることもある．

表 D-4-2　肝障害度分類

項目 \ 肝障害度	A	B	C
腹水	ない	治療効果あり	治療効果少ない
血清ビリルビン値（mg/dL）	2.0 未満	2.0〜3.0	3.0 超
血清アルブミン値（g/dL）	3.5 超	3.0〜3.5	3.0 未満
ICG R_{15}（％）	15 未満	15〜40	40 超
プロトロンビン活性値（％）	80 超	50〜80	50 未満

注：2項目以上の項目に該当した肝障害度が2か所に生じる場合には高い方の肝障害度をとる．例えば，肝障害度 B が 3 項目，肝障害度 C が 2 項目の場合には肝障害度 C とする．また，肝障害度 A が 3 項目，B, C がそれぞれ 1 項目の場合は B が 2 項目相当以上の肝障害と判断して肝障害度 B と判断する．

（日本肝癌研究会編：臨床・病理 原発性肝癌取扱い規約 第5版. 金原出版, 2008）

表 D-4-3　主な治療法

治療法	症例数	割合
手術	5,268	(33.6 %)
局所療法	4,890	(31.2 %)
塞栓療法	4,636	(29.6 %)
化学療法	765	(4.9 %)
その他の治療法	122	(0.8 %)
治療なし	1,324	

$n = 15,681$
〔工藤正俊,ほか:第17回全国原発性肝癌追跡調査報告（2002〜2003）．肝臓, 48, 2007, pp.117-40〕

1 主な治療法

わが国における肝癌治療の実情は日本肝癌研究会追跡調査委員会の第17回全国原発性肝癌追跡調査報告（2002〜2003）[4]によると，全国集計から表D-4-3のような選択がなされていることがわかる．

手術はほとんどが肝切除で一部肝移植が施行されている．局所療法の内訳はエタノール注入療法21.4 %，ラジオ波焼灼療法65.8 %，マイクロウエーブ凝固壊死療法11.6 %でラジオ波焼灼療法の実施が増加している．肝動脈塞栓療法は73.9 %がリピオドール＋塞栓物質で行われ，抗癌剤の併用がほとんどである．化学療法登録例2,236例のほとんどが経肝動脈経路で行われている．

2 根治療法後の再発抑制療法

肝癌治療後の再発は年率10〜25 %と高率であり，肝癌根治療法後の再発抑制療法としてインターフェロンをはじめとした抗ウイルス薬，非環式レチノイド，ビタミンK，分岐鎖アミノ酸，免疫療法，ACE阻害剤，抗癌剤など，種々の治療法が試みられてきている[5]．

3 初回治療法別累積生存率

第17回全国原発性肝癌追跡調査報告（2002〜2003）[4]によると，治療後の5年累積生存率は肝切除53.4 %，局所療法42.0 %，肝動脈塞栓術22.6 %である．

栄養療法

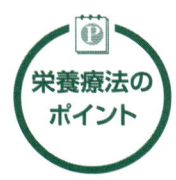

栄養療法のポイント
- 肝癌の栄養管理は肝硬変の栄養療法に準じる．
- 癌の合併により代謝が亢進することを加味して供給量を考慮する．
- 近年増加する肝硬変患者の肥満は肝癌発症のリスク要因でもある．
- BCAA顆粒剤の服用は肝硬変からの肝発癌に対して抑制的に作用する．

1) 食事療法

肝癌の多くは肝硬変を素地として発生しているため，栄養管理の基本は肝硬変の栄養療法に準じて適用される．しかし，stageⅠ，Ⅱでそれほど進行した肝癌でなくとも担癌状態では安静時エネルギー消費量が20 %程度増加しているとされており[6]，肝硬変と比べて代謝亢進状態にあることを加味した対処が必要である．

肝癌患者はChild Cの末期を除けば多くが何らかの抗癌治療を受ける．化学療法剤の副作用による食事摂取量の低下，肝動脈塞栓療法，エタノール注入療法やラジオ波焼灼療法時の食事止めなどによる繰り返しの絶食と治療侵襲は蛋白エネルギー低栄養を助長するので留意する．

合併症がないかぎり食事制限は加えないが，浮腫・腹水，肝性脳症の合併に際しては肝硬変の項を参照．

2) 特殊な栄養療法

1 非環式レチノイド

レチノイドとはビタミンAおよびその誘導体・類縁化合物の総称で，生体内では受容体と結合して上皮細胞の増殖・分化・アポトーシスを制御する．非環式レチノイドは肝癌で機能不全に陥っているレチノイドX受容体（RXR）を分子ターゲットとしRXRの機能を回復させ，腫瘍増殖の抑制に働くと考えられている．肝癌治療後の1年間の非環式レチノイドの投与による再発抑制効果が認められ[7,8]，臨床介入試験が現在進行中である[9]．

2 ビタミンK

ビタミンK_2には肝癌株などの腫瘍細胞に対して増殖抑制，分化誘導作用があるとされ，肝癌根治治療後のビタミンK_2投与による再発率の低下ならびに生存率の向上を示す報告があるが[10]，RCTによる有効性は証明されていない．

3) 最近の研究

最近，肝硬変に対する分岐鎖アミノ酸顆粒剤投与の多施設共同比較試験の検討[11]において，肝発癌の解析より，ハザード比が有意に高くなる因子は，男性，糖尿病の合併，AFP20 ng/mL以上，血清アルブミン濃度低値とともに，高BMIであることが示された．従来より，男性やAFP値が肝癌発症に関与することは知られているが，肥満も肝癌発症に関与することが明らかとなった．肝発癌予防の観点から，肝硬変に対する栄養療法として単に十分な栄養を与えるという考え方ではなく，過剰も不足もない適正な栄養療法が重要となると考えられる．

本報告の中では，さらに経口BCAA製剤の影響についても検討され，BMI25以上の肥満症例，AFP 20 ng/mL以上の症例に対して経口BCAA投与群で肝発癌リスクが低下することが証明された．図D-4-1，図D-4-2にそれぞれを示す．BCAAには肝硬変における耐糖能異常改善作用，高インスリン血症改善作用がある[12]．高インスリン血症は肝癌の発育を促進する[13]といわれており，BCAAによる肝癌発生率の低下については，高インスリン血症改善作用との関連なども推測されるが，今後さらなる検討が必要である．

非ウイルス性の肝癌の中で，non-alcoholic

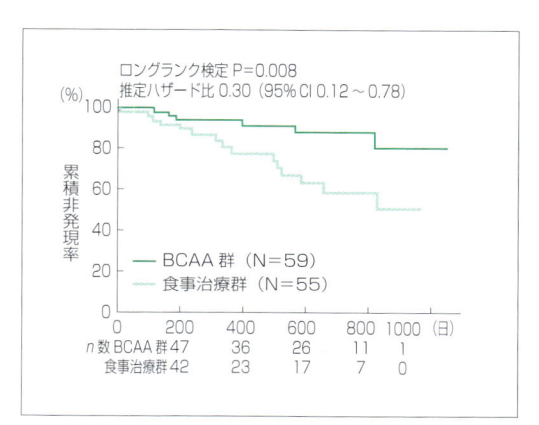

図D-4-1 試験開始前BMI25以上の肝硬変症例における肝癌非発症生存曲線

(Muto Y, Sato S, Watanabe A, et al : Overweight and obesity increase the risk for liver cancer in patients with liver cirrhosis and long-term oral supplementation with branched-chain amino acid granules inhibits liver carcinogenesis in heavier patients with liver cirrhosis. Hepatol Res, 35, 2006, pp.204-14)

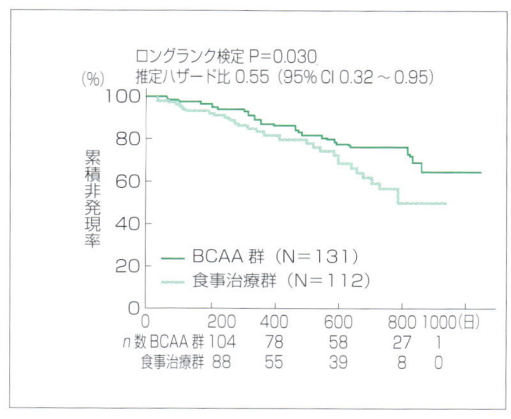

図D-4-2 試験開始前AFP20 ng/mL以上の肝硬変症例における肝癌非発症生存曲線

(Muto Y, Sato S, Watanabe A, et al : Overweight and obesity increase the risk for liver cancer in patients with liver cirrhosis and long-term oral supplementation with branched-chain amino acid granules inhibits liver carcinogenesis in heavier patients with liver cirrhosis. Hepatol Res, 35, 2006, pp.204-14) steatohepatitis（NASH）からの肝癌の発生が近年指摘されており，高率に合併する肥満，インスリン抵抗性の肝発癌への関与が注目される．

　肝癌根治療法後の BCAA による再発抑制効果については現在までに大規模 RCT は行われていない．

4）栄養療法のアセスメント

　肝癌の多くは肝硬変を伴っているため，肝硬変に対する栄養アセスメントと同様な視点で評価する．その上で担癌状態にあること，各種抗癌治療を実施することは肝硬変の蛋白エネルギー低栄養状態を助長するリスク要因として考慮する．

（鈴木　博）

引用文献

1) 小池和雄：ウイルス性慢性肝炎の実態：世界の動向と本邦での問題点．日内会誌，97，2008，pp.3-9．
2) 本田政夫，金子周一：肝炎ウイルスの持続感染と肝発癌　ウイルス性肝炎に伴う肝発癌のメカニズム．日内会誌，97，2008，pp.82-91．
3) 日本肝癌研究会編：臨床・病理 原発性肝癌取扱い規約 第5版．金原出版，2008．
4) 工藤正俊，ほか：第17回全国原発性肝癌追跡調査報告（2002～2003）．肝臓，48，2007，pp.117-40．
5) 葛西和博，黒田英克，鈴木一幸：肝細胞癌治療後の補助療法．日消誌，105，2008，pp.787-94．
6) Merli M, Riggio O, Servi R, et al：Increased energy expenditure in cirrhotic patients with hepatocellular carcinoma. Nutrition, 8, 1992, pp.321-25.
7) Muto Y, Moriwaki H, Ninomiya M, et al：Prevention of second primary tumors by acyclic retinoid, polyprenoic acid, in patients with hepatocellular carcinoma. Hepatoma Prevention Study Group. N Engl J Med, 334, 1996, pp.1561-67.
8) Muto Y, Moriwaki H, Saito A, et al：Prevention of second primary tumors by acyclic retinoid in patients with hepatocellular carcinoma. N Engl J Med, 340, 1999, pp.1046-47.
9) 永木正仁，清水雅仁，森脇久隆：レチノイドによる肝癌再発抑制．日消誌，105，2008，pp.802-07．
10) Mizuta T, Ozaki I, Eguchi Y, et al：The effect of menatetrenone, a vitamin K2 analog, on disease recurrence and survival in patients with hepatocellular carcinoma after curative treatment：a pilot study. Cancer, 106, 2006, pp.867-72.
11) Muto Y, Sato S, Watanabe A, et al：Overweight and obesity increase the risk for liver cancer in patients with liver cirrhosis and long-term oral supplementation with branched-chain amino acid granules inhibits liver carcinogenesis in heavier patients with liver cirrhosis. Hepatol Res, 35, 2006, pp.204-14.
12) 瀬古修二，野浪美千代，水本　孝，ほか：耐糖能からみた肝硬変患者における分岐鎖アミノ酸製剤の有用性の検討．診断と治療，94，2006，pp.179-87．
13) Saito K, Inoue S, Saito T, et al：Augmentation effect of postprandial hyperinsulinemia on growth of human hepatocellular carcinoma. Gut, 51, 2002, pp.100-04.

D-5 肝不全
hepatic failure

疾患の概要

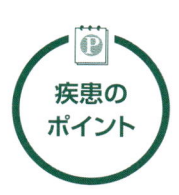

疾患のポイント

- 急性肝不全をきたす劇症肝炎は急性肝炎の1〜2％にみられる．
- 主要な症状は意識障害（Ⅱ度以上の肝性脳症），黄疸の増強，腹水，出血傾向である．
- 治療は肝不全に対する治療と全身管理，合併症への対策が主となる．
- 特殊療法として人工肝補助療法による血漿交換と血液濾過透析がある．
- 内科的治療による救命率は急性型で約50％，亜急性型で約25％である．
- 肝の再生が望めない例では肝移植が適応となる．

1）分類

急性肝不全と慢性肝不全に大別される．急性肝不全はウイルスや薬物により急激な肝予備能の低下が起こる劇症肝炎が主な原因である．慢性肝不全は非代償性肝硬変や肝癌の末期にみられ，肝細胞機能の障害のほか肝循環動態の障害も加わる．

慢性肝不全は「D-3 肝硬変」における非代償性肝硬変で詳述するので，本項では急性肝不全をきたす疾患の代表である劇症肝炎を中心に述べる．

2）劇症肝炎の病態

急激で広範な肝細胞壊死が生じ，肝性脳症をはじめとした肝不全症状を呈する予後不良の劇症肝炎は急性肝炎の1〜2％にみられる．

原因の47％がウイルス（A型7％，B型38％，C型ほか2％），10％が薬物アレルギー，9％が自己免疫性によるもので，30％が不明である[1]．

全体の救命率は約30％であるが，高齢者，急性型より亜急性型，昏睡度の高いもの，複数の合併症を有するもの，直接ビリルビン／間接ビリルビン比の低下したもの，プロトロンビン時間が10％以下のもの，肝萎縮が著明なものの予後は特に不良である．

3）症状

初期には急性肝炎の症状を呈するが，これに加えてやがて意識障害〔Ⅱ度以上の肝性脳症（肝硬変の項の表D-3-2参照）〕が8週間以内に現れる．

脳症が10日以内に現れるものは急性型，それ以降に現れるものは亜急性型と呼ばれる．その他の肝不全の主な症候として，全身倦怠感および消化器症状（食欲不振，悪心，嘔吐など），ビリルビンの代謝障害（抱合や輸送）による黄疸の増強，血中アルブミンの低下や門脈圧亢進などにより生じる腹水，肝の凝固因子産生低下による出血傾向がある．

4）検査所見

1 血液検査

AST，ALT が著しく上昇するほか，血清総ビリルビンの上昇，血清アルブミン，コリンエステラーゼ，総コレステロール値の低下をみる．尿素サイクルの高度の障害で，尿素窒素（BUN）の低下と血中アンモニアの上昇を認める．凝固機能の障害により，プロトロンビン時間は40％以下に低下する．

5）治　療

肝不全に対する治療と全身管理，合併症への対策が主となる．主要な合併症は消化管出血，腎不全，DIC（播種性血管内凝固症候群），感染症である．

特殊療法として人工肝補助療法により血漿交換と血液濾過透析を行い，肝の再生を待つ．回復が望めない例では肝移植が適応となる．移植の術後成績には術前の栄養状態が大きく影響する．良好な栄養状態の患者は重篤な合併症に耐え，術後の回復も早い[2]．したがって，移植を待つ患者への栄養サポートは重要である．

6）予　後

厚生労働省難治性肝疾患調査研究班劇症肝炎分科会の全国調査（1998～2004）によると，内科的治療による救命率は急性型で約50％，亜急性型で約25％である．

栄養療法

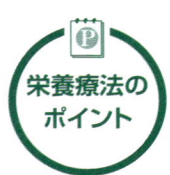

栄養療法のポイント
- エネルギー代謝は亢進する．
- 血漿アミノ酸濃度は高く，芳香族アミノ酸，メチオニンが著しく増加する．
- 尿素サイクルの障害により高アンモニア血症を生じる．
- グルコースとビタミン，電解質を中心とした輸液管理とする．
- 肝硬変の肝性脳症とは異なり，肝不全用特殊アミノ酸輸液は用いない．
- 回復期は経口あるいは経腸にて糖質のみの投与とし，尿素サイクルの回復を待って，窒素制限を解除する．

1）劇症肝炎における栄養・代謝の障害

劇症肝炎では脳症による意識障害やさまざまな合併症の発現により全身管理が必要となり，水・電解質管理，栄養管理は中心静脈より行う．エネルギー代謝は亢進し[3]，多臓器不全を伴うものでは必要エネルギー量は増大する．糖利用の低下は異化亢進を招き，血漿アミノ酸濃度は高く，血漿アミノグラムは分岐鎖アミノ酸に対して芳香族アミノ酸が著しく増加し，分岐鎖アミノ酸／芳香族アミノ酸のモル比（Fischer比）は低下する．メチオニン濃度は著しく高い．

肝における尿素サイクルの強い障害は高アンモニア血症を生じる．また糖新生の障害などで低血糖をきたしやすい．

2）栄養補給療法

1 急性期

　劇症肝炎においては，肝硬変の肝性脳症で用いられる肝不全用特殊アミノ酸輸液は窒素負荷によりかえって脳症を悪化させる可能性が高いため原則として用いず，中心静脈を確保してグルコースとビタミン，電解質を中心とした輸液とする[4〜6]．20〜50％グルコース製剤を用い，エネルギーは500 kcalでスタートし，1日1,200〜1,600 kcalを目安とする．脂肪乳剤は原則として用いない．高アンモニア血症対策としてラクツロースを内服か注腸投与する．

2 血糖管理

　栄養補給前の劇症肝炎は低血糖をきたしやすいが，肝での糖利用能は低下しておりグルコース投与後は高血糖となりやすく，血糖管理は重要である．

3 回復期

　経口あるいは経腸にて糖質のみの投与とし，尿素サイクルの回復を待ち，窒素制限を解除していく．
　意識の改善，肝予備能の改善が認められたら分岐鎖アミノ酸輸液製剤や肝不全用経腸栄養剤の投与を開始，さらに肝不全用経腸栄養剤の併用で食事に移行する．意識状態や肝予備能の悪化が再度みられたら，グルコース中心の中心静脈栄養に戻す．

3）栄養療法のアセスメント

　電解質，血糖，トリグリセリド，血中アンモニア，血漿浸透圧，尿素窒素，蛋白代謝のアセスメントとしてプレアルブミン，血漿遊離アミノ酸などを頻回に測定しモニタリングする．

〔鈴木　博〕

引用文献

1) 持田　智，藤原研司：劇症肝炎・LOHFの現況-わが国における劇症肝炎，LOHFの実態-．日消病会誌，99, 2002, pp.895-904.
2) Li SD, Lue W, Mobarhan S, et al：Nutrition support for individuals with liver failure. Nutr Rev, 58, 2000, pp.242-47.
3) Teran JC：Nutrition and liver diseases. Curr Gastroenterol Rep, 1, 1999, pp.335-40.
4) 藤原研司，持田　智：劇症肝炎の栄養管理．肝胆膵，38, 1999, pp.765-70.
5) 滝川康裕，鈴木一幸：劇症肝炎・LOHFの現況-内科的治療-．日消病会誌，99, 2002, pp.905-12.
6) 内藤智雄，森脇久隆：劇症肝炎の集学的治療．日アフェレシス会誌，22, 2003, pp.167-76.

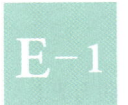

E-1 急性膵炎
acute pancreatitis

疾患の概要

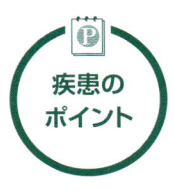

疾患のポイント
- 急性膵炎は，胆石・アルコールその他の成因により引き起こされる膵臓の急性炎症性疾患である．
- 急性膵炎の診断基準（厚生労働省研究班）が作成されている．
- 急性膵炎の発症機序には，膵酵素の異所性活性化とその抑制機構の低下が関与している．
- 重症度判定予後因子および造影CTにより，重症度スコアを算定する．急性膵炎は重症度判定基準により，軽症，重症に分類される．重症急性膵炎の致命率は9.0％である．
- 重症と判定された場合には，専門医療施設による集中管理が必要となる．

1) 診断基準

急性膵炎の診断は，急性膵炎の診断基準[1]に基づき，①上腹部の急性腹痛発作と圧痛，②血中または尿中の膵酵素の上昇，③画像で膵に急性膵炎を示す所見がある，の3項目中2項目以上を満たすものである（表E-1-1）[1]．

表E-1-1 急性膵炎の診断基準
1. 上腹部に急性腹痛発作と圧痛がある
2. 血中または尿中に膵酵素の上昇がある
3. US，CT あるいは MRI で膵に急性膵炎を示す所見がある

上記3項目中2項目以上を満たし，ほかの膵疾患および急性腹症を除外したものを急性膵炎とする．ただし，慢性膵炎の急性増悪は急性膵炎に含める
注：膵酵素は膵特異性の高いもの（膵アミラーゼ，リパーゼなど）を測定することが望ましい

（厚生労働省難治性膵疾患調査研究班，2008より）

2) 分類と病態

1 分類

急性膵炎の臨床分類として①急性滲出液貯留，②壊死性膵炎，③感染性膵壊死，④膵仮性嚢胞，⑤膵膿瘍が規定されている[1]．
滲出液は，急性期に出現する膵内および膵周囲の貯留液である．膵壊死は，膵実質が非可逆的壊死に陥ったもので，造影CTで造影不良域（図E-1-1）として認められる．感染性膵壊死は，壊死に陥った膵に細菌感染を合併したものである．膵仮性嚢胞は，肉芽組織あるいは線維性の壁構造を有し，膵液や壊死組織の融解物の貯留を伴うものである．膵仮性嚢胞内に明らかな膿を認める場合には膵膿瘍とする．

2 病態

急性膵炎では，膵臓および周囲組織の壊死，脂肪壊死，出血，間質の浮腫を引き起こす．
重症化すると膵臓のみにとどまらず，播種性血管内凝固（DIC）や多臓器障害不全（MOF）が起こり，致死率はいまだに高い．

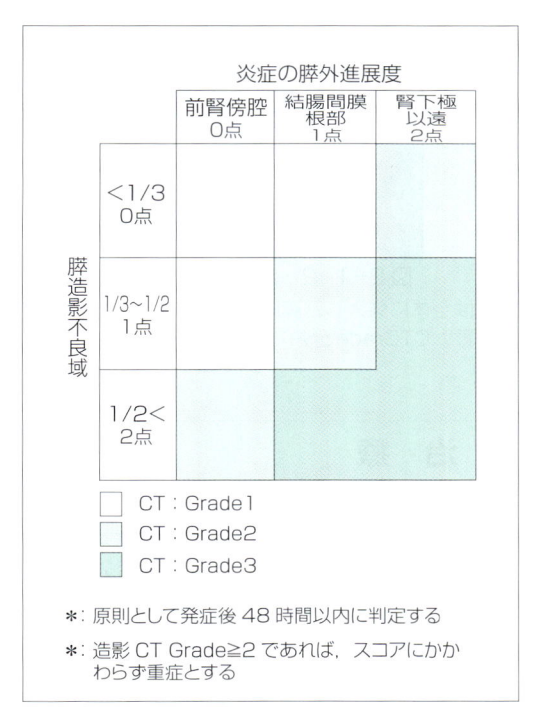

図 E-1-1 造影 CT による CT Grade 分類
(厚生労働省難治性膵疾患調査研究班，2008 より)

※ 原則として発症後 48 時間以内に判定する
※ 造影 CT Grade≧2 であれば，スコアにかかわらず重症とする

炎症の膵外進展度: 前腎傍腔 0点 / 結腸間膜根部 1点 / 腎下極以遠 2点
膵造影不良域: <1/3 0点 / 1/3〜1/2 1点 / 1/2< 2点

表 E-1-2 急性膵炎の成因

	男 性	女 性
アルコール	50.1 %	9.6 %
胆 石	17.7 %	37.0 %
特発性・その他	32.2 %	53.4 %
計	100.0 %	100.0 %

(厚生労働省難治性膵疾患調査研究班の全国集計 2003 より)

表 E-1-3 急性膵炎重症度判定基準予後因子

原則として発症後 48 時間以内に判定することとし，以下の項目を各 1 点として合計したものを予後因子の点数とする

1. Base excess ≦ − 3mEq/L
   またはショック（収縮期血圧 ≦ 80mmHg）
2. PaO_2 ≦ 60mmHg（room air）
   または呼吸不全（人工呼吸管理を必要とするもの）
3. BUN ≧ 40mg/dL（または Cr ≧ 2.0mg/dL）
   または乏尿（輸液後も 1 日尿量が 400mL 以下であるもの）
4. LDH ≧ 基準値上限の 2 倍
5. 血小板数 ≦ 10 万 /mm^3
6. 総 Ca 値 ≦ 7.5mg/dL
7. CRP ≧ 15mg/dL
8. SIRS 診断基準における陽性項目数 ≧ 3
   SIRS 診断基準項目
   （1）体温 > 38℃あるいは < 36℃
   （2）脈拍 > 90 回 / 分
   （3）呼吸数 > 20 回 / 分あるいは
       $PaCO_2$ < 32mmHg
   （4）白血球数 > 12,000/mm^3 もしくは
       < 4,000/mm^3 または 10%超の幼若球の出現
9. 年齢 ≧ 70 歳

(厚生労働省難治性膵疾患調査研究班，2008 より)

3 成因と発症機序

成因については，男性例ではアルコール性が最も多く約 50 %，次いで胆石症の 17.7 %，原因が特定できない特発性・その他が約 32 % であるのに対し，女性例では特発性・その他が最も多く約 53 %，次いで胆石症の約 37 %，アルコール性は約 9.6 % である（厚生労働省難治性膵疾患調査研究班の全国集計 2003，表 E-1-2）[2]．

発症機序については，膵腺房内のトリプシノーゲンが異所性に活性化されトリプシンになり，自己消化，炎症が引き起こされて急性膵炎が発症する．異所性に活性化されたトリプシンの活性を阻害する膵分泌性トリプシンインヒビター（PSTI；pancreatic secretory trypsin inhibitor）が低下する場合にも膵炎が発症する．膵酵素の異所性活性化の亢進，および活性化された膵酵素を阻害する抑制機構の低下があいまって急性膵炎が発症すると考えられている．

4 急性膵炎重症化の機序

膵酵素の活性化による膵臓の障害を契機に膵局所に大量のサイトカインが産生される．重症急性膵炎では，大量のサイトカインが全身性に作用し，遠隔臓器で炎症性メディエーターを連鎖的に誘導する全身性炎症性反応症候群（SIRS；systemic inflammatory response syndrome）を惹起する．そのため，重症度判定基準には，SIRS 診断基準項目が取り入れられている（表 E-1-3）．

わが国の急性膵炎全国調査における BMI（body mass index）と重症急性膵炎の関係をみると，肥満が予後不良因子となる可能性が示されている[3]．海外からの報告でも肥満が急性膵炎重症化の危険因子となることが示されている[4,5]．メタ解析の結果によると[6]，肥満患者

（BMI ≧ 30 kg/m²）の非肥満患者に対する重症急性膵炎発症の相対危険率は 2.9〔95％信頼区間（CI）1.8～4.6〕，死亡の相危険率は 2.1〔95％信頼区間（CI）1.0～4.8〕であった．

3）症状と診断

急性膵炎の診断は，①上腹部の急性腹痛発作と圧痛，②血中または尿中の膵酵素の上昇，③画像で膵に急性膵炎を示す所見がある，の3項目中2項目以上を満たすものである．膵酵素としては，血清アミラーゼ，リパーゼ，トリプシンなどの上昇が認められる．また，最近ではエラスターゼ-1，ホスホリパーゼ A2 の測定も普及してきている．画像診断では造影腹部 CT が診断・治療上，有用である．膵腫大の有無，膵実質の不均一，膵周囲への炎症の波及の程度，液貯留などの所見が認められる（図 E-1-2）．

急性膵炎と診断された場合，次に重症度判定を行う．厚生労働省難治性膵疾患調査研究班により改訂された重症度判定基準に基づいて，全身性炎症反応症候群（SIRS）および年齢の評価も併せて行う．

急性膵炎は重症度判定基準[1]により，軽症，重症に分類される．9項目の予後因子があり，それぞれ各1点とし，合計点が2点以下は軽症，3点以上は重症と判定される（表 E-1-3）．さらに，造影CT検査は独立し，炎症の膵外進展度と膵の造影不良域のスコアが，合計1点以下を Grade 1，2点を Grade 2，3点以上を Grade 3 とする[1]．Grade 2，3 が重症と判定される（図 E-1-1）．

膵壊死は，造影 CT で膵実質に明らかな造影不良域として認められる．壊死組織への感染を合併すると予後に大きく影響する．重症急性膵炎発症後4週以降に膵仮性囊胞がみられることが多く，内部に感染を合併すると膵膿瘍を形成する．

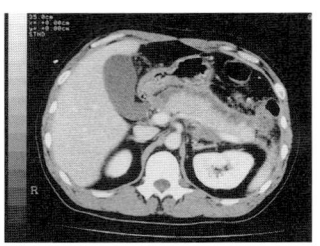

図 E-1-2　急性膵炎の CT
膵臓は全体に腫大し，膵臓周辺に炎症の波及や液貯留を認め CTGrade 分類で Grade2 に分類される．

4）治　療

重症度判定基準により，軽症と判定された場合には，症状も軽いため，特殊な治療を必要とせず，輸液管理などで軽快する例も多い．重症と判定された場合には，専門医療施設による集中管理が必要となる．禁食とし，十分量の補液を行い循環動態を維持する．

疼痛緩和，蛋白分解酵素阻害薬，H₂ブロッカーによる胃酸分泌抑制，抗生物質の投与を行うとともに，MOF への進展防止のために特殊治療を行う必要がある．壊死に陥った膵組織に細菌感染を合併した感染性膵壊死は外科的治療の適応である．

5）予　後

重症膵炎の治療の進歩により，重症例の致死率は 2003 年の全国調査では 9％ まで低下している[7]．急性膵炎による死亡例の治療開始後，死亡に至るまでの日数を調査したところ，2003年では2週間以内の死亡は 30.8％ に低下していた．急性膵炎発症7日以内の死因で一番多いのは心・循環不全であった[7]．

栄養療法

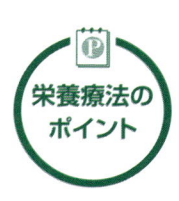

栄養療法のポイント
- 重症急性膵炎の急性期においては，有効循環血漿量が減少するため，中心静脈から大量の輸液を行い，循環動態を安定させる．
- 投与エネルギーは基礎エネルギー量（BEE）の1.5倍を目安とする．
- 腹痛・背部痛の自覚症状が消失し，アミラーゼ，リパーゼなどの血液中膵酵素が改善した時点で経口摂取を開始する．
- 経腸栄養法は，経口摂取の前段階の栄養治療としても有用である．
- アルコール摂取やカフェイン，炭酸飲料，香辛料は膵外分泌を刺激するため避ける．

1）静脈栄養法

　重症急性膵炎の急性期においては，絶飲食とし，循環動態の改善と維持が重要である．血管透過性の亢進から体液が膵臓周囲や後腹膜などに移行して有効循環血漿量が減少するため，中心静脈から大量の輸液を行い，循環動態を安定させる．栄養管理は，水分・電解質の管理も含めた完全静脈栄養を行う．急性膵炎発症24時間の輸液量と致命率の関係を検討すると，輸液量が3L未満の致命率は100％であり，3～5L輸液した群に比し有意に高率であった[7]．投与エネルギーは基礎エネルギー量（BEE）の1.5倍を目安とする．蛋白質異化が亢進するため，分岐鎖アミノ酸（BCAA）を豊富に含むアミノ酸製剤を投与速度に注意して投与する[8]．高血糖がみられる場合には，インスリンで是正する．脂肪乳剤は膵外分泌を刺激するため，投与するにあたっては注意を要する．

　軽症膵炎に対する中心静脈栄養の効果を検討した報告[9]では，末梢静脈栄養と差はみられず，軽症例では中心静脈栄養の必要性は少ないとされる．

2）食事療法

　腹痛・背部痛の自覚症状が消失し，アミラーゼ，リパーゼなどの血液中膵酵素が改善した時点で経口摂取を開始する．開始時期の一般的目安としては，腹痛が消失していること，血中膵酵素が正常上限の3倍以下に低下していること，合併症がないこと，イレウス状態が解消されていること，が挙げられている[10]．

　食事は少量から開始し，糖質を中心とした流動食を数日試みた上で，三分，五分，七分，全がゆへと段階的に増量する．急性膵炎の治療食基準の例を表E-1-4に示した．

　脂質は急性期，回復期，安定期を通じて制限するが回復期は5～25g/日を目安に徐々に増大させる．安定期になっても炎症が完全に治癒するまでは30g/日以下に制限する．アルコール摂取やカフェイン，炭酸飲料，香辛料は膵外分泌を刺激するため避けることが望ましい．

3）経腸栄養法

　経口摂取の前段階の栄養治療としても有用で

表E-1-4　急性膵炎の治療食基準

	エネルギー	蛋白質	脂質	糖質
1日目	58 kcal	0.0 g	0.0 g	15 g
2日目	385 kcal	1.0 g	0.2 g	94 g
3・4日目	369 kcal	2.3 g	0.7 g	87 g
5・6日目	490 kcal	9.9 g	1.1 g	109 g

（慈恵医科大学附属病院栄養基準に基づく）

ある.長期絶食による消化管粘膜の萎縮を予防することにより,十分な栄養吸収が行われ,腸内細菌の血中移行(bacterial translocation)を阻止して感染症を予防する利点を有する.

急性膵炎における経腸栄養と経静脈栄養を比較した無作為化比較対照試験を解析した報告によると,経腸栄養施行例は経静脈栄養施行例と比較して,①感染症発生率の低下,②外科的治療適応の減少,③入院期間の短縮が認められた[11,12].そのため,早期から積極的に導入することが推奨される[13].

膵外分泌への刺激を避けるため,脂肪含量が少なくアミノ酸と炭水化物が主体の成分栄養剤(elemental diet;ED)を使用する.栄養剤の投与部位は,経鼻経管栄養として(nasoenteral catheter)の先端は,トライツ靱帯をこえた上部空腸に留置するのがよい.

4)栄養療法のアセスメント

急性膵炎では,発症時から絶飲食が基本となること,また重症感染症やMOFを合併した時には短期間に栄養・代謝に変化を生じるので,動的栄養指標のトランスサイレチン(プレアルブミン),レチノール結合蛋白質や間接カロリーメトリー,CRPなどが有用である[14].

（宮川　八平,伊部　陽子）

引用文献

1) 急性膵炎の診療ガイドライン 第2版作成出版委員会編:エビデンスに基づいた急性膵炎診療のガイドライン 第2版,金原出版,2008.
2) 大槻　眞:急性膵炎の全国疫学調査成績.厚生労働科学研究費補助金 難治性膵疾患に関する調査研究班 平成16年報告書,2004,pp.56-62.
3) 木原康之,大槻　眞:急性膵炎の発症・重症化機序.日消病会誌,105,2008,pp.1157-65.
4) Funnell IC, Bornman PC, Weakley SP, et al:Obesity:an important prognostic factor in acute pancreatitis. Br J Surg, 80, 1993, pp.484-86.
5) Suazo-Baráhona J, Carmona-Sánchez R, Robles-Diaz G, et al:Obesity:a risk factor for severe acute biliary and alcoholic pancreatitis. Am J Gastroenterol, 93, 1998, pp.1324-28.
6) Martínez J, Johnson CD, Sánchez-Payá J. et al:Obesity is a definitive risk factor of severity and mortality in acute pancreatitis:an updated metaanalysis. Pancreatology, 6, 2006, pp.206-09.
7) 大槻　眞:難治性膵疾患の克服を目指して-厚生労働省特定疾患重症急性膵炎の現状と課題-.日消病会誌,104,2007,pp.1-9.
8) Shirohara H, Tabaru A, Otsuki M:Effects of intravenous infusion of amino acids on cholecystokinin release and gallbladder contraction in humans. J Gastroenterol, 31, 1996, pp.572-75.
9) 大槻　眞「膵炎(急性・慢性)」岡田　正ほか編;新臨床栄養学,医学書院,2007,pp.533-40.
10) Sax HC, Warner BW, Talamini MA, et al:Early total parenteral nutrition in acute pancreatitis lack of beneficial effects. Am J Surg, 153, 1987, pp.117-24.
11) Marik PE, Zaloga GP:Meta analysis of parenteral nutrition versus enteral nutrition in patients with acute pancreatitis. BMJ, 328, 2004, pp.1407-12.
12) Al-Omran M, Groof A, Wilke D:Enteral versus parenteral nutrition for acute pancreatitis. Cochrane Database Syst Rev, 2003, CD002837.
13) 白鳥敬子「胆・膵疾患」日本病態栄養学会編;病態栄養ガイドブック,メディカルレビュー社,2006,pp.129-31.
14) 渡辺明治,福井富穂編;「急性膵炎」今日の病態栄養療法 改訂第2版,南江堂,2008,pp.194-200.

E-2 慢性膵炎
chronic pancreatitis

疾患の概要

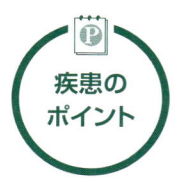

疾患のポイント

- 慢性膵炎は膵臓の内部に，不規則な線維化，細胞浸潤，実質の脱落，肉芽組織などの慢性変化が生じ，膵臓の外分泌・内分泌機能の低下を伴う病態である．
- 慢性膵炎の臨床診断基準が作成されている．
- 慢性膵炎の病期は代償期，移行期，非代償期の3つに分ける．代償期では膵機能は比較的よく保たれ，腹痛や圧痛などの臨床症状が主体となる．
- 非代償期には腹痛はむしろ軽減し，膵外・内分泌機能不全による消化吸収障害と膵性糖尿病が現れる．
- 慢性膵炎の病期を的確に把握し，それに応じた適切な治療を行うことが重要である．

1）診断基準

表にわが国における慢性膵炎の臨床診断基準[1]を示す（表E-2-1）．

2）分類と病態

1 分類

慢性膵炎の分類はアルコール性，胆道原性（胆石性），まれな原因によるもの，成因の同定が困難な特発性などの成因によって分けることが多い．男性ではアルコール性が圧倒的に多く，女性では胆石性と特発性が多い（表E-2-2）[2]．まれな原因によるものとして，遺伝性膵炎，自己免疫性膵炎がある．

2 病態

慢性膵炎は膵臓の内部に，不規則な線維化，細胞浸潤，実質の脱落，肉芽組織などの慢性変化が生じ，膵臓の外分泌・内分泌機能の低下を伴う病態である．

慢性膵炎での膵内部の病理学的変化は，基本的には膵臓全体に存在するが，病変の程度は不均一で，分布や進行性もさまざまである．これらの変化は，持続的炎症やその遺残により生じ，多くは非可逆性である（日本膵臓学会 2001）．

- **遺伝性膵炎**：常染色体優性遺伝を示し，発症年齢が若く，同一家系内に膵炎患者がみられる．最近，トリプシノーゲンの点突然変異をはじめとした原因遺伝子が数種類同定されている．
- **自己免疫性膵炎**：自己免疫機序による膵炎である．炎症性円形細胞の浸潤により，膵臓がびまん性に腫大し高度の線維化をきたす疾患である．

膵液は消化に必要な数々の重要な酵素を含んでいる．その分泌は迷走神経反射および消化管ホルモンの作用により調節されている．消化管ホルモンとして小腸の粘膜が分泌するセクレチンとコレシストキニン（CCK）がある．

セクレチンは上部小腸粘膜から分泌され，膵導管細胞に働き，HCO_3^-を多く含んだアルカリ

表 E-2-1　慢性膵炎の臨床診断基準

慢性膵炎の臨床診断基準

　慢性膵炎の臨床診断基準は，腹痛や腹部圧痛などの臨床症状あるいは膵外・内分泌機能不全に基づく臨床症候がみられる症例に適用する．しかし，慢性膵炎のなかには，無痛性あるいは無症候性の症例も存在するので，そのような症例に対しては，より厳格に臨床診断基準を適用し，期間をおいて複数回検査する

　診断基準の各項目は検査手順のおよその順序に列記するが，各項目はそれぞれ独立したものである

1. 慢性膵炎の確診例（definite chronic pancreatitis）
    1a) 腹部超音波検査（US）において，音響陰影を伴う膵内の高エコー像（膵石エコー）が描出される
    1b) X 線 CT 検査（CT）において，膵内の石灰化が描出される
    2) 内視鏡的逆行性胆道膵管造影（ERCP）像において，次のいずれかを認める
        (i) 膵に不均等に分布する，不均一な分枝膵管の不規則な拡張
        (ii) 主膵管が膵石，非陽性膵石，蛋白栓などで閉塞または狭窄している時は，乳頭側の主膵管あるいは分枝膵管の不規則な拡張
    3) セクレチン試験において，重炭酸塩濃度の低下に加えて，膵酵素分泌量と膵液量の両者あるいはいずれか一方の減少が存在する
    4) 生検膵組織，切除膵組織などにおいて，膵実質の減少，線維化が全体に散在する．脚線維化は不規則であり，主に小葉間に観察される．小葉内線維化のみでは慢性膵炎に適合しない

　このほか，蛋白栓，膵石と，膵管の拡張，増生，上皮化生，囊胞形成を伴う

（日本膵臓学会，2001）

表 E-2-2　慢性膵炎の成因別頻度

成因	男		女		計	
	例数	%	例数	%	例数	%
アルコール	2,467	71.95	74	8.25	2,541	58.74
特発性	652	19.01	528	58.86	1,180	27.28
胆石	160	4.67	202	22.52	362	8.37
急性膵炎	76	2.22	32	3.57	108	2.50
膵管非癒合	7	0.20	7	0.78	14	0.32
膵損傷	26	0.76	3	0.33	29	0.67
傍乳頭憩室	5	0.15	15	1.67	20	0.46
高脂血症	7	0.20	8	0.89	15	0.35
その他	29	0.85	28	3.12	57	1.32
合計	3,429	100	897	100	4,326	100

（日本膵臓学会，1995）

性の膵液を大量に分泌する．上部小腸粘膜に蛋白質分解産物や酸が触れるとセクレチンの分泌が起こる．

　CCK は上部小腸粘膜から分泌され，胆囊の収縮と酵素に富む膵液の分泌を引き起こす．上部小腸粘膜に蛋白質分解産物（ペプチド，アミノ酸）や長鎖脂肪酸が触れると CCK の分泌が起こる[3]．

3）症状と診断

本症の病期は代償期，移行期，非代償期の3つに分けられる（図E-2-1）．代償期では膵機能は比較的よく保たれ，上腹部痛や背部痛などが主症状で，血中膵酵素の上昇を伴う．膵の荒廃が著しい非代償期には腹痛はむしろ軽減する．膵外分泌機能が低下するに伴い消化吸収障害による脂肪便が出現し，また膵内分泌機能が低下するに伴い膵性糖尿病が現れる．慢性膵炎の終末期では血中アミラーゼ活性はもはや増加しないことが多い．

また経過中に急性再燃をきたし，急性膵炎と同様の病態を呈することがある．

表E-2-1にわが国における慢性膵炎の臨床診断基準を示したが，慢性膵炎の確診例としては，腹部超音波検査・CTにて膵臓の石灰化（図E-2-2）を認めること，内視鏡的逆行性胆道膵管造影（ERCP）（図E-2-3）において膵管の不規則な拡張などの異常所見を認めること，セクレチンの膵外分泌機能検査で著明な膵外分泌機能低下があること，組織学的診断が明瞭であること，の4項目のうちの1つがあれば，臨床的に慢性膵炎と診断できる．

自己免疫性膵炎では，高γグロブリン血症，自己抗体の陽性，膵画像検査によって膵管の狭細像を認めることにより診断する[4]．

4）治療

慢性膵炎の病期を的確に把握し，それに応じた適切な治療を行うことが重要である．

1 代償期

腹痛に対しては鎮痙・鎮痛薬，酸分泌抑制薬，蛋白酵素阻害薬を用いる．

膵石の治療として，最近，①体外衝撃波結石破砕療法（ESWL），②内視鏡的治療，③腹腔鏡下レーザー砕石術，④溶解療法などが試みられている．食事摂取による疼痛誘発を避けるために，急性増悪期には絶食とし，症状が改善するに伴い，脂肪制限食から始める．脂肪は症状に応じて30～40 g/日に制限する．

2 非代償期

消化吸収障害と膵性糖尿病の治療を行う．消化吸収障害に対しては十分な消化酵素薬を投与する．HCO_3^-を多く含んだアルカリ性の膵液の分泌が減少し小腸内pHが低下すると，消化酵素活性が低下するため，H_2受容体拮抗薬やプロトンポンプ阻害薬（PPI）を併用する．

慢性膵炎に合併する糖尿病は，β細胞の減少によりインスリン分泌が低下しているため，インスリン治療が必要となる．自己免疫性膵炎ではステロイド治療が有用なことが多い．

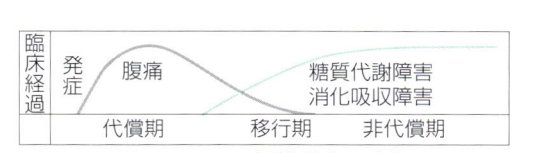

図E-2-1　慢性膵炎の病期

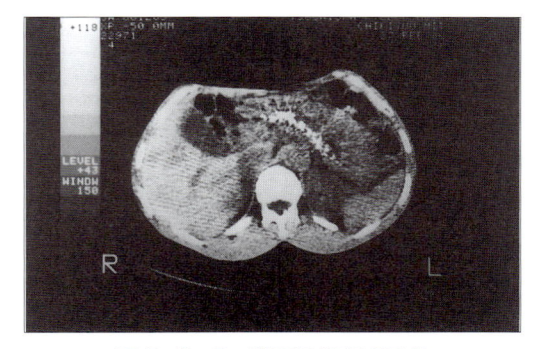

図E-2-2　膵石の腹部CT像

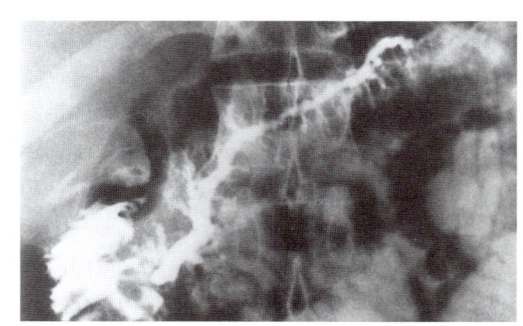

図E-2-3　慢性膵炎のERCP像
膵管の不規則な拡張などの異常所見を認める．

表E-2-3 慢性膵炎患者の死因

死因	観察値(O)	期待値(E)	O/E比
悪性腫瘍	63例	22.99	2.74
腎不全	11例	0.94	11.7
肺炎	7例	1.70	4.11
糖尿病性昏睡・低血糖	6例	0.93	6.45
肺不全	6例	1.45	4.14
脳梗塞・出血	6例	8.55	0.70
心筋梗塞	2例	3.56	0.56
その他	26例		
計	127例	61.49	2.07

＊：慢性膵炎1,073症例の1994～1998年（4年間）追跡調査中における死亡127症例（12.1％），死亡時平均年齢65歳（19～89）
（早川哲夫，ほか：慢性膵炎の予後調査．厚生省特定疾患消化器系調査研究班難治性膵疾患分化会平成10年度研究報告書，1999, pp.56-60）

再発の予防としては，アルコールが増悪因子となりうることから，禁酒を励行し，過食を避けるよう指導する．

5）予後

1994～1998年の4年間の追跡調査における慢性膵炎患者の死亡率は12.1％で，一般人口の死亡率の2.07倍（男性2.22，女性1.29）である[5]．死因は，表E-2-3に示すように腎不全，肺炎，糖尿病性昏睡・低血糖などである．慢性膵炎では，悪性腫瘍の頻度が高く，とりわけ膵癌の頻度が有意に高いことが報告されている[6]．

栄養療法

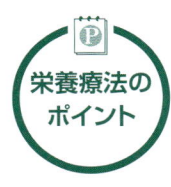

栄養療法のポイント

- 慢性膵炎の代償期と非代償期の時期に応じた適切な栄養治療を行う．
- 代償期では，食事摂取による疼痛誘発を避けるために，急性増悪期には絶食とし，急性膵炎に準じた治療を行う．症状が改善するに伴い，脂肪制限食から始める．
- 非代償期には膵外分泌・内分泌機能不全による消化吸収障害と膵性糖尿病が現れるため，それらの栄養療法を行う．
- 再発の予防としては，アルコールが増悪因子となりうることから，禁酒を励行し，過食を避けるよう指導する．

慢性膵炎は臨床的に代償期と非代償期に分けられ，それぞれに応じた適切な栄養治療を行うことが重要である[7]．

代償期では，食事摂取による疼痛誘発を避けるために，急性増悪期には絶食とし，急性膵炎に準じた治療を行う．症状が改善するに伴い，脂肪制限食から始める．脂肪は症状に応じて30～40g/日に制限する．

非代償期には膵外分泌機能の低下に伴い消化吸収障害が出現するため，十分量の消化酵素薬を投与し，脂肪便の程度に応じて脂肪摂取量を調整する．

膵内分泌機能の低下に伴う膵性糖尿病に対しては，耐糖能，消化吸収障害の程度，栄養状態を正確に評価して治療を行う必要がある．再発の予防としては，アルコールが増悪因子となりうることから，禁酒を励行し，過食を避けるよう指導する．

1）代償期における栄養療法

代償期では急性再燃時および疼痛発作時は絶飲食とし，栄養管理は，水分・電解質の管理も

表E-2-4　慢性膵炎急性再燃期の治療食基準

栄養成分	脂質制限食					
	F30	F30 全粥	F20 全粥	F10 五分粥	F10 三分粥	F10 流動食
エネルギー（kcal）	1,800	1,500	1,500	1,200	1,000	550
水　分（mL）	1,620	2,050	2,090	2,030	2,020	1,160
蛋白質（g）	68	63	63	50	50	14
脂　質（g）	30	30	20	10	10	5
ナトリウム（mg）	3,580	3,600	3,640	4,010	3,860	1,370
カリウム（mg）	2,760	2,700	2,740	2,700	2,510	460
食　塩（g）	10	10	10	10	10	5

＊：脂質を制限した膵臓庇護食．香辛料などの刺激物の使用は少量とする．
（東京医科歯科大学医学部附属病院栄養基準に基づく）

含めた静脈栄養を行う．疼痛が軽減し，膵炎が改善すると食事を開始する．エネルギーは標準体重から算出する．脂肪摂取量は代償期で腹痛などの症状が著しいときは膵臓の安静を目的に20 g/日以下，症状が安定すれば30〜40 g/日まで増量する．慢性膵炎再燃期の治療食基準を表E-2-4に示した．

疼痛を繰り返している慢性膵炎症例における経腸栄養剤の疼痛緩和効果を検討した報告では，中鎖脂肪酸を主成分とした低脂肪性の経腸栄養剤は，高脂肪食群と比較して，食後の血中CCK濃度は低値であり，明らかに疼痛緩和効果が認められた[8]．

2）非代償期における栄養療法

非代償期の消化吸収障害と膵性糖尿病に対して薬物療法と栄養療法を行う．脂肪摂取量は40 g/日に制限するとされてきた．脂肪は消化のよい植物性脂肪が望ましい．膵リパーゼによる加水分解を必要とせずに吸収される中鎖脂肪酸トリグリセリド（MCT）の摂取が有用である[9, 10]．

一方で，脂質制限は必ずしも必要ないとする意見もある．脂肪摂取後の腹痛発作が少ないこと，血中リノール酸および脂溶性ビタミン不足が生じやすいことから脂肪制限を緩和すべき[11]，厳密な脂肪制限を行わず40〜60 g/日とする意見もある[12]．十分量の消化酵素薬を投与し，脂肪便の程度に応じて脂肪摂取量を調整するよう指導するか，あるいは食べ過ぎ・間食などをした際に消化酵素薬を追加して服用するよう指導する．蛋白質摂取量は1.0〜1.2 g/kgとし，消化のよい良質の蛋白質を十分に摂取させる．

非代償期に出現する膵性糖尿病はβ細胞からのインスリン分泌不全に起因するため，早期にインスリンを導入し，十分な栄養を摂取させることが重要である．摂取エネルギーは，標準体重当たり30 kcal/kgを基本とし，活動強度に応じて調整する．

膵性糖尿病では，α細胞からのグルカゴン分泌低下も伴うことから，低血糖発作の重症化および遷延化が生じることがある．そのため，血糖コントロールは通常の糖尿病患者に比べ高めに設定する．

厳格な血糖コントロールは低血糖昏睡を起こす危険性を有する．とりわけ夜間から早朝にかけて低血糖は出現しやすく[13]，自律神経症状により低血糖症状に乏しい症例も多いことから，予防のため，就寝前に少量の夜食（ゆっくり吸収される炭水化物など）を摂る．

（宮川　八平，佐藤　千史）

引用文献

1) 日本膵臓学会：日本膵臓学会 慢性膵炎臨床診断基準．膵臓，16, 2001, pp.560-61.
2) 竹内 正：膵炎．日内会誌，91(2), 2002, pp.131-36.
3) 岡田泰信編；消化管ホルモン ギャノング生理学 原書22版，丸善，2006, pp.505-11.
4) 日本膵臓学会：自己免疫性膵炎診断基準 2002年．膵臓，17, 2002, pp.585-87.
5) 早川哲夫, ほか：慢性膵炎の予後調査．厚生省特定疾患消化器系調査研究班難治性膵疾患分化会平成10年度研究報告書．1999, pp.56-60.
6) Talamini G, et al：Incidence of cancer in the course of chronic pancreatitis. Am J Gastroenterol, 94, 1999, pp.1253-60.
7) 伊藤鉄英，安田幹彦，河辺 顕，ほか：慢性膵炎の栄養療法．日消誌，104, 2007, pp.1722-27.
8) Shea JC, Bishop MD, Parker EM, et al：An enteral therapy containing medium-chain triglycerides and hydrolyzed peptides reduces postprandial pain associated with chronic pancreatitis. Pancreatology, 3, 2003, pp.36-40.
9) Meier RF, Beglinger C：Nutrition in pancreatic disease. Best Pract Res Clin Gastroenterol, 20, 2006, pp.507-29.
10) Pfutzer RH, Schneider A：Treatment of alcoholic pancreatitis. Dig Dis, 23, 2005, pp.241-46.
11) 大槻 真，秋山俊治：「膵疾患-病態栄養と病態治療」日本病態栄養学会編；病態栄養ガイドブック，メディカルレビュー社，2002, pp.197-206.
12) 葛西伸彦，元村久信，ほか：「膵炎」五島雄一郎監；中村丁次編：食事指導のABC 改訂第2版，日本医師会発行／日本医事新報社発売，2002, pp.192-96.
13) Koizumi M, Yoshida Y, Abe N, et al：Pancreatic diabetes in Japan. Pancreas, 16, 1998, pp.385-91.

E-3 膵臓癌
pancreatic cancer

疾患の概要

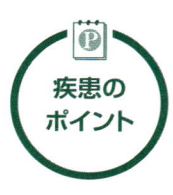

疾患のポイント
- 膵臓癌は膵臓に生ずる悪性腫瘍であり,外分泌腫瘍と内分泌腫瘍に大きく分かれる.
- 膵癌の診断には,腹部超音波検査やCT,MRIなどの画像診断が有用である.
- 膵癌のうち,外分泌腫瘍は囊胞腫瘍,膵管内乳頭腫瘍,浸潤性膵管癌,および腺房由来の腺房細胞癌に分類される.
- 内分泌腫瘍は,インスリノーマ,ガストリノーマ,グルカゴノーマ,ソマトスタチノーマ,VIPomaの順に多い.
- 囊胞腺癌や膵管内乳頭腫瘍は外科的治療の適応となるものと考えられる.
- 通常型膵癌の5年生存率は9.3%と不良である.通常型膵癌の手術適応は,治癒や延命効果を考慮して慎重に決定する必要がある.

膵癌死亡数は,人口10万人当たり男性12.7人,女性7.0人であり,男性に多い傾向にある.膵癌の発生にはK-rasをはじめ多くの遺伝子が関与していると考えられている.危険因子として挙げられているのは,①膵癌の家族歴,②生活習慣,③合併疾患の有無である.生活習慣の中では,喫煙は膵癌発症率を明らかに増加させる[1].コホート研究では,肥満関連疾患において膵癌の有病率が増加していることが示唆されている[2].食事では,コレステロール摂取量が多いほど膵癌のリスクは上昇し,ビタミンC摂取量が多いほどリスクが低下することが明らかとされている[3].合併疾患の有無では,糖尿病,慢性膵炎,遺伝性膵炎が危険因子として挙げられている.

1) 分類と病態

膵癌のうち,外分泌腫瘍は囊胞腫瘍,非囊胞腫瘍および腺房由来の腺房細胞癌に分類される[4](表E-3-1).非囊胞腫瘍は膵管内乳頭腺癌,浸潤性膵管癌に分類され,そのうち,浸潤性膵管癌がいわゆる"通常型膵癌"であり,最も頻度の高い組織型である.膵管内乳頭腫瘍がいわゆる"粘液産生性膵腫瘍"に位置付けられる.

内分泌腫瘍にはランゲルハンス島由来の島細胞癌があり,多くの場合ホルモンを大量に分泌し,機能性腫瘍(functional tumor)としての特徴を有する.臨床的には発生部位により,膵頭部癌,膵体部癌,膵尾部癌に分類され,診断・治療にあたって実用的な区分である(図E-3-1).

表E-3-1 膵癌の組織学的分類
I. 膵外分泌腫瘍
 1) 囊胞腫瘍
  1. 漿液性囊胞腺癌
  2. 粘液性囊胞腺癌
 2) 非囊胞腫瘍
  1. 膵管内乳頭腺癌
  2. 浸潤性膵管癌 "通常型膵癌"
   a. 管状腺癌 最も頻度が高い組織型
   b. その他
 3) 腺房細胞癌
II. 膵内分泌腫瘍
 島細胞癌

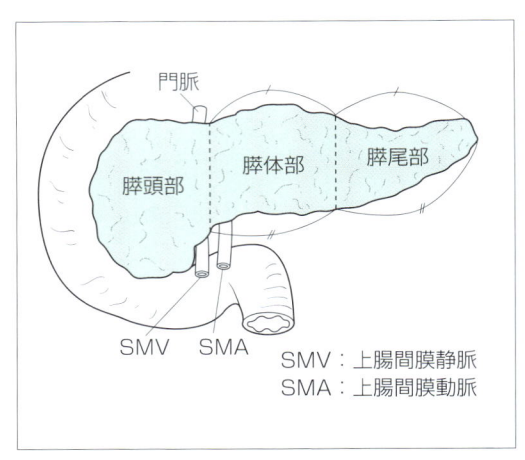

図 E-3-1　膵臓の区分

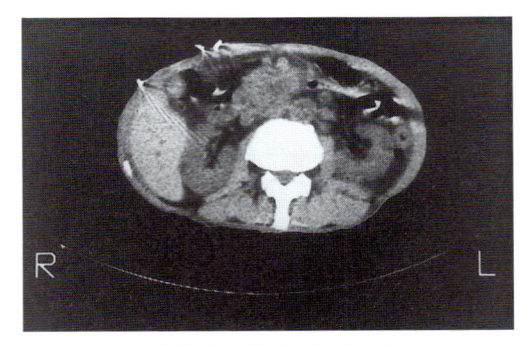

図 E-3-2　膵癌のCT

2）症状と診断

通常型膵癌である浸潤性膵癌と，いわゆる"粘液産生腫瘍"，および内分泌腫瘍について臨床症状，診断について述べる．

1 浸潤性膵癌

発生部位別にみると，膵臓の頭部に癌が発生する膵頭部癌の場合，癌により膵頭部総胆管が圧迫されるため，黄疸が出現して気づかれることが多い．膵体部癌や膵尾部癌の場合には，黄疸が出現しないため，特有な症状に乏しい．膵臓癌が，後方組織に浸潤して脊髄神経節に達すると頑固な腰背部痛などの症状が出現する．腫瘍マーカーでは，特異性の高いものは少ないが，CA19-9，CEA などを組み合わせることによって，陽性率が高くなる．

内視鏡的逆行性胆道膵管造影（ERCP）下経乳頭的に採取した膵液で遺伝子分析にて K-ras 癌遺伝子 codon 12 の点突然変異が 80% 前後に検出される．画像診断では，腹部超音波検査（US）や CT などが有用である．腹部超音波検査で，尾側膵管の拡張や総胆管の拡張が認められれば，その頭側での腫瘍の発見の契機になることがある．膵癌は血流に乏しいため，ヘリカル CT を使用したダイナミック CT での早期相では，周囲の組織より低濃度で描出される（図 E-3-2）．最近では，MRI を使用した膵胆管 MRI（MRCP）により，非侵襲的に膵管の狭窄像，壁不整・硬化像などの異常所見を検出することが可能となってきている．小腫瘤性膵病変の描出には，超音波内視鏡（EUS）が優れている．

2 膵管内乳頭粘液性腫瘍

膵管内乳頭粘液性腫瘍は，大量の粘液産生とそれによる Vater 乳頭部の開大，主膵管から分岐膵管の拡張，予後のよいことなどの特徴を有する．病理組織学的には，粘液を産生する腫瘍細胞が乳頭状に増殖し，囊胞状の膵管拡張を特徴とする．被膜や膵管内に限局することが比較的多く，良好な予後が期待できる．著明な膵管拡張を示すので腹部超音波検査などにより検出されやすく，粘液産生膵癌は拡張膵管内の透亮像として捉えられる．EUS は囊胞性病変の鑑別診断に有効である．

3 内分泌腫瘍

内分泌腫瘍は，インスリノーマ，ガストリノーマ，グルカゴノーマ，ソマトスタチノーマ，VIPoma の順に多い．インスリノーマは，腫瘍からの過剰なインスリン分泌により低血糖症状を呈し，10% が悪性である．ガストリノーマは，腫瘍からの過剰なガストリン分泌により Zollinger-Ellison 症候群（難治性胃潰瘍，胃酸の過剰分泌，膵臓ランゲルハンス島非β細胞腫瘍の存在の三徴）を呈し，70% が悪性である．腫瘍の局在診断には選択的動脈内刺激物注入試験（SASI 試験）が行われる．VIPoma は WDHA

症候群（水様下痢，低カリウム血症，胃無酸症）を呈する．

3）治療

膵頭部癌では閉塞性黄疸がみられるので，まず，黄疸を減少させる減黄術が行われる．閉塞性黄疸は，胆汁うっ滞による肝障害，腎機能障害，胃粘膜障害，血液凝固障害，胆道感染症などを引き起こしうる．

膵癌の手術には，膵頭十二指腸切除術（PD），膵（体）尾部切除術，膵全摘術がある．外科的切除不能例に対しては，化学療法や放射線療法が行われる．膵癌の化学療法として，最近，ゲムシタビンが疼痛など自覚症状の改善に有効であるとの報告[5]がある．

外科的治療の適応を決める場合，参考となるのは，膵癌全国登録による予後調査の結果である．まず，組織型と予後については，囊胞腺癌や膵管内乳頭腫瘍の5年生存率はそれぞれ47.9％，60.8％であった（図E-3-3）[6]．囊胞腺癌や膵管内乳頭腫瘍は外科的治療の適応となるものと考えられる．

一方，通常型膵癌の5年生存率は9.3％と不良である[6]．通常型膵癌の手術適応は，治癒や延命効果を考慮して慎重に決定する必要がある．膵頭部癌では，遠隔転移がなく主要動脈周囲に癌浸潤の所見がないことが挙げられている．一方，手術適応がない条件としては，遠隔転移，腹膜播種の存在，主要動脈浸潤，門脈系の閉塞が挙げられている．膵癌取扱い規約 第5版[4]（表E-3-2）で，Stage Ⅰ～Ⅲは根治手術が期待できる．1.0 cm以下では80％あまりが膵内に限局したStage Ⅰであり，予後は非常によい（切除後5年生存率80％以上）．1.0～2.0 cmのものでは50％あまりがStage Ⅱ以上で，5年生存率は35％前後であるが，切除可能な場合が多い．2.1cm以上のものでは30％あまりに切除可能であるが，5年生存率は切除例の10％あまりで，多くは1年以内に死亡する．Stage Ⅳbの病期にあるものについては手術適応はない．Stage Ⅳaについては，外科切除を選択した群が放射線科学療法を選択した群に比較して生存期間が延長することが明らかとなった[7]．

内分泌腫瘍に対する治療法では，インスリノーマでは腫瘍核出術を行う．膵ガストリノーマに対しては，幽門輪温存膵頭十二指腸切除術または膵体尾部切除術を行う．

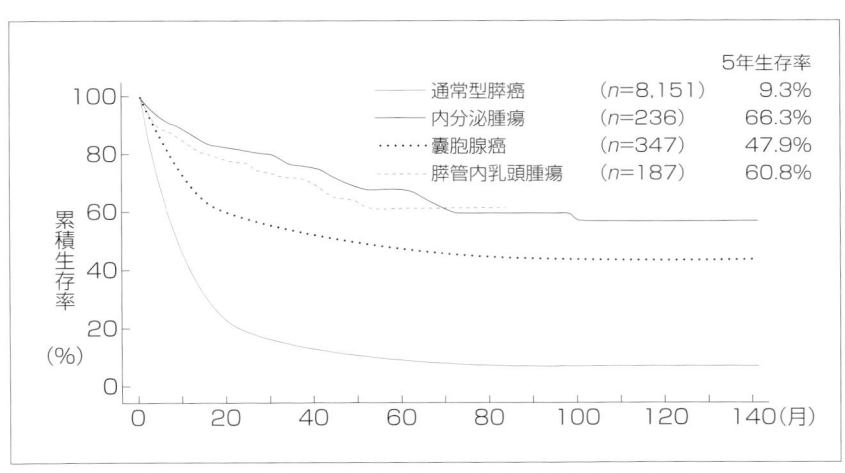

図E-3-3 膵癌全国登録における組織型と予後（全症例）
〔松野正紀：膵癌全国登録調査報告（1998年度症例の要約）．膵臓，15，2000，p.179〕

表E-3-2 膵癌の病期

局所進行度（T）	リンパ節転移				
	なし（N0）	1群まで（N1）	2群まで（N2）	3群まで（N3）	
T1（膵内で2cm以下）	Ⅰ	Ⅱ	Ⅲ	Ⅳb	ステージ
T2（膵内で2cmをこえる）	Ⅱ	Ⅲ	Ⅲ	Ⅳb	
T3（胆管,十二指腸,周囲組織浸潤）	Ⅲ	Ⅲ	Ⅳa	Ⅳb	
T4（大血管,神経叢,他臓器浸潤）	Ⅳa	Ⅳa	Ⅳb	Ⅳb	

肝臓,腹膜,肺,遠隔リンパ節などの遠隔転移がある場合はⅣb期

栄養療法

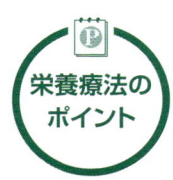

栄養療法のポイント

- 膵頭部癌で閉塞性黄疸が長期にわたると，脂溶性ビタミンの吸収障害を引き起こすため，必要に応じてビタミンA，D，E，Kを投与する．
- 膵腫瘍患者は，耐糖能異常を伴うことが多いため，術前・術後の血糖コントロールを行う．特に膵全摘術後は膵臓の内分泌機能が廃絶するため，全例にインスリン投与が必要となる．
- 術後の栄養管理では，早期から経腸栄養を開始し，腸管粘膜が萎縮し腸管防御機能が低下することを防止する．
- さまざまな治療を行ったとしても，それを効果的にするか否かは栄養状態にも左右されることに留意し，特に消耗性，食欲不振などによる脱水と低栄養には十分注意する．

1）術 前

1 黄疸患者に対する栄養治療

膵頭部癌では，閉塞性黄疸の発生がみられることが多い．この場合，術前に経皮経肝胆道ドレナージ（PTCD）などで減黄する．長期にわたる閉塞性黄疸は，脂溶性ビタミンの吸収障害を引き起こすため，必要に応じてビタミンA，D，Eを投与する．ビタミンK欠乏による出血傾向があればビタミンKを静脈投与する．

2 血糖コントロール

膵腫瘍患者は，膵炎や耐糖能異常を伴うことが多いため，術前から血糖コントロールを行う．血糖コントロール不良は栄養同化を低下させるだけではなく，術後縫合不全および感染症の原因となる．

2）術 後

膵癌の手術には，膵頭十二指腸切除術（PD），膵（体）尾部切除術，膵全摘術がある（図E-3-4）．いずれの術式でも患者が受ける侵襲は大きく，術後合併症の発生頻度も高い．術後の栄養管理を行うにあたって，エネルギー消費量（total daily energy expenditure；TEE，表E-3-3）の推定を行う．Harris-Benedictの式で基礎エネルギー消費量（basal energy expenditure；BEE）を算定し，さらに活動係数とストレス係数を乗じて求める[8]．実際の静脈栄養では目標投与エ

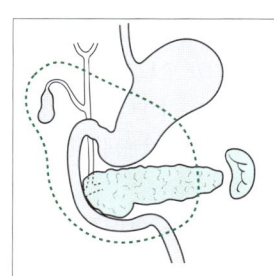

膵頭十二指腸切除術
pancreaticoduodenectomy；PD
- 膵頭部，幽門側の胃，十二指腸，胆嚢，総胆管の一部を切除

胃を切除しない方法は
幽門輪温存膵頭十二指腸切除術
pylorus preserving pancreaticoduodenectomy；PPPD

尾側膵切除術
distal pancreatectomy；DP
- 膵体尾部，脾臓を切除

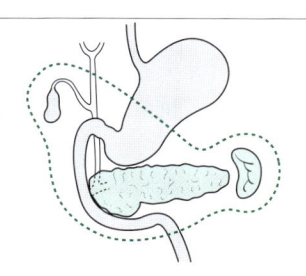

膵全摘
total pancreatectomy；TP
- 膵臓，幽門側の胃，十二指腸，胆嚢，総胆管の一部を切除
- 膵臓の機能が完全に失われるので，生涯にわたったインスリンと消化酵素剤の投与が必要となることもある

図 E-3-4　膵臓癌の切除範囲
（山森　秀夫：「肝・胆・膵の手術」岡田　正監：臨床栄養治療の実践 病態別編，金原出版，2008）

表 E-3-3　エネルギー消費量

- エネルギー消費量
 ＝基礎エネルギー消費量*1×活動係数*2×ストレス係数*3

*1：基礎エネルギー消費量（Harris-Benedictの式による）
　　　男性：66+13.7×体重(kg)+5×身長(cm)-6.8×年齢
　　　女性：65.5+9.6×体重(kg)+1.8×身長(cm)-4.7×年齢
*2：活動係数：寝たきり1.0，ベッド上安静1.2，ベッド外での活動あり1.3
*3：ストレス係数：感染症・外傷1.2〜1.5，手術後1.1〜1.5，熱傷1.5〜2.0

ネルギーの1/2〜2/3から開始する．必要水分量は一般に成人では30 mL/kgと考えられる．必要蛋白質量は，

　蛋白質量（g）
　＝（非蛋白熱量；NPC）÷（NPC/N）×6.25

から算定する．通常，蛋白質は1.5〜1.6g/kgとする．

1　膵頭十二指腸切除術（PD）後の栄養管理

膵癌に対する代表的な術式であるPDの術直後の栄養管理では，縫合不全を起こさないように，約2週間は完全静脈栄養（TPN）が施行されることが多い．しかし，完全静脈栄養が長期にわたると，腸管粘膜が萎縮し腸管防御機能が低下するとされている．そのため，腸管内の細菌あるいはエンドトキシンが腸管粘膜から門脈またはリンパ管に移行する病態（bactrial translocation；BT）が起こるリスクが高くなる[9]．経腸栄養により粘膜萎縮が防止され，その発生リスクが低下することから，吻合部よりさらに遠位に空腸瘻を作成し，経腸栄養（EN）を行う症例が増加している．完全静脈栄養よりENが優ることが無作為化比較試験により明らかにされている[10]．

ENの開始時期は循環動態安定後とし，初期投与速度は通常の1/2の12.5 mL/時から開始する．EN投与速度は，腹部症状のモニタリングなどを行いながら慎重に行う．また，幽門輪温存膵頭十二指腸切除術（PPPD）の術直後の

栄養管理に EN（経腸栄養）と食物繊維を用いた場合，プロバイオティクスの併用で感染症合併発生率が減少し，抗菌薬の使用期間も短縮すると報告されている[11]．

経口からの栄養開始時期は再建術式により異なる．胃内容が膵腸吻合部を通過しない再建法を施行した場合には術後3～4日で胃管を抜去，5日目に飲水を許可し，流動食から経口栄養を開始する．一方，胃内容が膵腸吻合部を通過する再建法を行った場合には，術後10～12日間は経口栄養を控える．術後経過良好ならば，少量の炭水化物を中心とした流動食（6回食）から開始する．普通食に移っても，2か月間は5～6回食を続ける．下痢と脂質吸収障害に対しては，消化酵素薬の投与と脂質の補給を調整することにより対処する．

2 膵尾部切除術後の栄養管理

吻合部の縫合不全の問題はないのに膵断端からの膵液漏出をみることがあるため，膵液分泌を高めないよう脂質，蛋白質の少ない食事から開始する．

3 膵全摘術後の栄養管理

膵全摘後には膵臓の内分泌機能および外分泌機能が廃絶するため，インスリン分泌能の廃絶による糖尿病，外分泌機能の低下による消化吸収障害が出現する．そのため，膵全摘術後には全例インスリン投与が必要となる．

術後 ICU で管理する場合，TPN（完全静脈栄養）輸液によりグルコースを投与すると同時に，輸液の側管からインスリンを持続的に静脈内投与する．それにより，血糖値を連続的にモニターしながら時間当たりのグルコース投与量とインスリン投与量を独立して調整することが可能である．輸液バッグ内に1単位/10gグルコースの濃度でインスリンを混合し，血糖値をモニターしながらインスリン投与量を調節する方法もある．血糖値は150～180 mg/dL にコントロールすることを目標とする．

グルコースの投与量には制限があり，通常，侵襲下にある生体に投与できるグルコースの速度の上限は4 mg/kg/分である．体重60 kg の症例では350 g/日が安全に投与できる量である[12]．安定した血糖コントロールを得るために非蛋白熱量の20～30％は脂肪乳剤で投与する．

消化吸収障害では，特に蛋白質，脂質の消化吸収が低下する．そのため，食事開始時は6回食とし，炭水化物を中心に必要なエネルギーを投与し，蛋白質，脂質は漸次増加していく．下痢を起こさないことが重要で，大量の消化酵素剤とともに止痢剤を必要に応じて投与する．

3）中・長期の栄養管理

食事とともに消化酵素薬を6～12 g/日投与して，膵消化酵素を補う．神経叢切除により腸蠕動運動亢進による下痢を起こしやすい．激しい下痢は，QOL が低下するだけでなく，消化吸収低下にもつながる．そのため，ロペミンやアヘンチンキ，リン酸コデインを投与して腸蠕動を抑制する．

1 膵頭十二指腸切除術（PD）後の中・長期の栄養管理

PD 後は，膵組織が切除されたにもかかわらず，インスリンや大量の消化酵素薬の投与を必要としないことが多い．

2 膵全摘後の中・長期の栄養管理

術後は膵内外分泌機能が失われるために，生涯にわたったインスリン，消化酵素薬の大量投与による栄養管理が必要となることが多い．食事が始まると，血糖コントロールは強化インスリン療法で行う[13]．通常は，各食前に速効型インスリンもしくは超速効型インスリンアナログを皮下注射し，さらに眠前に中間型NPH インスリンを加えた4回法で行う．また，膵外分泌能低下から消化酵素薬が投与されている症例では，腹部症状や排便状態からその投与量と食事内容が適切かを判断する．なお，長期生存者ではカルシウムの吸収障害にも注意が必要である．

4）栄養療法のアセスメント

代謝の亢進ならびに，食欲不振による栄養状態の低下を招きやすいため，栄養素や食品の喫食量，摂取状況を把握すると同時に，血清アルブミン，プレアルブミンなどの蛋白質栄養状態を適時評価する．嘔吐，下痢などによる脱水がみられるので，ナトリウム，カリウムなどの電解質，腎機能，消化吸収の低下などを適時評価する．定期的な体重や体構成成分をはじめとした栄養アセスメントにより投与量や内容についての検討を行うなど，長期的なフォローが不可欠である．

（宮川　八平）

引用文献

1) DiMagno EP, et al：AGA technical review on the epidemiology, diagnosis, and treatment of pancreatic ductal adenocarcinoma. Gastroenterology, 117, 1999, pp.1464-84.
2) Calle EE, et al：Overweight, obesity, and mortality from cancer in a prospectively studied cohort of U.S. adults. N Engl J Med, 348 (17), 2003, pp.1625-38.
3) 林　櫻松，ほか：生活習慣と膵癌．肝胆膵, 48, 2004, pp.561-66.
4) 日本膵臓学会編；膵癌取扱い規約 第5版, 金原出版, 2002.
5) Burris HA 3rd, Moore MJ, Andersen J, et al：Improvements in survival and clinical benefit with gemcitabine as first-line therapy for patients with advanced pancreas cancer：a randomized trial. J. clin Oncol, 15(6), 1997, pp.2403-13.
6) 松野正紀：膵癌全国登録調査報告（1998年度症例の要約）．膵臓, 15, 2000, p.179.
7) Doi R, Imamura M, Hosotani R, et al：Surgery versus radiochemotherapy for resectable locally invasive pancreatic cancer. Final results of randomized multi-institutional trial. Surg Today, 38(11), 2008, pp.1021-28.
8) 岡田正監：「栄養アセスメント基準値一覧」臨床栄養治療の実践 病態別編, 金原出版, 2008, 付録 pp.14-15.
9) Deitch EA, et al：Endotoxin promotes the translocation of bacteria from the gut. Arch. Surg, 122, 1987, pp.185-90.
10) Goonetilleke KS, Siriwardena AK：Systematic review of post-operative nutritional supplementation in patients with undergoing pancreaticoduodenectomy. JOP, 7, 2006, pp.5-13.
11) Rayes N, Seehofer D, Theruvath T, et al：Effect of enteral nutrition and synbiotics on bacterial infection rates after pylorus-preserving pancreatoduodenectomy: a randomized double-blind trial. Ann Surg, 246, 2007, pp.36-41.
12) 大村健二「膵癌（術後 特に膵全摘）」岡田　正，馬場忠雄，山城雄一郎編；新臨床栄養学, 医学書院, 2007, pp.541-47.
13) 山下滋雄「手術時の糖尿病治療」門脇　孝，石橋　俊，佐倉　宏，ほか編；糖尿病学 基礎と臨床, 西村書店, 2007, pp.1095-98.

E-4 胆嚢炎・胆管炎
cholecystitis・cholangitis

疾患の概要

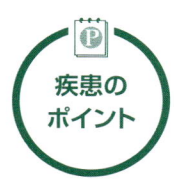

疾患のポイント
- 胆嚢炎・胆管炎に対して，臨床症状・血液検査・画像診断の結果を総合的に評価する診断基準が設定されている（急性胆管炎・胆嚢炎の診療ガイドライン[1]）．
- 胆嚢炎の腹痛ではマーフィー徴候（Murphy sign）が認められる．胆管炎の腹痛ではシャルコー（Charcot）の三徴が認められる．
- 胆嚢炎・胆管炎は重症度により，"重症""中等症""軽症"に分類される．重症例では手術や胆道ドレナージが施行されないと致死的な経過をたどる．軽症例では，保存的治療が可能である．

1 急性胆嚢炎
acute cholecystitis

1）診断基準

欧米では"Murphy sign"（深呼吸させながら右季肋部に圧迫を加えると，胆嚢に指の圧力が加わったところで吸気運動が停止する）が急性胆嚢炎の診断によく用いられる．わが国では，臨床症状・血液検査・画像診断の結果を総合的に評価する独自の診断基準が設定されている．表E-4-1に急性胆嚢炎の診断基準[1]を示す．

表E-4-1 急性胆嚢炎の診断基準

A	右季肋部痛（心窩部痛），圧痛，筋性防御，マーフィー徴候
B	発熱，白血球数またはCRPの上昇
C	急性胆嚢炎の特徴的画像検査所見*

疑診：Aのいずれかならびに Bのいずれかを認めるもの
確診：上記疑診に加え，Cを確認したもの

＊：ただし，急性肝炎やほかの急性腹症，慢性胆嚢炎が除外できるものとする．
（厚生労働省：急性胆嚢炎の診療ガイドラインの作成，普及に関する研究班，2005）

2）病態と分類

1 病態

胆嚢に生じた急性の炎症性疾患．多くは胆石に起因するが，胆嚢の血行障害，化学的な障害，細菌，原虫，寄生虫などの感染，また膠原病，アレルギー反応など発症に関与する要因は多彩である[1]．

2 分類

急性胆嚢炎の病理学的・病態学的分類では，浮腫性胆嚢炎，壊疽性胆嚢炎，化膿性胆嚢炎，慢性胆嚢炎の4型に分類される．

- 浮腫性胆嚢炎：胆嚢壁はうっ血，浮腫性となり，組織学的には胆嚢組織は温存されている．
- 壊疽性胆嚢炎：浮腫性変化の後に組織の壊死出血が起こったものである．
- 化膿性胆管炎：壊死組織に白血球が浸潤して化膿が始まった胆嚢炎．壁内膿瘍は比較的大きく，壁深在性のものは胆嚢周囲膿瘍となる．
- 慢性胆嚢炎：穏やかな発作の繰り返しで起こ

り，粘膜の萎縮，胆嚢壁の線維化を特徴とする．胆石の慢性的刺激により発生すると考えられる．

急性胆嚢炎の重症度による分類では，重症，中等症，軽症に分類される．重症は，黄疸，重篤な局所合併症（胆汁性腹膜炎，胆嚢周囲膿瘍，肝膿瘍），胆嚢捻転症，気腫性胆嚢炎，壊疽性胆嚢炎，化膿性胆嚢炎のいずれかを伴い，放置すると致死的な経過をたどるものである．中等症は，高度な炎症反応（白血球数 > 14,000/mm^3 または CRP > 10 mg/dL），胆嚢周囲の液体貯留，胆嚢壁の高度炎症性変化（胆嚢壁不整像，高度の胆嚢壁肥厚）のいずれかを伴うものである．軽症は，"中等症""重症"の基準を満たさないもので保存的加療が可能である場合が多いものである．

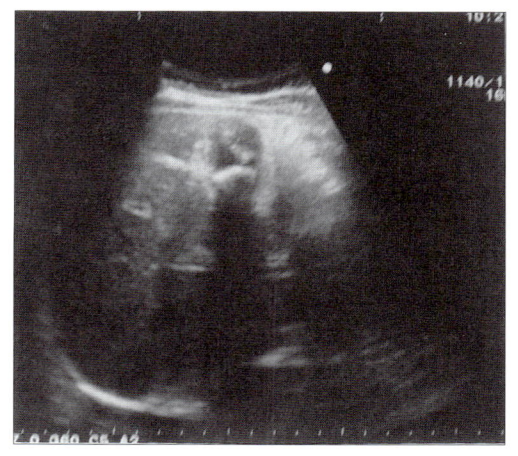

図 E-4-1　急性胆嚢炎の超音波像

3）症　状

胆嚢炎についてはマーフィー徴候が認められる．わが国の急性胆嚢炎の診断基準では，右季肋部痛（心窩部痛），圧痛，筋性防御，マーフィー徴候のいずれかが認められるものとしている（表 E-4-1）．

4）検査所見

急性胆嚢炎の検査所見では，発熱，白血球数または CRP の上昇などがみられる．胆嚢炎の診断には超音波検査をまず行う．超音波検査では，胆嚢の腫大，低エコー層を伴う胆嚢壁の肥厚，胆嚢内腔の胆泥といった特徴ある所見がみられる（図 E-4-1）．慢性胆嚢炎の超音波所見では，胆嚢の変形，胆嚢壁の肥厚などの所見がみられる．CT では，胆石の石灰化の程度が判定でき，胆石溶解療法の適応決定に有用である．

5）治　療

急性胆嚢炎の初期治療は，絶食とし，十分な輸液と電解質の補正，鎮痛薬の使用，抗生物質の投与を行う．抗生物質の選択は，原因菌として検出頻度の高いグラム陰性桿菌を目標に置き，胆汁移行の良好な第 2 世代セファム系薬やペニシリン系薬を使用する．軽症胆嚢炎では初期治療で軽快する場合もあるが，重症，中等症では手術や緊急胆嚢ドレナージの適応を考慮する．胆嚢穿孔により胆汁性腹膜炎を併発した場合には，胆汁刺激により高度の腹痛を伴うことが多く，緊急開腹を必要とする[2]．

2 急性胆管炎
acute cholangitis

1）診断基準

欧米では"シャルコーの三徴"（腹痛・発熱・黄疸）が急性胆管炎の診断基準として扱われてきた．わが国では，臨床症状・血液検査・画像診断の結果を総合的に評価する診断基準が設定されている．表 E-4-2 に急性胆管炎の診断基準[1]を示す．

表E-4-2　急性胆管炎の診断基準

A	1.	発熱*
	2.	腹痛（右季肋部または上腹部）
	3.	黄疸
B	4.	ALP, γ-GTPの上昇
	5.	白血球数, CRPの上昇
	6.	画像所見（胆管拡張，狭窄，結石）

疑診：Aのいずれか＋Bの2項目を満たすもの
確診：① Aのすべてを満たすもの（シャルコーの三徴）
　　　② Aのいずれか＋Bのすべてを満たすもの

ただし，急性肝炎やほかの急性腹症が除外できるものとする．
*：悪寒・戦慄を伴う場合もある．
（厚生労働省：急性胆管炎の診療ガイドラインの作成，普及に関する研究班，2005）

2）病態と分類

1 病　態

胆管内に急性炎症が発生した病態であり，その発生には，①胆管内に著明に増加した細菌の存在，②細菌またはエンドトキシンが血流内に逆流するような胆管内圧の上昇の2因子が不可欠となる[3]．胆道系は解剖学的に胆道内圧上昇による影響を受けやすい特徴がある．胆道内圧上昇による細胆管の破綻，類洞への胆汁内容物の流出と血中への移行が起こりやすく，炎症の進展により肝膿瘍や敗血症などの重篤かつ致死的な感染症に進展しやすい[1]．

2 分　類

急性胆管炎の重症度による分類では，重症，中等症，軽症に分類される．重症は，敗血症による全身症状をきたし，直ちに緊急胆道ドレナージ術を施行しなければ生命に危険を及ぼす胆管炎である．中等症は，全身の臓器不全には陥っていないが，その危険性があり速やかに胆道ドレナージ術をする必要のある胆管炎である．軽症は，胆管炎を保存的に治療でき，待機的に成因検索とその治療（内視鏡的治療，手術）を行える胆管炎である．

3）症　状

悪寒を伴う発熱発作は胆管胆石症に伴う急性胆管炎の徴候である．急性胆管炎ではシャルコーの三徴が認められる．急性胆管炎のなかに，菌血症，急性腎不全，意識障害，ショックなどを早期から呈するものや，保存的治療に抵抗性を示す症例があり，それらは重症急性胆管炎と判定され，速やかに緊急胆道ドレナージを必要とする．

4）検査所見

急性胆管炎の検査所見では，炎症反応（白血球数，CRPの上昇など），痛みに伴う胆道系酵素（ALP，LAP，γ-GPT）の上昇がみられる．胆石が総胆管に嵌頓する（はまり込む）と，胆汁の流れが阻害され，一過性の黄疸が出現する．総胆管結石は，超音波では描出しにくいため，ERCP（内視鏡的逆行性膵胆管造影）や，MRCP（MRIによる膵胆管造影）によって診断する．

5）治　療

急性胆管炎の初期治療は，急性胆嚢炎と同様に絶食とし，十分な輸液と電解質の補正，鎮痛薬の使用，抗生物質の投与を行う．抗生物質の選択は，中等症に対しては第2世代セファム系薬やペニシリン系薬を使用し，重症例に対しては第3，4世代セファム系薬，ニューキノロン系薬，カルバペネム系が選択される．軽症胆管炎では初期治療で軽快する場合もあるが，高度黄疸例や重症の胆道感染を起こしている重症，中等症では胆道ドレナージ術を速やかに行う．胆道ドレナージ法には内視鏡的ドレナージ術，経皮経肝的ドレナージ術，開腹ドレナージ術などがあるが，内視鏡的ドレナージ術が優先される．

栄養療法

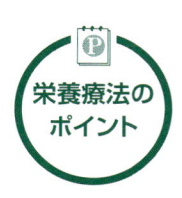

栄養療法のポイント

- 急性期では，脂質はできるだけ制限する．1回の食事に10g未満の脂肪であれば，CCK分泌の刺激にならないので胆嚢収縮が抑制される．
- 回復期では，炭水化物を中心とした流動食から始め，かゆ食へと移行する．脂質も禁止ではなく徐々に増量し，30g/日程度の制限とする．
- 慢性胆嚢炎では，急性胆嚢炎の回復期に準じた栄養療法を行う．
- 食物繊維はコレステロールの便への排泄を促し，便秘を予防するので十分摂取する．

1）急性期

急性胆嚢炎の初期治療は，絶食とし，十分な輸液と電解質の補正，鎮痛薬の使用，抗生物質の投与を行う．軽症胆嚢炎では初期治療で軽快する場合もあるが，重症，中等症では手術や緊急胆嚢ドレナージの適応を考慮する．絶食とするのは，食物が流入することで十二指腸と空腸粘膜からコレシストキニンが分泌され胆嚢の収縮が引き起こされ，疝痛が起こると考えられるからである．絶食が長期間にわたる時には中心静脈栄養とする．その後症状が改善してくれば，炭水化物を中心とした流動食から始め，かゆ食へと移行する．

急性期では脂質はできるだけ制限する．1回の食事に10g未満の脂肪であれば，CCK分泌の刺激にならないので胆嚢収縮が抑制される[4]．急性胆嚢炎の食事開始時期に中鎖脂肪酸トリグリセリド含有の経腸栄養剤を使用することにより，早期の栄養状態回復と入院期間短縮が期待できる[5]．中鎖脂肪酸は胆汁酸ミセルとの形成を必要としないで小腸から門脈へと輸送される脂質であり，十二指腸への胆汁排泄が障害されていても消化吸収が障害されない利点を有している．

急性胆管炎の初期治療は急性胆嚢炎と同様に絶食とし，十分な輸液と電解質の補正，鎮痛薬の使用，抗生物質の投与を行う．胆道ドレナージ術を行った場合には，胆汁が体外に流出するので，水分・電解質の喪失が起こる．そのため胆汁の流出量に見合った水・電解質の補液を行う．

2）回復期（間欠期）

その後症状が改善してくれば，炭水化物を中心とした流動食から始め，かゆ食へと移行する．エネルギー，蛋白質は必要量，推奨量とし，蛋白質源は脂質含量の少ないものから始め，症状や食欲に応じて徐々に増量する．脂質も禁止ではなく徐々に増量し，30g/日程度の制限とする．胃液は胆嚢の収縮を促すので，胃液の分泌を亢進するアルコール飲料，カフェイン飲料，炭酸飲料，香辛料は控えめにする．

3）無症状期

発作予防の面から脂質，特に動物性脂質の過剰摂取，過食などを避ける．発作を誘発しやすい食事は天ぷら，うなぎ，中華料理などであるが，マヨネーズ，卵黄，牛乳などの過剰摂取も発作の誘引となるので注意する．エネルギー，蛋白質は必要量，推奨量とし，脂質はエネルギー比20〜25％を摂取する．適量の脂質は，胆嚢収縮と胆汁の排泄を促すとされる．コレステロール結石の場合は，コレステロール含量の多い食品や動物性脂質は制限する．合併症・基礎疾患を有している場合は，合併症・基礎疾患の治療

を優先した食事療法とする．慢性胆嚢炎の場合，急性胆嚢炎の回復期に準じる．

アルコールの過剰摂取はオッディ筋の攣縮を引き起こすので控える．便秘は腸管内の圧力を上昇させて胆石発作の誘因となる．食物繊維はコレステロールの便への排泄を促し，便秘を予防するので十分摂取する．胆石患者に4週間食物繊維（小麦ふすまを50g/日）を投与すると，胆汁中コレステロールの濃度が低下したとの報告がある[6]．

4）栄養療法のアセスメント

胆石生成を促進させる因子である肥満，糖尿病，脂質異常症（高脂血症）を合併している場合は，過栄養に対する評価(BMI ≧ 25, 体脂肪率：男性は25％以上，女性は30％以上など）や血糖コントロールや脂質代謝の評価を行う．食生活調査により，コレステロールの摂取量，脂質の摂取量（動物性脂質），総エネルギー摂取量などを評価する．

慢性胆嚢炎の場合，長期にわたり食事制限が続くために，エネルギー，蛋白質，脂溶性ビタミンの不足には注意する[7]．

（宮川　八平）

引用文献

1) 急性胆道炎の診療ガイドライン作成出版委員会編；科学的根拠に基づく急性胆管炎・胆嚢炎の診療ガイドライン，医学図書出版，2005．
2) 長浜正亜,ほか「胆嚢炎」日本消化器病学会監；「消化器病診療」編集委員会編；消化器病診療，医学書院，2004, pp.222-24．
3) 森岡恭彦監；新臨床外科学　第3版，医学書院，1999, p.661．
4) 中村公美, 斎藤文子「胆嚢炎」渡辺明治, 福井富穂編；今日の病態栄養療法 改訂第2版，南江堂，2008, pp.190-93．
5) 野村幸伸, 乾 和郎, 芳野純治, ほか：急性胆嚢炎における経腸栄養剤（中鎖脂肪酸トリグリセリド含有）の臨床的効果．日消誌，104, 2007, pp.1352-58．
6) 谷村　弘, 日笠頼則：胆石症における食物繊維の意義．日臨栄会誌，4, 1982, pp.130-34．
7) 寺本房子「胆嚢炎」中村丁次編著；栄養食事療法必携 第3版，医歯薬出版，2006, pp.77-79．

E-5 胆石症
cholelithiasis

疾患の概要

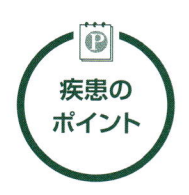

疾患のポイント
- 胆石には胆嚢内に生じた胆嚢結石と総胆管内に生じた総胆管結石,および肝内胆管に生じた肝内結石がある.
- 胆石は成分により,コレステロール胆石と色素胆石(ビリルビン結石,黒色石など)に分類される.
- コレステロールが胆汁中に過飽和に存在することに,さらに胆嚢の収縮不全が加わってコレステロール胆石が生成する.
- 近年胆嚢結石症に対しては,開腹術に代わり,腹腔内に内視鏡を挿入して,内視鏡手術を行う腹腔鏡下胆嚢摘出術が広く行われるようになっている.

1) 分類と病態

1 分類

胆石は成分により,コレステロール胆石と色素胆石(ビリルビン結石,黒色石など)に分類される(日本消化器病学会胆石症検討委員会,1986).近年,食生活の欧米化で動物性蛋白質や脂質摂取量の増加がみられるためコレステロール結石が全体の70%を占めるようになっている[1].

胆石には胆嚢内に生じた胆嚢結石と総胆管内に生じた総胆管結石,および肝内胆管に生じた肝内結石がある(図E-5-1).

2 病態

コレステロールは胆汁中に排泄されるが,水溶性でないため,胆汁酸,レシチンと複合ミセルを形成する.コレステロールが胆汁中に過飽和に存在することに,さらに胆嚢の収縮不全が加わってコレステロール胆石が生成すると考えられている.肝臓から胆汁に分泌されたコレステロールが,胆嚢内での胆汁濃縮の過程で可溶限界をこえると結晶が析出し,それらの周りに結晶が付着して胆石へと成長する.胆嚢は迷走

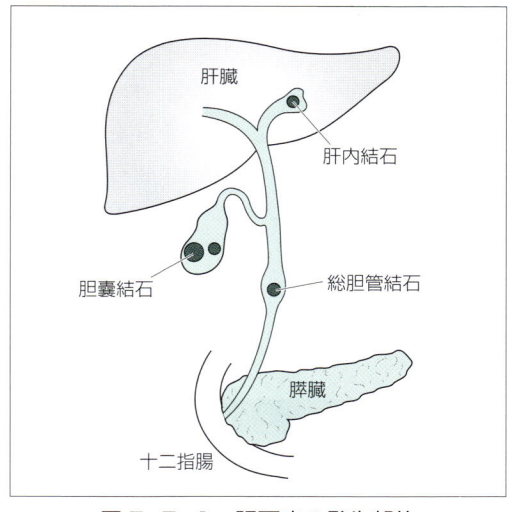

図 E-5-1 胆石症の発生部位

神経から分泌されるアセチルコリンと,十二指腸から分泌されるコレシストキニン(CCK)刺激により収縮する.CCKの分泌は,蛋白質の分解産物であるペプチド,アミノ酸および脂肪の分解産物である脂肪酸が十二指腸粘膜に触れることにより刺激される[2].高中性脂肪血症のように,胆嚢のCCKに対する感受性が低下する場合にも胆嚢収縮能が低下し胆嚢結石ができやすいとされる[3].

2) 症 状

胆石症の腹痛は高脂肪食・暴飲暴食・過労が引き金となって，心窩部を中心とした疝痛発作が起こることが典型的である．胃の部位が痛むので"胃痙攣"といって来院することが多い．深呼吸させながら右季肋部に圧迫を加えると，胆嚢に指の圧力が加わったところで吸気運動が停止するマーフィー（Murphy）徴候が認められる．

発熱は悪寒を伴うか否かを聴取することが肝要である．

胆石症の大部分は，症状のない無症状胆石である．無症状胆石から症状を呈する確率は，年率1～2%あるいは10年で20～30%といわれている[4]．

3) 検査所見

血液生化学的検査では，痛みに伴って胆道系酵素（ALP，LAP，γ-GPT）の上昇をみれば，胆管内の胆石の存在を強く疑う．胆石が総胆管に嵌頓する（はまり込む）と，胆汁の流れが阻害され，一過性の黄疸が出現する．

胆石症の診断には超音波検査をまず行う．超音波検査では胆石エコー，音響陰影（acoustic shadow），体位変換で移動することを証明する（図E-5-2）．CTでは，胆石の石灰化の程度が判定でき，胆石溶解療法の適応決定に有用である．

総胆管結石は，超音波では描出しにくいため，ERCP（内視鏡的逆行性膵胆管造影）や，MRCP（MRIによる膵胆管造影）によって診断する．

4) 治 療

1 無症状の胆石症

原則的に治療の必要はない．しかし，胆嚢炎，胆管炎を併発している場合には抗生物質の投与が必要である．コレステロール結石では，一次胆汁酸であるケノデオキシコール酸とその異性体であるウルソデオキシコール酸（UDCA）による胆石溶解療法を試みる場合がある．コレステロール溶存能を高めることにより胆石溶解を目指す治療法であり，1 cm以下の小結石で，石灰化のないもの，胆嚢機能の保たれているものが適応である．

手術療法の適応は，①腹痛発作を繰り返す，②充満胆石，③胆嚢穿孔による胆汁性腹膜炎を併発，④胆嚢癌が疑われる時である．

2 胆嚢結石症

近年，開腹術に代わり，腹腔内に内視鏡を挿入して，内視鏡手術を行う腹腔鏡下胆嚢摘出術が広く行われるようになっている．手術創が小さく入院期間も短くてすむ．

3 胆汁性腹膜炎の併発症例，胆嚢癌合併症例

原則的に開腹手術を行う．総胆管結石に対しては，内視鏡的採石術が行われる．内視鏡的に乳頭部に切開を加え，バスケット鉗子で結石を引き出す内視鏡的乳頭切開術（EST），内視鏡的に乳頭部をバルーンで拡張し，バスケット鉗子で結石を引き出す内視鏡的乳頭バルーン拡張術（EPBD）の2通りの方法がある．

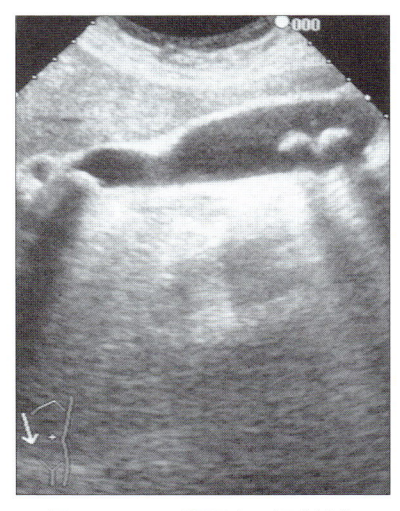

図E-5-2 胆石症の超音波像

栄養療法

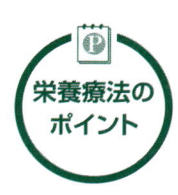

栄養療法のポイント

- 腹腔鏡下胆嚢摘出術では，術前，術後の特別な栄養管理は必要としないことが多い．
- 胆石症術後の初期には脂質の吸収が低下しているため，脂質制限食とするのが一般的である．
- 胆石症予防には，脂質，特に動物性脂質の過剰摂取，過食などを避け，多価不飽和脂肪酸，食物繊維の多い食事を摂るようにする．
- コレステロール結石の予防には，コレステロール含量の多い食品や動物性脂質は制限する．

ここでは，胆石症の術前・術後の栄養管理，胆石形成を予防するための栄養療法について述べる．胆石症に胆道感染症（急性胆嚢炎，急性胆管炎）を合併した場合の栄養療法については，「E-4 胆嚢炎・胆管炎」の栄養療法の項を参照されたい．

1）胆石症手術後の栄養療法

1 術前の栄養管理

術前に栄養評価を行い，栄養障害の程度と手術侵襲度の程度に応じて術前の栄養管理を行う．最近行われる腹腔鏡下胆嚢摘出術では，手術侵襲が少ないため，術前の栄養管理は必要でないことが多い．

2 術後の栄養管理

胆嚢が摘出されると，胆汁は濃縮されずに肝胆汁のまま，十二指腸に流入する．術後初期には脂質の吸収が低下しているため，脂質制限食とするのが一般的である．術後3か月以降になれば，明らかな消化吸収機能の低下は起こらないとされる．

1）腹腔鏡下胆嚢摘出術

嘔気・嘔吐を訴えないかぎり，食事は翌日から摂取となる．術後翌日（1日目）には全かゆ，3日目からは普通食とする．術後4日目には脂質30 g，蛋白質60 gの摂取が可能である[5]．

2）総胆管結石症でTチューブ挿入例

総胆管結石症でTチューブを挿入した例では，胆汁が体外に流出するため，水分・電解質の喪失が起こる．そのため，数日間，末梢輸液にて水・電解質を補給する．一方，十二指腸に流入する胆汁が減少し，脂質の消化・吸収，脂溶性ビタミンの吸収が障害されるため，食事は脂質制限食とするのが一般的である．Tチューブ周囲の瘻孔形成には3週間以上かかるため，それまでは抜去できない．

2）胆石予防のための栄養療法

コレステロール胆石の成因については，コレステロールが胆汁中に過飽和に存在することに，さらに胆嚢の収縮不全が加わって胆石が生成すると考えられている．コレステロール溶存能は，胆汁酸・レシチン・コレステロールの3つに相対関係によって決まる[6]．肝臓から胆汁に分泌されたコレステロールが，胆嚢内での胆汁濃縮の過程で可溶限界をこえると結晶が析出し，それらの周囲に結晶が付着して胆石へと成長する．

コレステロール過飽和胆汁の生成の危険因子となるのは，肥満，脂質異常症，糖尿病，妊娠などであり，肥満の判定，血糖コントロールや脂質代謝の評価を行うことが大事である．高エネルギー食は肥満の原因となるので避ける．高コレステロール血症の場合は，コレステロール含量の多い食品を制限し，コレステロール摂取量を1日200 mg以下に制限する．脂質の摂取量も1日総エネルギー量の20～25%に制限し，飽和脂肪酸の割合が多い動物性脂質は制限する[7]．胆石症の高リスク群である肥満，急激な体重減少，糖尿病，妊娠，完全静脈栄養などでは胆嚢収縮能はしばしば低下する[8]．胆嚢収縮能の低下もコレステロール結石症の成因の1つとなる．一方，リスク低下の因子として，果実，野菜，ナッツ，多価不飽和脂肪酸，植物性蛋白，食物繊維，適度な運動などが報告されている[9]．食物繊維はコレステロールの便への排泄を促し，便秘を予防するので十分摂取する．胆石症と嗜好品との関係では，少量のアルコールは胆石症のリスクを低下させるが[10]，一方，喫煙は胆石の発生に影響しないとされている．カフェインを含んだコーヒーが女性において胆嚢摘出術を必要とする頻度を低下させることが報告されている[11]．

胆石症の予防には，①規則正しい食事時間（胆嚢を1日3回収縮させる），②高コレステロール食を避ける，③カロリー過剰摂取を避ける，④魚をたくさん食べ，リノール酸の豊富な植物油を避ける，⑤肥満にならない，⑥急激な体重減少を避ける，⑦高脂血症（高TG血症）にならない，⑧適度の運動をする，⑨催石性の薬剤（フィブラート系薬）を避ける，⑩妊娠後の女性は気を付ける，が重要と考えられる．

3）栄養療法のアセスメント

胆石生成を促進させる因子である肥満，糖尿病，脂質異常症（高脂血症）を合併している場合は，食生活調査によりコレステロールの摂取量，脂質の摂取量（動物性脂質），総エネルギー摂取量などを評価する．

（宮川　八平）

引用文献

1) 堀江義則：食習慣と肝胆膵疾患. 日医雑誌, 136 (12), 2008, pp.2393-97.
2) ギャノング：生理学 原書22版, 丸善, 2006.
3) Jonkers IJ, Smelt AH, Ledeboer M et al：Gall bladder dysmotility：a risk factor for gall stone formation in hypertriglyceridaemia and reversal on triglyceride lowering therapy by bezafibrate and fish oil. Gut, 52, 2003, pp.109-15.
4) 渡辺五郎 「胆石症」武藤徹一郎，幕内雅俊監；新臨床外科学 第4版, 医学書院, 2006, pp.726-35.
5) 谷村　弘 「胆石症」岡田　正，馬場忠雄，山城雄一郎 編：新臨床栄養学, 医学書院, 2007, pp.526-32.
6) Thistle JL, Schoenfield LJ：Induced alterations in composition of bile of persons having cholelithiasis. Gastroenterology, 61 (4), 1971, pp.488-96.
7) 中村光男，三上恵理 「胆石」渡辺明治，福井富穂 編；今日の病態栄養療法 改訂第2版, 南江堂, 2008, pp.194-200.
8) Portincasa P, Moschetta A, Palasciano G：Cholesterol gallstone disease. Lancet, 368, 2006, pp.230-39.
9) 食生活習慣 胆石症診療ガイドライン, 日本消化器病学会編；南江堂, 2009, pp.14-15.
10) Okamoto M, Yamagata Z, Takeda Y, et al：The relationship between gallbladder disease and smoking and drinking habits in middle-aged Japanese. J Gastroenterol, 37, 2002, pp.455-62.
11) Leitzmann MF, Stampfer MJ, Willett WC, et al：Coffee intake is associated with lower risk of symptomatic gallstone disease in women. Gastroenterology, 123, 2002, pp.1823-30.

E-6 胆嚢癌・胆管癌
gallbladder cancer・bile duct cancer

疾患の概要

疾患のポイント
- 膵胆管合流異常例に胆嚢癌，胆管癌の発生する頻度が高いことが知られている．
- 胆管癌では閉塞性黄疸を初発症状とするものが多い．
- 胆嚢癌では，超音波検査で胆嚢内の隆起，胆嚢壁の不整な肥厚としてとらえられる．
- 胆道癌の治療は，原則的に外科的治療である．

「胆道癌取扱い規約」[1)]では肝外胆道系を胆道と定義し，それを（肝外）胆管，胆嚢，乳頭部に区分している（図E-6-1）．それとは別に，従来の胆道の区分として，左右肝管合流部を肝門部，左右肝管合流部から胆嚢管合流部までを総肝管，胆嚢管と胆管合流部までを三管合流部，胆嚢管合流部から十二指腸壁を貫通する部分を総胆管とする区分も日常臨床ではよく用いられている．

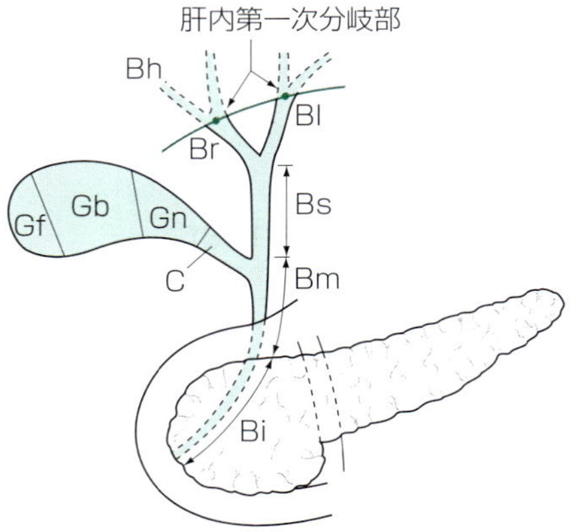

胆道癌の診断，治療については，日本肝胆膵外科学会から胆道癌診療ガイドライン[2)]が作成され，その中に診断アルゴリズム，治療アルゴリズムが提案されているので参照されたい．

1 胆嚢癌
gallbladder cancer

1）分類と病態

胆管癌と同様に膵・胆管合流異常例に胆嚢癌の発生する頻度が高いことが知られている．胆管非拡張型の膵・胆管合流異常は，胆道癌が37.9％に合併し，このうち胆嚢癌が93.2％であった[3)]．胆嚢癌の症例に高率に胆石を合併するが，直接的な因果関係はまだ明らかでない．

肉眼的形態分類では，乳頭型，結節型，乳頭浸潤型，結節浸潤型，浸潤型，充満型，塊状型，特殊型に分類される．胆嚢の早期癌は，組織学的深達度が粘膜（m）内または固有筋層（mp）内に留まるものと定義されている．

図 E-6-1 肝外胆道系の区分
Bh：肝内胆管，Br：右肝管，Bl：左肝管，Bs：上部胆管，Bm：中部胆管，Bi：下部胆管，Gf：胆嚢底部，Gb：胆嚢体部，Gn：胆嚢頸部，C：胆嚢管

（日本胆道外科研究会編；「癌取扱い規約」外科・病理胆道癌取扱い規約 第4版，金原出版，1997）

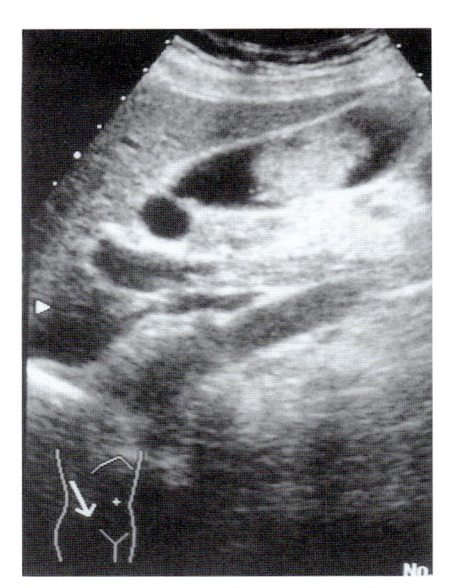

図E-6-2 胆嚢癌の超音波像

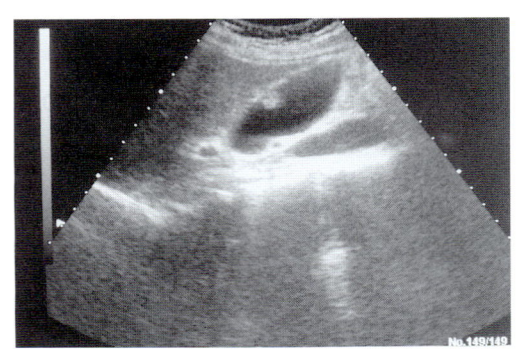

図E-6-3 胆嚢ポリープの超音波像

2）症状と診断

初期には症状がないことが多い．したがって超音波検査にて，偶然発見されることが多い．超音波検査では，胆嚢内の隆起，胆嚢壁の不整な肥厚としてとらえられる（図E-6-2）．これらの異常が認められた時に，次に問題となるのは良性疾患との鑑別である．大きさが5 mm以下の多発する隆起はコレステロールポリープの可能性が高い（図E-6-3）．5～10 mmの単発する隆起には腺腫，化生性ポリープ，炎症性ポリープなどがある．胆嚢壁の肥厚がみられる場合には，慢性胆嚢炎，胆嚢腺筋症（アデノミオマトーシス）との鑑別が必要である．胆嚢腺筋症ではRokitansky-Aschoff洞の筋層内侵入を認める．胆嚢癌は鑑別診断と進展度診断が重要である．それらの診断には超音波内視鏡（EUS），CT，MRI，MRCPなどが有用である．EUSによる胆嚢良性疾患と胆嚢癌の鑑別は，感度92～97％と良好である[4]．CTによる胆嚢内隆起性病変の診断能は感度88％，特異度87％，正診率は87％であった[5]．

3）治 療

胆嚢癌の治療は原則的に外科的治療である．進展度に応じて治療成績が異なる．早期胆嚢癌では胆嚢摘出術により，95％位の治癒率が得られる．一方，漿膜面から露出している例（se）では胆嚢摘出術，リンパ節郭清を行うが，5年生存率は28.6％と低い．

4）予 後

切除例の5年生存率は，胆嚢癌は42％である（全国胆道癌登録調査報告，日本胆道外科研究会 1988-1997）[6]．

2 胆管癌
bile duct cancer

1）分類と病態

男女比は1.99：1で男性に多い．胆管癌の成因はまだ明らかとなっていないが，Calori病，総胆管嚢腫（Choledochal cyst），胆管拡張型の膵胆管合流異常例に胆管癌の発生する頻度が高いことが知られている[3]．原発性硬化性胆管炎は，胆管癌を5～10％に合併していた（図E-6-4）．

胆管癌（肝外）は，占拠部位により，左右肝

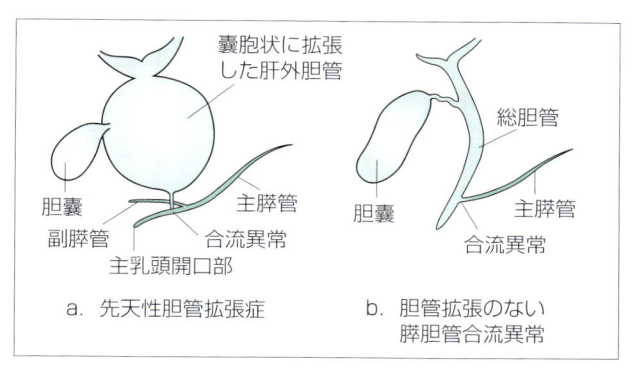

図 E-6-4　膵胆管の合流異常
(金山正明：肝・胆・膵診療マニュアル，金原出版，1993)

管癌，上部胆管癌，中部胆管癌，下部胆管癌に区分される．肉眼的形態分類では，乳頭型，結節型，乳頭浸潤型，結節浸潤型，浸潤型に分類される．

2) 症状と診断

胆管癌では，黄疸を初発症状とするものが多い．胆嚢管が合流する部位より下方に癌ができると胆管狭窄や閉塞によって，腫脹した胆嚢が右季肋部に触知される〔クールボアジュエ(Courvoisier)徴候〕．瘙痒感が出現し白色便になることがある．血液生化学検査では胆道系酵素の上昇がみられる．血清ビリルビンの上昇に先立ってALP，γ-GTP，LAPなどの胆道系酵素の上昇がみられる．腫瘍マーカーでは，CEA，CA19-9が診断に有用である．画像診断では，超音波検査により，胆管拡張の有無の診断は容易である．CT，MRCP（MRIによる膵胆管造影）は，胆管癌の局在や進展度診断に有用である．造影CTによる血管浸潤の診断は，治療方針を決定する上で重要であり，MRCPは，胆管の閉塞部位の同定，進展度診断や胆管拡張型の膵胆管合流異常の確定に有用である（図E-6-5）．確定診断は，胆汁細胞診あるいは胆道鏡下の生検を行い，癌細胞を検出する．

3) 治療

黄疸例では黄疸を減少させる減黄術が行われる．閉塞性黄疸は，胆汁うっ滞による肝障害，腎機能障害，胃粘膜障害，血液凝固障害，胆道感染症などを引き起こしうる．経皮的にカテーテルを肝臓内の胆管に挿入して，そこから胆汁をドレナージする経皮経肝的胆汁ドレナージ（PTCD）を行い，黄疸が減少した時点で，外科的治療法を行う．肝門部・上部胆管癌に対しては胆管切除＋肝切除，中・下部胆管癌に対しては膵頭十二指腸切除が標準術式となっている．手術適応のない症例では，胆管ステントなどの内瘻化を試みる．

4) 予後

切除例の5年生存率は，胆管癌全体では26％である[6]（全国胆道癌登録調査報告，1988-1997）．

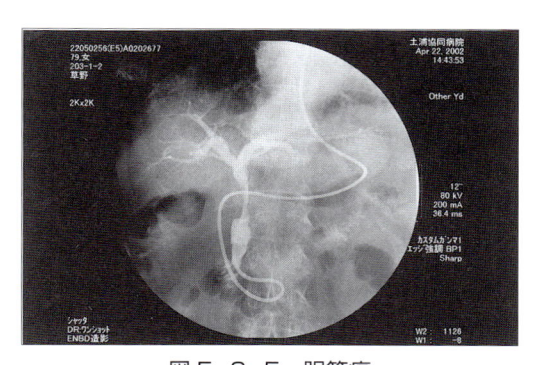

図 E-6-5　胆管癌
胆汁ドレナージからの造影

3 乳頭部癌
carcinoma of papilla

1）分類と病態

乳頭部癌は「胆道癌取扱い規約」によって腫瘤型と潰瘍型に分類される．腫瘤型では膵浸潤やリンパ節転移が少なく予後が良好であるのに対し，潰瘍型では予後が不良である．

乳頭部癌の成因はまだ明らかとなっていない．

2）症状と診断

乳頭部は総胆管，膵管の流出口であり，その部位に癌が発生すると黄疸が出現し，胆管，膵管両方の拡張が認められる．確定診断は内視鏡的逆行性胆道膵管造影（ERCP）を行い，直視下に乳頭部の生検により癌細胞を検出する．

3）治療

乳頭部癌の治療は原則的に外科的治療である．標準術式は膵頭十二指腸切除である．

4）予後

胆管癌に比較して予後は良好であるとされる．切除例の5年生存率は，乳頭部癌は51％である（全国胆道癌登録調査報告，日本胆道外科研究会 1988-97）[6]．

栄養療法

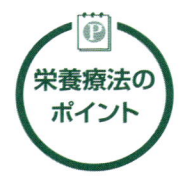

栄養療法のポイント
- 長期にわたる閉塞性黄疸は，脂溶性ビタミンの吸収障害を引き起こすため，必要に応じてビタミンA，D，E，Kを投与する．
- 胆汁のドレナージがなされている場合には，胆汁の喪失により水分，電解質が不足しやすいので適切に補正する．
- 術後早期よりの経腸栄養開始により，腸管の免疫学的バリアが保たれ，胆道癌術後の感染症合併症の発症予防につながるとされている．

1）黄疸患者に対する栄養管理

胆管癌・胆嚢癌では，閉塞性黄疸の発生がみられることが多い．閉塞性黄疸は，胆汁うっ滞による肝障害，腎機能障害，胃粘膜障害，血液凝固障害，胆道感染症などを引き起こしうる．この場合，術前に経皮経肝胆道ドレナージ（PTCD）もしくは内視鏡的経鼻胆管ドレナージ（ENBD）などで減黄されていることが多い．胆汁の喪失により水分，電解質が不足しやすいので輸液で補給する．閉塞性黄疸では，膵液・胆汁の十二指腸への流入が大幅に低下するため，脂質の制限を行い，糖質を主体とした消化吸収のよい食品を選択する．長期にわたる閉塞性黄疸は，脂溶性ビタミンの吸収障害を引き起こすため，必要に応じてビタミンA，D，Eを投与する．ビタミンK欠乏による出血傾向があればビタミンKの静脈投与を行う．

2）胆道癌術後の栄養療法

胆道癌に対する肝切除＋肝外胆管切除＋胆道再建術は侵襲が大きく，術後に創感染，腹腔内膿瘍などがしばしば発生する．経静脈性栄養投与のみの場合，腸管粘膜の萎縮，透過性の亢進を招くことが指摘されており，これが bacterial translocation（BT）を引き起こし感染症の原因の1つと考えられる[7]．術後早期よりの経腸栄養開始により，腸管の免疫学的バリアが保たれ，胆道癌術後の感染症合併症の発症予防につながるとされている[8,9]．

3）栄養療法のアセスメント

胆汁のドレナージがなされている場合には，胆汁の喪失により水分，電解質が不足しやすいのでナトリウム，カリウムなどの電解質，腎機能，消化吸収の低下などを適時評価する．手術時には，代謝の亢進ならびに，食欲不振による栄養状態の低下を招きやすいため，血清アルブミンや，プレアルブミン，トランスフェリン，レチノール結合蛋白などの rapid turnover prorein(RTP)，血清脂質を測定して経時的に栄養アセスメントを行う．

（宮川　八平）

引用文献

1) 日本胆道外科研究会編：「癌取扱い規約」外科・病理胆道癌取扱い規約　第4版，金原出版，1997．
2) 胆道癌診療ガイドライン作成出版委員会編；エビデンスに基づいた胆道癌診療ガイドライン，医学図書出版，2007．
3) Tashiro S, Imaizumi T, Ohkawa H, et al. Pancreaticobiliary maljunction: retrospective and nationwide survey in Japan. J Hepatobiliary Panceat Surg, 10, 2003, pp.345-51.
4) Azuma T, Yoshikawa T, Araida T, et al: Differential diagnosis of polypoid lesion of the gallbladder by endoscopic ultrasonography. Am J Surg, 181, 2001, pp.65-70.
5) Furukawa H, Kosuge T, Shimada K, et al: Small polypoid lesions of the gall baladder. Arch Surg, 133, 1998, pp.735-39.
6) Nagakawa T, Kayahara M, Ikeda S: Biliary tract cancer treatment: results from the Biliary Tract Cancer Statistics Registry in Japan. J Hepatobiliary Pancreat Surg, 9, 2002, pp.569-75.
7) Parks RW, Clements WD, Pope C, et al: Bacterial translocation and gut microflora in obsuructive jaundice. J Anat, 189, 1996, pp 561-65.
8) Rayes N, Seehofer D, Theruvath T, et al: Effect of enteral nutrition and synbiotics on bacterial infection rates after pylorus-preserving pancreatoduodenectomy; a randomized double-blind trial. Ann Surg, 246, 2007, pp.36-41.
9) 菅原　元，小田高司，西尾秀樹，ほか：胆道癌周術期の栄養管理．外科，70（10），2008，pp.1099-103.

F-1 貧血
anemia

疾患の概要

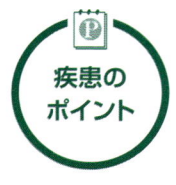

疾患のポイント
- 貧血とは，血液中のヘモグロビン（Hb）濃度が低下し，酸素運搬が低下した病態をいう．
- 成人男性ではHb値が13 g/dL未満，成人女性では12 g/dL未満，高齢者・小児・妊婦では11 g/dL未満を貧血とする．
- 貧血は赤血球の産生障害，赤血球の分化・成熟障害，崩壊亢進，出血，体内分布異常などによって発生する．
- 貧血になると，酸素の供給不足による息切れや皮膚・粘膜の蒼白，代償作用による心悸亢進や心雑音聴取，さらに心不全による浮腫などが出現する．
- 鉄欠乏性貧血ではスプーン状爪，悪性貧血ではハンター舌炎や神経障害など，貧血のタイプに応じた固有の症状も現れる．
- 貧血は赤血球恒数（指数）から，小球性低色素性貧血，正球性正色素性貧血，大球性正色素性貧血に分類される．
- 貧血の鑑別には，赤血球恒数から大まかな分類をした上で，特殊な検査を行う．

1）診断基準

貧血は末梢血液単位容積当たりのHb（血色素）濃度が低下し，体組織に十分な酸素を運搬できなくなって発症する病態をいう．WHOの基準では，Hb値が成人男性13 g/dL未満，思春期および成人女性12 g/dL未満，高齢者男女，小児および妊婦では11 g/dL未満を貧血と定義している．

2）分類と病態

1 分類

貧血は，赤血球恒数（指数）から小球性低色素性貧血，正球性正色素性貧血，大球性正色素性貧血に分類する（表F-1-1）[1]．その上で，各貧血の特徴に応じた特殊な検査を組み合わせて行い細分類して鑑別診断を行う．

- 平均赤血球容積（MCV）
  ＝ヘマトクリット（％）／赤血球数 RBC（$10^4/\mu L$）× 1,000 fL
- 平均赤血球ヘモグロビン量（MCH）
  ＝ Hb（g/dL）／赤血球数（$10^4/\mu L$）× 1,000 pg
- 平均赤血球ヘモグロビン濃度（MCHC）
  ＝ Hb（g/dL）／ヘマトクリット（％）× 100 g/dL（％）

2 病態

貧血は，赤血球が骨髄で産生されてから脾臓などで崩壊するまでの過程のどこかの段階で障害があると発生する（図F-1-1）[1]．すなわち，造血幹細胞や造血微小環境が障害されて発病

表 F-1-1 赤血球恒数（指数）による貧血の分類

分類	恒数	原因
小球性低色素性貧血	MCV < 80, MCHC < 32	①鉄欠乏性貧血 ②感染・炎症・腫瘍に伴う貧血 ③鉄芽球性貧血 ④サラセミアなどのグロビン合成異常 ⑤無トランスフェリン血症
正球性正色素性貧血	MCV=80〜100, MCHC=32〜36	①溶血性貧血 ②骨髄低形成：再生不良性貧血, 赤芽球癆 ③二次性貧血：腎性貧血, 内分泌疾患 ④骨髄への腫瘍浸潤（白血病など） ⑤急性出血
大球性正色素性貧血	MCV > 100, MCHC=32〜36	①巨赤芽球性貧血 　ビタミン B_{12} 欠乏（悪性貧血, 胃全摘後など） 　葉酸欠乏および代謝異常 　DNA 合成の先天的あるいは薬剤による異常 ②網赤血球増加 　急性出血, 溶血性貧血, 各種貧血からの回復期

（奈良信雄「貧血」松尾　理編：よくわかる病態生理 血液疾患, 日本医事新報社, 2007, p.18）

する再生不良性貧血, 白血病細胞や癌細胞などの骨髄占拠性病変によって発生する造血障害, 腎疾患によるエリスロポエチン不足, 赤芽球の成熟に必要な鉄・ビタミン B_{12}・葉酸などの欠乏, 赤血球自己抗体や赤血球膜・Hb・酵素異常によって起きる赤血球崩壊の亢進（溶血）などによって貧血が起きる. また, 出血して赤血球が体外に喪失したり, 脾臓の腫大によって血液の体内分布が異常になっても貧血が起こる(表 F-1-2).

3) 症　状

貧血では血液中の Hb 濃度が低下する結果, 体内組織への酸素供給が障害され, さまざまな

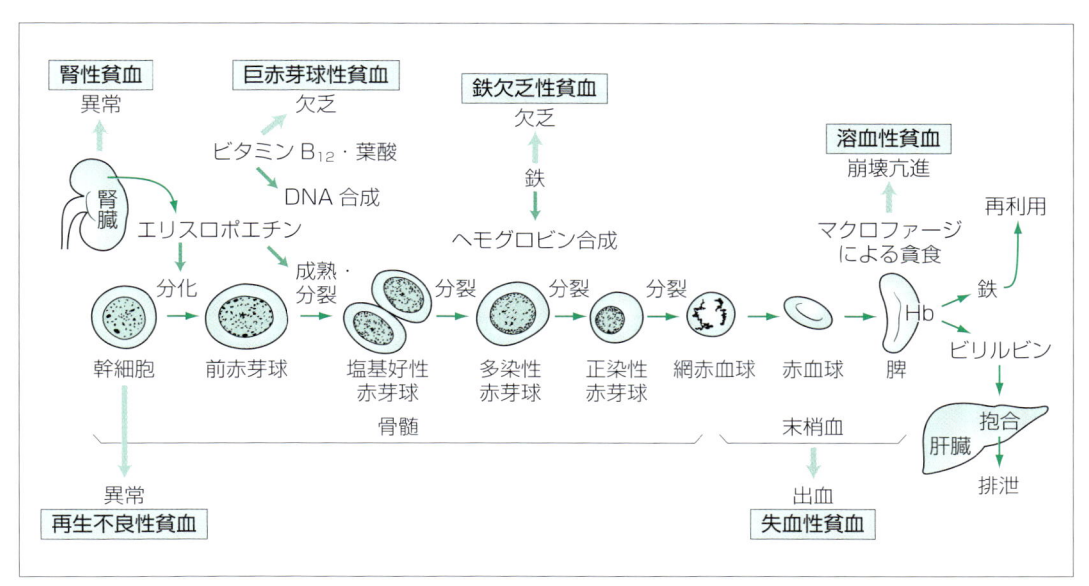

図 F-1-1　赤血球の産生・崩壊過程と貧血

（奈良信雄「貧血」松尾　理編：よくわかる病態生理 血液疾患, 日本医事新報社, 2007, p.17）

症状や身体所見が現れる．貧血が進行すると，Hb低下による酸素運搬能を代償する機転が作用して，心機能が亢進する．この代償作用に伴う症状や所見も出現する．さらに貧血が高度になると，心臓での代償作用に破綻をきたし，心不全状態となる．

このほか，鉄欠乏性貧血やビタミンB_{12}欠乏性貧血など，個々の貧血に特有な症状や身体所見も出現する．

1 Hb濃度低下による酸素供給不足

- 症　状：息切れ，めまい，立ちくらみ，易疲労感
- 身体所見：皮膚・粘膜蒼白（特に眼瞼結膜・口腔粘膜），微熱

2 代償機構

- 症　状：心悸亢進，動悸
- 身体所見：頻脈，心雑音，頸部静脈コマ音

3 心不全

- 症　状：呼吸困難，起坐呼吸
- 身体所見：浮腫，肺水腫

4 各種貧血に特有な症状・所見

- 症　状：感覚障害，舌痛など
- 身体所見：スプーン状爪，舌炎，黄疸，脾腫など

4）栄養療法

貧血の種類は多いが（表F-1-1, 2）[1]，本稿では栄養療法の適応がある鉄欠乏性貧血と巨赤芽球性貧血について述べる．

表F-1-2　貧血の成因

赤血球の産生障害	造血幹細胞の異常	再生不良性貧血，赤芽球癆，骨髄異形成症候群
	骨髄占拠性病変	白血病，多発性骨髄腫，悪性リンパ腫，癌の骨髄転移，骨髄線維症
	EPO産生低下	腎疾患
	赤芽球の成熟障害	**Hb合成異常** 　ヘム合成異常：鉄欠乏性貧血，鉄芽球性貧血，先天性無トランスフェリン血症，慢性感染症・炎症・腫瘍による二次性貧血 　グロビン合成異常：サラセミア **DNA合成異常**：ビタミンB_{12}欠乏，葉酸欠乏，骨髄異形成症候群
赤血球の崩壊亢進	赤血球自体の異常	**先天性**：遺伝性球状赤血球症，遺伝性楕円赤血球症，解糖系酵素異常症，異常ヘモグロビン症など **後天性**：発作性夜間ヘモグロビン尿症
	赤血球外の異常	自己免疫性溶血性貧血，細血管症性溶血性貧血など
出血		消化管出血など
血液分布の異常		脾腫

（奈良信雄「貧血」松尾　理編：よくわかる病態生理　血液疾患，日本医事新報社，2007, p.18）

F-1-1 鉄欠乏性貧血
iron deficiency anemia

疾患の概要

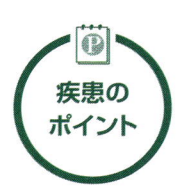

疾患のポイント
- 体内の鉄が欠乏し，ヘモグロビン合成が障害されて起きる．
- 小球性低色素性貧血のパターンを呈し，貧血の中で最も頻度が高い．
- 原因には，過多月経，子宮筋腫，消化器癌，潰瘍，痔核，偏食などがある．
- 貧血に共通した症状に加え，組織鉄の減少による舌炎，嚥下障害，スプーン状爪，異食症などがある．
- 検査では，赤血球大小不同・菲薄赤血球などの赤血球形態変化，血清鉄減少，総鉄結合能上昇，フェリチン減少が特徴的である．
- 治療は鉄剤を投与する．

1）診断基準

小球性低色素性貧血で，血清鉄低値，総鉄結合能上昇，血清フェリチン低値から診断される．

2）病　態

鉄の摂取不足，需要亢進，喪失のいずれかによって鉄が欠乏する（表F-1-3）[2]．女性では過

表F-1-3　鉄欠乏性貧血の原因

鉄の喪失
　出血：消化管出血，過多月経，血尿
　血管内溶血：発作性夜間ヘモグロビン尿症
鉄の需要増大
　妊娠，出産，授乳
　成長（幼児，思春期）
鉄の供給低下
　偏食
　吸収不良：胃切除後，吸収不良症候群

（奈良信雄「貧血」松尾　理編；よくわかる病態生理 血液疾患，日本医事新報社，2007, p.21）

	正　常	潜在性鉄欠乏		鉄欠乏性貧血	
貧　血	(−)	(−)	(−)	(+)	(++)
□ 血清鉄	正　常	正　常	低　下	低　下	低　下
□ 貯蔵鉄*	正　常	低　下	著しく低下	著しく低下	著しく低下
■ 組織鉄	正　常	正　常	正　常	正　常	低　下

＊：血清フェリチン

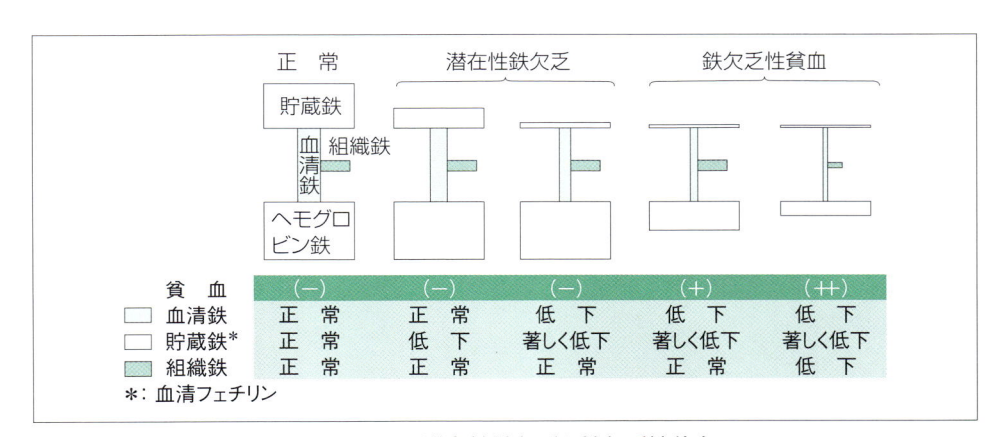

図F-1-2　潜在性鉄欠乏と鉄欠乏性貧血
（奈良信雄「貧血」松尾　理編；よくわかる病態生理 血液疾患，日本医事新報社，2007, p.22）

多月経，子宮筋腫などによる出血が原因として多い．一方，男女を問わず大腸癌や炎症性腸疾患などの消化管出血が原因として多い．このほか，成長期や妊娠で鉄の需要が亢進した際にも，鉄が十分に補給されないと体内の鉄が欠乏する．極端な偏食者や拒食症の患者を除けば，今日では摂取不足だけが鉄欠乏の原因になることは極めて少ない．

鉄が欠乏すると，肝臓や脾臓などに貯蔵されている鉄がまず利用される．貯蔵鉄が欠乏しても，初期には何ら障害が出ず，血清フェリチン値を測定して初めて鉄欠乏が分かる程度である．貯蔵鉄がさらに不足してくると，血清鉄も減少してくる．最も，この段階でも貧血は発病せず，潜在性鉄欠乏の状態になる．鉄欠乏がさらに進むと，Hb鉄が減少し，鉄欠乏性貧血になる．この時点で適切に治療を行わなければ貧血は進行し，最終的には組織鉄が不足して，組織障害の症状や身体所見が出現してくる．

3）症状・所見

鉄欠乏性貧血では，Hbの酸素運搬障害に基づく貧血に共通した症状・所見だけでなく，組織鉄の欠乏による症状と所見，さらに鉄欠乏をきたした基礎疾患の症状・所見が認められる．

1 貧血による症状・所見

- 症　状：息切れ，めまい，立ちくらみ，易疲労感，全身倦怠感，動悸
- 身体所見：皮膚・粘膜蒼白，頻脈，心雑音，頸静脈コマ音，心肥大，浮腫

2 組織鉄欠乏に基づく症状・所見

- 症　状：嚥下障害（Plummer-Vinson症候群），異食症（pica）
- 身体所見：口角炎，舌炎，咽頭炎，食道粘膜萎縮・角化，スプーン状爪（図F-1-3）

3 基礎疾患に伴う症状・所見

- 症　状：過多月経，下血など
- 身体所見：子宮筋腫，消化管悪性腫瘍，炎症性腸疾患など

4）検査所見

鉄欠乏性貧血では，小球性低色素性貧血，血清鉄低値，総鉄結合能上昇，血清フェリチン低値が特徴的である．

1 末梢血液検査

小球性低色素性貧血（MCV＜80，MCHC＜32），赤血球大小不同，菲薄赤血球，変形赤血球（図F-1-4），網赤血球低値となる．

2 血液生化学検査

血清鉄低値，総鉄結合能（TIBC）高値，不飽和鉄結合能（UIBC）高値，血清フェリチン低値となる．

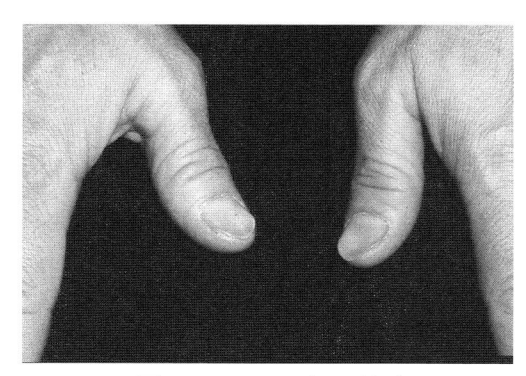

図F-1-3　スプーン状爪

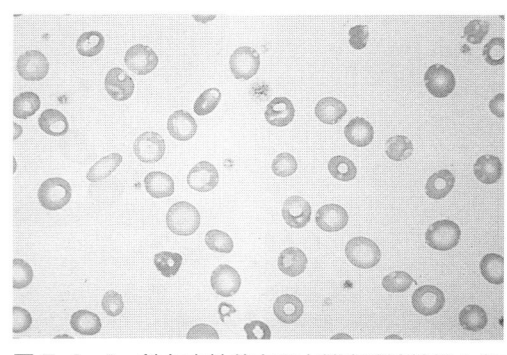

図F-1-4　鉄欠乏性貧血の末梢血液塗抹標本（ライト染色）

3 骨髄検査

赤芽球過形成，小型赤芽球，骨髄組織鉄減少となる．

5）治療

鉄欠乏の原因となった基礎疾患を確定し，その治療を行う．

基礎疾患には，婦人科疾患（子宮筋腫，過多月経など），消化管疾患（大腸癌，炎症性腸疾患，消化性潰瘍など）などがあり，それぞれの治療を行うことが重要である．

また，不足している鉄を経口鉄剤で補う．

栄養療法

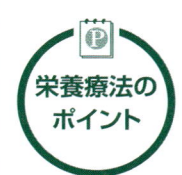

栄養療法のポイント
- 鉄の豊富な食物を摂取する．
- ヘム鉄を多く含む食品を心がけて摂る．

1）鉄欠乏性貧血に対する栄養療法の考え方

鉄欠乏性貧血の治療で重要なことは，鉄欠乏を起こした原因を究明し，それを治療することである．原因が不明であったり，原疾患を治療して効果が出るまでの間は鉄を補充することが重要になる．潜在的な鉄欠乏の状態では栄養療法で鉄を補充することが望まれる．しかし，貧血が発症した時点では体内の鉄欠乏はかなり進んでおり，栄養療法だけで治療するのは困難である．このため経口薬で鉄を補充する．

2）食物中の鉄

鉄は食物として肉類，魚介類，海藻類，豆類，ほうれんそうなどに多く含まれる（表F-1-4）．このうち，ほうれんそうなどの野菜に多く含まれるのは非ヘム鉄で，レバーをはじめとする肉類にはヘム鉄の含有量が多い．小腸内では非ヘム鉄は沈殿状態となるため吸収率が悪い．一方，ヘム鉄は小腸内で溶けた状態となっていて吸収されやすく，吸収率は非ヘム鉄の約5倍である．このため不足している鉄を食物で補うとすれば，ヘム鉄を多く含む動物性食品を多く摂取することが望まれる（表F-1-5）．

3）鉄欠乏性貧血患者に対する栄養指導

偏食者や，成長期・妊婦などには積極的に鉄を摂取するよう指導する．この際，吸収のすぐれたヘム鉄を多く摂るように指導する．

レバー，赤身の肉・魚などヘム鉄を多く含む動物性食品を摂り入れるようにする．野菜，豆類，海藻類などに含まれる鉄の多くは非ヘム鉄であり，吸収を高めるような調理法の工夫が必要になる．

鉄の吸収は，アミノ酸，ビタミンC，クエン酸，胃酸などの還元作用で吸収が促進されるといわれている．このため，柑橘類・いちご・キウイ

表F-1-4 食品中の鉄含有量（100g当たり）

食品名	鉄(mg)	食品名	鉄(mg)	食品名	鉄(mg)
海藻類	6.1	乾麺・マカロニ	1.3	米	0.5
魚介乾物	4.6	あじ・いわし	1.2	さつまいも	0.5
み そ	4.2	豚肉	1.1	じゃがいも	0.5
貝類	4.1	ハム・ソーセージ	1.1	チーズ	0.3
ほうれんそう(炒める)	3.7	即席麺	1.0	トマト	0.3
大豆・その製品	3.6	パン	1.0	バナナ	0.3
牛 肉	2.1	さけ・ます	1.0	大根	0.3
卵	1.8	鶏肉	1.0	生めん・ゆでめん	0.2
まぐろ	1.7	にんじん	0.8	牛乳	0.1
大 麦	1.5	きのこ類	0.8		
豆 腐	1.3	たい・かれい	0.6		

（奈良信雄「貧血」医歯薬出版編；新版 目でみる臨床栄養学，医歯薬出版，1995, p.192）

表F-1-5 貧血食の治療食基準

食品名	数量(g)	エネルギー	蛋白質	脂 質	炭水化物	鉄
米 飯	360	605	9.0	1.1	133.6	0.4
パ ン	90	247	8.6	4.7	42.3	0.5
いも類	100	71	1.6	0.1	16.4	0.4
砂糖類	6	20	0	0	5.2	0
ヘム鉄飲料	200	72	2.9	0.9	13.2	4.8
植物油	15	132	0	14.3	0	0
み そ	12	23	1.5	0.7	2.6	0.5
豆・大豆製品	100	117	9.0	7.5	3.2	1.8
魚（生もの）	70	104	14.1	4.6	0.2	0.6
豚レバー	60	77	12.2	2.0	1.5	7.8
卵	50	76	6.2	5.2	0.2	0.9
牛 乳	200	134	6.6	7.6	9.6	0
緑黄色野菜	100	30	1.4	0.2	6.5	1.1
その他野菜	250	75	2.8	0.3	17.3	0.8
果実類	100	55	0.5	0.1	14.3	0.1
調味料	35	32	1.9	0	5.4	0.3
合 計		1,870kcal	78.3g	49.3g	271.5g	20.0mg

エネルギー 1,850 kcal，蛋白質 80 g，鉄 20 mg
（奈良信雄，小野寺公枝「鉄欠乏性貧血」渡辺明治，福井富穂編；今日の病態栄養療法 改訂第2版，南江堂，2008, p.342 より許諾を得て転載）

フルーツなどの果物を摂るようにする．

鉄吸収を妨げるものとして，タンニン酸や食物繊維の大量摂取が挙げられる．濃い茶類やカテキン茶と食事を同時に摂取するのは控えるようにする．食品添加物としてのリン酸塩やカルシウム塩なども鉄吸収を抑制するとされ，過剰に摂りすぎないように注意する．

F-1-2 巨赤芽球性貧血
megaloblastic anemia

疾患の概要

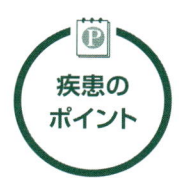

疾患のポイント
- 巨赤芽球性貧血は骨髄に巨赤芽球が出現し，大球性正色素性貧血を起こす疾患の総称である．
- 原因別に，ビタミン B_{12} 欠乏性貧血と葉酸欠乏性貧血がある．
- ビタミン B_{12} 欠乏性貧血は，日本では胃全摘後と，自己免疫疾患としての悪性貧血が原因として多い．
- 葉酸欠乏性貧血は，アルコール依頼症や，妊娠時に多い．
- ビタミン B_{12} 欠乏性貧血にはビタミン B_{12} を定期的に筋注する．
- 葉酸欠乏性貧血は葉酸を経口投与する．

1) 診断基準

巨赤芽球性貧血は，大球性正色素性貧血があり，骨髄で巨赤芽球がみられるものをいう[1]．

2) 分類と病態

1 分 類

巨赤芽球性貧血には，ビタミン B_{12} 欠乏性貧血，葉酸欠乏性貧血，その他の原因による貧血とがある（表F-1-6）[2]．

2 病 態

巨赤芽球性貧血はビタミン B_{12} か葉酸が欠乏

表F-1-6 巨赤芽球性貧血の成因による分類
1. ビタミン B_{12} の欠乏
    1) 摂取不足：完全菜食主義者
    2) 吸収障害
        ①内因子欠乏：悪性貧血，胃全摘後
        ②小腸の異常：吸収不良症候群，小腸切除，クローン病
        ③細菌・寄生虫との競合：盲管症候群，広節裂頭条虫症
    3) その他：トランスコバラミンII欠損症
2. 葉酸の欠乏
    1) 摂取不足：偏食，アルコール依存症
    2) 需要の増大：妊娠，造血の亢進，悪性腫瘍
    3) 吸収障害：吸収不良症候群
    4) 利用障害：薬剤（メトトレキサートなど），アルコール依存症
3. その他
    1) 薬剤：プリン代謝拮抗薬，ピリミジン代謝拮抗薬
    2) 先天性代謝異常症：Lesch-Nyhan症候群
    3) 原因不明：赤白血病，骨髄異形成症候群，先天性赤血球異形成貧血（CDA）

（奈良信雄「貧血」奈良信雄編：疾患からまとめた病態生理 FIRST AID．メディカル・サイエンス・インターナショナル，2007, p.377）

してDNA合成が障害され，細胞核の成熟が遅れる．一方，細胞質内でのHb合成は正常に進むので，核と細胞質の成熟解離（核細胞質成熟解離 nuclear-cytoplasmic dissociation）が起こる．この結果，赤芽球が大型の巨赤芽球（図F-1-5）になり，赤血球も大球性となる．このような病態を巨赤芽球性貧血と総称する．原因には，表F-1-6に示すような疾患や病態がある．

1) ビタミンB_{12}の代謝

ビタミンB_{12}は一部の微生物によって合成され，動物性食品（肉，卵，乳製品など）にしか含まれない．1日の必要量は約3μgで，通常の食事では10〜30μg含まれ，また体内には2〜5mgのビタミンB_{12}が肝臓などに貯蔵されている．食品から経口摂取したビタミンB_{12}は，唾液や胃液中のR-結合因子（糖蛋白）と結合して十二指腸に達する．ここで膵液の消化によりビタミンB_{12}はR-結合因子から離れ，胃壁細胞から分泌される糖蛋白の内因子（intrinsic factor; IF）と結合する．内因子と結合したビタミンB_{12}は回腸遠位部で回腸上皮に存在する内因子受容体を介して吸収される（図F-1-6）．吸収されたビタミンB_{12}は血中のトランスコバラミンと結合して組織に運ばれ，トランスコバラミンの受容体を介して細胞内に取り込まれる．細胞内に取り込まれたビタミンB_{12}は補酵素型に転化されてホモシステインからメチオニンへの転換に関与し，この際生成されるテトラヒドロ葉酸塩（FH_4）がDNA合成に関わる（図F-1-7）．そこで，ビタミンB_{12}が欠乏するとDNA合成が障害され，巨赤芽球性貧血を発症する．

2) ビタミンB_{12}の欠乏

ビタミンB_{12}の欠乏は，摂取不足，吸収障害，トランスコバラミンⅡ欠損症などで起こる（表F-1-7）．ビタミンB_{12}は動物性食品にしか含まれず，完全菜食主義者はビタミンB_{12}が欠乏する．盲管症候群では小腸内で繁殖した細菌が，広節

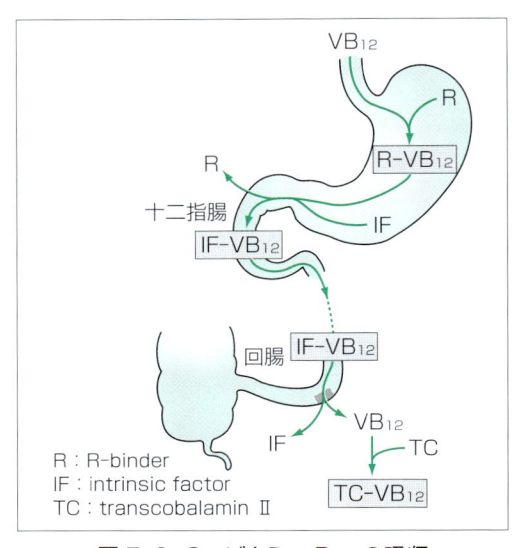

図F-1-6　ビタミンB_{12}の吸収
（奈良信雄「貧血」奈良信雄編：疾患からまとめた病態生理 FIRST AID，メディカル・サイエンス・インターナショナル，2007, p.378より改変）

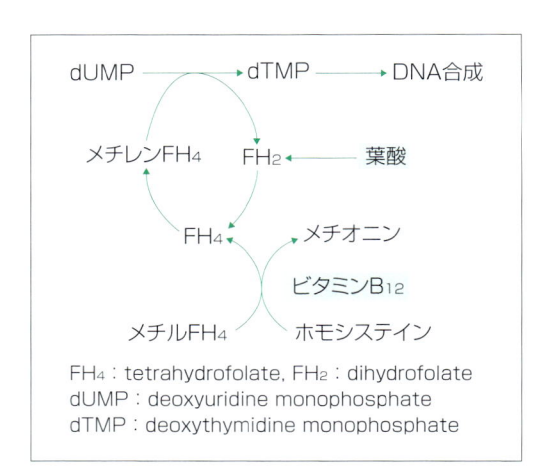

図F-1-7　DNA合成におけるビタミンB_{12}と葉酸の役割
（奈良信雄「貧血」奈良信雄編：疾患からまとめた病態生理 FIRST AID，メディカル・サイエンス・インターナショナル，2007, p.377より改変）

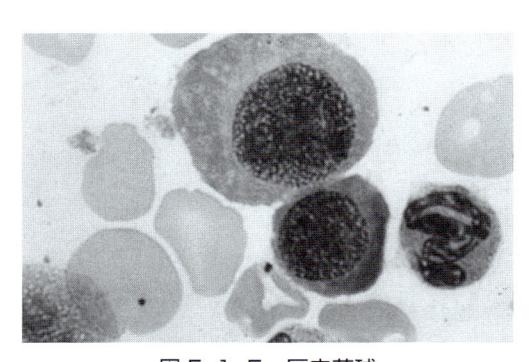

図F-1-5　巨赤芽球

裂頭条虫症では条虫がビタミンB_{12}を摂取してしまい，不足する．しかしこれらが日本で起こることはまれであり，胃全摘後に胃液が分泌できなくなって内因子がないために吸収不良を起こすか，悪性貧血で自己免疫機序によって抗内因子抗体や抗胃壁細胞抗体のために吸収不良が原因となるのがほとんどである．胃全摘後では，肝臓など体内に貯蔵された約2～5 mgのビタミンB_{12}が毎日約3 μg消費されるので，3～5年すると枯渇して発症する．

3）葉酸の代謝

葉酸も細胞の核でのDNA合成に必要な補酵素として働く（図F-1-7）[2]．生体内ではプリン体，ピリミジン体，アミノ酸などの合成に関与し，欠乏すると巨赤芽球性貧血になる．葉酸は，新鮮な緑黄色野菜，果物，動物性食品に含まれ，十二指腸および空腸上部で吸収される．1日の必要量は50 μgであるが，妊娠時には10倍量近くが必要になる．体内では肝臓などに50 mgが貯蔵されている．

4）葉酸の欠乏

葉酸は体内貯蔵量に比べて1日必要量が多く，長期間に摂取不足が続いたり，需要が亢進すると欠乏する．葉酸欠乏症はわが国では少ないが，アルコール依存症患者，妊娠の際に起こりやすい．肝硬変や不適切な人工栄養でも起こりうる．

5）病態生理

ビタミンB_{12}もしくは葉酸が欠乏するとDNAの合成が障害され，巨赤芽球が出現し，大球性正色素性貧血になる．巨赤芽球の多くは正常な赤血球にまで成熟できず，骨髄内でアポトーシスを起こして崩壊し，貧血の原因になる（無効造血）．無効造血は顆粒球系や巨核球系にも起こるため，汎血球減少を起こす．末梢血液では大赤血球のほか，好中球の核過分葉(hypersegmentation)がみられる（図F-1-8）．骨髄では，巨赤芽球のほか，巨大後骨髄球（giant metamyelocyte）なども認められる．

3）症状，所見

貧血症状に加え，消化器症状（舌乳頭萎縮，Hunter舌炎），神経症状（四肢のしびれ，歩行障害，感覚異常，位置覚や振動覚の異常，視力障害など）が出現する．神経症状は，脊髄側索と後索の退行性変性が原因で，亜急性連合性脊髄変性症と呼ばれる．神経症状は葉酸欠乏症ではみられない．

4）検査所見

1 血液検査

大球性正色素性貧血，白血球減少，血小板減少が認められる．末梢血塗抹標本では大赤血球，好中球核過分葉を認める（図F-1-8）．

2 骨髄穿刺検査

骨髄は過形成である．赤芽球が増加し，巨赤芽球，巨大後骨髄球を認める（図F-1-5）．

3 血液生化学検査

無効造血を反映し，血清間接ビリルビン高値，LD高値がみられる．ビタミンB_{12}欠乏性貧血ではビタミンB_{12}が低値である．悪性貧血では抗内因子抗体や抗胃壁細胞抗体が検出され，シリング（Schilling）試験を行うとビタミンB_{12}の吸収障害が認められる．メチルマロン酸の尿中排泄量は増加し，L-バリンを負荷するとさら

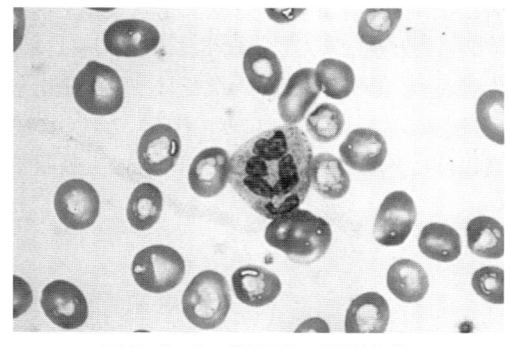

図F-1-8　好中球の核過分葉

に増加する．葉酸欠乏性貧血では血清葉酸値が低下する．ヒスチジンを投与した後，尿中にホルムイミノグルタミン酸（formiminoglutamic acid；FIGLU）の排出が増す．

5）治　療

悪性貧血および胃全摘患者ではビタミンB_{12}を非経口的に一生涯にわたって投与する．葉酸欠乏性貧血には葉酸製剤を経口投与する．

栄養療法

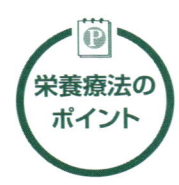

栄養療法のポイント
- ビタミンB_{12}は動物性食品にしか含まれないため，完全菜食主義をやめる．
- 葉酸は種々の食品に含まれるが，調理法によって破壊されることがあり，注意する．

1）ビタミンB_{12}欠乏性貧血に対する栄養療法の考え方

　ビタミンB_{12}は高等生物や植物ではつくることができず，微生物によって合成される．このため，植物性食品には含まれず，微生物がつくったビタミンB_{12}を摂取し，貯蔵している動物のレバー，肉類，乳製品，卵などに多く含まれる（表F-1-7）[3]．

　完全菜食主義者はビタミンB_{12}が欠乏し，必ず巨赤芽球性貧血になる．これらの人には，動物性食品の有用性を説明し，食生活を改善するように指導する．最も，日本では完全菜食主義者はまれで，肉類を食べなくても魚介類を摂っていることがほとんどで，食事による不足はほとんどない．ビタミンB_{12}の欠乏は，胃全摘術を受けた人か，悪性貧血にみられる．これらの患者にはビタミンB_{12}を経口で摂取しても吸収できず，効果はない．ビタミンB_{12}をほぼ生涯にわたって筋注しなければならない．

2）葉酸欠乏性貧血に対する栄養療法の考え方

　葉酸は，新鮮な野菜，メロン，バナナなどの果物，動物性食品などに多く含まれる（表F-1-8）．このためわが国の食習慣からすると，食事からの摂取不足で発病することはほとんどない．ただし，葉酸は加熱によって容易に破壊されることに注意し，生野菜サラダを食べたり，長時間煮込みすぎないよう調理法を指導する．

　葉酸欠乏性貧血は，妊婦，アルコール依存症患者，抗てんかん薬服用者などで発症しやすい．特に妊婦やアルコール依存症患者には，新鮮な野菜や果物を十分に食べるよう，バランスのとれた食事を勧める．

表 F-1-7　ビタミン B_{12} を含む主な食品と 1 食当たりの量（常用量）

食品名	含有量 (μg) (可食部 100g 中)	常用量 (g) (目安量)	含有量 (μg) (常用量[*1] 中)
あまのり（焼き）	57.6	3（焼きのり 1 枚）	1.7
あさり（生）	52.4	25（味噌汁 1 杯分）	13.1
あさり（水煮缶）	63.8	40（1 缶）	25.5
かき（生）	30.0	50（2〜3 個）	15.0
さんま（生）	17.7	100（1 尾）	17.7
まいわし（丸干し）	28.4	50（1 尾）	14.2
いわし（蒲焼缶詰）	12.0	100（1 缶）	12.0
にしん（生）	17.4	70（半尾）	12.2
はまぐり（生）	28.4	50（3 個）	14.2
牛肝臓（生）	52.8	40	21.1
牛ヒレ赤肉（生）	1.6	100（1 切れ）	1.6
普通牛乳	0.3	200（コップ 1 杯）	0.6
鶏卵	0.9	55（1 個）	0.5

[*1]：含有量から 1 食あたりの量を試算

（五訂増補日本食品標準成分表による）

表 F-1-8　葉酸を含む主な食品と 1 食当たりの量（常用量）

食品名	含有量 (μg) (可食部 100g 中)	常用量 (g) (目安量)	含有量 (μg) (常用量[*1] 中)
あまのり（焼き）	1,900	3（焼きのり 1 枚）	57
いちご（生）	90	80（5 個）	72
枝豆（ゆで）	260	30（10 さや）	78
グリーンアスパラ（生）	190	50（半束）	95
なばな（生）	340	80（和え物 1 鉢分）	272
しゅんぎく（生）	190	80（和え物 1 鉢分）	152
こまつな（生）	110	80（和え物 1 鉢分）	88
ほうれんそう（生）	210	80（和え物 1 鉢分）	168
ブロッコリー（生）	210	80（1 皿分）	168
モロヘイヤ（生）	250	80（和え物 1 鉢分）	200
ひきわり納豆	110	50（1 パック分）	55
牛肝臓（生）	1,000	40	400
にわとり肝臓（生）	1,300	30（1 串）	390

[*1]：含有量から 1 食あたりの量を試算

（五訂増補日本食品標準成分表による）

（奈良　信雄）

引用文献

1) 奈良信雄「貧血」松尾　理編：よくわかる病態生理　血液疾患，日本医事新報社，2007，pp.1-40．
2) 奈良信雄「貧血」奈良信雄編：疾患からまとめた病態生理 FIRST AID，メディカル・サイエンス・インターナショナル，2007，pp.360-79．
3) 五訂増補日本食品標準成分表

F-2 白血病
leukemia

疾患の概要

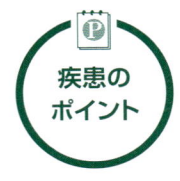

疾患のポイント

- 白血病は造血細胞の腫瘍化した白血病細胞が骨髄，末梢血液などで増え，正常の造血能が障害される疾患である．
- 白血病は病態と経過から急性，慢性に分類され，それぞれに骨髄性，リンパ性がある．
- 白血病の細分類には，FAB分類，WHO分類がよく使われる．
- 白血病では正常な造血能が障害される結果，貧血，易感染性，出血傾向が問題になる．
- 治療は，抗癌薬を主体にした化学療法，造血幹細胞移植が中心になる．急性前骨髄球性白血病（FAB分類M3）には全トランス型レチノイン酸（ATRA），慢性骨髄性白血病（CML）にはイマチニブが分子標的治療として行われ，効果がある．
- 治療成績は，急性白血病では初回完全寛解率は70〜80％で，治癒率は30〜40％である．
- イマチニブで治療した初診CMLでは，60か月の観察期間で血液学的完全寛解率が98％，細胞遺伝学的完全寛解率は87％である．

1）診断基準

急性白血病は骨髄に悪性の白血病細胞（芽球）が20％以上出現し，正常の造血細胞が減少している病態を指す[1]．

慢性白血病のうち，CMLでは悪性化した白血病細胞が末梢血液，骨髄で増加し，骨髄では各種成熟段階の白血球が増加している[2]．染色体検査ではt(9;22)があり，遺伝子検査でBCR/ABLキメラ遺伝子が検出される．慢性リンパ性白血病では小リンパ球様細胞が著しく増えている．

2）分類と病態

1 分類

白血病は，まず急性白血病と慢性白血病に分かれ，それぞれに骨髄性とリンパ性白血病がある（表F-2-1）．

急性白血病はFAB分類（表F-2-2），もしくはWHO分類（表F-2-3）によって細分類されている．

FAB分類は白血病細胞の形態学的特徴に基づいて分類しているが，WHO分類では染色体および遺伝子異常をも考慮した分類である．後者は分子標的治療など治療とも相関する分類になっている．

表 F-2-1　白血病の分類

急性白血病
　急性骨髄性白血病（AML）
　急性リンパ性白血病（ALL）
慢性白血病
　慢性骨髄性白血病（CML）
　慢性リンパ性白血病（CLL）
その他の白血病
　成人T細胞白血病（ATL）

表 F-2-2　急性白血病のFAB分類

分類	病型（略称）または特徴
M0	急性骨髄性白血病最未分化型
M1	急性骨髄性白血病未分化型
M2	急性骨髄性白血病分化型
M3	急性前骨髄球性白血病（APL）
M4	急性骨髄単球性白血病（AMMoL）
M5	急性単球性白血病（AMoL）
M6	急性赤白血病
M7	急性巨核芽球性白血病（AMKL）
L1	急性リンパ性白血病，小細胞型
L2	急性リンパ性白血病，大細胞型
L3	急性リンパ性白血病，バーキット型

（東田修二「急性白血病」奈良信雄編：疾患からまとめた病態生理FIRST AID，メディカル・サイエンス・インターナショナル，2007，p.382）

表 F-2-3　急性白血病のWHO分類

1. 急性骨髄性白血病（AML）
　1）特定の遺伝子異常を有する AML
　　a) t(8;21)，*AML1/ETO* を有する AML
　　b) inv(16)，t(16;16)，*CBFβ/MYH11* を有する AML
　　c) 急性前骨髄球性白血病：t(15;17)，*PML/RARα* を有する AML とその亜型
　　d) 11q23（*MLL*）異常を有する AML
　2）多系統の形態異常を有する AML
　　a) MDS から転化した AML
　　b) MDS の既往のない初発 AML
　3）治療関連 AML/MDS
　　a) アルキル化薬/放射線治療関連 AML/MDS
　　b) トポイソメラーゼⅡ阻害薬関連 AML
　4）上記以外の AML
　　a) 急性骨髄性白血病最未分化型
　　b) 急性骨髄性白血病未分化型
　　c) 急性骨髄性白血病分化型
　　d) 急性骨髄単球性白血病
　　e) 急性単球性白血病
　　f) 急性赤白血病
　　g) 急性巨核芽球性白血病
　　h) 急性好塩基球性白血病
　　i) 骨髄線維症を伴う急性汎骨髄症
　　j) 腫瘍形成性 AML（骨髄肉腫）
　5）系統不明瞭な急性白血病
　　a) 急性未分化型白血病
　　b) 急性2系統混在型白血病
　　c) 急性2重表現型白血病
2. 急性リンパ性白血病（ALL）
　前駆 B リンパ芽球性白血病
　バーキットリンパ腫/白血病
　前駆 T リンパ芽球性白血病

MDS；myelodysplastic syndrome/骨髄異形成群
（東田修二「急性白血病」奈良信雄編：疾患からまとめた病態生理FIRST AID，メディカル・サイエンス・インターナショナル，2007，p.382）

2　病　態

　白血病は，造血幹細胞もしくは造血前駆細胞が腫瘍化した白血病細胞が骨髄，末梢血液で無制限に増殖し，正常な造血機能を障害する疾病である．白血病細胞は旺盛な自己再生能を有し，無制限に増殖しながら正常の赤血球，白血球，血小板の産生を抑制する（図 F-2-1）．白血病細胞が発生する原因は，HTLV-Ⅰウイルスの感染が明確な成人T細胞白血病などの特殊なタイプを除き，一般には明らかではない．ただし，白血病では造血細胞の増殖に関与する癌遺伝子あるいは癌抑制遺伝子に異常がみられることが多く，何らかの因子がこれらの遺伝子を変異させて発症すると考えられる．

1）急性骨髄性白血病（AML）

　造血幹細胞から顆粒系へ分化する段階での細胞が腫瘍化して白血病細胞になったと考えられる．白血病細胞はペルオキシダーゼ反応が陽性で，骨髄球系の細胞表面マーカーを示す．

2）急性リンパ性白血病（ALL）

　リンパ球への分化段階で白血病細胞になったもので，Tリンパ球系，Bリンパ球系およびその他のタイプの白血病がある．白血病細胞はペ

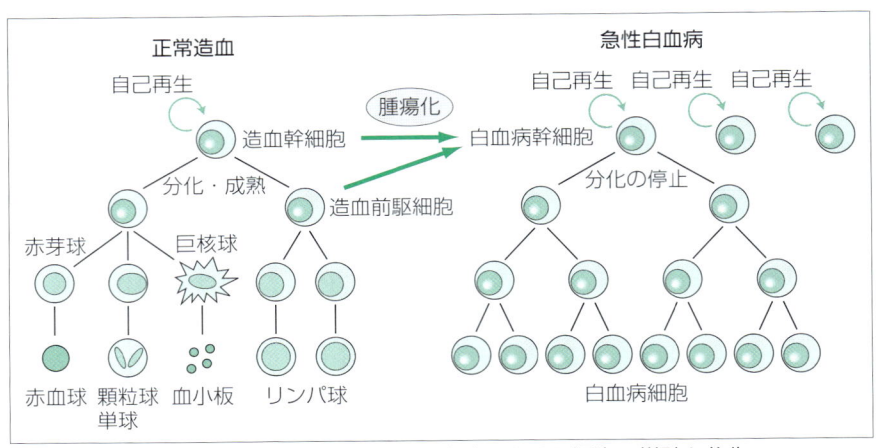

図F-2-1　正常造血と急性白血病における細胞の増殖と分化
（東田修二「急性白血病」奈良信雄編；疾患からまとめた病態生理FIRST AID, メディカル・サイエンス・インターナショナル, 2007, p.380）

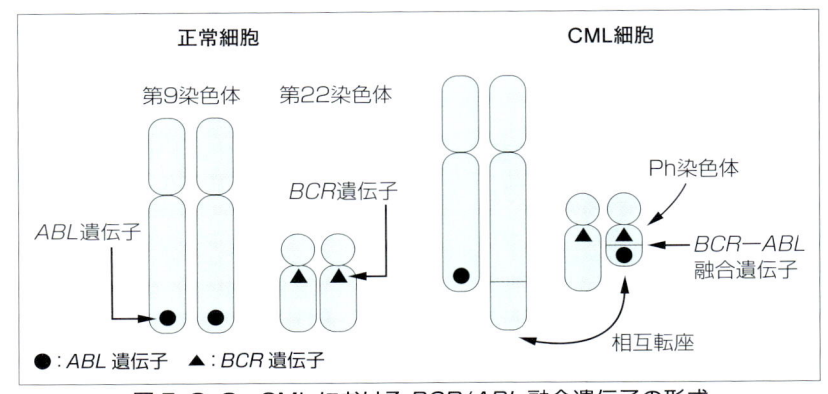

図F-2-2　CMLにおけるBCR/ABL融合遺伝子の形成
（東田修二「慢性骨髄性白血病」奈良信雄編；疾患からまとめた病態生理FIRST AID, メディカル・サイエンス・インターナショナル, 2007, p.383）

ルオキシダーゼ反応が陰性で，リンパ球の表面マーカーが検出される．

3）慢性骨髄性白血病（CML）

末梢血液，骨髄で顆粒球系の白血球が著しく増え，幼若な白血球から好中球のように成熟した各種成熟段階の白血球が増加しているのが特徴である．患者の95％以上に9番と22番染色体の相互転座t(9;22)があり，それに伴ってBCR/ABLキメラ遺伝子が検出される（図F-2-2）．BCR/ABLキメラ遺伝子産物はチロシンキナーゼ活性をもち，これが白血病の病態形成に関与しているとされる．このためこのチロシンキナーゼを標的とした分子標的治療が行われ，良好な治療成績が上げられている．CML（慢性骨髄性白血病）は比較的慢性に経過するが，発病して3～5年位経つと，未治療の場合には急性転化して急性白血病のような病像に変化し，急速に悪化する．

4）慢性リンパ性白血病（CLL）

高齢者に多く，一見すると成熟したような形態のリンパ球が末梢血液や骨髄で増加し，リンパ節も腫脹する．ほとんどがBリンパ球の腫瘍化したもので，免疫能の低下をきたして感染症や二次性の悪性腫瘍を合併したりする．慢性の経過をたどり，5～10年にわたることもある．

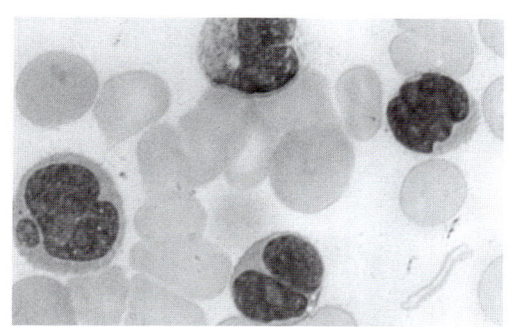

図 F-2-3　成人 T 細胞白血病細胞

5）成人 T 細胞白血病（ATL）

白血病化した異常な形態を示す T 細胞が末梢血液や骨髄，リンパ節で増殖し，正常の造血機能を障害する（図 F-2-3）．日本の西南地方に多い．白血病のタイプのほか，悪性リンパ腫のタイプを示すものもある．

3）症　状

1　造血障害による症状

白血病では白血病細胞の増加に伴って正常の血球産生が障害される．正常な白血球，特に好中球が減少し感染症にかかりやすくなる．肺炎，敗血症などが起こり発熱やそれぞれの感染症による症状（例えば肺炎なら咳嗽や喀痰，胆嚢炎なら右季肋部痛や黄疸など）がみられる．

赤血球の減少では貧血となり，動悸，息切れ，めまい，立ちくらみ，全身倦怠感などが現れる．

血小板が減少すると，皮下出血斑，鼻出血，歯肉出血などの出血傾向が現れる．

2　白血病細胞の増殖による症状

腫瘍細胞としての白血病細胞が増えると，感染症を併発していなくても発熱や全身倦怠感，易疲労感などがある．また，白血病細胞が組織因子を放出して血液凝固能が亢進し，播種性血管内凝固（DIC）を引き起こすこともある．

3　白血病細胞の臓器浸潤による症状

白血病細胞が種々の臓器に浸潤する結果，肝脾腫，リンパ節腫大，皮疹，歯肉腫脹（単球性白血病に多い）などのみられることがある．

白血病細胞が著明に増加すると，白血病細胞が肺や脳の毛細血管を閉塞し（leukostasis），呼吸困難や意識障害を起こすことがある．

4）検査所見

1　血液検査

1）急性白血病

白血球数は増加してみたり，正常あるいは減少とさまざまである．好中球は減少している．通常は，正球性正色素性貧血があり，血小板減少がみられる．末梢血液塗抹標本で異常な白血病細胞を認めることがある．

2）慢性白血病

CML（慢性骨髄性白血病）では白血球が著明に増加し，骨髄芽球から成熟好中球までの各成熟段階の好中球系細胞が増えている．好塩基球と好酸球の増加もみられる．好中球のアルカリホスファターゼ陽性指数（NAP スコア）が低下しているのが特徴である．赤血球数は正常か軽度に減少し，血小板数は増加していることが多い．

2　血液生化学検査

急性・慢性白血病ともに血清 LD（乳酸脱水素酵素）が高値である．慢性白血病では血清尿酸の高値，ビタミン B_{12} 高値があり，ATL ではしばしば高カルシウム血症を認める．

3　骨髄検査

急性白血病では各病型に特徴的な白血病細胞が増加し，正常な造血細胞が減少している（図 F-2-4～8）．

4　染色体・遺伝子検査

白血病では，しばしば特徴的な染色体ならびに遺伝子の異常所見があり，診断に有用である（図 F-2-9，表 F-2-4）．

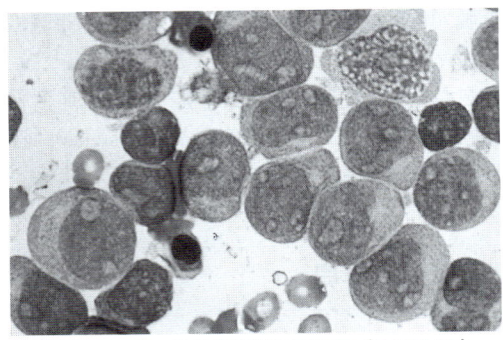

図 F-2-4　急性骨髄性白血病（FAB M1）

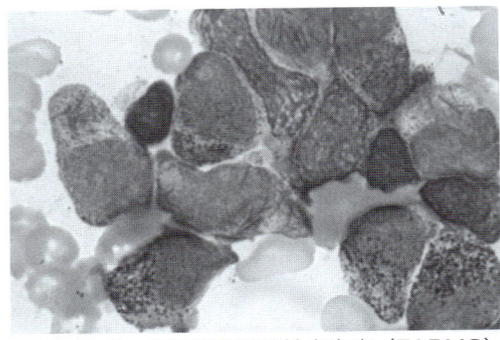

図 F-2-5　急性前骨髄球性白血病（FAB M3）

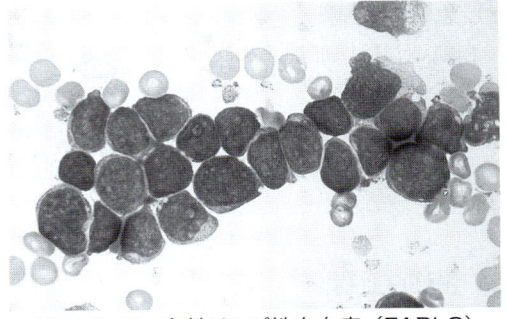

図 F-2-6　急性リンパ性白血病（FAB L2）

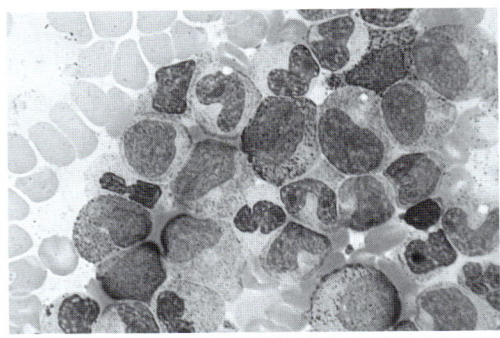

図 F-2-7　慢性骨髄性白血病（CML）

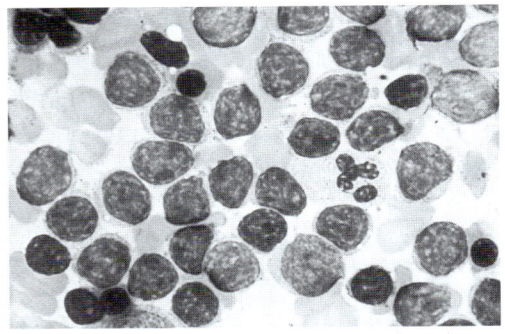

図 F-2-8　慢性リンパ性白血病（CLL）

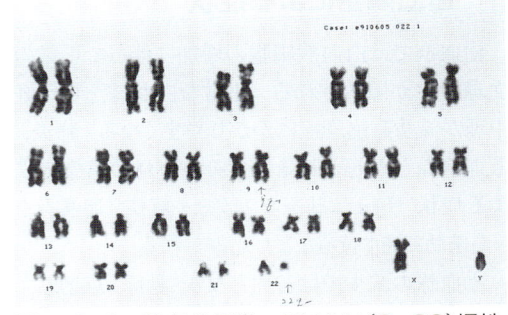

図 F-2-9　染色体異常：46,XY,t(9;22)慢性骨髄性白血病

表 F-2-4　急性白血病でみられる主な染色体異常と関与する遺伝子

染色体転座・逆位	関与する遺伝子	主な病態
t(8;21)(q22;q22)	AML1/ETO	AML M2
t(15;17)(q22;q12)	PML/RARα	AML M3
inv(16)(p13;q22)	CBFβ/MYH11	AML M4（好酸球増加を伴う）
t(9;22)(q34;q11)	BCR/ABL	Pre-B ALL

（東田修二「急性白血病」奈良信雄編：疾患からまとめた病態生理FIRST AID，メディカル・サイエンス・インターナショナル，2007，p.382）

5）治　療

抗癌薬を用いた化学療法，造血幹細胞移植療法（骨髄移植，末梢血幹細胞移植）が主体となる．急性前骨髄球性白血病では，全トランス型レチノイン酸（ATRA）による分化誘導療法も行われる．CMLでは，病態に関連するチロシンキナー

ゼ活性を阻害するイマチニブが有効である[3]．

対症療法として，貧血や血小板減少には，適宜，成分輸血を行う．感染症に対しては抗菌薬を十分に投与する．これらは白血病の支持療法として重要である．

6）経過・予後

化学療法による白血病の治療では，まず完全寛解を目指す．完全寛解は，末梢血液所見が正常化し，骨髄での芽球が5％以下になり，全身状態も良好になり，見かけ上は白血病でなくなった状態をいう．小児のALL（急性リンパ性白血病）では完全寛解に95％が導入されるが，成人の急性白血病では70〜80％にとどまる．寛解導入後は維持療法や地固め療法が行われるが再発することも多い．再発した場合には再度完全寛解を目指して化学療法が行われる．

予後は白血病のタイプや年齢により異なるが，成人の急性白血病では平均生存期間が2〜3年で，5年生存率は30〜40％である．小児のALLでは5年生存率は60〜80％である．CML（慢性骨髄性白血病）は平均生存期間が3〜5年で，CLL（慢性リンパ性白血病）は5年以上生存することが多い．感染症や出血が死因になる．

栄養療法

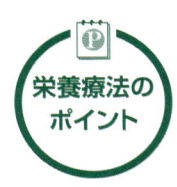

栄養療法のポイント
- 白血球が減少して，易感染性になったときには生ものを避ける．
- 造血幹細胞移植療法を受けた時には，加熱食にして経口感染を防ぐ．

1）白血病における栄養療法の考え方

白血病患者に対して，特別な栄養療法や食事療法はない．ただし，悪性疾患のために消耗しやすく，バランスのとれた栄養価の高い食事をするように指導する．

白血病では白血球が減少するため，弱毒菌に対しても感染しやすくなる．このようなときには生ものを食べないように指導する．

また，白血病に対して造血幹細胞移植を受けた後は，白血球が激減しているので，加熱食にして経口感染を防ぐようにする．

〔奈良　信雄〕

引用文献

1) 東田修二「急性白血病」奈良信雄編；疾患からまとめた病態生理FIRST AID，メディカル・サイエンス・インターナショナル，2007，pp.380-82．
2) 東田修二「慢性骨髄性白血病」奈良信雄編；疾患からまとめた病態生理FIRST AID，メディカル・サイエンス・インターナショナル，2007，pp.383-85．
3) Druker BJ, GuiLhot F, O'Brien SG, et al : IRIS Investigators. Five-year follow-up of patients receiving imatinib for chronic myeloid leukemia. N Engl J Med, 355, 2006, pp.2408-17．

F-3 悪性リンパ腫
malignant lymphoma

疾患の概要

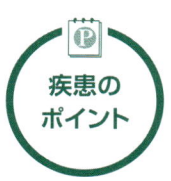

疾患のポイント
- 悪性リンパ腫はリンパ節もしくはリンパ組織に発症する悪性腫瘍である．
- 病理組織学的にホジキン病，非ホジキンリンパ腫に分類され，さらに細分類される．
- わが国では悪性リンパ腫で死亡する患者は人口10万人当たり約4人で，ホジキン病と非ホジキンリンパ腫の比率はほぼ1：10である．
- 悪性リンパ腫では免疫能が低下し，感染症にかかりやすくなる．
- 悪性リンパ腫が種々の臓器に浸潤すると，臓器が傷害され，それぞれの臓器疾患の症状が出る．

1）診断基準

リンパ節またはリンパ組織に発生するリンパ系細胞の悪性腫瘍である．病変の及ぶリンパ節，リンパ組織の部位によって，病期が決定される（表F-3-1）．

2）分類と病態

1 分類

悪性リンパ腫は，病理組織学所見により，ホジキンリンパ腫（ホジキン病）と非ホジキンリンパ腫とに分けられる．それぞれはさらに腫瘍細胞の起源に基づいて細分類される．現在最もよく使われるWHO分類を表F-3-2[1]に示す．

2 病態

悪性リンパ腫の発生メカニズムは必ずしも明確ではない．ただし，悪性リンパ腫では各病型に特徴的な染色体・遺伝子異常が認められることから，細胞の増殖やアポトーシスを制御している遺伝子に異常が起こる結果，腫瘍性の増殖につながる可能性がある（表F-3-3）[2]．

例えば，B細胞リンパ腫やT細胞リンパ腫では，それぞれ免疫グロブリンH鎖遺伝子（IgH）やT細胞受容体遺伝子（TCR）と，細胞増殖やアポトーシスの抑制に関与する$c-MYC$遺伝子や$BCL2$遺伝子などとの再構成が認められる．その結果，$c-MYC$遺伝子や$BCL2$遺伝子のエンハンサーが$c-MYC$遺伝子や$BCL2$遺伝子などの発現の抑制が解除され，遺伝子が過剰に発現され，その結果，細胞の異常増殖につながることが考えられる（図F-3-1）[1]．

また，MALTリンパ腫では遺伝子再構成によって$API2/MALT1$キメラ遺伝子が形成され，産生されるキメラ蛋白がアポトーシスを抑制して細胞の異常増殖につながる可能性がある（図F-3-1）．

このほか，EBウイルス，HHV-8ウイルス，ヘリコバクター・ピロリなどの感染が悪性リンパ腫の原因になったり，シェーグレン症候群や橋本病などの慢性炎症が悪性リンパ腫の発生につながる可能性もある．

表 F-3-1　ホジキン病の臨床病期

病期	特徴
I	単一のリンパ節領域またはリンパ組織 （例：脾，胸腺，ワルダイエル環）の病変
II	横隔膜の同側にある2か所以上のリンパ節域の病変 （縦隔は1か所，肺門部リンパ節は片側を1か所と数える） 　解剖学的病変部位の数を付記（例：II$_3$）
III	横隔膜の両側に分布する複数のリンパ節域またはリンパ組織の病変 　III$_1$：脾門部・腹腔動脈・門脈リンパ節域の病変あり 　III$_2$：傍大動脈・腸骨・腸間膜リンパ節域の病変あり
IV	リンパ節以外の部位の病変（下記の E を超えるもの）
	付帯事項 A：無症状 B：発熱，盗汗，体重減少 X：大きな病変　縦隔の拡大：胸郭の ＞ 1/3 　　　　　　　リンパ節集塊の最大径：＞ 10cm E：既知のリンパ節域に隣接するか，その近位部の単一節外性病変 CS：臨床病期 PS：病理病期

非ホジキンリンパ腫にも準用される．
（Ann Arbor 分類の Cotswolds 会議で．J Clin Oncol, 7, 1989, pp.1630-36 より修正）

表 F-3-2　悪性リンパ腫の WHO 分類の概略

＜1. B細胞性＞
　前駆B細胞腫瘍
　　前駆Bリンパ芽球性白血病／リンパ腫
　成熟B細胞腫瘍
　　小リンパ球性リンパ腫
　　粘膜関連濾胞辺縁帯リンパ腫（MALT リンパ腫）
　　濾胞性リンパ腫
　　マントル細胞リンパ腫
　　びまん性大細胞型B細胞性リンパ腫
　　原発性滲出リンパ腫
　　バーキットリンパ腫／白血病
＜2. T細胞および NK 細胞性＞
　前駆T細胞腫瘍
　　前駆Tリンパ芽球性白血病／リンパ腫
　成熟T細胞および NK 細胞腫瘍
　　成人T細胞白血病／リンパ腫
　　節外性NK／T細胞リンパ腫，鼻型
　　菌状息肉症
　　セザリー症候群
　　末梢性T細胞リンパ腫
　　血管免疫芽球性T細胞リンパ腫
　　未分化大細胞型リンパ腫
＜3. ホジキンリンパ腫＞
　結節性リンパ球優位型ホジキンリンパ腫
　古典的ホジキンリンパ腫
　　結節硬化型古典的ホジキンリンパ腫
　　リンパ球豊富型古典的ホジキンリンパ腫
　　混合細胞型古典的ホジキンリンパ腫
　　リンパ球減少型古典的ホジキンリンパ腫

（東田修二「悪性リンパ腫」松尾　理編：よくわかる病態生理 血液疾患，日本医事新報社，2007, p.78）

表F-3-3　悪性リンパ腫にみられる染色体転座と関与する遺伝子

	染色体転座	遺伝子	病型
癌遺伝子を脱制御するタイプ	t(3;14)(q27;q32) t(14;18)(q32;q21) t(8;14)(q24;q32) t(11;14)(q13;q32)	BCL6/IgH IgH/BCL2 c-MYC/IgH IgH/BCL1	びまん性大細胞型B細胞リンパ腫 濾胞性リンパ腫 Burkittリンパ腫 マントル細胞リンパ腫
融合遺伝子を形成するタイプ	t(11;18)(q21;q21) t(2;5)(p13;q25)	API2/MALT1 ALK/NPM	MALTリンパ腫 未分化大細胞型リンパ腫

(東田修二「悪性リンパ腫」奈良信雄編；疾患からまとめた病態生理 FIRST AID, メディカル・サイエンス・インターナショナル, 2007, p.395)

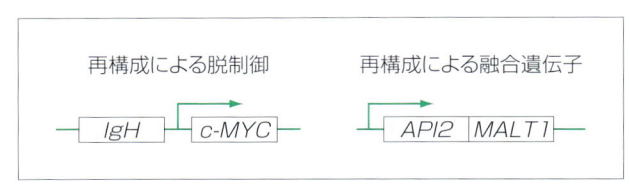

図F-3-1　悪性リンパ腫における遺伝子再構成の模式図
(東田修二「悪性リンパ腫」松尾 理編；よくわかる病態生理 血液疾患, 日本医事新報社, 2007, pp.78-81)

3) 症状

1 局所症状

悪性リンパ腫細胞に侵されたリンパ節が腫大する．ホジキン病では頸部に発生することが多いが，全身のどこのリンパ節からも発症しうる．リンパ節腫大のほか，肝腫，脾腫，皮膚浸潤，胸水，腹水などもリンパ腫細胞によって起こりうる．

腫大したリンパ節は一般的には弾性硬で圧痛はない．平面は平滑で癒着はなく，可動性がある．

2 全身症状

悪性リンパ腫が局所のリンパ節に限局していれば全身症状がみられることは少ない．進行するにつれ，食欲不振，体重減少，盗汗，貧血，発熱などが起こり，免疫能低下により感染症に罹患しやすくなる．

3 周囲への浸潤症状

腫大したリンパ節が周囲の臓器，脈管，神経を圧迫したり浸潤すると，浮腫，嚥下困難，呼吸困難，ホルネル症候群などが現れる．

4) 検査所見

1 血液検査

初期にはほとんど異常所見はないが，進行すると貧血，白血球増加もしくは減少（リンパ球の減少），血小板減少がみられる．

2 血液生化学検査

血清LDH高値，Ca高値が認められることがある．血清可溶性IL-2レセプター（sIL2-R）が高値になり，病勢を反映することがある．

3 リンパ節生検

確定診断を行うには，腫大したリンパ節を生

検し，病理組織学的にリンパ腫であることを確認する．同時に細胞表面マーカーを検索して腫瘍細胞の起源を確定し，細分類する（表F-3-2）．染色体，遺伝子を検査し，異常所見がみられることもある．

4 画像検査

エコー，CT，MRI 検査などでリンパ腫の広がりを検索し，病期を決定する．

5 骨髄検査

骨髄にリンパ腫細胞が浸潤していることがある．

5）治　療

抗癌薬による化学療法，放射線療法を併用する．同種造血幹細胞移植，自己造血幹細胞移植を行うこともある．また，CD20 陽性の B 細胞リンパ腫に対しては抗 CD20 抗体（リツキシマブ）療法が行われる．感染症を併発した場合には，抗菌薬を投与する．

6）経過・予後

腫瘍細胞の悪性度と，病期の進行度によって予後は異なる．病期が進行し，かつ病理組織学的に悪性度の高いものほど予後が不良である．

栄養療法

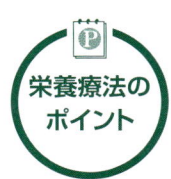

栄養療法のポイント
- 悪性リンパ腫が進行して白血球が減少したり，免疫能が低下して易感染性の時には生ものを避ける．
- 造血幹細胞移植療法を受けた時には，加熱食にして経口感染を防ぐ．

1）悪性リンパ腫における栄養療法の考え方

悪性リンパ腫患者に対して，特別な栄養療法や食事療法はない．ただし，悪性疾患のために消耗しやすく，バランスのとれた栄養価の高い食事をするように指導する．

悪性リンパ腫では白血球が減少し，弱毒菌に対しても感染しやすくなる．このような時には生ものを食べないように指導する．またリンパ球が減少して免疫能が低下するので，発熱がみられるような時にも，生ものは控えるようにする．

また，造血幹細胞移植を受けた後は，白血球が激減しているので，加熱食にして経口感染を防ぐようにする．

（奈良　信雄）

引用文献
1) 東田修二「悪性リンパ腫」松尾　理編：よくわかる病態生理 血液疾患，日本医事新報社，2007，pp.78-81．
2) 東田修二「悪性リンパ腫」奈良信雄編：疾患からまとめた病態生理 FIRST AID，メディカル・サイエンス・インターナショナル，2007，pp.394-96．

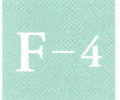

F-4 多発性骨髄腫
multiple myeloma

疾患の概要

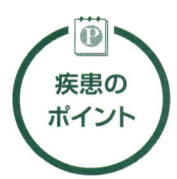

疾患のポイント
- 免疫グロブリンを産生する形質細胞が腫瘍化した疾病で，造血障害，骨破壊，免疫グロブリン異常などによる症状が問題となる．
- 年間死亡率は，人口10万人当たり約1.5人で，中高年者に多い．
- 骨が破壊され，腰痛などの骨痛を訴える患者が多い．病的骨折の原因にもなる．
- 造血障害により，赤血球減少による貧血，白血球減少による易感染性，血小板減少による出血傾向が問題になる．
- 単クローン性の免疫グロブリンが過剰に産生され，過粘稠度症候群を起こしうる．
- 腎障害，アミロイドーシス，高カルシウム血症，感染症，神経障害などが合併症となる．
- 抗癌薬による化学療法が中心になるが，末梢血幹細胞移植，サリドマイド治療なども行われる．

1）診断基準

多発性骨髄腫の診断は表F-4-1[1]のような診断基準で行われる．

2）分類と病態

1 分類

多発性骨髄腫は，産生されるM蛋白のタイプから，IgG型，IgA型，IgD型，IgE型，ベンス・ジョーンズ型，血中や尿中にM蛋白が検出されない非産生型や非分泌型に分類される．このうちIgG型とIgA型が多く，他のタイプの頻度は低い．

骨髄腫細胞が増殖するにつれ，症状が重くなる．そこで，多発性骨髄腫の病期による分類も行われる（表F-4-2)[1]．

2 病態

原因は不詳である．免疫グロブリンを産生する形質細胞が腫瘍化し，異常な骨髄腫細胞が主に骨髄中で増殖し，正常の造血細胞の増殖を抑制するとともに骨を破壊する（図F-4-1)．骨髄のほか，骨髄腫細胞が末梢血液中に出現したり，骨髄以外で腫瘍を形成することもある．

骨髄腫細胞は単クローン性に免疫グロブリンを過剰に産生し，血液粘稠度を高めて腎障害や循環障害を起こす．一方，正常の免疫グロブリン産生は抑制され，液性免疫能が低下し，感染症にかかりやすくなる．また，二次性のアミロイドーシスを起こして，腎不全や心不全になることもある．

表 F-4-1 多発性骨髄腫の診断基準

次の診断基準の2つあるいはそれ以上を満たすもの

1. 骨髄穿刺液または骨髄生検で形質細胞（骨髄腫細胞）が有核細胞の10％あるいはそれ以上認められ，反応性形質細胞増加を惹起しうる疾患が併存しないもの
2. 組織生検（髄外腫瘍，骨髄）で形質細胞の腫瘍性増殖像が認められるもの
3. 末梢血に500/μL以上の形質細胞が認められるもの
4. 血清中に多量のM蛋白が認められるもの
   - IgG型　M成分　　＞2.0 g/dL
   - IgA型　M成分　　＞1.0 g/dL
   - IgD, IgE型　M成分　＞0.2 g/dL
5. 尿中に多量（2.0 g/日）のベンス・ジョーンズ蛋白が認められる
6. ほかに原因となる疾患がなく，血清正常免疫グロブリンがすべて明らかに減少しているもの
7. 原因不明で，骨再生像を伴わない骨粗鬆症，骨融解像あるいは病的骨折が認められるもの

（日本骨髄腫研究会）

表 F-4-2 多発性骨髄腫の臨床病期分類

病　期	基　準
I期：次の項目のすべてを満たすもの	
1. ヘモグロビン（Hb）値	＞10g/dL
2. 血清 Ca 値	正　常
3. 骨 X 線像で正常像もしくは孤立性骨病変	
4. 低 M 成分産生率	
a. IgG 値	＜5g/dL
b. IgA 値	＜3g/dL
c. 尿中 L 鎖 M 成分	＜4g/日
II期：病期I，IIIのいずれにも属さないもの	
III期：次の項目のうち1つ以上を示すもの	
1. Hb 値	＜8.5g/dL
2. 血清 Ca 値	＞12mg/dL
3. 進行した骨融解病変（広範囲および骨折）	
4. 高 M 成分産生率	
a. IgG 値	＞7g/dL
b. IgA 値	＞5g/dL
c. 尿中 L 鎖 M 成分	＞12g/日

（Durie, Salman, 1975）

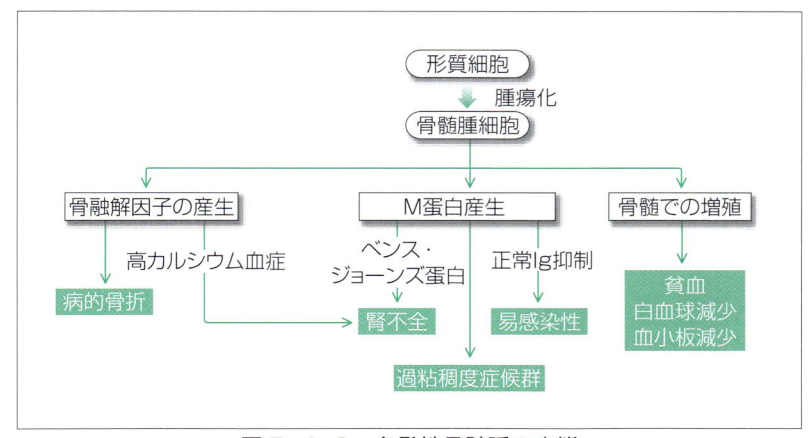

図 F-4-1　多発性骨髄腫の病態

（東田修二「多発性骨髄腫」松尾　理編：よくわかる病態生理 血液疾患，日本医事新報社，2007, p.83）

3）症　状

骨髄で腫瘍細胞が増殖して正常な造血機能が障害され，貧血，易感染性が問題となる．貧血によるめまいや全身倦怠感，骨破壊に伴い腰痛，背部痛などの骨痛，病的骨折，高カルシウム血症などがしばしば訴えられる．また，腎障害による腎不全を起こし，浮腫も起こる．骨髄腫が脊髄を圧迫し，脊髄横断麻痺や膀胱直腸障害が起こることもある．

4）検査所見

1 尿検査

尿蛋白，ことにベンス・ジョーンズ蛋白が陽

性である．ベンス・ジョーンズ蛋白は免疫グロブリンの軽鎖で，尿を56℃に熱すると白濁し，沸騰させると溶解する蛋白として検出される（煮沸法）．通常の試験紙法では検出されないが，腎障害が進行して尿中にアルブミンが排出されるようになると，尿蛋白が試験紙法でも検出されるようになる．

2 末梢血液検査

貧血があり，免疫グロブリンが増加する結果として赤血球の連銭形成が認められる（図F-4-2）．白血球や血小板も減少する．

3 血清学的検査

単クローン性に免疫グロブリンが増加し，血清蛋白電気泳動でMピークが認められる（図F-4-3）[2]．また，免疫血清電気泳動を行うと，異常の免疫グロブリンによる M-bow が認められる（図F-4-4）．

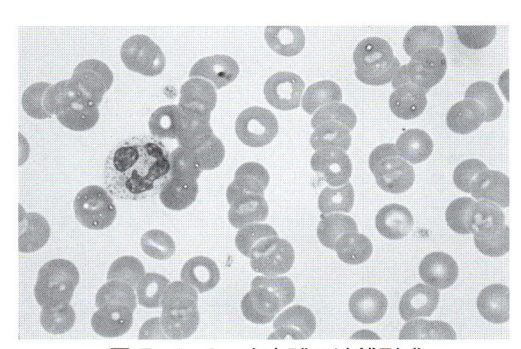

4 血液生化学検査

血清LD高値，カルシウム高値，BUN，クレアチニン高値がみられる．

5 骨X線写真

骨打ち抜き像（punched-out lesion）と呼ばれる骨破壊所見がみられる（図F-4-5）．

6 骨髄検査

骨髄腫細胞が骨髄中に多く認められる（図F-4-6）．

5）治　療

メルファランなどの抗癌薬による化学療法が主体になる．末梢血幹細胞移植やサリドマイド治療が行われることもある．骨痛，貧血，高カルシウム血症，腎障害などには，鎮痛薬や輸血などの対症療法を行う．

6）経過・予後

予後は不良で，診断後の平均生存期間は2〜

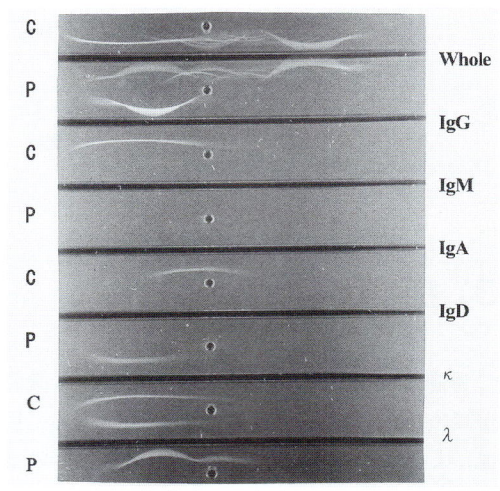

図F-4-2　赤血球の連銭形成

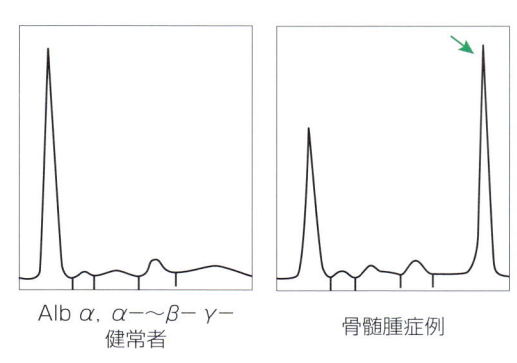

図F-4-3　血清蛋白分画（模式図）
骨髄腫ではγ-グロブリン分画に M-peak（→）を認める
（東田修二「多発性骨髄腫」松尾　理編；よくわかる病態生理 血液疾患，日本医事新報社，2007, p.84）

図F-4-4　免疫血清電気泳動でみられるM-bow
（IgG, λ型，C：対照　P：患者）

3年である[3]．死因は，感染症，腎不全，出血などである．高齢者に発病することが多いので，鎮痛対策などを行ってQOLの向上を目指す．

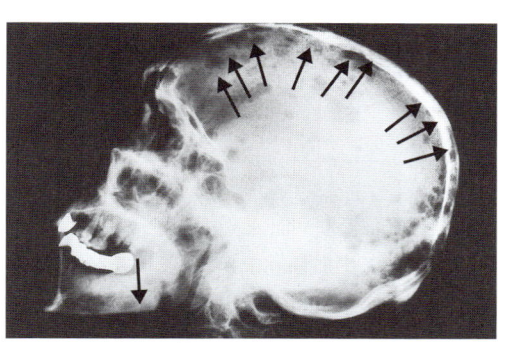

図F-4-5　頭蓋骨X線写真（骨打ち抜き像）

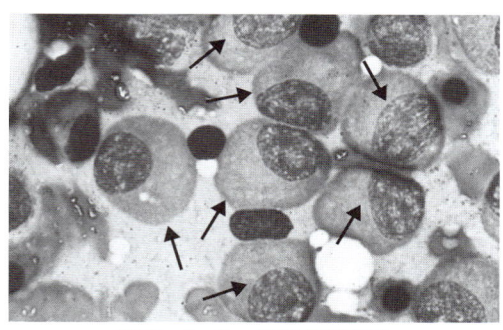

図F-4-6　骨髄穿刺所見
多数の骨髄腫細胞がみられる

栄養療法

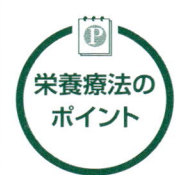

栄養療法のポイント
- 多発性骨髄腫が進行して白血球が減少したり，免疫能が低下して易感染性の時には生ものを避ける．
- 造血幹細胞移植療法を受けた時には，加熱食にして経口感染を防ぐ．

1）多発性骨髄腫における栄養療法の考え方

多発性骨髄腫患者に対して，特別な栄養療法や食事療法はない．ただし，悪性疾患のために消耗しやすく，バランスのとれた栄養価の高い食事をするように指導する．

多発性骨髄腫では白血球が減少し，弱毒菌に対しても感染しやすくなる．このような時には生ものを食べないように指導する．またリンパ球が減少して免疫能が低下するので，発熱がみられるときにも，生ものを控える．

また，造血幹細胞移植を受けた後は，白血球が激減しているので，加熱食にして経口感染を防ぐようにする．

多発性骨髄腫ではしばしば高カルシウム血症を起こして危険になることがある．血清カルシウム値を測定し，高値の時はカルシウムの摂取を控える．

（奈良　信雄）

引用文献
1) 河野道雄「多発性骨髄腫」大田　健,奈良信雄編；今日の診断基準,南江堂,2007,pp.466-68.
2) 東田修二「多発性骨髄腫」松尾　理編：よくわかる病態生理 血液疾患,日本医事新報社,2007,pp.82-84.
3) 東田修二「多発性骨髄腫」奈良信雄編；疾患からまとめた病態生理 FIRST AID,メディカル・サイエンス・インターナショナル,2007,pp.397-99.

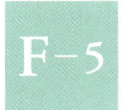

F-5 止血異常
abnormal hemostasis

疾患の概要

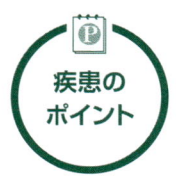

疾患のポイント
- 止血に重要な因子である血小板，毛細血管壁，血液凝固因子，線維素溶解因子に異常があると止血が困難になり，出血傾向を起こす．
- 血小板，毛細血管壁の異常による止血異常では，鼻出血，歯肉出血，皮下点状出血などが多い．
- 血友病などで凝固因子に異常がある場合には，筋肉や関節内の深部出血が特徴的である．
- ビタミンK欠乏およびワルファリン治療では，ビタミンK依存性凝固因子（Ⅱ，Ⅶ，Ⅸ，Ⅹ）の合成が障害され，出血傾向が起こる．
- 悪性腫瘍や重篤な感染症に伴う播種性血管内凝固（DIC）では，多発性血栓形成に伴った血小板と凝固因子が消費され，出血傾向が起こる．

1）診断基準

出血した時に止血しにくい病態を出血傾向という．出血傾向は，血小板，毛細血管，血液凝固因子，線維素溶解（線溶）因子の異常で起こる．それぞれの異常は検査で確認される．播種性血管内凝固（DIC）は病態が複雑であり，診断基準が設定されている（表F-5-1）[1]．

2）分類と病態

1 分類

出血傾向は，血小板，毛細血管，凝固因子，線溶因子の異常によるものに分類され，それぞれに異常をきたす基礎疾患がある（表F-5-2）[2]．

2 病態

外傷などで血管に傷がつくと，そこから出血する．出血は生命の存続に危険なため，止血という機構が備わっている（図F-5-1）[3]．すなわち，破綻した血管に血小板が粘着し，凝集して血栓をつくり，破綻部位を覆う．この血栓は一次血栓と呼ばれ，脆いため，血液凝固系が作動してフィブリンを形成し，これによって一次血栓を強固な二次血栓にする（図F-5-2）[4]．こうして止血するが，止血後には不用となった血栓がプラスミンによって溶解される．これが線維素溶解現象である．

この止血プロセスのいずれに異常があっても出血傾向が起こりうる．

なお，DICは悪性腫瘍や感染症によって組織因子活性が亢進し，血液凝固が亢進する．このため多発性に血栓が形成され，臓器の機能不全を起こす．

それとともに血栓を形成する過程で血小板や凝固因子が消費され，結果的には止血異常が発生する．こうして，血栓と出血傾向という複雑な病態が起こる（図F-5-3）[4]．

表 F-5-1　DIC 診断基準　　　　　　　　　　　　　　　　　　　　　　　　　　　　（数字＝得点）

I	基礎疾患		あ り	1
			な し	0
II	臨床症状	出血症状	あ り	1
			な し	0
		臓器症状	あ り	1
			な し	0
III	検査成績	血清 FDP 値 （μg/mL）	40 ≦	3
			20 ≦　＜40	2
			10 ≦　＜20	1
			10 ＞	0
		血小板数 （×10^3/μL）〈注1〉	50 ≧	3
			80 ≧　＞50	2
			120 ≧　＞80	1
			120 ＜	0
		血漿フィブリノゲン濃度 （mg/dL）	100 ≧	2
			150 ≧　＞100	1
			150 ＜	0
		プロトロンビン時間 時間比（正常対照値で割った値）	1.67 ≦	2
			1.25 ≦　＜1.67	1
			1.25 ＞	0
IV	判　定 〈注2〉	①	7点以上	DIC
			6点	DIC の疑い〈注3〉
			5点以下	DIC の可能性少ない
		②白血病・ 〈注1〉に該当する疾患	4点以上	DIC
			3点	DIC の疑い〈注3〉
			2点	DIC の可能性少ない

V
診断のための補助的検査成績と所見
①可溶性フィブリンモノマー陽性
②D-ダイマーの高値
③トロンビン・アンチトロンビンIII複合体（TAT）の高値
④プラスミン・α$_2$プラスミンインヒビター複合体（PIC）の高値
⑤病態の進展に伴う得点の増加傾向の出現，特に数日内での血小板数あるいはフィブリノゲンの急激な減少傾向ないし FDP の急激な増加傾向の出現
⑥抗凝固療法による改善

VI
〈注1〉
白血病および類縁疾患，再生不良性貧血，抗腫瘍剤投与後など骨髄巨核球減少が顕著で，高度の血小板減少をみる場合は血小板数および出血症状の項目は 0 点とし，判定はIV②に従う．
〈注2〉
基礎疾患が肝疾患の場合は以下のように扱う．
a）肝硬変および肝硬変に近い病態の慢性肝炎の場合は，総得点から 3 点減点した上でIV①の基準に従う．
b）劇症肝炎および上記を除く肝疾患の場合は，本診断基準をそのまま適用する．
〈注3〉
DIC の疑われる患者でV，診断のための補助的検査成績と所見のうち2項目以上満たせば DIC と判定する．

VII
除外規定
1）本診断基準は新生児，産科領域の DIC の診断には適用しない．
2）本診断基準は劇症肝炎の DIC の診断には適用しない．

（厚生省：1988）

表 F-5-2 出血傾向をきたす疾患

一次止血障害
- 血小板数の減少
  - 血小板産生の障害：再生不良性貧血，悪性貧血，PNH，白血病
  - 血小板破壊の亢進：ITP，ウイルス感染症，SLE，薬物
  - 血小板消費の亢進：DIC，TTP，血管炎
  - 血小板分布の異常：脾腫，特発性門脈圧亢進症
- 血小板機能の障害
  - 血小板粘着の障害：Bernard-Soulier 症候群，von Willebrand 病
  - 血小板凝集の障害：血小板無力症
  - 血小板放出の障害：薬物
- 血管壁の異常
  - 血管性紫斑病（Schönlein-Henoch 症候群），Osler 病，単純性紫斑病

二次止血障害
- 先天性凝固異常：血友病 A，血友病 B，von Willebrand 病
- 後天性凝固異常：DIC，肝疾患，ビタミン K 欠乏症

線溶系異常
- 一次線溶亢進：産科的合併症，前立腺手術
- 二次線溶亢進：DIC

PNH：発作性夜間ヘモグロビン尿症，ITP：特発性血小板減少性紫斑病，SLE：全身性エリテマトーデス，DIC：播種性血管内凝固，TTP：血栓性血小板減少性紫斑病

（奈良信雄「出血傾向」奈良信雄編：ベストアプローチ臨床検査ガイド，中外医学社，2006，p.65）

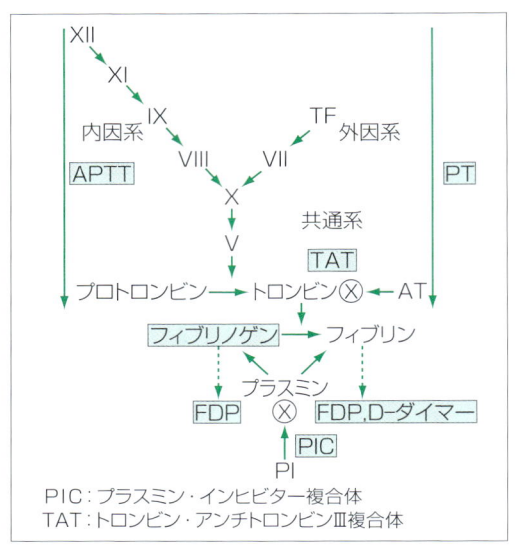

図 F-5-2 凝固・線溶系の機序の概略

DIC の診断に有用な検査項目を四角で囲んである．点線は分解産物を，Ⓧ印は複合体形成による抑制を示す．

PIC：プラスミン・インヒビター複合体
TAT：トロンビン・アンチトロンビンⅢ複合体

（東田修二「播種性血管内凝固症候群」奈良信雄編：疾患からまとめた病態生理 FIRST AID，メディカル・サイエンス・インターナショナル，2007，p.406）

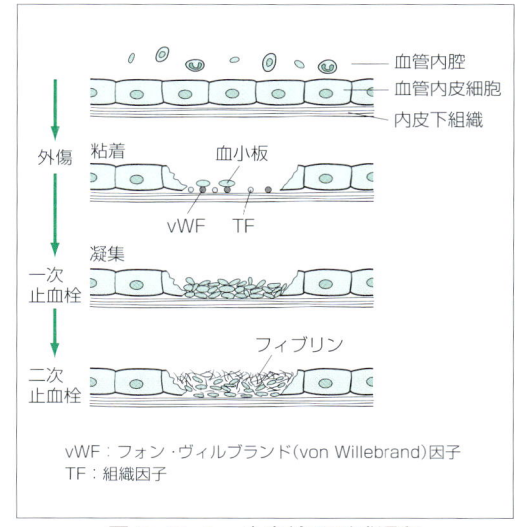

図 F-5-1 止血栓の形成過程

vWF：フォン・ヴィルブランド(von Willebrand)因子
TF：組織因子

（東田修二「特発性血小板減少性紫斑病」奈良信雄編；疾患からまとめた病態生理 FIRST AID，メディカル・サイエンス・インターナショナル，2007，p.401）

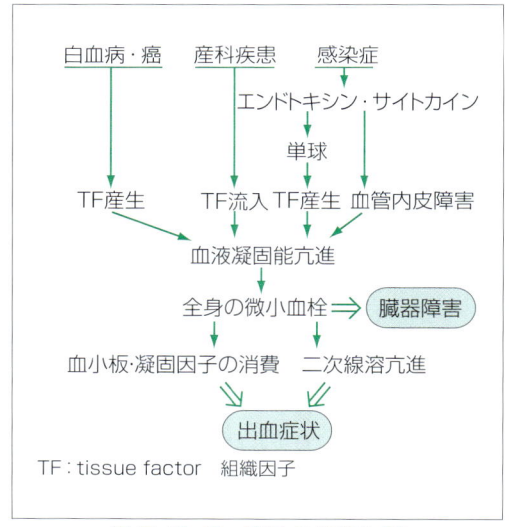

図 F-5-3 DIC の病態生理

TF：tissue factor 組織因子

（東田修二「播種性血管内凝固症候群」奈良信雄編：疾患からまとめた病態生理 FIRST AID，メディカル・サイエンス・インターナショナル，2007，p.406）

3）症 状

血小板数の減少や血小板機能の障害，あるいは毛細血管壁が脆弱であると，血管壁から血液が滲み出し，皮下や粘膜に点状出血，斑状出血などの出血斑を生じる（表F-5-3）[2]．鼻出血や歯肉出血もみられる．血液凝固因子の異常では，打撲部の皮下血腫，関節内血腫，筋肉内出血，血尿，頭蓋内出血などを生じる（表F-5-3）[2]．

4）検査所見

1 スクリーニング検査

出血傾向の原因をおおまかに分類するために，血小板数，出血時間，プロトロンビン時間（PT），活性化部分トロンボプラスチン時間（APTT），フィブリノゲン定量をスクリーニング検査としてまず行う．そしてその結果から血小板，毛細血管，凝固系のどこに異常があるのかをまず検討する（表F-5-4）[5]．

2 診断を確定するための検査

凝固因子に異常があると判定された場合には，疑われる凝固因子の活性ないし抗原量を検査する．線溶系については，FDP，D-ダイマーを検査する．症例によっては凝固因子に対するインヒビターのあることもあり，必要に応じて確認する．

表F-5-3 出血部位と徴候による出血傾向の鑑別

	出血部位	出血徴候
血小板・血管壁の異常	体表部（皮膚，粘膜）	点状出血，小斑状出血
凝固異常	深部（皮下，筋肉，関節）	大斑状出血，後出血
線溶異常	深部組織に多い	後出血，漏出性出血

（奈良信雄「出血傾向」奈良信雄編；ベストアプローチ臨床検査ガイド，中外医学社，2006, p.65）

5）治 療

出血傾向の治療は原因によって異なる．代表的な疾患の治療を記述する．

1 特発性血小板減少性紫斑病

副腎皮質ステロイド薬を投与する．脾臓摘出術が有効なこともある．緊急時や手術・分娩時にはγ-グロブリン大量療法を行い，一時的に血小板数を増加させておく．なお，ヘリコバクターピロリ除菌が有効な症例もある．

2 血友病

出血している時や，手術などに際して，欠乏している凝固因子（血友病AではⅧ因子，血友病BではⅨ因子）を補充する．

表F-5-4 出血性疾患におけるスクリーニング検査の所見

	血小板数	出血時間	PT	APTT	フィブリノゲン濃度
血管性紫斑病	N	N～↑	N	N	N
血小板減少症	↓	↑	N	N	N
血小板機能異常症	N(↓)	↑	N	N	N
内因系凝固因子低下	N	N	N	↑	N
外因系凝固因子低下	N	N	↑	N	N
共通系凝固因子低下	N	N	↑	↑	N
フォン・ヴィルブランド病	N	↑	N	↑	N
DIC，重症肝硬変	↓	↑	↑	↑	↓

N：正常，↑：延長，↓：減少，(↓)：減少する疾患もある．

（東田修二「血友病」奈良信雄編；疾患からまとめた病態生理 FIRST AID，メディカル・サイエンス・インターナショナル，2007, p.405）

3 播種性血管内凝固（DIC）

敗血症や婦人科疾患など，基礎疾患のある場合にはそれらの治療が重要である．抗凝固療法として，進行する凝固亢進を抑制するため，ヘパリンなどの抗凝固薬を投与する．新しく開発された遺伝子組換えトロンボモデュリンも治療効果が優れている．

また，消費されて減少した血小板や凝固因子を，血小板輸血や新鮮凍結血漿で補う．補充療法は必ず基礎疾患の治療と抗凝固療法と並行して行うべきである．それでなければ血栓傾向と出血傾向が増悪する．

栄養療法

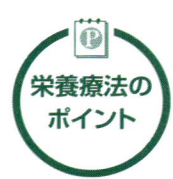

栄養療法のポイント
- ビタミンK欠乏による出血傾向では，ビタミンKを多く含む食品を摂取する．
- ワルファリンによる抗凝固療法を受けている患者では，ビタミンKを多く含む食品を摂取すると効果が減弱するので注意する．

1）出血傾向における食事療法の考え方

出血傾向のある患者に対して，特別な栄養療法や食事療法はない．ただし，抗菌薬を長期間服用し，ビタミンK欠乏による凝固異常の場合には，ビタミンKを多く含むパセリ，ほうれんそうなどの緑葉野菜や納豆などを摂取するようにする．

また，抗凝固療法としてワルファリンを服用している患者にはビタミンKを含む食品を過量に摂取するとワルファリンの効果が影響されるので，服用中の摂取には注意が必要である．

（奈良　信雄）

引用文献

1) 東田修二「播種性血管内凝固症候群」奈良信雄編；ベストアプローチ臨床検査ガイド，中外医学社，2006, pp.290-91．
2) 奈良信雄「出血傾向」奈良信雄編；ベストアプローチ臨床検査ガイド，中外医学社，2006, pp.65-66．
3) 東田修二「特発性血小板減少性紫斑病」奈良信雄編；疾患からまとめた病態生理FIRST AID, メディカル・サイエンス・インターナショナル，2007, pp.400-01．
4) 東田修二「播種性血管内凝固症候群」奈良信雄編；疾患からまとめた病態生理FIRST AID, メディカル・サイエンス・インターナショナル，2007, pp.406-07．
5) 東田修二「血友病」奈良信雄編；疾患からまとめた病態生理FIRST AID, メディカル・サイエンス・インターナショナル，2007, pp.404-05．

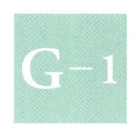

G-1 関節リウマチ
rheumatoid arthritis；RA

疾患の概要

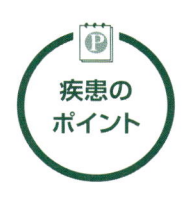

疾患のポイント
- 関節滑膜の増殖により軟骨・骨を破壊し，進行すると関節の変形，強直をきたすため，早期の診断と治療が重要である．
- 多発性関節炎を主徴とする全身性の慢性炎症性疾患．関節の内腔を裏打ちする滑膜の炎症に始まり，パンヌスを形成し軟骨，骨の破壊により関節の変形，強直をきたす．男女比は1：3～4と女性に多く，好発年齢は30～50歳代である．日本における患者数は約70万人．RAでは血管炎，肺線維症，皮下結節など関節外症状を呈する場合もある．

1）診断基準

米国リウマチ学会（ACR）の1987年改訂診断基準により診断する（表G-1-1）．

2）分類と病態

1 分類

発症は緩徐発症型，急性発症型，その中間型がある．病型は予後良好の単周期型，悪化と寛解を繰り返し慢性の経過をたどる多周期型，進行・悪化型に分けられる．血管炎を伴う予後不良の関節リウマチ（RA）を悪性関節リウマチ（MRA）と呼ぶ．脾腫と白血球減少（2,000/μL以下）を伴ったRAをFelty症候群と呼ぶ．

2 病態

原因は不明であるが遺伝的素因（HLA-DR4など）に加えて，環境因子（感染，ストレスなど），免疫異常（自己免疫など）など多因子が関与する．

表G-1-1 関節リウマチの分類基準（米国リウマチ学会）

基準	定義
① 朝のこわばり	関節とその周囲の朝のこわばりが少なくとも1時間続くこと
② 3か所以上の関節炎	少なくとも3か所の関節で同時に軟部組織の腫脹または関節液貯留．発症可能部位は14か所，すなわち左右のPIP（近位指節間），MCP（中手指節間），手関節，肘，膝，足，MTP（中足趾節間）の関節
③ 手関節炎	手関節，MCPまたはPIPの関節の少なくとも1か所に腫脹
④ 対称性関節炎	身体の左右の同じ関節部位が同時に罹患していること
⑤ リウマトイド結節	骨突起部，伸展筋表面または傍関節部位に皮下結節
⑥ 血清リウマトイド因子	血清リウマトイド因子が異常高値を示すこと
⑦ X線異常所見	手指または手関節の前後撮影によるX線写真上で関節リウマチの典型的な所見が認められること

これらの7項目のうち少なくとも4項目が該当している場合，関節リウマチ（RA）とみなす．基準①～④は少なくとも6週間継続．

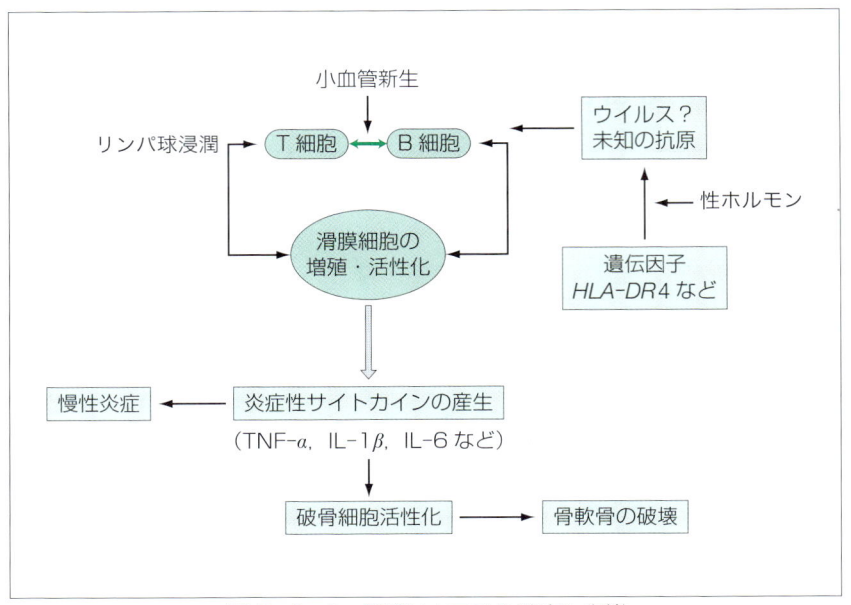

図 G-1-1 関節リウマチの発症と病態

滑膜の炎症ではTNF-α, IL-1βなどの炎症性サイトカインが病態の形成に関わる(図G-1-1).

3) 症 状

1 全身症状

微熱, 全身倦怠感, 易疲労感, 体重減少, リンパ節腫脹などがある.

2 関節症状

朝のこわばり (60分以上続く) を伴う多関節の腫脹, 疼痛がみられる. 病変は滑膜をもつ関節に起こるが, なかでも手の近位指節間 (PIP) 関節, 中手指節間 (MCP) 関節, 手関節, 肘関節, 膝関節, 中足趾節間 (MTP) 関節などに変化をきたしやすい.

関節破壊の進行とともに関節変形, 強直などをきたし, 日常生活が障害される.

上肢では母指のZ変形と他指の尺側偏位, 白鳥の首 (swan neck) 変形, ボタン穴 (botton hole) 変形, オペラグラス変形 (ムチランス型). 下肢では外反膝変形, 外反母趾, 槌趾 (ハンマー指) などを呈する (図G-1-2,3).

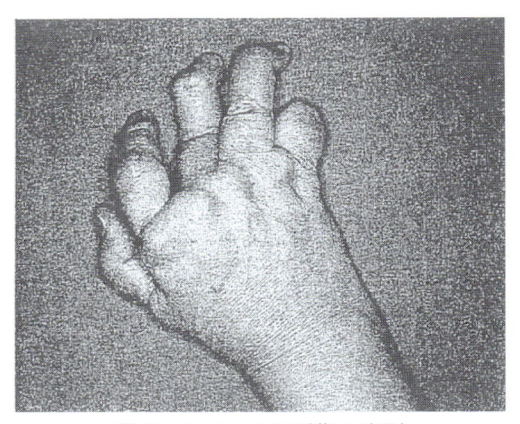

図 G-1-2　RA 手指の変形

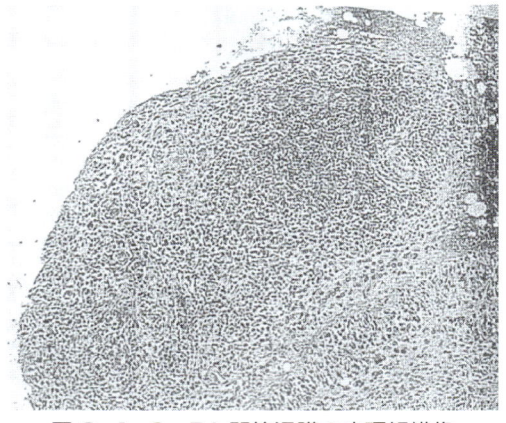

図 G-1-3　RA 関節滑膜の病理組織像

3 関節外症状

血管炎による皮膚潰瘍，間質性肺炎（リウマチ肺），胸膜炎，BOOP (bronchiolitis obliterans organizing pneumonia，多発性の浸潤影で移動性)，Caplan症候群（塵肺症），心外膜炎，多発性単神経炎，リウマトイド結節などがある．RAの合併症として続発性アミロイドーシス，感染症などが挙げられる．

4) 検査所見

1 血液検査

- 炎症反応：CRP上昇，赤沈亢進（炎症度は疾患活動性と相関する）
- 末梢血液検査：貧血（炎症性の貧血で血清鉄低下，総鉄結合能正常で鉄剤に反応せず），白血球数増加（Felty症候群では低下），活動期に血小板増加
- 免疫血清検査：70〜80％でリウマトイド因子（RF）陽性（通常IgMクラス，活動性RAでIgGクラス），時に抗核抗体陽性，$α_2$-マクログロブリン・$γ$-グロブリン増加，補体価上昇（MRAで低下），早期RA診断には抗CCP抗体，活動性評価にはMMP3も有効

2 その他の検査

- 関節X線写真：関節近傍の骨粗鬆症，骨びらん，関節裂隙狭小化，関節破壊・変形・強直，環椎・軸椎亜脱臼
- 関節液：粘稠度低下，軽度混濁，細胞数増加（好中球優位）
- 関節超音波検査，MR検査

5) 治療

1 薬物療法

抗リウマチ薬（disease modifying antirheumatic drugs；DMARDs，メトトレキサート，ブシラミン，サラゾスルファピリジン，レフルノミド，タクロリムス）が主体．特にメトトレキサートを週1回用いる間欠少量療法が有効である．
非ステロイド性抗炎症薬は適宜用いる．活動性RAでは少量の副腎皮質ステロイド薬を併用．新しい治療法としてサイトカインの作用を調節する生物学的製剤が活動性RA，進行性RAに対して用いられ，TNF-$α$やIL-6阻害療法は骨破壊を抑制する効果がある．
時に免疫抑制薬や白血球除去療法が用いられる．

- 薬剤による副作用：特に間質性肺炎・肺線維症，骨髄抑制（白血球減少），腎障害（蛋白尿，血尿），肝障害，消化管出血などのモニターが必要である．

2 その他の治療法

- 手術療法：滑膜切除術，関節形成術・固定術，人工関節置換術
- リハビリテーション療法：関節可動域の保持，関節拘縮・筋萎縮の予防
- 栄養療法：RAの栄養療法として，関節への加重負担を増やさないためにエネルギー摂取過剰回避，炎症抑制のための飽和脂肪酸摂取制限，貧血進行防止のための鉄摂取，骨粗鬆症に対するカルシウム，ビタミンD，Kの摂取などが推奨されている．最近では免疫・炎症反応における栄養素のもつ機能や腸管免疫系の調節機構が解明されるに従い，n-3系多価不飽和脂肪酸，ビタミンE，葉酸，微量栄養素，プロバイオティクスなどの有効性が検討されている．RAの関節炎・全身症状は食生活と深くかかわっており，また栄養状態はその病期・病態によって大きく差があるため，栄養アセスメントにより個人の栄養状態を総合的に把握するべきである．

栄養療法

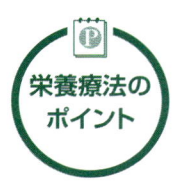

栄養療法のポイント
- 飽和脂肪酸を少なくし，多価不飽和脂肪酸の摂取を増加させる．
- $n-3$ 系の多価不飽和脂肪酸（EPA，DHA，$α$-リノレン酸）を摂取する．
- 抗酸化作用をもつビタミンEやビタミンCの不足に注意する．
- 骨粗鬆症に対してカルシウムやビタミンDなどの摂取が必要である．
- 葉酸やビタミンB群（ビタミン B_6，B_{12}）の不足に注意するが，葉酸の過剰摂取はメトトレキサート治療時には注意する．
- 亜鉛，セレンなどの微量元素の不足にも注意する．
- 炎症性の貧血に加えて鉄欠乏は貧血を増強する．
- プロバイオティクスによる腸内環境の調整が有効な可能性がある．
- 低栄養のリスクがあるので，栄養アセスメントを実施する．

1）食事制限

RA患者の中には，特定の食品の摂取制限や絶食によって症状が改善される例がある．このような事例の経験から，食品に対する不寛容と病態との関連性が示唆されたが，二重盲検食物負荷試験によっても原因となる食品は特定されていない．また食物不寛容を訴える患者はRA患者全体の5％と，一般人口における割合と同程度であるため，食物不寛容が直接的にRAの病態に関連するかは不明である．

食物に特異的には反応を示さない患者でも，絶食＋菜食という厳しい食事制限によりRA症状が改善したという報告があるが，症状緩和の要因が特定の食品・栄養素の除去のためなのか，食品を除去したことで栄養のバランスが変化したためなのかは確認されていない．

一方，実験的な研究では摂取エネルギーの制限は免疫機能に影響を与える．自己免疫疾患モデルマウスの検討では，30〜40％のカロリー制限により加齢に伴う免疫系細胞の機能変化やサイトカインバランスの変化が抑えられ，いわゆる老化の進行が抑制されて寿命が延びることが観察された．また同時に，エネルギー制限はIFN-$γ$，IL-10，IL-2など炎症に関わるサイトカインのmRNAの発現や，CD4+T細胞の活性化を抑制し，自己抗体や免疫複合体の産生を減少させることによって，自己免疫疾患の発症を遅延させる．これらの動物で観察された摂取エネルギー制限による炎症抑制効果と同様のメカニズムがRA患者の食事制限による病状の緩和においても働いているという可能性も考えられる．食事制限によるRA症状の改善は，①不寛容である食品・栄養素の除去，②食事における栄養バランスの変化，③摂取エネルギーの制限による炎症の抑制などの複数の要因が関連していると考えられるため，これら個々のメカニズムを明らかにし相互作用についても検討する必要がある．

2）栄養補給療法

食事調査や血液生化学検査から，RA患者に過剰あるいは不足している栄養素を探り出し，これらの栄養素と病態や疾患活動性との関連性について解析する研究，関連性が示唆された栄養素の摂取による効果についての研究が多くなされている．

これらのうち介入研究の大半は特定の栄養素をサプリメントなどの形態で短期間多量に摂取させるものであり，その効果の判定は一定していない．また研究ごとに研究対象者の特性に違

いがあるため，栄養素補給の効果はいまだ実証されていない．しかし，抗炎症作用のメカニズムが解明され，効果が確認されてきている栄養素もある．

1 多価不飽和脂肪酸（PUFA）

炎症やサイトカイン産生に関わり，細胞間伝達のメディエーターであるエイコサノイドは，その前駆体であるPUFAの種類の違いにより細胞膜機能，細胞間情報伝達能が異なる．$n-6$ PUFAの代謝産物であるアラキドン酸（AA）由来のエイコサノイドは，$n-3$ PUFAから変換されるエイコサノイドより炎症活性が強く，$n-6$ PUFAの代謝が亢進すると炎症の重症化がみられる．細胞膜に占める$n-3$ PUFAの比率を多くすることによりAA由来のエイコサノイドの作用を抑制する．ヒトの細胞膜におけるPUFAの含有量は，食事から摂取する量がほぼそのまま反映されるため，$n-3$ PUFAを多く含む食物の摂取により炎症を抑えることができ，RAにおいても$n-3$ PUFAの摂取により白血球のLTB4産生やマクロファージのIL-1β産生が低下することが報告されている．魚油に多く含まれるエイコサペンタエン酸（EPA），ドコサヘキサエン酸（DHA）は$n-3$ PUFAの主要な供給源であり，RAを対象とした研究の多くはEPA，DHAをカプセルに入れて投与し，その有効性を評価したものである．

さらに，EPAやDHA由来のresolvinやprotectinが炎症性サイトカインの転写因子活性（NF-κB）を抑制し，炎症抑制効果をもつことが報告され，EPAやDHAの豊富な機能性食品に炎症抑制作用が期待できる（図G-1-4）．関節の痛みに対する$n-3$系PUFAの効果はメタアナリシスによっても確認されている．

また，植物油由来の$n-3$ PUFAにはα-リノレン酸があり，体内でEPA，DHAに変換されて炎症を抑えるが，酸化されやすいために抗酸

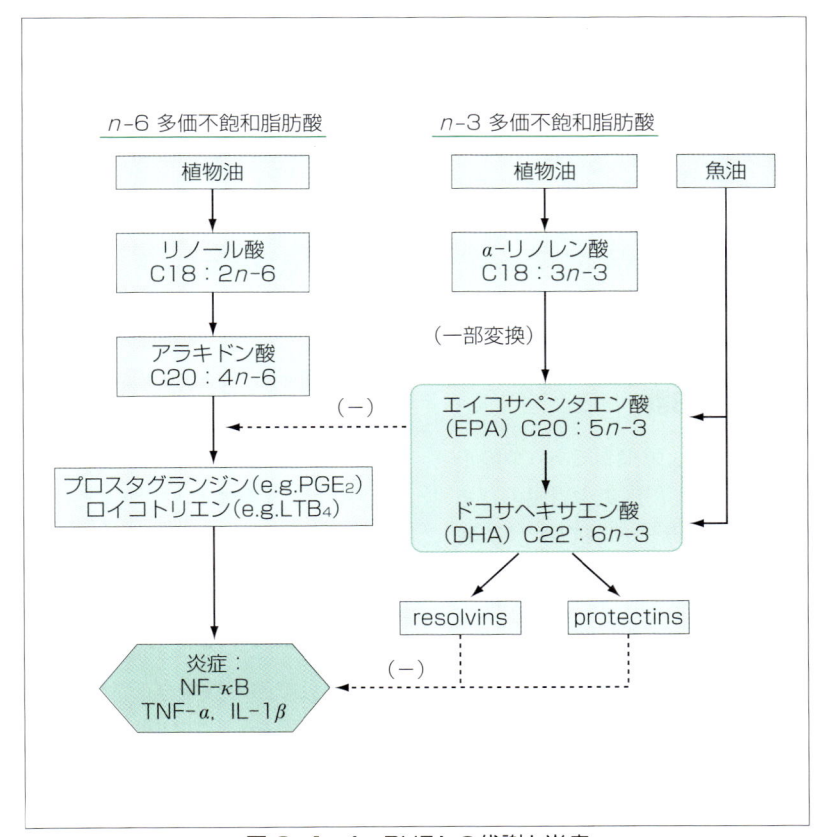

図 G-1-4　PUFAの代謝と炎症

化作用をもつ食品と一緒に摂取する必要がある．しかし，α-リノレン酸がRAにとって有効であるとした確実な証拠はない．

n-6 PUFAの中でも植物油に多く含まれているリノール酸は代謝されるとγ-リノレン酸（GLA）からジホモ-γ-リノレン酸（DGLA），さらにAAへと変換されるが，炎症局所の細胞ではDGLAからAAへの転換に必要な酵素がなく，催炎症作用の弱いPGE$_1$に変換される．このため，食事由来のGLAの増加は，AAからの主要炎症性メディエーター産生を減らし，DGLA由来のエイコサノイドの抗炎症性作用を増強させる．GLAを多く含む植物種子油の主なものとしては月見草種子油（EPO）やクロフサスグリ種子油などがあり，GLAのRAに対する抗炎症効果の報告もある．

2 ビタミンE（抗酸化ビタミンとして）

RAの関節局所における酸化ストレスの増加，血清中の抗酸化物質レベルの低下が病態を悪化させる．またRAには冠動脈疾患などの血管病変の合併頻度が高いため慢性炎症の抑制という視点から抗酸化栄養素の効果が検討されている．抗酸化作用を有するビタミンEの不足により免疫機能は低下する．ビタミンEはアスピリンの消炎鎮痛効果を増強しRAの末梢循環障害にも有効であり慢性炎症に対する効果が期待されているが，RAの炎症抑制効果について現在まで確実なエビデンスは得られていない．

3 葉酸とビタミンB群

葉酸は核酸合成に必要な栄養素であり葉酸不足により巨赤芽球性貧血，口内炎や胃腸のびらんを発症する．メトトレキサートは抗リウマチ薬として有効であるが葉酸代謝を阻害し，副作用（口内炎や肝機能障害など）を起こす．その予防や治療のために葉酸を併用するが過剰摂取するとメトトレキサートの効果が減弱する．

ビタミンB$_{12}$は不足すると悪性貧血をきたす．極端な菜食に偏ると不足する．ビタミンB$_{12}$の吸収には胃の内因子が必要であり，胃切除後や高度萎縮性胃炎の人は特に不足に注意する．

ビタミンB$_6$は免疫調節作用を有しているが，RAでは体内で不足することが多い．

4 微量元素（亜鉛，セレン）

RAでは亜鉛やセレンなどの微量元素が不足する可能性がある．亜鉛は細胞情報伝達や蛋白質合成などに必要な酵素の成分である．亜鉛不足により味覚や嗅覚の低下，生殖機能の低下，脱毛などの症状をきたす．亜鉛は免疫系にも欠かせない栄養素であり不足するとTリンパ球の機能が低下する．極端なダイエットや加工食品中心の食事では亜鉛が不足する危険性がある．抗酸化作用をもつ微量元素としてセレンがあり，セレンによるRAの炎症抑制効果が報告されている．

5 鉄

鉄欠乏では体内の酸素供給量が低下するとともに免疫機能が低下し，易感染性となる．RAでは貧血がしばしば合併する．しかし一般の鉄欠乏性貧血とは異なり炎症性の貧血であるため，必ずしも鉄摂取に反応しないが，鉄欠乏状態が加わるとさらに程度が強くなるため，鉄分の十分な摂取を心がける．

6 カルシウム，ビタミンD，ビタミンK

RAでは炎症性サイトカインの作用により破骨細胞が活性化され，関節近傍の骨の骨密度が低下する．また，ステロイド薬の併用は骨粗鬆症を促進する．特にRAを好発する女性の場合は閉経による女性ホルモンの変動により急激に骨密度が低下する．RAにおける骨密度を保つためには，十分なカルシウムとビタミンD，ビタミンKの摂取が必要である．またビタミンDの免疫調節作用の報告もある．

7 プロバイオティクス

全身免疫系の機能を正常に働かせるためには腸の免疫系を正常に作動させる必要がある．腸内細菌叢などの腸内環境を整えることがRAの炎症抑制につながる可能性がある．プロバイオティクスあるいはプレバイオティクスにその効

果が期待されている．免疫調整作用をもつプロバイオティクスの関節炎モデルマウスに対する効果も報告されている．

一方，RAに対し経口トレランスを誘導し，治療に応用する試みが開始されている．関節軟骨の成分であるⅡ型コラーゲンを経口的に摂取すると，反応に個人差はあるが効果が証明されている．

3）栄養療法のアセスメント

RAの障害関節は手指・手首・足などの生活活動動作（ADL）と密接に関わる部位である．ADLの制限などによる食生活の乱れがRAの低栄養状態と筋肉量低下の悪循環に影響する．RAでは体内で腫瘍壊死因子（TNF-α）などのサイトカイン産生が亢進し，同時に関節痛や変形とともに，日常生活の困難さやストレスなどの影響で体が消耗し，低栄養に陥る傾向にある．

その一方，エネルギーの過剰摂取やステロイド薬による肥満にも注意が必要である．体重増加により荷重関節への負担が増え，炎症を起こしやすくなる．したがってRAに対する栄養療法を実施するにあたっては，まず栄養アセスメントにより患者個々人の栄養状態やADLについて総合的に把握し適切に評価すべきである．

（佐藤　和人）

参考文献

- Rennie KL, Hughes J, Lang R, et al：Nutritional management of rheumatoid arthritis：a review of the evidence. J Hum Nutr Diet, 16, 2003, pp.97-109.
- Mangge H, Hermann J, Schauenstein K：Diet and rheumatoid arthritis-a review. Scand J Rheumatol, 28(4), 1999, pp.201-09.
- Cleland L G, James MJ, Proudman SM：Omega-6/omega-3 fatty acids and arthritis. World Rev Nutr Diet, 92, 2003, pp.152-68.
- Halliwell B：Oxygen radicals, nitric oxide and human inflammatory joint disease. Ann Rheum Dis, 54(6), 1995, pp.505-10.
- Heliovaara M, Knekt P, Aho K, et al：Serum antioxidants and risk of rheumatoid arthritis. Ann Rheum Dis, 53, 1994, pp.51-3.
- Takahashi K, Mito N, Hosoda T, et al：No beneficial effect of vitamin E on selective immunological responses in early stage of collagen-induced murine arthritis. Nutrition Research, 21, 2001, pp.879-93.
- Buckley LM, Leib ES, Cartularo KS, et al：Calcium and vitamin D3 supplementation prevents bone loss in the spine secondary to low-dose corticosteroids in patients with rheumatoid arthritis. A randomized, double-blind, placebo-controlled trial. Ann Intern Med, 125, 1996, pp.961-68.
- Whittle SL, Hughes RA：Folate supplementation and methotrexate treatment in rheumatoid arthritis：a review. Rheumatology, 43, 2004, pp.267-71.
- Trentham DE, Dynesius-Trentham RA, Orav E J, et al：Effects of oral administration of type II collagen on rheumatoid arthritis. Science, 261, 1993, pp.1727-30.
- Weiner HL：Oral tolerance：immune mechanisms and treatment of autoimmune diseases. Immunol Today, 18(7), 1997, pp.335-43.
- Panush RS：Does food cause or cure arthritis? Rheum Dis Clin North Am, 17, 1991, pp.259-72.
- Muller H, de Toledo FW, Resch KL：Fasting followed by vegetarian diet in patients with rheumatoid arthritis：a systematic review. Scand J Rheumatol, 30, 2001, pp.1-10.
- Lim BO, Jolly CA, Zaman K, et al：Dietary (n-6) and (n-3) fatty acids and energy restriction modulate mesenteric lymph node lymphocyte function in autoimmune-prone(NZB×NZW)F1 mice. J Nutr, 130, 2000, pp.1657-64.
- Calder PC, Yaqoob P, Thies F, et al：Fatty acids and lymphocyte functions. Br J Nutr, 87 Suppl 1, 2002, pp.S31-48.
- James MJ, Gibson RA, Cleland LG：Dietary polyunsaturated fatty acids and inflammatory mediator production. Am J Clin Nutr, 71, 2000, pp.343S-8S.

- Kremer JM, Lawrence DA, Jubiz W, et al：Dietary fish oil and olive oil supplementation in patients with rheumatoid arthritis. Clinical and immunologic effects. Arthritis Rheum, 33, 1990, pp.810-20.
- Darlington LG, Stone TW：Antioxidants and fatty acids in the amelioration of rheumatoid arthritis and related disorders. Br J Nutr, 85, 2001, pp.251-69.
- Linos A, Kaklamanis E, Kontomerkos A, et al：The effect of olive oil and fish consumption on rheumatoid arthritis-a case control study. Scand J Rheumatol, 20, 1991, pp.419-26.
- Shapiro JA, Koepsell TD, Voigt LF, et al：Diet and rheumatoid arthritis in women：a possible protective effect of fish consumption. Epidemiology, 7, 1996, pp.256-63.
- Belch JJ, Hill A：Evening primrose oil and borage oil in rheumatologic conditions. Am J Clin Nutr, 71, 2000, pp.352S-6S.
- Watson J, Byars ML, McGill P, et al：Cytokine and prostaglandin production by monocytes of volunteers and rheumatoid arthritis patients treated with dietary supplements of blackcurrant seed oil. Br J Rheumatol, 32, 1993, pp.1055-58.
- 平澤玲子, 加藤千晶, 佐藤和人, ほか：慢性関節リウマチにおける疾患活動性指標および血中サイトカインと栄養評価の関連について. リウマチ, 40(5), 2000, pp.810-17.
- La Vecchia C, Decarli A, Pagano R ：Vegetable consumption and risk of chronic disease. Epidemiology, 9, 1998, pp.208-10.
- Abate A, Yang G, Dennery P A, et al：Synergistic inhibition of cyclooxygenase-2 expression by vitamin E and aspirin. Free Radic Biol Med, 29, 2000, pp.1135-42.
- Vreugdenhil G, Kontoghiorghes G J, Van Eijk HG, et al：Impaired erythropoietin responsiveness to the anaemia in rheumatoid arthritis. A possible inverse relationship with iron stores and effects of the oral iron chelator 1,2-dimethyl-3-hydroxypyrid-4-one. Clin Exp Rheumatol, 9, 1991, pp.35-40.
- Endresen G K, Husby G：Folate supplementation during methotrexate treatment of patients with rheumatoid arthritis. An update and proposals for guidelines. Scand J Rheumatol, 30, 2001, pp.129-34.
- Hosoda T, Mito N, Yoshino H, et al：Estrogen altered oral tolerance induction in type II collagen-induced murine arthritis. Int Arch Allergy Immunol, 133, 2004, pp.19-28.
- Kato I, Endo-Tanaka K, Yokokura T：Suppressive effects of the oral administration of *Lactobacillus casei* on type II collagen-induced arthritis in DBA/1 mice. Life Sciences, 63, 1998, pp.635-44.
- Baharav E, Mor F, Halpern M, et al：Lactobacillus GG bacteria ameliorate arthritis in Lewis rats, J Nutr, 134, 2004, pp.1964-69.
- Westhovens R, Nijs J, Taelman V, et al：Body composition in rheumatoid arthritis. Br J Rheumatol, 36, 1997, pp.444-48.
- 佐藤和人「関節リウマチ」奈良信雄編；疾患からまとめた病態 first aid, メディカル・サイエンス・インターナショナル, 2007, pp.562-64.
- 佐藤和人：関節リウマチと栄養. 臨床栄養, 108, 2006, pp.390-95.
- Kelly's textbook of rheumatology(Ed. Ruddy S et.)WB Saunders, 2001.

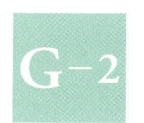

G-2 全身性エリテマトーデス
systemic lupus erythematosus ; SLE

疾患の概要

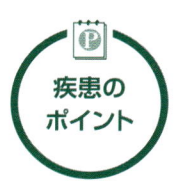

疾患のポイント
- 免疫異常をもとにした全身性の炎症性疾患で，妊娠可能な若年女性(20～40歳代)に多く発症し寛解と再発を繰り返しながら多彩な症状を呈する．
- 抗2本鎖DNA抗体などの自己抗体や過剰な免疫複合体などにより全身の臓器障害をきたす．

1) 診断基準

診断は臨床症状，検査所見をもとに米国リウマチ学会のSLE分類基準を用いる．基準項目のうち4項目以上を満たす場合にSLEと診断する（表G-2-1）．

2) 分類と病態

1 分類

何らかの遺伝因子（一卵性双生児での発症一致率は25％程度）に環境因子（ウイルス感染，紫外線，感染，性ホルモン，薬物など）が加わり免疫異常をきたし，自己に対する免疫応答が作動し，SLEを発症すると推測されているが原因は不明である．薬剤（ヒドララジン，プロカインアミド，ヒダントインなど）によってSLE様症状を呈するものを薬剤誘発性ループスと呼び，これは薬剤の中止により軽快する．

2 病態

1) 発症機序

免疫複合体の沈着や自己抗体などの作用により全身性の多彩な症状を呈する．自己応答性B細胞の機能亢進，調節性T細胞の機能異常などの免疫調節機構の異常によって多彩な自己抗体が産生され，DNA-抗DNA抗体などの抗原-抗体免疫複合体が形成されて，組織に沈着することにより臓器障害を起こす．免疫複合体のクリアランス能も低下している．皮膚の表皮と真皮の境界部分，腎などに免疫グロブリン，補体，免疫複合体の沈着をみる．抗リンパ球抗体，抗赤血球抗体，抗血小板抗体などの自己抗体により血球減少をきたす．

また補体欠損症ではSLEの発症頻度が高い．

表 G-2-1 全身性エリテマトーデス分類基準（米国リウマチ学会）

1. 頬部紅斑（malar rash）
2. 円板状紅斑（discoid rash）
3. 光線過敏症（photosensitivity）
4. 口腔内潰瘍（oral ulcers）
5. 関節炎（arthritis）
6. 漿膜炎（serositis）
   a) 胸膜炎，b) 心膜炎
7. 腎障害（renal disorder）
   a) 持続性蛋白尿，b) 細胞性円柱
8. 神経障害（neurologic disorder）
   a) 痙攣，b) 精神障害
9. 血液学的異常（hematologic disorder）
   a) 溶血性貧血，b) 白血球減少症，c) リンパ球減少症，d) 血小板減少症
10. 免疫学的異常（immunologic disorder）
    a) 抗DNA抗体，b) 抗Sm抗体，c) 1) 抗カルジオリピン抗体，2) ループスアンチコアグラント，3) 梅毒反応偽陽性（少なくとも6か月間陽性）
11. 抗核抗体（antinuclear antibody）

経時的に，あるいは同時に11項目のうちいずれかの4項目以上が存在する時に，SLEと診断する．

過労, ストレス, 感染, 紫外線, 外傷, 妊娠・出産などが増悪因子となるため注意が必要である.

3）症　状

① 全身症状：発熱, 易疲労感, 全身倦怠感
② 皮膚・粘膜症状：蝶形紅斑（鼻根部から頬骨隆起部の皮疹で鼻唇溝を避けることが多い）, ディスコイド疹（隆起性紅斑）, 凍瘡様皮疹, レイノー現象, 日光過敏, 皮膚血管炎, 脱毛, 口腔・鼻咽腔潰瘍（無痛性）
③ 関節・筋症状：多発性の関節痛, 筋肉痛. 関節炎では骨破壊はないが変形（Jaccoud 変形）を示すことがある.
④ 腎症状：ループス腎炎による蛋白尿, 高血圧, 浮腫, 放置すると腎不全
⑤ 神経症状：中枢神経症状を呈する CNS ループスで精神症状, 痙攣, 脳血管障害
⑥ 心血管症状：心外膜炎（心タンポナーデ）, 心筋炎, 心内膜炎（Libman Sacks 型）
⑦ 肺症状：胸膜炎, 間質性肺炎, 肺胞出血, 肺高血圧症
⑧ 消化器症状：腸間膜血管炎, ループス腹膜炎, 膵炎
⑨ 造血器症状：溶血性貧血, 白血球減少, 血小板減少
⑩ 抗リン脂質抗体症候群 antiphospholipid syndrome：SLE に合併することがある. リン脂質に対する抗体であるループス抗凝固因子あるいは抗カルジオリピン抗体が陽性で, 静脈血栓, 動脈血栓, 反復性流産, 血小板減少などの臨床症状を伴う症候群である. SLE をはじめとする自己免疫疾患や感染症に続発するものと基礎疾患のない原発性がある.

4）検査所見

1 血液検査

1）炎症反応
赤沈は亢進するが, CRP は通常陰性（血管炎, 漿膜炎, 感染症の合併で増加）である.

2）末梢血液検査
貧血（溶血性貧血）, 白血球減少（特にリンパ球減少）, 血小板減少を呈する.

3）免疫血清検査
- 抗核抗体陽性（peripheral, homogenous 型）：特徴的なパターンは peripheral 型（辺縁型）
- 抗 2 本鎖 DNA 抗体陽性（陽性率 80〜90％）：抗 2 本鎖 DNA 抗体は SLE の診断, 疾患活動性の評価に有用である.
- 抗 Sm 抗体陽性（陽性率 20〜30％, 特異性は高い）
- LE 細胞陽性：抗核抗体が核に作用すると, 核は膨化・均質化しヘマトキシリンで紫紅色に染色される（LE 体, ヘマトキシリン体）. LE 体を貪食した好中球を LE 細胞という.
- LE テスト陽性：核蛋白を吸着させたラテックス粒子と血清との凝集反応をみる.
- 血清補体価：C3, C4, CH-50 などの血清補体価は活動性とともに低下する.

　免疫複合体上昇, 抗リン脂質抗体陽性（抗カルジオリピン抗体, ループスアンチコアグラント, 梅毒反応生物学的偽陽性）, クームス試験陽性（抗赤血球抗体）, 抗リンパ球抗体陽性, 抗血小板抗体陽性, リウマトイド因子陽性を示す.

2 その他の検査

1）検　尿
蛋白尿, 血尿, 各種円柱（望遠鏡的沈渣：telescoped sediment）がみられる.

2）腎病理組織検査
WHO 分類ではループス腎炎を I 〜 VI 型に分類する. 寛解・増悪を繰り返すので活動性の評価が必要であるが, 病態を反映する抗 DNA 抗体価, 血清補体価, 免疫複合体が有用な指標となる. 薬剤誘発性ループスでは抗ヒストン抗体や抗 1 本鎖 DNA 抗体が陽性である.

5）治療

1 薬物療法

副腎皮質ステロイド薬による治療が基本（病態によりステロイド投与量を決定）である．大量のステロイドを急速に必要とする時にはメチルプレドニゾロン1gを3日間点滴静注するパルス療法も用いられる．ステロイド治療に抵抗性例，ステロイドの副作用で継続投与できない例，ステロイド減量困難な例など，病態により免疫抑制薬（アザチオプリン，シクロホスファミド，メトトレキサート，シクロスポリンなど）を併用する．その他に血漿交換療法や免疫吸着療法などがある．重症例にはシクロホスファミドの間欠大量（パルス）療法を行う．

SLEの長期生存率は改善し5年生存率は95％以上であるが，ループス腎炎，CNSループスは予後悪化因子である．死因は感染症，中枢神経障害，腎不全，心不全などである．

栄養療法

栄養療法のポイント
- 合併症や治療に伴う副作用に対する栄養療法は重要である．
- SLEにおける栄養療法の解析は少なく，確立されていない．
- 動物モデルではEPAが有効との報告がある．

1）脂肪酸

SLE動物モデルにおいては$n-3$系多価不飽和脂肪酸の1つであるEPA（エイコサペンタエン酸）が抗2本鎖DNA抗体の上昇を抑制し，腎糸球体病変を抑制するという報告がある．EPAはSLE患者での臨床研究でもやや有効との報告もある一方，無効との報告もある．いずれも臨床研究の規模が小さいため，有効性については確立されていない．

2）ループス腎炎による腎不全

腎不全の一般的な栄養療法を行う．

3）ステロイドによる副作用に対しての栄養療法

骨粗鬆症に対してカルシウム，ビタミンD，ビタミンKの十分な摂取が必要である．さらにステロイド使用に際して問題となる耐糖能障害，高血圧，脂質異常症，肥満などに対しての栄養療法が必要になる．

（佐藤　和人）

参考文献

- 佐藤和人「全身性エリテマトーデス」奈良信雄編；疾患からまとめた病態 first aid，メディカル・サイエンス・インターナショナル，2007, pp.554-56.
- 小竹茂：全身性エリテマトーデスと栄養．臨床栄養，108, 2006, pp.396-402.
- Dubois' lupus erythematosus (ed. Wallance D et al.) Lippincott Williams and Wilkins, 2002.
- アメリカ関節炎財団編，日本リウマチ学会日本語版編集；リウマチ入門 第12版，2003.
- Kelly's textbook of rheumatology (Ed. Ruddy S et.) WB Saunders 2001.

G-3 強皮症
systemic sclerosis ; SSc

疾患の概要

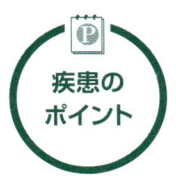

疾患のポイント
- 皮膚の硬化性病変を主徴とする原因不明の自己免疫疾患である.
- 皮膚硬化は四肢末端や顔から次第に体幹へ広がる.
- 硬化性病変は皮膚のみでなく消化管, 心, 肺, 腎, 血管など全身広範囲に及ぶ.
- 男女比は1:5と女性に多く, 好発年齢は20～40歳である.
- びまん性皮膚硬化型と限局型皮膚硬化型がある.

1) 診断基準

皮膚の硬化性病変, レイノー現象, 消化器病変, 肺線維症, 検査所見などより診断する (表G-3-1). CREST症候群はcalcinosis (石灰沈着), Raynaud's phenomenum (レイノー現象), esophageal dysmotility (食道病変), sclerodactyly (手指先端硬化), teleangiectasia (毛細血管拡張) がある.

初期 (浮腫期) にはほかの膠原病 (特にMCTD, SLE), 硬化期には好酸球性筋膜炎などとの鑑別診断が必要である.

表G-3-1 強皮症の診断 (分類) 基準 (米国リウマチ学会)

A 大基準
- 近位部の皮膚硬化:中手指関節部より近位の対称性皮膚硬化, 変化は肢全体, 顔面, 頸部, 体幹にまで及ぶことがある

B 小基準
1. 手指硬化:上記の変化が手指に限局する
2. 指の陥凹性瘢痕または手指のふくらみの喪失:虚血性変化による
3. 両肺基部の肺線維症:原発性肺疾患によるものではない

臨床研究, 疫学調査などにおいては, 大基準1項目または小基準のうち2項目以上を満たすときに強皮症と診断する

2) 分類と病態

1 分類

強皮症は進行性全身性硬化症 (PSS) とも呼ばれる.

経過は症例により異なる. 慢性に経過する例も多いが, 皮膚硬化と内臓病変が急速に進行して予後不良の例もある. 予後を左右する因子として腎 (強皮症腎), 肺病変 (肺線維症), 心病変, 感染症, 悪性腫瘍の合併などがある.

亜型のCREST症候群は限局性の皮膚硬化を示す. CREST症候群は経過が長く, 予後良好である.

2 病態

原因不明の自己免疫疾患である. 同種骨髄移植後のGVHD (graft versus host disease/ 移植片対宿主病) の症状と強皮症との類似性から胎盤を経て母体に移行した胎児由来の細胞に対して免疫応答が生じるというマイクロキメリズム説も提唱されている. 男児を出産した強皮症患

者ではYクロモゾーム特異的配列をもつ細胞が皮膚や末梢血に優位に多いことが報告され注目されているが異論もあり，病因や病態のすべてを説明することはできない．豊胸術でシリコンやパラフィンの埋め込みを受けた患者でも類似の症状を呈することがある．また古くから血管障害説も唱えられている．SScでは線維芽細胞の増殖が起こりコラーゲン合成が促進する．また内膜肥厚やフィブリノイド変性などの微小血管の障害を認めることにより以下のような病態を呈する．

3）症　状

1 皮膚の病変

皮膚の硬化性病変は浮腫期，硬化期，萎縮期へと移行する．浮腫期は手指，手背の腫脹から始まり，前腕，顔面，下腿へと広がる．硬化期は皮膚の肥厚，硬化がみられ，前腕，上腕，頸部，顔面，前胸部と対称性に広がっていく．萎縮期には皮膚は菲薄化し，むしろ軟らかくなる．レイノー現象は90％以上にみられ，ほかの症状に先行することが多い．特徴的な仮面様顔貌（すぼまった口，尖った鼻，口周囲の皺），手指先端硬化（sclerodactyly），手指末端の皮膚虫食い状瘢痕，皮膚潰瘍なども強皮症にみられる皮膚症状として重要である．

2 消化器症状

舌小体の短縮，肥厚を認める．消化管では平滑筋が萎縮し，線維組織に置き換えられていく．食道下部の蠕動低下，拡張を高頻度に認め，逆流性食道炎を起こす．腸管の蠕動運動低下による腹部膨満感，下痢，便秘をみる．X線で特徴的な所見である十二指腸の下行脚と上行脚の拡張をループ徴候と呼ぶ．

3 肺病変

労作時の息切れと乾性の咳を伴う肺線維症が重要であり，病変は下肺野から上肺野に広がっていく．聴診上fine crackleを聞く．

4 心臓

心筋の線維化による伝導障害，不整脈，心不全を起こす．

5 腎

血管病変により悪性高血圧をきたし，腎不全に陥る強皮症腎クリーゼは予後不良である．

4）検査所見

1 血液検査

- 末梢血液検査：貧血，赤沈亢進
- 免疫血清検査：高γグロブリン血症，抗核抗体陽性（speckled, discrete speckled, 核小体型），特異的な抗トポイソメラーゼⅠ抗体（抗Scl-70抗体）は約30％に陽性で広範皮膚硬化型にみられる．限局性皮膚硬化型のCREST症候群では抗セントロメア抗体が高頻度陽性．リウマトイド因子は30〜50％に陽性．

2 その他の検査

- 消化管X線写真：食道下部の拡張と蠕動低下，逆流性食道炎，十二指腸の拡張（ループ徴候），大腸の拡張・憩室様所見
- 胸部X線写真：間質性肺炎，肺線維症（両下肺野）
- 関節X線写真：手指末節骨の骨吸収像，皮下に石灰沈着
- 呼吸機能検査：拡散障害，拘束性障害
- 心電図：伝導障害
- 心エコー：心膜炎による心囊液貯留
- 皮膚病理組織検査：浮腫期，硬化期，萎縮期に応じた皮膚病理組織所見がある．

5）治　療

線維化抑制のためペニシラミンが古くから用いられているが，大規模臨床試験での有効性は

認められていない．メトトレキサートやシクロスポリンなどの免疫抑制薬も時に用いられる．

心膜炎など炎症が強い時には副腎皮質ステロイドを使用する．

末梢循環改善薬としてプロスタグランジン製剤，カルシウム拮抗薬，ビタミンE．高レニン血症による腎クリーゼに対してアンギオテンシン変換酵素阻害薬が有効である．

逆流性食道炎にはH_2ブロッカーやプロトンポンプインヒビターが効果がある．

関節炎に対しては非ステロイド抗炎症薬を用いる．

栄養療法

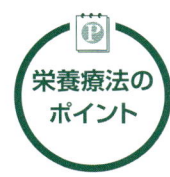

栄養療法のポイント

- 強皮症に対する特異的な栄養療法は確立されていない．
- 症状や病態に合わせた食事療法を行う．食品の選択，調理法の工夫，食事の方法などにより合併症に対処する．

①顔面の皮膚硬化による開口制限や舌小帯の短縮に対して，咀嚼・嚥下のしやすい食品の選択や調理の工夫を行う．

②食道下部の機能低下に対して軟らかく消化しやすい食事にする．逆流性食道炎に対しては少量・頻回食とし，食後30分程度座位，半座位を保ち，胃液の逆流を防止する．睡眠直前の飲食は避け，睡眠中も上半身を少し挙上する．

③小腸の蠕動低下や吸収不良に対して消化のよいものを少量・頻回食とし，低残渣，低脂肪の食事とする．また腸内で発酵しやすいさつまいもなどの食品を避ける．

④レイノー現象に対してEPAやDHAなどの$n-3$系多価不飽和脂肪酸を含む魚油，植物油脂由来の亜麻仁油やγ-リノレン酸などが有効とされる．レイノー現象を誘発する刺激物は摂取を控える．

⑤レイノー現象の治療に用いられるカルシウム拮抗薬はグレープフルーツやグレープフルーツを含むジュースなどとの併用を避ける．また，ペニシラミンは金属イオンを多く含む柑橘類や牛乳などとの併用により吸収が低下する．

（佐藤　和人）

参考文献

- 佐藤和人「強皮症」奈良信雄編；疾患からまとめた病態first aid，メディカル・サイエンス・インターナショナル，2007，pp.557-59．
- 小池竜司：強皮症と栄養．臨床栄養，108，2006，pp.403-08．
- 飛田美穂：全身性強皮症患者の食事療法．ナーシング，21，2001，pp.85-87．
- アメリカ関節炎財団編，日本リウマチ学会日本語版編集：リウマチ入門 第12版，2003．
- Kelly's textbook of rheumatology (ed. Ruddy S et.) WB Saunders, 2001.

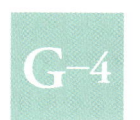

G-4 多発性筋炎・皮膚筋炎
polymyositis；PM/dermatomyositis；DM

疾患の概要

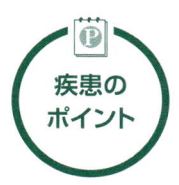

疾患のポイント

- 全身の骨格筋（横紋筋）のびまん性の炎症，変性をきたす自己免疫疾患．
- 特に四肢近位筋，頸筋，咽頭筋の筋力低下をきたす．多発性筋炎は全身骨格筋の筋力低下，筋肉痛などを示す．ゴットロン徴候やヘリオトロープ疹など特徴的な皮膚症状を伴う場合を皮膚筋炎と呼び，悪性腫瘍の合併率が高い．
- 皮疹は再燃性で筋症状とは必ずしも並行しない．
- 男女比は1：2～3で女性に多く，好発年齢は40歳以上であるが小児にも発症する．

1）診断基準

　筋症状，皮膚症状などの臨床所見，筋原性酵素の上昇，筋電図，筋生検所見より診断する（表G-4-1）．筋力低下・筋痛をきたす他の疾患（筋ジストロフィー，代謝性ミオパチー，ウイルス性筋炎など）との鑑別が必要である．甲状腺機能低下症のCK（クレアチンキナーゼ）上昇にも注意する．

表G-4-1　Bohan & Peterの診断基準
1. 対称性の四肢近位筋力低下
2. 血中筋原性酵素の上昇
3. 筋電図の筋原性変化
4. 筋生検による筋炎の証明
5. 典型的な皮疹

判定
definite：PMは1～4すべて，DMは5を含む4項目を満たす
probable：definiteから1～4のうち1項目を欠く
possible：definiteから1～4のうち2項目を欠く

2）分類と病態

1 分類

　病型は次の5型に分類される．①成人の多発性筋炎，②成人の皮膚筋炎，③悪性腫瘍を合併する筋炎，④小児の多発性筋炎，⑤他の膠原病を合併する筋炎．

2 病態

　原因不明の自己免疫疾患である．Jo-1はアミノアシルtRNA合成酵素の1つで，疾患特異的な抗Jo-1抗体は約30％で陽性である．自己抗体の出現をみるが，薬剤やウイルス感染が契機となる例を除くと原因は特定できない．炎症細胞の浸潤を伴う骨格筋（横紋筋）の変性，壊死，萎縮により多彩な症状を呈する．

3）症　状

　筋力低下，筋肉痛，筋脱力感が主症状であり，徐々に進行する四肢筋力低下で発症するのが典

型的である．発熱，全身倦怠感，関節痛，レイノー現象を伴うこともある．

1 筋症状

上下肢の近位筋の筋力低下，筋痛が特徴的であり，進行すると筋萎縮，拘縮，機能障害をきたす．後咽喉頭筋の障害により嚥下障害を起こす．心筋障害による伝導障害，不整脈，心不全，さらに間質性肺炎，呼吸筋障害による呼吸不全もみられる．

2 皮膚症状

上眼瞼部に浮腫性の淡い紫紅色のヘリオトロープ疹，皮膚筋炎では手指関節や膝関節伸側部に落屑を伴う紅斑（手指の紅斑をゴットロン徴候と呼ぶ）をみる．

3 重複（オーバーラップ）症候群

多発性筋炎と強皮症，関節リウマチ，SLE などが重複する．

慢性に経過する例が多いが，呼吸不全，心病変，感染症，悪性腫瘍の合併などが予後を左右する．悪性腫瘍の合併率が高い（5～10％に合併し50歳以上の男性例に多い）ため，高齢の患者では特に注意し全身を検索することが必要である．

筋症状や筋原性酵素の上昇が軽度の皮膚筋炎で間質性肺炎が急速に進行する予後不良例がある．

4）検査所見

1 血液検査

- **炎症反応**：赤沈亢進，CRP 上昇
- **血液生化学検査**：筋原性酵素（CK，アルドラーゼ，AST，LDH）の上昇，CPK アイソザイムでは MM が増加．血清ミオグロビンが増加する．
- **免疫血清検査**：高γグロブリン血症，リウマトイド因子陽性，抗核抗体陽性，特異的な自己抗体として Jo-1 抗体が約 30％で陽性，抗 Ku 抗体陽性（多発性筋炎と強皮症の重複）を示す．

2 その他の検査

- **筋電図**：筋原性変化，脱神経電位，細線維化．
- **筋病理組織検査**：筋組織におけるリンパ球などの炎症細胞浸潤，筋細胞の変性，壊死，萎縮，線維化などの所見がある．
- **胸部 X 線写真**：間質性肺炎，肺線維症
- **心電図**：伝導障害

5）治療

基本的には副腎皮質ステロイドにより治療する．治療抵抗例ではステロイドパルス療法や免疫抑制薬（アザチオプリン，メトトレキサート，シクロホスファミド）を併用する．

時にγグロブリン大量療法や血漿交換療法．予後不良の急性進行性間質性肺炎にはステロイドパルス療法，シクロホスファミド静注，シクロスポリンなどを使用する．

ステロイド治療中にステロイド筋症による筋力低下（筋原性酵素上昇なし）が起こる可能性もあるので注意する．

皮疹には日光による紫外線曝露を避ける．

筋力低下，萎縮，拘縮に対してはリハビリテーションを行う．

栄養療法

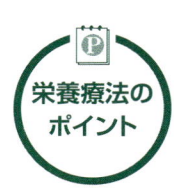

栄養療法のポイント
- 症状や病態に合わせた食事療法を行う．
- ステロイド治療による代謝への影響を考慮する．
- 多発性筋炎・皮膚筋炎に対する特異的な栄養療法は確立されていない．

①動物モデルでは栄養療法により炎症性疾患の臨床症状の改善が報告されているが，多発性筋炎・皮膚筋炎に対する特異的な栄養療法は確立されていない．
②筋力低下のために運動量が減少し，筋組織の炎症およびステロイド治療により蛋白異化が亢進する．適量の蛋白質・エネルギー摂取が必要である．しかし，急性期の過剰栄養は高尿素窒素血症，脂質異常症，高血圧，肥満をきたす恐れがある．
③筋炎による筋萎縮に加えて，長期安静による廃用性萎縮，ステロイド性の萎縮などにより体重減少をきたすことが多い．回復期には運動量の増加に応じてエネルギー，蛋白摂取量を調整する．
④ステロイド治療による胃・十二指腸潰瘍などの副作用に注意する．
⑤後咽喉頭筋の障害により嚥下障害を起こすため，嚥下性肺炎防止の配慮が必要である．

（佐藤　和人）

参考文献
- 佐藤和人「多発性筋炎・皮膚筋炎」奈良信雄編；疾患からまとめた病態 first aid，メディカル・サイエンス・インターナショナル，2007，pp.560-61．
- 立石睦人：強皮症と栄養．臨床栄養，108，2006，pp.403-08．
- Bollet AJ：Nutrition and diet in rheumatic disorders. Modern Nutrition in Health and Disease（ed. Shils ME et al）Lea and Febiger, 1988.
- アメリカ関節炎財団編，日本リウマチ学会日本語版編集；リウマチ入門　第12版，2003．
- Kelly's textbook of rheumatology（ed. Ruddy S et al）WB Saunders, 2001.

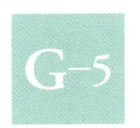

G-5 シェーグレン症候群
Sjögren's syndrome；SjS

疾患の概要

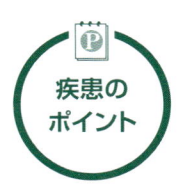

疾患のポイント
- 唾液腺，涙腺などの外分泌腺で免疫学的な機序による慢性炎症が起こり口腔乾燥，眼乾燥などの乾燥症状をきたす．
- 病変が肺，腎，肝など他臓器に及ぶ場合がある．
- 好発年齢は 40 ～ 50 歳代であり，女性に圧倒的に多く発症する．

1）診断基準

口腔および眼の原因不明の乾燥症状があり，乾燥性角結膜炎の存在，唾液腺生検による単核細胞浸潤，唾液腺造影の特徴的な所見，唾液腺腫脹，抗 SS-B/La 抗体陽性などから診断する（表 G-5-1）．

2）分類と病態

1 分類

乾燥症候のみを示す一次性 SjS と他の膠原病を合併する二次性 SjS に分類される．さらに一次性 SjS は病変が唾液腺，涙腺のみに限局する腺型と病変が肺，腎，肝，リンパ節など他臓器に及ぶ腺外型に分けられる．

2 病態

原因不明の自己免疫疾患である．EB ウイルスや HTLV-I 感染と発病の関連も示唆されている．免疫学的な機序により外分泌腺の慢性炎症が起こり乾燥症状をきたす．

慢性の経過で乾燥症候群のみの場合は生命予後は良好だが，悪性リンパ腫を合併する例や腺外型で重症例がある．

3）症 状

1 外分泌腺症状

唾液腺，涙腺などの外分泌腺の機能低下のため，さまざまな乾燥症状がみられる．口腔症状として唾液減少，口渇，摂取水分増加，虫歯増加などがみられ，口腔粘膜の萎縮や舌乳頭の萎縮をみる．眼症状として涙液減少，乾燥感，異物感，眼精疲労，羞明，痛みなどがあり，乾燥性角結膜炎をきたす．

唾液腺や涙腺の腫脹をみる例もある．

また鼻・気道，皮膚，腟などの乾燥感や胃分泌腺が障害されることもある．

2 腺外症状

腺外症状は多彩である．発熱，リンパ節腫脹，関節痛，腎尿細管性アシドーシス（尿細管・間質性腎炎による多尿，アルカリ尿，低カリウム血症），間質性肺炎，肝病変（自己免疫性肝炎，原発性胆汁性肝硬変など），橋本病などの自己免疫性甲状腺炎，皮膚の環状紅斑，高 γ グロブリン血症性紫斑などをきたし，一部の症例で悪性リンパ腫（B 細胞性リンパ腫）を合併する．

表 G-5-1　シェーグレン症候群の診断基準

1. 生検病理組織検査で次のいずれかの陽性所見を認めること
    A. 口唇腺組織で 4 mm² あたり 1 focus（導管周囲に 50 個以上のリンパ球浸潤）以上
    B. 涙腺組織で 4 mm² あたり 1 focus（導管周囲に 50 個以上のリンパ球浸潤）以上
2. 口腔検査で次のいずれかの陽性所見を認めること
    A. 唾液腺造影で Stage I（直径 1 mm 未満の小点状陰影）以上の異常所見
    B. 唾液分泌量低下（ガム試験にて 10 分間で 10 mL 以下またはサクソンテストにて 2 分間で 2 g 以下）があり，かつ唾液腺シンチグラフィにて機能低下の所見
3. 眼科検査で次のいずれかの陽性所見を認めること
    A. シャーマー試験で 5 分間に 5 mm 以下で，かつローズベンガル試験でスコア 3 以上
    B. シャーマー試験で 5 分間に 5 mm 以下で，かつ蛍光色素試験で陽性
4. 血清検査で次のいずれかの陽性所見を認めること
    A. 抗 Ro/SS-A 抗体陽性
    B. 抗 La/SS-B 抗体陽性

〈診断基準〉
上の 4 項目のうち，いずれか 2 項目以上を満たせばシェーグレン症候群と診断する

（厚生省研究班）

4）検査所見

1 血液検査

- 炎症反応：赤沈亢進，CRP 陽性
- 末梢血液検査：貧血，白血球減少
- 免疫血清検査：抗核抗体陽性（speckled, homogenous 型），抗 SS-A/Ro 抗体陽性，抗 SS-B/La 抗体陽性（特異性は高いが陽性率は 20〜30％），リウマトイド因子陽性，高 γ グロブリン血症（多クローン性免疫グロブリン増加）を示す．

2 その他の検査

- 眼科的検査：シルマー試験（濾紙を用いた涙液分泌検査）低下，ローズベンガルテストおよび蛍光色素試験（乾燥性角結膜炎の検査）陽性である．
- 唾液腺検査：唾液分泌試験（サクソンテスト，ガムテストなど唾液分泌量測定）にて唾液量低下，耳下腺造影検査（典型例では apple tree lesion），唾液腺シンチグラフィー（集積不良像や欠損像），口唇小唾液腺病理組織検査（小葉内導管周囲の単核球浸潤，腺房の萎縮・破壊，筋上皮島などの病理組織像）を行う．

5）治療

破壊された腺組織の改善は期待できないため，乾燥症状に対しては対症的な局所療法が中心である．

人工涙液などの点眼薬や人工唾液を用いる．

他の膠原病を合併する二次性 SjS や間質性肺炎，腎尿細管性アシドーシスなどの腺外病変，反復する耳下腺腫脹，発熱やリンパ節腫脹の持続などに対しては副腎皮質ステロイドが用いられる．

栄養療法

栄養療法のポイント
- シェーグレン症候群に対する特異的な栄養療法は確立されていない．
- ドライアイに $n-3$ 系多価不飽和脂肪酸が有効な可能性がある．

①脂肪酸：重度のドライアイ症候群では重篤な角膜障害をきたす可能性がある．食事中の脂肪酸組成とSjS症候群患者のドライアイ症候群の発現率との関連が検討され，$n-3$ 系多価不飽和脂肪酸の摂取量が多い女性ほどドライアイ症候群発症率の低いことが報告されている．また $n-6$ 系多価不飽和脂肪酸と $n-3$ 系多価不飽和脂肪酸の摂取比率が 15：1 を超えると，リスクが 2.5 倍上昇した．すなわち，$n-3$ 系多価不飽和脂肪酸の予防効果をもつ可能性がある．

②プロスタグランジン産生を抑制し抗炎症作用をもつ食品として $n-3$ 系多価不飽和脂肪酸が挙げられる．また抗酸化作用をもつビタミンE・C，セレン，亜鉛などのミネラル，ポリフェノールなども抗炎症効果を期待できるが，SjSに対する効果は確立されていない．

（佐藤　和人）

参考文献

- 佐藤和人「シェーグレン症候群」奈良信雄編；疾患からまとめた病態 first aid, メディカル・サイエンス・インターナショナル, 2007, pp.567-68.
- 檜垣　恵：シェーグレン症候群と栄養. 臨床栄養, 108, 2006, pp.414-17.
- Miljanovic B et al : Relation between dietary n-3 and n-6 fatty acids and clinically diagnosed dry eye syndrome in women. Am J Clin Nutr (82) 887-893, 2005.
- Simopoulos AP : Omega-3 fatty acids in inflammation and autoimmune diseases. J Am Coll Nutr, 21, 2002, pp.495-505.
- Kelly's textbook of rheumatology (ed. Ruddy S et.) WB Saunders, 2001.

G-6 食物アレルギー
food allergy

疾患の概要

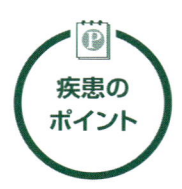

疾患のポイント
- 特定の食物の摂取によってアレルギー反応が起こり症状が発現する.
- I 型アレルギーの機序によると考えられているが, III 型, IV 型アレルギーも関与する可能性がある.
- 牛乳, 鶏卵, 大豆, 小麦, そば, 魚介類など多品目の食物によって発症しうる.
- 全身反応が高度で血圧低下を伴う場合をアナフィラキシーショックと呼ぶ. 食事依存性運動誘発性アレルギーによるアナフィラキシーショックもある.

1) 診断基準

アレルギー性疾患では問診によって発症年齢, 症状の発現のしかたや程度, 現在までの病歴, 家族歴などを詳しく把握する. 特にI型アレルギーでは季節, 食物, 住環境, ペット飼育, 職業との関係なども重要である. 十分な問診, 診察の後, 臨床検査を行う.

アレルギー性疾患では末梢血検査でしばしば好酸球の増加がみられ, I型アレルギーでは血清 IgE が高値を示すことが多い. 次に原因となっているアレルゲンを同定するための検査 (皮膚反応検査や抗原特異的 IgE 測定) を行う.

皮膚反応検査はプリック (スクラッチ) テストや皮内テストにより可能性のある抗原に対して皮膚の反応を検査する. 陽性の場合は発赤や膨疹が出現する. 各種の抗原に対する血清中の特異的 IgE 抗体は試験管内測定法により検査する.

測定法として RAST (radio-allergo-sorbent test) や MAST (multiple antigen simultaneous test) がある.

アレルゲンの投与により実際に症状が誘発あるいは増悪するかを確認する検査法 (誘発試験) もあるが, アナフィラキシーショックを発症する可能性があるため実施の際には緊急処置のための準備をしておくなど注意が必要である.

2) 分類と病態

1 分 類

狭義のアレルギー性疾患とはI型アレルギー (即時型) による疾患を指す. 広義のアレルギー性疾患はI〜V型までのアレルギー機序による疾患をすべて含む.

- I型アレルギー: 即時型アレルギーとも呼ばれ IgE 抗体が関与する. I型アレルギーの機序による疾患として食物アレルギー, アレルギー性鼻炎, アトピー型気管支喘息, アナフィラキシーショック, 蕁麻疹の一部などが挙げられる.
- II型アレルギー: 細胞溶解型反応である. 細胞膜に存在する抗原に対して抗体が結合した後, 補体系の活性化または K (キラー) 細胞によって細胞傷害が起こる.
- III型アレルギー: 免疫複合体型反応と呼ばれ

る．抗原と抗体の反応物である免疫複合体が組織に沈着した後，補体の活性化が起こり組織傷害が引き起こされる．

- Ⅳ型アレルギー：遅延型反応と呼ばれる．
- Ⅴ型アレルギー：抗レセプター抗体による．

食物アレルギーは臨床的には表 G-6-1 のように分類される．①新生児期の消化器症状，②食物アレルギーの関与する乳児アトピー性皮膚炎，③蕁麻疹やアナフィラキシーなどの即時型症状，④特殊型として食物依存性運動誘発アナフィラキシー，口腔アレルギー症候群である．

2 病 態

Ⅰ～Ⅲ型のアレルギーは抗体の関与する液性免疫が反応の主体であるが，Ⅳ型アレルギーでは抗原特異的な T 細胞とマクロファージによる細胞性免疫によりアレルギー反応が起こる（図 G-6-1）．

Ⅰ型アレルギーでは遺伝的素因をもつ個体は特定のアレルゲンに曝露されるとアレルゲンに特異的な IgE 抗体を過剰産生する．産生された IgE は病変の起こる部位（食物アレルギーでは主に腸管）に存在する肥満細胞上に固着する．肥満細胞の細胞表面には IgE 抗体と強固に結合する能力をもつ IgE レセプター（FcεRI）が存在する．

その後再び生体内にアレルゲンが侵入すると，肥満細胞表面のレセプターに既に固着した IgE にアレルゲンは結合する．アレルゲンの結合した IgE レセプター（FcεRI）は凝集（架橋反応）により肥満細胞内に情報を伝達し細胞内酵素が活性化される．すると細胞質内に蓄えたヒスタミン，セロトニン，好酸球遊走因子，好中球遊走因子などの化学伝達物質（ケミカルメディエーター）が放出される．さらに細胞膜より新たな炎症惹起性物質（プロスタグランジン，ロイコトリエン，トロンボキサン，血小板活性化因子など）を産生する．これらの物質は血管拡張，血管透過性亢進，浮腫，白血球浸潤，平滑筋収縮作用，粘液腺分泌亢進などを起こす．この一連の反応を即時型アレルギー反応と呼ぶ．

しかし実際のⅠ型アレルギー疾患では即時型アレルギー反応に加えて好酸球や T 細胞による遅発型アレルギー反応も病態形成に関与する．

表 G-6-1 食物アレルギーの臨床型分類

臨床型		発症年齢	頻度の高い食物	耐性の獲得（寛解）	アナフィラキシーショックの可能性	食物アレルギーの機序
新生児消化器症状		新生児期	牛乳（育児用粉乳）	(＋)	(±)	主に IgE 非依存型
食物アレルギーの関与する乳児アトピー性皮膚炎*		乳児期	鶏卵，牛乳，小麦，大豆など	多くは (＋)	(＋)	主に IgE 依存型
即時型症状（蕁麻疹，アナフィラキシーなど）		乳児期～成人期	乳児～幼児　鶏卵，牛乳，小麦，そば，魚類など　学童～成人　甲殻類，魚類，小麦，果物類，そば，ピーナッツなど	鶏卵，牛乳，小麦，大豆など (＋)　その他の多く (±)	(＋＋)	IgE 依存型
特殊型	食物依存性運動誘発アナフィラキシー（FEIAn/FDEIA）	学童期～成人期	小麦，えび，いかなど	(±)	(＋＋＋)	IgE 依存型
	口腔アレルギー症候群（OAS）	幼児期～成人期	果物・野菜など	(±)	(＋)	IgE 依存型

＊：慢性の下痢などの消化器症状，低蛋白血症を合併する例もある．全ての乳児アトピー性皮膚炎に食物が関与しているわけではない．

（厚生労働科学研究班：食物アレルギー診療の手引き 2008 より）

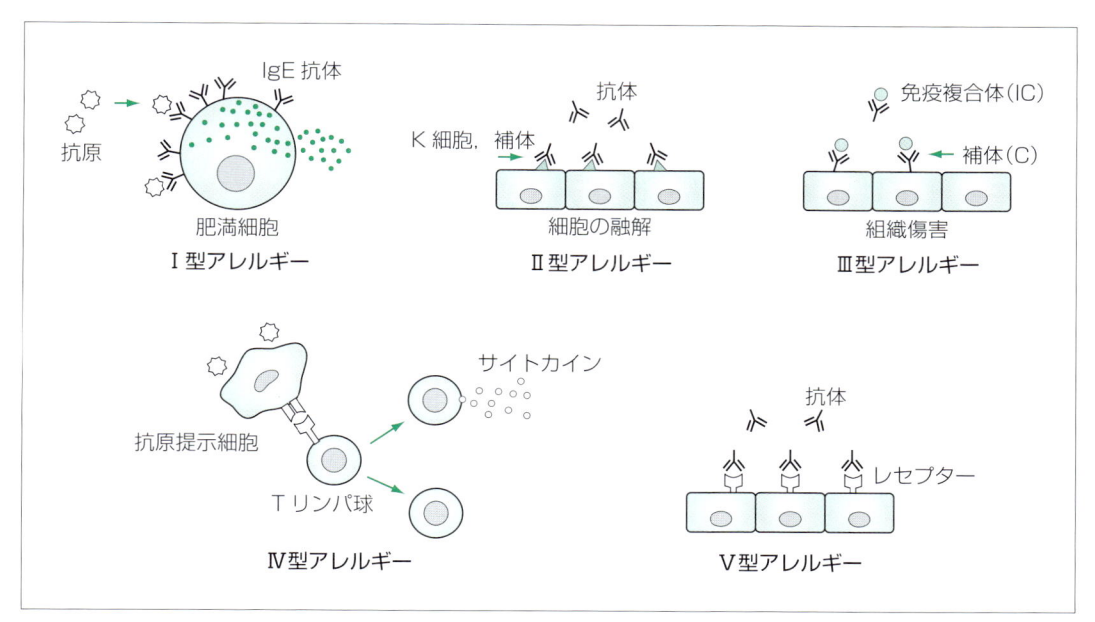

図 G-6-1 アレルギー反応の型

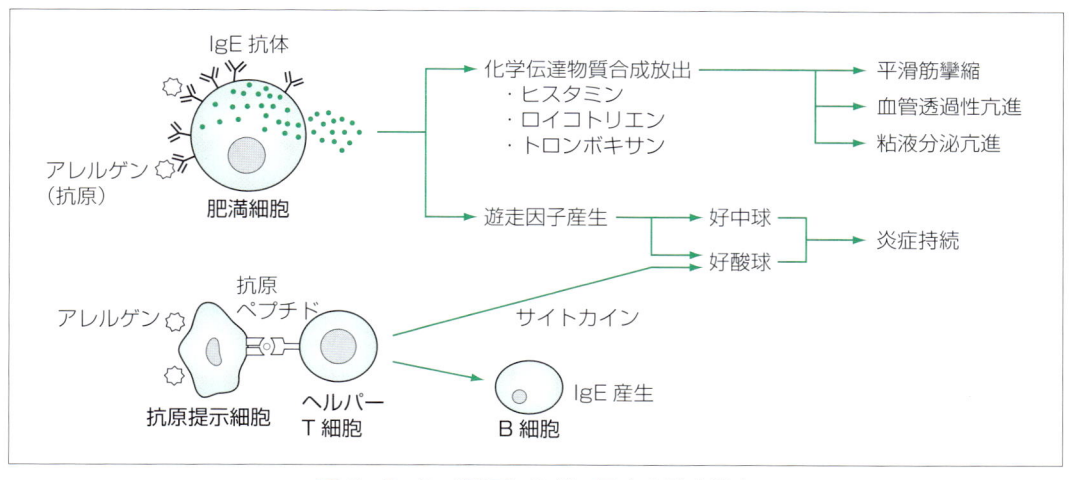

図 G-6-2 I型アレルギー反応の発症機序

T細胞のうち特にTh2型ヘルパーT細胞の産生するサイトカイン〔インターロイキン (IL)-4,5〕が重要である．

なおI型アレルギーの機序により急激に多臓器の障害を起こし血圧の低下をきたす重篤なものをアナフィラキシーショックと呼ぶ（図G-6-2）．

3) 症 状

食物アレルギーでは食後数分～数十分の間に悪心・嘔吐，腹痛，下痢などの症状を呈する．消化管症状のみでなく蕁麻疹，浮腫などの皮膚症状，喘息，呼吸困難などの呼吸器症状，さらにアナフィラキシーショックなどの全身症状を伴うことがある．また，特定の食品（えび，かになど）を摂取した直後の運動によりアナフィラキ

シーを起こす運動誘発性アレルギーや仮性アレルゲンによるアレルギーもある．

アナフィラキシーは原因物質投与後，急激に（数分～30分以内）発症する．不安感，顔面蒼白，悪心・嘔吐，口唇しびれ感などの初期症状に続いて声門の浮腫と気道の収縮により呼吸困難をきたす．血圧が低下し，皮膚紅潮や蕁麻疹などが出現し，脈拍微弱となり意識消失する．速やかに治療を行わないと重症では死に至る．発症後数分間の処置が予後を左右する．

食物アレルギーにより引き起こされる症状には表G-6-2のようなものがある．

4）検査所見

食物アレルギーが疑われる場合には詳細な問診が重要であり，同時に食事記録と症状の記載を指導する．アレルゲン特定のために皮膚反応検査や食物抗原特異的IgE測定，ヒスタミン遊離試験などを行うが，皮膚テストの特異性は低い．診断に最も有用なのは疑われるアレルゲンを食事から除去して症状が改善するかを確認する除去試験，少量を摂取させて症状が誘発されるかをみる誘発試験である．

即時型食物アレルギーの年齢別の原因食物の頻度順位は表G-6-3のようである．なお，食物アレルギー診断のフローチャートが示されている（図G-6-3）．

5）治　療

アレルギー性疾患の治療はアレルゲン特異的治療法と非特異的治療法に分けられる．特異的治療法としてまずアレルゲンの回避，除去，また減感作療法を行うことがある．減感作療法とは原因となっている抗原（アレルゲン）をごく

表G-6-2　食物アレルギーにより引き起こされる症状

- **皮膚粘膜症状**
  皮膚症状：瘙痒感，蕁麻疹，血管運動性浮腫，発赤，湿疹
  眼症状：結膜充血・浮腫，瘙痒感，流涙，眼瞼浮腫
  口腔咽喉頭症状：口腔・口唇・舌の違和感・腫張，喉頭絞扼感，喉頭浮腫，嗄声，喉の痒み・イガイガ感
- **消化器症状**
  腹痛，悪心・嘔吐，下痢，血便
- **呼吸器症状**
  上気道症状：くしゃみ，鼻汁，鼻閉
  下気道症状：呼吸困難，咳嗽，喘鳴
- **全身性症状**
  アナフィラキシー：多臓器の症状
  アナフィラキシーショック：頻脈，虚脱状態（ぐったり）・意識障害・血圧低下

（厚生労働科学研究班：食物アレルギー診療の手引き 2008 より）

表G-6-3　食物アレルギーの年齢別主な原因食物

頻度順	0歳 n=1,270	1歳 n=699	2, 3歳 n=594	4～6歳 n=454	7～19歳 n=499	20歳以上 n=366
No.1	鶏卵 62%	鶏卵 45%	鶏卵 30%	鶏卵 23%	甲殻類 16%	甲殻類 18%
No.2	乳製品 20%	乳製品 16%	乳製品 20%	乳製品 19%	鶏卵 15%	小麦 15%
No.3	小麦 7%	小麦 7%	小麦 8%	甲殻類 9%	そば 11%	果物類 13%
No.4		魚卵 7%	そば 8%	果物類 9%	小麦 10%	魚類 11%
No.5		魚類 5%	魚卵 5%	ピーナッツ 6%	果物類 9%	そば 7%
小計	89%	80%	71%	66%	61%	64%

（厚生労働科学研究班：食物アレルギー診療の手引き 2008 より）

少量ずつ，量を漸増しながら生体内に投与し，特定のアレルゲンに対する過敏反応を軽減させようとするものである．IgE抗体の低下や遮断抗体の産生を促す．抗原によって効果が異なることや効果発現までに長期間過程を要することなどの問題がある．

また，非特異的治療法としては薬物療法が用いられる．ヒスタミンH₁受容体拮抗薬，抗アレルギー薬，ステロイド薬などを投与する．アナフィラキシーショックでは血圧の維持と気道の確保が重要である．アドレナリンの皮下注射，血管確保，補液，昇圧剤の投与，気道確保と呼吸管理，ステロイドの投与を行う．

なお，食物アレルギー患者への投与禁忌薬物として表G-6-4のようなものがある．

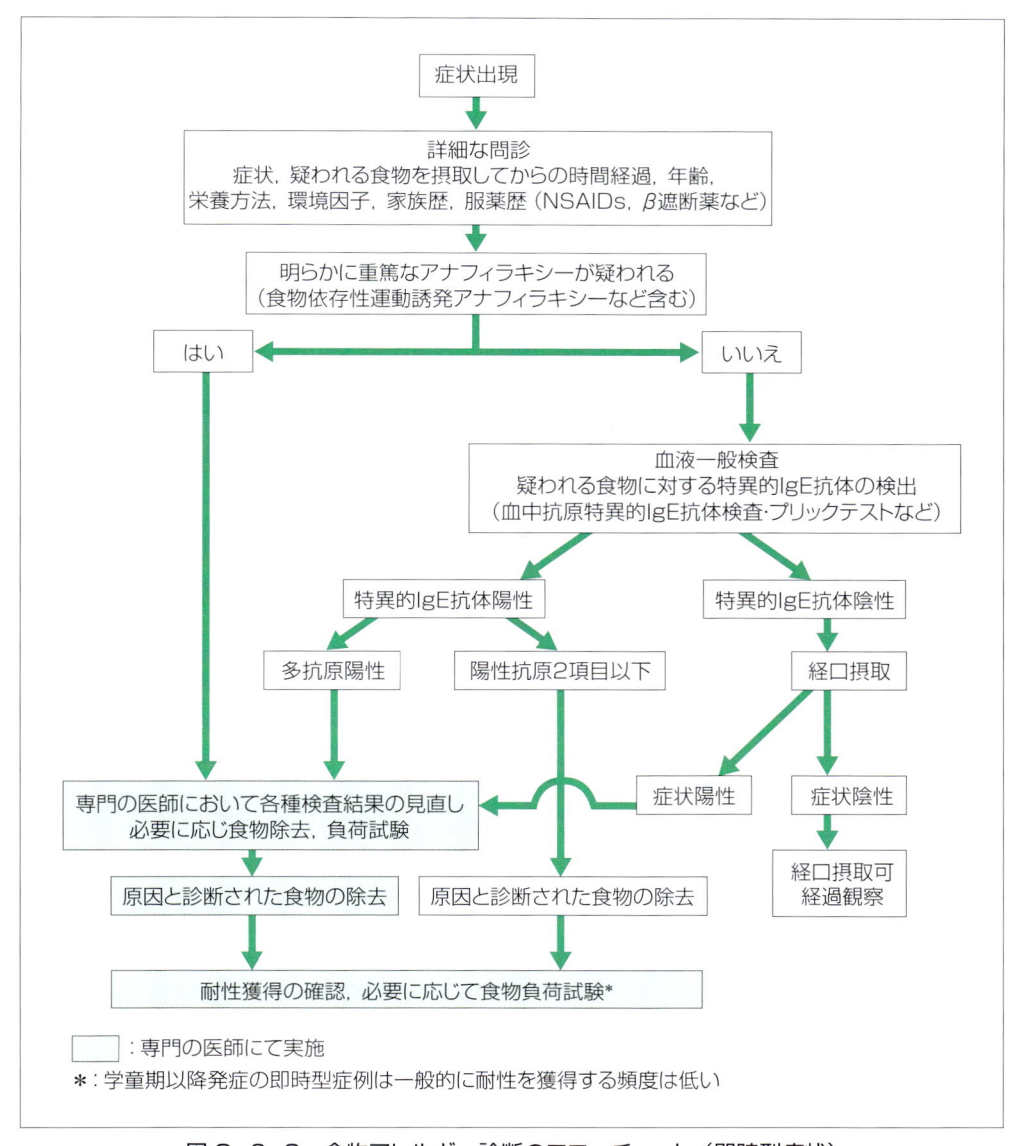

図G-6-3 食物アレルギー診断のフローチャート（即時型症状）
（厚生労働科学研究班：食物アレルギー診療の手引き2008より）

表 G-6-4　食物アレルギー患者への投与禁忌薬物

食物	含有成分	商品名	薬効分類
卵	塩化リゾチーム	ノイチーム®,アクディーム®,レフトーゼ® など 市販薬で塩化リゾチームを含有する総合感冒薬	消炎酵素
牛乳	タンニン酸アルブミン	タンナルビン® など	止瀉薬
牛乳	乳酸菌製剤	ラックビー R®,エントモール®,エンテロノン R®,アンチビオフィルス®,コレポリー R 散®	整腸薬
牛乳	カゼイン	ミルマグ錠®	制酸薬,緩下薬
牛乳	カゼイン	メデマイシンカプセル®	マクロライド系抗生物質製剤
牛乳	カゼイン	エマベリン L カプセル®	高血圧,狭心症治療薬
牛乳	カゼイン	ラコール®,ハーモニック-M®,ハーモニック-F®,アミノレバン EN®,エンシュア・H®,エンシュア・リキッド®	経腸栄養剤

＊:乳糖は散剤の調合に用いられたり,各種薬剤(カプセル,錠剤,散剤など)に添加されており,非常に感受性の高い牛乳アレルギーの患者に対して症状を誘発することがあるので注意が必要である.

(厚生労働科学研究班:食物アレルギー診療の手引き 2008 より)

栄養療法

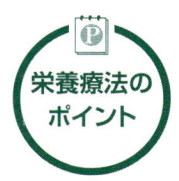

栄養療法のポイント
- 食事療法では食物アレルギーでは特定の原因食品(牛乳,鶏卵,小麦,大豆,魚介類など)が同定できる場合は摂取しない除去療法が原則である.
- しかし,むやみに除去するのではなく正しい診断に基づいた必要最小限の原因食物を除去し,栄養学的および精神的側面から総合的に治療すべきである.

①原因食物決定後に除去療法を行い経過観察するが,除去の程度は患者ごとの個別対応が必要である.
②除去の解除についてはフローチャートのようなプロセスが示されている(図 G-6-4).
③除去療法中でも必要な栄養素を代替食物から摂取し,栄養素の摂取不足のないようにする.牛乳除去食ではカルシウム不足に陥りやすい.除去食別の注意点には表 G-6-5のようなものがある.
④誤食によりアレルギーを発症することのないように指導を行う.
⑤発症頻度が高いか重篤な症状を誘発しやすい食物(特定原材料など)については,加工食品に含まれる場合アレルギー表示が義務付けられている(表 G-6-6).
⑥ハイリスク児(両親・同胞に食物アレルギー)に対して母親の妊娠中,授乳中の食物制限に

ついては十分な根拠はなく，現時点では推奨されていない．
⑦食物除去の指示書（診断書）が厚生労働省研究班から示されている（図G-6-5）．

（佐藤　和人）

参考文献

- 厚生労働科学研究班：食物アレルギーの診療の手引き 2008.
- 厚生労働省科学研究班：食物アレルギーの栄養指導の手引き 2008.
- 佐藤和人「免疫・アレルギー疾患」中村丁次ほか編；臨床栄養学，南江堂，2008, pp.289-307.
- 佐藤和人「アレルギー・免疫疾患」近藤和雄ほか編；臨床栄養学，第一出版，2009, pp.277-300.
- 佐藤和人「免疫・アレルギー」佐藤和人ほか編；エッセンシャル臨床栄養学　第5版，2009, pp.179-86.

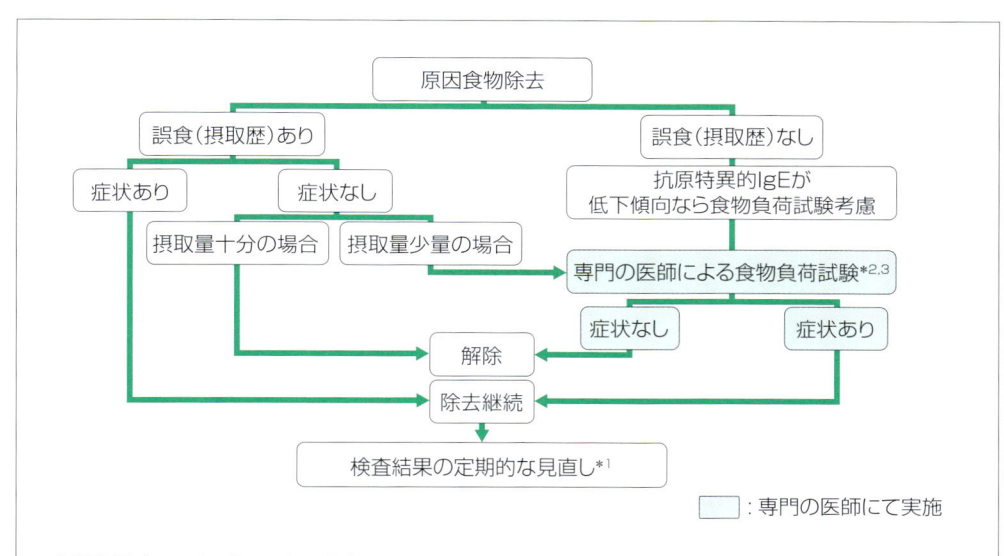

定期的検査のスケジュールの目安

	3歳未満	3歳以上6歳未満	6歳以上
＊1：抗原特異的IgE抗体	6か月ごと	6か月～1年ごと	1年ごとまたはそれ以上
＊2：食物負荷試験考慮＊	6か月～1年ごと	1～2年ごと	2～3年ごとまたはそれ以上
＊3：食物負荷試験方法	オープンチャレンジ	オープン・シングルブラインド・ダブルブラインドチャレンジ	オープン・シングルブラインド・ダブルブラインドチャレンジ

＊：アナフィラキシー例では原則的には食物負荷試験は行わない．ただし，乳幼児期発症例の中には耐性の獲得がみられることがあり，時期をみて実施することがある．

除去解除後の経過観察
- 食物負荷試験で陰性を確認したら，徐々に摂取量および摂取頻度を増加し，悪化しないことを確認する．
- 除去解除後も体調の悪い時には症状が出現することがあり，注意が必要である．
- 除去解除後，特異的IgE抗体の再上昇がみられたら，症状の悪化に注意し経過観察する．

図G-6-4　食物アレルギーの原因食物決定後の経過観察
（厚生労働科学研究班：食物アレルギー診療の手引き 2008 より）

表 G-6-5 除去食物別の栄養指導の要点

除去食物を使用せず，主食，主菜，副菜を組み合わせた献立をたて，バランスよく栄養素がとれるようにする．特に除去食物ごとに不足しやすい栄養素がある場合には，それを補う工夫を指導する．
家庭で日常的に使用する調味料や加工食品に除去食物が含まれる場合には，食生活の制限が大きくなるので，使用できる代替食材や献立を具体的に提案しながら指導する．

鶏卵アレルギー	・鶏卵を除去しても，ほかの食品を組み合わせることで栄養素が問題なく摂取できることを伝える ・鶏卵を使用できないことにより調理の利便性が低下するため，調理上の工夫点を説明する ・鶏卵は加熱により抗原性が大きく低減する．このため，加熱卵が摂取できても，生や半熟卵の摂取には注意を要する ・卵黄よりも卵白の方が抗原として反応することが多く，卵黄から解除になる場合が多い
牛乳アレルギー	・アレルギー用ミルクの利用は主治医の指示による．そのままで飲みにくい場合には，料理に使うなど利用上の工夫を伝える ・カルシウム摂取不足が問題となるためその摂取方法としてアレルギー用ミルクの利用，カルシウムを多く含む食品の種類や摂取の目安量などを具体的に伝える ・乳製品はアレルギー表示の代替表記などが複雑なため，表記をわかりやすく説明する ・牛乳は加熱や発酵させることで抗原性を低減させることは難しい
小麦アレルギー	・小麦は，パンやめんなどの主食の原材料であるため，患者の主食は米飯中心となる ・米粉や雑穀粉，澱粉などの代替食品を利用した代替調理の方法を紹介する ・しょうゆは原材料に小麦の表示があるが，完成したしょうゆには小麦の蛋白質は残存しないため，小麦アレルギーでもしょうゆを除去する必要は基本的にない
大豆アレルギー	・大豆アレルギーでも大豆以外の豆類の除去が必要なことは少なく，豆類をひとくくりにまとめて不必要な除去をしない ・精製した油に蛋白質はほとんど含まれないため，微量反応する重症な大豆アレルギーでなければ大豆油を除去する必要は基本的にない ・しょうゆやみそなどの調味料は，微量反応する重症な大豆アレルギーでなければ食べられる場合が多いため，主治医に摂取できるか確認する．摂取できない場合には，代替調味料の利用，購入方法を紹介する
魚アレルギー	・全ての魚種が食べられないことは多くないが，魚全般を除去する場合には，ビタミン D の摂取不足となりやすい．その場合，ビタミン D を多く含む食品（干しいたけ，きくらげなど）の利用を促す ・魚アレルギーであっても，魚のだし（かつおだしなど）は食べられる場合が多い．だしまで除去する場合は，しいたけ，こんぶなどでだしをとる方法を説明する ・青背魚や白身魚など，魚種を色で区別して除去をする必要はない．また，甲殻類，軟体類，貝類はそれぞれ魚とは別の抗原であり，魚介類とひとくくりにまとめて除去をしない
肉アレルギー	・肉アレルギーはあまり多くなく，また牛肉，豚肉，鶏肉の全てを除去する必要はほとんどない．除去する場合には，ヘム鉄摂取量や鉄吸収の低下による貧血の予防を考慮し，鉄分を多く含む食品の利用を勧める ・献立作成上の不自由度が大きいため，食べられる肉や代替食品による調理の工夫を伝える
果物，野菜アレルギー	・食べられるほかの果物や野菜で必要なビタミン，ミネラル，食物繊維などを摂取できるようにする ・果物や野菜は加熱により抗原性が低減するため，生の野菜や果物で症状が出る場合でも，加熱すれば摂取できることも多い
ピーナッツアレルギー	・学校給食で使用されたり，チョコレートなどの菓子類に含まれたりすることが多いため，誤食がないように注意する ・ピーナッツ，樹木ナッツ類（くるみ，カシューナッツなど），ごまなどをひとくくりにまとめて除去をしない
そばアレルギー	・そばと同じゆで汁でゆでたうどんを避けるなど，コンタミネーション（混入）に注意する
その他注意事項	・食物由来でない食品添加物や，精製されている油脂（例大豆油，ごま油など），糖類は一般的に食物アレルギーの原因とはならない ・野菜や肉などのアクには，仮性アレルゲンと呼ばれる薬理活性物質（ヒスタミンなど）を含むものがある．これが食品に多く含まれると，食物アレルギー症状に似た食物不耐症を起こすことがあるが，食物アレルギーとは異なる病態である．このため，食物アレルギー患者がアクの強い食品全般を除去する必要はない．料理の基本通りにアク抜きをすれば仮性アレルゲンが減り，不耐症を防ぐことができる

（厚生労働科学研究班：食物アレルギー栄養指導の手引き 2008 より）

表G-6-6 食物アレルギーの特定原材料等の名称

- 義務
  卵, 乳, 小麦, えび, かに, そば, 落花生
- 推奨
  あわび, いか, いくら, オレンジ, キウイフルーツ, 牛肉, くるみ, さけ, さば, ゼラチン, 大豆, 鶏肉, バナナ, 豚肉, まつたけ, もも, やまいも, りんご

アレルギー表示Q&A　http://www.mhlw.go.jp/topics/0103/tp0329-2b.html

名前＿＿＿＿＿＿＿＿＿＿＿＿＿＿＿＿＿＿＿＿＿＿（男・女）
生年月日　昭和・平成　　年　　月　　日生
診断名　＃1　食物アレルギー＿＿＿＿＿＿＿＿＿＿＿＿＿＿＿
　　　　＃2＿＿＿＿＿＿＿＿＿＿＿＿＿＿＿＿＿＿＿＿＿＿
　　　　＃3＿＿＿＿＿＿＿＿＿＿＿＿＿＿＿＿＿＿＿＿＿＿

1. 以下の食物の完全除去をお願いします（該当する食物に○）
   ①卵　　　④そば
   ②牛乳　　⑤ピーナッツ
   ③小麦　　⑥その他（＿＿＿＿＿＿＿＿＿＿＿＿）

   備考：
   アレルギー用ミルクの使用　必要（商品名：＿＿＿＿＿）・不要
   醤油の使用　可・不可

2. アナフィラキシー症状の既往（該当する項目に○）
   　　あり　　なし
   「あり」の場合：原因食物＿＿＿＿＿＿＿＿＿＿＿＿＿＿＿
   　　　　　　　発生年月　平成　　年　　月

3. 原因食物摂取時に症状が出現した場合の対応方法（該当する項目に○）
   ①内服薬（　　　　　　　　　　　　　　　　　　　　）
   ②自己注射（エピペン® 0.3mg・0.15mg）
   ③医療機関受診
   　医療機関名＿＿＿＿＿＿＿＿＿＿＿＿＿＿＿＿＿＿＿
   　電話番号　　　　－　　　　－

4. 本指示書の内容に関して6か月後・12か月後　に再評価が必要です.
   平成　年　月　日　医療機関名
   　　　　　　　　　電話番号　　　－　　　－
   　　　　　　　　　医師名　　　　　　　　　　　　　印

図G-6-5　食物除去の指示書（診断書）
（厚生労働科学研究班：食物アレルギーの診療の手引き 2008より）

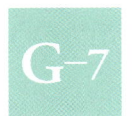

G-7 アレルギー性鼻炎，アレルギー性結膜炎
allergic rhinitis, allergic conjunctivitis

疾病の概要

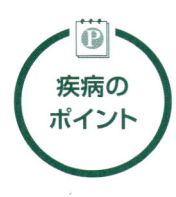

疾病のポイント
- 花粉などをアレルゲンとするⅠ型アレルギー反応による，アレルギー性鼻炎やアレルギー性結膜炎の症状を発現する．
- 花粉症のアレルゲンとして春はスギ，ヒノキ，夏はカモガヤ，スズメノテッポウ，秋はブタクサ，ヨモギなどが挙げられる．花粉の飛散時期に一致して症状が出現する．
- 通年性のものとしてハウスダストやダニが原因のアレルギーによるものがある．

1）診断基準

問診により季節性に症状が発現することを確認する．アレルギー性鼻炎では鼻鏡検査により鼻粘膜は蒼白浮腫状である．鼻汁や結膜分泌物には好酸球が増加している．皮膚反応検査や特異的IgE抗体測定によりアレルゲンを同定する．診断確定のため鼻粘膜誘発試験や点眼誘発試験を行うこともある．

2）分類と病態

1 分類

アレルギー性鼻炎・結膜炎には花粉症による季節性のものと通年性アレルギー性鼻炎・結膜炎がある．
通年性のアレルゲンとしてハウスダスト，ダニ，真菌などが挙げられ，気管支喘息を合併することがある．

2 病態

即時型のアレルギー反応により起こる．花粉などのアレルゲン（特異抗原）に感作された体内にアレルゲンが侵入することにより発症する．
鼻粘膜や結膜に多く存在する肥満細胞上のIgEレセプターに固着したIgE抗体にアレルゲンが結合すると，肥満細胞からヒスタミン，ロイコトリエンなどの化学伝達物質が遊離される．遊離された化学伝達物質により血管透過性亢進，血管拡張，浮腫，平滑筋収縮などの症状が起こる．

3）症状

アレルゲンが侵入すると肥満細胞上のIgE抗体に結合し細胞質内の化学伝達物質が放出される．
アレルギー性鼻炎ではくしゃみ，水様性鼻漏，鼻閉が主症状である．
アレルギー性結膜炎では流涙，眼瘙痒感，眼球充血・浮腫を起こす．その他，鼻炎と結膜炎は同時に起こることが多い．咽・喉頭瘙痒感，咳，痰，喘鳴などの症状を示すこともある．

4）検査所見

アレルギー性鼻炎では鼻鏡検査すると鼻粘膜は蒼白浮腫状となっている．鼻汁や結膜分泌物には好酸球が増加している．

皮膚反応検査や特異的IgE抗体測定によりアレルゲンを同定する．

診断確定のため鼻粘膜誘発試験や点眼誘発試験を行うこともある．

5）治　療

治療としては原因となる花粉などのアレルゲンを回避することである．花粉症のアレルゲンに対する減感作療法はハウスダストやダニの場合ほど有効ではない．薬物療法として抗ヒスタミン薬，抗アレルギー薬が主に用いられ，局所ステロイド薬（点眼・点鼻薬）も使用される．

栄養療法

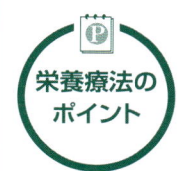

栄養療法のポイント
- アレルギー性鼻炎，結膜炎に対する栄養療法は確立されていない．
- $n-3$系多価不飽和脂肪酸の抗アレルギー作用が期待されている．
- 抗酸化ビタミンの抗アレルギー作用も期待されている．
- プロバイオティクスやプレバイオティクスの効果が期待されている．

①アレルギー性鼻炎や結膜炎に対する栄養療法について確実な効果は証明されていない．
②食生活の欧米化との関連性が指摘されている．飽和脂肪酸や$n-6$系多価不飽和脂肪酸の過剰摂取がアレルギーの病態悪化に働くのに対して，$n-3$系多価不飽和脂肪酸の抗アレルギー効果が期待されている．
③ビタミンCやビタミンEなどの抗酸化作用を有する栄養素の抗アレルギー効果が期待されている．
④アレルギーと腸内細菌との関連性が注目され，プロバイオティクスやプレバイオティクスの効果が期待されている．
⑤健康食品の効果で確実なものはない．例えば甜茶ポリフェノールはアレルギーで生じるヒスタミンの軽減作用があるともいわれるが効果は不明である．
⑥花粉加工食品ではアナフィラキシーショック発症例がある．

（佐藤　和人）

参考文献

- 佐藤和人「免疫・アレルギー疾患」中村丁次ほか編：臨床栄養学，南江堂，2008, pp.289-307.
- 佐藤和人「アレルギー・免疫疾患」近藤和雄ほか編：臨床栄養学，第一出版，2009, pp.277-300.
- 佐藤和人「免疫・アレルギー」佐藤和人ほか編：エッセンシャル臨床栄養学 第5版，2009, pp.179-86.
- 独立行政法人国立健康・栄養研究所：健康食品の安全性・有効性情報（Web），2009.

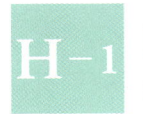

H-1 急性糸球体腎炎
acute glomerulonephritis

疾患の概要

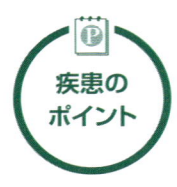

疾患のポイント
- 血尿，蛋白尿，高血圧，腎機能〔糸球体濾過量（値）〕の低下，ナトリウムと水の貯留が急激に出現する臨床診断名（症状による診断名）である．
- 先行する明らかな腎疾患の既往がなく，多くは上気道炎などの感染症症状の後，一定（1～3週間）の潜伏期間を経て，突発的に浮腫，血尿，血圧上昇を三主徴として発症する．
- 原因としてはA群β溶連菌感染後糸球体腎炎が最も多く，80～90％を占める．

1）診断基準

世界保健機関（WHO）による糸球体疾患の臨床症候群の定義では，急性糸球体腎炎（症候群）は急性に発症する血尿，蛋白尿，高血圧，糸球体濾過量（値）低下および水分とナトリウム貯留を呈する症状群とされている．

2）分類と病態

原因としてはA群β溶連菌感染後糸球体腎炎（急性溶連菌感染後糸球体腎炎）が最も多いが，肺炎球菌，ブドウ球菌，さまざまなウイルスなど非溶連菌性の場合もある．
さらに，膜性増殖性糸球体腎炎やIgA腎症などの腎疾患でも急性糸球体腎炎の症状を呈することがある．

3）症　状

先行する明らかな腎疾患の既往がなく，多くは上気道炎などの感染症症状の後，一定（1～3週間）の潜伏期間を経て，突発的に浮腫，血尿，血圧上昇を三主徴として発症する．
浮腫，高血圧は75％以上の症例にみられる．一般に浮腫は軽く，眼瞼や上肢に認めることが多く，浮腫，高血圧は利尿が得られるとともに消失する．
顕微鏡的血尿は全例に，肉眼的血尿は約30％に認められる．血尿は1～3か月で消失するが，それ以上に持続する場合もある．軽度の蛋白尿もほぼ全例に認めるが，多くは1～2か月で消失する．一方，多量の蛋白尿が持続する場合は，長期間の乏尿や無尿とともに予後不良の徴候である．

4）検査所見

1 尿検査

血尿はほぼ全例にみられ，尿沈渣に変形赤血球や赤血球円柱を認める．蛋白尿は発症後1～2週間後にみられるが軽度（＜1.0 g/日）のことが多く，ネフローゼ症候群を呈するのはまれである（10％以下）．

2 血液検査

血清クレアチニン値の上昇，高尿素窒素血症，糸球体濾過量（値）（glomerular filtration rate：GFR）の低下を認めるが，腎機能は1〜2か月で正常化する．

急性溶連菌感染後糸球体腎炎では主に，補体副経路が活性化するため，血清C4値は正常で，C3とCH50値が低下するが，発症後8週までにほぼ正常化する．

また，急性溶連菌感染後糸球体腎炎では抗ストレプトリジン-O（ASO）値や抗ストレプトキナーゼ（ASK）値が感染1〜3週後から上昇し，診断に有用である．

3 細菌検査

腎炎発症時に細菌培養による原因細菌の検出率は低いが，初診時の培養検査は周囲への感染制御の目的で必要である．

4 画像検査

①胸部単純X線検査：溢水状態（心不全）では胸水貯留，肺紋理の増強，心胸郭比（CTR）の拡大を認める．
②腹部超音波検査：腎の腫大や腹水の貯留を認める．

5 腎病理検査

①光学顕微鏡所見：多核白血球の浸潤を伴うびまん性管内増殖性糸球体腎炎の像を呈する（図H-1-1）．
②免疫蛍光所見：糸球体係蹄壁に沿ってC3が顆粒状に沈着する．免疫複合体の沈着パターンにより，starry sky，mesangial，garland patternの3つに分類されるが，garland patternではネフローゼ症候群を呈し予後が不良である[1,2]．
③電子顕微鏡所見：糸球体上皮下のラクダの瘤状の高電子密度沈着物"hump"を認める（図H-1-2）．

5）治　療

一般に，急性糸球体腎炎はself limitingな疾患であり，安静，保温，食事療法が中心となるが，特に急性期（発病初期）は入院および自宅での安静臥床が必要であり，1〜2か月の後に徐々に安静を解除する．

1 薬物療法

扁桃炎などの感染源が存在すればペニシリンなどの抗生物質の投与を行うが，すでに発症した腎炎には治療効果はない．

浮腫，心不全，高血圧に対しては食塩制限のみで不十分な場合には利尿薬（フロセミド，スピロノラクトンなど）や降圧薬などを使用する．

ネフローゼ症候群を呈した場合には副腎皮質

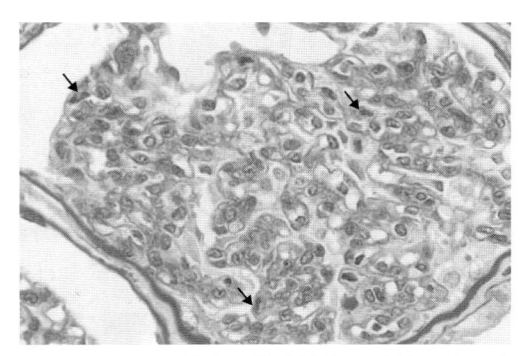

図H-1-1　急性溶連菌感染後糸球体腎炎の光顕像
糸球体血管係蹄内への好中球浸潤（矢印）を認め，管内増殖性腎炎像を呈する．

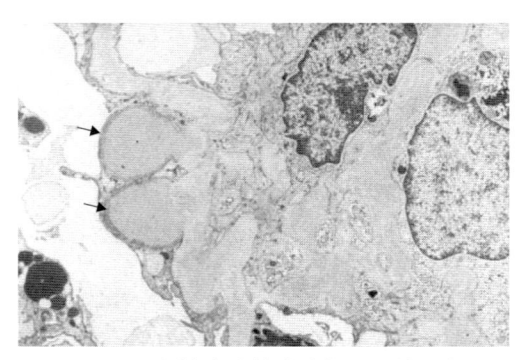

図H-1-2　急性溶連菌感染後糸球体腎炎の電顕像
糸球体上皮細胞側にラクダの瘤状の高電子沈着物（矢印）を認める．

ステロイド薬を使用する場合もある．

2 血液浄化療法

利尿薬などで改善しない心不全や高カリウム血症の持続，急性腎不全による尿毒症の場合は血液浄化療法を行う．

栄養療法

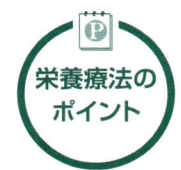

栄養療法のポイント
- 急性期（乏尿期，利尿期），回復期および治癒期ごとの食事療法が規定されている．
- 急性期（特に乏尿期）には食塩制限と水分制限が重要である．
- 腎機能低下例では0.5～1.0 g/kg/日の蛋白制限を行い，回復とともに1.0～1.2 g/kg/日へ増量する．
- 高カリウム血症がある場合はカリウム制限を行う．
- 1～数か月後，尿検査や腎機能検査などにより治癒と判断された場合は食事制限を解除する．

1）食事療法

急性糸球体腎炎は，急性期，回復期および治癒期に分けられ，それぞれの病期ごとに食事療法が推奨されている（表H-1-1）[3]．

急性期にはGFRが低下，ナトリウムや水分の排泄障害があるため食塩制限と水分制限が重要である．特に，水分制限については，食事中の水分量と直接水分量（服薬などで飲む水分量も含め）を併せて管理することが大切である．

また，一過性に腎機能障害をきたすことがあるため，蛋白制限（0.5～1.0 g/kg/日）が必要となることがある．体内での蛋白質の異化亢進を抑えるために炭水化物や脂肪を中心にエネルギーを確保する．腎機能の回復とともに蛋白制限を解除し1.0～1.2 g/kg/日へ増量する．

高カリウム血症（5.5 mEq/L以上）がある場合はカリウム制限を行う．乏尿期には浮腫，高血圧の改善のため食塩を0～3 g/日の制限，尿量＋不感蒸泄量の水分制限を行う．

しかし，小児例では成長期であることも考慮し，過剰な食事制限には注意が必要である．

急性糸球体腎炎の予後は一般に良好であり，1～数か月後の尿検査や腎機能検査などにより治癒と判断された場合は食事制限を解除する．

2）栄養療法のアセスメント

1 食事内容の評価

食事内容を定期的にモニタリングすることは，医師の指示した食事指導が守られていることの評価と，低蛋白食による栄養障害が引き起こされていないかなどの評価にも大切である．

1）蛋白摂取量の推定方法

24時間蓄尿を行い，尿中への尿素窒素排泄量を測定し，マロニーの式から蛋白摂取量（g/日）を推定する[4]．

・推定蛋白摂取量（g/日）
　＝〔1日尿中窒素排泄量（g/日）＋0.031×その時点での体重（kg）〕×6.25

表H-1-1 急性糸球体腎炎の食事基準

	総エネルギー (kcal/kg*1/日)	蛋白質 (g/kg*1/日)	食塩 (g/日)	カリウム (g/日)	水分
急性期（乏尿期・利尿期）	35*2	0.5	0〜3	5.5mEq/L以上の時は制限する	前日尿量＋不感蒸泄量
回復期および治癒期	35*2	1.0	3〜5	制限せず	制限せず

＊1：標準体重
＊2：高齢者，肥満者に対してはエネルギーの減量を考慮する
（日本腎臓学会編；腎疾患患者の生活指導・食事療法に関するガイドライン，1998, p.74）

2) 食塩摂取量の推定方法

食塩摂取量の推定は，食事調査あるいは尿中ナトリウム排泄量から推定する方法が考えられるが，食塩摂取には個人間変動や日間変動は大きく，食生活調査で食塩摂取量を推定するのは困難な場合が多い．そこで，食塩摂取量は尿中ナトリウム排泄量から推定され，24時間蓄尿と随時尿から推定する計算式を以下に示す．

・24時間蓄尿からの推定式
　推定食塩摂取量（g/日）
　　＝1日尿中ナトリウム排泄量（mmol/日）×1/17
・随時尿と推定クレアチニン（Cr）排泄量から24時間ナトリウム排泄量の推定式[5]

24時間蓄尿は操作上簡便さに欠けるが，随時尿は簡便に実施が可能であり，減塩の到達度をフォローする方法として有用と考えられる．

・24時間ナトリウム排泄量（mmol/日）
　＝$21.98 \times [(Nas/Crs) \times Pr.UCr_{24}]^{0.392}$
　Nas：随時尿Na濃度（mEq/L），Crs：随時尿Cr濃度（mg/dL），$Pr.UCr_{24}$：24時間尿
・Cr排泄量推定値（mg/日）
　＝$-2.04 \times$年齢$+14.89 \times$体重(kg)$+16.14 \times$身長(cm)-2244.45

（宇都宮　保典）

引用文献

1) Sorger K, et al：The garland type of acute postinfecious glomerulonephritis：morphological characteristics and follow-up studies. Clin Nephrol, 20, 1983, pp.17-26.
2) Suyama K, Kawasaki Y, Suzuki H：Girl with garland-pattern poststreptococcal acute glomerulonephritis presenting with renal failure and nephrotic syndrome. Pediatr Int, 49, 2007, pp.115-17.
3) 日本腎臓学会編；腎疾患患者の生活指導・食事療法に関するガイドライン，1998, p.74.
4) Maroni BJ, Steinman TI, Mitch WE：A method for estimating nitrogen intake of patients with chronic renal failure. Kidney Int, 27, 1985, pp.58-65.
5) Tanaka T, et al：A simple method to estimate population 24-h urinary sodium and potassium excretion using a casual urine specimen. J Hum Hypertens, 16, 2002, pp.97-103.

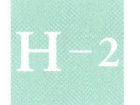

H-2 慢性腎臓病（慢性糸球体腎炎症候群）
chronic kidney disease；CKD（chronic glomerulonephritis）

疾患の概要

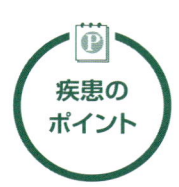

疾患のポイント
- 慢性糸球体腎炎症候群は糸球体に原発する慢性炎症性疾患である．
- 近年，慢性的に進行する腎疾患は慢性腎臓病（chronic kidney disease；CKD）と定義され，持続性（3か月以上）の蛋白尿または腎障害により診断される．
- CKDのStageは推定糸球体濾過量（値）（eGFR）で分類される．
- CKDは末期腎不全および心血管疾患の重要な危険因子である．
- CKDはそのStageごとに適切な治療を行うべきである．

今までは，慢性糸球体腎炎症候群は糸球体に原発する慢性炎症性疾患であり，1年以上の年余にわたり，腎機能が低下する疾患群とされていたが，その定義の不均一性などから，近年，慢性的に進行する腎疾患は慢性腎臓病と定義された．すなわち，現在は，慢性糸球体腎炎症候群は慢性腎臓病の一疾患と考えられている．

そこで，本項では慢性腎臓病（CKD）について述べる．

1）診断基準

K/DOQI（Kidney Disease Outcome Quality Initiative，腎臓病予後改善イニシアチブ）および日本腎臓学会によるCKDの定義を表H-2-1示す[1,2]．

表H-2-1 慢性腎臓病（CKD）の定義
①尿異常，画像診断，血液，病理で腎障害の存在が明らか
　―特に蛋白尿の存在が重要―
②糸球体濾過量（GFR）＜60 mL/分/1.73 m^2
①，②のいずれか，または両方が3か月以上持続する．

2）分類と病態

1 分 類

CKDの病期は，腎機能の評価指標である糸球体濾過量（値）（glomerular filtration rate；GFR）により分類されている（表H-2-2）．また，Stage分類において，移植患者の場合にはT（transplantation）を，Stage5で透析を受けている場合にはD（dialysis）をつけることで，病期をより明確に表すようにしている．

2 病 態

CKDの原因としては，IgA腎症をはじめとする慢性糸球体腎炎や肥満，生活習慣関連の腎疾患がある（図H-2-1）．また，最近の疫学調査より，CKDでは心筋梗塞，心不全および脳卒中の発生率が高いことにより，CKDは心血管疾患（CVD）の危険因子であることが示され，CKDとCVDとの間に共通する因子が考えられている〔心腎連関（図H-2-2）参照〕[3,4]．

表 H-2-2 慢性腎臓病（CKD）の定義と病期分類（K/DOQI ガイドライン）[1]

病期 Stage	重症度の説明	推定 GFR 値 (mL/分/1.73m²)	診療計画 (clinical action plan)
	腎症のハイリスク群（CKD には至っていない病期）	CKD 危険因子が存在する（糖尿病，高血圧など）（≧90）	CKD スクリーニングの実施（アルブミン尿など） CKD 危険因子の減少に努める
1	腎障害（＋） GFR は正常または亢進	≧90	**CKD の診断と治療の開始** 　併発疾患（comorbidity）の治療 　CKD 進展を遅延させる治療 　CVD リスクを軽減する治療
2	腎障害（＋）	GFR 軽度低下 60〜89	CKD 進行の予測
3	腎障害（＋）	GFR 中等度低下 30〜59	CKD 合併症を把握し治療する（貧血，血圧上昇，続発性上皮小体機能亢進症など）
4	腎障害（＋）	GFR 高度低下 15〜29	透析または腎移植を準備する
5 5D	腎不全 透析期	<15 透析	透析または腎移植の導入（もし尿毒症の症状があれば）

GFR：glomerular filtration rate（糸球体濾過量），CVD：cardiovascular disease（心血管疾患）．
透析患者（血液透析，腹膜透析）の場合には D，移植患者の場合には T をつける．
(National Kidney Foundation：K/DOQI clinical practice guidelines for chronic kidney disease：evaluation, classification and stratification. Am J Kidney Dis, 39, 2002, S1-S266.)

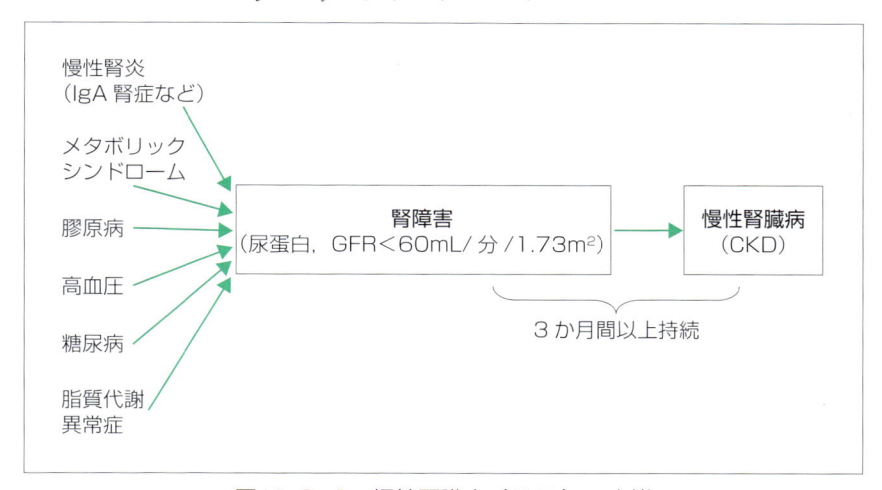

図 H-2-1 慢性腎臓病（CKD）の病態

3 症 状

　CKD は一般に自覚症状に乏しく，微量アルブミン尿，蛋白尿などの尿異常から始まり，徐々に腎機能が低下して末期腎不全に進行する[5]．腎機能の低下に伴い，高血圧や貧血，高カリウム血症，カルシウム・リン代謝異常が出現する．CKD 発症のリスクファクターとして，高齢，CKD の家族歴，脂質異常症，高尿酸血症，高血圧，耐糖能異常や糖尿病，肥満およびメタボリックシンドローム，膠原病，感染症，尿路結石などがある．

　また，ハイリスク群の CKD 患者では，心筋梗塞，心不全，脳梗塞などの CVD の発症率が高くなるために，CVD 合併に関する注意も必要である[6]．

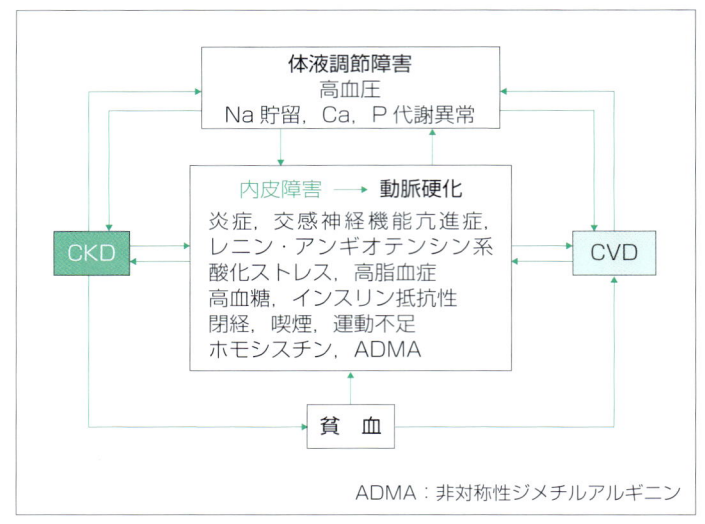

図 H-2-2 心腎連関
体液調節障害，内皮障害による動脈硬化，貧血が悪循環をきたす．
（日本腎臓学会編：CKD 診療ガイド 2009，東京医学社，2009, p.26）

3）検査所見

1 尿検査

CKD（慢性腎臓病）における尿異常では蛋白尿・血尿，特に持続性（3か月以上）蛋白尿の存在が診断上重要である．健常者でも尿中にわずかな蛋白が出ているが，1日 150 mg 以上持続的に排泄している場合を病的と判断される．蛋白尿の陽性者では，早朝尿や蓄尿による蛋白の定量を行う．蓄尿が不可能な場合，尿蛋白濃度と尿中クレアチニン濃度比（UP/Ucr）を計算する．UP が 0.5 g/日以上あるいは UP/Ucr が 1.0 以上の場合や蛋白尿・血尿がともに陽性の場合は腎生検を含めた精密検査が必要である．一方，試験紙法で蛋白尿が陰性であっても，糖尿病患者では微量アルブミン尿の測定が勧められる．

2 腎機能検査

腎機能の評価法には以下のものがある．
①内因性クレアチニンクリアランス（Ccr）
②推定糸球体濾過量（値）（eGFR）
③イヌリンクリアランス（Cin）
④血清シスタチン C 濃度
⑤血清ペントシジン濃度など

Ccr や Cin は，外来などでは簡単に測定できないため，より簡便に腎機能を評価する方法として，血清クレアチニン（Cr）値を用いた下記の日本人用の Modification of diet in renal disease（MDRD）計算式により推定される糸球体濾過量（値）が用いられる[2]．

・推定糸球体濾過量（値）〔estimated glomerular filtration rate；eGFR（mL/分/1.73m^2）〕
  =194× 血清 Cr 値$^{-1.094}$× 年齢$^{-0.287}$（女性では 0.739 をかける）

現在，CKD は GFR の値により Stage が決定されている（表 H-2-2）．

3 画像検査

胸腹部 X 線検査，超音波検査（腎エコー），腹部 CT を行い，腎の形態変化と合併症の有無をチェックする．萎縮腎（腎長径＜9 cm）の場合には急性変化ではなく，長期の腎障害が推測され，腎機能の回復は期待できない．

4 腎組織検査

原疾患の確定には腎生検による組織診断が必要である．一般に，UP が 0.5 g/日以上あるいは UP/Ucr が 1.0 以上の場合や蛋白尿・血尿

がともに陽性の場合は腎生検の適応と考えられる．糸球体腎炎の多くは免疫複合体型腎炎であり，主なものとして，IgA腎症を代表とするびまん性増殖性糸球体腎炎，膜性腎症，膜性増殖性糸球体腎炎がある．

4) 治 療

1 薬物療法

蛋白尿，腎機能などの臨床症状，および腎組織病型や活動性により異なる．腎炎の発症には血小板や凝固能の亢進が関与していることが知られている．

1) 尿蛋白が持続する例

抗血小板薬（塩酸ジラゼプ，ジピリダモール）および抗凝固薬（ワルファリン，ヘパリン）を投与する．最近では，IgA腎症において，Ccrが70 mL/分以上で，蛋白尿が0.5 g/日以上持続し，組織活動性の高い場合は副腎皮質ステロイド薬を使用している[7]．

2) 高血圧を伴う症例

降圧薬の投与を行い，腎障害を認める場合は血圧を130/80 mmHg未満に管理する．

3) 尿蛋白（1 g/日以上）を認める場合

125/75 mmHg未満を目標に管理する[2,8,9]．原則として降圧薬はアンギオテンシン変換酵素（ACE）阻害薬かアンギオテンシンII受容体拮抗薬（ARB）を使用する（図H-2-3）．

4) 腎不全の場合

治療として尿毒症毒素を体内から除去する目的で経口吸着炭素製剤（クレメジン®）が投与されている[10]．

2 治療効果の判定

慢性糸球体腎炎における治療の効果を判定する所見は以下の通りである．
①臨床症状が改善されていること

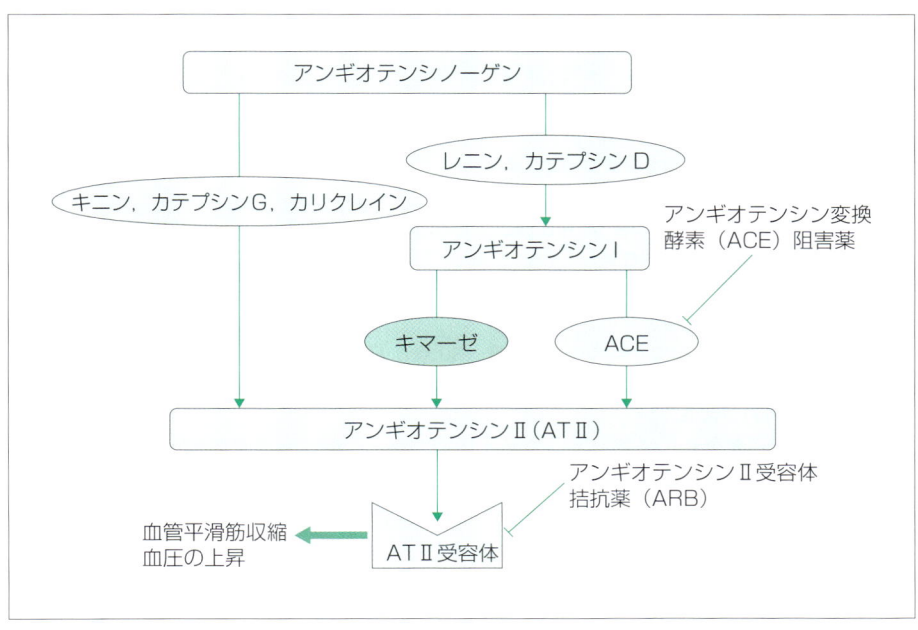

図H-2-3 アンギオテンシン変換酵素阻害薬とアンギオテンシンII受容体拮抗薬の作用機序
ACE阻害薬はアンギオテンシンII（ATII）の産生を抑制し，ARBはATIIを受容体レベルで阻害する．

②腎機能（GFR）が保持されていること
③尿蛋白が減少していること（1g/日未満）
④血圧が管理されていること
⑤血清脂質が正常化されていること
⑥血糖値がコントロールされていること
⑦腎組織学的改善を認めること

3 生活指導

蛋白尿の程度，高血圧の有無，腎機能により生活指導が異なる．運動は，腎の血行動態や蛋白排泄に影響を与えることが知られており，慢性腎炎で高血圧，1g/日以上の蛋白尿が持続するもの，高度腎障害を認めるものは高度な生活制限の対象とされる．

4 透析療法

末期腎不全になると透析療法が必要となる．末期腎不全患者の透析導入に関しては，厚生省（現厚生労働省）の長期透析導入基準（厚生省科学研究・腎不全医療研究班 1991年）を参考にする（表H-2-3）．

これは，臨床症状，腎機能，日常生活障害度を点数化し，合計60点以上を透析導入基準としている．

表H-2-3 慢性腎不全に対する長期透析療法適応基準

保存療法では改善できない慢性腎機能障害，臨床症状，日常生活能の障害を呈し，以下のI～III項目の合計点数が原則として60点以上となったときに長期透析療法への導入適応とする．

ガイドライン

I．腎機能
持続的に血清クレアチニン8.0mg/dL以上（あるいは，クレアチニンクリアランス10mL/分以下）の場合を30点，5～8未満（または10～20未満）を20点，3～5未満（または20～30未満）を10点とする．

II．臨床症状
1．体液貯留：高度な全身性浮腫，肺水腫，胸水，腹水など
2．体液異常：電解質，酸素基平衡異常など
3．消化器症状：悪心・嘔吐・食欲不振など
4．循環器症状：重症高血圧・心包炎・心不全など
5．神経症状：意識障害・麻痺など
6．血液異常：高度な貧血，出血傾向など
7．糖尿病網膜症：Scott分類III以上
これらの1～7小項目のうち3個以上のものを高度（30点），2個を中等度（20点），1個を軽度（10点）とする．

III．日常生活障害度
尿毒症のため起床できないものを高度（30点），日常生活が著しく制限されているものを中等度（20点），通勤，通学あるいは家庭内労働が困難となった場合を軽度（10点）とする．
ただし，年少者（15歳以下），高齢者（60歳以上）あるいは高度な全身性血管障害を合併する場合，全身状態が著しく障害された場合などはそれぞれ10点を加算すること．

（厚生省科学研究・腎不全医療研究班，1991）

栄養療法

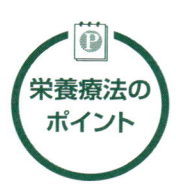

栄養療法のポイント

- 慢性腎臓病（CKD）の食事療法は，体液・電解質に関連した食塩，水分，カリウム，リンや三大栄養素（炭水化物，脂質，蛋白質）に対する指導である．
- 2007年，日本腎臓学会よりCKDのStage分類に従った改訂食事指導ガイドラインが提唱された．
- CKD Stage3以上では，蛋白質の摂取制限（0.6〜0.8 g/kg/日）が有益である．
- 食塩摂取量の基本は6 g/日未満である．
- エネルギー量は30〜35 kcal/kg/日にする（糖尿病で肥満の場合では25〜30 kcal/kg/日）．
- CKDの発症・進展の抑制には，生活習慣の改善が重要である．

1）食事療法

CKDの食事療法は，体液・電解質に関連した食塩，水分，カリウム，リンや三大栄養素（炭水化物，脂質，蛋白質）に対する指導が中心である．食事療法が必要な病態とそれに対する食事内容の要点を表H-2-4に示す．

1997年に日本腎臓学会から腎疾患患者の食事療法に関するガイドラインが発表されているが[11]，最近，CKDのStage分類が新たに呈示され，CKD患者の食事療法もこれと整合性をとる必要性が生じてきた．

そこで，日本腎臓学会で改訂小委員会が組織され，従来の腎疾患患者の食事基準の中でCKDに関する部分の改訂が行われた[12]．表H-2-5に食事療法が必要な病態とそれに対する食事療法の要点を示す[2]．

1 蛋白質

慢性腎炎においては低蛋白食は糸球体への負荷を軽減し，蛋白尿を減少させ，腎機能を保持させる効果があると考えられている[13]．

従来の慢性糸球体腎炎の食事基準[11]では，腎機能（Ccr）が71 mL/分以上で進行が明らかでない場合は，蛋白質は制限せず，Ccrが70 mL/分以下では0.6〜0.7 g/kg/日の低蛋白食を開始することが推奨されている．

一方，2007年の改訂ガイドライン（表H-2-4）[12]では，CKD Stage1〜3では，尿蛋白別に食事療法基準を提示している．すなわち，薬物療法などで尿蛋白量が抑制（0.5 g/日未満）されていれば，GFRが60 mL/分以上では腎疾患を有していても食事療法として特化する必要はないとされている．

また，透析患者においては，血液透析患者では，蛋白質摂取推奨量は1.0〜1.2 g/kg/日であり，腹膜透析では1.1〜1.3 g/kg/日と健常者よりも"高蛋白食"が勧められている．

2 食塩

CKDでは食塩の過剰摂取により高血圧をきたしやすく，さらに腎機能の低下した状態では，細胞外液量の増加を招き，浮腫，心不全，肺水腫などの原因となる．

CKD患者の食塩摂取量は6 g/日未満を基本とする．ただし，CKD Stage1〜2で高血圧や体液過剰を伴わない場合には，食塩摂取量は10 g/日未満とする．一方，Stage4〜5で体液過剰の徴候（高度な高血圧，心不全，肺水腫など）

表 H-2-4　成人の慢性腎臓病の食事療法基準

ステージ（病期）	エネルギー (kcal/kg/day)	蛋白質 (g/kg/day)	食塩 (g/day)	カリウム (mg/day)
ステージ1（GFR≧90）				
尿たんぱく量 0.5g/day 未満（注2）	27〜39（注1）	ad lib	10未満（注3）	
尿たんぱく量 0.5g/day 以上	27〜39（注1）	0.8〜1.0	6未満	
ステージ2（GFR 60〜89）				
尿たんぱく量 0.5g/day 未満（注2）	27〜39（注1）	ad lib	10未満（注3）	
尿たんぱく量 0.5g/day 以上	27〜39（注1）	0.8〜1.0	6未満	
ステージ3（GFR 30〜59）				
尿たんぱく量 0.5g/day 未満（注2）	27〜39（注1）	0.8〜1.0	3以上6未満	2,000以下
尿たんぱく量 0.5g/day 以上	27〜39（注1）	0.6〜0.8	3以上6未満	2,000以下
ステージ4（GFR 15〜29）	27〜39（注1）	0.6〜0.8	3以上6未満	1,500以下
ステージ5（GFR＜15）	27〜39（注1）	0.6〜0.8（注4）	3以上6未満	1,500以下
ステージ5D（透析療法中）次項に示す				

kg：身長(m)^2×22 として算出した標準体重，GFR：糸球体濾過量（値）(mL/分/1.73m^2)，ad lib：任意
注1：厚生労働省策定の日本人の食事摂取基準 2005 年版と同一とする．性別，年齢，身体活動レベルにより推定エネルギー必要量は異なる（別表に示すとおり）．
注2：蓄尿ができない場合は，随時尿での尿たんぱく/クレアチニン（UP/Ucr）比 0.5．
注3：高血圧の場合は 6 未満．
注4：0.5g/kg/day 以下の超低たんぱく食が透析導入遅延に有効との報告もある．

ステージ5D 血液透析（週3回）

エネルギー (kcal/kg/day)	たんぱく質 (g/kg/day)	食塩 (g/day)	水分 (mL/day)	カリウム (mg/day)	リン (mg/day)
27〜39（注1）	1.0〜1.2	6未満	できるだけ少なく（15mL/kgDW/day 以下）	2,000以下	たんぱく質(g)×15以下

kg：身長(m)^2×22 として算出した標準体重，kgDW：ドライウエイト（透析時基本体重）
注1：厚生労働省策定の日本人の食事摂取基準 2005 年版と同一とする．性別，年齢，身体活動レベルにより推定エネルギー必要量は異なる（別表に示す通り）．

ステージ5D 腹膜透析

エネルギー (kcal/kg/day)	たんぱく質 (g/kg/day)	食塩 (g/day)	水分 (mL/day)	カリウム (mg/day)	リン (mg/day)
27〜39（注1）	1.1〜1.3	尿量(L)×5 + PD除水(L)×7.5	尿量+除水量	制限なし（注2）	たんぱく質(g)×15以下

kg：身長(m)^2×22 として算出した標準体重
注1：厚生労働省策定の日本人の食事摂取基準 2005 年版と同一とする．性別，年齢，身体活動レベルにより推定エネルギー必要量は異なる（別表に示す通り）．透析液からの吸収エネルギー分を差し引く．
注2：高カリウム血症では血液透析と同様に制限．

（日本腎臓学会，2007）

があれば，より厳格な塩分制限（3〜6g/日未満）が必要となる．

　ただし，特に高齢者における過度な塩分制限は食欲を低下させ，脱水から腎機能を悪化させることがあるので注意が必要である．

3　エネルギー量

　CKD（慢性腎臓病）患者におけるエネルギー必要量に関して，改訂のガイドライン（表H-2-4）では，すべてのStageにおいて日本人の食事摂取基準 2005 年版[14)]に準拠し，健常者と

表 H-2-5 腎疾患の病態と食事療法の基本

病態	食事療法	効果
糸球体過剰濾過	食塩制限（6 g/日未満） たんぱく質制限（0.6〜0.8 g/kg/日）	尿蛋白量減少 腎障害進展の遅延
細胞外液量増大	食塩制限（6 g/日未満）	浮腫軽減
高血圧	食塩制限（6 g/日未満）	降圧，腎障害進展の遅延
高窒素血症	たんぱく質制限（0.6〜0.8 g/kg/日）	血清尿素窒素低下 尿毒症症状の抑制
高カリウム血症	カリウム制限（1,500 mg/日以下）	血清カリウム低下
高リン血症	たんぱく質制限（0.6〜0.8 g/kg/日） リン制限（mg）（たんぱく質 g×15）	血清リン低下 血管石灰化抑制
代謝性アシドーシス	たんぱく質制限（0.6〜0.8 g/kg/日）	代謝性アシドーシスの改善

標準体重(kg) = 身長(m)^2 × 22

（日本腎臓学会編；CKD 診療ガイド 2009，東京医学社，2009，p.61）

表 H-2-6 年齢，性別，生活強度別にみた推定エネルギー必要量（標準体重当たり）

	男性		女性	
	身体活動レベル		身体活動レベル	
	Ⅰ	Ⅱ	Ⅰ	Ⅱ
70 以上（歳）	28	32	27	31
50〜69（歳）	32	37	31	36
30〜49（歳）	33	39	32	38
18〜29（歳）	36	42	35	41

注1：推定エネルギー必要量＝標準体重×表中に示す標準体重当たりエネルギー．
　　標準体重は，身長(m)^2 × 22 として算出
注2：身体活動レベル
　Ⅰ（低い）：生活の大部分が座位で，静的な活動が中心の場合，基礎代謝量×1.5
　Ⅱ（普通）：座位中心の仕事だが，職場内での移動や立位での作業・接客など，あるいは通勤・買物・家事，軽いスポーツなどのいずれかを含む場合，基礎代謝量×1.75
　参考）平均年齢 39±10 歳の健常者 139 人の身体活動レベルは基礎代謝量×1.75±0.22 であったとされている．大部分の CKD 患者や高齢者での身体活動レベルはⅠ（基礎代謝量×1.5）と考えてよいであろう．
注3：肥満解消を目指す場合にはこれより少なく，るいそう・低栄養の改善を目指す場合にはこれより多くする必要がある．摂取エネルギーの処方にあたっては，患者の体重変化を観察しながら適正量となっているかを経時的に評価しつつ調整を加える．
注4：脂肪摂取のエネルギー比率は，20〜25％とする．
注5：糖尿病性腎症に関しては別途検討中

（日本腎臓学会，2007）

同程度に，年齢，性別，身体活動度により 30〜35 kcal/kg/日の間から選択するように推奨されている（表 H-2-6）．糖尿病性腎症では 25〜30 kcal/kg/日とする．摂取エネルギーの決定後は，患者の体重変化を観察しながら適正エネルギー量となっているかを経時的に評価し調整する必要がある．

4 薬物療法との相互作用

減塩により ACE 阻害薬や ARB の降圧効果が増強されるが，急激な塩分制限は血圧を著しく低下させ，腎機能の悪化を認めることがあるので注意をする．また，ACE 阻害薬や ARB 服用時は高カリウム血症をきたすことがあるので，

必要な場合はカリウム制限を行う必要がある.

2) 生活習慣の是正

肥満,運動不足,飲酒,喫煙,ストレスなどの生活習慣はCKD（慢性腎臓病）の発症に関与している.したがって,CKDの発症・進展の抑制には,生活習慣の改善が重要である[2].

1 適正体重の維持

肥満,特に内臓脂肪蓄積型肥満では蛋白尿や腎機能の低下をきたしやすい.したがって,適正体重（BMI＜25）を維持するように指導する必要がある.

2 運動

CKDの各ステージを通じて,過労を避けた十分な睡眠や休養は重要であるが,安静を強いる必要はない.個々の血圧,尿蛋白,腎機能により運動量を考慮する[11].

3 禁煙の指導

喫煙はCKD進行のリスク要因と考えられており,禁煙を指導する.

4 飲酒

アルコールがCKDを悪化させるとの報告は現在までない.一般的な適正飲酒量はアルコール（エタノール）量として,男性では20～30 mL/日（日本酒1合）以下,女性は10～20 mL/日以下である.

3) 栄養療法のアセスメント

慢性腎臓病は,長年にわたり緩徐に進行するため長期継続が可能な食事療法を行い,経時的に栄養状態を評価することが大切である.

1 食事内容の評価

24時間蓄尿と食事記録を併用し,塩分や蛋白摂取量などの食事内容を評価する（「H-1 急性糸球体腎炎」を参照）.

2 治療効果の判定

慢性腎臓病における治療の効果を判定する所見としては,以下のものがある.
①臨床症状が改善されていること
②腎機能が保持されていること
③蛋白尿が減少していること（1 g/日未満）
④血圧が管理されていること（130/80 mmHg未満）
⑤血清脂質が正常化されていること
⑥血糖値が十分コントロールされていること
⑦腎組織学的改善を認めることなど

3 栄養状態の評価

長期にわたり安全に食事療法を行うためには,定期的に栄養状態を評価する必要がある.体蛋白質量や体脂肪の減少は体重減少として現れることが多く,6か月以内に10～15％の体重減少がみられれば,体蛋白質の減少を疑う必要がある.

さらにCKD Stage 3（eGFR＜60 mL/分/1.73m^2）以降,腎不全が進行すると浮腫,高カリウム血症,高リン血症や代謝性アシドーシスがみられるため,栄養評価の際には,個人ごとの腎機能に基づく病期（Stage）を考慮する必要がある.

CKD患者では,貧血（多くは腎性貧血）を合併している場合がある.近年,貧血は,心血管病（CVD）の発症の危険因子と考えられており,貧血の状態を定期的にモニタリングする（Hbで11 g/dL前後）ことも大切である.

4 疾病と食品

慢性腎臓病では,特に,長期的に減塩を守らせることが大切である.減塩のポイントとしては,以下のものが挙げられる.
①新鮮な材料を使い,塩分の多い缶詰などの加工食品を減らす
②漬物は控えめにする
③汁物の量は減らす

④香辛料や香味野菜を利用する
⑤料理の味付けに酢や柑橘類などの酸味を利用する
⑥調味料は小皿に取って食べる
⑦味付けを工夫する
⑧減塩食品や減塩調味料を利用するなど

(宇都宮　保典)

引用文献

1) National Kidney Foundation：K/DOQI clinical practice guidelines for chronic kidney disease：evaluation, classification and stratification. Am J Kidney Dis, 39, 2002, S1-S266.
2) 日本腎臓学会編；CKD診療ガイド2009, 東京医学社, 2009.
3) Go AS, et al：Chronic kidney disease and the risks of death, cardiovascular events, and hospitalization. N Engl J Med, 351, 2004, pp.1296-1305.
4) Ninomiya T, et al：Chronic kidney disease and cardiovascular disease in a general Japanese population：the Hisayama Study. Kidney Int, 68, 2005, pp.228-36.
5) Iseki K, et al：Proteinuria and the risk of developing end-stage renal disease. Kidney Int, 63, 2003, pp.1468-74.
6) Keith DS, et al：Longitudinal follow-up and outcomes among a population with chronic kidney disease in a large managed care organization. Arch Intern Med, 164, 2004, pp.659-63.
7) Tomino Y, et al：Multicenter trial of adrenocorticosteroids in Japanese patients with IgA nephropathy-results of the special study group (IgA nephropathy) on progressive glomerular disease, Ministry of Health, Labor and Welfare of Japan. Curr Top Steroid Res, 4, 2004, pp.93-98.
8) Bakris GL, et al：Preserving renal function in adults with hypertension and diabetes：a consensus approach. National Kidney Foundation Hypertension and Diabetes Executive Committees Working Group. Am J Kidney Dis, 36, 2000, pp.646-61.
9) 日本高血圧学会高血圧治療ガイドライン作成委員会編；高血圧治療ガイドライン2009, 日本高血圧学会, 2009, pp.53-58.
10) Sanaka T, et al：Effect of combined treatment of oral sorbent with protein-restricted diet on change of reciprocal creatinine slope in patients with CRF. Am J Kidney Dis, 41, 2003, pp.35-37.
11) 日本腎臓学会：腎疾患患者の生活指導・食事療法に関するガイドライン. 日腎会誌, 39, 1997, pp.1-37.
12) 日本腎臓学会腎疾患の食事療法ガイドライン改訂委員会：慢性腎臓病に対する食事療法基準2007年版, 日腎会誌, 49, 2007, pp.871-18.
13) Fouque D, et al：Low protein diets for chronic kidney disease in non diabetic adults. Cochrane Database Syst, Rev 19, 2006, CD001892.
14) 厚生労働省：日本人の食事摂取基準2005年版, 第一出版, 2005.

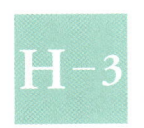

H-3 ネフローゼ症候群
nephrotic syndrome

疾患の概要

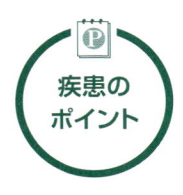

疾患のポイント
- ネフローゼ症候群の診断には蛋白尿と低蛋白血症が必須である．
- 原因疾患は，糸球体疾患による一次性（原発性）ネフローゼ症候群と全身性疾患の一部分症としてみられる二次性（続発性）に分けられる．
- 腎生検は確定診断および治療に対する反応や予後の判定のためにも必要である．
- ネフローゼ症候群の治療は，一次性の場合は副腎皮質ステロイド薬が第1選択薬であるが，二次性の場合は原疾患の治療が原則である．

1）診断基準

わが国における成人でのネフローゼ症候群の診断基準〔厚生省（現厚生労働省）特定疾患ネフローゼ症候群調査研究班　1974〕は以下の通りである[1]．
① 蛋白尿：1日の尿蛋白量が3.5g以上を持続する．
② 低蛋白血症：血清総蛋白量が6.0g/dL以下（血清アルブミン値として3.0g/dL以下）
③ 脂質異常症（高脂血症）：血清総コレステロール量が250mg/dL以上
④ 浮腫
（注）1. 蛋白尿，低蛋白血症は本症候群診断の必須の条件である．
　　　2. 脂質異常症（高脂血症），浮腫は本症候群診断のための必須条件ではない．
　　　3. 尿沈渣中の卵円形脂肪体，重屈折脂肪体の検出は本症候群の診断の参考になる．

さらに，種々の治療（副腎皮質ステロイド薬と免疫抑制薬の併用は必須）を施行しても，6か月以上の治療期間に不完全寛解Ⅰ型（尿蛋白1g/日未満）に至らないものを難治性ネフローゼ症候群と定義している[2]．

2）分類と病態

1 分類

ネフローゼ症候群の原因疾患は，糸球体疾患による一次性（原発性）ネフローゼ症候群と全身性疾患の一部分症としてみられる二次性（続発性）ネフローゼ症候群に分けられる（表H-3-1）．一次性は，小児では微小変化型ネフローゼ症候群が多く（約70％），成人では小児例に比し膜性腎症が多くなり，さらに糖尿病性腎症をはじめとする二次性の頻度が高くなる．

2 病因

ネフローゼ症候群は，糸球体の蛋白透過性亢進による大量の蛋白尿と，それに起因する低蛋白（アルブミン）血症，脂質異常症（高コレステロール症），および浮腫に特徴づけられる一群の腎疾患である．最近，蛋白尿は，糸球体上皮細胞足突起間に存在するスリット膜と呼ばれる構造の機能不全により起こると考えられている[3,4]．さ

表 H-3-1　ネフローゼ症候群の原因疾患

一次性ネフローゼ症候群	二次性ネフローゼ症候群
微小変化型ネフローゼ症候群 増殖性糸球体腎炎 巣状分節性糸球体硬化症 膜性腎症 膜性増殖性糸球体腎炎 その他（半月体形成性腎炎など）	代謝性疾患：糖尿病，アミロイドーシス 全身性疾患：膠原病，紫斑病性腎炎 循環器疾患：収縮性心膜炎，うっ血性心不全 薬物，毒性物質：金製剤，非ステロイド系抗炎症薬，ヘロインなど 過敏症：花粉症，ハチ毒，ヘビ毒 感染症：B型肝炎，C型肝炎，梅毒，マラリア 悪性腫瘍：多発性骨髄腫，固形癌（肺癌，大腸癌，胃癌など），悪性リンパ腫 その他：妊娠高血圧症候群，移植腎

らに，この原因には，糸球体の構造がもともと変化している場合（先天性）と，何らかの要因によって，糸球体の構造が変化する場合（後天性）がある．ネフローゼ症候群の代表である微小変化型ネフローゼ症候群では，糸球体上皮細胞の障害に伴い足突起の融合を認める（図H-3-1）．

3）症　状

主な症状は圧痕性の浮腫（図 H-3-2）であり，眼瞼浮腫から始まることが多く，やがて両側下腿や仙骨部に広がり，胸腹水を伴う全身性の浮腫に拡大する．浮腫に伴う症状としては，頭痛，易疲労感，食欲不振，腹部膨満感，呼吸困難などがある．循環血漿量が急激に減少すると，急性腎不全をきたすこともある．さらに，血小板増加，凝固因子の産生亢進などにより過凝固状態となり，腎静脈血栓症，肺静脈血栓症や下肢深部静脈血栓症などの静脈・動脈血栓症を合併することがある．

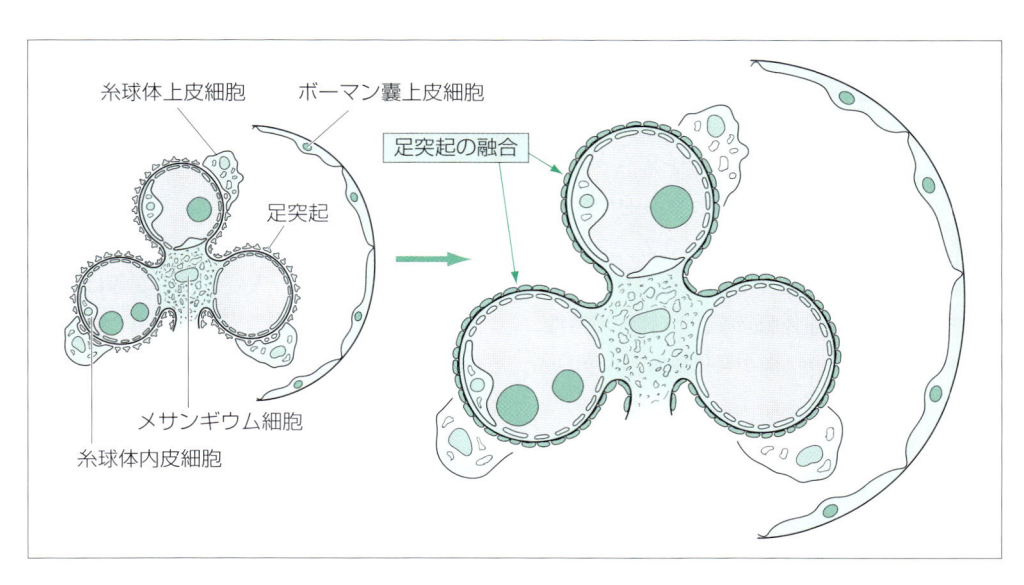

図 H-3-1　微小変化型ネフローゼ症候群の成因
微小変化型ネフローゼ症候群では，糸球体上皮細胞障害に伴う足突起の融合を認める．

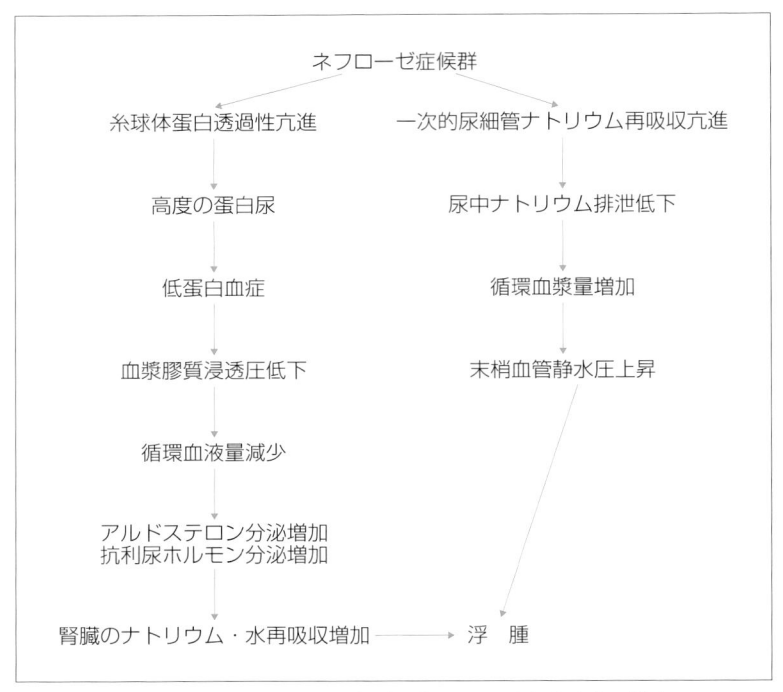

図H-3-2 ネフローゼ症候群における浮腫形成の機序

4）検査所見

　検査所見としては，高度の蛋白尿，血清総蛋白とアルブミンの低下，血清総コレステロールと中性脂肪の増加などがみられ，特に蛋白尿，血清総蛋白，総コレステロール値は病状をよく反映している．また，尿蛋白の選択性〔IgGとトランスフェリン（tf）のクリアランス比：CIgG／Ctf〕はステロイド薬の効果を予測する上で有用である．例えば，微小変化型ネフローゼでは尿蛋白の選択性が高く（CIgG／Ctf＜0.2），ステロイド反応性が期待できる．そのほか，フィブリノゲンの増加，血清補体価の低下（膜性増殖性糸球体腎炎），IgEの上昇（微小変化型ネフローゼ）などがみられる．

　腎生検は確定診断のためばかりでなく，治療に対する反応や予後の判定のためにも必要である．

5）治　療

　ネフローゼ症候群の治療は，一次性の場合は副腎皮質ステロイド薬が第1選択薬であるが，二次性の場合は原疾患の治療が原則である．ネフローゼの治療の最終目標は完全寛解であるが，原疾患によっては寛解が得られない場合もある．

1 生活指導

　一般にネフローゼ症候群の治療導入期は入院治療が原則である．入院による安静は蛋白尿と浮腫の軽減と腎機能の安定化をもたらす．入院後は治療に対する反応と腎機能により生活制限を徐々に解除し，早期の社会復帰を目指す．

2 薬物療法

1）副腎皮質ステロイド療法

　ネフローゼ症候群の治療の第一選択薬である．ステロイドに対する反応は組織型により異なる．微小変化型ネフローゼ症候群，早期の膜

性腎症，および軽度の増殖性糸球体腎炎では，ステロイド薬が有効である．しかし，ステロイド薬の服用中は，満月様顔貌，糖尿病，脂質異常症，高血圧，重症感染症，血栓症，骨粗鬆症などの副作用の出現に注意する．

2）免疫抑制薬

ステロイド抵抗例や頻回再発例では副腎皮質ステロイド薬と併用される．免疫抑制薬としてはシクロホスファミド，ミゾリビン，シクロスポリンが主に使用される[5, 6]．

3）抗凝固薬，抗血小板薬

血栓形成の予防やステロイド抵抗例に併用される．

4）利尿薬，降圧薬

尿量の減少，全身性浮腫や心不全を認める例ではループ利尿薬や抗アルドステロン薬が使用される．高血圧に対しては，降圧薬が投与される．特にアンギオテンシン変換酵素（ACE）阻害薬およびアンギオテンシンⅡ受容体拮抗薬（ARB）は糸球体内高血圧を是正し，尿蛋白を減少させるため積極的に用いられる．

5）脂質異常症治療薬，血液浄化療法

脂質異常症は糸球体硬化を促進すると考えられており，脂質異常症を伴う症例ではHMG-CoA阻害薬をはじめとする脂質異常症治療薬を投与する．また，ステロイド抵抗例や難治例に対してLDL吸着療法を施行する場合がある[7]．

表H-3-2　ネフローゼ症候群の治療効果の判定基準

- 完全寛解：蛋白尿消失，血清蛋白の改善，および他の諸症状の消失がみられるもの．
- 不完全寛解Ⅰ型：血清蛋白の正常化と臨床症状の消失が認められるが，尿蛋白が持続するもの．
- 不完全寛解Ⅱ型：臨床症状は好転するが，不完全寛解Ⅰ型に該当しないもの．
- 無効：治療に全く反応しないもの．

（厚生省特定疾患「ネフローゼ症候群」調査研究班，1974）

③ 効果判定基準

治療効果の判定は，尿蛋白，血清蛋白，およびほかの諸症状が最も改善した治療開始後の時点で実施するが，治療開始4～8週以内に行われるのが通例である．表H-3-2にネフローゼ症候群の治療効果判定基準を示す．疾患ごとに初期治療の目標が異なっており，微小変化型ネフローゼ症候群では完全寛解を目標とするが，巣状糸球体硬化症，膜性腎症，膜性増殖性糸球体腎炎では不完全寛解Ⅰ型ないしはⅡ型を目標とする．

副腎皮質ステロイド治療を開始して，4～8週以内に完全寛解あるいは不完全寛解Ⅰ型に達しない症例をステロイド抵抗例とし，ステロイド治療減量あるいは中止後2週間以内に再発を2回以上繰り返す症例をステロイド依存例とする．

栄養療法

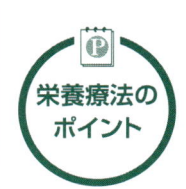

栄養療法のポイント
- 食事基準は治療反応性および組織型により異なる．
- エネルギー量は35 kcal/kg/日である．
- 治療抵抗例では0.8 g/kg/日の蛋白制限とする．
- 浮腫の改善には減塩（5 g/日より開始）が必要である．
- 栄養障害の防止が大切である．
- 内服している薬物との相互作用に注意を払う．

表 H-3-3 ネフローゼ症候群の食事基準

	総エネルギー (kcal/kg#/日)	蛋白質 (g/kg/日)	食塩 (g/日)	カリウム (g/日)	水 分
微小変化型ネフローゼ症候群以外	35	0.8	5	血清カリウム値により増減	制限せず*
治療反応性良好な微小変化型ネフローゼ症候群	35	1.0〜1.1	0〜7	血清カリウム値により増減	制限せず*

\#：標準体重
＊：高度の難治性浮腫の場合には水分制限を要する場合もある．
（日本腎臓学会編：腎臓病の生活指導・食事療法ガイドライン，1998 より）

1）食事療法

ネフローゼ症候群の食事基準は治療反応性および組織型により異なる．日本腎臓学会による腎臓病の生活指導・食事療法のガイドライン(1997)では，治療反応性が良好な微小変化型ネフローゼ症候群とほかのネフローゼ症候群を分けた食事指導を推奨している（表H-3-3）[8]．

1 エネルギー摂取量

ネフローゼ症候群では低栄養を起こしやすく，蛋白制限や食塩制限により食欲が減退するためエネルギー摂取量が減らないように注意が必要である．原則として，35 kcal/kg/日のエネルギー摂取量が必要とされる．ただし，高齢者や女性，糖尿病，脂質異常症を合併している場合は35 kcal/kg/日未満でよいこともある．

2 蛋白質

治療に対する反応性が良好な微小変化型ネフローゼ症候群では蛋白質摂取量を1.0〜1.1 g/kg/日とする．一方，治療抵抗性ネフローゼ症候群では0.8 g/kg/日の蛋白制限とする．

3 食 塩

浮腫の改善には食塩制限が重要である．まず，5 g/日より開始し浮腫の程度や尿量，体重および血圧の程度をモニターしながら適宜変更する．また，高度の難治性浮腫の場合には水分制限を要する場合もある．

2）薬物との相互作用への注意点

1 副腎皮質ステロイド薬

副腎皮質ステロイド薬の副作用には，糖尿病，骨粗鬆症，高血圧などがある．特に，ステロイド薬服用時には空腹感が強くでることもあるため，エネルギー摂取量が過剰にならないように指導する．さらに，骨粗鬆症の発症の予防にはカルシウム摂取に注意が必要である．

2 抗凝固薬（ワルファリン）

クマリン誘導体であるワルファリンは肝臓でのプロトロンビン生成をビタミンKを介して阻害するため，ワルファリン内服時にはビタミンKを多く含む食品（納豆，クロレラ，モロヘイヤなど）の摂取は避ける．

3 免疫抑制薬（シクロスポリン）

シクロスポリンはグレープフルーツジュースと同時に内服すると，その血液濃度が上昇するため，シクロスポリンを内服するときにはグレープフルーツジュースを避ける．

3）栄養療法のアセスメント

1 食事内容の評価

24時間蓄尿と食事記録を併用し，塩分や蛋白摂取量などの食事内容を評価する（「H-1 急

性糸球体腎炎」を参照).

2 栄養状態の評価と注意点

　ネフローゼ症候群の栄養障害は，原疾患や症例により異なり，症例ごとの病態の改善や腎障害の進行度を考慮し評価する必要がある．

1）身体計測

　ネフローゼ症候群では，浮腫に伴い体重が増加していることが多く，体重変化が栄養評価の指標にはなりにくい．また，副腎皮質ステロイド薬を内服している場合は筋肉量の変動（ステロイド筋症）を認めるため，栄養状態の評価には，総合的な評価が必要となる．

2）生化学的検査

　ネフローゼ症候群では，尿中への血清蛋白質の喪失のため，血清アルブミンやトランスフェリン濃度は低値を示し，正しい栄養評価の指標にはならない．さらに，血清コレステロール値や中性脂肪も高値を示し，同様である．また，利尿薬や副腎皮質ステロイド薬を内服している場合は低ナトリウム血症や低カリウム血症など電解質異常を認めるため，患者の治療内容についても注意深く耳を傾けることが大切である．

3）腎機能（CKD Stage）ごとの評価

　治療抵抗性を示し，腎機能が進行する場合には，CKD Stage に即した栄養管理が必要となる（「H-2　慢性腎臓病」を参照）．

（宇都宮　保典）

引用文献

1) 上田　泰「総括研究報告」厚生省特定疾患ネフローゼ症候群調査研究班：昭和48年度研究業績, 1974, pp.7-9.
2) 堺　秀人ほか：難治性ネフローゼ症候群（成人例）の診療指針. 日腎会誌, 44, 2002, pp.751-61.
3) Kestila M, et al: Positionally cloned gene for a novel glomerular protein-nephrin-is mutated in congenital nephrotic syndrome. Mol Cell, 1, 1998, pp.572-78.
4) Khoshnoodi J, Tryggvason K: Congenital nephrotic syndromes. Curr Opin Genet, 11, 2001, pp.322-32.
5) 横山　仁ほか：ネフローゼ症候群治療の進歩-成人領域. 日腎会誌, 49, 2007, pp.108-12.
6) Cattran DC, et al: Cyclosporin in idiopathic glomerular disease associated with the nephrotic syndrome: workshop recommendation. Kidney Int, 72, 2007, pp.1429-47.
7) Muso E, et al : Significantly rapid velret from steroid-resistant nephrotic syndrome by LDL apheresis compored with steroid monotherapy. Nephron, 89, 2001, pp.408-15.
8) 日本腎臓学会：腎疾患患者の生活指導・食事療法に関するガイドライン. 日腎会誌, 39, 1997, pp.1-37.

H-4 糖尿病性腎症
diabetic nephropathy

疾患の概要

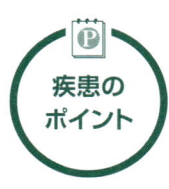

疾患のポイント
- 微小血管障害に基づく糖尿病の慢性合併症である．
- 1998年以降，慢性透析導入患者の原因の第1位となっている．
- 腎症の診断および病期分類を決定する上で，尿中アルブミン量の測定は重要である．
- 治療に際してはそれぞれの病期を考慮する必要がある．
- 糖尿病性腎症の発症・進展抑制には，厳格な血糖値と血圧の管理が重要である．
- 糖尿病性腎症では，大血管障害の合併症（心血管病）頻度が高いため，脂質異常症，肥満，喫煙，飲酒などの危険因子の管理も重要である．

1）診断基準

わが国における糖尿病性腎症合同委員会2005年の診断基準により診断する（表H-4-1）[1]．

2）分類と病態

1 分　類

腎症の診断および病期分類を決定する上で，尿中アルブミン量の測定は重要である．午前中の随時尿を用い，免疫測定法で尿中アルブミンを定量する〔同時に尿中クレアチニン（Cr）値も測定し mg/gCr として判定〕．3回測定中2回以

表H-4-1　糖尿病性腎症の早期診断基準

1. 測定対象：尿蛋白陰性か陽性（1＋）の糖尿病患者
2. 必須事項：尿中アルブミン値；30～299 mg/gCr（随時尿）3回測定中2回以上
3. 参考事項：尿中アルブミン排泄率；30～299 mg/24時（1日蓄尿）あるいは，
   　　　　　　　　　　　　　　　20～199μg/分（時間尿）
   　　　　　尿中IV型コラーゲン値；7～8μg/gCr以上
   　　　　　腎サイズ；腎肥大
4. 注意事項：
   ①高血圧（良性腎硬化症），高度肥満，メタボリック症候群，尿路感染症，うっ血性心不全などでも微量アルブミン尿を認めることがある．
   ②高度の希釈尿，妊娠中・月経時の女性，過度の運動・過労・感冒などの条件下では検査を控える．
   ③定性法で微量アルブミン尿を判定するのはスクリーニングの場合に限り，後日必ず上記定量法で確認する．
   ④血糖や血圧管理が不良の場合，微量アルブミン尿の判定は避ける．

（日本糖尿病学会・日本腎臓学会糖尿病性腎症合同委員会：糖尿病性腎症の新しい早期診断基準．糖尿病，48, 2005, pp.757-59）

上尿中アルブミン値が30〜299 mg/gCrであれば微量アルブミン尿（早期腎症期）と判定できる．さらに，1日尿蛋白排泄量が0.5 g以上，尿中アルブミン排泄率では24時間蓄尿で300 mg以上，時間尿200 μg/分以上，随時尿300 mg/gCr以上の場合は，顕性蛋白尿と診断される（顕性腎症期）．

2 病態

糖尿病性腎症は微小血管障害に基づく糖尿病の慢性合併症である．近年，生活習慣の変化などから2型糖尿病の患者数は著しく増加しており，その合併症である糖尿病性腎症から慢性腎不全へと移行する患者数も増加の一途をたどっており，1998年以降，慢性透析導入患者の原因の第1位となっている．2007年では，糖尿病性腎症を原因とする透析導入は全体の43.4％を占めている[2]．

糖尿病性腎症の発症に最も重要なのは高血糖である[3〜5]．さらに，高血圧や脂質異常症，肥満などの増悪因子が複雑に関わり合い腎障害は進行するものと考えられている．

また，腎症の発症にはかなり個人差がみられ，家族内集積性も多いことから，何らかの遺伝的素因の関与も考えられている[6]．

3）症　状

糖尿病性腎症の主な症状は，蛋白尿の持続と腎機能低下，高血圧である．糖尿病性腎症を診断する上で糖尿病の罹病期間（通常5年以上），網膜症や神経症などの他の合併症の存在，さらに顕著な血尿などの他の尿異常が存在しないことなどの臨床症状が重要である．特に，尿中微量アルブミンの測定は腎症の早期診断に重要である[1]．

糖尿病性腎症の腎組織像としては，メサンギウム基質の増生・拡大と糸球体毛細血管壁の肥厚を認めるびまん性病変であり，病期の進行に伴い本症に特異性の高い結節性病変を認める（図H-4-1）．

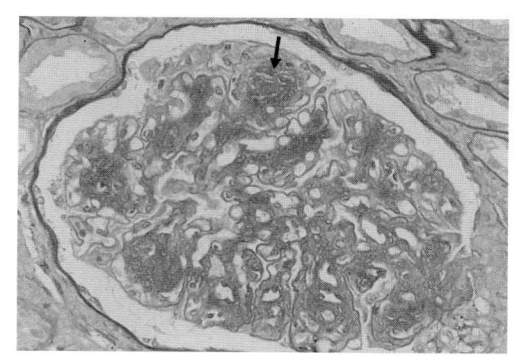

図H-4-1　糖尿病性腎症の光学顕微鏡所見
結節性硬化病変（矢印）を認める．

1型糖尿病における腎症は，微量アルブミン尿（早期腎症）より発症し，未治療であれば10〜15年後に蛋白尿が陽性となる（顕性腎症前期）．その後，病期が進行すると腎機能が年間に2〜20 mL/分低下し（顕性腎症後期），半数以上の症例で，10年以内に末期腎不全に至る[7]．一方，2型糖尿病では，その発症時期が不明であることや，腎症発症前より，すでに高血圧を合併していることが多く，糖尿病診断時から，アルブミン尿や蛋白尿が出現している患者もあるが，腎症が発症すればその経過は1型とほぼ同じと考えられている[8]．

4）検査所見

1 尿検査

尿蛋白陰性，あるいは1＋程度の陽性糖尿病患者では，少なくとも年1回は尿中アルブミン排泄率を測定する．

2 腎機能検査

腎症の診断や管理上，患者の腎機能を測定することは重要である．腎機能の測定法には24時間蓄尿法や血清クレアチニン値を用いた推定糸球体濾過量（値）（GFR）などがある．糖尿病腎症前期では糸球体過剰濾過に伴いGFRは高値を示すことがある．

3 血液生化学的検査

尿素窒素，血清クレアチニン，血糖値（空腹時および食後），HbA1c，中性脂肪，LDL-C，HDL-C，尿酸値，電解質，乳酸値（特に，ビグアナイド薬服用時における乳酸アシドーシスの合併予防）など．

4 合併症の有無

腎症を認める場合は，眼科的診察を行い，糖尿病網膜症の合併の有無を検査する．さらに，大血管障害（心血管病）の合併の有無に関しても定期的検査（心電図，頸部動脈ドプラ検査など）が必要である．

5 腎生検

尿蛋白を認める場合でも，糖尿病の罹病期間（通常5年以上），網膜症や神経症などの他の合併症の存在，さらに顕著な血尿などの他の尿異常の存在より腎症の自然経過から大きくはずれるような病態が生じた可能性がある場合や急激な腎機能の低下を認める場合には，糖尿病性腎症以外の糸球体疾患を疑い，腎生検など精査が必要である．

5）治　療

1999年日本糖尿病学会・日本腎臓学会糖尿病性腎症合同委員会により，2型糖尿病による糖尿病性腎症は第1〜5期まで分類され，治療に際してはそれぞれの病期を考慮する必要がある（表H-4-2）[9]．

1 生活指導

第1期と第2期では，糖尿病治療としての運動療法が勧められるが，第3期以降は病期に応じた生活・活動制限が提唱されている．さらに，肥満，喫煙，飲酒など腎症の増悪因子に対する生活指導を行う必要がある．

2 薬物療法

腎症の発症防止には食事・運動療法に加え，経口血糖降下薬あるいはインスリン療法により血糖値を良好に保つことが重要である．

また，腎症の進展を抑制する上では血圧の管

表H-4-2　糖尿病性腎症の病期分類と主な治療法

病　期	臨床的特徴		病理学的特徴（糸球体病変）	備　考（主な治療法）
	尿蛋白（アルブミン）	GFR(Ccr)		
第1期（腎症前期）	正　常	正　常 時に高値	びまん性病変：なし〜軽度	血糖コントロール
第2期（早期腎症）	微量アルブミン尿	正　常 時に高値	びまん性病変：軽度〜中等度 結節性病変：時に存在	厳格な血糖コントロール・降圧治療
第3期-A（顕性腎症前期）	持続性蛋白尿	ほぼ正常	びまん性病変：中等度 結節性病変：多くは存在	厳格な血糖コントロール・降圧治療・蛋白質制限食
第3期-B（顕性腎症後期）	持続性蛋白尿（>1g/日）	低　下（Ccr<60 mL/分）	びまん性病変：高度 結節性病変：多くは存在	厳格な降圧治療・蛋白質制限食
第4期（腎不全期）	持続性蛋白尿	著明低下（血清クレアチニン上昇）	荒廃糸球体	厳格な降圧治療・低蛋白食・透析療法導入
第5期（透析療法期）	透析療法中			透析療法・腎移植

（厚生労働省糖尿病調査研究班，2002）

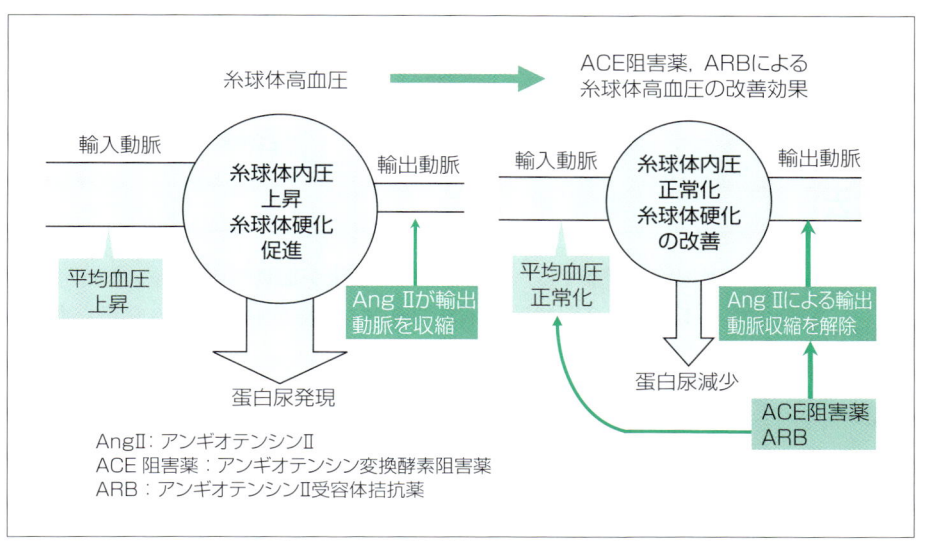

図 H-4-2 レニン・アンギオテンシン系抑制薬による糸球体高血圧の改善と蛋白尿減少効果
糖尿病性腎症ではレニン・アンギオテンシン系の亢進に伴い，アンギオテンシンIIの産生が亢進された状態にあり，その結果，全身性高血圧と糸球体高血圧が惹起され，蛋白尿が発症する．ACE阻害薬およびARBは，アンギオテンシンIIの産生抑制あるいは作用を拮抗することで血圧および糸球体内圧を是正し蛋白尿を減少させる．

理が大切であり，特に，微量アルブミン尿を認める早期腎症以降では血圧の管理がさらに重要となる．

降圧薬としては，アンギオテンシン変換酵素（ACE）阻害薬およびアンギオテンシンII受容体拮抗薬（ARB）が第一選択薬とされる[10]．

ACE阻害薬およびARBは全身の血圧を低下させるのみならず，糸球体高血圧を是正することにより蛋白尿を減少させる効果があると考えられている（図H-4-2）．さらに降圧効果が不十分な場合は，カルシウム拮抗薬や$α_1$遮断薬などを併用する．

そのほか，腎症の増悪因子である脂質異常症に対し脂質異常症治療薬や抗血小板薬，また腎機能低下時には経口吸着炭素製剤の併用など，保存期慢性腎不全に準じた治療が行われる．

3 透析療法

末期腎不全には透析療法を行うが（「H-2 慢性腎臓病」の項を参照），糖尿病性腎症では心不全や肺水腫，溢水，消化器症状などの尿毒症症状が高度なことが多いため，早い時期から透析導入を必要とすることが多い．さらに糖尿病自体が多くの合併症（感染，高血圧，心不全，心筋梗塞，脳卒中など）を伴いやすいため，透析の長期生命予後は必ずしもよくない．

4 治療目標の設定

最近の糖尿病性腎症に関する多くの臨床研究の結果から腎症の発症と進行を抑制するためには集学的多因子の管理が重要であるとされ，糖尿病性腎症を治療する上での血糖値，血圧，および血清脂質の目標値が示されている[9, 11, 12]．

1）良好な血糖管理

HbA_{1c}で6.5％未満，空腹時血糖値で110 mg/dL未満，食後血糖値で180 mg/dL未満を目標とする．

2）厳格な血圧管理

血圧は130/80 mmHg以下を目標とし，1 g/日以上も蛋白尿を有する顕性腎症後期以降の症例では125/75 mmHg未満とする．

3）血清脂質の正常化

脂質異常症を合併している場合には総コレス

テロール値は 200 mg/dL 未満，LDL-コレステロール値は 120 mg/dL 未満，HDL-コレステロール値は 40 mg/dL 以上，中性脂肪は 150 mg/dL 未満を目標とする．

栄養療法

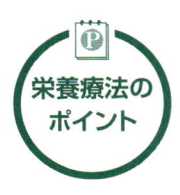

栄養療法のポイント
- 糖尿病性腎症では，病期ごとの治療法が推奨される．
- 第 1 期，第 2 期ではエネルギーおよび塩分制限による厳格な血糖コントロールと血圧の管理が大切である．
- 第 3 期，第 4 期では十分なエネルギーを確保し，蛋白質制限，塩分制限およびカリウム制限を行う．
- 第 5 期では維持透析患者の食事療法に準じる．
- 透析患者で貧血や低アルブミン血症を認める場合には，HbA1c やグリコアルブミンの評価には注意を要する．
- チームによる療養指導が大切である．

1）食事療法

糖尿病性腎症では，それぞれの病期ごとの治療法が推奨される（表 H-4-3）[9, 12]．

1 第 1 期（腎症前期）

この時期はエネルギー制限（25 〜 30 kcal/kg/ 日）による血糖のコントロールが最重要である．高血圧合併例では食塩を 6 g/ 日未満とする．蛋白質の過剰摂取は好ましくない．

2 第 2 期（早期腎症）

エネルギー制限（25 〜 30 kcal/kg/ 日）による厳格な血糖コントロールと血圧管理により尿中アルブミン排泄の減少を目指す．蛋白質摂取量は 1.0 〜 1.2 g/kg/ 日とする．

3 第 3 期（顕性腎症）

第 3 期腎症における食事療法の基本は，十分なエネルギーを確保した上で，病期に応じた蛋白質制限，塩分制限とカリウム制限である．

エネルギー不足は蛋白の異化を亢進させるため，第 3 期 B（顕性腎症後期）では 30 〜 35 kcal/kg/ 日に増量する．エネルギー量の確保のため血糖コントロールが悪化する場合はインスリン療法が必要となる．

食事中の蛋白質制限は腎症の進展防止には重要であり，蛋白質摂取量は 0.8 〜 1.0 g/kg/ 日とする．

腎症ではナトリウムの排泄障害も進行しているため，高血圧がなくても，食塩摂取量は 7 〜 8 g/ 日とし，高血圧合併例では 6 g/ 日未満とする．カリウムは第 3 期 B では軽度制限する．

また，浮腫の程度や心不全の有無により水分を適宜制限する．

4 第 4 期（腎不全期）

第 4 期では十分なエネルギーを確保する必要があり，エネルギー摂取量は 30 〜 35 kcal/kg/ 日とする．

血糖管理が不十分な場合には，積極的なインスリン治療が望ましい．しかし，腎不全ではインスリンの半減期が延長しているため，低血糖を起こす危険があり，注意が必要である．

この時期は，より厳格な蛋白質および食塩摂取の制限が必要であり，蛋白質摂取量は 0.6 〜 0.8 g/kg/ 日，食塩は 5 〜 7 g/ 日とする．

表 H-4-3 糖尿病性腎症食事療法指導基準

病　期	総エネルギー (kcal/kg*1/日)	蛋白質 (g/kg*1/日)	食塩 (g/日)	カリウム (g/日)	備　考
第1期 (腎症前期)	25～30		制限せず*2	制限せず	糖尿病食を基本とし，血糖コントロールに努める．蛋白質の過剰摂取は好ましくない．
第2期 (早期腎症)	25～30	1.0～1.2	制限せず*2	制限せず	
第3期-A (顕性腎症前期)	25～30	0.8～1.0	7～8	制限せず	
第3期-B (顕性腎症後期)	30～35	0.8～1.0	7～8	軽度制限	浮腫の程度，心不全の有無から水分を適宜制限する．
第4期 (腎不全期)	30～35	0.6～0.8	5～7	1.5	
第5期 (透析療法期)	維持透析患者の食事療法に準ずる					

*1：標準体重
*2：高血圧合併例では6g/日未満に制限する（高血圧治療ガイドライン2009）．

(厚生省糖尿病調査研究班，1993)

さらに，高カリウム血症をきたしやすくカリウム摂取量は1.5g/日に制限する．第3期と同様に心不全の有無などの臨床症状により水分を適宜制限する．

5 第5期（透析療法）

維持透析患者の食事療法に準じる（「H-2 慢性腎臓病」を参照）．HbA1cやグリコアルブミンはそれぞれ貧血（腎性）や低アルブミン血症はあるときには血糖の管理状態を正確に反映していない．

したがって，透析患者で貧血や低アルブミン血症を認める場合には，HbA1cやグリコアルブミンの評価には注意を要する．

2）チームによる療養指導

患者の自己管理能力を向上させるには，糖尿病とその自己管理に必要な知識や技能をいかに理解させ，実生活に結びつくように療養指導を行うかが重要である．そのためには，医師，看護師，管理栄養士，薬剤師，時には心理療法士などの医療専門職がチームを組んで糖尿病教室などの集団指導や個別化された個人指導が有効であるとされている[13]．

しかし，知識のみでは良好な代謝コントロールの達成は不可能であり，患者個人の生活を理解し，具体的目標を定めて，生活の場で実行できる知識と技術を提供する必要がある[14]．

3）栄養療法のアセスメント

栄養評価はほかの腎臓病と同様，以下の項目を定期的に測定する．
①食事摂取量（特に，エネルギー，蛋白摂取量など）
②血清蛋白値（アルブミン，トランスフェリンなど）
③身体計測〔体重，体蛋白量（筋肉量），体脂肪量など〕
④24時間蓄尿（Ccr，推定蛋白摂取量，推定塩分摂取量）
⑤腎機能（eGFR）など

さらに，ネフローゼ症候群を合併している場

合は，その病態に準じ栄養評価を行う必要がある．

(宇都宮　保典)

引用文献

1) 日本糖尿病学会・日本腎臓学会糖尿病性腎症合同委員会：糖尿病性腎症の新しい早期診断基準．糖尿病，48, 2005, pp.757-59.
2) 日本透析医学会編；図説 わが国の慢性透析療法の現況（2007年12月31日現在），2008.
3) The Diabetes Control and Complications Trial Group：The effect of intensive treatment of diabetes on the development and progression of long-tern complications in insulin-dependent diabetes mellitus. N Engl J Med, 329, 1993, pp.977-86.
4) UK Prospective Diabetes Study Group：Intensive blood-glucose control with sulphonylureas or insulin compares with conventional treatment and risk of complication in patients with type2 diabetes (UKPDS 33). Lancet, 352, 1998, pp.837-53.
5) Ohkubo Y, et al：Intensive insulin therapy prevents the progression of diabetic microvascular complications in Japanese patients with non-insulin-dependent diabetes mellitus-a randomized prospective 6-year-study. Diabetes Res Clin Pract, 28, 1995, pp.103-17.
6) 前田士郎：糖尿病性腎症疾患感受性遺伝子はどこまで解明されたか．日腎会誌, 49, 2007, pp.465-69.
7) American Diabetes association：Diabetic Nephropathy. Diabetes Care, 22, 2003, pp.S94-S98.
8) Ritz E, Orth SR：Nephropathy in patients with type2 diabetes mellitus. N Engl J Med, 341, 1999, pp.1127-33.
9) 日本腎臓学会編；CKD診療ガイド 2009, 東京医学社, 2009, pp.69-72.
10) 日本高血圧学会高血圧治療ガイドライン作成委員会編；高血圧治療ガイドライン 2009, ライフサイエンス出版, 2009.
11) 日本糖尿病学会編；糖尿病治療ガイド 2008-2009, 文光堂, 2008.
12) 日本糖尿病学会編；科学的根拠に基づく糖尿病治療ガイドライン 改訂第2版, 南江堂, 2007.
13) Rickheim PL, et al：Assessment of group versus individual diabetes education：A randomized study. Diabetes Care, 25, 2002, pp.267-74.
14) Eriksson J, et al：Prevention of Type II diabetes in subjects with impaired glucose tolerance：The Diabetes Prevention Study (DPS) in Finland：Study design and 1-year interim report on the feasibility of the lifestyle intervention programme. Diabetologia, 42, 1999, pp.793-801.

H-5 腎臓癌
renal cell carcinoma

疾患の概要

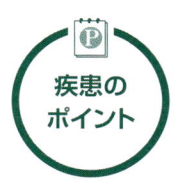

疾患のポイント
- 腎臓に発生する悪性腫瘍で，大半が組織学的に腺癌である腎細胞癌である．
- わが国における人口10万人あたりの頻度は，男性で8.2人，女性で3.7人で，40〜70歳代に多く発症する．
- 検診や他疾患の精査，治療中に偶然発見される場合が全体の70％以上を占め，その多くが無症状である．
- 手術療法が第1選択であるが，転移を有する症例や手術不能症例にはインターフェロン，インターロイキン2などの免疫療法が行われ，最近では分子標的治療薬も保険適用となった．

1）診　断

　成人の腎実質に発生する腫瘍の約90％が腺癌である腎細胞癌である．わが国において2002年に新たに診断された腎癌の人口10万人あたりの頻度は，男性で8.2人，女性で3.7人[1]，好発年齢は40〜70歳代にあるが，30歳代以下の若年例もしばしば認められる．その診断は主に画像検査により行われ，現在診断に関して有用な腫瘍マーカーは存在しない．画像検査は主に造影CT，超音波，MRIなどが用いられ，鑑別診断として腎嚢胞，腎血管筋脂肪腫，オンコサイトーマ，腎盂癌などが挙げられる．最終診断は病理学的診断によって行われる．図H-5-1に特徴的な造影CT所見を示す．

2）分類と病態

1 分　類

　腎癌の進達度分類にはUICC（Union International Contre le Cancer）によるTNM分類およびStage分類が用いられる（表H-5-1, 2）[2]．

2 発症機序

　腎癌の危険因子は不明であるが，近年の研究で単一の因子ではなく，喫煙と肥満，高血圧といった因子が複合的・共同的に作用して発癌リスクを高めていると考えられている．また，有機溶媒や金属を使用する労働環境が腎癌発症のリスクを上げると考えられている．長期透析患者の多くに発生する後天性嚢胞性腎疾患

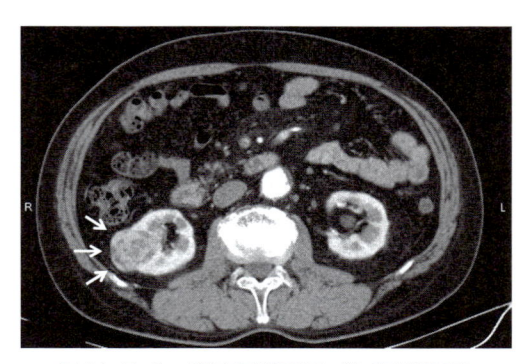

図H-5-1　腎癌画像所見（矢印が腎癌）

表H-5-1 TNM分類

T-原発腫瘍[*1]	TX	原発腫瘍の評価が不可能
	T0	原発腫瘍を認めない
	T1	最大径が7.0cm以下で，腎に限局する腫瘍
	T1a	最大径が4.0cm以下で，腎に限局する腫瘍
	T1b	最大径が4.0cmをこえるが7.0cm以下で，腎に限局する腫瘍
	T2	最大径が7.0cmをこえ，腎に限局する腫瘍
	T3	腫瘍は主静脈内に進展，または副腎に浸潤，または腎周囲脂肪組織に浸潤するが，Gerota筋膜をこえない
	T3a	腫瘍は副腎または腎周囲脂肪に浸潤するが，Gerota筋膜をこえない
	T3b	腫瘍は肉眼的に腎静脈または横隔膜下までの下大静脈内に進展する
	T3c	腫瘍は肉眼的に横隔膜をこえる下大静脈内に進展する
	T4	腫瘍はGerota筋膜をこえて浸潤する
N-所属リンパ節[*2]	NX	所属リンパ節の評価が不可能
	N0	所属リンパ節転移なし
	N1	1個の所属リンパ節転移
	N2	2個以上の所属リンパ節転移
M-遠隔転移	MX	遠隔転移があるかどうかの評価が不可能
	M0	遠隔転移なし
	M1	遠隔転移あり

*1：T分類とT1とT2との分岐点である7cmは，予後判定および治療法（部分切除術）にとって大き過ぎると感じる人もいるので，T1をT1aとT1bに細分した（Guinan P et al: TNM Staging of renal cell carcinoma. Cancer, 80, 1997, pp.992-93）．
*2：腎の所属リンパ節とは，腎門部リンパ節，腹部傍大静脈リンパ節，腹部大動静脈間リンパ節，および腹部傍大動脈リンパ節である．患側か対側かはN分類には影響しない．遠隔リンパ節転移はpM1に含める．
（日本泌尿器科学会，日本病理学会，日本医学放射線学会編；泌尿器科・病理・放射線科腎癌取扱い規約 第3版，金原出版，1999, p.41）

（ACDK）や常染色体優性の遺伝性疾患であるvon Hippel-Lindau（VHL）病に腎癌が高率に合併する[1]．

3）症 状

腎癌の症状として，古典的な三主徴として肉眼的血尿，腹部腫瘤，腰背部痛が知られているが，近年では検診や他疾患の精査，治療で偶然発見される場合が全体の70%以上を占める．そのため，その多くが発見時には無症状であり，三主徴すべてが揃った腎癌はほとんど見受けられない．一方で約10%が転移による症状でみつかっており，発熱，全身倦怠感，体重減少などが発見の契機となることもある．

4）治 療

腎癌の治療は手術が最も有効な治療法であるため，患者のperformance status（PS）が許す限り，転移の有無にかかわらず，腎原発巣の積極的な摘除が推奨されている．放射線治療や癌化学療法は一般的に奏効率は低いと報告されている．転移を有する症例や手術不能症例には従来インターフェロン，インターロイキン2などの免疫療法が選択されてきたが，最近分子標的治療薬が保険適用となり，その効果が期待されている．

1 手術療法

腎癌の手術療法は従来，下大静脈内腫瘍塞栓を有する症例や肝，消化管などの周囲臓器への浸潤を疑う症例をも含めた限局浸潤性腎癌には，腎摘除術または浸潤臓器の合併切除を含め

表H-5-2 Stage-病期分類[*1]

I期	T1	N0	M0
II期	T2	N0	M0
III期	T1	N1	M0
	T2	N1	M0
	T3a	N0, N1	M0
	T3b	N0, N1	M0
	T3c	N0, N1	M0
IV期	T4	Nに関係なく	M0
	Tに関係なく	N2	M0
	T, Nに関係なく		M1

[*1]：本規約では病理学的所見に基づく病期分類を原則とする．
(日本泌尿器科学会，日本病理学会，日本医学放射線学会編：泌尿器科・病理・放射線科腎癌取扱い規約 第3版，金原出版，1999, p.41)

た腎摘除術が標準的治療とされてきた．しかし，近年では早期腎癌を中心に開放腎部分切除術，腹腔鏡下の腎摘除術や腎部分切除術も選択肢として考えられるようになってきた．

2 免疫療法

腎癌は免疫原性が高い腫瘍であり，その発育，進展には宿主の免疫応答が大きく影響を及ぼしていることが基礎研究などで明らかにされている．さらに腎癌は放射線療法や化学療法の効果が低いため，転移性腎癌の術後補助療法や手術不能症例などを対象として，インターフェロンやインターロイキン2などの免疫療法は，手術療法に次ぐ治療として位置づけられてきた．しかし，奏効率は15％前後であり，その効果は限定的である．

3 分子標的治療薬

近年腎癌の分子生物学的基礎研究により，癌の増殖に関与する分子機構が徐々に解明されている．それを受けて腫瘍細胞の増殖や血管内皮細胞の増殖に関わる細胞内シグナル伝達を阻害することによって腫瘍の増殖を抑える分子標的治療薬が最近わが国でも認可された．2008年9月現在わが国で認可されているのは経口マルチキナーゼ阻害薬であるスニチニブリンゴ酸（スーテント®），ソラフェニブトシル酸塩（ネクサバール®）である．すでに先行承認されている海外からは免疫療法を上回る腫瘍縮小効果が報告されており，わが国でもその効果が期待されている．

5) 予　後

腎癌の予後は組織型とステージに影響を受けるが，一般に腫瘍が腎に限局していれば5年生存率は73～93％，腎周囲脂肪組織に浸潤するものでは63～77％，腎静脈・下大静脈内塞栓のあるものまたは所属リンパ節転移のあるものでは38～80％，遠隔転移のあるものでは11～30％と報告されている．

栄養療法

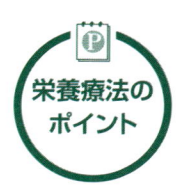

栄養療法のポイント

- 腎癌の治療として明確なエビデンスのある栄養療法は現状では存在しない．
- 腎癌発症の危険因子として肥満，生活習慣などが挙げられている．
- 癌治療のため腎摘除術が施行された患者に対しては，残腎機能温存のため，栄養学的管理も重要である．

1）腎癌発症の危険因子

近年の研究で腎癌発症の危険因子は単一の因子ではなく，喫煙と肥満，高血圧といった因子が複合的に作用して発癌リスクを高めていると考えられているため，本項では栄養学的危険因子である肥満，高血圧，食事について解説する．

1 肥満，高血圧

悪性疾患と肥満の関係は欧米を中心に多くの報告が認められる．近年腎癌に関しても，肥満が腎癌発症の危険因子であるというエビデンスが報告されている．Chow らは，1971〜1992年までに検診を受けたスウェーデン人男性363,992人をフォローアップした研究で，body mass index（BMI）の高いグループは発症リスクを2倍上げると報告している[3]．また，Yuanらは米国，カリフォルニア州の2,408人の検討で，BMI＞30では発症リスクを最大で4倍，高血圧では2倍上げると報告している[4]．

2 食事

腎癌と食事の関連についても報告されている．Rashidkhani らは40〜76歳のスウェーデン人女性61,000人を対象とした研究で，1日5種類以上の野菜または果物を摂取するグループは1種類以下のグループに比べて約4割腎癌の発症リスクが低いと報告している．この研究では，果物ではバナナの摂取が，野菜では根菜類が発症リスクの低下と強い相関があった[5]．このように高い発症リスクになる生活習慣，環境因子を患者に情報提供して早期に注意を喚起することは，発症予防や医療経済的な観点からも重要なことである．

2）栄養療法のアセスメント

腎癌の治療として**明確なエビデンスのある栄養療法は存在しない**が，患者の栄養管理は重要である．早期腎癌に対する治療は手術療法が第一選択であり，患側腎摘除術が選択されることが多い．腎癌が比較的高齢者に発症することから，健側腎の機能代償性には限界があり，術後腎機能障害が残ることは臨床的に多々認められる．また合併症として糖尿病，高血圧などの生活習慣病をもつ患者も多いため，術後の腎機能温存のための栄養学的なアプローチは患者管理として重要なポイントである．腎機能障害患者の栄養療法は他項に譲る．

（木村　高弘）

引用文献

1) 日本泌尿器科学会編；腎癌診療ガイドライン 2007年版，金原出版，2007．
2) 日本泌尿器科学会・日本病理学会・日本医学放射線学会編；腎癌取扱い規約 第3版，金原出版，1999．
3) Chow WH, Gridley G, Fraumeni JF, et al : Obesity, hypertension, and the risk of kidney cancer in men. N Engl J Med, 343(18), 2000, pp.1305-11.
4) Yuan JM, Castelao JE, Gago-Dominguez M, et al : Hypertension, obesity and their medications in relation to renal cell carcinoma. Br J Cancer, 77(9), 1998, pp.1508-13.
5) Rashidkhani B, Lindblad P, Wolk A: Fruits, vegetables and risk of renal cell carcinoma: a prospective study of Swedish women. Int J Cancer, 113(3), 2005, pp.451-55.

H-6 尿路結石症
urolithiasis

疾患の概要

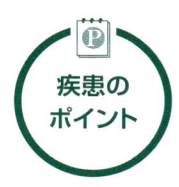

疾患のポイント

- 尿路結石症は尿路にできる結石の総称で，日本人の生涯有病率は男性で9.0％，女性で3.8％で，再発率は約60％である．
- 結石成分はシュウ酸カルシウム，リン酸カルシウム，尿酸，リン酸マグネシウム・アンモニウム，シスチンの順に多く，前二者は全体の約80％を占める．
- 尿路結石の成因は不明な点が多い．
- 自然排石が期待できない大きな結石は体外衝撃波結石破砕術，内視鏡的結石破砕術が行われる．
- 再発予防としては尿量を2L/日以上にするように水分を摂取することが第一に重要である．シュウ酸カルシウム結石の予防には食事のときに牛乳などのカルシウムを同時に摂ること，尿酸結石とシスチン結石では尿のアルカリ化を図ること，リン酸マグネシウム・アンモニウムでは尿路感染症のコントロールが有用である．

1）尿路結石症とは

尿路にできる結石の総称である．尿路とは腎，腎盂，尿管，膀胱そして尿道をいう．尿路結石の95％以上は腎で，残る5％は膀胱でつくられる．

成分別にはさまざまのものがあり，シュウ酸カルシウム，シュウ酸カルシウムとリン酸カルシウムの混合結石，リン酸カルシウム，尿酸，リ

表H-6-1　尿路結石の成分別分布　　　　　　　　　　(％)

結石成分	上部尿路結石		下部尿路結石	
	男性 (n=2,344)	女性 (n=775)	男性 (n=155)	女性 (n=35)
シュウ酸カルシウム	47.4	31.7	15.5	0
リン酸カルシウム	1.5	5.4	6.5	22.9
シュウ酸カルシウム＋リン酸カルシウム	37.2	45.4	36.8	20.0
尿酸	5.6	2.7	20.0	0
感染結石 (リン酸マグネシウム・アンモニウムなど)	2.7	10.5	14.2	54.3
シスチン	1.4	1.9	0.7	0
その他	4.2	2.4	6.2	2.5

〔Terai A, Yoshida O：Epidemiology of urolithiasis in Japan. In： Recent Advances in Treatment of Urolithiasis, Recent Advances in Endourology Vol. 3（Akimoto M, Higashihara E, Orikasa S, Eds）, Springer-Verlag, Tokyo, 2001, pp.23-36〕

表H-6-2 尿路結石の部位別分類

上部尿路結石	腎結石	腎実質および腎盂に存在する結石
	上部尿管結石	腸骨稜より上方の尿管に存在する結石
	中部尿管結石	骨盤に重なる部分の尿管に存在する結石
	下部尿管結石	骨盤に重ならない小骨盤腔の尿管に存在する結石
下部尿路結石	膀胱結石	膀胱内の結石
	尿道結石	尿道内の結石

(日本泌尿器科学会,日本Endourology・ESWL学会,日本尿路結石症学会編:「再発に対する指導と薬物療法」尿路結石症診療ガイドライン,金原出版,2002,p.11)

ン酸マグネシウム・アンモニウム,シスチンの順に多く,前三者のカルシウム結石が全体の約80%を占める(表H-6-1)[1]．尿路結石の成因は不明な点が多いが,尿酸結石とシスチン結石は酸性尿の時に形成されやすく,リン酸マグネシウム・アンモニウムはプロテウス属などのウレアーゼを産生する細菌による尿路感染症が長期に存在する場合に形成され,感染結石といわれる．

2) 疫　学

日本人における尿路結石症の生涯有病率は男性では9.0%,女性では3.8%と女性より男性に多く,好発年齢は30～60歳代である[2]．再発率は60%と高い[3]．

3) 部位別分類

結石が存在する位置によって分類される．腎実質内あるいは腎盂内にあるものを腎結石,尿管内にあるものを尿管結石,膀胱内にあるものを膀胱結石,尿道内にあるものを尿道結石という．前二者を上部尿路結石,後二者を下部尿路結石という(表H-6-2)．

4) 臨床症状

尿路結石に共通してみられるのは血尿である．発熱はない．結石が尿路上皮を傷つけて出血するために起こる．血尿は肉眼的血尿の時もあれば顕微鏡的血尿である時もある．

1 上部尿路結石

腎あるいは尿管の上部病路結石では結石の存在によって尿流が急速に途絶して結石上方の尿路が拡張する急性水腎症となった時に腎部あるいは側腹部の疝痛発作が起こる．この疝痛発作は激痛であることがあり,時には陰嚢部へ放散する．尿管下端結石では尿管の膀胱への出口(これを尿管口という)が浮腫を起こし,排尿痛,残尿感,頻尿といった膀胱炎に似た症状を起こすこともある．

2 下部尿路結石

結石による膀胱から尿道への出口(これを内尿道口という)や尿道の閉塞による排尿困難,排尿痛,残尿感がある．

5) 診　断

検尿で血尿があること,腹部単純X線撮影で結石陰影(石灰化像)を認めることにより診断する．ただし,単純X線撮影で写りにくい尿酸結石やシスチン結石,そして骨盤と重なる中部尿管結石は腹部単純X線撮影では診断できないことが多く,後述するほかの画像診断が必要となる．

腹部超音波検査では腎および腎近傍の上部尿管,そして膀胱および膀胱近傍の下部尿管の結石であればX線陰性結石でも高輝度陰影とその背後の帯状の低輝度陰影(アコースティック

陰影）として結石をとらえることができるが，腎下極以降から膀胱近傍までの尿管結石は結石陰影をとらえることは難しい．多くの尿管結石の場合は水腎症の存在を確認することによりその存在を類推することが腹部超音波検査の意義であると位置づけられている．

腹部CT検査では白く写る結石陰影と結石によって形成される水腎症の存在を確認できる（図H-6-1）．上述した腹部単純X線撮影によって写りにくいような結石でも腹部CT検査では写るという利点がある．ただし，小結石では腹部CT検査のスライスが荒いとスライス間に結石がある場合には当然写らないので5 mmスライスで撮影することが望ましい．

排泄性腎盂撮影（drip infusion pyelography；DIPあるいはintravenous pyelography；IVP），（図H-6-2）は静注した非イオン性造影剤が尿中に排泄されることによりX線に写るため，尿路全体を描出することができる．結石による尿路の通過障害を確認できること，腎機能が低下している時には描出不良となるので分腎機能を類推できるという利点もある．

6）治　療

上部尿路結石において，長径が4 mm以下の小さな結石では自然排石が期待されるので経過観察となる．腎結石であれば水分を多く摂り尿量を増やし，運動を行うことで腎からの結石の下降を期待する．尿管結石であれば上記の生活指導とともにブチルスコポラミン臭化物（ブスコパン®）などの抗コリン薬を内服させ尿管を拡張させることにより結石の下降を促す．結石の長径が10 mm以上になると自然排石は難しいの

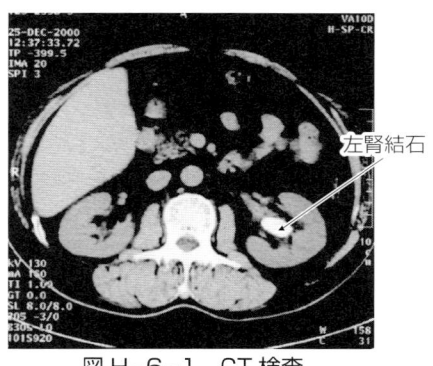

図H-6-1　CT検査

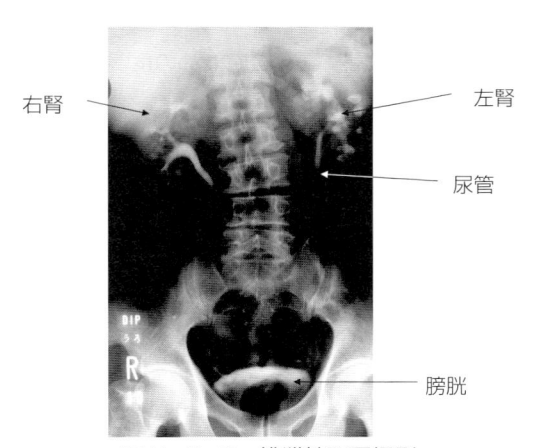

図H-6-2　排泄性腎盂撮影
（図H-6-1と同一症例）

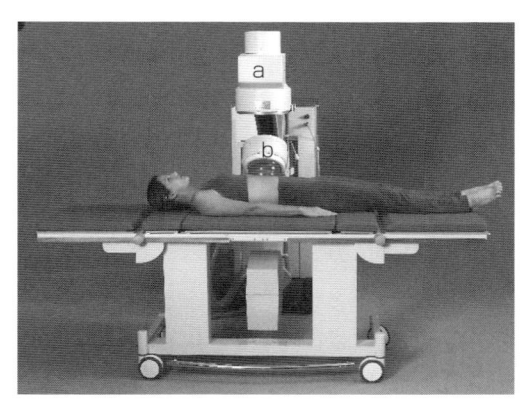

図H-6-3　体外衝撃波結石破砕術
a：透視システム：X線により結石を認識し衝撃波の焦点を合わせる
b：治療ヘッド：ここから結石に向けて衝撃波を発射する

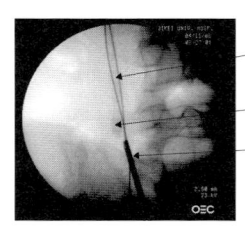

図H-6-4　経尿道的尿管結石破砕術
尿道から尿管まで細い内視鏡（尿管鏡）を挿入し結石を見ながらレーザーなどで結石を破砕する。

で体外衝撃波結石破砕術が第一選択となる（図H-6-3）．ただし，長径が20mm以上の大結石では治療効果が落ちるので，内視鏡下にレーザーなどを使用して結石を破砕する方法が先行されることもある．

下部尿路結石に対しては体外衝撃波結石破砕術ではなく内視鏡的に結石を破砕する方法（図H-6-4）がとられる．

栄養療法および薬物療法

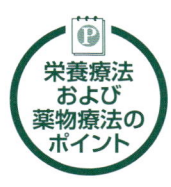

栄養療法および薬物療法のポイント
- 尿路結石全般の注意としてはバランスのよい食事と水分を1日2L以上（シスチン結石では2.5L以上）飲むことが重要．
- シュウ酸カルシウム結石に対してはカルシウムを食事の時に多く摂ること．
- 尿酸結石に対してはプリン体の過剰摂取を避け，尿のアルカリ化を行う．
- シスチン結石に対しては尿のアルカリ化を行う．
- リン酸マグネシウム・アンモニウム結石に対しては尿路感染症のコントロールを行う．

1）再発予防のための栄養療法

上述したように尿路結石は再発率が約60%と高いため，再発を予防するための食事療法が重要となる．尿路結石の成分によりその対策は異なるので，排石した結石を捕捉してその成分を分析することが必須となるが，結石の捕捉ができないことが多い．したがって，結石を捕捉できない場合には後述する全結石について共通する項目について生活指導を行うこととなる．

1 全結石に共通する再発予防法

1）水分摂取

結石成分を問わず共通するものとしては水分摂取がある[4]．1日の尿量が2.0L以上（シスチン結石では2.5L/日以上）となるように多量の飲水を促す．尿量を増やすことにより結石成分が希釈され結石形成を抑制する．また結石が形成されても結石が微小なうちに尿流によって体外に排泄される．

2）バランスのよい食事

日本の尿路結石関連3学会が作成した尿路結石症診療ガイドラインでは表H-6-3のようなバランスのよい食事指導を推奨している[5]．おのおのの項目はエビデンスに基づいて提唱されたものであるが，実際の臨床の場では後述する結石成分別の食事指導以外の指導は難しく，広く普及しているとはいい難い．

2 結石成分別の再発予防法

1）シュウ酸カルシウム

シュウ酸はホウレンソウ，ブロッコリー，タケノコ，チョコレート，紅茶に多く含まれるので，

表H-6-3　尿路結石予防のための食事指導

1. 動物性蛋白質の過剰摂取制限
（1.0 g/kg/日，動物蛋白比50%）
2. 一定量のカルシウム摂取の勧め
（600〜800 mg/日）
3. シュウ酸過剰摂取の制限
4. 塩分の過剰摂取の制限
（10 g/日以下）
5. 炭水化物の摂取
（穀物摂取の勧め，砂糖の過剰摂取の制限）
6. 脂肪の過剰摂取の制限
7. クエン酸の適量摂取の勧め

（日本泌尿器科学会，日本Endourology・ESWL学会，日本尿路結石症学会編：「再発に対する指導と薬物療法」尿路結石症診療ガイドライン，金原出版，2002, pp.64-72）

シュウ酸結石の再発予防にはこれらの過剰摂取を避けるべきである．カルシウムは牛乳，小魚類に多く含まれるが，これらは食事の際に同時に摂取することが推奨されている[6]．その理由として，腸管内で食物中のシュウ酸がカルシウムと結合してシュウ酸カルシウムとなり血中に吸収されることなく排泄されることが挙げられる．チョコレートならミルクチョコレート，紅茶ならミルクティーを飲むなどの指導をする．

2) 尿酸結石[7]

高尿酸血症（痛風）と同様の食事指導を行う．すなわち，プリン体を多く含む動物性蛋白質やビールなどのアルコールの摂取を制限する．これらの食事療法によっても高尿酸血症である場合にはアロプリノール（ザイロリック®ほか）を100〜300 mg/日，1〜3回の分服で投与し血清尿酸値の正常化を図る．上述したように尿酸結石は尿のpHが6.0未満のような酸性尿の時に形成されやすいので，酸性尿の時にはクエン酸製剤（ウラリット®）を2〜6 g/日，2〜3回の分服で投与し尿のアルカリ化も図る必要がある[7]．

3) シスチン結石[5]

尿量を2.5 L/日以上に保つこと以外にチオプロニン（チオラ®）を400〜2,000 mg/日，1〜4回の分服で投与する．チオプロニンは尿中でシスチンと結合しシスチンを可溶性にするが，発疹，皮膚炎，貧血，腎障害，肝障害，あるいは消化器症状といった副作用も少なくなく，内服の継続が困難な症例もある．尿酸結石と同様にクエン酸製剤による尿のアルカリ化を図る．

4) リン酸マグネシウム・アンモニウム[5]

結石を除去したのちに抗菌薬の投与により尿路感染症の治癒を図る．抗菌薬の投与については明らかなエビデンスはないが，3か月程度が一般的である．実際の臨床の場では尿培養の陰性化を確認してから休薬し，休薬後も尿培養が陰性であることを確認する．

〔清田　浩〕

引用文献

1) Terai A, Yoshida O: Epidemiology of urolithiasis in Japan. In; Recent Advances in Treatment of Urolithiasis, Recent Advances in Endourology Vol. 3（Akimoto M, Higashihara E, Orikasa S, eds）, Springer-Verlag, Tokyo, 2001, pp. 23-36.

2) Yoshida O, Terai A, Ohkawa T, Okada Y: National trend of the incidence of urolithiasis in Japan from 1965 to 1995. Kidney Int, 56, 1999, pp.1899-904.

3) Strohmaier WL: Course of calcium stone disease without treatment. What can we expect? Eur Urol, 37, 2000, pp. 339-44.

4) Hosking DH, Erickson SB, Van-den-Berg CJ, Wilson DM, Smith LH: The stone clinic effect in patients with idiopathic calcium urolithiasis. J Urol, 130, 1983, pp. 1115-18.

5) 日本泌尿器科学会, 日本 Endourology・ESWL 学会, 日本尿路結石症学会編；「再発に対する指導と薬物療法」尿路結石症診療ガイドライン, 金原出版, 2002, pp. 64-72.

6) Iguchi M, Umekawa T, Ichikawa Y: Dietary intake and habits of Japanese renal stone patients. J Urol, 143, 1990, pp. 1093-95.

7) Yu TF: Uric acid nephrolithiasis. In; Handsbook of Experimental Pharmacology（Kelly WN, Weiner IM, Eds）, Springer-Verlag, New York, 1978, p. 397.

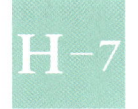

H-7 尿路感染症（膀胱炎，腎盂腎炎）
UTI；urinary tract infections

疾患の概要

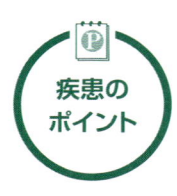

疾患のポイント
- 尿路の細菌感染症を尿路感染症といい，感染経路は尿道の出口（外尿道口）から尿道，膀胱，尿管，腎盂，そして腎実質へと細菌が侵入する上行性感染である．
- 起炎菌は大腸菌が最も多い．
- 尿路感染症の治療は抗菌化学療法が中心となる．
- 尿路感染症の予防には，①飲水を多く摂り尿量を増やし，細菌を尿路から体外に洗い流すこと，②頻回の排尿を心がけ膀胱を常に空にしておくこと．
- クランベリージュースを就寝前に飲むことも予防になる．

1）定義と感染様式

尿路の細菌感染症を尿路感染症（urinary tract infections；UTI）という．UTIは部位別に膀胱炎（cystitis）と腎盂腎炎（pyelonephritis）に分類される．細菌が外尿道口（尿道の出口）から尿道を通じて膀胱に侵入し，膀胱粘膜に定着（colonization），増殖することにより起こる炎症が膀胱炎である．膀胱で増した細菌がさらに

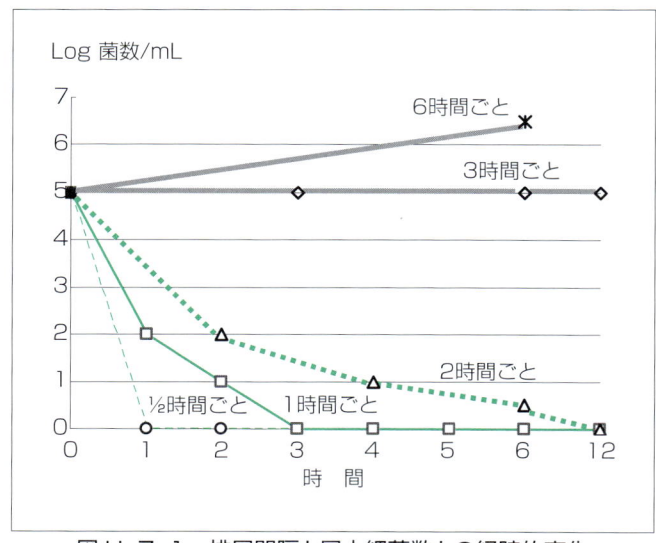

図H-7-1 排尿間隔と尿中細菌数との経時的変化
(Hinman F Jr., Cox CE：The voiding vesical defense mechanism；The mathematical effect of residual urine, voiding interval and volume on bacteriuria. J Urol, 96, 1966, pp.491-98)

尿管を上行し腎盂まで到達し定着，増殖をして起こる腎盂および腎実質の炎症が腎盂腎炎である．このように UTI は細菌が尿の流れに逆らうようにして侵入する上行性感染という感染形式をとる．

2）尿路の感染防御機構

外尿道口から侵入する細菌を排除する尿路の感染防御機構には以下のものが挙げられる．

1 尿道括約筋

尿を膀胱に溜めている間には尿道の括約筋[1]が閉まっており尿が漏れるのを防ぐ．そして排尿時には尿道の括約筋が開く．したがって，排尿時以外には閉まっている尿道の括約筋の存在が尿路の感染防御にも役立っていると考えられている．

2 尿流と排尿

排尿により侵入しようとする細菌を機械的に洗い流す（wash out）ことにより UTI が成立しにくくなる．

尿は細菌にとってよい培地であるため，排尿後に膀胱を空にできないような状態であると侵入した細菌が膀胱内で増殖しやすい．これに関しては Hinman & Cox の有名な実験[2]がある（図 H-7-1）．

正常男性の膀胱に 10^7 個の大腸菌を注入し，排尿の間隔を 30 分，1 時間，2 時間，3 時間，6 時間と異なって設定した時，排尿間隔が短いほど細菌は消失していく．排尿が 3 時間ごとでは細菌数は変わらず，6 時間ごとであると細菌数は増加に転ずるのである．このことは膀胱を常に空に近くして細菌の培地となる尿を膀胱に溜めておかないことが感染防御に重要であることを意味する．

3）分 類

UTI の分類には上述した膀胱炎と腎盂腎炎といった部位別の分類のほかに，誘因となるような尿路疾患の有無による分類と発症形式による分類がある（表 H-7-1）．前者による分類には，尿路結石，尿路腫瘍そして尿路奇形などの疾患（これを基礎疾患という）が誘因となって起こる複雑性尿路感染症（complicated UTI）と基礎疾患のない単純性尿路感染症（uncomplicated UTI）がある．また，後者よる分類には急激に発症し症状も重い急性尿路感染症（acute UTI）と，緩徐に発症し症状も軽微である慢性尿路感染症（chronic UTI）がある．一般に単純性尿路感染症は急性であり複雑性尿路感染症は慢性であることから，急性単純性尿路感染症（acute uncomplicated UTI）と慢性複雑性尿路感染症（chronic complicated UTI）ということが多い．臨床的にはこれら 2 者にさらに部位別分類を加え，急性単純性膀胱炎（acute uncomplicated cystisis），急性単純性腎盂腎炎（acute uncomplicated pyelonephritis），慢性複雑

表 H-7-1 尿路感染症の分類

部位別分類	膀胱炎	膀胱の感染症
	腎盂腎炎	腎盂・腎実質の感染症
発症形式分類	急性	急な発症で症状は重い
	慢性	緩徐な発症で症状は軽い
基礎疾患の有無による分類	単純性	基礎疾患なし
	複雑性	基礎疾患あり
臨床的分類	急性単純性膀胱炎	
	急性単純性腎盂腎炎	
	慢性複雑性膀胱炎	
	慢性複雑性腎盂腎炎	

性膀胱炎（chronic complicated cystitis）そして慢性複雑性腎盂腎炎（chronic uncomplicated pyelonephritis）の4群に分類して治療を行う．

4）発症の年齢分布

UTI発症の年齢分布には3つのピークがある（図H-7-2）．第一のピークは小児期で，尿路の先天奇形を基礎疾患とした慢性複雑性UTIであり男女差はない．第二のピークは性的活動期で，これは基礎疾患のない女性がほとんどで性交によって細菌が膀胱内に侵入することによる急性単純性UTIである．第三のピークは老年期であり，排尿しても膀胱が空にならず常に残尿があるような状態がさまざまな基礎疾患でつくられる慢性複雑性UTIで男性がやや多い．残尿が多くなるような基礎疾患には神経因性膀胱（膀胱の収縮力の低下が起こる）や男性の前立腺疾患（前立腺肥大症あるいは前立腺癌）がある．

5）起炎菌

大腸菌（Escherichia coli）が最も頻度の高い起炎菌であるが，急性単純性UTIと慢性複雑性UTIでは起炎菌の分離頻度は異なる（図H-7-3）．急性単純性UTIでは，起炎菌の約80％が大腸菌で，残る20％のほとんどがコアグラーゼ陰性ブドウ球菌（coagulase-negative Staphylococci；CNS）であるのに対して，慢性複雑性UTIの起炎菌の中で大腸菌の占める割合は約40％と低く，腸球菌（Enterococcus faecalis），緑膿菌（Pseudomonas aeruginosa），霊菌（Serratia marcescens）に代表される弱毒菌の割合が多い．したがって，UTIにおける尿の培養検査で大腸菌やCNS以外の弱毒菌が分離された場合には慢性複雑性UTIを考慮し，基礎疾患の有無も検索する必要がある．

6）臨床症状

膀胱炎の臨床症状は排尿痛，頻尿，残尿感といった膀胱刺激症状と尿混濁が主な症状であるが発熱はない．尿混濁は尿中に遊出する白血球によるものであり増殖した細菌によるものではない．腎盂腎炎の臨床症状は38℃以上の発熱と腎部に相当する背部痛である．膀胱炎を併発していることが多く，この時には上述した膀胱炎の症状が加わる．

7）診 断

UTIの存在診断は尿沈渣中を400倍の光学顕微鏡で観察した際に1視野中に10個以上の白血球が観察されること（これを有意の膿尿という），そして尿中に10^5個/mL以上の細菌が存在すること（これを有意の細菌尿という）の両者が証明された時に"UTIあり"と診断される．

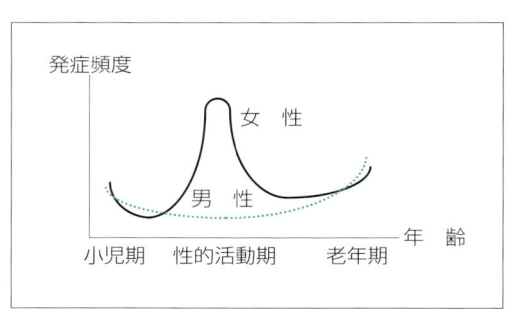

図H-7-2 年齢と尿路感染症の発症頻度

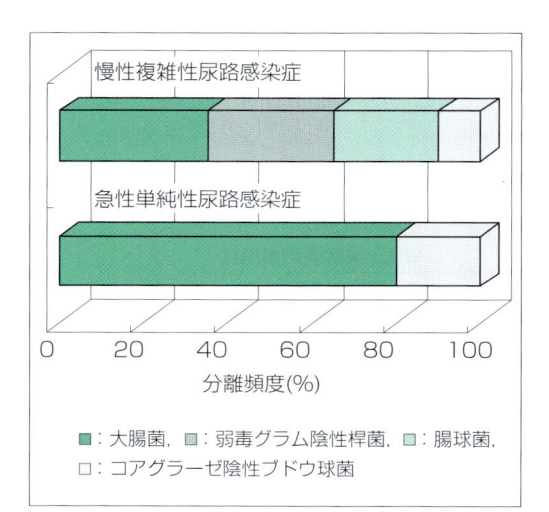

図H-7-3 尿路感染症の起炎菌
■：大腸菌，□：弱毒グラム陰性桿菌，■：腸球菌，
□：コアグラーゼ陰性ブドウ球菌

したがって，UTIの存在診断には検尿と尿培養検査が必須である．

UTIの部位診断は臨床症状による．すなわち，発熱がなく膀胱炎刺激症状のみであれば膀胱炎，発熱があり腎部の疼痛があり，この腎部を叩くと疼痛が増強される（叩打痛という）ようであれば腎盂腎炎と診断する．腎盂腎炎では疼痛の部位によって臨床的に患側が決定される．すなわち，右の腎部に疼痛があれば右腎盂腎炎，両側であれば両側腎盂腎炎と診断する．

8）治　療

抗菌薬による抗菌化学療法が中心となる[3]．尿の培養検査と細菌の薬剤感受性試験の結果を得るまでには3〜4日間かかるので，それまでには大腸菌を標的とした腎排泄型の抗菌薬（キノロン系抗菌薬，ペニシリン系抗菌薬，セフェム系抗菌薬）を投与する．治療を開始した時の抗菌薬が細菌の薬剤感受性試験の結果から不適切であればこれを最も適切なものに変更する．急性単純性膀胱炎に対する治療期間はキノロン系抗菌薬では3日間，ペニシリン系抗菌薬あるいはセフェム系抗菌薬では5〜7日間が適当である．急性単純性腎盂腎炎に対する治療期間はそれより長く7〜14日間を必要とする．慢性複雑性UTIに対しては14日間以上の治療を必要とすることが多く，基礎疾患の治療を行わなければ治癒する可能性が低い．

栄養療法

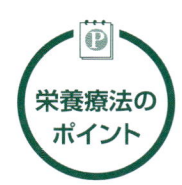

栄養療法のポイント
- 水分を多く摂り，頻回の排尿を行う．
- クランベリージュースは再発防止に有効である．

1）予　防

① 水分の多量摂取

水分を多く摂り尿の量を増やすことにより外尿道口から侵入しようとする細菌を洗い流す（wash out）．これによりUTIの再発頻度は低くなる．水分の種類は特に限定したものはなく，コーヒー，お茶，ジュースなど何でもよい．

② 頻回の排尿を心がけ

上述したHinman & Coxの実験結果からも明らかなように，尿を我慢することなく頻回に排尿を行い膀胱を常に空に近い状態にしておく．性的活動期の女性では性交により高頻度に細菌が膀胱に侵入するので，頻回の排尿は急性単純性膀胱炎を予防する意味で重要である．

③ クランベリージュースの飲用

クランベリージュースはUTIの予防に有効であることが知られている[4,5]．起炎菌は膀胱に侵入したのち膀胱粘膜に接着し定着する．この膀胱粘膜への接着がUTIの第一段階であるが，UTIの代表的な起炎菌である大腸菌の膀胱粘膜への接着は大腸菌のP線毛によるものである[6,7]．クランベリージュースを飲むことにより尿中に排泄されるプロアントシアニジンAタイプ（図H-7-4）は大腸菌のP線毛による膀胱粘膜との接着を阻害しUTIの再発予防に有効であることが明らかにされている[8,9]．膀胱内での大腸菌の増殖は排尿のない夜間に活発であると考えられているため，クランベリージュースを就

眠前に飲むことにより夜間に尿中のプロアントシアニジン A タイプの濃度を高めておくことが UTI の予防に役立つとされている．50％あるいは 60％果汁であれば 1 日 2 本から開始し，以後 1 日 1 本が目安である．

　クランベリージュースはわが国では店頭に少なく購入が比較的難しい．日清オイリオなどが扱っており，通信販売で購入すると便利である．また，クランベリージュース・エキスの錠剤も近い将来わが国の市場に登場する予定である．

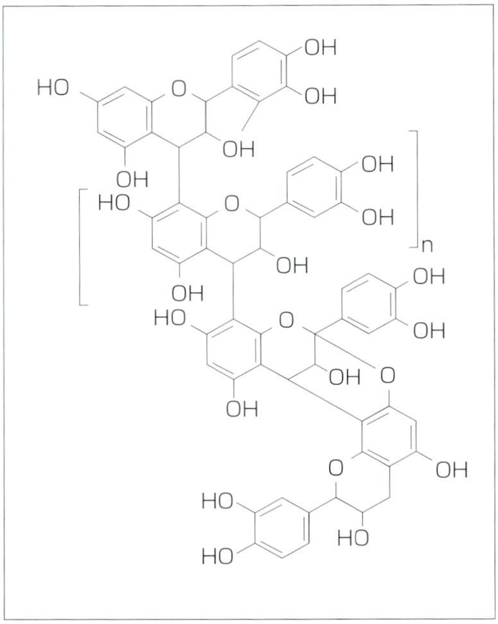

2）栄養療法のアセスメント

　尿路感染症の予防には，水分を多く摂り，尿を膀胱に溜めないよう頻回に排尿することが重要である．それでも再発を繰り返す場合にはクランベリージュースを就寝前に飲むことが勧められる．

図 H-7-4　プロアントシアニジン A タイプ

（清田　浩）

引用文献

1) Mayo M, Hinman F：Role of midurethral high pressure zone in spontaneous bacterial ascent. J Urol, 109, 1973, pp.268-72.
2) Hinman F Jr., Cox CE：The voiding vesical defense mechanism；The mathematical effect of residual urine, voiding interval and volume on bacteriuria. J Urol, 96, 1966, pp.491-98.
3) 荒川創一「泌尿器科感染症」日本感染症学会，日本泌尿器科学会編；抗菌薬使用のガイドライン，協和企画，2005, pp.186-92.
4) Avorn J, Monane M, Gurwitz JH, et al：Reduction of bacteriuria and pyuria after ingestion of cranberry juice. JAMA, 271, 1994, pp.751-54.
5) Kontiokari T, Sundqvist K, Nuutinen M, et al：Randomised trial of cranberry-juice and Lactobacillus GG drink for the prevention of urinary tract infections in women. Br Med J, 322, 2001, pp.1571-75.
6) Kallenius G, Mollby R, Svenson SB, et al：Occurrence of P-fimbriated Escherichia coli in yurinary tract infections. Lancet, 2 (8260-61), 1981, pp.1369-72.
7) Elo J, Tallgren LG, Vaisanen V, et al：Association of P and other fimbriae with clinical pyelonephritis. Scand J Urol Nephrol, 19, 1985, pp.281-84.
8) Schmidt DR, Sobota AE：An examination of the anti-adherence activity of cranberry juice on urinary and non-urinary bacterial isolates. Microbios, 55, 1988, pp.173-81.
9) Zafriri D, Ofek I, Adar R, et al：Inhibitory activity of cranberry juice on adherence of type I and type P fimbriated Escherichia coli to eukaryotic cells. Antimicrob Agents Chemother, 33, 1989, pp.92-98.

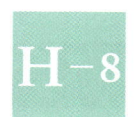

H-8 前立腺肥大症
benign prostatic hyperplasia

疾患の概要

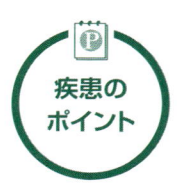

疾患のポイント
- 高齢男性に発症する前立腺良性腫瘍である.
- 腺腫が尿道を圧迫し,膀胱機能が影響を受けることによる排尿困難,頻尿などを主症状とする.
- 治療は重症度に応じて経過観察,薬物療法,手術療法などが選択される.

1) 診 断

前立腺肥大症は前立腺の良性腫瘍であり,高齢男性における排尿障害の原因として最もよくみられる疾患である.

有病率は加齢とともに増加し,組織学的に前立腺肥大症は60歳男性の50％以上に,85歳では約90％に認められ,その1/4に臨床症状が出現するといわれる[1].

患者の多くは排尿症状を主訴に受診し,前立腺肥大症の診断を受けるが,最近では検診での触診や画像検査,前立腺癌マーカーである血清PSAの異常などを契機に診断されることもあ

表H-8-1 国際前立腺症状スコア (I-PSS)

	まったくなし	5回に1回の割合未満	2回に1回の割合未満	2回に1回の割合	2回に1回の割合以上	ほとんど常に
1. 最近1か月間,排尿後に尿がまだ残っている感じがありましたか	0	1	2	3	4	5
2. 最近1か月間,排尿後2時間以内にもう1度いかねばならないことがありましたか	0	1	2	3	4	5
3. 最近1か月間,排尿途中に尿が途切れることがありましたか	0	1	2	3	4	5
4. 最近1か月間,排尿を我慢するのがつらいことがありましたか	0	1	2	3	4	5
5. 最近1か月間,尿の勢いが弱いことがありましたか	0	1	2	3	4	5
6. 最近1か月間,排尿開始時にいきむ必要がありましたか	0	1	2	3	4	5
7. 最近1か月間,床に就いてから朝起きるまでに普通何回排尿に起きましたか	0回 0	1回 1	2回 2	3回 3	4回 4	5回以上 5
					1から7の点合計	点

(泌尿器科領域の治療標準化に関する研究班編;EBMに基づく前立腺肥大症診療ガイドライン,じほう,2001, p.2)

表H-8-2 QOLスコア

	大変満足	満足	大体満足	満足・不満のどちらでもない	不満気味	不満	大変不満
現在の排尿の状態が，今後一生続くとしたらどう感じますか							

（泌尿器科領域の治療標準化に関する研究班編；EBMに基づく前立腺肥大症診療ガイドライン，じほう，2001, p.3）

表H-8-3 前立腺肥大症の領域別重症度判定基準

重症度	1. 症状	2. QOL	3. 機能		4. 形態
	I-PSS	QOL index	Qmax	RU	PV
軽症	0〜7	0, 1	≧15mL/s	かつ ＜50mL	＜20mL
中等症	8〜19	2, 3, 4	≧5mL/s	かつ ＜100mL	＜50mL
重症	20〜35	5, 6	＜5mL/s	または ≧100mL	≧50mL

（泌尿器科領域の治療標準化に関する研究班編；EBMに基づく前立腺肥大症診療ガイドライン，じほう，2001, p.17）

表H-8-4 前立腺肥大症の全般重症度判定基準

全般重症度	重症度判定項目数		
	軽症	中等症	重症
軽症	4	0	0
	3	1	0
中等症	不問	≧2	0
	不問	不問	1
重症	不問	不問	≧2

（泌尿器科領域の治療標準化に関する研究班編；EBMに基づく前立腺肥大症診療ガイドライン，じほう，2001, p.17）

る．

診断は触診，国際前立腺症状スコア（I-PSS；International Prostate Symptom Score）やQOL（quality of life）スコア（表H-8-1, 2）[1]などの自覚症状の評価や，尿流測定や残尿測定などの排尿機能検査，経直腸的前立腺断層診断法（TRUS）による形態学的評価によって行う．

排尿障害をきたす鑑別診断および合併疾患として，神経因性膀胱，過活動膀胱，尿路感染症，膀胱結石，前立腺癌などがある．

2）分類と病態

1 分類

前立腺肥大症の重症度評価として症状（I-PSS, QOLスコア），排尿機能（最大尿流率と残尿量）および形態（前立腺容積）の評価領域別にみた重症度判定基準がある（表H-8-3）[1]．

また全般重症度は，表H-8-3に示した全般重症度判定基準に従い，症状，機能および形態の各評価項目の重症度の数により，総合して判定する（表H-8-4）[1]．

2 発症機序

前立腺肥大症の発症機序は前立腺腫が増大することにより，尿道抵抗が高まり，その結果として膀胱機能が影響を受け，それらの病態が複雑に作用したさまざまな排尿症状を呈する．

前立腺の内部は，組織学的に尿道に接した移行域，中心域，外側の辺縁域，そして前側にある前方線維筋性間質という4つの区域に分けられる（図H-8-1）[2]．

40歳代に移行域に形成される結節が次第に肥大増殖して腺腫となり，前立腺肥大症に発展する．また，前立腺の平滑筋の緊張はアドレナリン作動性神経系の調節を受け，尿道抵抗を増大させることがわかっている．

また，アンドロゲンの作用も受けているといわれている．

本症には人種あるいは地理的要因による発症頻度の差があることは確かである．その有病率は西欧に比べ東アジアではかなり低いといわれる．

このことは人種的因子の存在を示唆しているが，米国に移住したアジア人で有病率が上昇し

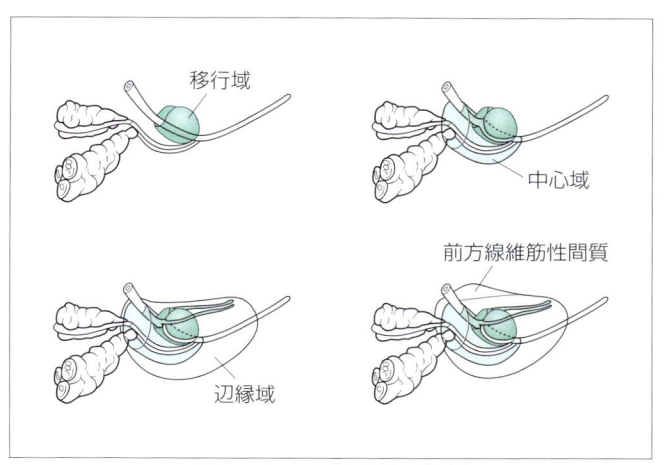

図H-8-1　前立腺の解剖
(John D McConnell, Peter T Scardino：Atlas of Clinical Urology, Volume II, The Prostate, Current Medicine Inc, 1999より引用，一部改変　ⓒCurrent Medicine)

ていることから，環境因子の影響も考えられている．

現在，前立腺肥大症の進展に関して提唱されている危険因子には，加齢，アンドロゲン，アンドロゲン受容体，西洋化した食事，工業化した環境，高血圧，糖尿病などが挙げられているが，明らかなエビデンスがあるのは前三者のみである．

3）症　状

前立腺肥大症による排尿症状は，尿道閉塞自体から直接的に生じた排尿困難と，尿道閉塞に伴う膀胱機能の変化による頻尿，尿意切迫感，夜間頻尿などの刺激症状がある．

I-PSSおよびQOLスコアで症状を定量的に評価し，その重症度を分類することはすでに述べた．

また，これらの排尿症状は，尿路感染症や神経因性膀胱などの合併により増幅されるので，注意が必要である．

4）治　療

前立腺肥大症は多くの場合，生命に関わる疾患ではないが，患者の行動を制限させ，睡眠不足に陥らせるなど，QOLを著しく低下させる疾患である．

よって，疾患の他覚所見や症状の程度が同程度でも，患者自身が感じる困窮度には個人差があるので，それを考慮した治療法の選択が必要である．

前立腺肥大症の治療法は重症度に応じて経過観察，薬物療法，手術療法などが選択される．

1 経過観察

軽症患者には排尿を含めた日常生活指導のみの経過観察で症状が改善することがある．これは，加齢に伴う夜間尿量の増加や夜間飲水量が多いことなどが原因で夜間頻尿となっている例などが挙げられる．

患者に排尿時間と排尿量を記録させる"排尿日誌"が有効なこともある．

2 薬物療法

α遮断薬は膀胱頸部および前立腺の平滑筋を

弛緩させ，尿道抵抗を低下させることにより，排尿障害を改善させる．薬物療法の標準的治療である．抗男性ホルモン薬は前立腺容積を縮小させることで排尿障害を改善させるが，α遮断薬に比べ効果が緩徐で勃起障害などの副作用があり，また前立腺癌マーカーである血清PSA値を低下させるため，注意が必要である．

その他，植物エキス，漢方薬などが使われるが，その作用機序は十分に解明されていない．

3 手術療法

中等症から重症の患者や薬物療法には，抵抗性の患者には，手術療法が選択される．経尿道的前立腺切除術（TURP）はループ状の電気メスを装着した内視鏡を尿道内に挿入し，肥大した前立腺組織（腺腫）を尿道粘膜とともに切り取る手術であり，最も標準的手術法である．極度に肥大した前立腺容量が大きい症例では，開腹前立腺被膜下摘除術が選択されることもある．

また，近年はより低侵襲な前立腺レーザー手術も行われている．

5）予　後

前立腺肥大症は良性疾患であり予後良好な疾患ではあるが，その自然史については十分に理解されていない．

前立腺肥大症による排尿障害は通常は緩徐な進行性であると推定されており，最終的には尿閉を起こすと考えられている．

栄養療法

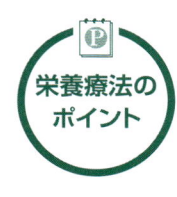

栄養療法のポイント
- 前立腺肥大症に対する栄養療法として明確なエビデンスが存在するものはない．
- 前立腺肥大症による排尿障害の改善のため，ノコギリヤシなどのサプリメントが用いられるが，医学的に明確なエビデンスは存在しない．
- 前立腺肥大症の罹患率には人種差や環境要因が影響していることが示唆されており，その発症の危険因子については，近年いくつかの報告がある．

前立腺肥大症に対する栄養療法として明確なエビデンスが存在するものはない．前立腺肥大症の発症を抑える，または前立腺容積を縮小させる栄養療法は存在しないが，前立腺肥大症に伴う排尿症状を改善するとされる栄養・食品が用いられることがある．これらについては次項に述べる．

1）前立腺肥大症と関連のある栄養・食品

1 ノコギリヤシ（serenoa repens, saw palmetto）

前立腺肥大症による排尿症状，尿勢の低下を改善するとの報告があり，用いられることがある．しかし，米国で行われた臨床試験の結果では，プラセボと同様の効果であった[3]．

2 african plum (pygeum africanum)

植物性サプリメントで前立腺肥大症による排尿症状の改善に用いられることがある．医学的に明確なエビデンスは存在しない．

3 その他

前立腺肥大症による排尿症状を改善するサプリメントとして用いられるものとして，secale cereale（rye pollen）や hypoxis rooperi（south african star grass）などがある．これらに関しても医学的に明確なエビデンスは存在しない．アガリスクに関してもその効果に関する明確なエビデンスは存在しない．一般的に日常診療における食事指導として，過度のアルコールや刺激物の摂取は控えることが勧められている．

2）前立腺肥大症発症の危険因子

西欧人に比べアジア人では前立腺肥大症の罹患率が低く，その原因として人種差だけではなく，環境要因も示唆されていることは既に述べた．食生活の様式や食事内容との関連についてはさまざまな検討がなされてきたが，結論は得られていない．

脂質や蛋白質，ビタミン類の過不足は，アジア人が西欧人に比して低頻度である事実から特に注目されてきた．また，緑黄色野菜の摂取不足が危険因子に挙げられているが，否定的な結果も報告されている．

わが国における Araki らの検討で前立腺肥大症の発症率は牛乳を消費する男性や野菜摂取量の少ない男性に高いとされている[4]．その機序として緑黄色野菜や和食の要素には植物性エストロゲンを含むことが知られており，これらが予防効果を発揮すると考えられている．

3）栄養療法のアセスメント

前立腺肥大症に対する栄養療法として明確なエビデンスが存在するものはないが，前立腺肥大症患者の排尿症状を悪化させる要因となると考えられているものに，アルコールと刺激物がある．

アルコールの利尿作用により，尿量が増え，頻尿症状が悪化するだけではなく，作用機序は不明だが大量摂取により排尿障害が増悪し，尿閉となる症例はしばしば認められる．

また，一般的に刺激物も排尿症状を悪化させるとして，控えるように指導する．

〔木村　高弘〕

引用文献

1) 泌尿器科領域の治療標準化に関する研究班編：EBM に基づく前立腺肥大症診療ガイドライン，じほう，2001．
2) John D McConnell, Peter T Scardino: Atlas of Clinical Urology, Volume II, The Prostate, Current Medicine Inc, 1999.
3) Dedhia RC, McVary KT : Phytotherapy for lower urinary tract symptoms secondary to benign prostatic hyperplasia, J Urol, 179(6), 2008, pp.2119-25.
4) Araki H, Watanabe H, Mishina T, Nakao M: High-risk group for benign prostatic hypertrophy. Prostate, 4(3), 1983, pp.253-64.

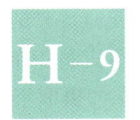

H-9 前立腺癌
prostate cancer, prostatic carcinoma

疾患の概要

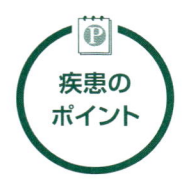

疾患のポイント

- 前立腺に発生する腺癌で，高齢者に多く，地域差，人種差が大きいことが知られている．白人，黒人に比べ，アジア人の罹患率は低いが，近年急速に増加している．
- 診断には直腸診，腫瘍マーカーである血清PSA，経直腸超音波検査などが用いられるが，最終診断は針生検による病理診断である．
- 前立腺癌に対する治療法は外科療法，放射線療法，薬物療法（内分泌療法），待機療法が一般的である．限局癌には外科療法，放射線療法が，転移癌や高齢者には内分泌療法が選択されることが多い．

1）診断基準

前立腺癌の診断は前立腺生検による病理学的な診断による．現在，一般的に前立腺生検を行う適応の決定には，血清PSA値，直腸診所見，経直腸超音波検査（TRUS）が用いられる．これらの検査で前立腺癌が疑われた時には，前立腺針生検が行われ，病理学的に前立腺癌が診断される．前立腺癌と診断された後の治療前病期診断には，直腸診所見，生検時のグリソンスコア（Gleason score）による病理組織学的所見，画像所見（骨シンチグラム，CT，MRI）などが用いられる．後述のように病期分類の代表的なものはTNM分類とJewett Staging System（表H-9-1[1,2]）がある．これらの分類では，癌が前立腺内に限局する限局癌と，前立腺被膜をこえて浸潤する局所浸潤癌に分類されることになるが，現在の各種画像検査技術では前立腺癌の局所浸潤の有無の診断が困難であることから，近年では，臨床病期，Gleason score，PSA値を用いて癌の病理学的病期や予後を予測するノモグラム[2]やD'Amicoらのリスク分類[3]などが用いられている．

2）分類と病態

1 分類

現在用いられている病期分類はTNM分類とJewett Staging System（表H-9-1,2）である．前立腺癌取扱い規約 第3版（2001年）ではこの両者を列記しているが，後者は多分に曖昧さを含んでいるため，TNM分類の使用を推奨している[1]．また，これらの分類は患者予後との関連性を保持するために逐次改訂されている．

2 発症機序

前立腺癌の発症機序は現時点では不明である．しかし近年の研究で，いくつかの有力な危険因子が同定されてきている．最も重要な危険因子は遺伝的要因である．例えば，第一度近親者に1人の前立腺癌患者がいる場合，前立腺癌の危険率は2倍になり，また，第一度近親者に2人以上の前立腺癌患者がいる場合，危険率は5～11倍になるといわれている[4]．前立腺癌は

人種間，地域間でその罹患率に大きな違いがあることが知られている．ラテント癌（剖検で見つかった前立腺癌）の頻度は人種間でそれほど大きな違いがないにもかかわらず，臨床的に発見される癌の頻度には大きな違いがある．米国在住の白人，黒人，アジア人で前立腺癌の罹患率に大きな差があることは，前立腺癌の発症，進展に遺伝的要因が関係することを示唆する一方で，同じ日本人であっても日本在住の場合とハワイ，米国本土在住の日系人とでは罹患率に差があることは，環境要因も関与していると考えられている[5]．その環境要因としては，以前より食事要因，特に動物性脂肪の多い西洋風の食事様式との関連が示唆されている[6]．また，男性ホルモンは癌の発生に必須であることは，思春期前の去勢術を受けた患者や性腺機能不全症患者に前立腺癌の発生をみないことより明らかである．

表 H-9-1 TNM 病期分類

Ⅰ期	T1a	N0	M0	G1
Ⅱ期	T1a	N0	N0	G2, G3-4
	T1b	N0	M0	G に関係なく
	T1c	N0	M0	G に関係なく
	T1	N0	M0	G に関係なく
	T2	N0	M0	G に関係なく
Ⅲ期	T3	N0	M0	G に関係なく
Ⅳ期	T4	N0	M0	G に関係なく
	T に関係なく	N1	M0	G に関係なく
	T, N に関係なく		M1	G に関係なく

（日本泌尿器科学会，日本病理学会編：泌尿器科．病理前立腺癌取扱い規約，金原出版 第3版，2001. p.29）

3）症　状

早期の前立腺癌は無症状であることが多い．癌の病巣が尿道や膀胱頸部まで進展すると，排尿障害や血尿，膀胱刺激症状が出現する．しかし，近年は血清 PSA 測定の普及により，無症状で発見される場合が多い．また，前立腺肥大症の精査中に発見される場合も多い．進行癌の場合は転移部位や浸潤臓器への影響による症状が出現する．骨転移がある症例では，疼痛や圧

表 H-9-2　Jewett Staging System

病期 A　臨床的に前立腺癌と診断されず，前立腺手術において，たまたま組織学的に診断された前立腺に限局する癌（incidental carcinoma；偶発癌）
　A1：限局性の高分化型腺癌
　A2：中，あるいは低分化型腺癌，あるいは複数の病巣を前立腺内に認める

病期 B　前立腺に限局している腺癌
　B0：触診では触れず，PSA 高値にて精査され組織学的に診断
　B1：片葉内の単発腫瘍
　B2：片葉全体あるいは両葉に存在

病期 C　前立腺周辺には留まっているが，前立腺被膜はこえているか，精嚢に浸潤するもの
　C1：臨床的に被膜外浸潤が診断されたもの
　C2：膀胱頸部あるいは尿管の閉塞をきたしたもの

病期 D　転移を有するもの
　D0：臨床的には転移を認めないが，血清酸性ホスファターゼの持続的上昇を認める（転移の存在が強く疑われる）注
　D1：所属リンパ節転移
　D2：所属リンパ節以外のリンパ節転移，骨その他臓器への転移
　D3：D2 に対する適切な内分泌療法後の再燃

注：Jewett Staging System は多分に曖昧さを含んでいる．「前立腺癌取扱い規約 第2版」における臨床病期分類は TNM 分類 第5版（1977）との整合性がなく，また出典が明らかでない．したがって第3版では，ABCD 分類としては Jewett Staging System を日本語訳したものを掲載した．また，ここで D0 は一般に必ずしも受け入れられるものとはいい難く，前立腺登録では D0 を省くこととする．しかし国際的比較には TNM Staging System を用いた方がよい．

迫骨折による神経障害などが出現する．原発病巣による症状を全く欠き，転移による症状が主訴となることもある．

4）治　療

前立腺癌は生命に直接関与しない臓器の癌であること，高齢者に発生しその進行は緩徐であること，臓器特異性の高い腫瘍マーカー（PSA）が存在すること，進行癌に対しても低侵襲で一定の効果を示すホルモン療法があることなど，他臓器癌と比較して特徴的な性格を有する悪性疾患である．そして，多くの有効な治療法が存在するので治療の選択肢は広いが，患者の状態，病期に応じた適切な治療法を選択するためには専門的な知識が必要とされる．

一般的に局所限局性前立腺癌は，年齢や身体的な条件はあるものの，手術療法，放射線療法，内分泌療法，待機療法などが選択される．しかし，局所浸潤性前立腺癌はこれら単独の治療では根治が困難であることが多く，集学的治療が行われることが多い．転移性癌に対しては全身的な抗腫瘍効果が期待できる内分泌療法が中心となる．内分泌療法を継続していると内分泌不応性前立腺癌が発生し，この状態を再燃と呼んでいる．再燃癌の治療は困難であるが，近年ドセタキセルを中心とした化学療法の有効性が報告されている．

1　手術療法

根治的前立腺全摘術は局所限局性前立腺癌の標準的な治療法である．副作用として，尿失禁や性機能障害などが挙げられるが，近年の手術手技の進歩により，それらの副作用は減少している．また近年，より低侵襲な腹腔鏡下前立腺全摘術も普及している．

2　放射線治療

近年の放射線治療機器の改良・進化によって，放射線治療も局所限局性前立腺癌の標準的な治療法となっている．体外照射としては三次元原体照射（three-dimensional conformal radiation therapy；3D CRT）や強度変調放射線治療（intensity modulated radiation therapy；IMRT）などの新しい照射法が開発され，隣接臓器への影響を最小限に抑え，根治に必要な放射線量を達成することが可能となっている．また同様の目的で，密封小線源を用いた組織内照射による治療（小線源法）も広く普及し，低リスク前立腺癌に対しては手術や体外照射とほぼ同等の治療効果を上げている．

3　内分泌療法

男性ホルモン（アンドロゲン）依存性の発育を示す前立腺癌に対し，アンドロゲンを除去する内分泌療法は比較的低侵襲で有効な治療法である．しかし，その近接的な制癌効果は著明であるが，効果の持続は3～5年とされ，やがては内分泌不応性前立腺癌が出現する．よって，局所限局性前立腺癌に対する治療の第一選択としては，手術療法や放射線療法が推奨され，内分泌療法は一般には転移性前立腺癌や高齢者，重篤な合併症をもつ患者などに第一選択として使われる．内分泌療法には外科的去勢と薬物去勢がある．薬物去勢としてはLHRHアゴニストおよび抗アンドロゲン剤の併用あるいは単独療法が行われる．

4　待機療法

前立腺癌は他臓器癌に比べ進行が緩徐であり，またラテント癌の比率が高いという特徴がある．一般に50歳以上の剖検例で30％，80歳以上では60～70％に微小な前立腺癌が発見されるといわれている．一方で，早期前立腺癌に対する手術療法や放射線療法の治療成績は極めて良好である．これらの事実から，現在行われている治療は，治療の必要のない，すなわち患者の予後に影響を与えない"臨床的意味のない癌（insignificant cancer）"まで治療しているのではないかという考えが導き出された．さらに前立腺癌には極めて臓器特異性の高い腫瘍マーカー（PSA）が存在するため，病勢のモニタリングが簡便である．そこで，前立腺癌と診

断されても直ちに治療は行わず，PSAを定期的にモニタリングすることで，本当に治療の必要な癌を見極め，病勢が進行した段階で治療を開始するというものが待機療法の概念である．一般に比較的高齢で病理学的にも悪性度の低い癌が適応とされることが多い．

5）予　後

前立腺癌は他臓器癌に比べ比較的予後が良好な癌であることは知られている．米国で行われた前立腺癌患者59,876名を対象とした大規模スタディによるとGleason score 2〜4の患者の10年疾患特異的生存率は治療法によらず9割をこえ，Gleason score 5〜7の患者では，手術療法：87％，放射線療法：76％，保存的療法：77％であったのに対し，Gleason score 8〜10の患者では，前立腺全摘除術：67％，放射線外照射：53％，保存的療法：45％であり，腫瘍の悪性度が生存率に対し大きな影響力をもっているという結果であった[7]．

栄養療法

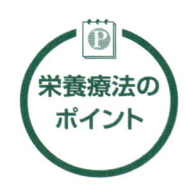

栄養療法のポイント

- 前立腺癌はその罹患率に明らかな人種差，地域差が認められることから，その発症，進展の危険因子として，食事要因について多くの研究がなされてきたが，現時点で癌に対する治療を目的とした栄養療法として明確なエビデンスが認められるものは存在しない．
- 前立腺癌の危険因子として第1に挙げられるのは動物性脂肪の摂取である．
- 野菜や果物（特に豆類）の摂取は前立腺癌の防御因子との報告がある．
- 1997年に報告された世界癌研究機関（WCRF）・米国癌研究協会（AICR）の栄養と癌に関する報告では，表H-9-3[8]のような危険因子，防御因子が挙げられている．
- 食品要素と前立腺癌の研究も多くなされおり，前立腺癌の化学予防に有用であると報告されているものには，表H-9-4[9]に示すようなものがある．

1）前立腺癌と関連のある食品と栄養

1 動物性脂肪

これまでの疫学的研究から動物性脂肪の過剰摂取は前立腺癌の危険因子とされている[10]．その代表的な例として，生活様式の欧米化に伴って脂肪摂取量が増加した日本人で前立腺癌の罹患率が増加したことが挙げられる．動物性脂肪が前立腺癌を誘発するメカニズムの1つとして，高脂肪摂取が血清アンドロゲンを上昇させるという機序が考えられている[11]．総脂肪や飽和脂肪酸がリスクを高めるとされる一方で，植物性リノール酸や魚類のn-3脂肪酸はリスクを下げるという報告もある[12]．

2 豆類，野菜

大豆は前立腺癌の危険率を下げる食品と考えられている[13]．その機序として，大豆に含まれるゲニスタイン，ダイゼインなどの大豆イソフラボンのエストロゲン作用のほか，チロシンキナー

表H-9-3　食事・栄養と前立腺癌

証拠の強さ	防御因子	関連のない要因	危険因子
確　実			
ほぼ確実			
可能性あり	野　菜	高度肥満 アルコール ビタミンC コーヒー お茶	総脂肪 飽和脂肪酸 ／動物性脂肪 肉　類 牛乳・乳製品
証拠不十分			高エネルギー摂取

(World Cancer Research Fund and American Institute for Cancer Research: Food, Nutrition and the Prevention of Cancer: a Global Perspective, American Institute for Cancer Research, Washington DC, 1997, pp.216-51)

表H-9-4　前立腺癌の化学予防

リコピン
ビタミンA
セレニウム
ビタミンE（αおよびγトコフェノール）
ビタミンDおよびその誘導体
イソフラボノイド
緑茶
シリマリン
ジインドメタシン（DIM）
フィナステライド（5α還元酸素阻害薬）

(National Cancer Institute)
(http://www.cancer.gov/)

ゼの抑制による細胞増殖抑制作用や抗酸化作用，血管新生抑制作用，アポトーシス誘導作用などが基礎研究では示されている．また，癌一般にいえることだが緑黄色野菜の摂取が前立腺癌の危険率を下げるといわれている．トマトとブロッコリーの摂取が前立腺癌細胞の増殖抑制に相乗的に作用しているという実験結果も報告されている[14]．

2）前立腺癌と関連のある栄養

1　リコピン

トマトに多く含まれるカロテンの一種であるリコピンは，酸化防止作用をもち，前立腺癌の予防因子であるといわれているが，近年の研究ではその食品中の含有量定量が困難であることから，否定的な意見も認められる．

2　ビタミンE

ビタミンEと前立腺癌の関係を示す研究にThe Alpha-Tocopherol, Beta Carotene Cancer Prevention Study（ATBC）がある[15]．本研究はビタミンEおよびβカロテンが喫煙男性の肺癌発生率を低下させるかどうかを評価することを目的とした，フィンランドの前向き研究である．29,133人を対象に前向き試験を行い，追跡期間中央値は6.1年であった．結果は肺癌の罹患率に差を認めなかったが，付随的に検討された前立腺癌でビタミンEによる予防効果が認められた．

3　レチノイド：ビタミンA

ビタミンAは実験的には癌細胞の増殖を抑制することが証明されているが前立腺癌の予防効果があるという明確なエビデンスは認めない．

4　セレン

セレンはニンニクなどに含有する微量元素である．皮膚癌の再発予防効果の検討を目的とした前向き研究で皮膚癌の再発予防効果は認めなかったが前立腺癌の発症が抑えられたという報告がある[16]．また実験的にも細胞増殖抑制効果やアポトーシス誘導効果が認められている．

3）栄養療法のアセスメント

前立腺癌と食事要因についての研究は数多くなされているが，**治療として明確なエビデンスのある栄養療法は存在しない**．一方で前立腺癌の危険因子，防御因子についてはエビデンスが示されているものもあり，一次予防としての栄養療法は，今後も増加することが予想される日本人における前立腺癌の予防戦略を考える上で，医療経済的にも重要である．なかでもある程度エビデンスが示されている危険因子としての動物性脂肪や防御因子としての豆類，野菜の

摂取は，食生活の西洋化が進む日本人の栄養アセスメントとして考慮すべきと思われる．具体的には動物性脂肪の多い食品としては豚肉，牛乳，チーズ，卵などが，豆類としては味噌，納豆，豆腐など大豆を原料とする食品がある．また，近年肥満や運動と前立腺癌との関係が注目されている．米国癌学会が推奨する前立腺癌の危険率を下げる食事・生活環境として，1日5品目以上のさまざまな野菜や果物の摂取，赤身肉や乳製品摂取の制限，活動的な生活様式と健康的な体重管理が挙げられている．以上より前立腺癌の予防にはバランスのとれた食生活が重要であるといえよう．

（木村　高弘）

引用文献

1) 日本泌尿器科学会，日本病理学会編；泌尿器科・病理 前立腺癌取扱い規約 第3版，金原出版，2001.
2) Partin AW, Mangold LA, Lamm DM, et al: Contemporary update of prostate cancer staging nomograms (Partin Tables) for the new millennium. Urology, 58(6), 2001, pp.843–48.
3) D'Amico AV, Moul J, Carroll PR, et al: Cancer-specific mortality after surgery or radiation for patients with clinically localized prostate cancer managed during the prostate-specific antigen era. J Clin Oncol, 21(11), 2003, pp.2163–72.
4) Steinberg GD, Carter BS, Beaty TH, et al: Family history and the risk of prostate cancer. Prostate, 17, 1990, pp.337–47.
5) Parkin DM, Whelan SL, Ferlay J, et al: Age-standardized (world) incidence (per 100,000) and cumulative (0-74) incidence (percent) rates and standard errors, Prostate (C61). In: Cancer Incidence in Five Continents Vol. VIII. Lyon: International Agency for Research on Cancer, 2002, pp.633–35.
6) Giovannucci E, Rimm EB, Colditz GA, et al: A prospective study of dietary fat and risk of prostate cancer. J Natl Cancer Inst, 85, 1993, pp.1571–79.
7) Lu-Yao GL, Yao SL: Population-based study of long-term survival in patients with clinically localized prostate cancer. Lancet, 349(9056), 1997, pp.906–10.
8) World Cancer Research Fund and American Institute for Cancer Research: Food, Nutrition and the Prevention of Cancer: a Global Perspective, American Institute for Cancer Research, Washington DC, 1997, pp.216–51.
9) National Cancer Institute (http://www.cancer.gov/)
10) Rose DP, Boyar AP, Wynder EL: International comparisons of mortality rates for cancer of the breast, ovary, prostate, and colon, and per-capita food consumption. Cancer, 58(11), 1986, pp.2363–71.
11) Gann PH, et al: Prospective study of sex hormone levels and risk of prostate cancer. J Natl Cancer Inst, 88, 1996, pp.1118–26.
12) Terry P, et al: Fatty fish consumption and risk of prostate cancer. Lancet, 357, 2001, pp.1764–66.
13) Kurahashi N, et al: Japan Public Health Center-Based Prospective Study Group: Soy product and isoflavone consumption in relation to prostate cancer in Japanese men. Cancer Epidemiol Biomarkers Prev, 16, 2007, pp.538–45.
14) Canene-Adams K, Lindshield BL, Wang S, et al: Combinations of Tomato and Broccoli Enhance Antitumor Activity in Dunning R3327-H Prostate Adenocarcinomas. Cancer Res, 67(2), 2007, pp.836–43.
15) The Alpha-Tocopherol, Beta Carotene Cancer Prevention Study Group: The effect of vitamin E and beta carotene in the incidence of lung cancer and other cancers in male smokers. N Engl J Med, 330, 1994, pp.1029–35.
16) Clark LC, et al: Decreased incidence of prostate cancer with selenium supplementation: results of a double blind cancer prevention trial. Br J Urol, 81, 1998, pp.730–34.

I-1 アルツハイマー型認知症
Alzheimer's dementia ; AD

疾患の概要

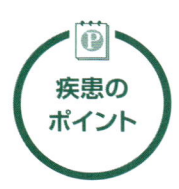

疾患のポイント

- 初老期（65歳以前）に発症するアルツハイマー病と、老年期（65歳以降）に発症するアルツハイマー型認知症、老年痴呆を合わせて、アルツハイマー型認知症という.
- 病理学的には脳に老人斑および神経原線維変化が認められる. 1990年代より、アミロイド前駆蛋白（APP）より切断されたアミロイドβ-蛋白、神経細胞の微小管結合蛋白であるタウ蛋白のリン酸化のメカニズムと神経原線維変化について遺伝子学、分子生物学の分野での研究が進み、疾病の発症機序に基づく治療法の開発がなされている.
- アルツハイマー型認知症特有の脳病変は、大脳皮質連合野、海馬、Meynert核など広汎に認められ、それらの神経細胞脱落により、記憶障害をはじめとする種々の症状が出現する.
- アルツハイマー型認知症の病期は初期、中期および後期の3期に分類される.
- 薬物療法として、アセチルコリンエステラーゼ阻害剤が用いられている.

1）診断基準

1 認知症（痴呆）の症状と重症度診断

認知症の診断基準となるものは、短期記憶および長期記憶の障害、抽象思考の障害、判断の障害（社会・対人関係・職業に関して合理的な判断・処理ができない）、高次機能障害（失語、失行、失認、構成障害）、性格変化に大別できる.

認知障害を評価する基準として、改訂長谷川式簡易知能評価スケール（表I-1-1）、mini-mental state examination（MMSE, 表I-1-2）のほかNINCDS-ADRDA, 国立精研式痴呆スクリーニング・テスト, Alzheimer's Disease Assessment Scale, 行動観察尺度、ADL評価尺度などが用いられる. このなかでMMSEは感度、特異度とも高率である. [1, 2]

2 アルツハイマー型認知症の診断基準

アルツハイマー型認知症[1]の診断には、DSM-IVの診断基準が用いられる（表I-1-3）[3].

3 軽度認知機能障害診断基準

将来アルツハイマー型認知症に発展する可能性のある病態について検討し、早期発見、早期治療を目的として、軽度認知機能障害（MCI; mild cognitive impairment）の診断基準[4]（表I-1-4）が作成されている. MCIは加齢により、ADに移行する段階として注目されている.

表I-1-1 改訂 長谷川式簡易知能評価スケール (HDS-R)

1	お歳はいくつですか？（2年までの誤差は正解）		0 1
2	今日は何年の何月何日ですか？ 何曜日ですか？ （年月日，曜日が正解でそれぞれ1点ずつ）	年 月 日 曜日	0 1 0 1 0 1 0 1
3	私たちがいまいるところはどこですか？ （自発的にでれば2点，5秒おいて家ですか？ 病院ですか？ 施設ですか？ のなかから正しい選択をすれば1点）		0 1 2
4	これから言う3つの言葉を言ってみてください．あとでまた聞きますのでよく覚えておいてください （以下の系列のいずれか1つで，採用した系列に○印をつけておく） 1：a) 桜 b) 猫 c) 電車　2：a) 梅 b) 犬 c) 自動車		0 1 0 1 0 1
5	100から7を順番に引いてください（100－7は?，それからまた7を引くと？ と質問する．最初の答えが不正解の場合，打ち切る）	(93) (86)	0 1 0 1
6	私がこれから言う数字を逆から言ってください（6-8-2, 3-5-2-9を逆に言ってもらう,3桁逆唱に失敗したら,打ち切る）	2-8-6 9-2-5-3	0 1 0 1
7	先ほど覚えてもらった言葉をもう一度言ってみてください （自発的に回答があれば各2点，もし回答がない場合以下のヒントを与え正解であれば1点） a) 植物 b) 動物 c) 乗り物		a:0 1 2 b:0 1 2 c:0 1 2
8	これから5つの品物を見せます．それを隠しますのでなにがあったか言ってください （時計，鍵，タバコ，ペン，硬貨など必ず相互に無関係なもの）		0 1 2 3 4 5
9	知っている野菜の名前をできるだけ多く言ってください（答えた野菜の名前を右欄に記入する．途中で詰まり，約10秒間待ってもでない場合にはそこで打ち切る） 0～5＝0点,6＝1点,7＝2点，8＝3点，9＝4点，10＝5点		0 1 2 3 4 5
		合計得点	

（加藤伸司，ほか：老年精医誌, 2, 1991, p.1339）

2）認知症（痴呆）の分類と病態

1 認知症をきたす疾患分類

認知症の90％はアルツハイマー病および脳血管性障害，他の10％は神経変性疾患，感染症，内分泌・代謝疾患，薬物を原因とする（表I-1-5）．

一般に認知症は，不可逆的なものと定義づけられているが，治療可能な痴呆状態も存在し，これを可逆性痴呆（治療可能な痴呆）という．

これらには，脳外科疾患（慢性硬膜下血腫，脳腫瘍），精神疾患（うつ病性仮性痴呆，心因性仮性痴呆），代謝内分泌疾患（甲状腺機能低下症，脱水，電解質異常，Wernicke脳症，ビタミン不足），中枢神経作動薬（表I-1-5に示したレセルピン，プリンペラン，抗コリン薬，ベンゾジアゼピン）を原因とするものなどが含まれる．

2 アルツハイマー型認知症の病態生化学

アルツハイマー病の病理学的所見は，老人斑と神経原線維変化に代表される．老人斑は，アミロイドβ蛋白（Aβ）が凝集したものである．前駆体蛋白（APP）がβ-セクレターゼとγ-セク

表I-1-2 mini-mental state examination

	質問内容	回答	得点
1（5点）	今年は何年ですか	年	
	いまの季節は何ですか		
	今日は何曜日ですか	曜日	
	今日は何月何日ですか	月	
		日	
2（5点）	ここはなに県ですか	県	
	ここはなに市ですか	市	
	ここはなに病院ですか		
	ここは何階ですか	階	
	ここはなに地方ですか（例：関東地方）		
3（3点）	物品名3個（相互に無関係） 検者は物の名前を1秒間に1個ずつ言う，その後，被検者に繰り返させる 正答1個につき1点を与える．3個すべて言うまで繰り返す（6回まで） 何回繰り返したかを記せ＿＿＿回		
4（5点）	100から順に7を引く（5回まで），あるいは「フジノヤマ」を逆唱させる		
5（3点）	3で提示した物品名を再度復唱させる		
6（2点）	（時計を見せながら）これは何ですか （鉛筆を見せながら）これは何ですか		
7（1点）	次の文章を繰り返す 「みんなで，力を合わせて綱を引きます」		
8（3点）	（3段階の命令） 「右手にこの紙を持ってください」 「それを半分に折りたたんでください」 「机の上に置いてください」		
9（1点）	（次の文章を読んで，その指示に従ってください） 「眼を閉じなさい」		
10（1点）	（なにか文章を書いてください）		
11（1点）	（次の図形を書いてください）		
		合計得点	

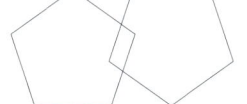

（Folstein MF, et al：mini-mental state（MMS）．*J Psychiat Res*, 12, 1975, p.189）

レターゼにより分解されることによりAβ蛋白がつくられる．β-セクレターゼはBACE（β-site APP cleaving enzyme）である．γ-セクレターゼはプレセニリン，ニカストリンなどの複合体であり，APPがβ-およびγ-セクレターゼにより切断されることにより，Aβが切り出される．Aβ-蛋白で，特にAβ-42（アミノ酸42個により構成される）はAβ-40より凝集性が高く，この物質が重合し蓄積すると細胞毒性を有するようになり，神経細胞死が導かれる．長期間のAβの蓄積により神経細胞が脱落すると，記憶障害をはじめとする精神症状が出現する．

AβはネプリライシンによIり分解される．高齢者ではネプリライシン活性が低下するが，ソマトスタチンはネプリライシン活性を増加させる．また，アポリポ蛋白E3はAβと結合能力が高

表I-1-3　DSM-IV分類によるアルツハイマー型認知症の診断基準

A. 多彩な認知機能の障害の進展があり，以下の両者により明らかにされる
　1）記憶障害（新しい情報を学習能力，以前に学習していた情報の想起能力の障害）
　2）次の認知機能の障害が1つ以上ある
　　a. 失語（言語障害）
　　b. 失行（運動機能の障害はないが，運動遂行が障害される）
　　c. 失認（感覚機能の障害はないが，対象物の認識または同定はできない）
　　d. 実行機能（計画を立てる，組織化する，順序立てる，抽象化する）の障害
B. 上記の認知障害（A1，A2）は，その各々が，社会的または職業的機能の著しい障害を引き起こし，また，病前の機能水準からの著しい低下を示す
C. 経過は，ゆるやかな発症と持続的な認知の低下により特徴づけられる
D. 上記Aに示した認知機能の障害は以下のいずれによるものでもない
　1）記憶と認知に進行性の障害を引き起こす他の中枢神経疾患（例：脳血管障害，Parkinson病，Huntington病，硬膜下血腫，正常圧水頭症，脳腫瘍）
　2）痴呆を引き起こす全身性疾患（例：甲状腺機能低下症，ビタミンB_{12}欠乏症，葉酸欠乏症，ニコチン酸欠乏症，高Ca血症，神経梅毒，HIV感染症）
　3）外因性物質による痴呆
E. 認知機能欠落は，意識障害（せん妄）の期間中だけに生じるものではない
F. 認知機能障害は他の主要精神疾患（うつ病など）によっては説明されない

（American Psychiatric Association：Diagnostic and statistical manual of mental disorders, 4th ed（DSM—IV）. American Psychiatric Association, Washington D. C. ,1994）

表I-1-4　MCIコンセンサス会議（1999年，Chicago）で提案された健忘型軽度認知機能障害の操作的診断基準

① 本人または家族による物忘れの訴えがある
② 全般的な認知機能は正常
③ 日常生活動作は自立している
④ 痴呆ではない
⑤ 年齢や教育レベルの影響のみでは説明できない記憶障害が存在する

（Petersen RC, Doody R, Kurz A, et al：Current concepts in mild cognitive impairment. Arch. Neurol. 58：1985–1992. 2001）[4]

いことからAβ除去能力に優れ，Aβの重合体形成を防いでいるものと考えられている．神経軸索内微小管を構成するタウ蛋白がリン酸化されると，微小管機能（細胞骨格，細胞内蛋白輸送）が障害されるとともに，リン酸化タウ蛋白はPHF（paired helical filament）の主要構成成分となり，これが神経原線維変化として認められる．リン酸化タウ蛋白はMCIにおいて検討され，ADに進行するMCIでも高値を示す．

アルツハイマー型痴呆の患者では，大脳皮質連合野，海馬，Meynert核などにアルツハイマー病特有の組織所見（著しい神経細胞の脱落，老人斑，神経原線維変化）が認められる．Meynert核は，大脳皮質にアセチルコリン作動性線維であり，アセチルコリン系の選択的障害が高次機能低下と関連している．アセチルコリンは記憶の定着のみならず記憶の想起にも関与しているものと推測されている．

アルツハイマー病の発病のメカニズム（仮説）については図I-1-1[5]に示した．

3）アルツハイマー病の臨床症状

臨床経過は3期に分類されている．

・第1期：高齢者にみられる健忘が亢進しているようにみえる．すなわち，緩徐進行性の記憶障害，高次機能障害として，失語，失行，失認，視空間，失見当識がみられる．精神症状として，被害妄想，心気-抑うつ状態，興奮などがみられるようになる．

・第2期：知的障害として中等度から高度の痴呆状態となり，神経症状では言語了解・表現能力の障害が高度となり，ゲルストマン症候群（左右識別障害，手指の失認，失書，失計算），

表 I-1-5 認知症の分類

1. 皮質痴呆	1.1	アルツハイマー型痴呆 若年型アルツハイマー病（40歳未満） アルツハイマー病（初老期痴呆：40～64歳） アルツハイマー型老年痴呆（65歳以降） 遺伝性アルツハイマー病 （APP 遺伝子異常：第 21 染色体，プレセニリン 1 遺伝子異常：第 14 染色体，プレセニリン 2 遺伝子異常：第 1 染色体異常）
	1.2	ピック病 前頭葉型，側頭葉型，前頭・側頭型
2. 脳血管性痴呆	2.1	広範な病変あるいは多発性病変
	2.1.1	広範梗塞型（血栓・塞栓）
	2.1.2	多発性皮質梗塞
	2.1.3	多発性皮質出血
	2.1.4	進行性血管性白質脳症（ビンスワンガー型）
	2.1.5	多発梗塞性痴呆
	2.2	局所性病変
	2.2.1	前頭葉
	2.2.2	側頭葉
	2.2.3	海馬
3. 大脳基底核異常	3.1	ハンチントン舞踏病
	3.2	パーキンソン病
	3.3	進行性核上麻痺
4. その他の脳疾患	4.1	慢性硬膜下血腫
	4.2	正常圧水頭症
5. 感染症	5.1	クロイツフェルト-ヤコブ病
	5.2	ヘルペス脳炎
	5.3	進行性多巣性白質脳症
	5.4	AIDS 脳症
	5.5	進行麻痺（梅毒）
	5.6	亜急性硬化性全脳炎
	5.7	脳膿瘍
6. 内分泌・代謝性疾患	6.1	甲状腺機能低下・亢進症
	6.2	副甲状腺機能亢進症・低下症
	6.3	慢性血糖低下
	6.4	クッシング症候群
	6.5	アジソン病，リピドーシス，肝不全，腎不全
	6.6	ビタミン欠乏症（ウェルニッケ脳症，ペラグラ）
	6.7	金属代謝異常（アルミニウム脳症，Wilson 病）
	6.8	電解質代謝異常
7. 薬物性		レセルピン，プリンペラン，抗コリン薬，ベンゾジアゼピンなど

着衣・構成失行，空間失見当，時間的失見当，言語間代，言語反復，反響言語，保続などがみられるようになる．また，徘徊，妄想，幻覚などの症状も出現する．

・第 3 期：高度の精神荒廃状態となる．神経学的には言語間代，保続，小幅歩行（小刻み歩行），パーキンソン様姿勢異常，痙攣発作などを呈し，吸いつき反射，強迫握り反射，無欲・無動が出現するようになる．

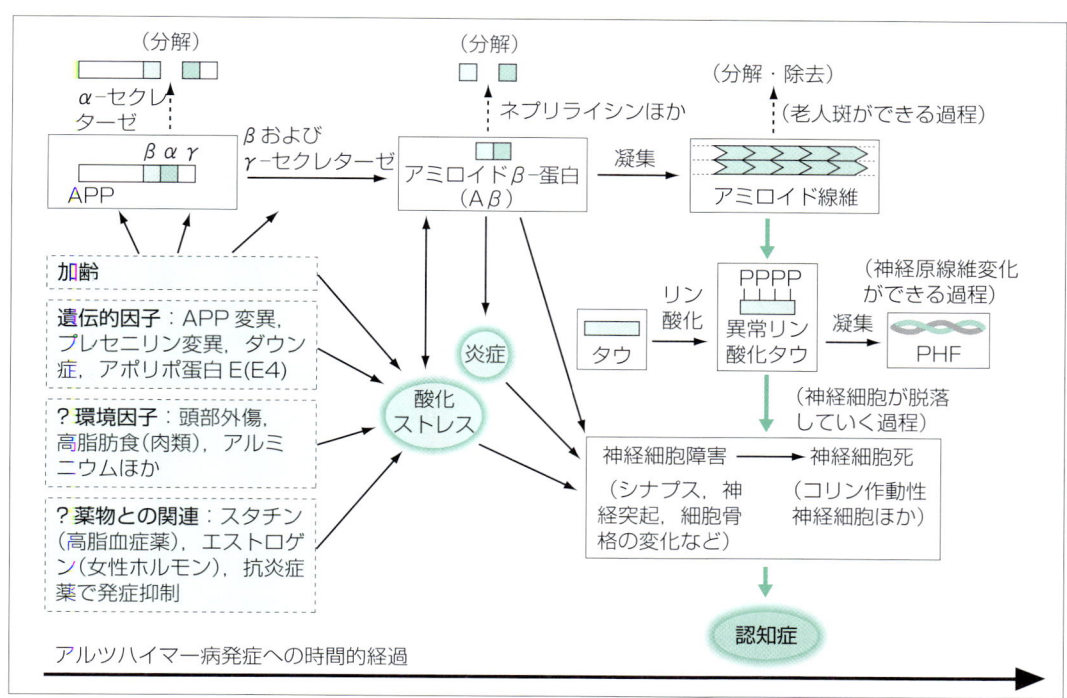

図I-1-1　アルツハイマー病の発病メカニズム（仮説）
(森永章義，山田正仁：認知症の治療と今後の展望　日本医事新報　4410：pp.69-73, 2008)

4）臨床検査

血液所見ではAβ-42，Aβ-40およびその比が，アルツハイマー病発症前に増加するとの報告がある．また，脳脊髄液所見リン酸化タウ蛋白の異常およびMCIにおける髄液中のAβ-42，Aβ-40の測定値が異常になるとの報告がある．

画像診断として，CT，MRI，SPECTによる海馬，側頭葉内側面，頭頂葉の萎縮，後部帯状回の血流代謝の異常所見などが有用である．

5）アルツハイマー病の治療

認知症は記憶障害のみならず，行動および心理学的異常（BPSD；behavioral and psychological symptoms of dementia）を伴う．行動異常に伴い，各種神経症状，消化器症状，循環器症状，内分泌異常が合併することもある．治療法の原則は予防および対症療法を原則とする．原因療法は現時点では検討の段階にある．

1 薬物療法

1）アセチルコリンエステラーゼ阻害薬

コリン系神経線維の機能障害により，脳内アセチルコリンが減少している可能性が高い場合には，コリンエステラーゼ阻害薬により，脳内のアセチルコリン濃度を増加させる．しかし，副交感神経機能が亢進するので，洞機能不全症候群，心臓の刺激伝導系ブロックを認める例，気管支喘息，消化性潰瘍を認める例では，慎重に投与する．

ドネペジル塩酸塩は中程度AD患者に処方され，認知障害治療において有用性が確かめられている．AChE阻害薬として，タクリン，ガランタミンなどが挙げられる．

2）アミロイドβ生成抑制

アルツハイマー病の原因は，アミロイドβの過剰蓄積によるため，① APP蛋白からのAβ

の切り出し阻害物質，②Aβの分解亢進薬，③Aβに対する抗体，④抗炎症薬，などの投与の試みがなされている．

3）セクレターゼ阻害剤の試み

γ-セクレターゼにより，Aβが切り出されることより，この酵素活性を阻害する物質の投与が試みられたが，γ-セクレターゼはAPPのみでなくNotch1など他の蛋白の切断も阻害する．Notch1の切断を阻害すると腸管上皮異常，免疫異常などが起こる．このことから，APPの切断のみを阻害する物質の投与の検討が考えられている．β-セクレターゼの阻害物質の応用も考えられている．

4）Aβの分解促進

Aβはネプリライシンによって分解される．高齢者では，ネプリライシン活性が低下している．したがって，ネプリライシンの活性を増加させることによって，Aβが分解されることが推測され，ネプリライシン活性を増加させるソマトスタチンによる治療法が考えられている．

5）ワクチン

Aβ蛋白がアミロイドとなって脳に沈着することを除去する機構も生体には備わっている．その1つが免疫系による除去である．Aβ蛋白で免疫することで産生された抗体により，抗原・抗体反応を惹起させたものを，ミクログリア（食細胞系）が処理し，Aβが蓄積するのを阻止する．

6）抗コレステロール薬

高コレステロールの人ではアルツハイマー病の罹患率が高いことが指摘されている．さらに，細胞や動物を高コレステロール状態にするとAPPよりβ-蛋白に分解される率が高いことが指摘されている．また，高コレステロール治療薬であるスタチン系薬物を服用している人はADの発症頻度が下がることが報告されている．これらのことより，高コレステロール状態がADの危険因子となることが明らかにされ，脳への移行性のよいスタチン系薬剤の投与が予防的に試みられている．

7）非ステロイド系抗炎症薬

関節リウマチ患者や非ステロイド系抗炎症薬を服用している人ではAD発症頻度が有意に低いこと，老人斑は炎症反応であることを理由として，抗炎症薬の有効性について検討され，イブプロフェンはAβ-42の産生を特異的に下げることが報告されている．

6）運動療法

余暇として運動（ダンス，音楽を演奏するなど）を行う人では，アルツハイマー型認知症のリスクが低減する[6, 7]．

栄養療法

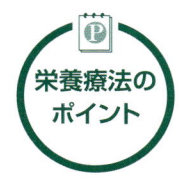

栄養療法のポイント

- アルツハイマー型認知症では食行動の異常が認められるとともに，食物に対する認知障害，摂食に対する記憶障害，摂食に関する先行が認められる．また摂食行動に集中せず，意識が散漫となる．
- 摂食・嚥下障害に対するケアを行う．
- 栄養障害（肥満，やせ）が認められるため，適正なエネルギー供給を行う．
- 認知障害を増悪する基礎疾患に対する，食事ケアを行う．
- 過度の飽和脂肪酸，トランス型脂肪酸を避け，n-3型不飽和脂肪酸の摂取を勧める．

1）摂食行動の異常

摂食に際し，食行動中に他の行動を行うことがあるために摂食嚥下に悪影響を与える．また，食事摂取の記憶が障害され，過食となることもある．過食および摂食障害の可能性に関して，栄養アセスメントを行う．

摂食時には，嚥下障害が認められることが多い．トロミ食，ヨーグルト，ゼリーなどにより，嚥下を容易にすることが大切である．

また，摂食後は，食物が口腔内に残存し，口腔ケアが必要である．

2）アルツハイマー型認知症の危険因子と予防と生活習慣

アルツハイマー型認知症の危険因子（リスクファクター）として，遺伝，加齢，糖尿病[8,9]，脳血管障害[10]，脂質異常症，高血圧，高インスリン血症[11]，酸化ストレス，食成分などが挙げられている．このため，食事療法として，これらの危険因子による障害を食事療法によって避けることが大切である．

高エネルギー食[12]，飽和脂肪酸，トランス型不飽和脂肪酸はアルツハイマー型認知症と関連性がある．特に，$n-3$系多価不飽和脂肪酸との関連性が高く，認知症では，血液中のDHAが少ない[13]．魚の消費は[14]アルツハイマー病のリスクを低減する．動物実験的には，アミロイドβを減少させることも報告されている[15]．

1 脂 肪

飽和脂肪酸とコレステロールは認知症のリスクを増加させ，$n-3$系多価不飽和脂肪酸は，リスクを軽減する[16,17]．また，血液中の$n-3$レベルの低下も認知症と関連性を有する[18]．

2 ビタミン

野菜の摂取は認知症と関連性を有す．果物の摂取と認知能力には関連性が少ない[19]．また，ビタミンCとEの摂取はアルツハイマー型認知症発症のリスクを低下させる．

3）代替療法

アルツハイマー型認知症に対しての代替療法として種々の植物，漢方薬などがこのところみられ，レモンバーム，薬用サルビア，抑肝散，八味地黄丸，銀杏，クルクミンなどに有効を認めるとの報告がある[20,21]．クルクミンは動物実験でAβの凝集を抑制すると報告されている[22,23]．

（市丸　雄平）

引用文献

1) Van Gorp WG, Marcotte TD, Sultzer D, et al：Screening for dementia：comparison of three commonly used instruments. Journal of clinical and experimental neuropsychology, 21(1), 1999, pp. 29-38.

2) Schramm U, Berger G, Muller R, et al：Psychometric properties of Clock Drawing Test and MMSE or Short Performance Test (SKT) in dementia screening in a memory clinic population. International Journal of Geriatric Psychiatry, 17(3), 2002, pp. 254-60.

3) American Psychiatric Association：Diagnostic and statistical manual of mental disorders, 4th ed (DSM-IV). American Psychiatric Association, Washington D. C. ,1994.

4) Petersen RC, Doody R, Kurz A, et al：Current concepts in mild cognitive impairment.Arch Neurol, 58, 2001, pp. 1985-92.

5) 森永章義，山田正仁：認知症の治療と今後の展望．日本医事新報，4410, 2008, pp. 69-73.

6) Verghese J, Lipton RB, Katz MJ, et al：Leisure activities and the risk of dementia in the elderly. N Engl J Med, 19, 348(25), 2003, pp.2508-16.

7) Rolland Y, Abellan van Kan G, Vellas B：Physical activity and Alzheimer's disease: from prevention to therapeutic perspectives.
J Am Med Dir Assoc, 9(6), 2008, pp.390-405.
8) Ott A, Stolk RP, Hofman A, et al：Association of diabetes mellitus and dementia:The Rotterdam Study. Diabetologia, 39, 1996, pp.1392-97.
9) Leibson CL, Rocca WA, Hanson VA, et al：Risk of dementia among persons with diabetes mellitus:A population-based cohort study. Am J Epidemiol, 145, 1997, pp.301-08.
10) Viswanathan A, Rocca WA, Tzourio C：Vascular risk factors and dementia: how to move forward? Neurology, 72(4), 2009, pp.368-74.
11) Luchsinger JA, Tang MX, Shea S, et al：Hyperinsulinemia and risk of Alzheimer disease. Neurology, 63(7), 2004, pp.1187-92.
12) Luchsinger JA, Tang MX, Shea S, et al：Caloric intake and the risk of Alzheimer disease. Arch. Neurol, 59(8), 2002, pp.1258-63.
13) Conquer J A, Tierney M C, Zecevic J, et al：Fatty acid analysis of blood plasma of patients with Alzheimer's disease, other types of dementia, and cognitive impairment. Lipids, 35, 2000, pp.1305-12.
14) Morris MC, EvansDA, BieniasJL, et al：Consumption of fish and *n*-3 fatty acids and risk of incident Alzheimer's disease. Arch. Neurol, 60, 2003, pp.940-46.
15) Lim GP, CalonF, MoriharaT, et al：A diet enriched with the omega-3 fatty acid docosahexaenoic acid reduces amyloid burden in an aged Alzheimer mouse model. J. Neurosci, 25 (12), 2005, pp.3032-40.
16) Kalmijn S, Launer LJ, Ott A, et al：Dietary fat intake and the risk of incident dementia in the Rotterdam study. Ann Neurol, 42, 1997, pp.776-82.
17) Kalmijn S：Fatty acid intake and the risk of dementia and cognitive decline: a review of clinical and epidemiological studies. J Nutr Health Aging, 4, 2000, pp.202-07.
18) Conquer J A, Tierney M C, Zecevic J, et al：Fatty acid analysis of blood plasma of patients with Alzheimer's disease, other types of dementia, and cognitive impairment. Lipids, 35, 2000, pp.1305-12.
19) Morris MC, Evans DA,Tangney CC, et al：Associations of vegetable and fruit consumption with age-related cognitive change. Neurology, 67(8), 2006, pp.1370-76.
20) Dos Santos-Neto LL, de Vilhena Toledo MA, Medeiros-Souza P, et al：The use of herbal medicine in Alzheimer's disease-a systematic review. Evid. Based Complement Alternat. Med. Dec, 3(4), 2006, pp.441-45.
21) Iwasaki K, Kanbayashi S, Chimura Y, et al：A randomized, double-blind, placebo-controlled clinical trial of the Chinese herbal medicine "Ba wei di huang wan" in the treatment of dementia. Journal of the American Geriatrics Society, 52, 2004, pp. 1518-21.
22) Pan R, Qiu S, Lu DX, et al：Curcumin improves learning and memory ability and its neuroprotective mechanism in mice. Chin Med J, 5 121(9), 2008, pp. 832-939.
23) Aynun N Begum, Mychica R Jones, Giselle P Lim, et al：Curcumin Structure-Function, Bioavailability, and Efficacy in Models of Neuroinflammation and Alzheimer's Disease.
J Pharmacol Exp Ther, 326(1), 2008, pp. 196-208.

I-2 パーキンソン病
Parkinson disease ; PD

疾患の概要

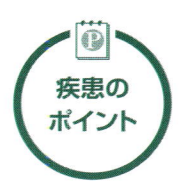

疾患のポイント

- パーキンソン病の初発年齢は50歳代が多く，わが国での頻度は10万人に50〜130人程度である．
- 固縮，無動，安静時振戦，および姿勢反射の異常を主症状とする．
- 中脳の黒質緻密帯と橋被蓋青斑核のメラニン含有細胞の変性と脱落およびLewy小体が出現する．
- 黒質から線条体に向かう黒質ドパミン路があり，線状体（尾状核・被殻）のドパミン含量が著減し，健常成人のドパミン含量の20％以下に減少するとパーキンソン病症状が出現する．
- 病気が進行するとノルアドレナリン，GABAなども減少する．
- パーキンソン病治療の中心は，黒質・線状体系におけるドパミン低下に対して行われる．
- ドパミン補充のためにレボドパ（L-DOPA）などが投与される．
- 病理学的所見では中脳黒質と線状体のドパミン神経細胞の変性が認められる．

1）診断基準

1996年に厚生省（現厚生労働省）特定疾患・神経性疾患調査研究班から出されたものを，表I-2-1に紹介する．

HohenとYahr分類法[1]（表I-2-2）はパーキンソン病の重症度判定法として広く用いられている．

2）分類と病態

1 分 類

パーキンソン病にみられる症状は種々の原因で出現し，パーキンソン病と類似の症状を呈する疾患をパーキンソン症候群と呼ぶ．パーキンソン症候群は，パーキンソン病，二次性パーキンソン症候群および他の慢性神経疾患に伴うパーキンソン症候群に分類される．

1）二次性パーキンソン症候群

脳炎後，動脈硬化性，脳虚血・低酸素性，線状体黒質変性症，薬物性パーキンソン症候群，中毒性パーキンソン症候群に分けられる．特に，中毒性パーキンソン症候群の誘因物質として，MPTP（1-methyl-4-phenyl-1,2,3,6-tetrahydropyridine）が注目されている．

2）家族性パーキンソン病（FPD）

パーキンソン病の約5％を占め，常染色体優性遺伝，あるいは常染色体劣性遺伝のものがある．FPDの原因遺伝子として，Park1-Park13までが確認され，これらの遺伝子は，蛋白分解に関与するユビキチン-プロテアソーム系に関連し，その機能が低下している．

表 I-2-1　パーキンソン病の診断基準

1) 自覚症状
A：安静時の震え（四肢または顎に目立つ）
B：動作がのろく拙劣
C：歩行がのろく拙劣

2) 神経所見
A：毎秒4〜6回の安静時振戦
B：無動・寡動
　a：仮面様顔貌
　b：低く単調な話し方
　c：動作の緩徐・拙劣
　d：姿勢変換の拙劣
C：歯車現象を伴う筋固縮
D：姿勢・歩行障害：前傾姿勢
　a：歩行時に手の振りが欠如
　b：突進現象
　c：小刻み歩行
　d：立ち直り反射障害

3) 臨床検査所見
A：一般検査に特異的な異常はない
B：脳画像（CT, MRI）に明らかな異常はない

4) 鑑別診断
A：脳血管障害のもの
B：薬物性のもの
C：その他の脳変性疾患

● 診断の判定：次の1〜5のすべてを満たすものをパーキンソン病と診断する
1. 経過は進行性である
2. 自覚症状で，上記のいずれか1つ以上がみられる
3. 神経所見で，上記のいずれか1つ以上がみられる
4. 抗パーキンソン病薬による治療で，自覚症状・神経所見に明らかな改善がみられる
5. 鑑別診断で上記のいずれでもない

● 参考事項：診断上次の事項が参考になる
1. パーキンソン病では神経症状に左右差を認めることが多い
2. 深部反射の著しい亢進，バビンスキー徴候陽性，初期から高度の痴呆，急激な発症はパーキンソン病らしくない所見である
3. 脳画像所見で，著明な脳室拡大，著明な大脳萎縮，著明な脳幹萎縮，広範な白質病変などはパーキンソン病に否定的な所見である

（厚生省：特定疾患・神経性疾患調査研究班）

表 I-2-2　Hohen と Yahr の重症度分類

重症度		
	1	一側性の振戦，固縮を示す
	2	両側性の障害で姿勢の障害（体幹の前屈）を伴うが，バランスの障害を認めない
	3	歩行障害が明らかとなり，バランス障害，立ち直り反射障害が出現する
	4	起立・歩行が困難となり，摂食も困難となる
	5	介助による椅子移動，寝たきりとなる

2　大脳基底核の神経ネットワーク

　大脳基底核の黒質より投射される線条体には，ドパミン受容体がある．ドパミン受容体は5種類より構成されるが，このうち大脳ではドパミン受容体1および2が多い．線条体のドパミン1受容体は淡蒼球内節に投射し，視床を介して大脳皮質を興奮させる．一方，ドパミン2受容体が刺激されると，淡蒼球外節，視床下核，淡蒼球内節，さらに視床を介して運動を抑制する．このときに，黒質ドパミンが減少すると，ドパミン受容体1の作用が低下し，運動が抑制されるとともに，ドパミン受容体2の作用が低下し，視床下核からの信号が増加し，淡蒼球内節からの抑制系が亢進する．すなわち，黒質線条体のドパミン不足は視床を介して，大脳皮質を抑制する．これが，無動の原因となる（図 I-2-1）．

3　発症機序

　パーキンソン病の病因として，遺伝子異常，薬物，環境因子が挙げられる．パーキンソン病で死亡した患者の病理解剖によると，黒質において，酸化ストレス[2〜4]があること，グルタチオンの減少，鉄の含有量が多いこと，および，ミトコンドリアの減少が認められている．また，Lewy 小体がみられることはパーキンソン病の病理学的所見であるが，最近 Lewy 小体は，脳のみならず心臓，腸管にもみられるとの報告がなされた．

　このように，酸化ストレスはパーキンソン病の病態出現に重要な意味を有す．ミトコンドリア障害を引き起こすとともに，ミトコンドリア障害によりフリーラジカルを発生させる．これにより，さらにミトコンドリアが障害され，細胞死が惹起される．パーキンソン病では，抗酸化のためのグルタチオン，あるいはカタラーゼが減少している．

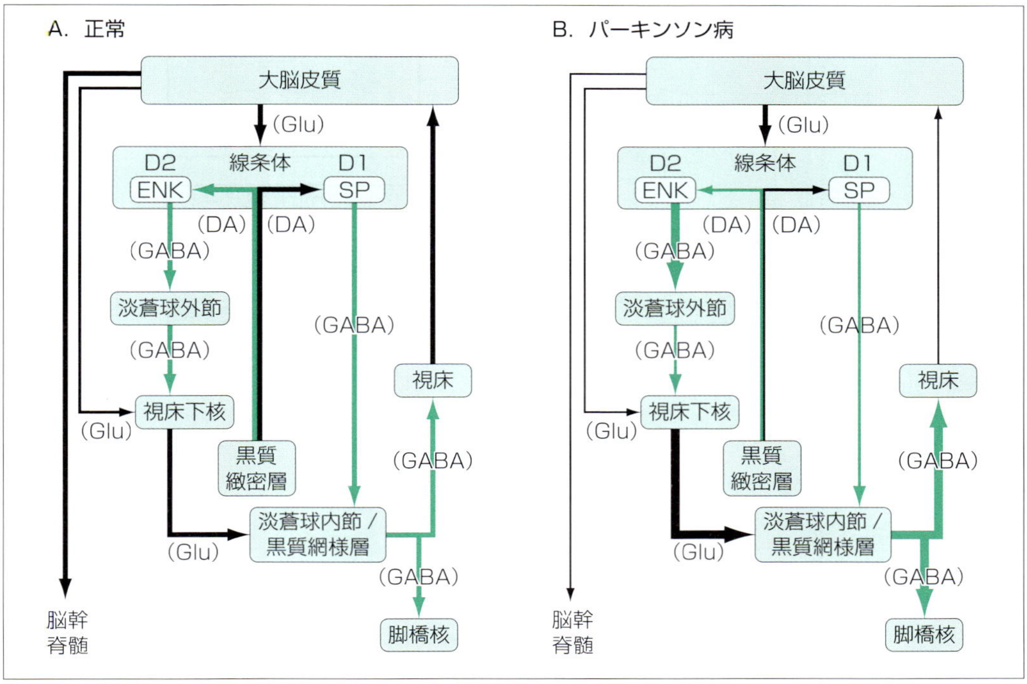

図Ⅰ-2-1 パーキンソン病に関する脳内ネットワーク

(小川紀雄：日本内科学会雑誌, 92：1394, 2003)

3) 症 状

1 運動症状

臨床症状は，固縮，振戦，無動が三大症状であり，立ち直り障害（姿勢反射障害）を加え四大症状と呼ばれる．

1) 振 戦（tremor）
約4〜6Hzの振戦が安静時に認められるが，親指に認められる振戦はいわゆる"薬まるめ"運動を呈す．振戦は随意運動で減少し，睡眠時には消失する．

2) 筋固縮（rigidity）
固縮のある患者では筋肉を他動的に伸展する時に，検者は鉛管様（lead-pipe rigidity）および歯車様（cogwheel rigidity）の抵抗を認める．

3) 無 動（akinesia）
運動実行の遅延が認められる．無動の症状として，流涎，歩行時の手の振りの消失，運動変換が困難になり，顔の表情は乏しく（仮面様顔貌）なる．すくみ足（歩行時，第1歩が踏み出せない），小刻み歩行が認められる．流涎は，嚥下運動の障害に基づくものと考えられている．

4) 姿勢反射の異常
外的に姿勢運動を変動させると，健常者では姿勢を正しく立ち直すが，PDでは，立ち直り反射能が減退し倒れやすくなる．歩行時には，しだいに小走り，突進歩行が認められる．

2 自律神経症状

自律神経症状として，便秘，排尿困難，起立性低血圧，発汗過多，口渇，脈拍異常，インポテンツなどが出現する．最近，パーキンソン病においては，心臓の交感神経活動が減少していることが明らかにされている．したがって，この神経末端から放出されるノルアドレナリンの分泌も減少し，このことが，起立性低血圧の原因であると推測されている．

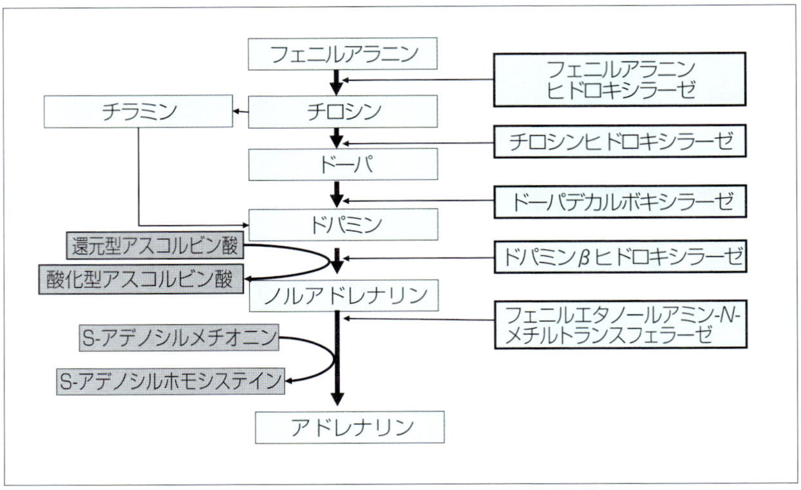

図I-2-2 カテコールアミンの代謝系

　また，パーキンソン治療薬のペルゴリドメシル酸塩（ペルマックス®）を服用している患者では，心臓弁膜異常のリスクが高まることが報告されている[5]．

1）胃腸症状

　パーキンソン病では腸管のアウエルバッハ神経叢の脱落が認められている．消化管症状として，嚥下障害および便秘が出現する．また，便秘が増悪すると麻痺性イレウスの状態となる．本症状の出現に対して，蠕動運動亢進剤のドンペリドン（ナウゼリン®），モサプリドクエン酸塩水和物（ガスモチン®）の投与および栄養学的介入が必要とされる．

2）循環器症状（起立性調節障害）

　起立性調節障害は，パーキンソン病において高率に認められる．また，食後の血圧低下も認められる．ドロキシドパ（ドプス®）による薬物療法は症状改善に有用である．

③ 精神症状

1）うつ，認知障害，幻覚

　うつはパーキンソン病の40％程度に認められる．症状は感情鈍麻，不安が目立つ．幻覚は視覚性のことが多い．

2）睡眠障害

　通常レム期においては筋肉の緊張はなくなるが，レム睡眠行動障害では，レム期に筋緊張が低下せず，夢の行動化がみられる．また，むずむず脚症候群（restless legs syndrome）では夜間に下肢の不愉快な異常感覚が生じ，時には疼痛を伴う．下肢の異常感覚は下肢運動により改善するものの，下肢静止は不能となり睡眠障害に陥る．

4）治　療

① 薬物療法

　薬物治療にあたり，ドパミンの代謝過程を示した（図I-2-2）．ドパミンの補充にはドパミンの前駆物質が必要となる．

　治療薬としては，ドパミン前駆薬（ドロキシドパ），ドパミン受容体刺激薬（ブロモクリプチンメシル酸塩），ドパミン放出促進薬（アマンタジン塩酸塩），抗コリン薬（トリヘキシフェニジル塩酸塩），ノルアドレナリン補充薬（L-threo-Dops）が用いられる．特にL-DOPAの脳内移行に対して，他のアミノ酸が拮抗する．このため，L-DOPA使用の際には，蛋白摂取が制限されることがある．また，L-DOPA治療ではwearing-off現象が出現しやすい．

1）レボドパ：L-DOPA（ドパストン®）

L-DOPAは腸管で吸収され，摂取後30～120分で血液中での最高濃度となる．血液中ではL-DOPAが代謝され，脳内移行量が低下するため，DOPA脱炭酸酵素阻害薬（DOPA decarboxylase inhibitor ; DCI）との合剤が用いられる．DCIとの併用により，L-DOPAの胃腸に対する副作用は軽減した．しかし，このために過量投与となることもあり中枢神経系副作用としてのジスキネジア・幻覚が生じることもある．病初期には，L-DOPA合剤の効果は長いが，病状が進行すると，L-DOPA合剤の効果が短縮し，日中に効果が低下することがある（wearing-off）．

2）MAO-B阻害薬：セレギリン塩酸塩（エフピー®）

ドパミンは脳内でMAO（monoamine oxidase）によって代謝される．したがって，MAO阻害薬を投与することにより，ドパミンの効果が延長する．特に線条体にはMAO-Bが存在するため，MAO-B阻害薬が使用されることがある．

3）抗コリン薬：トリヘキシフェニジル塩酸塩（アーテン®）など

ドパミンの作用が低下すると，相対的にコリンの動きが高まるため，抗コリン薬が用いられる．しかし副作用として，記銘力低下，口渇，便秘などの消化器症状が出現する．

4）ドパミン受容体作用薬：ブロモクリプチンメシル酸塩（パーロデル®）など

若年パーキンソン病患者では，L-DOPA使用に伴い，ジスキネジアが発現しやすいため，ドパミン受容体作動薬が用いられる．また，L-DOPAとは異なり，wearing-offの出現が遅れることもあり，ドパミンアゴニストを第1選択とすることが勧められている．

5）ノルアドレナリン作動薬：ドロキシドパ（ドプス®）

パーキンソン病が進行すると，ノルアドレナリンも低下する．ノルアドレナリンの前駆物質を投与することにより，すくみ足，あるいは起立性低血圧に有効である．

2 外科療法

パーキンソン病治療の基本は，薬物療法にある．しかし薬物治療が無効な場合には，外科的治療を試みることがある．外科的治療は，定位脳手術と細胞移植に分けられる．定位脳手術の対象となる脳の部位は，視床運動核，淡蒼球内節および視床下核である．

細胞移植療法は胎児黒質細胞，神経栄養因子を産生する細胞株の脳内移植，さらには神経幹細胞移植に分けられる．

3 栄養療法（代替療法）

パーキンソン病の患者では，動物性脂肪の摂取との関連性のあることが推測されている．またパーキンソン病を誘発する物質に対する抗酸化の有用性が示されている[2]．

5）予　後

パーキンソン病患者の平均寿命は，合併症を適切に治療すれば，普通の人と同じか少し短いとされている．

1 死亡率

パーキンソン病患者は，発症後15～20年までは健常者の生存率とほとんど差が認められない．しかし，発症後15～20年以上すると健常者に比して生存率が低くなり，やや短命化する[3]．ただし，発症後15～20年経過すると多くの例がすでに80歳をこえており，実際の生活ではそれほど大きな差はない．

一方，種々の重症度の症例をすべて含めたパーキンソン病患者全体としての死亡率は健常者とはまだ約17％の差があり，健常者の約2倍の死亡率を示し，長期に経過した重症例の治療が課題となっている．

2 死因

　パーキンソン病の死因としては，誤嚥による肺炎・気管支肺炎が高率である．誤嚥は無動や球麻痺症状・嚥下障害などに関連する．一方，抗パーキンソン病薬や外科療法などを含めたパーキンソン病の医療が進歩し，運動機能を長期にわたって良好に維持することが可能となった．患者は高齢であることも多く，悪性腫瘍や脳血管障害などの合併もありうることを常に念頭に置いて診療にあたる必要がある．血管障害の危険因子として知られる血中ホモシステインがパーキンソン病患者では高値を示し，特にL-DOPA治療中の患者でより高値になり，脳血管障害が生じやすくなる可能性も示唆されている．

栄養療法

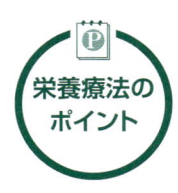

栄養療法のポイント

- パーキンソン病では体重減少，嚥下障害，便秘をきたしやすい．
- 体重減少の原因として抗パーキンソン病薬剤の副作用（吐き気），摂食行動の低下（咀嚼困難，手と口の協調運動低下），腸管運動の低下，うつ状態による食欲低下などが挙げられる．
- 摂食量の低下により筋肉量の低下をきたすことがあるため，エネルギー量の適切な確保（25〜30 kcal/kg/日）が大切である．
- 便秘予防のため，水分・食物繊維の摂取を積極的に行う．
- 高蛋白食は血液中の分岐鎖アミノ酸を増加させ，ひいてはL-DOPA，フェニルアラニンの脳内移行を低下させる．

　パーキンソン病に対しての根治的栄養療法はなく，現時点での薬物療法は線条体におけるドパミン量を増加させることにある．栄養学的には，種々の栄養補助食品および代替療法が試みられているが，薬物療法と連携した栄養療法が主体である．また，パーキンソン病に伴う症状に対する栄養も重要である．パーキンソン病では，体重減少を認めることが多いため，摂食速度の低下，咀嚼・嚥下障害，抗パーキンソン薬の副作用，うつ状態による食欲低下が挙げられる．このため，体重測定を1か月ごとに行い，自律神経障害として便秘・排尿障害が認められるため，その重症度の把握を行う．

1）疾病に対する栄養のあり方

　パーキンソン病の原因として，黒質の酸化的ストレスが挙げられている．このため，抗酸化能を有する食物，あるいは補助食品は，パーキンソン病の進行を抑制するものとして有用であると推定される．

1 パーキンソン病の薬物治療の補助としての栄養

　パーキンソン病の薬物療法を妨げる食品と補助食品の摂取禁止と，治療薬を効果的に脳に送り込むことを支持する食品を摂取することが必要である．また薬物療法として広範に使用されている薬物には，神経毒となり，かえって神経の変性を早めているものがあり[6]，このためにも薬物の長期使用に対する対策が必要である．

2 パーキンソン病の神経伝達物質を含む機能性食品

　パーキンソン病の薬物療法として，ドパミン

の補給が必要であるが，自然の植物（ハッショウマメ：Macunapruriens[7]）にもドパミンの存在が確認されており，インドでは古来より，種々の病態緩和のために用いられてきた[8]．しかし，L-DOPA あるいはカルビドパに変わる有用性は確認されていない．

Mucuna を使用した double-blind 研究では，30 g の投与により，ジスキネジアなどの症状は変化がなかったものの，薬理学的には L-DOPA の高い血中濃度が得られパーキンソン病の長期管理に有用であるとの報告がなされた[9,10]．

2) 薬物治療と栄養のあり方

1 薬物療法を補助する栄養のあり方

1) L-DOPA の吸収を促進させる

L-DOPA の副作用である嘔気・嘔吐が出現した場合，ビタミン C の同時投与が症状緩和に有用であったという報告がある[11]．また牛乳，制酸剤は L-DOPA の吸収を抑制する．

2) L-DOPA による副作用の軽減

L-DOPA は，嘔気・嘔吐などの消化器症状を誘発するため，食前に摂取することが望まれる．

また食事の内容により，腸管における食物輸送が異なるため，L-DOPA の吸収に要する時間が異なることも，患者に教育しておくことが望まれる．

3) 低蛋白（脳への取り込み率を向上させる）

蛋白は，L-DOPA の吸収を腸のレベルと脳移行のレベルで抑制する．脳への移行効率の低下は，アミノ酸の脳に移行する際の競合による．したがって蛋白摂取量を低下させることが望まれる[12]．また，行動は昼間に行うため，朝・昼は蛋白摂取を抑制し，夜間に摂取量を増加させる工夫も大切である．このことにより，wearing-off が抑制される[13]．

4) L-DOPA による副作用の低減

L-DOPA の使用により，黒質線状体のドパミン産生能が低下する可能性が報告されている[14,15]．さらに，L-DOPA の投与によりホモステインの量が増加し，L-DOPA 療法により，ホモステインレベルが増加する[16]．この結果として，動脈硬化が促進する可能性も報告されている．これらのことにより，L-DOPA の使用にあたっては，抗酸化物質をあらかじめ投与することが望ましく，多くの抗酸化サプリメントが提案されている．アルファリポ酸は，ミトコンドリアの酸化障害に基づくドパミン細胞のグルタチオンの消失を抑制する[17]．また，ぎんなんより抽出された ginko biloba は，6-hydroxydopamin の細胞毒性を緩和する作用があることが，動物実験により明らかにされた[18]．

3) パーキンソン病における食事療法

1 嚥下困難，上肢の運動困難に対して

パーキンソン病の患者では，咀嚼および嚥下が困難なため，障害の程度により，食事の形態には注意することが望まれる．

2 エネルギー摂取量

パーキンソン病の患者は，振戦のためエネルギー消費量が増える．また，咀嚼筋運動および咀嚼障害のため，あるいは中枢性の食欲低下のため，食事摂取量が低下している．さらに，L-DOPA 療法では，悪心・嘔吐も発生する．これらの原因により，パーキンソン病では体重が減少することが多い．しかし，全体的な運動量は低下するため，25～30 kcal/kg/日程度のエネルギー摂取量が必要とされる．

3 蛋白質とアミノ酸

脳血管関門における L-DOPA とアミノ酸の競合的拮抗のため，蛋白は制限し，炭水化物と蛋白の比を 5：1 あるいは 7：1 程度に抑制することが必要である．さらに，蛋白の絶対量とし

ては，0.8 g/kg/日程度とする．

L-DOPA の内服により，チロシン，フェニルアラニン，あるいはトリプトファンの脳内取り込みは抑制される．チロシンは，ドパの前駆物質であるが，その投与（100 mg/kg/日）によりパーキンソン病の改善効果を認める[19]．さらに脳では，トリプトファンとドパの取り込みに競合が起こり，L-DOPA の投与により，トリプトファンの脳内取り込みが低下することが推測され，ひいてはセロトニン代謝に影響を及ぼすため，トリプトファンの投与が有用である[20, 21]．フェニルアラニン投与により，筋固縮が改善し，歩行障害も改善したとの報告がなされている．さらにはメチオニン投与により，活動量の増加，筋固縮，ジスキネジアなどが改善したとの報告もある[22, 23]．

これらのことより，食事 30 〜 60 分前に L-DOPA を服用することが，効果的である．また，L-DOPA が，活動中に脳内に移行しやすいように，蛋白は朝，昼食で制限し，夕食前に増やす．

4 脂 質

脂肪は消化管運動を低下させるため，L-DOPA の吸収を低下させる．

5 ビタミン

塩酸ピリドキシンは脳内アミンの生成に必要な脱炭酸酵素の補酵素であり，ドパミンは DOPA[23]の脱炭酸反応により生成する．したがって，ピリドキシンの不足状態はドパミン代謝に影響を与える．実際，ピリドキシン塩酸塩（アデロキシン®）を 10 〜 100 mg 投与することにより，膀胱障害あるいは歩行障害が改善したという報告がある．一方，塩酸ピリドキシン添加飲料により，L-DOPA の効果が減弱することも報告され，ビタミン B6 の積極的摂取については消極的な意見が多い．今日では，L-DOPA と脱炭酸酵素阻害薬の合剤はビタミン B6 による代謝を抑制するため，その服用は問題がない．

6 無機質

鉄は，L-DOPA 合剤の吸収を抑制するため，その摂取については，摂取時間を変えるようにする．

4）最新の研究

1 パーキンソン病の病状を促進させる食品

牛乳の使用により，パーキンソン病を発症する危険があることが報告されている．おそらく，牛乳の成分自体ではなく，何らかの原因で牛乳に含まれている外来成分がパーキンソン病の発症を高めているものと推測[24]されている．これは，食品に含まれる物質が，パーキンソン病の原因になりうることを示したもので，神経毒による慢性毒性については，今後とも注意が必要とされる．

2 栄養物質とパーキンソン病

1）抗酸化物質

コエンザイム Q10（CoQ_{10}）はミトコンドリアにおける重要な抗酸化物質である．CoQ_{10} をパーキンソン病の初期に投与することにより，その進行を緩やかにすることが報告されている[25]．抗酸化物質のパーキンソン病に有効であるか DATATOP 研究が行われたが，有効性については実証されていない[26]．

2）macula pruriens（ハッショウマメ）[27]

アーユルヴェーダによると，ハッショウマメの根は苦く，服用すれば，駆虫作用，利尿，便秘，無月経，象皮病，神経障害に有効であると記載されている．ハッショウマメの葉は，潰瘍治療，炎症および頭痛に有効である．種子には，L-DOPA が含まれるとともに，グルタチオン，グリコシドが含まれている．pruriens をパーキンソン病の患者に使用した例では，12 年の使用により，L-DOPA 非使用でも，パーキンソン病の症状の増悪が緩和されたとの報告がある[28]．

5）食事療法の実際

　栄養学的には，咀嚼・嚥下機能の低下，食欲低下および，上肢運動障害に伴う"やせ"[29]，便秘対策，上肢運動困難のための介助，また，パーキンソン症候群の死因として誤嚥に伴う肺炎が多いため，誤嚥対策（経管栄養）が重要である．便秘対策として，水分（お茶，牛乳，ジュース）摂取，食物繊維を毎日摂取する．効果がない時には，緩下薬を服用する．特に，パーキンソン病患者では1日の水分摂取が低下し，また口渇感も低下している．嚥下障害に対しては，注意深く摂食すること，粘性の高いもの，固いものの摂食，摂食する時の頭の位置には気をつけておく．摂食困難が著しい時には，経鼻栄養，経管栄養法さらには，胃瘻を採用する．

　　　　　　　　　　　　　　　　（市丸　雄平）

引用文献

1) Hoehn MM, Yahr MD：Parkinsonism：onset, progression, and mortality. Neurology, 17, 1967, pp.427-42.
2) Gille G：Oxidative stress to dopaminergic neurons as models of Parkinson disease. Ann N Y Acad Sci, 1018, 2004, pp.533-40.
3) Logroscino G, Marder K, et al：Dietary lipids and antioxidants in Parkinson's disease：a population-based, case-control study. Ann Neurol, 39(1), 1996, pp.89-94.
4) Ebadi AIL, Srinvasean S K, et al：Oxidative stress and antioxidant therapy in parkinson's disease. Progress in Neurobiology, 48, 1996, pp.1-19.
5) Corvol JC, Anzouan-Kacou J B, Fauveau E, et al：Heart valve regurgitation, pergolide use, and parkinson disease：an observational study and meta-analysis. Arch Neurol, 64(12), 2007, pp.1721-26.
6) Fahn S, Oakes D, Shoulson I, Kieburtz K, et al：Parkinson Study Group. Levodopa and the progression of Parkinson's disease. N Engl J Med, 351(24), 2004, pp.2498-508.
7) Manyam BV, Sanchez-Ramos JR：Traditional and complementary therapies in Parkinson's disease. Adv Neurol, 80, 1999, pp.565-74.
8) Manyam BV：Paralysis agitans and levodopa in "Ayurveda"：ancient Indian medical treatise. Mov Disord, 5(1), 1990, pp.47-8.
9) Katzenschlager R, Evans A, Manson A, Patsalos PN, Ratnaraj N, et al：Mucuna pruriens in Parkinson's disease：a double blind clinical and pharmacological study. J Neurol Neurosurg Psychiatry, 75(12), 2004, pp.1672-77.
10) Katzenschlager R, Evans A, Manson A, Patsalos PN, Ratnaraj N, Watt H, Timmermann L, Van der Giessen R, Lees AJ：Mucuna pruriens in Parkinson's disease：a double blind clinical and pharmacological study. J Neurol Neurosurg Psychiatry, 75(12), 2004, pp.1672-77.
11) Sacks W, Simpson GM：Ascorbic acid in levodopa therapy. Lancet, 1(7905), 1975, p.527.
12) LinksRiley D, Lang AE：Practical application of a low-protein diet for Parkinson's disease. Neurology, 38(7), 1988, pp.1026-31.
13) Pincus JH, Barry KM：Plasma levels of amino acids correlate with motor fluctuations in parkinsonism. Arch Neurol, 44(10), 1987, pp.1006-09.
14) Fahn S, Oakes D, Shoulson I, Kieburtz K, Rudolph A, Lang A, Olanow CW, Tanner C, Marek K：Parkinson Study Group. Levodopa and the progression of Parkinson's disease. N Engl J Med, 351(24), 2004, pp.2498-508.
15) Muller T, Hefter H, Hueber R, Jost WH, Leenders KL, Odin P, Schwarz J：Is levodopa toxic? J Neurol, 251 Suppl 6, 2004, pp.44-6.
16) Martignoni E, Tassorelli C, Nappi G, Zangaglia R, Pacchetti C, Blandini F：Homocysteine and Parkinson's disease：a dangerous liaison? J Neurol Sci, 257(1-2), 2007 15, pp.31-7.
17) Bharat S, Cochran BC, Hsu M, Liu J, Ames BN, Andersen JK：Pre-treatment with R-lipoic acid alleviates the effects of GSH depletion in PC12 cells：implications for Parkinson's disease therapy. Neurotoxicology, 4-5, 2002, pp.479-86.
18) Kim MS, Lee JI, Lee WY, Kim SE：Neuroprotective effect of Ginko biloba L. extract in a rat

model of Parkinson disease. Phytother Res, 18(8), 2004, pp.663-66.
19) Growdon JH, et al: Effects of oral L-tyrosine and homovanillic acid levels in patients with Parkinson's disease. Life Sciences, 30, 1982, pp.827-32.
20) Lehmann J: Tryptophan malabsorption in levodopa-treated parkinsonian patients. Acta Med Scand, 194, 1973, pp.181-89.
21) Coppen A, et al: Levodopa and L-tryptophan therapy in parkinsonism. Lancet, 1, 1972, 654-57.
22) Smythies JR, Halsey JH: Treatment of Parkinson's disease with L-methionine. South Med J, 77, 1984, p.1577.
23) Pfeiffer CC: Mental and Elemental Nutrients. New Canaan, Conn., Keats Publishing Co., 1975
24) M. Park, et al: Consumption of milk and calcium in midlife and the future risk of Parkinson disease. Neurology, 64, 2005, pp.1047-51.
25) Shults CW, Oakes D, Kieburtz K, et al: "Effects of coenzyme Q_{10} in early Parkinson disease: evidence of slowing of the functional decline." Archives of Neurology, 59, pp.1541-1550.
26) Parkinson Study Group: Impact of deprenyl and tocopherol treatment on Parkinson's disease in DATATOP subjects not requiring levodopa. Ann Neurol, 39, 1996, pp.29-36.
27) Manyam BV, Dhanasekaran M, Hare TA, et al: Effects of antiparkinson drug HP-200 (Mucuna pruriens) on the central monoaminergic neurotransmitters. Phytother Res, 18(2), 2004, pp.97-101.
28) Singhal B, Lalkaka J, Sankhla C: Epidemiology and treatment of Parkinson disease in India. Parkinsonism Relat Disord 2003; 9 Suppl 2: S105-09.
29) Bachmann CG, Trenkwalder C: Body weight in patients with Parkinson's disease. Mov Disord, 21(11), 2006, pp.1824-30.

I-3 脳血管障害
cerebrovascular disease

疾患の概要

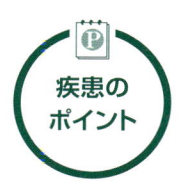

疾患のポイント

- 脳血管障害は，脳血管の病理学的変化に基づいて生じる脳の器質的および機能的障害であり，大別して虚血性変化と出血性変化に分けられる．卒中発作では意識障害，運動麻痺・感覚障害が突発的に出現する．
- 平成20年の日本人の死亡原因として，悪性新生物，心疾患に続いて第3位であり，頻度は約11％を占める．
- 危険因子として高血圧，心疾患，糖尿病，肥満，脂質異常症が挙げられる．
- 脳血管障害の原因として，血管壁の異常，血管内腔の異常（灌流圧の変化），血液性状（血球および血漿成分）の変化が挙げられる．
- 診断には神経学的所見およびCT・MRI検査が有用である．
- 急性期には救急・救命処置を行う．必要に応じて，外科的治療を行う．脳梗塞では発作初期（発症後3時間以内）に血栓融解療法を行う．
- 合併症として誤嚥性肺炎，膀胱炎，深部静脈血栓症，褥瘡，精神疾患が認められる．
- 早期よりリハビリテーションを行う．

1）診断基準

　発症状況，既往歴，神経学的検査，（脳の局所症状，髄膜刺激症状）とともに，神経学的補助検査としてのCT・MRI検査は脳血管障害の診断上，有用な検査法である．脳血管障害をきたす病態は原疾患および障害された部位により多彩である．表I-3-1に，文部省脳卒中研究班による脳血管障害の分類と診断基準について記した．

2）分類と病態

1 原因別脳血管障害の分類

　原因別脳血管障害について，表I-3-2に示した．

2 病態

1）脳出血

　血管の病的変化に急激な血行動態の変化が加わったことが成因となる．血管の病変としては，血管壊死，動脈瘤，動静脈奇形，変性（フィブリノイド変性，アミロイド血管症）などが挙げられる．高血圧性脳出血では急激な高血圧に伴うことが多い．さらに，出血傾向（血小板減少，凝固系の異常）の時にも脳出血が出現しやすい．出血の部位としては，被殻，視床，橋，小脳，皮質下，尾状核頭部が挙げられ，被殻部出血が最も高頻度に認められる．

2）脳梗塞

　脳梗塞は脳血栓，脳塞栓症および血行力学的脳梗塞に分類される．脳血栓はアテローム硬化による血栓に基づくことが多く，血管の部位に

表Ⅰ-3-1　脳血管疾患の分類と診断基準（文部省脳卒中調査研究班）

〈Ⅰ. 脳梗塞〉
A. 脳血栓症
1. 前駆症として脳虚血性発作を繰り返し，しばしば発作間における症状の回復または改善がみられる
2. 経過は徐々で個々の脳症状がそれぞれ数分ないし数時間，あるいはそれ以上かかって次第に出現し，また階段的に進行する
3. 意識障害は軽度
4. 髄液は清澄
5. 時には急速に軽快する
6. ワレンベルク症候群（塞栓ではまれにしかみられない）
7. 他臓器（特に動脈および末梢動脈ならびに大動脈におけるアテローム硬化症の証明）
8. 通常アテローム硬化症を伴う疾患（高血圧，糖尿病，黄色腫症）が存在する

B. 脳塞栓症
1. 急激なる発作の出現（数秒あるいは2～3分間）
2. 多くの場合前駆症状は欠如する
3. 意識障害は比較的軽度
4. 髄液は清澄
5. 時には急速に軽快する
6. 局所神経症状あるいは特定動脈流域の症状
7. 塞栓の原因は通常心疾患に由来する
8. 最近起こったと思われる塞栓の証明
(ⅰ) 他臓器（脾，腎，四肢，腸，肺など）
(ⅱ) 他の脳血管領域

〈Ⅱ. 頭蓋内出血〉
A. 脳出血
1. 血性髄液
2. 高血圧
3. 急激に起こる片麻痺，数分ないし数時間後に現れる神経精神症状
4. 発作は一般的に活動時に始まる
5. 急速に起こる昏睡
6. 頭痛（意識を失えばこれを欠く）

B. くも膜下出血
1. 起始は激しい頭痛
2. 項部硬直，Kernig徴候，Brudzinski徴候
3. 血性髄液
4. 局所神経症状の欠如
5. 意識障害はむしろ一過性
6. 硝子体下（網膜前）出血

〈Ⅲ. 脳梗塞を伴わない一過性脳虚血〉
A. 反復性局所性脳虚血発作（いわゆる脳血管攣縮）
1. 重症な脳血管障害発作の前駆症状の型で繰り返して起こるのが普通である
2. 発作は局所循環障害による一過性脳虚血が原因とされている．この状態が続いて非可逆性となることも少なくはない
3. 発作は脳血栓症およびアテローム硬化症と関連があるとされている
4. 症状としては大きな脳血管（前・中・後大脳動脈，内頸動脈，椎骨動脈）流域の神経症状が挙げられている．なかでも多くみられる症状は，しびれ感と不全麻痺である
5. 症状は一過性であり，24時間以内に消失する

B. 低血圧に伴う一過性脳虚血
1. 低血圧によって起こる発作で脳局所症状を表すものと単に意識喪失をきたすものと2種類がある
2. 低血圧が一次的に正常に戻った場合は症状は回復する．しかも低血圧が反復しないかぎり発作は反復しない
3. 低血圧の原因として失神，急性失血，心筋梗塞，Adams-Stokes症候群，外傷性および外科的ショック，頸動脈洞反射過敏症，種々の原因による著しい体位性低血圧症などが挙げられる

〈Ⅳ. 高血圧性脳症〉
　急激な血圧上昇，ことに最低血圧上昇に際して一過性の頭痛，悪心，嘔吐，意識障害，痙攣，黒内障などの増悪症状をきたす
　発作を起こす時期には通常高血圧症は悪性の状態になっている．また急性糸球体腎炎の時では，高血圧が中等度でも発作が現れる．その他子癇の際にも同様の発作が現れる

〈Ⅴ. 原因不明の発作〉
　臨床的に脳出血，脳血栓症，脳塞栓症などの鑑別が困難なもの

〈Ⅵ. その他〉
　Ⅰ～Ⅴに該当しないもの

（付）動脈硬化症
　不定の精神神経症状を有するもので，脳の局所症状を有しない．ただしⅠ～Ⅴに分類した症例は含まない

（豊倉康夫編：神経内科学書，朝倉書店，1987，p.358）

表 I-3-2 脳血管障害の分類

1. 頭蓋内出血
 a. 脳内出血
  1) 被殻出血
  2) 視床出血
  3) 尾状核出血
  4) 皮質下出血
  5) 橋出血その他の脳幹出血
  6) 小脳出血
  7) Willis（ウィリス）動脈輪閉塞症およびもやもや病における出血
  8) その他（腫瘍内出血，脳静脈閉塞症による出血なども含む）
 b. くも膜下出血
  1) 脳動脈瘤破綻
  2) 脳動静脈奇形破綻
  3) 高血圧・脳動脈硬化による出血
  4) 出血性素因
  5) 外傷
  6) 脳静脈・静脈洞閉塞症からの出血
  7) 脳室近くの脳実質内出血で，くも膜下に穿破し巣症状を示さないもの
  8) その他
 c. 硬膜下血腫
 d. その他
2. 閉塞性脳血管障害
 a. 脳梗塞
  1) 脳血栓症
  2) 脳梗塞症
  3) 血管攣縮
  4) 圧迫
  5) 炎症性疾患
  6) 脳静脈閉塞症
  7) ウィリス動脈輪閉塞症（もやもや病）
  8) その他
 b. 一過性脳虚血発作
 c. reversible ischemic neurologiral deficit（RIND）
3. 脳血管不全症（灌流圧の著明な低下，autoregulation障害によるびまん性または局所性脳循環障害）
4. 高血圧性脳症
5. 脳血管奇形，発育異常
  1) 脳動脈瘤
  2) 脳動静脈奇形
  3) 頸動脈海綿静脈洞瘻孔
  4) 原始動脈遺残
  5) ウィリス動脈輪閉塞症
  6) 線維筋形成異常症
  7) その他
6. 脳静脈・静脈洞閉塞
  1) 原発性
  2) 続発性
7. 炎症性疾患（明らかな梗塞，出血を伴わない場合）
  1) 側頭動脈炎
  2) 血管梅毒
  3) その他
8. その他（分類不能）の脳血管障害

（篠原幸人「脳血管障害」高久史麿，尾形悦郎，黒川　清，矢崎義雄監；新臨床内科学 第7版，医学書院，1997，p.1233）

より，穿通枝系血栓症と皮質枝系血栓症に分類することができる．直径 0.2～0.3 mm の動脈（穿通枝）の血栓による梗塞はラクナ梗塞と呼ばれ，その大きさは直径 15 mm までとされる．脳塞栓症における塞栓は心臓，大動脈，頸動脈の壁在血栓の剥離に起因することが多い．ラクナが多数存在すると，仮性球麻痺，認知低下，四肢の痙縮が認められるようになる．

3) 一過性脳虚血発作

一過性の脳血流障害により，脳が局部的に虚血状態となり，脳の局所症状が出現し，24時間以内に症状が消失する病態をいい，その原因として微小血栓，微小塞栓，脳の灌流圧の低下，などが挙げられている．切迫梗塞の初期症状としてもとらえられている．

4) くも膜下出血

くも膜下出血はくも膜下腔に出血が認められる．脳動脈瘤奇形，脳動脈瘤の破綻を原因とするものが多い．20～40歳代に発症するものは脳動脈奇形，40～60歳代の場合は脳動脈瘤によることが多い．発作直後に電撃的な頭痛と意識障害が現れる．

3 リスク因子

脳血管障害の危険因子として，高血圧，心疾患，糖尿病，脂質異常症，肥満，喫煙・飲酒などが挙げられる．

4 合併症

- **消化管出血**：重症の脳卒中では消化管出血を起こしやすく予後は不良である．
- **発熱**：急性期では予後不良の因子であり，解熱剤投与による体温下降が大切である．
- **誤嚥性肺炎**：嚥下障害および口腔が不潔になることにより，誤嚥より肺炎に進展する．
- **尿路感染症**：脳血管障害の急性期における膀胱カテーテルによる汚染，排尿障害により容易に膀胱炎になる．
- **深部静脈血栓症**：麻痺側下肢では，静脈がうっ滞しやすく血栓が発生しやすくなる．

- **褥瘡**：長期臥床のみならず，短期の臥床による不動状態では褥瘡が発生しやすい．
- **精神疾患**：うつ状態，不安，感情失禁，錯乱
- **消化管**：消化管出血

3) 症　状

　脳血管障害により出現する症状は多彩であり，原因疾患，障害された脳の部位により異なった症状を呈する．

1) 脳圧亢進症状

　脳が広範に障害され脳圧が亢進すると，脳圧亢進症状(頭痛，嘔吐，複視，意識障害)が現れる．

2) 意識障害

　意識障害はJCS (Japan Coma Scale)で分類される．意識障害下では経口栄養は困難で経管あるいは長期になればJPEGを行うこともある．

3) 錐体路症状

　錐体路が障害されると，運動麻痺が生じる．脳が両側性に障害されることは少ないため，片麻痺が出現することが多い．

4) 構音・嚥下障害

　構音および嚥下に関与する皮質延髄路の(IX, X脳神経）は両側性支配であり，一般に片側の脳機能が障害されたのみでは嚥下・構音障害は現れない．しかし高齢者では，多発性ラクナ梗塞が潜在的に認められるため，片側の脳半球の障害でも，仮性球麻痺が出現することがある．

5) 感覚障害

　感覚路が障害されると障害部位により半身の感覚障害，異常感覚，感覚鈍麻，自発痛が出現する．

6) 小脳症状

　小脳出血では小脳症状（協調運動障害，姿勢調節障害）が出現する．また，空間認識の障害により，食物が口に入らないことも多い．

7) 高次機能障害

　言語障害（失語），失認，失行，記憶障害などが挙げられる．特に食生活では，失語のためにコミュニケーションがとれないことも多い．また，食物の固さ・軟らかさの判断が障害されるため，誤嚥の原因となることもある．

8) 精神障害

　脳血管障害になると，社会との関係でも種々のストレスが生じる．特に障害後では情動障害（うつ状態，感情鈍麻，易刺激性，多幸症，情動失禁），行動障害(攻撃性，性行動異常，クリューヴァ―ビューシー症候群)，せん妄，妄想，認知障害などが現れることがある．

4) 治　療

1 薬物療法

　脳血管障害の急性期(発症から約1週間)では，脳浮腫が増強し，脳圧亢進および脳ヘルニアに進展することがあるため，呼吸・循環管理による生命維持および脳保護に対する治療が優先される．また，血管確保，膀胱管理，感染予防を行う．高血圧性脳出血では血圧の管理を，脳梗塞では血栓融解療法を試みる．

2 運動療法・リハビリテーション

　脳血管障害において，運動療法としてのリハビリテーションは重要な意味を有す．例えば，食のリハビリテーションにおいて，適切な食行動を選択するには，食行動のイメージをもつことが必要である．イメージは，食物摂取の場所へどのように行くのか，運動の実行に応じて，どのテーブルにつくのか，食器は左手で何をもつのか，右手で何するのか，箸あるいはスプーンをどのように運ぶのか，これらの時系列的運動をどのような順序で行うのか，運動に携わる神経ネットワークを意識的あるいは無意識的に駆使して，食行動を遂行する．この実行系は，本来は経験的に獲得されているため，意識下で行われている．しかし，高次機能が脱落すると，

行動のプロセスにおいて，意識系を介在せざるをえなくなる．例えば，失認・失行がある場合には，従来の運動実行プログラムを変更せざるをえない．記憶された運動処理のための神経ネットワークが再構築される必要がある．これらの作業には意志の力が必要とされ，リハビリテーションは筋肉のみならず，行動実行のための，神経ネットワークの再構築過程ということができる．このために，神経系の賦活が必要であり，可塑性を取り戻す必要がある．これにより神経線維の再生可塑性が改善する．

運動により，BDNF（brain derived neurotrophic factor）が増加し，海馬の神経可塑性に影響を与えることが推測されている．この意味でリハビリテーションのもつ意味は大きい．逆に，運動およびリハビリテーションを行わないと，廃用性萎縮は進行する（中枢および末梢の廃用症候群）．また，呼吸リハビリテーションにより肺炎などの合併症を少なくする．

栄養療法

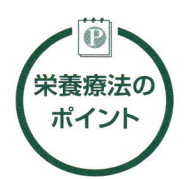

栄養療法のポイント

- 脳内管障害に伴う症状，合併症（特に嚥下・意識障害の程度）により，栄養法，栄養内容を変える．
- 脳血管障害では，種々の基礎疾患（高血圧，糖尿病，心疾患）があり，その疾患の栄養ケアも行う．
- 脳血管障害の部位により，高次機能，運動機能，あるいは小脳機能が障害され，その障害に対して，積極的リハビリテーションを行う．
- 栄養法は基本的に，経管栄養とするが，急性期で意識障害がある場合には末梢静脈栄養に引き続いて中心静脈栄養を選択することがある．
- 慢性期では経口摂取時の嚥下障害に対する注意が必要である．
- 基本的栄養法にしたがい，エネルギー，糖質，脂質，蛋白質を設定する．最近では免疫栄養法が試みられている．

1）栄養ケア

1 栄養アセスメント

1）急性期

栄養アセスメントとして，消化器症状（嘔吐，吐血，下痢，便秘の有無）を把握する．客観的には，脱水，電解質不足，蛋白不足に伴う血液生化学所見の変動に注意する．

栄養法は原則として経腸栄養とする．しかし，意識障害，嚥下障害が重篤で嘔吐・誤嚥が重篤な場合，消化管障害を伴う場合には，末梢静脈栄養（PPN）に引き続き中心静脈栄養（TPN）とする．中心静脈栄養では bacterial translocation の危険性に注意する．脳圧下降剤，輸液による水分代謝を加味して栄養輸液を考える．1日の輸液量は 1,500 〜 2,000 mL とする．

エネルギー必要量は基礎的エネルギー消費量として，一般的に，Harris-Benedict の公式により基礎代謝量を求め，活動係数は 1.0，ストレス係数は急性期で 1.2，亜急性期で 1.1，慢性期で 1.0 を目安にする．発熱がある場合には，発熱 1 度につき，13 ％の基礎代謝亢進とみなす．

エネルギー消費量の中で，低血糖状態は脳代謝に影響を与えるため，ブドウ糖は 1 日 100 〜 120 g が必要とされる．しかし，低血糖になれば，20 〜 40 ％の糖液 20 〜 50 mL を経静脈的に与える．高血糖になればインスリンで調整する．

蛋白質源は，非蛋白エネルギー/窒素比（NPC/N）が 150 程度で投与する．また，蛋白質の食事摂取基準（推奨量）は，男性で 60 g/日，女性では 50 g/日とされている．

無機質で食塩に関しては，7 〜 8 g/日が一般的である．脳浮腫がある場合には 10 ％グリセ

ロールが使用されるが，ナトリウムが含まれているため，心疾患あるいは腎疾患の合併例では，食塩の過剰投与を避ける．

2）亜急性期

経腸栄養あるいは経口栄養を開始する．亜急性期（発症後1週間より1か月の間）には，重症度にも依存するが，リハビリテーションを行うため，エネルギー消費量が増加する．また，発症より1か月以上になると，神経症状は安定することが多いので，経口摂取とする．経口摂取が困難な場合には，経管栄養を考える．また，長期管理が必要とされる状態では，経皮内視鏡的胃瘻造設術（percutaneous endoscopic gastrostomy; PEG）を選択する．

3）慢性期（発症より1か月以上）

経口栄養および経管栄養を第1選択とするが，消化管自体が異常の場合には中心静脈栄養とする．経口摂取では，不顕性誤嚥を想定して，トロミ食より次第に普通食へと移行する．

2）口腔ケア

嚥下障害がある例では食物のみならず，口腔内雑菌を誤嚥する可能性があるため，口腔内ケアは十分行う必要がある．また，歯磨きなどの口腔内刺激は，嚥下反射を改善する．

3）褥瘡と栄養

食事摂取量の低下および，高度のストレスのため，免疫能も低下する．このために，GFO療法（グルタミン，水溶性繊維，オリゴ糖）も行われる．さらに褥瘡が発生しやすく治癒も遷延するので亜鉛不足にならないように配慮する．

4）嚥下障害

脳血管障害では嚥下障害をきたすことが多い．特に高齢者では，仮性球麻痺による嚥下障害をきたす．さらに，高齢者では咳嗽反射も低下し，"むせ"のない誤嚥「不顕性誤嚥」もあり，誤嚥性肺炎を予防するための経管栄養を注意深く行う．ACE阻害薬ACEによるサブスタンス中の分解を促進する．また，カプサイシンなどによる刺激はサブスタンスPを増加させ，嚥下反射を改善させることが知られている．カプサイシンはトウガラシに含まれており，嚥下反射を改善する目的で調理に使用する可能性が示唆される[1]．

5）免疫栄養

腸管粘膜には免疫機構があるので，早期に経腸栄養を開始することが望ましい．特に最近では，免疫賦活作用があるといわれるアルギニン，グルタミン，n-3系・n-6系脂肪酸などを配合した経腸栄養剤があるので，経腸栄養が投与できる症例に対しては，早期から少量ずつでもこれらの経腸栄養剤を投与して免疫能の保存に努めることが推奨される[2,3]．

（市丸　雄平）

引用文献

1) Ebihara T, Ebihara S, Maruyama M, et al：A randomized trial of olfactory stimulation using black pepper oil in older people with swallowing dysfunction. J Am Geriatr Soc, 54(9), 2006, pp.1401-06.
2) Efron D, Barbul A：Role of arginine in immunonutrition. J Gastroenterol, 1, 35(Suppel12), 2000, pp.20-3.
3) 三原千恵, 島　健：脳神経外科領域におけるアルギニン・グルタミンリッチの液状総合栄養食（IMMUN）の使用経験. JJPEN, 25(1), 2003, pp.1-6.

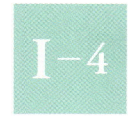

I-4 摂食・嚥下障害
eating・deglutition disorder

疾病の概要

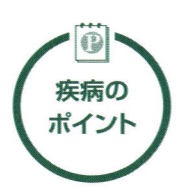

疾病のポイント
- 嚥下障害は，食物を摂取し，咀嚼・嚥下するまでの過程における障害を指し，一般に摂食・嚥下障害と表現される．
- 摂食・嚥下は，先行期（認知期），準備期，口腔期，咽頭期，食道期の5つのプロセスに分けられている．
- 摂食・嚥下障害をきたす病態・疾患は，加齢による嚥下機能の低下，摂食に関する高次脳機能障害，嚥下運動に関与する神経・筋の障害，口腔・咽頭・喉頭・食道の炎症，および腫瘍が挙げられる．
- 摂食・嚥下障害の評価法として，各種症候，反復唾液嚥下テスト，嚥下造影，超音波エコー，嚥下内視鏡などがある．
- 摂食・嚥下障害の合併症では，QOLの低下，脱水，低栄養，誤嚥による肺炎が挙げられる．
- 摂食・嚥下障害の部位，程度により食事内容，調理・食事指導の対応を行う．

1）診断法と診断基準

摂食・嚥下障害は，食物を口腔内に摂り込み，咀嚼・嚥下し，咽頭および食道を経て，胃に達する過程における障害を総称する．精神医学的に摂食行動に異常をきたした場合も含まれる．

1 嚥下障害の判定

嚥下障害では，呼吸状態・肺炎の有無，脱水，低栄養についての内科学的評価，さらに口腔内の状態を観察する．

嚥下に関与する神経は三叉神経，顔面神経，迷走神経，および舌下神経である．

摂食・嚥下には，口唇運動，顎運動，舌運動，軟口蓋の運動，咽頭部の運動，喉頭部の運動，および食道部運動を司る筋肉群が関与する．口唇運動には口輪筋，顎運動には咀嚼筋，開口筋として外側翼突筋，顎二腹筋，閉口筋として内側翼突筋，咬筋，側頭筋がそれぞれ関与する．また，舌運動には舌骨上筋群および舌骨下筋群が関与し，軟口蓋の運動には，口蓋帆挙筋，口蓋帆張筋，口蓋垂筋などが関与する．咽頭には上・中・下咽頭収縮筋，茎突咽頭筋，耳管咽頭筋があり，嚥下の咽頭期運動を司る．茎突喉頭筋は舌咽神経が，その他の咽頭部の筋肉は迷走神経が支配している．

神経学的検査として，三叉神経機能（咀嚼機能），顔面神経（口輪筋，顎二腹筋，味覚），舌咽神経機能（口蓋帆の挙上，咽頭挙上），迷走神経（軟口蓋，咽頭運動，味覚），および舌下神経（舌運動）の機能を検査し，実際の嚥下機能障害を客観化する．

嚥下に関する神経反射として，咽頭・口蓋反射を観察する．喉頭挙上の触診さらに，反復唾液嚥下試験[1]，水飲み試験[2]，食物摂取テストなどの検査を行う．

さらに，ビデオ造影検査(VF;video fluorography)，

表Ⅰ-4-1 摂食・嚥下障害の重症度分類

重症度段階	臨床的病態重症度
7：正常範囲（normal）	摂食・嚥下に問題なし
6：軽度問題（minimum problem）	摂食・嚥下に軽度の問題があり，若干の食事形態の工夫が必要なレベル．誤嚥なし．症例によっては嚥下訓練（間接的，直接的）の適応
5：口腔問題（oral problem）	主に準備期や口腔期の中等度から重度の障害があるもの．咀嚼に対して食事形態の工夫が必要．誤嚥なし．嚥下訓練（間接的，直接的）の適応
4：機会誤嚥（chance aspirator）	通常の摂食方法では誤嚥を認めるが，ひと口量の調節，姿勢効果，嚥下代償法などで水の誤嚥も十分防止できるレベル．適当な摂食・嚥下方法が適応されれば医学的安定性は保たれる．嚥下訓練（間接的，直接的）の適応
3：水分誤嚥（water aspirator）	水の誤嚥を認め，誤嚥防止法の効果は不十分であるが，食物形態効果は十分に認めるレベル．嚥下食が選択される．適当な摂食・嚥下方法が適応されれば医学的安定性は保たれる．嚥下訓練（間接的，直接的）の適応
2：食物誤嚥（food aspirator）	誤嚥を認め，食物形態効果が不十分なレベル．水，栄養管理は経管栄養法が基本となる．経管栄養法を行っている限り医学的安定性は保たれる．嚥下訓練（間接的）の適応，直接的訓練は専門施設内で施行
1：唾液誤嚥（saliva aspirator）	日常に唾液も誤嚥していると考えられるレベル．持続的な経管栄養法を必要とするが，誤嚥のために医学的安定性を保つことが困難．合併症のリスクが高く，直接的訓練も施行が困難なレベル（重症）

（才藤栄一：平成11年度厚生科学研究費補助金（長寿科学総合研究事業）摂食・嚥下障害の治療・対応に関する統合的研究．統括研究報告書，2000, pp.1-17）

内視鏡検査(VE；videoendoscopic examination of swallowing)，超音波検査，嚥下圧波形検査により，客観的な嚥下障害の判定を行う．

嚥下音，心窩部の聴診，酸素飽和度などの検査は嚥下異常の診断上，有用な検査法である．

2 嚥下障害の評価

才藤ら[3]は，患者の摂食・嚥下観察から食事形態の変化，誤嚥の有無を加えた摂食・嚥下障害の臨床的病態重症度に区分し，摂食・嚥下障害の重症度を7段階に分類している（表Ⅰ-4-1）．この方法により嚥下造影検査VFやビデオ内視鏡検査を用いなくても，嚥下機能の定量評価が可能である．

2）疾患の分類と病態

Leopold（1989）は摂食より嚥下障害期に至る過程を4～5期に分けた[4]．

1 先行期（認知期）

食物を摂取する前の状態であり，食欲，食物選択の判断，摂取の速度，摂食方法のイメージを行い，行動に移す時期を指し，摂食に関する意欲，イメージング，高次脳機能，認知機能に関する脳機能を駆使する．この中には，嗅覚，視覚，あるいは触覚などによる過去の食体験まで含まれる．

視覚的に食物として経験のないもの，嗅覚的に酸性臭，腐敗臭のある，また触覚的に咀嚼機能を上まわる硬度の食品は避け，生体に好ましい食品は受け入れる．これには，過去の食経験に基づくことが多く，海馬・扁桃体の関与が大きい．

先行期は摂食を実行するという意味で食物を選択し口元まで運び，口唇を介して摂り込むといった行動要素も含まれる．また，反射性に出現する唾液分泌もこの期に含まれる．

口唇の運動には，顔面神経（第7脳神経）が関与し，顔面神経障害では摂食・咀嚼した食物の一部が口唇より漏れる．

摂食障害（神経性食欲不振症），高次脳機能障害（失認，失行），嗅覚障害，顔面神経障害（末梢，中枢）などの疾患は，先行期嚥下障害とみなすことができる．

2 準備期

固形物や半固形物を咀嚼し食塊を形成するための時期を指す．咀嚼機能（三叉神経）では咀嚼筋の運動機能が正常でも，歯肉炎，歯周囲炎，欠損歯や義歯の不適合などがあると，固形物を切断する噛み砕きに影響を及ぼす．食塊のテクスチャー・大きさを決定するために口腔内の触覚，味覚，温度覚が使用される．

食塊のテクスチャーに影響を及ぼす要因として，唾液が挙げられる．唾液分泌に障害があると適正な食塊が得られにくいとともに，食感覚にも影響を及ぼす．唾液分泌障害は高齢者で高率に認められ，シェーグレン症候群ではドライマウスとなる．また，食塊をつくるには舌運動（舌下神経）が重要な意味をもち，食物は舌と硬口蓋との圧迫により，小型化する．舌運動は舌下神経麻痺をきたす疾患でも認められるが，舌の不随意運動（舌ジスキネジアなど）があると舌による食塊形成は困難となる．

味覚は，鼓索神経（顔面神経分枝：舌前方2/3），下錐体神経，上錐体神経および上咽頭神経により，中枢（延髄の孤束核）に伝えられる．孤束核に伝えられた信号は，さらに脳幹内（中脳・橋・延髄）の反射経路を介し上・下唾液核，嚥下・嘔吐中枢，顔面の表情筋反射核に伝えられる．味覚情報はさらに，視床に投射されたのち，大脳皮質（島-弁蓋味覚皮質）に伝えられるとともに，その一部は，視床下部，扁桃核などにも伝えられる．さらにこれらの信号は，眼窩前頭皮質にまで伝えられ統合的に処理される．精神疾患および心身症では，この味覚処理系が障害されているものと推測される．また，味覚自体の障害は，亜鉛不足により引き起こされる．

3 口腔期

食塊が口腔から咽頭に随意的に送り込まれる時期であり，舌運動により食塊は口腔より咽頭へと送り込まれる．頬の筋肉（顔面神経支配）は収縮状態となるとともに，舌の正中には窪みが生じて，食塊が舌縁部に移動せず，食塊が口腔前庭に落ち込まないように調節される．続いて，舌の基部が前下方に移動し，喉頭が咽頭とともに上昇する．これらの運動は随意的に行われ，覚醒状態および失認があると，口腔期の嚥下が障害される．

4 咽頭期

食塊が咽頭から食道へ送り込まれる時期である．軟口蓋（口蓋帆）は，口蓋帆挙筋と口蓋帆張筋の挙上により食塊が鼻咽頭に侵入するのが阻止される．咽頭期の嚥下障害では，しばしば，液体が鼻咽腔に逆流する．また喉頭の入り口は，喉頭蓋により閉鎖される．次いで，舌筋および喉頭が挙上する．この状態で一時的に呼吸が停止する．さらに上咽頭収縮筋が収縮し，食塊の通過とともに，中咽頭収縮筋および下咽頭収縮筋が収縮する．一方，食道括約筋は弛緩する．これにより，食塊は食道に運ばれる．

この時期は主に嚥下反射により行われるが，嚥下中枢は延髄にある．咽頭期の嚥下運動では，喉頭の閉鎖と食道入口部の弛緩が同時に起こる．誤嚥は，咽頭期に食塊が喉頭を介して気管に侵入することをいう．

5 食道期

食塊は食道の蠕動運動と重力によって食道を下降し胃に至る．咽頭反射に続く食道の運動は一次蠕動と呼ばれ，これに引き続き下部食道括約部の筋肉が開き，食物は胃へ到達する．この時間は3〜20秒であり，高齢者では遅い．食道期に鼻呼吸が再開する．

3）嚥下障害をきたす病態と疾患

摂食および嚥下障害をきたす病態は，物理的および機能的障害に大別できる．

1 器質的障害

摂食および嚥下に関する器官（口唇，口腔，舌，扁桃，唾液腺，咽頭，喉頭，食道）の先天的障害，変性，炎症，腫瘍などに基づく疾患が挙げられる．消化管外の病変（甲状腺肥大）も嚥下機能

表Ⅰ-4-2　嚥下障害をきたす口腔・咽頭および食道疾患

部位	疾患
口腔	・解剖学的異常：巨舌，口唇裂，口蓋裂，後鼻腔狭窄，扁桃肥大，小顎症，唾液腺欠損 ・機能異常：口ジスキネジア，歯の欠損，義歯，顎関節症 ・炎　症：歯槽膿漏，歯周囲炎，舌炎，舌癌，口内炎，扁桃炎，扁桃周囲膿瘍，咽頭炎 ・腫　瘍：舌癌，咽頭部癌，喉頭癌
咽頭・食道	・解剖学・機能異常：食道外部よりの圧迫，胃・食道逆流症（GERD），横隔膜ヘルニア，食道狭窄 ・炎　症：食道炎，食道潰瘍，食道狭窄，食道カンジダ，食道憩室，バレット食道，アカラシア，食道痙攣，強皮症 ・腫瘍：食道癌筋

表Ⅰ-4-3　摂取・嚥下障害をきたす神経・筋疾患

障害・疾患	疾患
錐体路	両側の皮質延髄路の障害：脳血管障害，脳幹部血管障害 橋障害：橋出血，橋中心崩壊症 延髄外側部障害：ワレンベルグ症候群 上位・下位運動神経：筋萎縮性側索硬化症
錐体外路	ハンチントン舞踏病，パーキンソン病，ウィルソン病，多系統萎縮症
脱髄	多発性硬化症
末梢神経	ギラン-バレー症候群，ポリオ，ポストポリオ
神経筋接合部	重症筋無力症，ランバート-イートン症候群
筋	筋ジストロフィー，多発性筋炎，強皮症
代謝	甲状腺ミオパチー，糖尿病性ミオパチー

に影響を及ぼす（表Ⅰ-4-2）．

2 機能的障害

1）精神・心療内科的領域

摂食・嚥下機能の物理的および神経・筋肉に異常を認めないが，心理的な原因で摂食行動に障害をきたした状態である．代表的な心療内科的疾患として神経性食欲不振症，拒食症や過食症などが挙げられる．精神疾患として，神経症，うつ病，統合失調症などの疾患が含まれる．

小児では，脳の未熟性（早期産，低出生体重），精神遅滞（染色体異常，先天性代謝異常）により摂食・嚥下障害を認める．

2）神経疾患

摂食・嚥下障害をきたす脳神経として，三叉・顔面・舌咽・迷走・副・および舌下神経が挙げられる．球麻痺では主に，舌咽・迷走および舌下神経の障害が認められる．一方，仮性球麻痺では，両側性の皮質延髄路が障害され（核上性病変）舌の萎縮・攣縮を欠き，下顎反射が亢進し，強制失笑を伴い，錐体路症状を認める．仮性球麻痺は，皮質・皮質下型，内包型，脳幹型に分類される（表Ⅰ-4-3）．

意識障害では，病変の部位によらず，嚥下障害を認めることがある．

3）薬物

抗精神薬，抗不安薬などは，脳の神経伝達物質に影響を及ぼす．このことにより，覚醒レベルの低下，摂食自体の抑制，口腔・咽頭部の感覚が障害される．また，抗コリン薬は，唾液分泌障害を介して嚥下障害をきたす[5]．

3 摂食・嚥下障害に伴う症状

嚥下障害では，種々の症状が認められる．藤島は嚥下障害の際に認められる症状を，①むせ，②咳，③痰，④咽頭部違和感，⑤声の変化，⑥食欲低下，⑦食事内容の変化，⑧食事時間の変化，⑨食事中の疲労，⑩やせ，体重変化の10項目にまとめている[6]．

①**むせ**：食べ始めのむせ，食途中のむせがあると口腔期障害を疑う．

②**咳**：食事途中に咳が出始め，食後に咳が増加する．食後仰臥位になると咳が出る例では，胃食道逆流による誤嚥を疑う．

③**痰**：痰に食物が混入している場合誤嚥を疑う．

④**咽頭部違和感，食物残留感**：咽頭部の悪性腫瘍，頸椎症

⑤**声**：食事中に声が変わる．

⑥**食欲低化**：摂食に努力を要する場合には，摂食中に疲労が出現する．

⑦**食事内容の変化**：硬いものの摂食困難，水あ

るいは汁物の摂取困難
⑧食事時間の変化：摂食が困難なため，食事時間が延長する．
⑨食事中の疲労：筋肉疾患では疲労が出現しやすい．
⑩やせ・体重の変化：摂食不良のため栄養障害が出てくる．

栄養療法

栄養療法のポイント
- 全身状態，特に，栄養不良，脱水の状態を把握する．
- 摂食および嚥下障害の程度を把握する．
- 食後の胃食道逆流による誤嚥に注意する．
- 摂食・嚥下障害の原因あるいは程度に合わせた，食事内容および食事法を検討する．
- 調理にあたり，食品の物性に合わせた温度，食品の硬度に合わせた食品形態（きざみ食，ミキサー食，トロミ食）を選択する．
- 食後の口腔ケア，摂食後の体位に注意を払う．

1. 栄養ケアの選択

嚥下障害では食品の摂取が阻害され，体重の減少や食欲不振が起こる．この結果，蛋白・エネルギー栄養不良（PEM）やビタミン・ミネラルの欠乏が起こり，免疫機能も減弱する．

全身的には，創傷治癒不良，感染感受性が増大し，さらに摂食能が低下する悪循環となる．摂食・嚥下障害患者は，低栄養に陥りやすくそのための合併症が出現するとともに，QOLも低下する．

1）栄養法の選択

1 栄養アセスメント

摂食障害では，摂食量の低下により，低栄養，脱水およびそれに基づく症候が認められる．主観的調査として体重の変化，食物摂取量の変化，消化器症状，活動性，特に摂食・誤嚥に基づく症状について詳細に問診する．次に，皮下脂肪の減少，筋肉萎縮および浮腫（下腿・仙骨部浮腫），腹水，皮膚の乾燥状態について身体計測・調査を行う．臨床検査所見として，水代謝（ヘモグロビン濃度），蛋白質代謝（RTP），脂質代謝に関する生化学所見に注目しておく．栄養アセスメントを定期的に行い，長期的な栄養法として適切な栄養法を選択する．アセスメントにおいては，特に，むせのない誤嚥(silent aspiration)および無症候性誤嚥性肺炎の存在を念頭に置く．

2 栄養法

摂食・嚥下障害者は全身状態，嚥下障害の部位と原因により，異なった栄養法が選択される．栄養法には経管栄養（経鼻，胃瘻：PEG），静脈栄養（PPN，TPN）などがある．

2）適切な姿勢の確保

食事中・後の姿勢が誤嚥の原因となることがある．体幹の姿勢では，垂直あるいは軽度前傾姿勢を保つようにする．また，頸部は前屈位になるようにする．また，食直後に臥位になると，

胃食道逆流が出現しやすくなる．食後直後は臥位にならず，ファウラー位（半座位）に保つように指示する．

3）口腔ケア

意識障害，あるいは神経疾患では，多量の食物残渣が口腔内に残る．この結果，口腔内に細菌が繁殖しやすくなる．また，歯の脱落・動揺，歯周囲疾患，歯肉炎，歯髄炎により，咬合と咀嚼が不完全となり，食塊形成能が低下し，嚥下困難となることがある．この結果によっても，口腔内の衛生が増悪する．高齢化に伴い，唾液分泌量が低下すると，口腔内が乾燥し，唾液による殺菌能も低下するとともに，口腔内の自浄能力も低下するだけでなく，口腔内細菌が増殖するために，細菌による誤嚥性肺炎が出現しやすくなる．

咀嚼能低下が長期化すると，さらに咀嚼筋の萎縮，筋力が低下し，ますます咀嚼能力が低下するため，口腔ケアは積極的に行う．

4）栄養管理

1 エネルギーおよびエネルギー比率

計算式としては，Harris-Benedict の公式を用いるのが一般的である．Harris-Benedict の公式で求めた BEE にストレス係数および活動係数を乗算し，エネルギー必要量を算定する．原疾患にもよるが，糖質は 50 〜 60 %，蛋白質はエネルギー投与量の 15 〜 20 %，脂質は 20 〜 25 % とする．

2 調理

食品のもつ味成分は大きく分けて，甘み，酸味，塩味，苦味，および旨味に分類される．これらの成分に対する感覚の閾値は温度依存性があり，味成分により異なった値を示すので，調理過程において食品の味覚温度を工夫する．食品の物性は，摂食嚥下に影響を与える．調理法において，低粘稠性の食品は気道に入り，むせることがあるので，ゼリー状あるいはトロミを加えて口腔・咽頭期において食塊が気道に侵入しないように工夫する．調理にあたり，水分含量を増加させるとともに，適正な粘性が出るように工夫された，ゼラチン，増粘剤（加工澱粉，デキストリン，増粘多糖類）を添加することが多い．また，摂食の困難な固いものは，きざみ食，ミキサー食とする．香辛料，酢を加えると，唾液の分泌が多くなるため，適度に酸度を調整したものとする．献立のプランとして，ゼリー食より次第に硬度を増すように設定する．

（市丸　雄平）

引用文献

1) 小口和代，才藤栄一ほか：機能的嚥下障害スクリーニングテスト 反復唾液嚥下テストの検討（1）正常値の検討．リハ医, 37, 2000, pp.375-82.
2) 窪田俊夫，三島博信，ほか：脳血管障害における麻痺性嚥下障害．総合リハ, 10, 1982, pp.271-76.
3) 才藤栄一：平成11年度厚生科学研究費補助金（長寿科学総合研究事業）摂食・嚥下障害の治療・対応に関する統合的研究．統括研究報告書, 2000, pp.1-17.
4) Leopold NA, Kagel MC：Swallowing, ingestion and dysphagia：a reappraisal. Arch Phys Med Rehabil, 64, 1983, pp.371-73.
5) Lynette, L C, Johnson P R：Drug and Dysphagia,（金子芳洋，土肥敏弘訳：薬と摂食・嚥下障害，医歯薬出版, 2007）
6) 藤島一郎「摂食・嚥下障害をどう評価するか」金子芳洋，向井美恵編：摂食嚥下障害の評価法と食事指導，医歯薬出版, 2003, pp.32-33.

I-5 摂食障害：神経性食欲不振症，神経性過食症
ED；eating disorder, AN；anorexia nervosa, BN；bulimia nervosa

疾患の概要

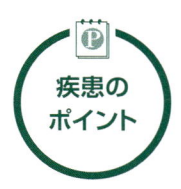

疾患のポイント

- 摂食障害（ED）は食行動の重篤な障害を特徴とし，主に神経性食欲不振症（AN）と神経性過食症（BN）に分類される．
- 神経性食欲不振症の特徴は，食事制限，絶食，過剰な運動，あるいは排出行動によって正常体重の最低限の維持を拒否することである．
- 神経性過食症の特徴はむちゃ食いとその後の体重増加を防ぐための不適切な代償行動を繰り返すことで著しい低体重は示さない．
- 両者ともに，やせ願望や体重増加に対する恐怖，自己評価が体型および体重の影響を過剰に受けるなどの共通した臨床像がみられる．
- 好発年齢は10～20歳代で，女性が9割程度を占め，神経性食欲不振症は思春期～成人期の女性の0.1～0.2％，神経性過食症は1％程度が罹患すると推定され，多くは慢性，再発性に経過し，神経性食欲不振症の5～10％は死亡する．
- 精神（心理）療法と栄養療法，身体管理，薬物療法を含む包括的な治療が必要である．

1）診断基準

米国精神医学会の診断基準であるDiagnostic and Statistical Manual of Mental Disorders. Forth Edition；DSM-IV-TRを紹介する（表I-5-1)[1]．

2）分類，発症機序，病態

1 分類

摂食障害（ED）は食行動の重篤な障害を特徴とし，主に神経性食欲不振症（AN）と神経性過食症（BN）に分類される．
国際的診断基準としては米国精神医学会の診断基準（DSM-IV)[1]と世界保健機関（WHO）の診断基準（ICD-10, 1992)[2]が用いられる．

DSM-IVでは神経性食欲不振症の下位分類として極端な食事制限が主で規則的なむちゃ食いまたは排出行動がない制限型（AN-R）と，規則的なむちゃ食いまたは排出行動があるむちゃ食い／排出型（AN-BP）を設けている．
神経性過食症の下位分類として定期的な排出行動がある排出型（BN-P）と定期的な排出行動がない非排出型（BN-NP）がある．さらに神経性食欲不振症，神経性過食症のいずれの基準にも該当しない摂食障害としてDSM-IVでは特定不能の摂食障害，ICD-10では非定型神経性食欲不振症，非定型神経性過食症を分類している．
両者ともに，やせ願望や体重増加に対する恐怖，自己評価が体型および体重の影響を過剰に受けるなどの共通した臨床像を示し，経過中神経性食欲不振症から神経性過食症へ，神経性過食症から神経性食欲不振症へと移行する場合もある．

表Ⅰ-5-1 摂食障害の診断基準（米国精神医学会, DSM-Ⅳ-TR）

▶神経性無食欲症の診断基準
A. 年齢と身長に対する正常体重の最低限，またはそれ以上を維持することの拒否（例：期待される体重の85％以下の体重が続くような体重減少；または成長期間中に期待される体重増加がなく，期待される体重の85％以下になる）
B. 体重が不足している場合でも，体重が増えること，または肥満することに対する強い恐怖
C. 自分の体重または体型の感じ方の障害：自己評価に対する体重や体型の過剰な影響，または現在の低体重の重大さの否認
D. 初潮後の女性の場合は，無月経，すなわち月経周期が連続して少なくとも3回欠如する（エストロゲンなどのホルモン投与後にのみ月経が起きている場合，その女性は無月経とみなされる）

➡病型を特定せよ
- 制限型：現在の神経性無食欲症のエピソードの期間中，その人は規則的にむちゃ食いや排出行動（つまり，自己誘発性嘔吐，または下剤，利尿剤，または浣腸の誤った使用）を行ったことがない
- むちゃ食い／排出型：現在の神経性無食欲症のエピソードの期間中，その人は規則的にむちゃ食いまたは排出行動（つまり，自己誘発性嘔吐または下剤，利尿剤，または浣腸の誤った使用）を行ったことがある

▶神経性大食症の診断基準
A. むちゃ食いのエピソードの繰り返し．むちゃ食いのエピソードは以下の2つによって特徴づけられる
 (1) 他とはっきり区別される時間帯に（例：1日の何時でも2時間以内），ほとんどの人が同じような時間に同じような環境で食べる量よりも明らかに多い食物を食べること
 (2) そのエピソードの間は，食べることを制御できないという感覚（例：食べるのをやめることができない，または，何を，またはどれほど多く，食べているかを制御できないという感じ）
B. 体重の増加を防ぐために不適切な代償行動を繰り返す，例えば，自己誘発性嘔吐；下剤，利尿剤，浣腸，またはその他の薬剤の誤った使用；絶食；または過剰な運動
C. むちゃ食いおよび不適切な代償行動はともに，平均して，少なくとも3か月間にわたって週2回起こっている
D. 自己評価は，体型および体重の影響を過剰に受けている
E. 障害は，神経性無食欲症のエピソード期間中にのみ起こるものではない

➡病型を特定せよ
- 排出型：現在の神経性大食症のエピソードの期間中，その人は定期的に自己誘発性嘔吐をする，または下剤，利尿剤，または浣腸の誤った使用をする
- 非排出型：現在の神経性大食症のエピソードの期間中，その人は，絶食または過剰な運動などの他の不適切な代償行為を行ったことがあるが，定期的に自己誘発性嘔吐，または下剤，利尿剤，または浣腸の誤った使用はしたことがない

〔The American Psychiatric Association；高橋三郎，大野　裕，染矢俊幸訳；DSM-Ⅳ精神疾患の診断・統計マニュアル 新訂版，医学書院，2002, pp.564-65, p.569. より引用〕

1）神経性食欲不振症の特徴

神経性食欲不振症（AN）の特徴は，食事制限，絶食，過剰な運動，あるいは排出行動（自己誘発性嘔吐，下剤，利尿薬または浣腸の誤った使用）によって正常体重の最低限の維持を拒否することである．

2）神経性過食症の特徴

神経性過食症（BN）の特徴はむちゃ食いとその後の体重増加を防ぐための不適切な代償行動（絶食，過剰な運動，排出行動）を繰り返すことであり，著しい低体重は示さない．

2 発症機序

病因には多くの要因が関与する．発症後は飢餓・栄養障害や食行動異常による二次的な心理的・身体的変化や，身体合併症，精神合併症，家族関係・対人関係の変化，社会的機能の障害が加わって悪循環をきたし病態は複雑化する（図Ⅰ-5-1）[3]．表Ⅰ-5-2に摂食障害（ED）の危険因子を示す[4]．

①遺伝的要因：神経性食欲不振症，神経性過

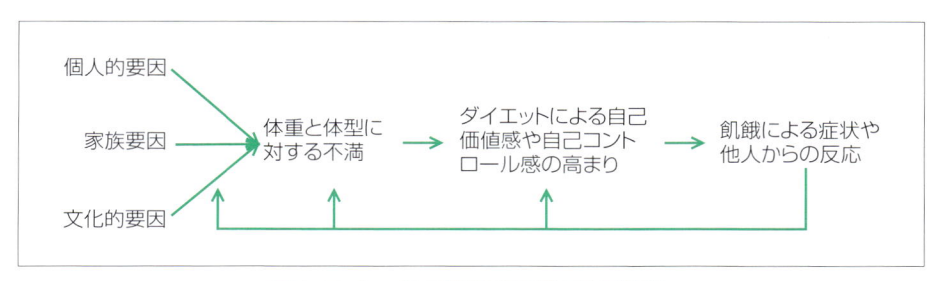

図I-5-1 摂食障害が持続する悪循環
(DMガーナー，PEガーフィンケル編；小牧元監訳；摂食障害治療ハンドブック，金剛出版，2004)

表I-5-2 摂食障害の主な危険因子

全般的な要因	女性であること
	青年期と成人期早期にあること
	西欧型社会に暮らしていること
個人的要因	
家族歴	摂食障害
	うつ病
	薬物乱用，特にアルコール依存（BNの場合）
	肥満（BNの場合）
病前体験	親の養育の問題（特に低い接触，高い期待，両親の不和）
	性的虐待
	家族のダイエット
	家族その他からの食事や体型，体重についての批判的なコメント
	やせることを求める職業ないし娯楽の上の圧力
病前の特徴	低い自尊心
	完璧主義（ANで特に，BNでもある程度）
	不安が強いこと，ないし不安性障害
	肥満（BNの場合）
	早期の初潮（BNの場合）

(Fairburn CG, Harrison PJ: Eating disorders. Lancet, 361 (9355), 2003, pp.407-16)

食症ともに双生児研究や家族内集積の研究から，罹患感受性に遺伝的要因が関与することがわかっている．神経性食欲不振症患者の第1度近親女性は神経性食欲不振症罹患リスクが11.4倍に，神経性過食症患者の第1度近親女性は神経性過食症のリスクが3.7倍に上昇する[5,6]．

②**身体的危険要因**：神経性過食症では発症前に肥満の既往が多い．神経性過食症では早期の月経が多い[4,5]．

③**エネルギー制限**：むちゃ食いと神経性過食症のリスクであることが動物実験で示唆されている[5]．

④**ストレス要因**：約70％が生活上のストレスや困難を契機に発症する．ストレスは家族や友人など近い人間関係の中で生じている場合が多く，しばしばダイエットに先行してみられる[5]．

⑤**家族要因**：家族歴に感情障害，アルコール依存や薬物依存の頻度が高い．家族の食事の偏りや体重・体型へのこだわり，親の過干渉な養育態度との関連が報告されている[4,5]．

⑥**社会・文化的要因**：やせを賛美する文化や，広告などのメディアの影響が示唆される[5]．

⑦**低い自尊心**：しばしば自尊心が低く食事制限により自己価値感や自己コントロール感が高まることが摂食障害の促進・持続に関わっている[4]．

⑧**完璧主義**：むちゃ食いのリスクであり，摂食障害の病理全般の持続因子である[5]．

⑨**衝動性**：コントロールできないむちゃ食いとの関連が示唆されている[5]．

3 病態

1) 飢餓症候群との関連

飢餓状態におかれた人では食物へのとらわれ，食物の貯蔵，味の好みの変化，むちゃ食いや食欲調節の障害，抑うつ，強迫観念，無関心，易刺激性などの症状や人格変化が現れる．これらの飢餓の影響は体重回復後も長期間持続する[7]．神経性食欲不振症の症状のほとんどは飢餓によるものと説明がつく．栄養状態が回復すると神経性食欲不振症の心理的・身体的障害の

多くが軽減する．しかし，やせ願望や体重増加に対する恐怖，異常な食行動などの神経性食欲不振症の中核症状は体重の回復のみで自然に消失することはない．

2）セロトニン系の障害

セロトニン（5-HT）は気分や摂食の調節に関係する神経伝達物質である．神経性食欲不振症では5-HT系の異常がみられる．例えば，脳脊髄液中の5-HIAA（5-HTの代謝産物）濃度は低体重期に低下し，体重回復後は上昇していること，5-HT放出薬に対するプロラクチン分泌反応が低下していること，血小板の$5-HT_{2A}$受容体の結合能が増加していること，大脳の$5-HT_{1A}$受容体や$5-HT_{2A}$受容体の機能が変化していることなどが報告されている[8,9]．

3）神経性過食症（BN）の認知行動モデル

Fairburnらは，①低い自尊心→②体型と体重に関する過度の関心→③厳格な食事制限→④むちゃ食い→⑤自己誘発性嘔吐と進行し，むちゃ食いや嘔吐の結果，自尊心がさらに低下し，体重・体型への不安を強め，食事制限を誘発する悪循環からなる神経性過食症の維持についての認知行動モデルを提唱している[5]．

3）症　状

1 身体症状，身体検査異常，身体合併症

飢餓や嘔吐，下剤乱用や，利尿薬などの薬物乱用による身体症状，検査値の異常，合併症がしばしばみられる．なかには生命の危険があるものも含まれる（表I-5-3）[3,10,11]．

2 精神科併存症

摂食障害（ED）以外の精神症状を併せもっていることがまれではなく，気分障害，不安障害，人格障害などの精神科疾患をしばしば併存する（表I-5-4）[4,10,12]．

3 神経性食欲不振症，神経性過食症の特徴的な症状

1）神経性食欲不振症（AN）の症状

- **体重減少**：その年齢と身長に期待される体重の−15％以下（DSM-IV，ICD-10）[1]または，BMI 17.5以下（ICD-10）[2]の低体重がみられる．
- **体重や体型への歪んだ認知**：極端なやせ願望と，体重増加への恐怖（肥満恐怖）がみられる．ボディーイメージの障害があり，実際にはやせているのに太っていると感じる．体重減少とその結果の重篤さを否認する．自己評価は体型および体重の影響を過剰に受ける．
- **無月経**：月経周期が連続して少なくとも3回欠如する．
- **食行動の異常**：自ら極端な食事制限をし，食欲を抑える．重症になると実際に食欲がなくなることがある．むちゃ食い，隠れ食い，盗み食い，食物の貯蔵などがみられる．
- **代償行動**：体重増加を防ぐために絶食や過活動，自己誘発嘔吐，下剤・利尿薬・浣腸の乱用などの排出行動がみられる．
- **過活動**：神経性食欲不振症患者では栄養不良にもかかわらず，約1/3～2/3で強迫的な過活動がみられる．すなわち同等の大多数の健常者よりも毎日，過剰に身体活動を行う．

2）神経性過食症の症状

- **むちゃ食い**：一定の時間内に大量に摂取し，途中でやめられない，コントロールできない感じを伴う．
- **代償行動**：体重増加を防ぐために絶食，自己誘発嘔吐，下剤・利尿薬・浣腸の乱用などの排出行動がみられる．
- **肥満恐怖，やせ願望**：神経性食欲不振症よりは弱いが，やせ願望・肥満恐怖があり，自己評価は，体型および体重の影響を過剰に受けている．

表I-5-3 摂食障害の症状，身体所見と検査値異常，合併症[3,10,11]

症状	無月経（神経性食欲不振症：AN），希発月経・月経不順（神経性過食症：BN），便秘，寒冷不耐性，倦怠感，腹部不快感，膨満感
身体所見	**低栄養による症状（AN）** 徐脈，頻脈，血圧の低下，体温の低下．著しい低栄養や急激な体重減少では全身衰弱（起立，歩行困難）や意識障害．皮膚の乾燥，脱水，末梢循環障害不全，産毛密生，毛髪脱落，浮腫，柑皮症，など **むちゃ食い，嘔吐による症状（むちゃ食い／排出型のANとBN）** 唾液腺腫脹，歯牙侵食，手背の吐きダコ（ラッセルの徴候），口腔・咽頭の組織裂傷，脱水，浮腫
検査値異常	**低栄養によるもの（AN）** 貧血，白血球減少，血小板減少，低血糖，低蛋白血症，肝機能障害（ALT，ASTの上昇），高アミラーゼ血症，電解質異常（K，Na，Cl，Ca，P，Mgの低下），総コレステロール上昇，甲状腺ホルモンの低下（低T_3），女性ホルモンの低下，高コルチゾール血症，高カロチン血症，血中亜鉛量の低下，骨量減少，心電図異常（洞性徐脈，QTの延長），脳萎縮（脳室拡大，脳溝拡大） **排出行動（嘔吐，下剤・利尿薬乱用など）によるもの（むちゃ食い／排出型のANとBN）** 電解質異常（嘔吐による低K，低Cl性代謝性アルカローシス，下剤乱用による低K・低Mg血症，利尿薬による低K血症），高アミラーゼ血症，脳波異常
身体合併症	低血糖性昏睡，腎不全，うっ血性心不全，不整脈，上腸間膜症候群，たこつぼ型心筋症，感染症（結核，抗酸菌，真菌），横紋筋融解症，膵炎，むちゃ食いによる急性胃拡張，胃破裂，嘔吐による逆流性食道炎，マロリーーワイス症候群，下剤乱用によるカタル性大腸
再栄養期の合併症	リフィーディング症候群，乳酸アシドーシス，ウェルニッケーコルサコフ症候群，浮腫，脂肪肝
後遺症	骨粗鬆症・骨折，性成熟の停止，発育障害，歯牙侵食

4）治 療

1 治療同盟の確立

共感的な態度や，積極的な関心，保証，支持を通して患者との治療同盟を確立する．患者の治療への動機づけを強化し維持することが必要である．

表I-5-4 摂食障害の精神科併存症[4,10,12]

気分障害	大うつ病，気分変調症
不安障害	社会恐怖，全般性不安障害，パニック障害，強迫性障害
薬物関連障害	アルコール，薬物依存
人格障害	AN-制限型：強迫性，回避性，依存性など AN-むちゃ食い／排出型：境界性，演技性など BN：境界性，演技性，強迫性，回避性，依存性など
問題行動	自傷行為，自殺企図，盗癖，性的逸脱，アルコールや薬物乱用に関連する問題行動

2 心理教育

冊子，書籍やインターネットなどによる情報提供，直接的な助言などによる教育を実施する．

3 チームアプローチ

精神科医，心療内科医，内科医，管理栄養士，心理療法士，ソーシャルワーカーを含むチームアプローチが推奨される．

4 アセスメント

摂食障害の症状，身体状態，精神状態，家族について評価する（表I-5-5）[10]．

表 I-5-5 アセスメント項目

摂食障害の症状と行動
- 身長，体重の変遷（年少者は成長曲線）
- 食事制限，むちゃ食い，運動のパターンとその変遷
- 排出行動，代償行動
- 体重，体型，食事に対する基本的態度
- 精神症状
- 家族歴：摂食障害，その他の精神疾患，アルコールや薬物関連障害，肥満
- 患者の食行動異常などの障害に対する家族の反応
- 食事や，運動，容姿に対する家族の態度

全般的な医学的状態
- 完全な身体診察
  ・バイタルサイン（脈拍，血圧，体温，意識レベル），身長，体重，BMI，心血管系，末梢循環，皮膚所見，自傷のサイン
- 嘔吐がある場合は歯科へのコンサルテーション
- 6か月以上無月経の患者では骨密度測定
- 症状・状態・状況に応じて血液・尿・便検査，心電図，胸部・腹部X線，脳CT，脳波，消化管機能，呼吸器検査など

自殺の危険性と精神科的状態
- 希死念慮や自殺の計画，企図，未遂や自傷行為
- 気分障害，不安障害，物質関連障害
- 治療意欲，性格傾向，人格障害

家族機能の評価と治療への関与
- 小児や思春期，青年期では必須．年長者はケースバイケース
- 配偶者，パートナー

（American Psychiatric Association: Practice guideline for the treatment of patients with eating disorders, third edition. 2006）

5 治療環境の設定

基本的には外来で治療する．しかし，著しい低体重・低栄養や急激な体重減少，重篤な身体合併症の存在，自傷行為・自殺の恐れ，心理的に著しく不安定である場合は入院の適応である．また，外来治療では体重増加が不十分な場合や家庭などの療養環境に問題がある時も入院させることがある．神経性過食症では食事の混乱が著しい場合，コントロール回復の契機として一時的に入院させることがある．

6 治療目標

目標は，①正常な体重の回復，②身体合併症の治療，③治療に対する動機づけの強化と維持，④健康的な食事の摂り方の教育，⑤不適応的思考・行動・情動の正常化，⑥摂食障害による情動や行動面の問題の解決，⑦家族の支援，⑧再発予防などである．

7 栄養学的リハビリテーション

最初に体重の回復と栄養状態の改善に焦点をあて，次に食行動を正常化し，食物への恐怖を和らげ，正しい栄養の情報をカウンセリングや教育で与える．神経性過食症（BN）では無秩序な混乱した食べ方をコントロールする．詳しくは栄養療法に述べる．

8 心理社会的治療

神経性食欲不振症（AN）での目的は，①低栄養・低体重の改善の重要性や，②摂食障害（ED）による心理や行動への影響を理解させること，③対人関係と社会的機能の改善，④摂食障害の維持と強化に関連する心理的問題や精神病理の解決を図ることなどである．神経性過食症では体重に関しては正常範囲内で安定化することが目標となる．

神経性食欲不振症の体重回復過程において

は患者への共感的理解や説得，努力の称賛，支持，励ましなどからなる支持的な心理療法的介入が有効である．飢餓状態での正式な心理療法の実施は効果的ではない．小児期，青年期の患者では家族療法が効果的である．神経性過食症では認知行動療法と対人関係療法の有効性が証明されている．

1）心理教育

摂食障害の原因，文化的背景，セットポイント理論と体重の生理的制御，飢餓の行動への影響，規則正しい食事パターンの重要性，嘔吐，下剤・利尿薬・浣腸などによる体重コントロールの無効性と危険性，健康体重の設定，身体的合併症，再発防止テクニックなどを教育する．

2）行動療法（行動制限療法）

オペラント条件づけ技法に基づく．患者との契約により入院で行動制限を行い，症状を維持・強化する要因を遮断する．摂取エネルギーを少量から段階的に増加し，患者が体重増加や摂取エネルギーなどをもとに設定した目標を達成するごとに行動制限を段階的に解除するプログラムを作成し実施する．この方法は短期間での栄養改善に効果的であるが，医療スタッフと患者間に葛藤が生じやすい問題がある．

3）認知行動療法

Fairburnらは，先に述べたBNの認知行動モデルに基づき，食行動の正常化と体重や体型についての過剰な関心や歪んだ認知の修正を目的とする神経性過食症の認知行動療法をマニュアル化した．それは3段階からなり，第1段階では過食や嘔吐などの食行動の正常化，第2段階では体重や体型に関する歪んだ認知の修正，第3段階では再発予防にそれぞれ焦点があてられ，各段階のセッションの頻度や回数，内容があらかじめ設定されている．

4）対人関係療法

現在の対人関係の問題を見極めることあるいは修正することに焦点を絞った短期の心理療法である．

5）家族療法

摂食障害の解決に向けて家族が積極的に関与すること，家族のもつ問題解決資源を活用することを支援する．

9 薬物療法

神経性食欲不振症の中核症状や体重の回復に有効性が証明された薬物はない．不眠，不安，抑うつ，強迫などの精神症状に選択的セロトニン再取り込み阻害薬（selective serotonin reuptake inhibitor; SSRI）が精神療法と組み合わせて用いられることがある．胃腸症状などに対しては消化管機能調整薬が投与される．しかし，いずれも低栄養期には効果は乏しく副作用が出現しやすいこと，何よりも体重回復によって，多くの症状が軽減することを考慮して用いることがポイントである．

SSRIが神経性過食症のむちゃ食いの抑制に効果があることが証明されている．うつの治療に用いる場合よりも高用量で効果が得られる．三環系の抗うつ薬やMAO阻害薬もむちゃ食いに有効であるが，副作用や大量服薬した場合の危険性から勧められない．

5）疫　学

欧米での女性の神経性食欲不振症の生涯罹患率は0.3～3.9％，神経性過食症の生涯罹患率は1～4.2％とされる[10]．わが国の全国の病院を対象にした疫学調査で1998年の神経性食欲不振症の推定患者数は10～29歳の女性10万人当たり51.6～73.6人，BNは27.7～37.7人とされているが[11]，実数はこれよりはるかに多く欧米での有病率に近いと推測される[12]．神経性食欲不振症は10～19歳，神経性過食症は20～29歳の年齢層が多い．いずれも90％以上が女性であるが，男性でも罹患する[11]．

6）予 後

　神経性食欲不振症のわが国の1986年から4〜15年後の転帰調査によると回復47％，部分回復10％，特定不能の摂食障害11％，神経性食欲不振症13％，神経性過食症13％，死亡7％で，死因は病死22例，自殺8例，その他4例であった[11,13]．欧米でのメタ・アナリシスによると神経性食欲不振症が回復する割合は受診後4年未満では約30％，4〜10年では50％であり，10年をこえると70％が回復する一方，10％強は不変で，10％近くが死亡する[14]．

　神経性過食症は5〜10年で50％は回復，30％は再発，20％は不変で死亡率は0.3％である[11]．死亡原因は衰弱死，不整脈，感染症，自殺などである．

7）骨粗鬆症の治療

　神経性食欲不振症の非常に頻度の高い合併症である．骨量獲得のピークの10〜30歳に発症するとピークを得られなかったり，獲得した骨を失うことになる．骨粗鬆症と骨折，後彎症，疼痛はたとえ神経性食欲不振症が治癒してからも後遺症として残る可能性がある．骨量の減少は低体重の程度と期間に依存する．成人期の患者では骨吸収が増加し，骨形成が低下している一方，青年期の患者では全体として骨代謝が低下している．低体重，低栄養，低エストラジオール血症，高コルチゾール血症，IGF-Iの低下が関与している．骨密度の変化量はBMIと高い相関を示し，骨密度の変化がプラスに転じるのはBMIが16.4 ± 0.3と報告されている．十分な骨量の回復のためには体重の回復と月経の再開が必要である[15]．低体重の神経性食欲不振症の骨粗鬆症に有効性が確立された薬物療法はない[16]と報告されている．わが国のガイドラインでは，すぐに体重増加が見込めない場合はカルシウムと活性型ビタミンD_3，あるいはビタミンK_2を補充することが推奨されている[17]．

8）最新の研究

　SSRIは低栄養の神経性食欲不振症患者には効果がない．神経性食欲不振症患者ではセロトニン合成に必須のアミノ酸であるトリプトファンの摂取や血中濃度が低下している．そこでトリプトファンの補充によってSSRIのフルオキセチンの効果が増強される可能性が検討された．しかし，トリプトファンの補充のみでも，さらにビタミン，ミネラル，必須脂肪酸を含むサプリメントを追加しても，体重増加や不安，強迫症状の改善に関してフルオキセチン効果増強作用はみられていない[18]．

　SSRIのフルオキセチンは体重回復後の再発防止に有効との報告がされたこともあるが，最近のRCTでBMI 19.0に回復したAN症患者に1年間フルオキセチン投与とCBTを実施した研究では再発までの期間，治療の完遂率のいずれもフルオキセチン，プラセボ群間で差はみられなかった[19]．

　神経性食欲不振症（AN）患者での栄養素とホルモンとの関係が調べられている．脂肪の摂取量はグレリン，インスリン，IGF-I濃度と，炭水化物の摂取量はアディポネクチンと関連したという[20]．

　非定型抗精神病薬のオランザピンは体重の増加や，食事や体重に関する不安やこだわりの減少効果が症例報告されRCTの実施が計画されている[21]．

　わが国で発見された内因性の食欲増強物質であるグレリンを神経性食欲不振症患者に投与して体重などの改善効果をみる臨床試験が実施されている[18]．

　神経性食欲不振症患者では亜鉛の欠乏がしばしばみられる．Birminghamらのグループは RCTで亜鉛のサプリメントが神経性食欲不振症患者のBMIの増加率を2倍に増加させたと報告し，神経性食欲不振症患者には1日14 mgの亜鉛を2か月間投与することを勧めている[21]．しかし，ほかのグループによる追試の報告はない[22]．

栄養療法

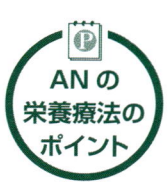

ANの栄養療法のポイント

- 精神（心理）療法や身体管理，合併症の治療を含む包括的な治療の一環として行う．
- 回復への動機づけや体重の増加を受容できるような心理面での働きかけを要する．また，信頼関係の構築が重要であり，根気強い指導が必要である．
- エネルギー摂取と蛋白質摂取の両方が不足するマラスムス型のprotein-energy malnutritionである．
- 低血糖や体液・電解質バランスの異常（脱水，浮腫，低カリウム，低ナトリウム，低リン，低マグネシウム，低クロール，代謝性アシドーシス，代謝性アルカローシス）を伴っていることが多い．
- 種々のビタミンやミネラル，微量元素（亜鉛，銅，セレン，鉄など）が不足しがちである．長期間の低栄養が持続している患者ではとりわけ潜在的なサイアミン，カリウム，マグネシウム，リンの不足に注意する．
- ビタミン，ミネラル，微量元素は低栄養時よりもむしろ栄養回復期に必要量が急増し枯渇することがあるので，あらかじめ総合ビタミン剤やミネラル剤で補充しておく．
- 長期の低栄養後の栄養回復期にはリフィーディング症候群などの身体合併症のリスクが高いのでエネルギー投与は維持量以下から開始し，注意深く身体モニターと身体管理を行う．
- 栄養ルートは経口が望ましいが，体重増加が不十分な場合は経鼻経管栄養を併用することがある．消化管の合併症がある場合などは中心静脈栄養を用いる．
- 骨粗鬆症の進行防止と改善には体重の回復と月経の再開が最も重要である．

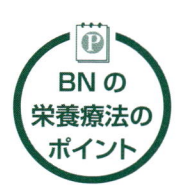

BNの栄養療法のポイント

- 精神療法や薬物療法は，身体管理を含む包括的な治療の一環として行う．
- むちゃ食いには，飢餓に対する反応としての側面と，ストレス解消ないし回避手段としての側面がある．
- 規則正しい食事パターンの回復とバランスの取れた食生活が，むちゃ食いの抑制に効果的であることを繰り返し指導する．
- 嘔吐や下剤乱用，利尿薬乱用により脱水，体液・電解質バランスの異常（脱水，低カリウム，低ナトリウム，低リン，低マグネシウム，低クロール，代謝性アシドーシス，代謝性アルカローシス）を伴っていることがある．
- 消化管の合併症にも注意する．

1）栄養指導のあり方

栄養指導の最終目標はエネルギーと栄養のバランスのよい食事を1日3回こだわりなく食べ、健康な身体を維持できるようになることである。精神（心理）療法、薬物療法、合併症治療を含む包括的な治療の一環として実施するべきである。

1 ダイエット歴の聴取

小児期から現在に至る食べ方や体重の変化、本人や家族の栄養に対する考え方や食物への構え、食行動について尋ねる[3]。

2 信頼関係の構築

正確な栄養情報を提供し、共感的に傾聴し、継続的な助言を行うことを通して信頼関係をつくる。患者は栄養について自己の信念を主張し防衛的になりがちである。知識は非常に選り好みされ極端である。食事時間中の対決は避け、別に時間を設けてカウンセリングを行う。家族にも食事のことで患者と衝突することを避け、食べることを決める責任は患者にもたせるように指導する[3]。

3 栄養アセスメント

本人の病識の欠如や過活動のため低栄養の重篤さが見逃されやすい。食事制限や偏食、むちゃ食い、排出行動は隠されることや、過少に報告されることがある。正確な情報を得るためには、患者との信頼関係、家族からの情報、食行動の観察が重要である。重篤な低栄養では、栄養状態を含めたリスクアセスメントが欠かせない[3,5]。

1）食事調査

食物の摂取量を制限するだけでなく、太りやすいと考えている食べ物（例：炭水化物や脂肪に富むもの、乳製品、赤味の肉など）を極端に制限・禁止し、安全と考えている食べ物（例：エネルギーの低いもの）を選んで食べる。多くの場合、間食を避け、朝、昼の順に食事を抜き、夕食が最後に残る。長時間絶食をしている場合もある。食べ物を細かく刻む、過剰に噛む、奇妙に混ぜ合わせる、多量の調味料を使う、隠れて処分する、貯蔵する、盗み食いをするなどの異常行動がみられる。食事に時間がかかる。家族や友人と食事をしなくなり、1人で食べる。家族全体が食行動の異常に巻き込まれることも少なくない。

飢餓の影響で、食物や食べることが最大の関心事になり、レシピや料理本、食事の話題に夢中になる。食事をつくって家族に食べさせる。食物に関係する仕事につくことも少なくない。睡眠、勉強、仕事その他の正常な社会生活が妨げられる[3]。

実際の食事では以下のような状態がよくみられる。

- 三大栄養素：神経性食欲不振症（AN）患者ではすべての栄養素の摂取が少ない。エネルギー摂取の割合は蛋白質が高く脂肪が低い傾向がある。食物繊維の摂取量は比較的多い[22]。神経性過食症（BN）患者はむちゃ食い時には炭水化物や脂肪含有量の多いものを大量に摂取するが通常の食事は神経性食欲不振症同様に制限している場合が多い[11]。
- 必須脂肪酸：神経性食欲不振症では脂質の摂取が少なく、必須脂肪酸が欠乏しがちである[23]。
- ビタミン：神経性食欲不振症ではビタミンB群のチアミン、リボフラビン、ナイアシン、B_6や葉酸、B_{12}、C、D、レチノール、トコフェロールの摂取が不足しがちである[24,25]。
- ミネラル：カリウム、ナトリウム、マグネシウム、リン、カルシウムの摂取が不足しがちである[11,26]。
- 微量元素：亜鉛、銅、セレン、鉄など摂取が不足しがちである[11,26]。

2）臨床診査

- バイタルサイン：低栄養への適応として洞性徐脈、血圧の低下、体温の低下がみられる。著しい低栄養や急激な体重減少では全身衰弱（起立・歩行困難）や意識障害、低血糖昏睡を生じる。電解質異常で不整脈を生じる[3,10,11]。

- やせや栄養不足，排出行動による症状：表I-5-3に示した．
- 皮膚・神経所見：ビタミン・微量元素欠乏症状に注意する[12]．

3）身体計測

神経性食欲不振症では体重，BMI，体脂肪量（率），筋肉量が著しく減少する．思春期以前に発症すると低身長となる．発育期は成長曲線が有用である．神経性過食症では体重は正常範囲かやや低い程度に留まることが多い．むちゃ食いと排出行動，脱水と水分貯留を繰り返すと日内，日間の体重の変動幅が大きくなる．

4）生化学的検査指標

摂食障害（ED）患者はしばしば脱水を伴うため血液が濃縮されて見かけ上の検査値が高めに出やすい．脱水を改善すると低蛋白血症や貧血などが顕在化することがある．

- 血清蛋白：総蛋白，アルブミン値は比較的正常範囲に保たれ，rapid turnover proteins（プレアルブミン，トランスフェリン，レチノール結合蛋白）も低栄養が重症になるまで低下しにくい[27]．
- 末梢血：正球性正色素性貧血が多い．白血球減少や血小板減少がみられることがある[27]．
- 脂　質：神経性食欲不振症患者の約半数で総コレステロールが上昇している．栄養が回復すると正常化する．必須脂肪酸が欠乏し，多価不飽和脂肪酸とリン脂質に代償性の異常がみられる[23]．
- 血　糖：神経性食欲不振症患者の4人に1人程度の割合で70 mg/dL以下の低血糖がみられる[27]．
- 電解質：低ナトリウム・低カリウム・低クロール血症がみられる．カルシウム，リン，マグネシウムが低下することがある[27]．
- 内分泌検査：甲状腺ホルモン（T_3）が低下する．TSHは正常範囲である．GHは上昇しているが，IGF-Ⅰは低下する．IGF-Ⅰは栄養マーカーとして優れている[24]．
- ビタミン：血中チアミンやリボフラビンの減少がみられることがある．神経性食欲不振症患者の19％が赤血球トランスケトラーゼ活性でみるとチアミン欠乏症の基準を満たしたとの報告がある[28]．赤血球中の葉酸の欠乏も報告されている．神経性食欲不振症患者の62％で血清のβ-カロテンが高値であったと報告されている[29]．
- 微量元素：血漿亜鉛濃度の低下が高頻度にみられる．血清鉄は正常範囲のことが多い[29]．

2）栄養療法

1 神経性食欲不振症患者の栄養療法

目的は正常な体重と成長を回復し，摂食パターンを正常化し，食物に対する構えを正常化し，空腹感と満腹感に適切に反応できるようにし，栄養不良による心理的・身体的障害を回復することである．

1）目標体重の設定

目標体重は，①身体的に健康である体重で，②正常で制限のない健康的な食事によって維持できる体重（患者が思春期前の場合は健康で正常な成長を続けられる体重）である．個々の患者においては体重の履歴，骨年齢，骨格，月経歴，続発性無月経になる前の体重，両親の体格，成長曲線などから推定される．しかし，当座の短期的な目標体重は身体的なリスク評価と患者の食べる能力，意欲，治療環境などから決められる[3]．女性の月経と排卵の再来，男性の性機能と血清ホルモン値の正常化，小児・思春期の身体・性機能の正常な発育には目安として標準体重の90％以上あるいはBMI 18.5以上が必要とされている．厚生労働省研究班作成の「神経性食欲不振症のプライマリケアのためのガイドライン 2007」では，標準体重55％未満では内科的合併症の頻度が高く，入院による栄養療法の絶対適応，55～65％では最低限の日常生活にも支障があり入院による栄養療法が適切，65～70％では軽労作の日常生活にも支障があり

自宅療養，70〜75％では軽労作の日常生活は可能で制限つき就学・就労可，75％以上で通常の日常生活は可能で就学・就労可としている[27]．

2）体重の増加の速度

外来では1週間に0.5〜1 kg程度，入院では1週間に1〜1.5 kg程度の増加が目標である[11]．体重が少しずつ適度に増加する方が身体の負担や精神的な抵抗が少なく，正常な食事量に再調整しやすい．

3）摂取エネルギー

処方するエネルギー量は治療前の摂取量や体重によって決まる．通常30〜40 kcal/実体重1 kg程度（800〜1,200 kcal）から開始し少しずつ増量する[12]．1 kgの体重増加に必要なエネルギー量は次第に増加する．1日のエネルギー摂取量（維持量）は，「労働強度に応じた値」×実体重（kg）に体重増加に必要なエネルギー（脂肪増加1 kg当たり7,000 kcal，週に0.5 kg増加させるには1日500 kcal必要）を上乗せした量が長期的には目安になる[3]．しかし，安静時エネルギー消費（REE）や身体活動量，食事誘発性産熱（DIT）の変化，消化管の消化・吸収機能，脱水や浮腫などにより1 kgの体重増加に必要なエネルギー量は変化するので反応をみて調整する[30]．間接熱量計によるREE測定を指標にエネルギー量を処方することが提唱されている[31]．

神経性食欲不振症（AN）ではREEが減少している．半飢餓状態への適応で除脂肪体重と甲状腺ホルモンの減少に比例する[32]．REEは体重の回復とともに増加する[33]．死に瀕した極度の低栄養（BMI約10）ではREEが逆に増加し蛋白の異化が亢進する[34]．身体活動のエネルギー消費の増加のため，REEの減少にかかわらず総エネルギー消費は健常者と変わらない場合がある．低栄養時にDITが奇異性に高く，再栄養後に正常化する[35]．呼吸商（RQ）は低栄養時には上昇しており，再栄養とともに正常化する．

4）食事内容

栄養士が患者の食事選びを援助したり，栄養学的な妥当性を確保するよう食事のプランを立てたりする．食物の選択の幅を広げていくよう励ます．消化管の異常や合併症がないかぎり普通の食事でよく，制限食や流動食などはかえって患者の誤った信念を強める結果となりかねないとされる[4]．一方，本人が食べやすい食品を追加して摂取エネルギーを増やし，不足するエネルギーや栄養素は高エネルギー流動食，栄養食品，薬剤で補うなど柔軟に指導すべきとの意見もある[26,27]．

5）安静度

安静度あるいは身体活動度の決定には食事摂取量とエネルギー消費量とのバランスや，骨密度や心機能を考慮に入れる．正常な体重回復後は健康増進のための運動を処方する．

6）ビタミン，ミネラル類の補充

欠乏の有無・程度や欠乏する種類は個々によりさまざまである．まれではあるがペラグラや壊血病の例が報告されている．食事内容や，皮膚などの臨床症状から欠乏の有無を推定する．低栄養期よりも栄養回復期に必要量が増して欠乏症が顕在化しやすい．チアミンの欠乏による致死的な代謝性アシドーシスの例や炭水化物の大量摂取後にウェルニッケ脳症を起こした例が報告されている．前もって総合ビタミン剤やミネラル剤を投与し潜在的な欠乏を是正しておくことが推奨される[5,11,27]．

2 神経性過食症患者の栄養療法

体重やBMIが正常であっても食事パターンや栄養摂取，身体組成が正常とは限らないので，必ず栄養アセスメントを実施する．神経性過食症（BN）では食事制限の時期と代償的な食欲亢進，むちゃ食い，嘔吐を反復していることが多い．食事制限がむちゃ食いの引き金になることを教え，食事制限を減らして規則的に多彩でバランスの取れた食事を摂り，健康的な運動習慣を身に付けるよう指導する．排出行動も

むちゃ食いを助長するので減らすよう指導する．本人が望むよりも高めの体重を受け入れられるよう援助する[3]．

3 排出行動の危険性の指導

食べたい欲求と体重増加の恐怖との葛藤を解決する手段として排出行動が行われる．嘔吐により空腹が持続する上に，むちゃ食いを自分に許すことになり，むちゃ食いと嘔吐の悪循環サイクルがエスカレートする．下剤や利尿薬乱用もエスカレートしやすい．下剤や利尿薬による体重減少は下痢や脱水の結果であり，エネルギーや体脂肪に影響を与えないこと，排出行動による水分バランスや電解質の異常は，生命そのものが非常に危険であることを教える[3]．

4 入院による栄養療法

著しい低体重・低栄養や急激な体重減少，重篤な身体合併症，全身衰弱（起立・階段昇降が困難）や意識障害など身体的なリスクが高い場合は緊急に入院治療する．BMI 13 未満では死亡のリスクが有意に増加し，BMI 11 未満では約半数が死亡する[5]．わが国のガイドラインでは標準体重の 55％ が入院の絶対適応，65％ 未満は入院が適切とされている[27]．体重や BMI だけでなく包括的にリスク評価をすることが大切である．

1）栄養ルート[36,37]

経口摂取が原則である．経口のみで体重増加が不十分な場合は，生理的で安全な経鼻経管栄養を併用する[37]．消化管その他の重篤な身体合併症や意識障害のある場合は，経静脈性高エネルギー栄養法（TPA）を用いることがある．しかし，感染など合併症やカテーテルの自己抜去などの事故のリスクがあるので，注意が必要である．正常な食行動と自己コントロールによる体重増加・維持を身に付けるためには経口摂取が最も大切である．

2）身体モニタリング

一般に栄養回復期には合併症のリスクが高く，特に著しいやせや嘔吐，下剤などの薬物乱用，むちゃ食いを伴う場合は顕著である．バイタルサインや血清電解質などの身体モニタリングが欠かせない．

3）低カリウム血症への対応

低カリウム血症は摂取不足や下剤使用による消化管からの損失，循環血漿量の減少による高アルドステロン血症，利尿薬による腎からの喪失による．食行動の異常が是正されれば改善する．補う場合は原則として経口投与とする．血清濃度が 2.5 mEq/L 以下の重篤な場合，心電図，血清カリウムをモニターしながら点滴による経静脈投与を行う[11]．

4）リフィーディング症候群（refeeding syndrome）

低栄養状態が長期間持続した後急速に栄養補給を行った際に，重篤な低リン酸血症に伴う心不全，横紋筋融解，呼吸不全，不整脈などの多臓器不全をきたす．リンは ATP などのエネルギー源として重要である．糖質摂取量が減少するとインスリン分泌が減少し，糖質の代わりに遊離脂肪酸とケトン体がエネルギー源として利用される．エネルギー源が脂質から糖質に切り替わるとインスリン分泌が増加し，ブドウ糖，リン，カリウム，マグネシウムの細胞内への取り込みが促進される．摂取エネルギー増加後数日以内に低リン酸血症が起こりやすい．血清リン濃度が 1.0 mg/dL 以下になると臨床症状が重篤となり，0.5 mg/dL 以下では死亡率が高くなる．治療はリンを経口または点滴による経静脈投与で補充する．予防のために栄養回復の最初の数日は体重増加を達成しようとせず，最低限必要あるいはそれ以下のエネルギーの補給に留め（20〜30 kcal/kg/日），ビタミン剤とミネラル，とりわけサイアミン，カリウム，マグネシウム，リンを補給する[11,27]．

5）体重増加中の留意点

再栄養初期は軽度の一時的な水分貯留を伴う．急に下剤や利尿薬を中止した場合は数週の

間，反跳性の著しい水分貯留を経験することがある．胃排出の遅延のため腹痛や腹部膨満を訴えることがある．便秘も多い．体重回復に伴い肥満恐怖，不安と抑うつ，過敏，時には希死念慮が生じることがある．気分や食物に関係しない強迫思考や強迫行為は体重回復が維持されると軽減する．

（安藤　哲也）

引用文献

1) The American Psychiatric Association；高橋三郎，大野　裕，染矢俊幸訳；DSM-IV 精神疾患の診断・統計マニュアル，医学書院，1996．
2) 融　道男，中根允文，小宮山実監訳；ICD-10 精神および行動の障害-臨床記述と診断ガイドライン-，医学書院，1993．
3) D M ガーナー，P E ガーフィンケル編：小牧元監訳；摂食障害治療ハンドブック，金剛出版，2004．
4) Fairburn CG, Harrison PJ: Eating disorders. Lancet, 361（9355），2003, pp.407-16.
5) National Collaborating Centre for Mental Health ; Eating Disorders: Core interventions in the treatment and management of anorexia nervosa, bulimia nervosa, and related eating disorders, National Clinical Practice Guideline Number CG9. Leicester UK, The British Psychological Society and Gaskell, 2004.
6) Strober M: Controlled family study of anorexia nervosa and bulimia nervosa: evidence of shared liability and transmission of partial syndromes. Am J Psychiatry, 157, 2000, pp.93-401.
7) Keys A, Brozek J, Henschel A, et al: The biology of human starvation（2 vols.）. Minneapolis, University of Minnesota Press, 1950.
8) Kaye W, Strober M: The neurobiology of eating disorders, in Neurobiology of mental illness. Edited by Charney D, Nestler E, Bunney B. New York, Oxford University Press, 1999, pp.891-906.
9) Schmidt U: Aetioligy of eating disorders in the 21st century. European Child & Adolescent Psychiatry, 12, 2003, pp.30-37.
10) American Psychiatric Association: Practice guideline for the treatment of patients with eating disorders, third edition. 2006.
11) 石川俊男，鈴木健二，鈴木裕也，ほか：摂食障害の診断と治療-ガイドライン 2005，マイライフ社，2005．
12) 切池信夫：摂食障害・治療のガイドライン，医学書院，2003．
13) Nakai K, Naruo T, Suzuki K, et al: Outcomes of eating disorders in Japan. Seishin Igaku, 46, 2004, pp.481-86.
14) Steinhausen HC: The outcome of anorexia nervosa in the 20th century. Am J Psychiatry, 159（8），2002, pp.1284-93.
15) Dominguez J, Goodman L, Sen Gupta S, et al: Treatment of anorexia nervosa is associated with increases in bone mineral density, and recovery is a biphasic process involving both nutrition and return of menses. Am J Clin Nutr, 86（1），2007, pp.92-99.
16) Mehler PS, Mackenzie TD : Treatment of osteoporosis in anorexia nervosa : asystematic review of the literature. Int. J Eat Disord, 42（3），2009 pp.195-201.
17) Iketani T, Kiriike N, Murray, et al: Effect of menatetrenone（vitamin K_2）treatment on bone loss in patients with anorexia nervosa. Psychiatry Res, 117（3），2003, pp.259-69.
18) Barbarich NC, McConaha CW, Halmi KA, et al: Use of nutritional supplements to increase the efficacy of fluoxetine in the treatment of anorexia nervosa. Int J Eat Disord, 35（1），2004, pp.10-15.
19) Walsh BT, Kaplan AS, Attia E, et al: Fluoxetine after weight restortion in anorexia nervosa: a randomized controlled trial. JAMA, 295（22），2006, pp.2605-12.
20) Misra M, Tsai P, Anderson EJ: Nutrient intake in community-dwelling adolescent girls with anorexiq nervosa and healthy adolescents. Am J Clin Nutr, 84（4），2006, pp.698-706.
21) Spettigue W, Buchholz A, Henderson K, et al: Evaluation of the efficacy and safety of olanzapine as an adjunctive treatment for anorexia nervosa in adolescent females: a randomized, double-blind, placebo-controlled trial. BMC Pediatrics, 8, 2008, p.4.
22) Birmingham CL, Gritzner S: How does zinc supplementation benefit anorexia nervosa? Eat Weight Disord, 11（4），2006, pp.e109-11.

23) Ayton AK: Dietary polyunsaturated fatty acids and anorexia nervosa: is there a link? Nutr Neurosci, 7(1), 2004, pp.1-12.
24) Castro J, Deulofeu R, Gila A, et al: Persistence of nutritional deficiencies after short-term weight recovery in adolescents with anorexia nervosa. Int J Eat Disord, 35(2), 2004, pp.169-78.
25) Hadigan CM, Anderson EJ, Miller KK, et al: Assessment of macronutrient and micronutrient intake in women with anorexia nervosa. Int J Eat Disord, 28(3), 2000, pp.284-92.
26) 鈴木（堀田）眞理：摂食障害の合併症の治療と栄養療法. 心療内科, 12(4), 2008, pp.288-98.
27) 厚生労働省難治性疾患克服研究事業 中枢性摂食異常症に関する調査研究班（主任研究者：芝崎保）：神経性食欲不振症のプライマリケアのためのガイドライン 2007, 2007.
28) Winston AP, Jamieson CP, Madira W, et al: Prevalence of thiamin deficiency in anorexia nervosa. Int J Eat Disord, 28(4), 2000, pp.451-54.
29) Boland B, Beguin C, Zech F, et al: Serum beta-carotene in anorexia nervosa patients: a case-control study. Int J Eat Disord, 30(3), 2001, pp.299-305.
30) Dempsey DT, Crosby LO, Pertschuk MJ, et al: Weight gain and nutritional efficacy in anorexia nervosa. Am J Clin Nutr, 39(2), 1984, pp.236-42.
31) Dragani B, Malatesta G, Di Ilio C, et al: Dynamic monitoring of restricted eating disorders by indirect calorimetry: a useful cognitive approach. Eat Weight Disord, 11(1), 2006, pp.e9-14.
32) Onur S, Haas V, Bosy-Westphal A, et al: L-triiodothyronine is a major determinant of resting energy expenditure in underweight patients with anorexia nervosa and during weight gain. Eur J Endocrinol, 152(2), 2005, pp.179-84.
33) Russell J, Baur LA, Beumont PJ, et al: Altered energy metabolism in anorexia nervosa. Psychoneuroendocrinology, 26(1), 2001, pp.51-63.
34) Rigaud D, Hassid J, Meulemans A, et al: A paradoxical increase in resting energy expenditure in malnourished patients near death: the king penguin syndrome. Am J Clin Nutr, 72(2), 2000, pp.355-60.
35) Moukaddem M, Boulier A, Apfelbaum M, et al: Increase in diet-induced thermogenesis at the start of refeeding in severely malnourished anorexia nervosa patients. Am J Clin Nutr, 66(1), 1997, pp.133-40.
36) Diamanti A, Basso MS, Castro M, et al: Clinical efficacy and safety of parenteral nutrition in adolescent girls with anorexia nervosa. J Adolesc Health, 42(2), 2008, pp.111-18.
37) Rigaud D, Brondel L, Poupard AT, et al: A randomized trial on the efficacy of a 2-month tube feeding regimen in anorexia nervosa: A 1-year follow-up study. Clin Nutr, 26(4), 2007, pp.421-29.

I-6 うつ病
depression

疾患の概要

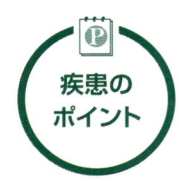

疾患のポイント

- うつ病は，DSM-IV-TR（米国精神医学会）およびICD-10（F30～F39）では気分障害と呼ばれ，躁うつ病は双極性障害，うつ病は大うつ病性障害に分類される．
- WHOのmhGAP（mental health gap action program）の報告によると，成人精神疾患の生涯有病率は12.2～48.6％と見積もられている．このことによりメンタルヘルス障害は健康課題として重要であると推定される[1]．生涯罹病率では，女性において高率に発症する．
- 成人精神疾患の中で，最近気分障害が急増し，人口10万人に対する受療人数は，2005（平成17）年には82人に増加している[2]．
- 身体症状の異常（睡眠障害，食欲不振，運動の抑制，思考の制止）が高率に認められる．
- 軽症のうつ病に対して，セロトニン再吸収阻害薬（SSRI），ノルアドレナリン再吸収阻害薬（SNRI）の有効性が高い．

1）診断基準

代表的な国際的診断基準である米国精神医学会のDSM-IVによる診断基準[3]を表I-6-1に示す．うつ病診断において，うつ病と抑うつ症状は区別され，精神疾患，中枢神経系の疾患，内分泌疾患などに由来するうつ症状は，うつ病（気分障害）として診断されない．

また，社会生活などによる一過性の心理的なストレスによるうつ症状は，不安障害に分類され，急性ストレス障害，心的外傷後ストレス障害（PTSD）などに分類される．

2）疾患の分類と病態

1 分類

気分障害は，大きく躁うつ病，（双極性，単極性），反応うつ病，および症状性うつ病に分類される．また，ライフステージにより，思春期，初老期および老年期うつ病に分類される．ICD-10による分類を，表I-6-2に示した．ICD-10ではさらに細項目に分類される．

2 病態

1）ストレス仮説

うつ病の発病に関連する誘因として，種々のストレスが挙げられている．特に，近親者の死亡，別離，病気，仕事の過労あるいは解雇などのストレスはうつ病の発病と深く関連している．精神および身体的ストレスにより，視床下部，下垂体および副腎皮質系（HPA）が刺激され，副腎皮質よりグルココルチコイドの分泌が惹起される．HPA系の亢進により増加したGC（glucocorticoid）は視床下部のCRHを抑制し，いわゆるネガティブフィードバックを形成する．生理的状況下ではグルココルチコイドが増加す

表I-6-1 大うつ病エピソード（DSM-IV-TR）

以下の症状のうち5つ（またはそれ以上）が同じ2週間の間に存在し、病前の機能からの変化を起こしている。これらの症状のうち少なくとも1つは、①抑うつ気分または、②興味または喜びの喪失である（明らかに、一般身体疾患または気分に一致しない妄想または幻覚による症状は含まない）

1) 患者自体の言明か、他者の観察によって示される、ほとんど1日中、ほとんど毎日の抑うつ気分
2) ほとんど1日中、ほとんど毎日の、すべて、またはほとんどすべての活動における興味または喜びの著しい減退
3) 食事療法をしていないのに、著しい体重の減少、あるいは体重増加（1か月で体重の5％以上の変化）、またはほとんど毎日の、食欲の減退または増加
4) ほとんど毎日の不眠または睡眠過多
5) ほとんど毎日の精神運動性の焦燥または制止（他者によって観察可能で、ただ単に落ち着きがないとか、のろくなったという主観的感覚ではないもの）
6) ほとんど毎日の易疲労性、または気力の減退
7) ほとんど毎日の無価値観または過剰か不適切な罪責感（妄想的であることもある。単に自分をとがめたり、病気になったことに対する罪の意識ではない）
8) 思考力や集中力の減退、または決断困難がほとんど毎日にみられる患者自身の言明による、または他者によって観察される
9) 死についての反復思考、自殺念慮、自殺企図、または、自殺するためのはっきりした計画

表I-6-2 ICD-10 国際疾患分類による気分障害分類

F30-F39	気分［感情］障害
F30	躁病エピソード
F31	双極性感情障害＜噪うつ病＞
F32	うつ病エピソード
F33	反復性うつ病性障害
F34	持続性気分［感情］障害
F38	その他の気分［感情］障害
F39	詳細不明の気分［感情］障害

ると、HPA系は抑制され、種々のストレスに抵抗し次第に回復するが、ストレス（飢餓、虐待、暴力、精神的ストレス）が重篤で長期に及ぶと、視床下部-下垂体-副腎皮質系（HPAシステム）における活性化や中枢神経システム（central nervous system；CNS）の変化が慢性的な亢進状態となり、GCの高値は持続する。適正な範囲内でのGCは、海馬機能を増強し認知機能を強めるが、持続的にGCが高値を示すようになると、海馬の神経細胞に障害を与えるようになり[4]、記憶低下をきたす。ラットやうつ患者において病理学的に、海馬の萎縮が認められている[5,6]。海馬の機能が抑制されると、ストレス耐性は低下する。

2) モノアミン仮説：セロトニン

レセルピンは神経終末のモノアミン（MA）を枯渇させ、うつ病を誘発する薬剤として知られている。モノアミンの中で、ノルアドレナリンおよびセロトニンはレセルピンうつ症状と関連性が深い。また、これらのモノアミンは自殺者の脳において減少していることが知られている。選択的セロトニン再吸収阻害薬により、うつ病が効果的に改善することが判明するに至り、セロトニンがうつの病態と深く関係することが明らかとなった。さらに、セロトニン再吸収阻害薬（SSRI）は不安や強迫神経症にも有効であることが示されている。

3) 神経可塑性異常仮説　BDNF；brain-derived neurotrophic factor

BDNFは、神経の成長・分化、神経の可塑性に影響し、学習や記憶機能において重要な役割を有す。最近、ストレスおよびグルココルチコイドが海馬における脳由来神経栄養因子の産生を低下させることが報告された[7]。さらに、BDNFをセロトニン神経核である縫線核に注入すると抗うつ作用があることが示された[8]。また、ヒトにおいては、うつ病患者の脳内BDNF濃度が低下していることが示され[9]、自殺者やうつ患者の海馬領域BDNF受容体のレベルが低下していることが観察されている[10]。

3) 症　状

日常生活では、夜間は眠れず睡眠障害があり、感情ではアンヘドニア（快楽感の消失）となり、

表I-6-3 うつ病における各種の身体症状の出現率

症　状	出現率(%)	症　状	出現率(%)
睡眠障害	82〜100	めまい	27〜70
易疲労・倦怠感	54〜92	耳鳴り	28
食欲不振	53〜94	異常感覚	53〜68
口　渇	38〜75	頭重・頭痛	48〜89
便秘・下痢	42〜76	背部痛	39
悪心・嘔吐	9〜48	胸　痛	36
体重減少	58〜74	腹　痛	38
呼吸困難感	9〜77	関節痛	30
心悸亢進	38〜59	四肢痛	25
性欲減退	61〜78	発　汗	20
月経異常	41〜60	振　戦	10〜30
頻　尿	70	発　疹	5

(樋口輝彦:日本医事新報 4354, 2007, pp. 62-65)

興味や喜びの喪失，不安，焦燥感，苦悶感が強く，悲観および絶望的となる．このため，うつ病の約15％に自殺が認められる．日常生活行動は全体的に低下するが，日内変動が認められ，特に朝方は起床が困難であり，無気力，倦怠感があり，仕事の能率は低下する．食に関しては，調理はほとんど行わず，食欲減退，味覚の減退（砂を噛むような食感），体重減少が認められる．口腔のケア（歯磨き），外出，風呂に入ることも少ない．しかし，仕事，調理などは責任上行わなければならないと思い，やれない自分を叱責することも多い．うつ病にみられる症状とその出現率について表I-6-3に示す[11]．

4) 治　療

うつ病の治療は，薬物治療あるいは精神療法（認知行動療法），運動療法，食事療法に分けられるが，薬物療法が主体となる．

1 薬物療法

1) SSRI(セロトニン再吸収阻害薬),SNRI(ノルアドレナリン再吸収阻害薬)

中枢神経終末におけるセロトニンおよびノルアドレナリン再取り込みを選択的に阻害し，セロトニンおよびノルアドレナリン神経終末のシナプス間濃度を増加させる．

2) 三環系抗うつ薬

イミプラミンは神経終末におけるモノアミンの再取り込みを抑制し，シナプスにおけるモノアミンの濃度を増加させる．

3) 抗不安薬

抗不安薬はバルビタール系とベンゾジアゼピン系薬剤に分けることができるが，今日では，ベンゾジアゼピン系が用いられる．ベンゾジアゼピン受容体はGABA受容体とともに存在し，ベンゾジアゼピンは，GABAの働きを増強する．GABAは神経細胞においてクロライドの流入を亢進させ，細胞を過分極に導くことにより，神経抑制的に働く．ベンゾジアゼピン受容体は大脳辺縁系に多く存在し，抗不安作用を示す．

2 精神療法

カウンセリング，力動的精神療法，認知療法，行動療法などがある．この中で，認知療法の有用性が最も有効であると示唆されている．

1) 認知療法

うつ病では，生活上の種々の出来事に対して，歪みをもったあるいは否定的な認知が認められる．特に，ストレスが多い状況，あるいはストレスが大きい場合には，自己の情報処理能力が低下し，認知が正しく行われず，容易にうつ状態になる．このため，軽症のうつ病では，認知の歪みに気づかせ，多様な認識方式，柔軟な認知法を獲得させることを目的とする．

3 運動療法

運動はうつ病に対して予防的効果があることが示されている[12]．また，大うつ病に対しても，運動の急性効果としてうつ病の症状改善に有効であることが報告されている[13]．運動がうつ病に対して有効な機序として，運動によりβ-エンドルフィンが増加し，海馬の機能が改善することが示されている．最近の研究では，運動によりラット海馬のBDNFmRNAの発現が増加する

ことが示されている[14]．運動強度に依存して血清 BDNF が上昇することも報告されている[15]．

4 代替療法

1) 西洋オトギリソウ

西洋オトギリソウの抽出物は，欧州において伝統的に幅広い病状に使用されてきた．現在，最も一般的な西洋オトギリソウの適用は，抑うつ障害の治療であるが[16]，重症のうつ病に対する効果は低いとされている．

栄養療法

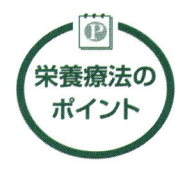

栄養療法のポイント
- 食欲・味覚の低下を認めるため低栄養状態，ときには食欲過多となる．
- 神経伝達物質であるセロトニンはトリプトファン，ノルアドレナリンはフェニルアラニンを基質として作られるため，これらのアミノ酸の補給を目的とした，蛋白摂取が必要である．
- 糖質補給の低下で，低血糖になると，低血糖症状がうつ症状に合併するようになる．
- 脂質として $n-3$ 系不飽和脂肪酸の摂取が，うつ症状の改善に有効であることが示されている．
- アルコール摂取により，腸管でのビタミンの吸収が低下することがあるため，アルコール摂取は制限する．

1) 食事療法

1 栄養摂取

食欲低下により，低血糖になりやすくなる．グルコースは脳のエネルギー源として重要な栄養素であり，この低下により，神経過敏，興奮，疲労，不眠，混迷，などの症状が現れ，うつ本来の症状と類似した状態となる．

2 脳内アミンの前駆物質の補給

食欲が低下し，蛋白が不足するようになると，脳内アミンの前駆物質が不足することが推測される．うつ病の関与する主なアミノ酸はノルアドレナリンおよびセロトニンであるため，その前駆物質である，フェニルアラニン，チロシンおよびトリプトファンの摂取は大切である．トリプトファンは牛乳，鶏卵，大豆，魚に多い．セロトニンはトリプトファンを基質として体内で合成されるために，ビタミン B_6 あるいはビタミン C を同時に摂取することが勧められる．トリプトファンは体内に蓄積せず，尿に排泄されるが，大量の摂取により副作用の症状（興奮，不安，発汗）が出現することがある．また，チロシンおよびフェニルアラニンはノルアドレナリンの前駆物質であり，牛乳，鶏卵，大豆，魚，チーズに多く含まれる．これにより，アドレナリン，ノルアドレナリンの前駆物質を補給できるが，血圧の高い例においては，大量摂取は避けるべきである．

3 脂質

国別でみた年間の魚摂取量とうつ病の発生頻度には，負の相関関係があることが示された[17]．また，うつ病の患者で赤血球膜の $n-3$ 系脂肪酸が少ないことより，うつ病患者では $n-3$ 系脂肪酸を十分に摂取することが望まれる[18]．

4 ビタミン

ビタミン B_1 が欠乏すると，ウェルニッケ-コルサコフ症候群が出現する．特に，脳の記憶系神経に対して B_1 は有用である．また，B_6 はアミノ酸代謝に重要である．

5 微量元素

　食欲低下により微量元素も不足するようになる．特に亜鉛は味覚障害と関連するため，その補給は大切である．また，カルシウムの摂取が減少すると，神経系は興奮しやすくなり，神経過敏，興奮しやすくなる．鉄欠乏では貧血，易疲労性が出現する．

2) アルコール

　うつ病では時にアルコール中毒に陥ることになる．アルコール摂取により食事の摂取量が少なくなるとともに，ビタミンの吸収が抑制され，肝臓におけるビタミンの貯蔵量を減少させる．うつ病では摂食が妨げられるとともに，ビタミンB_1をはじめとする脳代謝に必要なビタミンが不足するために，脳の機能が低下する．このため，ビタミンB系統の補給が必要である．

（市丸　雄平）

引用文献

1) World Health Organization：Mental Health Gap Action Programme（mhGAP），World Health Govenment. 2008.
2) 厚生統計協会：国民衛生の動向，厚生統計協会，2007.
3) American Psychiatric Association：Diagnostic and statistical manual of Mental disorders 4th edition, Text Revision, 2000（高橋三郎，大野裕，染矢俊幸訳）：DSM-IV-TR 精神疾患の分類と診断の手引，2002, 医学書院）
4) Bear M F, Malenka R C：Synaptic plasticity：LTP and LTD. Current opinion in neurobiology, 4, 1994, pp.389-99.
5) Duman RS, Charney DS：Cell atrophy and loss in major depression. Biol Psychiatry, 45, 1999, pp.1083-84.
6) Frodl T, Meisenzahl EM, Zetzsche T, et al：Hippocampal and amygdala changes in patients with major depressive disorder and healthy controls during a 1-year follow-up. J Clin Psychiatry, 65, 2004, pp.492-99.
7) Smith MA, Makino S, Kvetnansky R, et al：Stress and glucocorticoids affect the expression of brain-derived neurotrophic factor and neurotrophin-3 mRNAs in the hippocampus. J Neurosci, 15, 1995, pp.1768-77.
8) Altar CA：Neurotrophins and depression. Trends Pharmacol Sci, 20, 1999, pp.59-61.
9) Fossati P, Radtchenko A, Boyer P：Neuroplasticity：from MRI to depressive symptoms. Eur Neuropsycho pharmacol, 14, 2004, pp.S503-10.
10) Dwivedi Y, Rizavi HS, Conley RR, et al：Altered gene expression of brain-derived neurotrophic factor and receptor tyrosine kinase B in postmortem brain of suicide subjects. Arch Gen Psychiatry, 60, 2003, pp.804-15.
11) 樋口輝彦：日医新報, 4354, 2007, pp.62-65.
12) Strawbridge WJ, Deleger S, Roberts RE, et al：Physical activity reduces the risk of subsequent depression for older adults. Am J Epidemiol, 156, 2002, pp.328-34.
13) Bartholomew JB, Morrison D, Ciccolo JT：Effects of acute exercise on mood and well-being in patients with major depressive disorder. Med Sci Sports Exerc, 37, 2005, pp.2032-37.
14) Oliff HS, Berchtold NC, Isackson P, et al：Exercise-induced regulation of brain-derived neurotrophic factor（BDNF）transcripts in the rat hippocampus. Brain Res , 61, 1998, pp.147-153.
15) Ferris LT, Williams JS, Shen CL：The effect of acute exercise on serum brain-derived neurotrophic factor levels and cognitive function. Med Sci Sports Exerc, 39, 2007, pp.728-34.
16) Hammerness P, Basch E, Ulbncht C, et al：St John's wort a systematic review of adverse effects and drug interactions for the consultation psychiatrist. Psychosomatics, 44(4), 2003, pp.271-82.
17) Hibbeln, J R：Fish consumption and major depression. Lancet, 351, 1998, p.1213.
18) Peet M, Murphy B, Horrobin D：Depletion of omega-3 fatty acid levels in red blood cell menbranes of depressive patients. Biological Psychiatry, 43, 1998, pp.315-19.

I-7 ウィルソン病
Wilson disease

疾患の概要

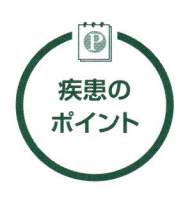

疾患のポイント

- 銅輸送 ATPase の遺伝子異常に基づき常染色体劣性遺伝により遺伝する, 胆汁中への銅排泄障害による全身性の先天性銅過剰症である.
- キャリアの頻度は 100〜150 人に 1 人, 発症するのは 4〜9 万人に 1 人である. 3〜15 歳で肝障害, 思春期頃に神経・精神障害, Kayser-Fleischer 角膜輪に代表される眼症状がみられる.
- 本症の予後は治療開始の時期に左右され, 早期に適切な治療を開始すれば, 発症の予防や延命が期待できるが, 劇症型の肝不全や治療の反応が悪い患者では肝移植が考慮される.

1) 診断基準

①血清セルロプラスミンの低値, ② Kayser-Fleischer 角膜輪の存在, ③ 1 日尿中銅排泄量の高値, ④肝組織の銅含有量の高値, などにより診断する.

2) 分類と病態

1 病態

ウィルソン病では銅輸送 ATPase をコードする遺伝子(ウィルソン病遺伝子；ATP-7B)の突然変異により, サイトゾルからコルジ体への銅の輸送が困難となる. また胆汁中への銅排泄が著明に減少し, 肝臓に過剰の銅が蓄積する.

過剰の銅は銅イオンとして存在しフリーラジカルを産生し, 肝細胞壊死を惹起する. その後年齢とともに, 肝臓のほかに, 脳幹基底核, 腎, 角膜への銅過剰蓄積が始まり病態が進行していく.

2 分 類

銅が肝細胞に蓄積していく無症候期を経て, 10 歳以内の小児期において肝病変が出現する. 肝病変は脂肪変性から始まって肝硬変まで進展する慢性肝炎型と, 一度に大量の肝細胞破壊を生じる劇症肝炎型に分けられる. その後, 思春期を過ぎた頃になると, 脳や角膜, 腎への蓄積が始まり, 神経・精神症状や眼症状, 腎障害をきたすようになる.

3) 症 状

1 肝障害に伴う症状

多くは無症状で偶然の ALT 値上昇などが認められるが, 肝硬変に移行するとクモ状血管腫, 手掌紅斑, 黄疸, 腹水, 脾腫, 門脈圧亢進症状などが出現する. 劇症型のウィルソン病では小児または若年に進行性の黄疸, 腹水をきたし, 肝不全および腎不全に陥る. 脱落壊死した肝細胞から放出された大量の銅により赤血球の破壊による溶血性貧血, 急性尿細管壊死を生じる.

2 脳障害に伴う症状

基底核の変性に伴う慢性進行性の錐体外路症状（構音障害，筋緊張亢進，振戦，不随意運動など）を呈する．情緒不安定や抑うつ状態など，精神症状が前面に出ることもあるが，知覚障害はみられない．

3 眼症状

肝障害を呈する患者の約 50 〜 60 %，神経障害を呈する患者の約 90 % に角膜周囲に暗緑色〜暗褐色調の Kayser-Fleischer 角膜輪を認める．

4）検査所見

1 血液検査

血清銅と結合するホロセルロプラスミンの合成障害により，血清セルロプラスミン値の低下をみる（セルロプラスミン 20 mg/dL 以下）．また，排泄の低下により血清銅自体も低下する．

2 尿検査

24 時間の尿中銅排泄量が 100 μg 以上に増加する．

3 画像検査

頭部 MRI 検査でレンズ核に T1 強調画像で低信号，T2 強調画像で低，高信号の異常を示す．肝硬変症例では腹腔鏡検査にて粗大な結節がみられ，銅沈着の程度に応じて灰青色を呈する結節が不均一に観察される．

5）治　療

1 薬物療法

銅キレート剤（D-ペニシラミン，塩酸トリエンチン）を使用し，体内の銅排泄を促進する．キレート薬が使用できない時，亜鉛含有製剤を使用する．亜鉛は銅に対して親和力が高く，吸収を阻害する小腸細胞メタロチオネインを誘導し銅バランスを負にする．

2 栄養療法

低銅食として，銅含量の多い食品や嗜好品を控える．

3 手術療法

薬物療法にて効果不十分の時や，劇症型の時，肝移植を考慮する．神経症状の強い患者への適応については一定の見解が得られていない．

栄養療法

栄養療法のポイント
- 銅の摂取を控える．

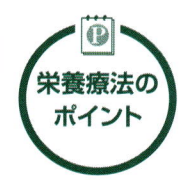

1）低銅食

銅は豆類，種実類，魚介類（えび・かに・いかなど），牛レバーに多く含まれるため，摂取を控える．

2）最新の研究

- ウィルソン病モデルのラット実験において必須アミノ酸であるヒスチジンの投与が肝の銅含量を低下させ，尿中排泄を促進するキレートの役割を果たすという研究がある[1]．

- 同様にウィルソン病モデルのラット実験においてドコサヘキサエン酸（DHA）などの多価不飽和脂肪酸の投与がセルロプラスミンや胆汁酸の産生を促進し，病変の進展を抑え，生存期間を延ばすという報告もある[2]．

（安藤　朗）

引用文献

1) Xu Hong H : Excess dietary histidine decreases the liver copper level and serum alanine aminotransferase activity in Long-Evans Cinnamon rats. British journal of nutrition, 90, 2003, pp.573-79.
2) Du Chunyan C : Dietary polyunsaturated fatty acids suppress acute hepatitis, alter gene expression and prolong survival of female Long-Evans Cinnamon rats, a model of Wilson disease. The Journal of nutritional biochemistry, 14, 2004, pp.273-80.

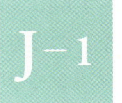

J-1 慢性閉塞性肺疾患（COPD）
chronic obstructive pulmonaly disease

疾患の概要

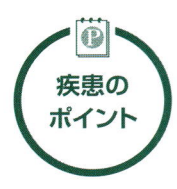

疾患のポイント

- 日本呼吸器学会の「COPD 診断と治療のためのガイドライン[1]」の定義によると，COPD とは有害な粒子やガスの吸入によって生じた肺の炎症反応に基づく進行性の気流制限を呈する疾患である．
- COPD の危険因子には外因性危険因子（喫煙，大気汚染など）と内因性危険因子（α_1-アンチトリプシン欠損症など）があるが，喫煙が最大の危険因子である．
- プロテアーゼ・アンチプロテアーゼ不均衡仮説とオキシダント・アンチオキシダント不均衡仮説が COPD の病因を説明する二大仮説である．
- COPD は肺胞−末梢気道−中枢気道に及ぶすべての病変を包括する概念であり，末梢気道病変が気流制限に関与するが，肺胞系の破壊が進行した気腫優位型と中枢気道病変が進行した気道病変優位型に分けられる．

1）診断基準

表 J-1-1，2 に診断の手引きと診断基準を示す．咳嗽，喀痰，労作性呼吸困難などの臨床症状がある場合や，喫煙歴などの COPD 発症の危険因子のある中高年者では積極的に COPD を疑い，スパイロメトリーを行うべきである．

2）病期分類

表 J-1-3 に COPD の病期分類を示す．1 秒量（FEV_1）は年齢，体格，性別の影響を受けるので病期分類には予測 1 秒量に対する実測 1 秒量の比率（%FEV_1）を用いる．

表 J-1-1 COPD の診断の手引き

下記 1〜3 の臨床症状のいずれか，あるいは，臨床症状がなくても COPD 発症の危険因子，特に長期間の喫煙歴がある時には，常に COPD である可能性を念頭に入れて，スパイロメトリーを行うべきである．スパイロメトリーは COPD の診断において最も基本的な検査である．
1. 慢性の咳嗽
2. 慢性の喀痰
3. 労作性呼吸困難
4. 長期間の喫煙あるいは職業性粉塵曝露

〔日本呼吸器学会 COPD ガイドライン第 2 版作成委員会編；COPD（慢性閉塞性肺疾患）診断と治療のためのガイドライン，2004 より〕

表 J-1-2 COPD の診断基準

1. 気管支拡張薬投与後のスパイロメトリーで $FEV_1/FVC < 70\%$ を満たすこと
2. 他の気流閉塞をきたし得る疾患を除外すること

〔日本呼吸器学会 COPD ガイドライン第 3 版作成委員会編；COPD（慢性閉塞性肺疾患）診断と治療のためのガイドライン，2009 より〕

表 J-1-3 COPD の病期分類

病　期	特　徴	
I期	軽症の気流閉塞	$FEV_1/FVC < 70\%$ $\%FEV_1 \geqq 80\%$
II期	中等症の気流閉塞	$FEV_1/FVC < 70\%$ $50\% \leqq \%FEV_1 < 80\%$
III期	高度の気流閉塞	$FEV_1/FVC < 70\%$ $30\% \leqq \%FEV_1 < 50\%$
IV期	極めて高度の気流閉塞	$FEV_1 < FVC < 70\%$ $\%FEV_1 < 30\%$ あるいは $\%FEV_1 < 50\%$ かつ慢性呼吸不全合併

この分類は気管支拡張薬吸入後の FEV_1 値に基づく．
呼吸不全：海面レベルで空気呼吸する際に，Pao_2 が60Torr以下の場合をいう．
〔日本呼吸器学会 COPD ガイドライン第 3 版作成委員会編：COPD（慢性閉塞性肺疾患）診断と治療のためのガイドライン，2009 より〕

3）病因・病態

1 病　因

喫煙が最も重視されている．肺気腫の発症メカニズムとしては古くよりプロテアーゼ・アンチプロテアーゼ不均衡仮説が提唱されている．この説は，アンチプロテアーゼの 1 つである $α_1$-アンチトリプシンの欠損症では，若年から肺気腫を発症するという臨床的観察と蛋白質分解酵素により肺気腫に似た病変ができるという動物実験の成績に基づいている．肺内のプロテアーゼ・アンチプロテアーゼの均衡がプロテアーゼ〔好中球エステラーゼ，カテプシン，metalloproteinases（MMP_s）〕の産生や活性の増加，あるいはアンチプロテアーゼ〔$α_1$-アンチトリプシン，secretory leukoproteinase inhibitor（SLPI），tissue inhibitors of MMP_s（$TIMP_s$）など〕の産生や活性の減少によりプロテアーゼ優位になると肺胞壁のエラスチンやコラーゲンが分解されて肺気腫を発症するという説である．喫煙は肺に炎症を引き起こし，その結果，肺胞マクロファージと好中球から種々のプロテアーゼを産生させる．一方，喫煙はそれ自体による，あるいは炎症細胞を介するオキシダントの産生によりアンチプロテアーゼ活性を阻害する．プロテアーゼは粘液腺からの粘液分泌やその過形成を促進するので，プロテアーゼ・アンチプロテアーゼ不均衡仮説は気道病変優位型 COPD の成因も説明しうる（図 J-1-1）．

2 病　態

病態については図 J-1-1 に示した．

4）臨床所見

労作性の呼吸困難，慢性の咳嗽，喀痰が主な症状である．労作性呼吸困難により日常生活活動や生活の質が障害される．喀痰は通常は粘液性であるが，気道感染が合併すると量が増加し，膿性痰となる．重症になると体重減少，食

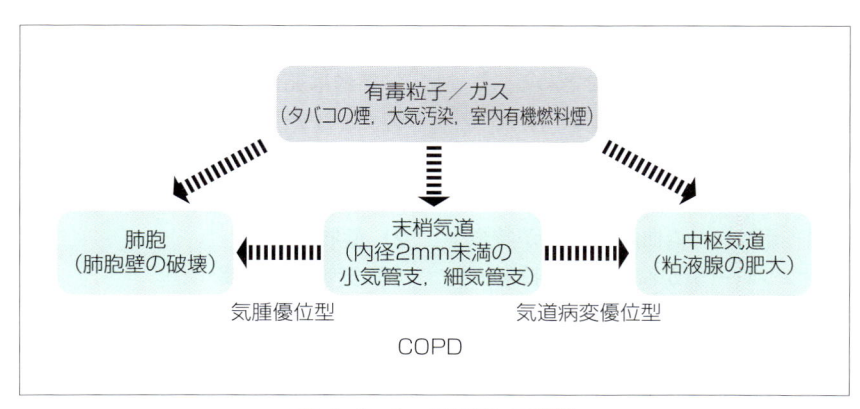

図 J-1-1 COPD の病態
〔日本呼吸器学会 COPD ガイドライン第 2 版作成委員会編；COPD（慢性閉塞性肺疾患）診断と治療のためのガイドライン，2004 より〕

欲不振が認められる.

COPDが進行すると肺の過膨脹のために胸郭前後径が増大し, ビア樽状の胸郭を呈するようになる. また空気を肺から効率よく呼出するための口すぼめ呼吸がみられる. 打診では肺の過膨脹のため鼓音を呈し, 聴診では呼吸音の減弱, 呼気延長, 喘鳴を認める.

5）検 査

1 画像所見

COPD（気腫優位型）の胸部X線像では肺の過膨脹が特徴的所見である. 正面像では肺野透過性亢進, 横隔膜平低化, 滴状心による心胸郭比の減少, 肺野末梢血管影の狭小化, 肋間腔の開大, 側画像では横隔膜の平低化, 胸骨後腔や心臓後腔の拡大を認める. しかし, 早期の気腫優位型COPDを胸部単純X線検査で検出するのは困難である. また, COPDの気道病変を同検査でとらえることも一般的には困難である.

胸部CT像では気腫病変が低吸収領域（low attenuation area；LAA）として認められる. 肺機能検査で明らかな異常がみられない軽症のCOPDでもLAAの所見が得られ早期診断には最も有力な検査法である. 気道病変はCTでは気道内腔の狭小化, 気道壁肥厚としてとらえられる.

2 呼吸機能検査および動脈血ガス分析

1）閉塞性換気障害

可逆性の少ない閉塞性換気障害を認める. 気管支拡張薬吸入後の1秒率（$FEV_1\%$）は70％未満となる. また, 病期分類のために予測1秒量に対する実測1秒量の比率（$\%FEV_1$）を求める. また, フローボリューム曲線の形状が特徴的であり, ピークフロー値が減少し, 下降脚が急激に低下し, 下方に凸になる.

2）肺気腫分画の異常

COPDでは気流制限と肺弾性収縮圧力の低下により機能的残気量, 残気量が増加し, 残気率が上昇する.

3）肺拡散能力

気腫優位型COPDでは肺胞壁が破壊されることによりガス交換面積が減少し, 肺毛細血管床が損なわれる. その結果, 肺拡散能力（D_{LCO}）が低下する. しかし, COPDでは肺胞気量（V_A）は減少しないのでD_{LCO}の低下は軽度の場合があるが, D_{LCO}/V_Aを求めると著明な低下が認められる. したがって, 気腫優位型COPDではガス交換障害の評価にはD_{LCO}/V_Aを用いることが推奨されている.

4）動脈血ガスの異常

COPDでは換気血流不均等（$\dot{V}/\dot{Q}$不均等）のため低酸素血症（$PaCO_2 < 80\ T_{orr}$）が認められる. 安静時にはガス交換障害がなく, 低酸素血症がみられなくても労作時には$\dot{V}/\dot{Q}$不均等が増大し, 低酸素血症を呈することもある. 安静時室内気吸入下で$PaCO_2 \leq 60\ T_{orr}$の場合はⅠ型呼吸不全である. $PaCO_2 \geq 45\ T_{orr}$が加われⅡ型呼吸不全である. パルスオキシメーターによる経皮的酸素飽和度（$SPaO_2$）測定は非侵襲的であり, かつ連続的にモニタリングできるので臨床の場では頻用されている.

6）治 療

1 安定期の治療

1）禁煙指導

禁煙は発症後であってもCOPDの予後を改善するので, 積極的に禁煙指導, 禁煙教育を行うべきである.

2）薬物療法

(1) 気管支拡張薬

気管支拡張薬は本症に対する薬物療法の柱となる薬物である. 気管支拡張薬には作用機序が異なる抗コリン薬, β_2刺激薬, テオフィリン薬の3種類がある. 個々の症例に応じて使い分けるわけであるが, 効果が十分でない場合には単

剤の増量より他剤併用が望ましい．

(2) 吸入ステロイド薬

吸入ステロイドは1秒量の減少を指標にしたCOPDの進展に対し抑制効果を示さないが，Ⅲ・Ⅳ期のCOPDの増悪の回数を減少させることが報告されている．

3) 抗菌薬

安静期COPDの管理に抗菌薬が有効かどうかは現時点では明らかではない．インフルエンザワクチンは急性増悪によるCOPDによる死亡率を50％低下させると報告されているので接種が推奨される．

4) 酸素療法（在宅酸素療法）

一般にⅣ期（最重症）の症例が対象である．PaO_2 が55 Torr 以下の者，および PaO_2 60 Torr 以下で睡眠時または運動負荷時に著しい低酸素血症をきたす者であって，医師が在宅酸素療法を必要であると認めた者が適応である．生命予後の改善効果が実証されている．

2 急性増悪時の治療

気道感染がCOPDの増悪の誘因になることが多い．喀痰量の増加や膿性痰がみられる場合は細菌感染の可能性が高いので抗菌薬を投与する．*Haemophilus influenzae, Pseudomonas aeruginosa, Streptococcus pneumoniae, Moraxella catarrhalis* が原因菌であることが多い．COPD増悪の1/3はウイルス感染によるとの報告がある．COPDの増悪時には気管支拡張薬の吸入薬を十分に投与する．短時間作用型 β_2 刺激薬の吸入が使用されることが多い．ステロイド薬の全身投与は増悪からの回復を早め，また肺機能も改善させるので積極的に行うべきである．しばしば換気補助療法が必要となる．非侵襲的陽圧呼吸（noninvasive intermittent positive pressure ventilation；NIPPV）が選択されることが多い．

栄養療法

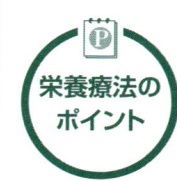

> **栄養療法のポイント**
> - COPD の約70％に％標準体重（％IBW）が90％未満の体重減少を，約40％に80％未満の体重減少を認める．
> - COPD 体重減少（％IBW，BMIの低下）は肺機能障害とは独立した予後因子である．
> - 栄養治療の基本は正確な栄養アセスメントである．
> - ％IBW が80％未満の場合には積極的な栄養補給療法が行われる．

COPDの栄養療法について日本呼吸器学会の「COPD診断と治療のためのガイドライン[1]」の栄養管理の項を参考にして述べる．

1) COPDと栄養障害

COPD患者では一般に栄養障害がみられることが多いが，特にⅢ・Ⅳ期の気腫優位型COPDでは著明な栄養障害を認める．わが国の調査では，気腫優位型COPDの約70％に％標準体重（％ideal body weight；％IBW）が90％未満の軽度の体重減少，約40％に80％未満の中等症以上の体重減少が認められた．呼吸不全状態や人工呼吸管理を必要とする患者では栄養障害はさらに高度となる．

エネルギー消費量の増加，エネルギー摂取量の低下には，気流制限，炎症性サイトカイン，

喫煙，薬剤，消化管機能低下，呼吸困難感，社会的・精神的要因などさまざまな因子が関わっている[2,3]．気流制限や肺過膨脹は呼吸筋のエネルギー消費の増大をもたらす．安静時エネルギー消費量(resting energy expenditure；REE)は予測値の 120 〜 140 ％に増大している[3]．

エネルギー摂取量の低下には食事による呼吸困難感の増強，動脈血酸素分圧の低下などのほかに，レプチン，オレキシン，グレリンなどの摂食調節因子が関わっている可能性がある[4]．

近年，COPD は全身性炎症疾患と考えられており，TNF-α や IL-6 などの炎症性サイトカインの本症の栄養障害への関与が想定されている[5]．

％IBW，体格指数（body mass index；BMI），除脂肪体重（lean body mass；LBM）は肺機能，呼吸筋力，運動耐容能などと相関する．

体重減少を示す患者は呼吸不全になる率や累積死亡率が高い．体重減少は気流制限とは独立した予後因子である[6,7]．

2）栄養評価と栄養治療

1 栄養評価

COPD の栄養評価には，表 J-1-4 の項目が用いられている．まず，問診により食習慣，食事摂取量，食事摂取時の息切れ，腹部膨満感などの症状の有無などの情報を得る必要がある．

体重は最も簡便な指標であり，％IBW，BMI が使われる．REE は間接的熱量測定法により求めるものであるが，近年，臨床的に広く用いられている．栄養療法において投与エネルギー量や組成を決定する際に有用である．また，COPD においては分枝鎖アミノ酸/芳香族アミノ酸比が低下すると報告されている[8]．

2 栄養治療

COPD の栄養治療は％IBW が 90 ％未満の場合に適応となる．80 ％未満の場合には LBM の減少を伴うので積極的な栄養補給療法が行われる．

1）食事指導

エネルギーや栄養素の摂取量が減少している場合には，まずその原因を明確にし，その是正を試みる．例えば腹部膨満が問題である場合には，いも類，豆類，くり，かぼちゃ，炭酸を含む飲料など，消化管でガスを発生しやすい食品は

表 J-1-4　COPD の栄養評価

- 食習慣，食事（栄養）摂取量，食事摂取時の臨床症状の有無
- 体　重
  ％標準体重（％ ideal body weight；％ IBW）
  body mass index（BMI）：体重(kg)/身長(m)^2
- 身体組成
  ％上腕筋囲（％ arm muscle circumference；
  　％ AMC）
  ％上腕三頭筋部皮下脂肪厚（％ triceps skin fold
  　thickness；％ TSF）
  ・体成分分析
  　除脂肪体重（lean body mass；LBM）
  　脂肪量（fat mass；FM）
- 生化学的検査
  ・内臓蛋白
  　血清アルブミン
  　rapid turnover protein；RTP
  　血清トランスフェリン
  　血清プレアルブミン
  　血清レチノール結合蛋白
  ・血漿アミノ酸分析
  　分岐鎖アミノ酸（branched chain amino
  　　acids；BCAA）
  　芳香族アミノ酸（aromatic amino acids；
  　　AAA）
  　BCAA/AAA 比
- 呼吸筋力
  最大吸気筋力
  最大呼気筋力
- 骨格筋力
  握　力
- エネルギー代謝
  安静時エネルギー消費量
  　（resting energy expenditure；REE）
  栄養素利用率
- 免疫能
  総リンパ球数
  遅延型皮膚反応
  リンパ球幼若化反応

〔日本呼吸器学会 COPD ガイドライン第 2 版作成委員会編：COPD（慢性閉塞性肺疾患）診断と治療のためのガイドライン，2004 より〕

避けるように指導する．また，①食事回数を増やして分食すること，②ゆっくり食べること，③空気嚥下を避けること，などを指導する．

COPD の食事指導の基本をまとめると以下の通りである．

　①高エネルギー，高蛋白食を基本とする．
　②蛋白源としては分岐鎖アミノ酸を多く含む食品を摂取する．
　③呼吸筋の収縮に関係のあるリン，カリウム，カルシウム，マグネシウムを十分に摂取する．
　④COPD では骨粗鬆症の頻度が高いのでカルシウムを十分に摂取する．
　⑤肺性心を合併している場合には塩分制限（7～8 g/日）を行う．
　⑥利尿薬の投与時にはカリウムを十分に補給する．

2) 栄養補給療法

食事指導によっても食事の摂取量を増やすことが困難な症例や %IBW の低下が著しい症例には栄養補給療法が行われるが，REE を測定し，実測値の 1.5～1.7 倍のエネルギー摂取を目標とする．栄養剤には炭水化物を主体としたものと脂肪を主体にしたものがあるが，前者の過剰投与は二酸化炭素の産生を増加させて換気系に負荷を与えると報告されている[9]．

分岐鎖アミノ酸を強化した栄養剤も蛋白の異化抑制，合成促進を目的に試みられている．しかし，栄養補給療法は無作為対照試験のメタアナリシスにおいて十分な効果はないと評価されており[10]，COPD に対する栄養補給療法の有用性は今後さらに検討されるべきである．

〈森田　寛〉

引用文献

1) 日本呼吸器学会 COPD ガイドライン第 2 版作成委員会編；COPD（慢性閉塞性肺疾患）診断と治療のためのガイドライン，2004.
2) Wilson DO, Rogers RM, Hoffman RM: Nutrition and chronic lung disease. Am Rev Respir Dis, 132（6），1985, pp.1347-65.
3) Wouters EFM, Schols AMWJ(ed)；Nutrition and metabolism in chronic respiratory disease. European Respiratory Monograph, European Respiratory Society Journals Ltd. 2003.
4) Luo FM, Liu XJ, Li SQ, et al：Circulating ghrelin in patients with chronic obstructive pulmonary disease. Nutrition, 21（7-8），2005, pp.793-98.
5) Calikoglu M, Sahin G, Unlu A, et al：Leptin and TNF-alpha levels in patients with chronic obstructive pulmonary disease and their relationship to nutritional parameters. Respiration, 71（1），2004, pp.45-50.
6) Wilson DO, Rogers RM, Wright EC, et al：Body weight in chronic obstructive pulmonary disease. The National Institutes of Health Intermittent Positive-Pressure Breathing Trial. Am Rev Respir Dis, 139（6），1989, pp.1435-38.
7) Landbo C, Prescott E, Lange P, et al：Prognostic value of nutritional status in chronic obstructive pulmonary disease. Am J Respir Crit Care Med, 160（6），1999, pp.1856-61.
8) Yoneda T, Yoshikawa M, Fu A, et al：Plasma levels of amino acids and hypermetabolism in patients with chronic obstructive pulmonary disease. Nutrition, 17（2），2001, pp.95-99.
9) Angelillo VA, Bedi S, Durfee D, et al：Effects of low and high carbohydrate feedings in ambulatory patients with chronic obstructive pulmonary disease and chronic hypercapnia. Ann Intern Med, 103（6（Pt 1）），1985, pp.883-85.
10) Ferreira IM, Brooks D, Lacasse Y, et al：Nutritional support for individuals with COPD: a meta-analysis. Chest, 117（3），2000, pp.672-78.

J-2 気管支喘息
bronchial asthmd

疾患の概要

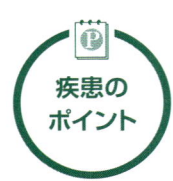

疾患のポイント

- 気管支喘息（喘息）は発作性の呼吸困難，喘鳴，咳などの症状を呈する疾患である．
- 喘息の特徴は，①気道炎症，②気道リモデリング，③気道過敏性，④可逆的な気道閉塞の4点にまとめられる．
- 喘息の治療は抗炎症薬（吸入ステロイドが主体となる）と気管支拡張薬により行う．
- 気道の炎症は，マスト細胞，好酸球，好塩基球，Tリンパ球，マクロファージなどの局所へ集まってきた細胞群，気道上皮細胞，血管内皮細胞，線維芽細胞，平滑筋細胞などの組織を構成している細胞の間での，さまざまなメディエーター，サイトカイン，ケモカインといった生理活性物質を介する複雑な相互作用によって形成される．
- 気道過敏性とは非特異的な種々の刺激に対して気道が収縮しやすいことであり，ほとんどの喘息患者に認められる．
- 喘息における気道閉塞の機序は，①気管支平滑筋の収縮，②気管支粘膜の腫脹，③粘液栓の形成，④気道リモデリングである．

1）診断基準

「アレルギー疾患診断・治療ガイドライン[1]」における診断の目安を表J-2-1に示す．

2）分類

気管支喘息はアトピー型と非アトピー型に分類される．アトピー型では環境中のチリ，ダニなどのアレルゲンに対するアレルギー性の抗体（IgE抗体）が存在している．発症は乳・幼児期，小児期，思春期と早期であることが多い．また，アトピー型にはアレルギー性鼻炎，アトピー性疾患などのほかのアレルギー疾患がしばしば合併し，家族にも喘息を含めたアレルギー疾患が見出されることが多い．一方，非アトピー型ではアレルゲンに対するIgE抗体は認められず，発症も中年以降であることが多い．また，ほかのアレルギー疾患を合併することも少ない．小児喘息ではアトピー型が9割を占めるが，成人喘息では非アトピー型は5割程度である．

3）病態

気管支喘息の特徴は，①気道炎症，②気道リモデリング，③気道過敏性，④可逆的な気道閉塞の4点にまとめられる．

表J-2-1 成人喘息の診断の目安

1. 発作性の呼吸困難，喘鳴，咳（夜間，早朝に出現しやすい）の反復
2. 可逆性気流制限：自然に，あるいは治療により寛解する．ピークフロー（PEF）値の日内変動20％以上，β_2刺激薬吸入により1秒量が12％以上増加かつ絶対量で200 mL以上増加
3. 気道過敏性の亢進：アセチルコリン，ヒスタミン，メサコリンに対する気道収縮反応の亢進
4. アトピー素因：環境アレルゲンに対するIgE抗体の存在
5. 気道炎症の存在：喀痰・末梢血中の好酸球数の増加，ECP高値，クレオラ体の証明，呼気中NO濃度上昇
6. 鑑別診断疾患の除外：症状がほかの心肺疾患によらない

（日本アレルギー学会喘息ガイドライン専門部会監修：喘息予防・管理ガイドライン 2009，協和企画）

1 気道炎症

1）気道炎症の免疫学的機序

気道の炎症はマスト細胞，好酸球，好塩基球，Tリンパ球，マクロファージなどの局所へ集まってきた細胞群，気道上皮細胞，血管内皮細胞，線維芽細胞，平滑筋細胞などの組織を構成している細胞の間でのさまざまなメディエーター，サイトカイン，ケモカインといった生理活性物質を介する複雑な相互作用によって形成される．その結果，気道組織には好酸球，好塩基球，Tリンパ球などのさまざまな細胞の集積，気道上皮の剥離，気管支や細気管支の分泌物による閉塞，気道粘膜の腫脹などの変化が認められる．

このような気道炎症が形成されるのにはヘルパーT細胞と呼ばれるリンパ球のうちのTh2細胞の存在が必要とされている．Th2細胞はインターロイキンIL-4，IL-13，IL-5などのサイトカインを産生する．IL-4，IL-13がB細胞に作用するとIgEが産生される．一方，IL-5は好酸球の数を増やし，その機能を増強するので活性化した好酸球が気道組織に増加することになる．このようにこれらのTh2サイトカインの影響によって気道炎症が惹起される準備が整うことになる．

マスト細胞，好塩基球には高親和性IgEレセプターが発現しており，IgE抗体はこれらの細胞にIgE受容体を介して強固に結合する．喘息の症状を生じないようなごく少量のアレルゲンに絶えず曝露されている状況においてマスト細胞はアレルゲンにより活性化され，それを契機に次に述べるような機序により炎症細胞が気道に集積し，気道炎症が生じると考えられる．

2）急性気道炎症／即時型喘息反応と慢性気道炎症／遅発型喘息反応

気管支喘息患者がアレルゲンを吸入するとマスト細胞上のIgE抗体とアレルゲンの結合が起こり，マスト細胞は活性化され，ヒスタミン，ロイコトリエン（LT）C_4，プロスタグランジン（PG）D_2，血小板活性化因子などのメディエーターが遊離され，気道収縮，粘膜浮腫，粘液分泌などの急性の気道炎症が生じ，喘息反応が出現する．これはアレルゲン吸入後10〜20分でみられるので即時型喘息反応と呼ばれている．

マスト細胞はアレルゲンの刺激によりヒスタミン，LTC_4などの気道収縮作用のあるメディエーターのみならず，IL-4，IL-13，TNF-αなどのサイトカインを産生，分泌するが，これらのサイトカインやエオタキシンというケモカインの働きにより好酸球，好塩基球，リンパ球などの細胞が気道局所に集まってくる（気道炎症の悪化）．気道に浸潤した好酸球は細胞傷害作用の強い顆粒蛋白を放出し，気道上皮を剥離し，気道炎症の悪化をもたらす．

気道に集積した好酸球からLTC_4，血小板活性化因子などが，また，好塩基球からヒスタミン，LTC_4などが遊離され，その結果，気道収縮，粘膜浮腫，粘液分泌亢進が生じ，再び気道が閉塞し，1秒量が低下する．これは即時型喘息反

応が消失した後，アレルゲン吸入後数時間して再び出現する喘息反応なので遅発型喘息反応と呼ばれている．これは気道炎症の悪化の結果，生じる気道反応である．

2 気道リモデリング

気道リモデリングは気道炎症によってもたらされる気道の損傷の修復過程において生じる気道構造の変化を示す概念であり，気道炎症と深い関連をもっている．リモデリングが生じるメカニズムは十分には解明されていないが，リモデリングにより気道壁が肥厚すると可逆的な気道閉塞という喘息の特徴の1つが失われ，症状が悪化する．リモデリングが一度生じるとその改善は現在のところ困難であるので，その予防が喘息治療の重要な目標となる．

3 気道過敏性

気道過敏性は非特異的な種々の刺激に対して気道が収縮しやすいことであり，ほとんどの喘息患者に認められる．

喘息患者は健常者には影響を与えないような刺激，例えば，冷気，タバコの煙，線香の煙，香水のにおい，揚物のにおいなどに敏感に反応して発作を起こしたりする．

気道過敏性は気道炎症と深い関係があるが，気道炎症が気道過敏性をもたらす機序としては，①気道に集まってきた炎症細胞が遊離する気道収縮作用のある種々のメディエーターを介する機序，②気道上皮細胞の傷害を介する機序，③気道リモデリングを介する機序，などが考えられている．

4 気道閉塞

気管支喘息における気道閉塞の機序は，①気管支平滑筋の収縮，②気管支粘膜の腫脹，③粘液栓の形成，④気道リモデリングである．気管支平滑筋の収縮はマスト細胞から分泌されるヒスタミン，トリプターゼ，LTC$_4$，PGD$_2$などのメディエーターや局所の求心性神経，節後遠心性神経からそれぞれ遊離される神経ペプチド，アセチルコリンなどによって起こる．

また，種々のメディエーターの作用により血管透過性が亢進し，血漿成分の漏出が起こり，気道壁が腫脹する．粘液栓は粘液分泌の増加に血清蛋白の漏出と細胞残渣が加わって形成される．①の機序による気道閉塞はβ_2刺激薬などの気管支拡張薬により，また，②，③の機序による場合はステロイドにより解除され，いずれの場合も可逆的である．しかし，④の気道リモデリングが生じると気道壁が肥厚し，薬物を用いても完全には解除されない持続的な気道閉塞が生じるようになる．

4) 臨床症状

胸部圧迫感，呼吸困難，喘鳴，咳，痰などがみられる．これらの症状が夜間から早朝にかけて出現，あるいは悪化するのが特徴である．気道閉塞が高度となると，横になれず起坐呼吸（座ったままの呼吸）となり，会話困難，意識障害を起こし，時に死に至ることがある．

発作の誘因としてはアレルゲン，運動，呼吸器感染，気温の低下，湿度・気圧の変動などの気象条件の変化，非ステロイド性抗炎症薬（NSAIDs）やβ-遮断薬などの薬物，月経，精神的因子，飲酒，過労など種々の因子を挙げることができる．またしばしば鼻炎，副鼻腔炎，アトピー性皮膚炎などを合併する．

5) 治療

気管支喘息管理の基本は，気道に炎症を起こすアレルゲン，刺激物質などの環境に存在する危険因子と発作の誘因となる増悪因子を回避，除去することである．

近年，気管支喘息の基本的病態が気道の慢性炎症であることが明らかになってきたため，喘息の薬物による治療についての考え方も変化し，従来の気管支拡張薬を主体とする治療法から抗炎症薬により気道炎症を抑制することに主眼を置いた治療法へと変わってきた（表J-2-2，

表 J-2-2　喘息治療ステップ

		治療ステップ1	治療ステップ2	治療ステップ3	治療ステップ4
長期管理薬	基本治療	吸入ステロイド薬（低用量）	吸入ステロイド薬（低〜中用量）	吸入ステロイド薬（中〜高用量）	吸入ステロイド薬（高用量）
		上記が使用できない場合以下のいずれかを用いる LTRA テオフィリン徐放製剤（症状がまれであれば必要なし）	上記で不十分な場合に以下いずれか一剤を併用 LABA（配合剤の使用可） LTRA テオフィリン徐放製剤	上記に下記のいずれか1剤，あるいは複数を併用 LABA（配合剤の使用可） LTRA テオフィリン徐放製剤	上記に下記の複数を併用 LABA（配合剤の使用可） LTRA テオフィリン徐放製剤 上記のすべてでも管理不良の場合は下記のいずれかあるいは両方を追加 抗IgE抗体[*2] 経口ステロイド薬[*3]
	追加治療	LTRA以外の抗アレルギー薬[*1]	LTRA以外の抗アレルギー薬[*1]	LTRA以外の抗アレルギー薬[*1]	LTRA以外の抗アレルギー薬[*1]
発作治療[4)]		吸入SABA	吸入SABA	吸入SABA	吸入SABA

LTRA：ロイコトリエン受容体拮抗薬，LABA：長時間作用性β_2刺激薬，SABA：短時間作用性β_2刺激薬
*1：抗アレルギー薬とは，メディエーター遊離抑制薬，ヒスタミンH_1拮抗薬，トロンボキサンA_2阻害薬，Th2サイトカイン阻害薬を指す．
*2：通年性吸入抗原に対して陽性かつ血清総IgE値が30〜700 IU/mLの場合に適用となる．
*3：経口ステロイド薬は短時間の間欠的投与を原則とする．他の薬剤で治療内容を強化し，かつ短時間の間欠投与でもコントロールが得られない場合は，必要最小量を維持量とする．

(日本アレルギー学会喘息ガイドライン専門部会監修；喘息予防・管理ガイドライン 2009, 協和企画)

表 J-2-3　未治療患者の症状と目安となる治療ステップ

	治療ステップ1	治療ステップ2	治療ステップ3	治療ステップ4
対象となる症状	（軽症間欠型相当） ・症状が週1回未満 ・症状は軽度で短い ・夜間症状は月に2回未満	（軽症持続型相当） ・症状が週1回以上，しかし毎日ではない ・月1回以上日常生活や睡眠が妨げられる ・夜間症状は月に2回以上	（中等症持続型相当） ・症状が毎日ある ・短時間作用性吸入β_2刺激薬がほぼ毎日必要 ・週1回以上日常生活や睡眠が妨げられる ・夜間症状が週1回以上	（重症持続型相当） ・治療下でもしばしば増悪 ・症状が毎日ある ・日常生活が制限される ・夜間症状がしばしば

(日本アレルギー学会喘息ガイドライン専門部会監修；喘息予防・管理ガイドライン 2009, 協和企画)

3)．その結果，吸入ステロイド（ベクロメタゾンプロピオン酸エステル，フルチカゾンプロピオン酸エステル，ブデソニド，シクレソニド，モメタゾンフランカルボン酸エステル）が第一選択薬と位置づけられるようになった．また，ロイコトリエン拮抗薬をはじめとする抗アレルギー薬も気道炎症に対して用いられている．また，気管支拡張薬（β_2刺激薬，テオフィリン薬，抗コリン薬）は抗炎症薬と並ぶ喘息の薬物治療の柱である．

喘息の薬物治療の基本的な戦略は抗炎症薬により気道炎症を抑制するとともに気管支拡張薬により気道閉塞を改善させ，症状をコントロールし，正常な日常生活や肺機能を維持することである．喘息予防・管理ガイドライン[1)]においては，長期管理薬（コントローラー）と発作治療薬（リリーバー）を使い分けて，重症度に対応した段階的薬物療法を行うことが推奨されている．長期管理薬は症状のコントロールの達成とその維持のために長期にわたり継続的に使用される薬剤であり，吸入ステロイド，全身性ステ

ロイド，抗アレルギー薬，長時間作用が持続する気管支拡張薬などが含まれる．一方，発作治療薬は喘息発作治療のために短期的に使用する薬剤であり，作用時間の短い気管支拡張薬，全身性ステロイドなどが含まれている．

喘息患者は，自覚症状のみに頼ると症状を過小評価しがちであるのでピークフロー測定などにより自分の症状を客観的に評価し，適切に対処することが大切である．

栄養療法

栄養療法のポイント
- $n-3$不飽和脂肪酸には抗炎症作用があるとされているが，喘息に対する臨床的な効果は明らかではない．
- アレルゲンの摂取を避けるのは当然である．
- 喘息児は摂取食品のバランスに気をつけ，動物性脂肪の取り過ぎを控え，規則正しい食事を心がける．

気管支喘息に対する栄養療法は確立していない．運動誘発喘息の患者にエイコサペンタエン酸を3.2g，ドコサヘキサエン酸を2.0g含むカプセルを3週間投与すると炎症性メディエーターが減少し，運動誘発性気道収縮が改善したと報告されている[2]．喘息一般に対してこれらの$n-3$不飽和脂肪酸の摂取の有用性は現時点では証明されていない[3]．

（森田　寛）

引用文献

1) 日本アレルギー学会喘息ガイドライン専門部会監修；喘息予防・管理ガイドライン2009, 協和企画.
2) Mickleborough TD, Lindley MR, Ionescu AA, et al：Protective effect of fish oil supplementation on exercise-induced bronchoconstriction in asthma. Chest, 129（1），2006, pp.39-49.
3) Moreira A, Moreira P, Delgado L, et al：Pilot study of the effects of n-3 polyunsaturated fatty acids on exhaled nitric oxide in patients with stable asthma. J Investig Allergol Clin Immunol, 17（5），2007, pp.309-13.

K-1 下垂体疾患
pituitary disorders

　下垂体は下垂体茎により視床下部からぶら下がるように頭蓋底のトルコ鞍上に納まる小器官である．下垂体柄には下垂体門脈が通り，視床下部と下垂体は豊富な血流によって連絡している．下垂体は，発生学的に異なった起源をもつ前葉と後葉に分けられる（図 K-1-1）．

　前葉は主に，成長ホルモン（GH），プロラクチン（PRL），甲状腺刺激ホルモン（TSH），副腎皮質刺激ホルモン（ACTH），卵胞刺激ホルモン（FSH），黄体形成ホルモン（LH）の 6 つのホルモンを産生する．これらは，それぞれ異なった視床下部ホルモンの制御により分泌が調節され，一部は下垂体から分泌後，さらに別の内分泌臓器を刺激してホルモンを分泌させる．後葉からは，尿量をコントロールし体内水分量を調節する抗利尿ホルモン〔ADH，アルギニンバソプレシン（AVP）ともいう〕と，分娩時の子宮収縮や授乳時の乳汁射出（射乳）を司るオキシトシンが分泌される．これらの下垂体後葉ホルモンは，下垂体でなく視床下部の神経細胞によって産生され，下垂体後葉に輸送される．

　下垂体腺腫の多くは良性で，ホルモンを産生しない非機能性腺腫も多いが，機能性下垂体腺腫には，視床下部ホルモンの制御を受けずに PRL，GH，ACTH などを過剰分泌するものがある．下垂体は視神経交叉部のすぐ後方にあるため，1 cm をこえる腺腫（マクロアデノーマ）の場合，視神経を圧迫し両耳側視野狭窄をはじめとする視力障害をきたすことがある．下垂体腺腫の治療は，経蝶形骨洞手術による摘除や薬物治療，放射線照射などが行われる．一方，さまざまな要因で下垂体が障害されると，下垂体ホルモン分泌が低下し下垂体機能低下症が起こる．分泌が障害されたホルモンの種類に応じて多彩な欠乏症状が出現する．

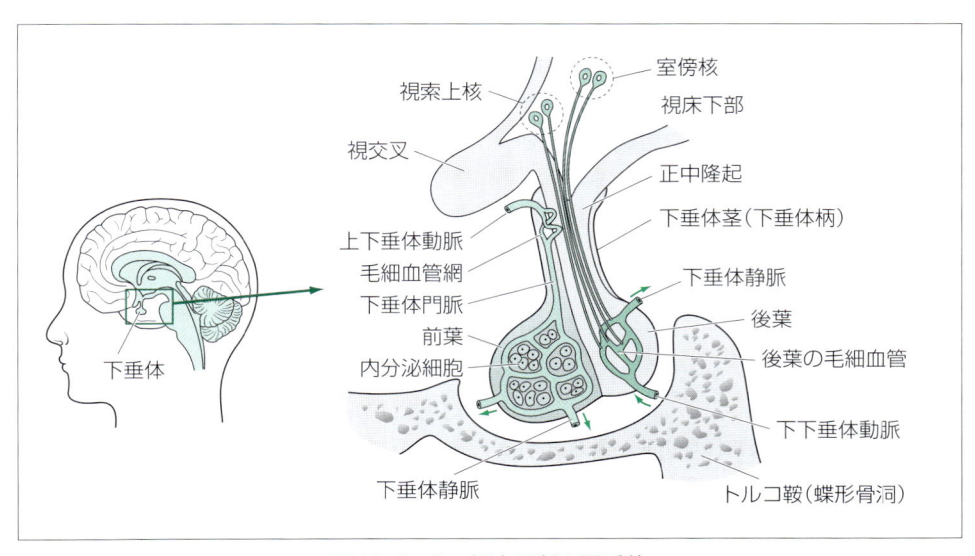

図 K-1-1　視床下部と下垂体

K-1-1 GH分泌不全性低身長症と成人GH欠乏症
growth hormone deficiency

疾患の概要

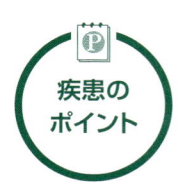

疾患のポイント
- 成長期におけるGH不足のために低身長をきたす疾患である.
- 成人におけるGH分泌低下も易疲労や体脂肪増加などと関連するため, GH補充療法が行われることがある.

1) 診断基準

厚生労働省研究班の診断の手引き（表K-1-1）が公表されている.

2) 病態

GH（成長ホルモン）は小児の成長に不可欠なホルモンである. GH分泌不全性低身長症は, 成長期のGH分泌が不十分であるため低身長あるいは成長速度の低下をきたす疾患で, 原因としては, 頭部外傷や打撲, 出産時の頭部圧迫, 脳腫瘍や虚血に伴う器質性, 遺伝性などがあるが特発性も多い. 一方, GHは成長を終えた成人においても, 蛋白合成などの代謝関連作用を有し, その欠乏は内臓脂肪蓄積や脂質異常症を通じて動脈硬化を促進する可能性があることから, 最近では成人のGH欠乏症に対しても少量のGH補充が行われることがある.

3) 症状

低身長または身長の伸び率の低下があるほかは, 知能やプロポーションは正常である. ほかの下垂体ホルモンの欠乏を合併していれば, それに基づく症状もみられる. 成人GH欠乏症の症状としては, 体脂肪増加, 除脂肪体重減少, 筋量, 骨塩量の低下, 易疲労などがある.

4) 検査所見

GH作用は主に, GH刺激により肝などで産生されるIGF-I（インスリン様成長因子；insulin-like growth factor I）を介して発揮される. 血中GH濃度も低下するが変動が大きいので, 単回のスクリーニング検査としてはIGF-Iの方が使いやすい. GHは生理的に夜間に分泌されるため夜間採血も行われる. 尿中GH濃度も用いられる. 診断には, GH分泌刺激試験（アルギニン, インスリン低血糖, クロニジンなど）によりGH分泌予備能が低いことを示す必要がある. 原因検索のためのMRI検査や, 治療適応を決めるための骨年齢評価も必要である.

5) 治療

成長終了（すなわち骨端線の閉鎖）前の適切な時期に, 合成ヒトGH製剤を皮下注射投与することにより, 最終身長を正常化させる. ただし, 低身長はGH分泌低下以外にも多くの原因でみられ, その場合にはGH投与の適応にならないことが多い. 成人GH欠乏症の場合の投与量は, 小児よりかなり少ない.

表 K-1-1　成長ホルモン分泌不全性低身長症の診断の手引き（平成19年度改訂）

I. 主症候
1. 成長障害があること
    通常は，身体のつり合いは取れていて，身長は標準身長（注1）の－2.0 SD以下，あるいは身長が正常範囲であっても，成長速度が2年以上にわたって標準値（注2）の－1.5 SD以下であること
2. 乳幼児で，低身長を認めない場合であっても，成長ホルモン分泌不全が原因と考えられる症候性低血糖がある場合
3. 頭蓋内器質性疾患（注3）やほかの下垂体ホルモン分泌不全がある時

II. 検査所見
成長ホルモン（GH）分泌刺激試験（注4）として，インスリン負荷，アルギニン負荷，L-DOPA負荷，クロニジン負荷，グルカゴン負荷，またはGHRP-2負荷試験を行い，下記の値が得られること（注5）：インスリン負荷，アルギニン負荷，L-DOPA負荷，クロニジン負荷，またはグルカゴン負荷試験において，原則として負荷前および負荷後120分間（グルカゴン負荷では180分間）にわたり，30分ごとに測定した血清（漿）中成長ホルモン濃度の頂値が6 ng/mL（リコンビナントGHを標準品とするGH測定法）以下であること．GHRP-2負荷試験で，負荷前および負荷後60分にわたり，15分ごとに測定した血清（血漿）GH頂値が16 ng/mL（リコンビナントGHを標準品とするGH測定法）以下であること

III. 参考所見
1. 明らかな周産期障害がある
2. 24時間あるいは夜間入眠後3～4時間にわたって20分ごとに測定した血清（血漿）成長ホルモン濃度の平均値が正常値に比べ低値である．または，腎機能が正常の場合で，2～3日間測定した24時間尿または夜間入眠から翌朝起床までの尿中成長ホルモン濃度が正常値に比べ低値である
3. 血清（漿）IGF-I値や血清IGFBP-3値が正常値に比べ低値である
4. 骨年齢（注6）が暦年齢の80％以下である

〈判定基準〉
・成長ホルモン分泌不全性低身長症
1. 主症候がIの1を満たし，かつIIの2種類以上の分泌刺激試験において，検査所見を満たすもの
2. 主症候がIの2あるいは，Iの1と3を満たし，IIの1種類の分泌刺激試験において検査所見を満たすもの
・成長ホルモン分泌不全性低身長症の疑い
1. 主症候がIの1または2を満たし，かつIIIの参考所見の4項目のうち3項目以上を満たすもの
2. 主症候がIの1を満たし，IIの1種類の分泌刺激試験において検査所見を満たし，かつIIIの参考所見のうち2項目を満たすもの
3. 主症候がIの1と3を満たし，かつIIIの参考所見のうち2項目以上を満たすもの

〈病型分類〉
成長ホルモン分泌不全性低身長症は，分泌不全の程度により次のように分類する
・重症成長ホルモン分泌不全性低身長症
1. 主症候がIの1を満たし，かつIIの2種以上の分泌刺激試験におけるリコンビナントGHを標準品とするGH測定法によるGH頂値がすべて3 ng/mL以下（GHRP-2負荷試験では10 ng/mL以下）のもの
2. 主症候がIの2または，Iの1と3を満たし，かつIIの1種類の分泌刺激試験におけるリコンビナントGHを標準品とするGH測定法によるGH頂値が3 ng/mL以下（GHRP-2負荷試験では10 ng/mL以下）のもの
・中等症成長ホルモン分泌不全性低身長症
「重症成長ホルモン分泌不全性低身長症」を除く成長ホルモン分泌不全性低身長症のうち，すべてのリコンビナントGHを標準品とするGH測定法によるGH頂値が6 ng/mL以下（GHRP-2負荷試験では16 ng/mL以下）のもの
・軽症成長ホルモン分泌不全性低身長症（注7）
成長ホルモン分泌不全性低身長症のうち，「重症成長ホルモン分泌不全性低身長症」と「中等症成長ホルモン分泌不全性低身長症」を除いたもの

注意事項
（注1）　横断的資料に基づく日本人小児の性別・年齢別平均身長と標準偏差値を用いること
（注2）　縦断的資料に基づく日本人小児の性別・年齢別標準成長率と標準偏差値を用いること．ただし，男

児 11 歳以上，女児 9 歳以上では暦年齢を骨年齢に置き換えて判読すること
(注3) 頭蓋部の照射治療歴，頭蓋内の器質的障害，あるいは画像検査の異常所見（下垂体低形成，細いか見えない下垂体柄，偽後葉）が認められ，それらにより視床下部下垂体機能障害の合併が強く示唆された場合
(注4) 正常者でも偽性低反応を示すことがあるので，確診のためには通常 2 種以上の分泌刺激試験を必要とする．ただし，乳幼児で頻回の症候性低血糖発作のため，早急に成長ホルモン治療が必要と判断される場合等では，この限りでない
(注5) 次のような状態においては，成長ホルモン分泌が低反応を示すことがあるので，注意すること
- 甲状腺機能低下症：甲状腺ホルモンによる適切な補充治療中に検査する
- 中枢性尿崩症：DDAVP による治療中に検査する
- 成長ホルモン分泌に影響を与える薬物（副腎皮質ホルモンなど）投与中：可能な限り投薬を中止して検査する
- 慢性的精神抑圧状態（愛情遮断症候群など）：精神環境改善などの原因除去後に検査する
- 肥満：体重コントロール後に検査する
(注6) Tanner-Whitehouse-2（TW2）に基づいた日本人標準骨年齢を用いることが望ましいが，Greulich&Pyle 法，TW2 原法または CASMAS（Computer Aided Skeletal Maturity Assessment System）法でもよい
(注7) 諸外国では，非 GH 分泌不全性低身長症として扱う場合もある

（厚生労働科学研究費補助金難治性疾患克服研究事業 間脳下垂体機能障害に関する調査研究班：平成 19 年度 総括・分担研究報告書，2008）

栄養療法

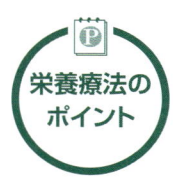

栄養療法のポイント
- GH補充療法中は，蛋白やカルシウム量なども含めて，通常の成長期小児の基準に合致したバランスの取れた食生活を心がける．

K-1-2 巨人症・先端巨大症
giantism and acromegaly

疾患の概要

疾患のポイント
- GH（成長ホルモン）の自律的過剰分泌によって高身長または特徴的な先端肥大症状や代謝異常などをきたす疾患である．
- 見過ごされると動脈硬化疾患や心疾患に結び付くので，可能性を疑って検査することが重要である．

1) 診断基準

厚生労働省研究班の診断の手引き（表K-1-2）がまとめられている．

2) 病態

ほとんどが下垂体腺腫からGHの自律過剰分泌によって起こる．成長期（骨端線の閉鎖前）に発症すると，高身長を主症状とした巨人症となり，成人以降（骨端線の閉鎖後）に発症した場合は特徴的容貌をきたす先端巨大症になる．発症時期により両者は合併しうる．このような形態的異常だけでなく，GHは血糖・血圧上昇などの作用があり，糖尿病や高血圧の合併も多い．大腸癌を中心とした悪性腫瘍のリスクも上昇する．

3) 症状

巨人症の場合は高身長，先端巨大症の場合は，手足末端や鼻，口唇，舌などの先端部軟部組織の肥大，眉弓部膨隆，下顎突出など骨組織の肥大が認められ，特徴的な顔貌を呈する．内臓の巨大化もみられ，特に心肥大や心筋症などは生命予後に影響する．ほかに，発汗過多，声帯肥大化などによる低声やいびき，睡眠時無呼吸症候群，手根管症候群，女性の場合は月経異常なども合併する．GH産生下垂体腺腫からは，時にプロラクチンも同時に産生されていることがあり，その場合はプロラクチノーマ（次項参照）の所見も併発する．下垂体腫瘍が増大すると，頭痛，視野狭窄・視力低下などの症状も伴うことがある．

4) 検査所見

GHおよびIGF-I（インスリン様成長因子I）の血中濃度が高いこと，GH抑制刺激として知られる経口糖負荷によってもGHが正常域まで抑制されないことが重要である．本来無反応であるはずのTRH（甲状腺刺激ホルモン放出ホルモン）やGnRH（性腺刺激ホルモン放出ホルモン）刺激に対して，GHが奇異性に上昇する所見もよくみられ，診断的価値がある．遊離脂肪酸，血清無機リンの上昇などもみられる．下垂体腺腫の存在はMRIで確認するが，画像的にみつからなくても本症を否定する根拠にはならない．

5) 治療

治療としては，経蝶形骨洞下垂体腺腫摘出術による外科的な摘出を中心に，ドパミン作動薬（ブロモクリプチンやカベルゴリンなど）のほか，ソマトスタチン誘導体であるオクトレオチド塩酸塩の注射投与などが行われる．GH受容体拮抗薬ペグビソマントも使われ始めている．ガンマナイフなどの放射線療法も併用されることがある．

栄養療法

栄養療法のポイント
- 外科治療などによりホルモンレベルを正常化しないかぎり，栄養・食事療法のみでコントロールすることは困難である．
- 肥満や血圧・血糖・血清脂質レベルの上昇などがみられた場合には，それぞれの異常のための食事療法を組み合わせて行う．

表 K-1-2　先端巨大症の診断の手引き（平成 19 年度改訂）

I. 主症候（注 1）
　1）手足の容積の増大
　2）先端巨大症様顔貌（眉弓部の膨隆，鼻・口唇の肥大，下顎の突出など）
　3）巨大舌

II. 検査所見
　1　成長ホルモン（GH）分泌の過剰
　　　血中 GH 値がブドウ糖 75 g 経口投与で正常域まで抑制されない（注 2）
　2　血中 IGF-I（ソマトメジン C）の高値（注 3）
　3　CT または MRI で下垂体腺腫の所見を認める（注 4）
　4　頭蓋骨および手足の単純 X 線の異常（注 5）

III. 副症候
　1）発汗
　2）頭痛
　3）視野障害
　4）女性における月経異常
　5）睡眠時無呼吸症候群
　6）耐糖能異常
　7）高血圧
　8）咬合不全

注 1：発病初期例や非典型例では症候が顕著でない場合がある
注 2：正常域とは，血中 GH 底値 1μg/L（リコンビナント GH を標準品とする GH 測定法）未満である．糖尿病，肝疾患，腎疾患，青年では偽陰性を示すことがある．また，本症では血中 GH 値が TRH や LH-RH 刺激で増加（奇異性上昇）することや，ブロモクリプチンなどのドパミン作動薬で血中 GH 値が増加しないことがある．さらに，腎機能が正常の場合に採取した尿中 GH 濃度が正常値に比べ高値である
注 3：健常者の年齢・性別基準値を参照する．栄養障害，肝疾患，腎疾患，甲状腺機能低下症，コントロール不良の糖尿病などが合併すると偽陰性の場合がある
注 4：明らかな下垂体腺腫所見を認めない時や，ごくまれに GHRH 産生腫瘍の場合がある
注 5：頭蓋骨単純 X 線でトルコ鞍の拡大および破壊，副鼻腔の拡大と突出，外後頭隆起の突出，下顎角の開大と下顎の突出など，手 X 線で手指末節骨の花キャベツ様肥大変形，足 X 線で足底部軟部組織厚 heel pad の増大＝ 22 mm 以上を認める

〈診断の基準〉
確実例：I のいずれか，および II を満たすもの
疑い例：I のいずれかを満たし，かつ III のうち 2 項目以上を満たすもの

下垂体性巨人症の診断の手引き
I. 主症候
　1）著明な身長の増加
　　　発育期にあっては身長の増加が著明で，最終身長は男子 185cm 以上，女子 175cm 以上であるか，そうなると予測されるもの（注）
　2）先端肥大
　　　発育期には必ずしも顕著ではない

II. 検査所見
　先端巨大症に同じ

III. 副症候
　先端巨大症に同じ

IV. 除外規定
　脳性巨人症ほか，他の原因による高身長例を除く

（注）2 年以上にわたって年間成長速度が標準値の 2.0 SD 以上．なお両親の身長，時代による平均値も参考とする

〈診断の基準〉
確実例：I および II を満たすもの
疑い例：I を満たし，かつ III のうち 2 項目以上を満たすもの
ただし，いずれの場合も IV（除外規定）を満たす必要がある

（厚生労働科学研究費補助金難治性疾患克服研究事業　間脳下垂体機能障害に関する調査研究班：平成 19 年度　総括・分担研究報告書，2008）

K-1-3 乳汁漏出・無月経症候群
galactorrhea-amenorrhea syndrome

疾患の概要

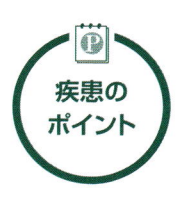

疾患のポイント
- 高プロラクチン血症により，乳汁漏出や無月経をきたした状態である．
- 原因としては，プロラクチノーマのほか，薬剤性などがある．

1）病　態

プロラクチン（PRL）は乳汁分泌に不可欠なホルモンで，生理的には妊娠・授乳期に上昇し，乳汁産生を促進し，同時に産褥期の無月経と妊娠抑制に貢献する．非妊娠時・非授乳期にもかかわらず，血中の PRL が上昇すると，乳汁分泌や無月経，不妊が起こり，乳汁漏出・無月経症候群と呼ばれる．プロラクチン産生下垂体腺腫（プロラクチノーマ）は，高プロラクチン血症の原因として頻度が高く，機能性下垂体腺腫のうちで最も高頻度である．一方，高プロラクチン血症は下垂体腺腫以外にも多くの原因により発症し，特に薬剤性（H_2 ブロッカー，スルピリド，メトクロプラミドなどの消化器用剤，クロルプロマジンやハロペリドールなどの向精神薬など）や甲状腺機能低下症，胸壁の外傷や帯状疱疹，などの頻度が高い．

2）症　状

男性でも乳汁漏出がみられることがあり，勃起障害，性欲低下，不妊の原因となる．マクロアデノーマ（10 mm 以上）では，下垂体腫瘍の局所増大による頭痛や視野狭窄などの症状もみられることがある．

3）検査所見

血中 PRL 濃度の上昇がみられ，200 ng/mL をこえる場合は下垂体腫瘍によるものであることが確実とされる．なお，下垂体 MRI で検出されなくても下垂体腫瘍の存在を否定することはできない．

4）治　療

プロラクチノーマの治療はほかのホルモン産生下垂体腫瘍とは異なり，ドパミン作動薬（カベルゴリン，ブロモクリプチンなど）による薬物治療が手術より優先され，腫瘍縮小や消失に至る例もある．プロラクチノーマ以外の原因では，その原因（原因薬の中止，甲状腺機能低下症の治療など）を取り除くことが治療となる．

栄養療法

- 治療によりホルモンレベルを正常化しないかぎり，栄養・食事療法のみでコントロールすることは困難である．

K-1-4 尿崩症
diabetes insipidus

疾患の概要

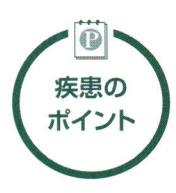

疾患のポイント
- 抗利尿ホルモン（ADH）〔アルギニンバソプレシン（AVP）〕作用の低下により水利尿をきたした状態である．
- AVP 合成・分泌能の低下（中枢性），腎尿細管における AVP 作用の低下の場合がある．

1）診断基準

厚生労働省研究班の診断の手引き（表 K-1-3）がまとめられている．

2）病 態

血漿浸透圧は，主に血漿ナトリウム濃度によって決まり，通常は 280 mOsm/L 付近の比較的狭い帯域に維持されている．血漿浸透圧は，飲水量と尿量（尿濃縮度）により調節される．脱水による血漿浸透圧上昇は，視床下部の浸透圧受容体に感知され，口渇による飲水行動を引き起こすとともに，下垂体後葉より AVP を分泌させる．AVP は腎の集合管に作用して水の再吸収を促進し，尿濃縮を起こさせ尿量を減らすことにより体内の水分を保持する．左心房，大動脈弓，頸動脈洞などの受容体で感知された循環血液量の減少や血圧の低下も，同様にAVP を分泌させる．尿崩症は AVP 作用の不足により，多尿，口渇，多飲を生じたもので，AVP 分泌量の低下（中枢性）または作用障害（腎性）に分けられる．中枢性尿崩症の原因としては，脳腫瘍（頭蓋咽頭腫や胚細胞腫など）やリンパ球性漏斗下垂体炎，頭部外傷，脳外科手術に伴うもののほか，特発性も多い．腎性尿崩症の原因としては，AVPV₂ 受容体やアクアポリン 2 の遺伝子異常のほか，腎盂腎炎，薬剤性，高カルシウム血症などによるものがある．

3）症 状

AVP 作用不足の程度に応じて多尿（1日3L以上，1日最大 10 L にも達する）がみられる．このため口渇と多飲をきたし，特に氷水を飲みたがることが特徴的である．多尿に見合う口渇感があり，水分が摂取できればほかの症状はみられないが，水分補給が十分でないと容易に脱水をきたす．未治療期間が長い例では，二次的に膀胱拡張などがみられることもある．

表 K-1-3 バソプレシン分泌低下症（尿崩症）の診断の手引き

I. 主症候
1. 口渇
2. 多飲
3. 多尿

II. 検査所見
1. 尿量は 1 日 3,000 mL 以上
2. 尿浸透圧は 300 mOsm/L 以下
3. 水制限試験においても尿浸透圧は 300 mOsm/L をこえない
4. 血漿バソプレシン濃度：血清ナトリウム濃度と比較して相対的に低下する．5％高張食塩水負荷（0.05 mL/kg/分で 120 分間点滴投与）時に，血清ナトリウムと血漿バソプレシンがそれぞれ，① 144 mEq/L で 1.5 pg/mL 以下，② 146 mEq/L で 2.5 pg/mL 以下，③ 148 mEq/L で 4 pg/mL 以下，④ 150 mEq/L 以上で 6 pg/mL 以下である
5. バソプレシン負荷試験で尿量は減少し，尿浸透圧は 300 mOsm/L 以上に上昇する

III. 参考所見
1. 原疾患（表 1）の診断が確定していることが特に続発性尿崩症の診断上の参考となる
2. 血清ナトリウム濃度は正常域の上限に近づく
3. T1 強調 MRI 画像における下垂体後葉輝度の低下．ただし，高齢者では健常者でも低下することがある
4. 尿中アクアポリン 2 排泄は 40 fmol/mg クレアチニン以下であることが多い（基準値 100 〜 200 fmol/mg クレアチニン）

〈診断基準〉
完全型中枢性尿崩症：I と II に合致するもの
部分型中枢性尿崩症：I と II の 1，2，5 に合致し，II の 4 ①〜④の少なくとも 1 項目がこの条件を満たすもの

〈病型分類〉 尿崩症の診断が下されたら下記の病型分類をすることが必要である
1. 特発性尿崩症：I と II 以外には，画像上認められる器質的異常あるいは機能的異常を視床下部・下垂体系に認めないもの
2. 続発性尿崩症：I と II に加えて，画像上認められる器質的異常あるいは機能的異常を視床下部・下垂体系に認めるもの
3. 家族性尿崩症：原則として常染色体優性遺伝形式を示し，家族内に同様の疾患患者があるもの

〈鑑別診断〉 多尿をきたす尿崩症以外の疾患として次のものを除外する
1. 高カルシウム血症：血清カルシウム濃度が 11.0 mg/dL を上回る
2. 心因性多飲症：高張食塩水負荷試験と水制限試験で尿量の減少と尿浸透圧の上昇および血漿バソプレシン濃度の上昇を認める
3. 腎性尿崩症：バソプレシン負荷試験で尿量の減少と尿浸透圧の上昇を認めない．定常状態での血漿バソプレシン濃度の基準値は 1.0 pg/mL 以上となっている

表 1 バソプレシン分泌低下症（尿崩症）の原疾患

特発性
家族性
続発性：視床下部―下垂体系の器質的障害
　　　　リンパ球性漏斗下垂体後葉炎，胚芽腫，頭蓋咽頭腫，奇形腫，下垂体腺腫，転移性腫瘍，白血病，リンパ腫，その他の腫瘍，サルコイドーシス，ランゲルハンス細胞組織球症，結核，脳炎，脳出血，外傷・手術

（厚生労働科学研究費補助金難治性疾患克服研究事業 間脳下垂体機能障害に関する調査研究班：平成 13 年度 総括・分担研究報告書，2002, pp.32-33）

4）検査所見

　低張尿がみられ，血漿 AVP 濃度は，血漿浸透圧と対比して低値になる（図 K-1-2）．尿浸透圧は通常 200 mOsm/L 以下で，糖尿病を代表格とする浸透圧利尿による多尿の場合，尿浸透圧が血漿浸透圧をこえているのと対照的である．高張食塩水負荷や水制限により，血漿浸透圧を高値にした状態下で血漿 AVP 濃度を測定することにより，心因性多飲（血漿浸透圧と血漿 AVP 濃度との関係は正常）との鑑別診断のほか，中枢性か腎性か，中枢性では，分泌能が部分的に残存しているかがわかる．また中枢性尿崩症では，下垂体 MRI の T1 強調画像で下垂体後葉部分に生理的にみられる高信号が消失している所見が特徴的である．

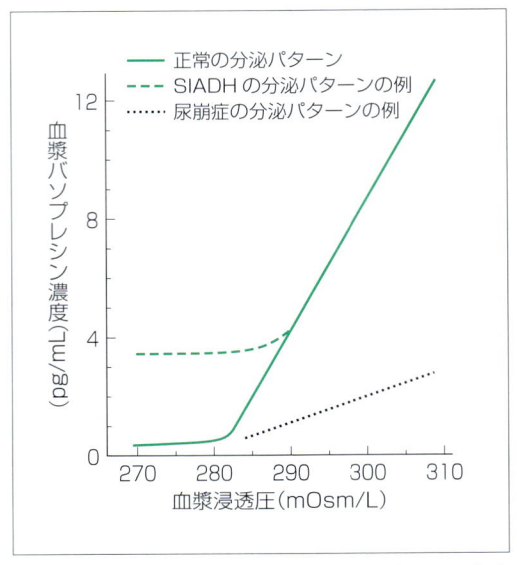

図 K-1-2　血漿浸透圧と血漿バソプレシン濃度との関係

5）治　療

　中枢性尿崩症に対しては，AVP 誘導体であるデスモプレシンの点鼻投与が行われている．

栄養療法

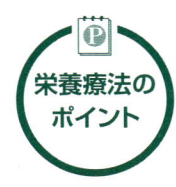

栄養療法のポイント
- AVP 補充療法前または，何らかの理由で治療中断中に，水分摂取が絶たれると容易に脱水に陥るので注意する．
- デスモプレシンを使用しながら飲水が過量になると，副作用としての水中毒が起こりやすくなるので，飲水についての指導をよく行っておく必要がある．

K-1-5 抗利尿ホルモン不適合分泌症候群（SIADH）
syndrome of inappropriate secretion of antidiuretic hormone

疾患の概要

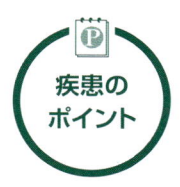

疾患のポイント
- 血漿浸透圧に見合わない抗利尿ホルモン（ADH）〔アルギニンバソプレシン（AVP）〕作用の分泌過剰により水分貯留と低ナトリウム血症をきたした状態である．
- 診断は低ナトリウム血症を生じる他の疾患を除外する必要がある．

1）診断基準

厚生労働省研究班の診断の手引き（表K-1-4）がまとめられている．

2）病 態

AVP分泌過剰により，体内に水が過剰に貯留し低ナトリウム血症をきたす疾患である．AVPの生理的分泌量は，血漿浸透圧のレベルによって大きく変化することから（図K-1-2），血中AVP分泌の過不足は，常に採血時の血漿浸透圧値と対比して評価する必要がある．つまり抗利尿ホルモン不適合分泌症候群（SIADH）は，単に血中AVP濃度の絶対値が高いという状態ではなく，血漿浸透圧値に対して不適切に過剰に分泌されている状態である．原因としては，中枢神経系疾患（脳血管障害，髄膜炎，腫瘍，膿瘍），肺疾患（肺炎など），異所性AVP産生腫瘍（肺小細胞癌が多い），薬物〔選択的セロトニン再取り込み阻害薬（SSRI）など〕がある．一方，副腎，甲状腺，肝機能異常，腎機能異常などによる低ナトリウム血症の場合や浮腫・脱水がみられる場合は，SIADHとはされない．

3）症 状

急性発症または重症の低ナトリウム血症の症状として，倦怠感，食欲低下，頭痛，悪心など脳浮腫に基づく症状がみられる．重症例では意識障害や痙攣に至ることもあるが，一方，無症状で低ナトリウム血症により偶然発見されることも多い．原疾患が多彩（表K-1-5）なので，低ナトリウム血症自体による症状は，原疾患による症状に隠れて目立たないことも多い．

4）検査所見

本来AVP分泌が抑制された状態である血清ナトリウム低値・血漿浸透圧低値にもかかわらず，血漿AVPが測定可能で，尿中ナトリウムと尿浸透圧は上昇がみられる．血清尿酸値や血漿レニン濃度の低値もみられる．検査所見上，腎機能，肝機能，副腎皮質機能の異常がないことを確認する必要もある．

5）治 療

治療は水分摂取制限が基本となる．食事以外の水分量を500～800mL程度に制限することが多い．腎におけるAVP（アルギニンバソプレ

表K-1-4 バソプレシン分泌過剰症（SIADH）の診断の手引き

Ⅰ. 主症状
1. 特異的ではないが、倦怠感、食欲低下、意識障害などの低ナトリウム血症症状がある
2. 脱水の所見を認めない

Ⅱ. 検査所見
1. 低ナトリウム血症：血清ナトリウム濃度は 135 mEq/L を下回る
2. 血漿バソプレシン値：血清ナトリウムが 135 mEq/L 未満で、血漿バソプレシン値が測定感度以上である
3. 低浸透圧血症：血漿浸透圧は 270 mOsm/kg を下回る
4. 高張尿：尿浸透圧は 300 mOsm/kg を上回る
5. ナトリウム利尿の持続：尿中ナトリウム濃度は 20 mEq/L 以上である
6. 腎機能正常：血清クレアチニンは 1.2 mg/dL 以下である
7. 副腎皮質機能正常：血清コルチゾールは 6 μg/dL 以上である

Ⅲ. 参考所見
1. 原疾患（表K-1-5）の診断が確定していることが診断上の参考となる
2. 血漿レニン活性は 5 ng/mL/時以下であることが多い
3. 血清尿酸値は 5 mg/dL 以下であることが多い
4. 水分摂取を制限すると脱水が進行することなく低ナトリウム血症が改善する
5. 尿中アクアポリン 2 排泄は 300 fmol/mg・Cr 以上であることが多い（基準値 100 ～ 200 fmol/mg・Cr）

〈診断基準〉
　確実例　Ⅱで 1 ～ 7 の所見があり、かつ脱水の所見を認めないもの

〈鑑別診断〉低ナトリウム血症をきたす次のものを除外する
1. 細胞外液量の過剰な低ナトリウム血症：心不全、肝硬変の腹水貯留時、ネフローゼ症候群
2. ナトリウム漏出が著明な低ナトリウム血症：腎性ナトリウム喪失、下痢、嘔吐

（厚生労働科学研究費補助金難治性疾患克服研究事業 間脳下垂体機能障害に関する調査研究班：平成 13 年度 総括・分担研究報告書，2002，pp.30-31）

シン）の作用を低下させるためにデメクロサイクリンを併用する場合もある．血清ナトリウム値が 120 mmol/L 未満や神経症状を伴う重症型では 2.5 ～ 3% 高張食塩水の静脈投与も行われることがあるが、低ナトリウム血症の急激な補正は、橋中心髄鞘崩壊などの医原性脱髄疾患を生じることがあるので慎重に行う必要がある．異所性 ADH 分泌に対しては、AVPV$_2$ 受容体拮抗薬であるモザバプタン塩酸塩が使われることもある．

表K-1-5 バソプレシン分泌過剰症（SIADH）の原疾患

1. **中枢神経系疾患**
   髄膜炎、外傷、くも膜下出血、脳腫瘍、ギラン-バレー症候群、脳炎
2. **肺疾患**
   肺炎、肺癌（ADH 異所性産生腫瘍を除く）、肺結核、肺アスペルギルス症、肺腫瘍、気管支喘息、陽圧呼吸
3. **ADH 異常性産生腫瘍**
   肺小細胞癌、膵癌
4. **薬剤**
   ビンクリスチン、クロフィブラート、アミトリプチン、イミプラミン

（厚生労働科学研究費補助金難治性疾患克服研究事業 間脳下垂体機能障害に関する調査研究班：平成 13 年度 総括・分担研究報告書，2002，pp.30-31）

栄養療法

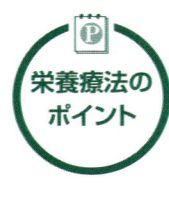

栄養療法のポイント
- 原因疾患が治療可能であればそちらが優先されるが、治療困難または特発性 SIADH（抗利尿ホルモン不適合分泌症候群）の場合には、食事以外の 1 日の水分量を 500 ～ 800 mL 程度に制限することが多い．
- 上記によっても、低ナトリウム血症の改善が不十分な場合には、食塩を余分に経口摂取させることもある．

（曽根　博仁）

K-2 甲状腺疾患
thyroid diseases

　甲状腺ホルモンであるトリヨードサイロニン（T_3）とサイロキシン（T_4）は，結合蛋白から遊離した free T_3, free T_4 のみが生理的活性を有する．甲状腺ホルモンは基礎代謝率を上昇させ，熱産生を促進し，蛋白合成，交感神経や糖・脂質代謝にも影響を与える．甲状腺ホルモンは成長，発達にも必須であり，胎生期から成長期にかけて甲状腺機能低下が長期間持続すると，知能低下や低身長を症状とするクレチン症をきたす．甲状腺ホルモンの分泌は，下垂体前葉の甲状腺刺激ホルモン（TSH），視床下部の甲状腺刺激ホルモン放出ホルモン（TRH）を含めたフィードバックシステムにより調整されており，これが診断や治療効果の判定にも使われている．

　甲状腺疾患は内分泌疾患のうちでも最も高頻度で，女性に多いことが特徴である．甲状腺機能の亢進もしくは低下は，①下垂体からの TSH 分泌過剰もしくは低下による場合（下垂体性）と，②自己抗体による甲状腺自体の活動過剰もしくは障害（それぞれバセドウ病または橋本病）による場合，の両方がありうるが，②が圧倒的に多い．両者の鑑別には，甲状腺ホルモンと同時測定された TSH や，甲状腺に対する各種自己抗体が役立つ．

　甲状腺ホルモン機能亢進症には，バセドウ病以外に，一過性の甲状腺組織の炎症と破壊による亜急性甲状腺炎があり，甲状腺の痛みを伴うことが特徴である．一方，橋本病などで自己抗体により破壊された甲状腺組織から甲状腺ホルモンが漏出し，一過性に甲状腺機能亢進症をきたす無痛性甲状腺炎などの病態もみられる．この場合，甲状腺ホルモンが高値であっても，甲状腺そのものはバセドウ病とは反対に抑制された状態である．

　「1章 7-9　ヨウ素」の項も参照のこと．

K-2-1 バセドウ（グレーブス）病
graves disease

疾患の概要

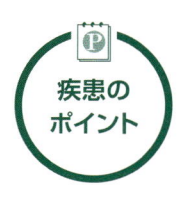

疾患のポイント
- 甲状腺が自己抗体により刺激され，甲状腺ホルモンを過剰に産生する疾患である．
- 代謝亢進によりやせ，発汗過剰，心悸亢進などの多彩な全身症状がみられる．

1）診断基準

　日本甲状腺学会の甲状腺疾患診断ガイドライン（表 K-2-1）が発表されている．

2）病　態

　甲状腺機能亢進をきたす代表的疾患であり，甲状腺 TSH 受容体に対する刺激性の自己抗体

表 K-2-1　バセドウ病の診断ガイドライン

a) 臨床所見
1. 頻脈，体重減少，手指振戦，発汗増加などの甲状腺中毒症所見
2. びまん性甲状腺腫大
3. 眼球突出または特有の眼症状

b) 検査所見
1. 遊離 T_4，遊離 T_3 のいずれか一方または両方高値
2. TSH 低値（$0.1\,\mu U/mL$ 以下）
3. 抗 TSH 受容体抗体（TRAb, TB II）陽性，または刺激抗体（TSAb）陽性
4. 放射線ヨード（またはテクネチウム）甲状腺摂取率高値，シンチグラフィでびまん性

1) バセドウ病
　a) の 1 つ以上に加えて，b) の 4 つを有するもの
2) 確からしいバセドウ病
　a) の 1 つ以上に加えて，b) の 1, 2, 3 を有するもの
3) バセドウ病の疑い
　a) の 1 つ以上に加えて，b) の 1 と 2 を有し，遊離 T_4，遊離 T_3 高値が 3 か月以上続くもの

付　記
1. コレステロール低値，アルカリホスファターゼ高値を示すことが多い
2. 遊離 T_4 正常で遊離 T_3 のみが高値の場合がまれにある
3. 眼症状があり TRAb または TSAb 陽性であるが，遊離 T4 および TSH が正常の例は euthyroid Graves' disease または euthyroid ophthalmopathy といわれる
4. 高齢者の場合，臨床症状が乏しく，甲状腺腫が明らかでないことが多いので注意をする
5. 小児では学力低下，身長促進，落ち着きのなさなどを認める
6. 遊離 T_3（pg/mL）/ 遊離 T_4（ng/dL）比は無痛性甲状腺炎の除外に参考となる

（日本甲状腺学会甲状腺疾患診断ガイドライン　第 7 次案による）

（抗 TSH 受容体抗体）が産生されるために，甲状腺ホルモンが過剰に産生・分泌される．代謝亢進に基づく症状がみられ，甲状腺はびまん性に肥大することが多い．比較的若年層に多発し，男女比は 1：4 である．

3) 症　状

暑がりや微熱，発汗過多などの熱産生過多による症状がみられる．食欲亢進・摂食量増加にもかかわらず，消費エネルギーも増えるのでやせをきたす（初期には食欲増進が優位になり，逆に肥満することもある）．頻脈・動悸・脈圧増加・不整脈（特に心房細動）などの循環器症状や，イライラ，不眠などの精神症状，下痢，眼球突出もみられる．下肢前面から足背にかけて，皮膚が浮腫状になるが，圧痕を残さない（non-pitting oedema）前脛骨粘液水腫がみられることがある．東アジア人男性では，周期性四肢麻痺の合併が多く，血清カリウム低下を伴う．

4) 検査所見

血液検査としては，甲状腺ホルモン高値，抗 TSH（甲状腺刺激ホルモン）受容体抗体（TRAb または TSAb）陽性とともに，ネガティブ・フィードバックによる TSH 低値が特徴的であり，未治療の場合，通常測定感度以下に抑制される．代

謝亢進を反映して，血清コレステロール値低下，アルカリホスファターゼ上昇，耐糖能障害なども認められる．一過性の甲状腺組織の炎症・破壊による亜急性甲状腺炎や無痛性甲状腺炎でも甲状腺ホルモン上昇とその症状がみられるが，これらの病態ではバセドウ病とは逆に甲状腺機能は低下している．両者の鑑別には，放射性のヨードやテクネチウム摂取率などが有用である．

5）治療

治療には，抗甲状腺薬〔チアマゾール（MMI），プロピオサイオウラシル（PTU）〕，放射性ヨード（内照射）療法，手術が行われる．各治療法に長所短所があり，治療の第1選択は国や施設，患者の希望などによっても異なり，日本では抗甲状腺薬が最も広く使われる．これらの薬物は甲状腺ペルオキシダーゼを阻害し，ヨード有機化を抑制することにより甲状腺ホルモン合成を阻害する．無機ヨードも甲状腺ホルモンを低下させ速効性があるが，2週間程度で効果が低下する"エスケープ現象"が起こることが多いので，術前や甲状腺クリーゼなどの場合に使われる．

栄養療法

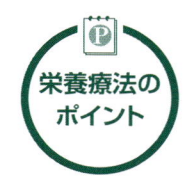

栄養療法のポイント

- 甲状腺ホルモンが高値である間は，エネルギー代謝ならびに体蛋白異化の亢進がみられるので，体重減少で消耗をきたさないように，十分なエネルギー量，蛋白量を摂取させる必要がある．通常，食欲も亢進しているのでよく食べるが，機能亢進症が高度になると食欲も低下してくることがあり，下痢も多く合併するため，食べやすく消化もよい栄養価の高い食事を心掛けてもらう．
- 一方，甲状腺機能亢進が軽度な場合，食欲亢進が前面に出て相対的にエネルギー摂取過剰になり，かえって肥満することもある．このような場合には摂取エネルギー量制限もありうる．治療により甲状腺機能亢進が改善した際も同様である．
- 東アジア人男性患者においては，炭水化物の過剰摂取や飲酒などを契機に周期性四肢麻痺がみられることがあるので，暴飲暴食に気をつけさせる．
- 放射性ヨードを使用する検査は，治療前を除き，食事中のヨードを特に制限する必要はない．大量のヨード摂取により，甲状腺ホルモン値の低下がみられるが，効果は一時的であることが多い．

やせを主徴とする代表的疾患の1つであり，"食べてもやせる"ことが特徴的である．やせは食事量を調節しなくても，ホルモンレベルの正常化により自然に軽快することが多い．前述のように，初期には食欲増進が前面に出て，かえって肥満することもあるため，体重増加を認めた場合は，エネルギー量をコントロールすることもある．放射性ヨウ素治療前などを除いて，食事療法としてのヨード制限は現在ほとんど行われない（「1章 7-9 ヨウ素」の項参照）．

K-2-2 橋本病（慢性甲状腺炎）
Hashimoto disease

疾患の概要

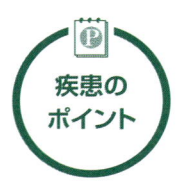

疾患のポイント
- 自己抗体により甲状腺が慢性炎症をきたし，甲状腺ホルモン生成が低下していく疾患である．
- 基礎代謝低下による易疲労，肥満などの全身症状がみられる．

1）診断基準

日本甲状腺学会の甲状腺疾患診断ガイドライン（表K-2-2）が発表されている．

2）病　態

甲状腺機能低下症のほとんどを占める．抗サイログロブリン（Tg）抗体や抗甲状腺ペルオキシダーゼ（TPO）抗体などの自己抗体により，甲状腺に慢性炎症をきたしホルモン産生能が低下する．甲状腺腫もみられ，バセドウ病とは異なり固く触れることが特徴的である．またバセドウ病が比較的若い女性に多発するのに対して，橋本病は中年女性に好発する．

3）症　状

バセドウ病とは逆の代謝低下による症状，す

表K-2-2　慢性甲状腺炎（橋本病）の診断ガイドライン
a）臨床所見
　1．びまん性甲状腺腫大
　　　ただしバセドウ病などほかの原因が認められないもの
b）検査所見
　1．抗甲状腺マイクロゾーム（またはTPO）抗体陽性
　2．抗サイログロブリン抗体陽性
　3．細胞診でリンパ球浸潤を認める
慢性甲状腺炎（橋本病）
　a）およびb）の1つ以上を有するもの
付　記
　1．ほかの原因が認められない原発性甲状腺機能低下症は慢性甲状腺炎（橋本病）の疑いとする
　2．甲状腺機能異常も甲状腺腫大も認めないが抗マイクロゾーム抗体およびまたは抗サイログロブリン抗体陽性の場合は慢性甲状腺炎（橋本病）の疑いとする
　3．自己抗体陽性の甲状腺腫瘍は慢性甲状腺炎（橋本病）の疑いと腫瘍の合併と考える
　4．甲状腺超音波検査で内部エコー低下や不均一を認めるものは慢性甲状腺炎（橋本病）の可能性が強い

（日本甲状腺学会甲状腺疾患診断ガイドライン　第7次案による）

なわち寒がり，低体温，徐脈，易疲労，便秘などがみられ，食欲・摂食量低下にもかかわらず体重は増加する．話し方は緩慢で，嗄声や声の低音化もみられる．顔貌は全体にむくみ，はれぼったい眼瞼，乾燥した肌などの特徴がある．皮膚は浮腫状で，圧痕を残さない粘液水腫が顔面や四肢などにみられる．放置された重症例では，粘液水腫性昏睡と呼ばれる意識障害に至ることもある．

4）検査所見

甲状腺ホルモンは低値となるが，それよりTSH（甲状腺刺激ホルモン）がより鋭敏な検査指標となる．甲状腺ホルモン値が正常でもTSHが上昇している状態を潜在性甲状腺機能低下症といい，ごく軽度または初期の機能低下を示す．甲状腺機能低下に抗Tg抗体や抗TPO抗体陽性が伴えば，ほぼ橋本病と診断できる．ほかに貧血，血中総コレステロール値，トリグリセリド値，CPKなどの上昇がみられる．

5）治　療

疾患そのものに対する治療は行わず，血中TSHを指標として不足分の甲状腺ホルモンを経口補充する．近年は，動脈硬化疾患リスク低減のために潜在性甲状腺機能低下症に対しても補充を勧める意見が強い．

栄養療法

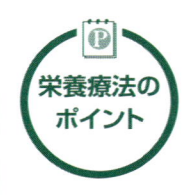

栄養療法のポイント

- ヨード摂取については，「1章7-9　ヨウ素」の項参照のこと．
- 肥満に対しては食事療法より，まず薬物療法による機能正常化が優先される．
- ヨードの大量摂取により，機能低下が増悪することがあるため，こんぶの大量摂取やヨードうがい薬の連日使用などは控えてもらうように指導する．その他の海藻類は，こんぶと比べてヨードの含有量はかなり少ない．

（曽根　博仁）

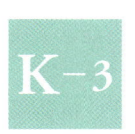

K-3 副甲状腺疾患
parathyroid diseases

　副甲状腺（上皮小体ともいう）は通常，甲状腺背面に接して上下左右に1個ずつ計4つ存在する小器官で，5個以上ある例や胸腺内に存在する例も珍しくない．副甲状腺ホルモン（parathyroid hormone；PTH）は84個のアミノ酸からなるペプチドホルモンで，その主な役割は，生体反応に重要な血清カルシウムイオン濃度が低下しないように維持することである．具体的には，①骨吸収を促進し，骨からのカルシウム動員を高めることにより血中にカルシウムを放出させる，②腎尿細管におけるカルシウムの再吸収を促進し，リンの再吸収を抑制する，③腎においてビタミンDを活性化し，消化管からのカルシウムの吸収を促進する，の3つの機序により血清カルシウム値を上昇させる．PTHの分泌は血清カルシウムイオン濃度によってフィードバック制御される．

　血清カルシウム濃度は，PTHのほか，ビタミンDおよびカルシトニン（甲状腺C細胞から分泌）によって狭い範囲に厳密に制御されている．

K-3-1 原発性副甲状腺機能亢進症
primary hyperparathyroidism

疾患の概要

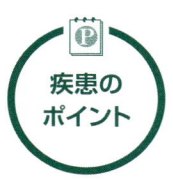

疾患のポイント
- 副甲状腺からPTHが過剰分泌されることによって，高カルシウム血症，低リン血症，骨塩減少，尿路結石などが引き起こされる疾患である．

1）病　態

　副甲状腺からPTHが過剰に自律分泌されている状態で，腺腫，過形成，癌による場合があるが，多くは腺腫であり癌は数％に過ぎない．3：1で女性に多い．PTHの過剰分泌により，骨吸収促進および腎遠位尿細管からのカルシウム再吸収増加，腎における活性型ビタミンD〔1,25(OH)$_2$D〕合成促進を通じて腸管からのカルシウム吸収が増加することにより高カルシウム血症をきたし，骨折や尿路結石が起きる．最近では，骨折や尿路結石が出現する前に，高カルシウム血症により発見される例が増えており，かなり頻度が高い内分泌疾患であることがわかってきた．一方，PTHは腎の近位尿細管からのリンの再吸収を抑制するため同時に低リン血症もみられる．

2）症　状

　高カルシウム血症により易疲労，脱力，口渇・多尿，悪心，嘔吐，消化性潰瘍，膵炎などがみ

られ，中枢神経障害により致命的になりうる．血中カルシウム濃度上昇が軽度でほかの症状がなければ（化学型），血中カルシウム濃度を測定しないかぎり発見は難しい．中心となる症状により，骨膜下吸収像を特徴とする線維性骨炎を合併する骨型，尿路結石や腎石灰化をきたす腎型に分けられる．消化性潰瘍や膵炎を合併することもある．

3）検査所見

血清カルシウムの半分はアルブミンなどの血中蛋白と結合しているので，血清アルブミン濃度が 4 g/dL 未満の時には，補正カルシウム濃度（mg/dL）＝実測カルシウム濃度（mg/dL）＋〔4－血清アルブミン濃度（g/dL）〕を用い，これが 10.2 mg/dL をこえたものを高カルシウム血症とする．イオン化カルシウムの場合は補正不要である．血中 PTH 濃度は intact PTH や whole PTH により測定され高値が認められる．PTH は腎における HCO_3^- の再吸収を抑制し塩素を再吸収するため，代謝性アシドーシスと高塩素血症もみられる．骨形成マーカー（骨型 ALP，オステオカルシンなど）ならびに吸収マーカー（デオキシピリジノリンなど）は高値を示す．腺腫の場合，局在診断が必要になるが，カラードプラ超音波検査や核医学検査（^{99m}Tc-MIBI シンチグラフィなど）が用いられる．複数腺腫大がみられた場合，多発性内分泌腫瘍の検索を要する．

4）治　療

単腺のみの腺腫ではその摘出，過形成の場合には全腺摘出の上，一部を皮下に自己移植する．

栄養療法

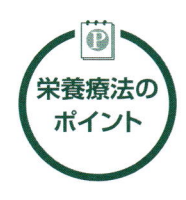

栄養療法のポイント
- ホルモン過剰症による高カルシウム・低リン血症なので，食事療法によって是正することは困難である．
- 手術後に一過性にみられる低カルシウム血症に対しては，カルシウム製剤が用いられることがある．

K-3-2　副甲状腺機能低下症
hypoparathyroidism

疾患の概要

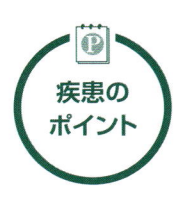

疾患のポイント
- 副甲状腺からの PTH の分泌不全，もしくは PTH の標的臓器における不応により，低カルシウム血症をきたした状態である．
- PTH の分泌不全によるもの〔頸部手術後，特発性副甲状腺機能低下症（idiopathic hypoparathyroidism；IHP など）〕と骨や腎における PTH 不応〔偽性副甲状腺機能低下症（pseudo hypoparathyroidism；PHP）〕に大別される．

1) 病　態

副甲状腺機能低下症は，PTH（副甲状腺ホルモン）の分泌不全によるもの（頸部手術後，特発性副甲状腺機能低下症）などと骨や腎におけるPTH不応（偽性副甲状腺機能低下症）に大別され，いずれもPTHの作用不全により，低カルシウム血症がみられる．特発性には，特発性アジソン病と皮膚モニリア症を合併したHAM症候群が含まれる．また，偽性には，肥満低身長，円形顔貌，中手骨中足骨の短縮などを特徴とするAlbright遺伝性骨異栄養症という病型もある．

2) 症　状

神経・筋の過敏性亢進により，四肢末梢のしびれやテタニー（Trousseau徴候，Chvostek徴候）のほか，精神神経症状（易興奮性，不安，痙攣）もみられる．

3) 検査所見

副甲状腺機能亢進症とは逆に，低カルシウム血症，高リン血症がみられる．血清$1,25(OH)_2D$レベルも低下する．PTHの分泌不全によるものであれば，低カルシウム血症にもかかわらず血清PTH値は低値となる．偽性副甲状腺機能低下症では逆に，血清PTH値は高値となる．心電図ではQT_c延長がみられる．

4) 治　療

全身痙攣時の緊急治療には，カルシウム製剤の静脈注射を行う．慢性期治療は，活性型ビタミンDの経口投与により血清カルシウム値を正常下限まで上昇させる．

栄養療法

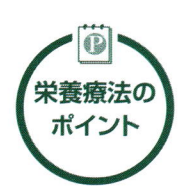

栄養療法のポイント
- カルシウム製剤は，食事中のカルシウム量によっては不要であることも多いが，必要に応じて活性型ビタミンD製剤と併用されることもある．
- 両者を併用する際には血清カルシウム値が上昇し過ぎないように注意が必要である．

（曽根　博仁）

K-4 副腎疾患
adrenal diseases

　副腎は皮質と髄質に分けられ，髄質からは，カテコールアミン（アドレナリンなど）が分泌される．皮質は被膜から，球状層，束状層，網状層の3層に分けられ，それぞれ鉱質コルチコイド（主にアルドステロン），糖質コルチコイド（主にコルチゾール），性ステロイド〔主にデヒドロエピアンドロステロン（DHEA）〕を産生する（図K-4-1）．副腎疾患には，これらのホルモンの分泌異常による多くの疾患が含まれる．

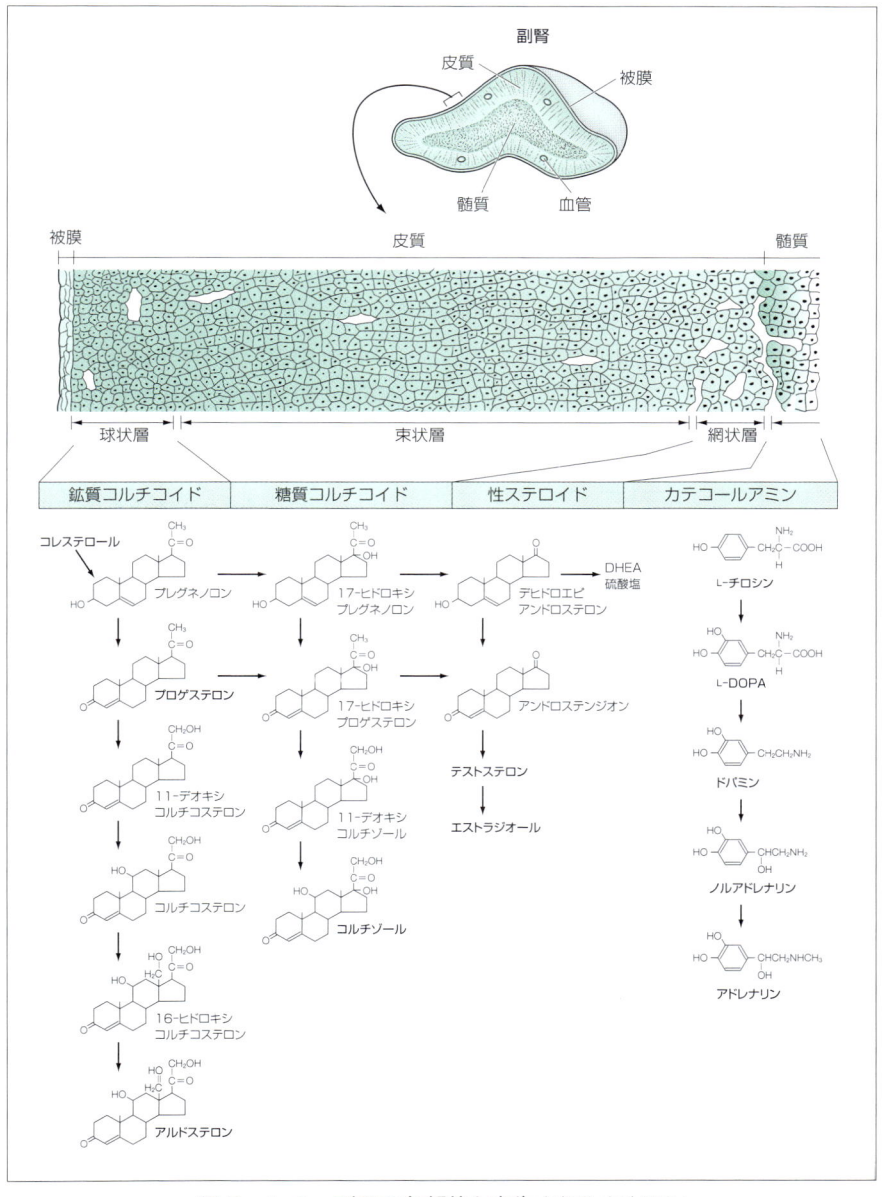

図K-4-1　副腎の各部位と産生されるホルモン

K-4-1 クッシング症候群とクッシング病
Cushing syndrome and Cushing disease

疾患の概要

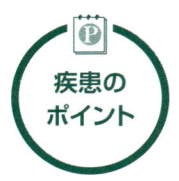

疾患のポイント
- コルチゾールの自律過剰分泌により多彩な全身症状を呈する症候群で，副腎皮質そのものの異常によりコルチゾール産生過剰をきたした場合〔副腎皮質刺激ホルモン（ACTH）非依存性〕と，下垂体からあるいは異所性のACTH産生過剰により二次的に副腎のコルチゾール産生が増加している場合（ACTH依存性）がある．
- 下垂体からのACTH産生過剰によるものは特にクッシング病と呼ばれる．

1）診断基準

クッシング病については厚生労働省研究班の診断の手引き（表K-4-1）がまとめられている．

2）病 態

糖質コルチコイドは，糖・脂質などのエネルギー代謝や，骨代謝など多くの栄養代謝に影響を与える．特に肝の糖新生酵素を活性化し，肝からのブドウ糖放出を増加させ血糖を上昇させるほか，脂肪分解も高め，トリグリセリドを上昇させる．クッシング症候群は，糖質コルチコイドであるコルチゾールがフィードバック制御を受けずに自律的に過剰分泌された結果，各種の特徴的症候を呈した疾患群の総称である．原因としては主に，①副腎皮質の腺腫や過形成からコルチゾールが過剰分泌されている場合（ACTH非依存性），②下垂体（ほとんどが腺腫）あるいは異所性腫瘍のACTHまたは副腎皮質刺激ホルモン放出ホルモン（CRH）の過剰分泌によりコルチゾールが過剰産生されている場合（ACTH依存性），の2通りが考えられ，下垂体からのACTH産生過剰によるものは特にクッシング病と呼ばれる．副腎皮質ステロイド製剤の長期投与による医原性のものもよくみられる．

3）症 状

中心性肥満・満月様顔貌（ムーン・フェイス），後頸部の脂肪沈着（バッファロー・ハンプ）などと称される体幹部に脂肪が沈着する特徴的な肥満を示す．一方で蛋白異化亢進により，筋萎縮と筋力低下，皮膚の菲薄化や皮下出血斑と赤色皮膚線条もみられる．ほかにも二次性の高血圧，糖尿病，骨粗鬆症（小児では成長障害），易感染性，傷の治りにくさ，消化性潰瘍，にきび，精神症状（抑うつ傾向など），多毛など，全身性の多彩な症状がみられる．これらには心血管リスクファクターが多く含まれるので，未治療で放置された場合には，動脈硬化疾患のリスクが高い．ACTH過剰の場合はこれらに加えて，粘膜や全身の色素沈着がみられる．コルチゾールの自律的分泌がみられるにもかかわらず，上記のような典型的な身体所見を欠くものをプレ（サブ）クリニカル・クッシング症候群という．

4）検査所見

クッシング症候群共通の血液検査所見として，血中コルチゾール値高値のほか，耐糖能異

表 K-4-1　クッシング病の診断の手引き（平成18年度改訂）

I. 主症候
　1) 特異的症候
　　満月様顔貌，中心性肥満または水牛様脂肪沈着，皮膚の伸展性赤紫色皮膚線条（幅1 cm以上），
　　皮膚の菲薄化および皮下溢血，近位筋萎縮による筋力低下，小児における肥満を伴った成長遅延
　2) 非特異的症候
　　高血圧，月経異常，座瘡（にきび），多毛，浮腫，耐糖能異常，骨粗鬆症，色素沈着，精神異常
　上記の1) 特異的症候および2) 非特異的症候の中から，それぞれ1つ以上を認める

II. 検査所見
　1) 血中ACTHとコルチゾール（同時測定）が高値～正常を示す（注1）
　2) 尿中遊離コルチゾールまたは17-OHCS値が高値～正常を示す（注2）
　上記のうち1) は必須である
　上記のIとIIを満たす場合，ACTHの自律性分泌を証明する目的で，IIIのスクリーニング検査を行う

III. スクリーニング検査
　1) 1晩少量デキサメタゾン抑制試験：前日深夜に少量（0.5 mg）のデキサメタゾンを内服した翌朝
　　（8～10時）の血中コルチゾール値が5 μg/dL以上を示す（注3）
　2) 血中コルチゾール日内変動：深夜睡眠時の血中コルチゾール値が5 μg/dL以上を示す
　3) DDAVP試験：DDAVP（4 μg）静注後の血中ACTH値が前値の1.5倍以上を示す（注4）
　1) および2)，3) のいずれかを満たす場合，異所性ACTH症候群との鑑別を目的に確定診断検査を行う

IV. 確定診断検査
　1) CRH試験：ヒトCRH（100 μg）静注後の血中ACTH頂値が前値の1.5倍以上に増加する
　2) 一晩大量デキサメタゾン抑制試験：前日深夜に大量（8 mg）のデキサメタゾンを内服した翌朝（8～10時）
　　の血中コルチゾール値が前値の半分以下に抑制される（注5）
　3) 画像検査：MRI検査により下垂体腫瘍の存在を証明する（注6）
　4) 選択的静脈洞サンプリング（海綿静脈洞または下錐体静脈洞）：本検査において血中ACTH値の中枢・
　　末梢比（C/P比）が2以上（CRH刺激後は3以上）ならクッシング病，2未満（CRH刺激後は3未満）
　　なら異所性ACTH産生症候群の可能性が高い

〈診断基準〉
　確実例：I，II，IIIおよびIVの1)，2)，3)，4) を満たす
　ほぼ確実例：I，II，IIIおよびIVの1)，2)，3) を満たす
　疑い例：I，II，IIIを満たす

注1：採血は早朝（8～10時）に，約30分間の安静の後に行う．ACTHが抑制されていないことが，副腎性クッ
　　シング症候群との鑑別において重要である
注2：原則として24時間蓄尿した尿検体で測定する．ただし随時尿で行う場合は，早朝尿ないし朝のスポット
　　尿で測定し，クレアチニン補正を行う
注3：一晩少量デキサメタゾン抑制試験では従来1～2 mgのデキサメタゾンが用いられていたが，一部のクッシ
　　ング病患者においてコルチゾールの抑制を認めることから，スクリーニング検査としての感度を上げる目
　　的で，0.5 mgの少量が採用されている
注4：DDAVP（デスモプレシン）は，検査薬としては保険適応が未承認である
注5：標準デキサメタゾン抑制試験（8 mg/日，分4，経口，2日間）では，2日目の尿中17-OHCSまたは遊離
　　コルチゾールが前値の半分以下に抑制される
注6：下垂体MRI検査での下垂体腫瘍陽性率は40～60％程度である

（厚生労働科学研究費補助金難治性疾患克服研究事業　間脳下垂体機能障害に関する調査研究班：平成18年度 総括・
　分担研究報告書, 2007）

常，脂質異常症，低カリウム血症，白血球増加と好酸球減少などがみられる．コルチゾールの1日分泌量は蓄尿中の尿中フリーコルチゾールを測定することにより評価できる．血中コルチゾールは，生理的に朝高く夜低い日内変動を示すが，クッシング症候群ではこの変動も消失していることが多い．血中のコルチゾールやACTH（副腎皮質刺激ホルモン）レベルは，ストレスや採血条件により変動が大きいため，クッシング症候群診断のためには，負荷試験によりコルチゾールがフィードバックの制御を受けずに自律的に分泌されていることを示す必要がある．そのために糖質コルチコイド製剤（通常，デキサメタゾンが用いられる）を投与しても，コル

チゾール産生が抑制されないことを示す抑制試験が行われる（デキサメタゾン抑制試験）．

クッシング症候群の診断が確定した場合，副腎，下垂体または異所性のいずれに原因病変があるかを見極めることが重要である．コルチゾールと同時採血された血中 ACTH レベルにより ACTH 依存性の有無がわかることが多い．つまり下垂体からの ACTH 過剰分泌の場合は高値を示すのに対し，副腎腺腫からのコルチゾール過剰分泌の場合は，ネガティブ・フィードバックのために ACTH 分泌は抑制されている．一方，クッシング病では，副腎性クッシング症候群や異所性 ACTH 産生腫瘍の場合と異なり，コルチゾールによるネガティブ・フィードバックが部分的に残存しているため，これを利用して，少量（0.5〜2 mg）および大量（8 mg）のデキサメタゾンを用いた抑制試験の反応性の違いによっても鑑別される．クッシング病では下垂体 MRI で腺腫がみられるが，現在の解像度では腺腫が認められなかったからといってクッシング病を否定することはできない．クッシング病か異所性 ACTH 産生腫瘍かの鑑別には，選択的カテーテル検査による下錐体静脈洞・海綿静脈洞サンプリングが行われることもある．

5）治　療

治療は原則として，副腎，下垂体腺腫または原因となっている異所性腫瘍を手術で摘出することである．それが不可能な症例では，コルチゾール合成酵素阻害薬であるメチラポン，ミトタンなどが姑息的に用いられることもある．下垂体腫瘍の摘出が困難または不十分な例では，ガンマナイフなどの放射線療法も行われることがある．

栄養療法

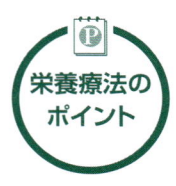

栄養療法のポイント
- 外科的切除などによりホルモンレベルを正常化しないかぎり，食事療法のみでコントロールすることは困難である．
- 術前管理または手術不能例については，肥満，高血圧，耐糖能障害，脂質異常症など合併した異常にそれぞれ対応した食事療法を行う．

K-4-2 副腎皮質機能低下症（副腎不全）
adrenal insufficiency

疾患の概要

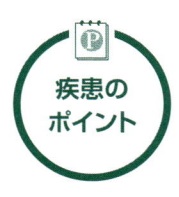

疾患のポイント
- コルチゾール分泌が不十分なために，各種の全身症状をきたしたもので，ショック状態に至る場合もあり（副腎クリーゼ），迅速な治療を要する．
- 副腎自体の病変によるもののほか，下垂体からの ACTH 分泌の低下によるものもある．

1) 診断基準

ACTH分泌低下によるものについては，厚生労働省の手引き（表K-4-2）が発表されている．

2) 病　態

副腎皮質からのホルモン産生，特にコルチゾール分泌が不十分であるために起こる疾患である．副腎自体の病変によりコルチゾールが不足する場合をアジソン病という．副腎は予備能が大きいため，緩徐に進行した場合9割以上が破壊され，それによって症状が出現する．従来原因として多かった副腎結核は減少し，自己免疫によると考えられる特発性症例や両側副腎への癌転移によるものが相対的に増えている．AIDSに合併した副腎感染症によるものも多くなっている．またACTH分泌低下によるもの（下垂体性）もあり，汎下垂体機能低下によるものと単独ACTH欠損症によるものがある．コルチゾール分泌低下時に，コルチゾール必要量が増大するストレス状態が重なると急性副腎不全，副腎クリーゼと呼ばれるショックや昏睡を含む致命的状態に陥ることもある．

3) 症　状

初期には，易疲労，食欲低下，悪心，微熱など非特異的な症状が多い．脱毛，無月経，低血圧，低血糖症状，体重減少などもみられる．コルチゾールは生命維持に不可欠のホルモンで，あらゆる身体的・精神的ストレス時には普段より必要量が増大し，生体のホメオスターシス維持に重要な働きをする．このため分泌低下が著しいと，意識障害や血圧低下によるショック，低血糖などをきたし死亡する．アジソン病では，下垂体からのACTHやその前駆体POMC

表K-4-2　ACTH分泌低下症の診断の手引き

Ⅰ．主症候
　1) 全身倦怠感，2) 易疲労性，3) 食欲不振，4) 意識障害（低血糖や低ナトリウム血症による），5) 低血圧

Ⅱ．検査所見
　1) 血中コルチゾールなどの低値
　2) 尿中フリーコルチゾールなどの排泄低下
　3) 血中ACTHは高値ではない（注1）
　4) ACTH分泌刺激試験〔CRH（注2），インスリン（注3）負荷など〕に対して，血中ACTHまたはコルチゾールは低反応ないし無反応．ただし，視床下部性ACTH分泌低下症の場合は，CRHの1回または連続投与で正常反応を示すことがある
　5) 迅速ACTH（コートロシン）負荷に対して血中コルチゾールは低反応を示す．ただし，ACTH-Z（コートロシンZ）連続負荷に対しては増加反応がある

Ⅲ．除外規定
　ACTH分泌を低下させる薬剤投与を除く

〈診断の基準〉
　確実例　Ⅰの1項目以上とⅡの1)〜3)を満たし，4)あるいは4)および5)を満たす

Ⅳ．注意点
　注1：血中ACTHは25 pg/mL以下の低値の場合が多いが，一部の症例では，血中ACTHは正常ないし軽度高値を示す．生物活性の乏しいACTHが分泌されている可能性がある．CRH負荷前後の血中コルチゾールの増加率は，原発性副腎機能低下症を除外できれば，生物活性の乏しいACTHが分泌されている可能性の鑑別に参考になる
　注2：CRH受容体異常によって，血中ACTHの低値と分泌刺激試験での血中ACTHの低反応が認められることがある
　注3：低血糖ストレスによって嘔吐，腹痛，ショック症状を伴う急性副腎機能不全に陥ることがある

（厚生労働科学研究費補助金難治性疾患克服研究事業 間脳下垂体機能障害に関する調査研究班：平成17年度 総括・分担研究報告書，2006）

（proopiomelanocortin）を共有するβLPH の過剰分泌による皮膚（手掌皮溝など）や粘膜（歯肉，舌など）などの色素沈着がよくみられる．

低ナトリウム血症と高カリウム血症，貧血，好酸球増多などがみられる．

4）検査所見

血中コルチゾール濃度，尿中フリーコルチゾール量の低下がみられるが，特に血中コルチゾールは変動が大きく，ACTH 投与により予備能を評価する必要がある．責任部位が副腎か下垂体かは，血中 ACTH 基礎値，CRH 負荷後の ACTH の反応性，ACTH 負荷後のコルチゾールの反応性，などによって区別する．ほかに，

5）治療

治療は，病変部位を問わず，糖質コルチコイド製剤の経口投与（コルチゾール 15〜20 mg/日程度）が行われる．コルチゾールは，生理的に早朝に多く分泌されるため，補充療法時も朝に多く，夜は少なく内服する．また発熱時や手術時などのストレスの際には，補充量を増やす必要がある．副腎クリーゼの際には，症状に応じて 50〜300 mg 程度が投与される．

栄養療法

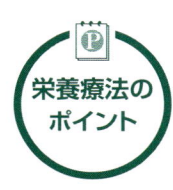

栄養療法のポイント
- 補充療法によりホルモンレベルを正常化しないかぎり，栄養・食事療法のみでコントロールすることは困難である．
- ホルモン補充療法中に，肥満や血圧・血糖・血清脂質レベルの上昇などがみられた場合には，ホルモン補充量の調節とともにそれぞれの異常に対応した食事療法も指導する．
- 補充療法に多く用いられるハイドロコルチゾンは，弱いミネラルコルチコイド作用も併せもち，低ナトリウム血症も含めて改善することが多い．改善が不十分な場合には，食塩を多めに摂取させることもある．

K-4-3 原発性アルドステロン症
primary aldosteronism

疾患の概要

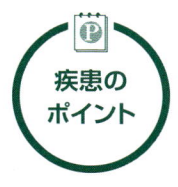

疾患のポイント
- アルドステロン産生副腎皮質腺腫により高血圧をきたす疾患で，低カリウム血症を伴うこともある．
- 内分泌性高血圧の中では最も多く，高血圧患者の数 % 以上を占めると考えられている．

1）病　態

　代表的な鉱質コルチコイドであるアルドステロンの分泌は，ACTH よりむしろレニン-アンギオテンシン-アルドステロン系により調整される．すなわち，循環血漿量低下を刺激として腎の傍糸球体装置から分泌されるレニンを介してアルドステロン産生が刺激され，循環血漿量と血圧を維持する．原発性アルドステロン症は，副腎皮質腺腫が，レニン-アンギオテンシン系の制御を受けずに自律的にアルドステロンを過剰分泌しているために高血圧をきたしたもので，低カリウム血症を伴うことがある．アルドステロンの分泌過剰が，腺腫でなく副腎の過形成によって起こる場合は特発性アルドステロン症という．原発性アルドステロン症は従来考えられていたより頻度が高く，高血圧患者の数 % 以上を占めると推測されている．

2）症　状

　本態性高血圧の症状に加えて，低カリウム血症や代謝性アルカローシスと関連した症状（多尿，筋力低下，筋痙攣，周期性四肢麻痺など）がみられることがある．

3）検査所見

　低カリウム血症，代謝性アルカローシス，耐糖能低下などを認めるが，低カリウム血症の頻度は従来考えられていたより低く約半数である．診断上，フィードバックを介してレニン分泌が抑制されていることが重要な所見で，レニン分泌刺激試験として立位フロセミド負荷などが行われる．原発性アルドステロン症の副腎皮質腺腫は数 mm 程度のこともあり，画像診断では確定診断できない．局在診断には副腎静脈サンプリングが行われることもある．

4）治　療

　原因治療がなく降圧薬により対症的に管理せざるをえない本態性高血圧と比較し，本症による高血圧は，副腎腺腫の摘出やアルドステロン拮抗薬の投与などの原因治療により完治が期待できるため，高血圧患者に低カリウム血症を合併していたら，本症を疑って積極的に精査する必要がある．

栄養療法

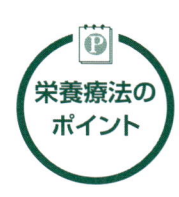

栄養療法のポイント

- 二次性高血圧であるため外科治療もしくは内服治療が主体となり，栄養・食事療法でコントロールすることは困難である．
- 根本治療が不可能な場合には，塩分制限などを行う．

K-4-4 褐色細胞腫
pheochromocytoma

疾患の概要

疾患のポイント
- カテコールアミン産生腫瘍により発作性・持続性高血圧を中心とする症状をきたしたものである．
- 副腎外発生，両側性，悪性がそれぞれ10％にみられることから"10％病"といわれる．

1）病　態

カテコールアミン（アドレナリン，ノルアドレナリン，ドパミン）を過剰産生する腫瘍で，主に副腎髄質にみられるが，副腎外の交感神経組織からも発生する．10％程度は悪性である．複数の内分泌腫瘍を合併する多発性内分泌腫瘍（MEN）の部分症としてみられることもある．

2）症　状

血中カテコールアミン濃度の上昇により，高血圧をはじめ，代謝亢進，動悸，頭痛，発汗，顔面蒼白，不整脈，血糖上昇などの症状がみられる．カテコールアミンが持続的に分泌されている場合と間欠的に分泌される場合とがあり，後者では特徴的な発作性高血圧症をきたす．

3）検査所見

発作型の場合は，発作中や直後の血中・尿中カテコールアミン高値が証明できると診断的価値が高い．ノルアドレナリンからアドレナリンへの変換酵素は副腎のみがもつので，アドレナリン優位は副腎原発を示唆する．持続型の場合は，その安定代謝物であるメタネフリンやノルメタネフリンの蓄尿定量が有用である．バニリルマンデル酸（VMA）も高値となる．腫瘍は一般に大きいことが多いので画像診断は有用である．CTやMRIで内部は不均一であることが多い．特にI^{131}-MIBGシンチグラフィは特異度が高いことで知られている．高血圧のほかに，耐糖能異常や眼底の高血圧性変化などもみられることがある．

4）治　療

治療は外科的な摘出が基本であり，完全に摘出できれば完治が期待できる高血圧症であるが，手術や造影検査などが発作を誘発することがあり，注意しながら行う必要がある．悪性の場合は予後不良である．

栄養療法

- 原因治療によりカテコールアミン過剰分泌を是正しないかぎり，栄養・食事療法のみで高血圧をコントロールすることは困難である．

（曽根　博仁）

L-1 骨粗鬆症
osteoporosis

疾患の概要

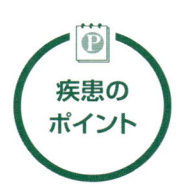

疾患のポイント
- 骨粗鬆症は骨の脆弱性が亢進し，骨折を起こしやすくなった状態である．
- 閉経後の急激な骨量減少を背景として，女性に多く発症する．
- 骨粗鬆症による主な骨折は脊椎圧迫骨折，前腕骨遠位端骨折，上腕骨近位端骨折，大腿骨近位端骨折などである．
- 骨粗鬆症の発症には，栄養や運動などの生活習慣に関わる因子のほかに，遺伝的要因も関わっている．

▶はじめに

　骨は身体を支持・保護するという物理的な機能のほかに，カルシウム代謝における主要臓器としても機能している．このため，骨組織は骨吸収と骨形成の両方が常に進行している代謝的にも活発な臓器である．骨粗鬆症とは骨の脆弱性が亢進し，骨折を起こしやすくなった状態である[1]．本症は加齢とともに発生率が上昇する代表的な疾患で，社会の高齢化が進行する現在，その予防と治療はますます重要な課題である．しかし，骨粗鬆症の予防と治療に対する意識の高まりがみられているとはいえない．その理由の1つは血管合併症をもたらす生活習慣病に比べると緊迫感が弱いことも挙げられるが，疾患自体に関する啓発がいまだ不足していることが最大の原因であろう．疾患自体に関する啓発とともに日常生活における栄養と運動がどのように疾患の予防や治療に結びつくのかを示すことが欠かせないポイントとなる．ここでは高齢社会において最も重要な骨疾患としての骨粗鬆症について栄養管理の面から考えてみたい．

1) 診断基準

　現在の診断基準は「原発性骨折の診断基準2000年版」であり，骨の状態に関する判定と鑑別診断からなっている（表L-1-1）．[2] まずこの診断基準を適用するためには，骨の脆弱性をもたらす骨粗鬆症以外の疾患を除外し，さらに続発性骨粗鬆症の原因疾患がないことを鑑別診断によって確かめる必要がある．骨の状態は，脆弱性骨折の有無と骨量測定によって行われる．骨量測定値が若年成人平均値の80％未満であり，ささいなことで発生した骨折である脆弱性骨折が存在する場合，または脆弱性骨折がなくても若年成人平均値の70％未満である場合，骨粗鬆症と診断される．骨量測定はDXAによる腰椎や大腿骨頸部の測定が望まれるが，前腕骨または中手骨の測定値についても診断基準は適用される．

2) 分類と病態

　骨粗鬆症は単一の疾患ではなく，まず原発性骨粗鬆症と続発性骨粗鬆症とに分けられる．一般に原発性骨粗鬆症にはまれな疾患である若年性骨粗鬆症も含まれるが，圧倒的に多いのは男女とも50歳以降の加齢に伴う骨量減少が亢進した形で発症するものである．ただし，男性においては続発性骨粗鬆症の割合が女性よりも高

表L-1-1　原発性骨粗鬆症の診断基準（2000年度改訂版）

低骨量をきたす骨粗鬆症以外の疾患または続発性骨粗鬆症を認めず，骨評価の結果が下記の条件を満たす場合，原発性骨粗鬆症と診断する

Ⅰ．脆弱性骨折（注1）あり

Ⅱ．脆弱性骨折なし
　骨密度値（注2），脊椎X線像での骨粗鬆化（注3）

正常　YAMの80％以上　なし
骨量減少　YAMの70％以上〜80％未満　疑いあり
骨粗鬆症　YAMの70％未満　あり
YAM：若年成人平均値（20〜44歳）

（注1）脆弱性骨折：低骨量（骨密度がYAMの80％未満，あるいは脊椎X線像で骨粗鬆化がある場合）が原因で，軽微な外力によって発生した非外傷性骨折．骨折部位は脊椎，大腿骨頸部，橈骨遠位端，その他

（注2）骨密度は原則として腰椎骨密度とする．ただし，高齢者において，脊椎変形などのために腰椎骨密度の測定が適当でないと判断される場合には大腿骨頸部骨密度とする．これらの測定が困難な場合は橈骨，第二中手骨，踵骨の骨密度を用いる

（注3）脊椎X線像での骨粗鬆化の評価は，従来の骨萎縮度判定基準を参考にして行う

脊椎X線像での骨粗鬆化　従来の骨萎縮度判定基準
- なし　　　骨萎縮なし
- 疑いあり　骨萎縮度Ⅰ度
- あり　　　骨萎縮度Ⅱ度以上

（日本骨代謝学会誌, 1, 2001 から引用）

表L-1-2　カルシウムの摂取基準　(mg/日)

年齢	男性		女性	
	推定平均必要量	推奨量	推定平均必要量	推奨量
18〜29歳	650	800	550	650
30〜49歳	550	650	550	650
50〜69歳	600	700	550	650
70歳〜	600	700	500	600

（厚生労働省：日本人の食事摂取基準2010年版より）

いことに，注意を払うべきである．

　加齢に伴う骨量の減少は多数の要因によって規定され，それらは遺伝的素因と生活習慣に関連するものとに分けることができる．生活習慣の中で運動と栄養の因子は代表的なものであり，予防ならびに非薬物療法における2つの柱でもある．ただし，極端な栄養障害は続発性骨粗鬆症をもたらす原因として取り上げられる．"アルコール依存症""ビタミンC欠乏症"がその例である．一方，胃切除や吸収不全症候群などは続発性骨粗鬆症の原因として取り上げられるが，これらも栄養障害による骨粗鬆症であるといえよう．

3）栄　養

　加齢に伴う変化については，加齢に伴って生じる誰もが避けることができない変化とそれを増悪させる因子という二面性を考える必要がある．カルシウムの代謝を例に挙げるならば，加齢に伴うカルシウム摂取量や腸管からの吸収低下，ならびに体内ビタミンD_3量の低下などが二次性の副甲状腺機能亢進症とそれによる骨量減少をもたらすことが考えられ，加齢に伴う骨量減少の1つの機序として考えられる．これらに加えて，個人レベルでのカルシウムやビタミンD摂取の不足が増悪因子として骨粗鬆症の発症に結びつく．骨粗鬆症の予防と治療においては十分なカルシウム補給が基本である（表L-1-2）．

栄養療法

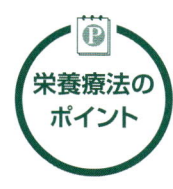

栄養療法のポイント
- 骨粗鬆症の予防と治療においても総エネルギー量の適切な摂取や，全般的な栄養バランスが重要である．
- 特に，カルシウム，ビタミンD，ビタミンKの不足がないように留意する．
- 過量のアルコールやカフェイン，塩分の摂り過ぎも骨代謝に悪影響を及ぼすことが知られている．

1）栄養全般について

骨粗鬆症の予防と治療と栄養との関連を考える時，カルシウムやビタミンDなどの栄養素について考える前に，摂取栄養全体のバランスと量について考えることが必要である．成長期ならびに高齢者において"低栄養"が骨脆弱性を増すからである．

小児期の低栄養が骨格の成長や骨量の増加を妨げることは以前から知られており，さらに思春期の発来を遅らせることを介して骨の成熟も遅らせることが考えられている．若年者，特に若い女性の低栄養の原因としては神経性食欲不振症も忘れてはならない．

高齢者はさまざまな原因で低栄養状態に陥り，そのために骨量減少や転倒のリスクが増大することが報告されている[3,4]．低栄養の原因としては個々の栄養素の特異的な欠乏，急性・慢性の基礎疾患の存在に加えて，加齢に伴う複合的な要因が考えられる．75歳以上の後期高齢者において発症頻度が増加する大腿骨頸部骨折の予防では，転倒のリスクを軽減させる上で栄養状態を改善することも考慮すべきであろう．鈴木らが行った大腿骨頸部骨折の症例・対象研究[5]では，最終的な解析の中で有意な危険因子として残らなかったものの，低栄養状態は虚弱高齢者における課題として避けては通れない．

2）ビタミンDとビタミンK

さまざまなビタミンの中で，特にビタミンDは骨代謝において中心的な役割を果たし，その摂取不足が骨粗鬆症の発症要因になるであろうことは容易に想像される．さらに体内における活性型ビタミンD量は食物からのビタミンDの摂取・吸収と紫外線による皮膚での生成によって決定されるが，両方とも加齢の影響を受けて低下しがちとなる．ChapuyらはビタミンD（800 IU/日）とカルシウム（1,200 mg）が高齢者における骨密度の増加と大腿骨頸部骨折の予防に有用であったことを示している[5]．これらの数字を日本人に直接あてはめることはできないが，骨折予防の点からもビタミンDの不足は避けるべきであることがうかがえる．主な食品中のビタミンD含有量をビタミンDの項の表6-3-2-2に示した．

ビタミンKは元来，正常な血液凝固のために必要なビタミンとして発見された．しかしながら，ビタミンKに依存してカルボキシル化（グラ化）されて生理的機能を発揮する蛋白質，つまりビタミンK依存性蛋白質は血液凝固以外の生体機能においてもさまざまな機能を果たしていることが明らかにされている．

ビタミンKを多く含む食品について，1回使用量とそれぞれの含有量をビタミンKの項（表6-3-4）に示した．

3）過剰摂取が骨代謝に悪影響をあたえる栄養素について

過剰摂取による栄養障害が骨粗鬆症をきたすものの1つとして，アルコールが挙げられる．その一方で，"適量"のアルコール摂取が大腿骨頸部骨折の防御因子として認識されるという疫学調査もある[5]．この場合の"適量"とは日本酒の量としては約1合であろう．また，骨粗鬆症の危険因子としてのアルコールは男性においての報告が多い[6]．女性についても危険因子となりうるが，閉経など，ほかの危険因子に比べて相対的に寄与度が低いことが予想される．アルコールは骨形成抑制作用に加えて，骨吸収促進作用をもつことが知られている[7]．また多量のアルコール摂取は栄養バランスの破綻と共存することが多いためにこれらが相加的あるいは相乗的に骨脆弱性を増すのであろう．

生理食塩水の点滴静注療法は高カルシウム血症の治療にも用いられているように，食塩の負荷は尿細管におけるカルシウムの再吸収を抑制し，カルシウムの尿中排泄を促す[8]．このため，体内からのカルシウム流出がもたらされ，副甲状腺機能を刺激し，二次的副甲状腺機能亢進症

と同様の病態を介して骨量減少をもたらしうると考えられている．カフェインも尿中カルシウムの排泄を亢進させることが報告され[9]，その過量摂取が骨折頻度を増加させるとの報告もある[10]．特にコーヒーの過飲が危険因子として把握されることもある一方で，緑茶は骨粗鬆症の防御因子として検出されることもあり，カフェインの影響だけでは議論できない面もあるため，データの見方には注意を要する．

リン酸はカルシウム尿症を促進することが知られている．それ以外にもリン酸摂取量と血清副甲状腺ホルモン濃度との間には正の相関があり，リン酸摂取の骨代謝における重要性は大きなものがあると予想される．骨量の低下や骨折頻度との関連についてはデータがまだないものの，日常生活の中では，清涼飲料水や保存食品などからのリン酸摂取などについて今後さらに注意が払われるべきであろう．

4）予防と治療

2006年10月「骨粗鬆症の予防と治療ガイドライン」が発表された．1998年，2002年に続く改訂版である[11]．このガイドラインでは，骨粗鬆症の概念が整理され，骨粗鬆症の予防と治療の目標が骨折予防であることを確認した上で，いわゆるEBMの視点から，現在まで得られている知見がまとめられている．薬物療法はもちろん，栄養，運動指導についてもエビデンスのレベルと推奨グレードが明示されている．

栄養の側面において，カルシウム，ビタミンD，ビタミンKについてはビタミンDの項（表6-3-2）にまとめた．これらの摂取を十分に確保す

表L-1-3 カルシウムを多く含む食品

食品	1回使用量(g)	カルシウム(mg)
牛乳	200	220
スキムミルク	20	220
プロセスチーズ	20	126
ヨーグルト	100	120
干し海老	5	555
ワカサギ	60	270
シシャモ	50	175
豆腐	75	90
納豆	50	45
小松菜	80	136
チンゲン菜	80	80

（食品成分研究調査会編；五訂増補 日本食品標準成分表 第2版，医歯薬出版，2006）

ることのみで，骨量増加や骨折予防が達成されることは期待できないものの，骨粗鬆症の予防において目標とすべき数値であり，薬物療法にあたっては，基礎治療ともいうべき摂取量である．カルシウムについては800 mg以上，ビタミンDについては400〜800 IU（10〜20 μg），ビタミンKについては250〜300 μgとなっている．それぞれを多く含む食品群も示されており，日常診療でも目安として活用されるべきであろう（表L-1-3）．

これらの栄養素は食品から摂ることが望まれるが，必要に応じてサプリメントの使用も考えられる．

栄養に対する配慮としては骨粗鬆症のみならずほかの生活習慣病の予防と治療にも結びつくべきであり，全身的な健康づくりの一環として，骨粗鬆症の予防ならびに治療を位置づけるべきであろう．

（細井　孝之）

引用文献

1) Osteoporosis Prevention, Diagnosis, and Therapy. NIH consensus Statement, 17, 2000, pp.1-45（http:consensus.nih.gov/cons/111/111_statement.htm）.
2) 折茂 肇, ほか：日本骨代謝学会雑誌, 14, 1996, pp.219-33.
3) Bastow MD, et al : Undernutrition, hypothermia, and injury in elderly women with fractured femur : an injury response to altered metabolism? Lancet, 122, 1983, pp.143-46.
4) Tinetti ME, et al : Risk factors for falls among elderly persons living in the community. N Engl J Med, 319, 1988, pp.1701-07.
5) Chapuy MC, Arlot ME：Vitamin D3 and calcium to prevent hip fractures in the elderly women. N Engl J Med, 327, 1992, p.1637.
6) Suzuki T, et al : Case-control study of risk factors for hip fractures in the Japanese elderly by a Mediterranean Osteoporosis Study (MEDOS) questionnaire. Bone, 21, 1997, pp.461-67.
7) Crilly RG, et al : Bone histomorphometry, bone mass, and related parameters in alcoholic males. Calcif Tissue Int, 43, 1988, pp.269-76.
8) Duarte CG, Watson JF : Calcium reabsorption in proximal tubule of the dog nephron. Am J Physiol, 212, 1967, pp.1355-60.
9) Heany RP, Recker RR : Effects of nitrogen, phosphorus, and caffeine on calcium balance in women. J Lab Clin Med, 99, 1982 pp.46-55.
10) Johnell O, et al : Risk factors for hip fracture in European women : the MEDOS Study. Mediterranean Osteoporosis Study. Bone Miner Res, 10, 1995, pp.1802-05.
11) 骨粗鬆症の予防と治療ガイドライン作成委員会編：骨粗鬆症の予防と治療ガイドライン 2006年版, ライフサイエンス出版, 2006.

L-2 骨軟化症・くる病
osteomalacia・rickets

疾患の概要

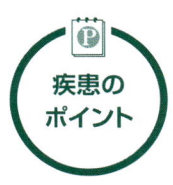

疾患のポイント
- 骨軟化症とくる病はビタミンDの作用不足による骨石灰化障害によるものであるが，前者は成長期以降，後者は成長期以前に発症したものである．
- 骨軟化症・くる病は栄養性のものと遺伝性のものがある．
- 骨軟化症・くる病の治療は病態を見極めた上で計画する．

▶はじめに

骨軟化症（osteomalacia）は骨端線が閉じてからのビタミンDの作用不足による骨石灰化障害によるものであり，ビタミンD欠乏，またはビタミンDに対する不応性（受容体異常を含む）などが原因とある．同様の病態が骨端線閉鎖以前，すなわち，成長期に生じた場合はくる病（rickets）と定義される．骨軟化症では石灰化異常のために，非石灰化骨基質（類骨）が増加した状態で骨量が減少し，骨の脆弱性が問題となるが，骨粗鬆症の場合は，石灰化骨量と類骨量との比が正常と変わらない点が骨軟化症と異なる．一方，骨粗鬆症と考えられる場合でも，ビタミンD不足の寄与するところが多ければ，2つの病態が混合していると解釈すべきことがある．骨粗鬆症と診断されている場合でも，特に骨量減少の程度が高い場合や，治療抵抗性の場合には骨軟化症の病態を念頭に置くべきであろう．

1) 分 類

骨軟化症・くる病は，ビタミンD作用の低下によるもの，血中カルシウム・リンイオン積の低下によるもの，アシドーシスに伴うものの3グループに分類される（表L-2-1）[1]．

ビタミンD作用の低下によるものは，さらに

表L-2-1 骨軟化症・くる病の分類
1. ビタミンD作用の低下によるもの
    a. ビタミンD欠乏症：栄養障害，日光被曝の低下，消化器疾患による吸収障害 など
    b. ビタミンDの活性化障害：ビタミンD依存症I型，抗痙攣薬など
    c. ビタミンD反応性の障害：ビタミンD依存症II型など
2. 血中カルシウム・リンイオン積の低下によるもの
    a. リン欠乏：長期のリン不含有経静脈栄養，リン吸着性制酸薬の服用など
    b. 腎尿細管リン再吸収の低下：家族性低リン血症性ビタミンD抵抗性くる病，腫瘍性低リン血症性骨軟化症など
    c. ファンコン症候群（原発性，続発性）
3. アシドーシスに伴うもの
    a. 腎尿細管性アシドーシスI型
    b. 尿管S状結腸瘻
    c. 薬剤性：アセタゾラミド長期投与など

（松本俊夫「骨軟化症・くる病」杉本恒明，矢崎義雄 総編集：内科学 第9版，朝倉書店，2007，p.1544．より改変）

ビタミンD欠乏症，ビタミンD活性化障害，ビタミンD反応性障害に分類される．他章でも述べられているように，体内のビタミンDは，食品由来のものと日光の紫外線によって体内で産生されるものからなり，それぞれの不足によってビタミンD欠乏症がもたらされるのみならず，消化器疾患による吸収障害もその原因になりうる．器質的疾患がない状態において栄養障害または日光曝露低下が骨軟化症・くる病に至るまでのビタミンD欠乏症をもたらすことは現

在のわが国の現状においてはまれであると推察される．しかし，骨粗鬆症予防の観点からはビタミンD不足の状態にある中高年女性が多いことは他章で述べられている通りである．

ビタミンDは肝臓と腎臓での水酸化を経て活性化され，核内受容体であるビタミンD受容体に結合したのちに標的遺伝子に対して転写因子として作用する．ビタミンDの活性化障害によるビタミンD依存症I型（$1α$水酸化酵素遺伝子の異常），ビタミンD受容体遺伝子の変異によるビタミンD依存症II型が，ビタミンD作用の低下による骨軟化症・くる病の原因となる．

骨の石灰化障害はカルシウム・リンイオンの恒常性障害による血中カルシウム・リンイオン積の低下によっても引き起こされる．その原因として，リンの欠乏，腎臓におけるリン再吸収の低下，などがあり，栄養的な問題に加えて，さまざまな遺伝性疾患がその原因として知られている．これらのうち，腫瘍性低リン血症性骨軟化症は，腫瘍が過剰分泌するFGF-23というサイトカインが原因物質であることが明らかにされている[2]．

腎尿細管性アシドーシスI型では，腎遠位尿細管での酸分泌が障害されており，血中の水酸イオン低下が，骨石灰化抑制，骨吸収亢進をもたらすのみならず，アシドーシスによる腎臓におけるビタミンD活性化障害も重なって骨軟化症・くる病の病態をもたらす．

2）臨床症状

骨軟化症では，骨脆弱性の亢進による骨折以外にも，近位筋の筋力低下などの筋症状が認められることがある．くる病では，骨成長障害による低身長，肋骨念珠（rachitic rosary），四肢骨端部の腫大などの骨軟骨の変形，筋力低下，骨痛が代表的な症状である．ビタミンD依存症II型では全身脱毛の合併が特徴的である．

3）検査所見

骨石灰化障害が病態の基盤にある本症では，骨表面の類骨層が増大し，テトラサイクリンによる二重標識によって評価する場合には，石灰化速度の低下が認められる．

X線写真では骨陰影の低下に加えて骨の脆弱性に基づく変形像が認められる．特に骨軟化症における変形として偽骨折（Looser's zone）が有名である．これは肩甲骨，肋骨，恥骨，鎖骨，大腿骨に好発する．くる病では 骨端線の横径拡大（flaring），骨端線の境界不鮮明化（fraying），骨幹端中央部の杯様陥凹（cupping），骨端線幅の増大，骨端核の希薄化，骨皮質と骨梁の菲薄化などが認められる．

血液検査では，ビタミンD作用低下による骨軟化症・くる病においては，血中カルシウム，リンの低下，骨型アルカリホスファターゼの上昇，副甲状腺ホルモン値の上昇，尿中カルシウム，リンの低下が認められる．

ビタミンD欠乏による骨軟化症・くる病では，体内のビタミンD充足状態の指標である，25水酸化ビタミンDの血中濃度が低下する．ビタミンDの活性化障害によるビタミンD依存症I型では，1,25水酸化ビタミンDの血中濃度が低下するが，ビタミンD依存症II型では逆に上昇が認められる．

4）治　療

骨軟化症・くる病の治療方針はそれぞれの病態に従って決定される．ビタミンD欠乏症に対しては，ビタミンDを豊富に含む食品（「1章6-3　ビタミンD」の項参照）の摂取を勧めるとともに日光にあたることを無理のない範囲で推奨する．必要に応じて，ビタミンD製剤を用いる．ビタミンD依存症I型には活性型ビタミンD製剤が必要である．ビタミンD依存症II型の治療にはより多くの活性型ビタミンD製剤が必要となることが多い．

低リン血症性ビタミンD抵抗性くる病などで，血中カルシウム・リンイオン積が低下している場合は，活性型ビタミンD製剤に加えて経口リン製剤を用いて，血中カルシウム値や尿中カルシウム値を適正に保つように調整する[3]。

栄養療法

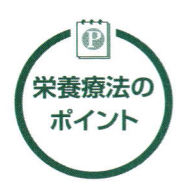

栄養療法のポイント
- 骨軟化症・くる病の栄養療法における基本はビタミンDを豊富に含む食品の摂取である．
- 栄養療法が不十分である場合はビタミンD製剤を用いる．

（細井　孝之）

引用文献

1) 杉本恒明，矢崎義雄総編集；内科学 第9版，朝倉書店，2007, p.1544.
2) Takeuchi Y, Suzuki H, Ogura S, et al：Venous sampling for fibroblast growthe factor-23 confirms preoperative diagnosis of tumor-induced osteomalacia. J Clin Endocrinol Metab, 89, 2004, pp. 3979-3982.
3) Primar on the metabolic bone diseases and disorders of mineral metabolism, Seventh Edition. An Official Publication of the American Society for Bone and Mineral Research. 2008, p332.

L-3 変形性関節症
osteoarthritis；OA

疾患の概要

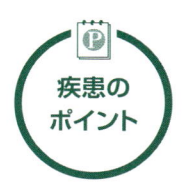

疾患のポイント
- 変形性関節症とは関節の変性によって生じる疾患である．
- 代表的な疾患として，変形性脊椎症，変形性膝関節症，変形性股関節症がある．
- 予防と治療において，関節に対する負荷を軽減することが基本である．このために過体重を避ける栄養指導が重要となる．

▶はじめに

変形性関節症とは，関節の変性によって生じる疾患であり，疼痛，変形，運動障害をもたらす．加齢とともに増加する運動器疾患の代表的なものであり，高齢者人口がますます増加する現在，その予防と治療，さらにはケアの重要性は増している．ここでは変形性関節症のうち代表的なものについて概説する．

1 変形性脊椎症
spondylosis deformans

1）病 態

本症は椎間板と椎間関節の軟骨の変性によって生じる．椎間板は髄核と線維輪からなる．青年期にはそれらの80～90％が水分であるが壮年期以降減少し，高齢者では70％前後になるといわれている．このため椎間板の弾力性が減弱し，変形をきたしやすくなる．椎間関節は滑膜関節の1つであるが，ほかの滑膜関節と同様の加齢に伴う変化が椎間関節にも生じ，変形が進行する．これらの変化によって，脊椎の機能障害や不安定化が引き起こされ，さまざまな臨床像を呈することになる．これらが年余にわたって慢性的に継続・進行することによって，70歳以降には椎間関節関節包の線維化，椎間板の高度狭小化，骨棘形成へと進行する．

2）症状とX線像

主要な症状は疼痛であり，進行した場合に脊椎の可動性が制限される．通常は神経症状を伴わないが，まれに神経根や脊髄，さらにまれには椎骨動脈の圧迫によって神経症状をきたすこともある．骨X線写真では，椎間板の狭小化や"真空現象"が認められる．真空現象（vacuum phenomenon）とは，椎間板が弾性減弱のために圧迫力による塑性変性をきたし，進展位で陰圧になった椎間板断裂部に主に窒素を含むガスが集積する像がみえることである．

3）治 療

治療はまず椎間板と関節軟骨になるべく負担をかけないことである．過体重があれば減量することが重要であり，適切なエネルギー摂取の指導が欠かせない．また，中腰での作業を避ける必要がある．また，腰椎の前彎を減少させる姿勢をとるような指導，固めのベッドを勧めるなども有用であることが多い．急性期の疼痛に対

しては安静，鎮痛薬の処方，局部注射，硬膜外ブロックを用いる．理学療法としては牽引療法や電気療法などが用いられる．コルセットによる外固定は脊椎の不安定性に対して有効である．ただし，コルセットの長期間装着は体幹の筋力低下をきたす危険性があるため，症状の寛解に合わせて徐々にはずすことを勧める．症状寛解期の腰痛体操としては腹筋を強化するものを中心に指導する．

2 変形性膝関節症
knee osteoarthritis

1）病　態

変形性膝関節症は変形性関節症の中でも主要なものであり，整形外科受診者の中で占める割合も多い．増悪因子として，加齢，肥満，その他のものが挙げられるが，根本的原因は不明である．なお，一部には外傷や代謝性疾患に続発する二次性変形性膝関節症も存在する．

2）症状とX線像

主要症状は膝の運動痛であり，一般に可動域制限が生じる．また，進行すると伸展制限が増悪する．日本人では内反変形が多く，この場合膝内側に疼痛が限局する．また，立位においていわゆるO脚変形が認められる．

単純X線写真では立位正面像（特に軽度屈曲位）において関節裂隙の狭小化が認められる．その程度は関節軟骨の摩耗程度を示す．また，膝関節伸展位での全下肢立位正面像を撮影することにより，大腿骨頭中心と足関節中心とを結ぶ下肢機能軸偏位の評価が可能であり，特に整形外科的治療に有用であるとされている．

3）治　療

治療は日常生活指導，装具療法，薬物療法，手術療法からなる．日常生活の指導としては関節面に負担をかけないことを目標として，体重の減量，杖の使用，筋力強化（特に大腿四頭筋）を勧める．肥満がある場合の減量は非常に有効であるので適切な栄養指導が重要である．装具としては足底板が用いられる．内側型の関節症には楔状の外側補高をつけたものが，外側型の関節症には内側補高の足底板を用いる．疼痛に対して非ステロイド性鎮痛抗炎症薬の内服療法が行われ，症状の消長に合わせて増減または休薬，そして再開される．ステロイド剤の関節内注入は疼痛増悪期に行われるが，副作用を勘案し，使用量は最小限に留める．高分子ヒアルロン酸は関節軟骨の再生を促す作用を有するとされている．手術療法の主な適応は膝の内反変形が著明であるがADLは保たれている活動的な患者である．その場合，高位脛骨骨切り術による変形矯正が行われる．人口関節置換術は変形が高度で膝の内外両側の関節面に変性が及んだ症例や，活動性の低い高齢症例において考慮する．

3 変形性股関節症
hip osteoarthritis

1）病　態

変形性股関節症の70〜80％は二次性のものであるとされており，何らかの基礎疾患が背景に存在する場合が多い．基礎疾患としては臼蓋形成不全が最も多いとされている．股関節関節面にかかる力学的負荷は大きく，関節面がわずかに減少していても関節軟骨にかかる負担は増大し，本症の発症を助長する．

2）症状とX線像

初期症状は歩行時や荷重時の疼痛であり，より末梢や体幹への放散痛もしばしば認められる．進行すると逃避性の跛行や安静時痛も生じてくる．股関節の可動域は減少し，日常生活の支障が増大していく．診断には単純X線検査が有効であり，両股関節単純正面像でのcenter-edge angle（CE角）が臼蓋側方被服度を判定するのに有効である．この数値が15度以下の場合，変形が進行するとされている．

3）治　療

治療においてはほかの部位における変形性関節症と同様，免荷が重要であり，体重の減量や重いものを持たないことは保存療法の基本である．

栄養療法としては適切な体重を得ることを中心に考慮することが望まれる．疼痛に対して非ステロイド性鎮痛抗炎症薬の内服や外用が行われる．手術療法は骨切り術による変形の矯正と人工股関節置換術によるものとに分けられる．近年後者が普及しており，よい成績が収められている．ただし，高齢者においては，術後の血栓による臓器障害の可能性や人工関節周囲の骨吸収の可能性なども考慮した上で慎重に適応を決定する必要がある．

栄養療法

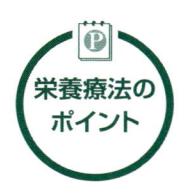

栄養療法のポイント
- 変形性関節症における栄養療法の目的は関節に対する過度の負荷を避けるために体重の適正化を図ることである．
- 本症の予防と治療において，特定の栄養素を摂取することは確立されていない．

（細井　孝之）

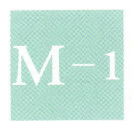

M-1 腸管感染症
enteric infection

疾患の概要

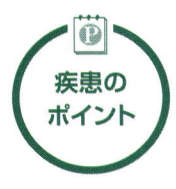

疾患のポイント
- 病原微生物は種々あるが、経口により感染する.
- 腸チフス、コレラ、赤痢などでは細菌感染の場合は海外で感染することが多く、渡航歴などを十分聴取する.
- 腸チフス、コレラ、赤痢は感染症法による3類感染症に分類され、直ちに届け出ることが義務づけられている.
- 細菌感染の病原の中には耐性菌も存在する.
- ウイルス性腸管感染症は集団発生があり、特にノロウイルスなどが院内感染も起こすが、その制圧は難しい.
- 腸管感染症では予防が重要であり、手洗いの徹底などの対策が必要である.

各病原の診断による。病原が多種にわたるため診断基準はない。各疾患ごとに、概念、病態、症状などを述べる.

1 腸チフス, パラチフス
typhoid fever and paratyphoid fever

1) 概 念

腸チフス・パラチフスは一般のサルモネラ感染症とは区別し、チフス性疾患と総称されている.

診断後直ちに届け出る3類感染症である。腸チフス・パラチフスは現在でも、日本を除く東アジア、東南アジア、インド亜大陸、中東、東欧、中南米、アフリカなどで蔓延し、流行を繰り返している.

わが国でも昭和初期から終戦直後までは腸チフスが年間約4万人、パラチフスが約5,000人の発生がみられていた。環境衛生状態の改善によって1970年代までには年間約300例の発生まで減少した.

その後、1990年代に入ってからは腸チフス・パラチフスを併せて年間約100例程度で推移している.

最近は海外旅行者の増加とともに輸入感染症として注目されている.

2) 病 態

感染形式は患者や保菌者からの経口感染で水などでも感染する。菌の主な感染場所は腸管ではあるが、本態は敗血症である.

すなわちチフス菌 (Salmonella typhi)、パラチフスA菌 (S. paratyphi A) は小腸粘膜より侵入し、回腸下部のリンパ節ならびに孤立性リンパ濾胞内で増殖、腸間膜リンパ節を経てリンパ行性に胸管から血液中に入り全身の網内系で増殖し症状が出現する.

腸管では局所病変が特徴であるが胆道感染も起こり、胆汁中の細菌が小腸に入り二次感染を起こすことがある.

3）症状・診断

1 症　状

潜伏期は2週間前後で，1週間以上持続する39〜40℃の発熱（特に腸チフスでは初めは徐々に上昇し，稽留熱から弛張熱となる特徴的熱型である）と比較的徐脈が特徴的であり，頭痛，全身倦怠感，食欲不振などの症状があるが，一般に下痢より便秘の頻度が高い．

また上腹部から胸部に出現するバラ疹，脾腫が特徴である．消化器症状以外に乾性咳嗽や中枢神経症状がみられることがある．

しかし原因不明の高熱のみの症例が多いので，発展途上国への渡航歴聴取は重要である．

無治療での経過は3〜4週間とされている．解熱しても2週間程度して突然の腹痛を訴えた時は，腸出血や腸穿孔（全体の1%程度）を考慮する必要がある．

死亡率は10%だが早期の適切治療で1%以下まで死亡率は低下する．再発は未治療の5〜10%，抗菌薬治療例の10〜20%に起こる．

全体の経過をみると腸チフスとパラチフスは臨床症状はほとんど同じであるが，パラチフスは腸チフスに比較して一般的に症状は軽い．

- 第1病期：段階的に体温が上昇し39〜40℃に達する．三主徴である比較的徐脈，バラ疹，脾腫が出現する．
- 第2病期：極期となり40℃台の稽留熱，便秘または下痢を呈する．重症な場合では，意識障害を引き起こす．
- 第3病期：弛張熱を経て徐々に解熱に向かう．腸出血後に2〜3%の患者に腸穿孔が起きることがある．その後解熱し，回復に向かう第4病期となる．

2 診　断

初期には白血球増多を示す場合があるが，通常は正常範囲かやや減少を示す．腸チフスでは好酸球減少が特徴的である．ALTや，ASTは異常を示すことが多い．

培養は菌の証明に必要で，発熱時の血液培養や骨髄穿刺により行われるが，胆汁，糞便，尿でも培養を行う．通常存在する菌ではないので，培養で確認されれば確定診断となる．感染症法による届け出が必要であるので，本症を疑う時には繰り返して培養を行う必要がある．ビダール反応（血清凝集反応）は陽性になるまで時間を要し，診断の役に立たないことがある．胆石などがあるとより保菌者となる可能性が高くなる．

4）治　療

1 一般療法

安静と食事療法である．腸管出血や腸穿孔などの合併症に注意する．

2 抗菌薬療法

ニューキノロン薬が第一選択薬で，7日から14日間程度投与するが，近年東南アジアを中心に耐性菌の出現が認められてきている．感受性試験の結果を参考に治療を行う．

治癒判定は治療終了後48時間以降24時間以上の間隔で，発症後1か月以上経過した時点で連続3回便培養陰性であれば治癒とする．可能であれば胆汁培養陰性も確認する．治癒後再排菌はほとんどないとされている．

近年PK/PD理論によりニューキノロン薬の投与方法が分散投与から1回にまとめて投与する方が効果的な使用法であり推奨されつつある．

3 保菌者対策

レボフロキサシンを28日間用いるか，スルファメトキサゾール・トリメトプリム（ST合剤）4錠を分2で14〜21日間用いる．胆石がある場合には抗菌薬を使用しても保菌が続くことが多く，胆嚢切除術の適応になることも多い．

5）予　防

腸チフス・パラチフスの予防には，腸チフス・

パラチフス混合ワクチンの接種が行われていたが，副反応が強いため 1974 年に中止された．外国では現在でもワクチン接種が行われている．

2 コレラ
cholera

1) 概　念

　コレラはコレラ毒素（cholera toxin；CT）産生株（血清型 O1 および O139 型コレラ菌内の）によって起こる急性胃腸炎である．

　流行菌型は O1 は 4 種の型に分類されるが，その中でコレラの原因となるのは古典型とエルトール型である．

　O139 型菌はまれである．東南アジア渡航により感染例が多いが，輸入食品による国内発生例もある．典型的な症状は激しい小腸性下痢と嘔吐，それに伴う脱水を起こす．

　治療しないと急速に脱水や循環不全が起こり腎不全に陥る場合もあり，無治療の場合死亡率は 50 ％ に達するともいわれている．

　輸液と抗菌薬による全身状態の改善と除菌および二次感染防止である．検疫感染症であり，3 類感染症である．

　世界的流行は第七次まであり，1817 年に始まった第一～六次までの世界的流行はいずれも古典型コレラ菌に，また 1961 年より現在まで続いている第七次の流行はエルトール型に起因している．

　O139 は新型のコレラ菌で，1992 年秋にインドで突然流行し近隣諸国に急速に広まり世界的な流行が懸念された．しかし，その後大きな広がりはみられていない．

　糞口感染やコレラ菌によって汚染された水や食物の経口摂取によって発症する．本感染症は，腸管内に侵入したコレラ菌が腸管腔内で増殖する際に CT を産生する．CT は 2 つの sub-unit を有し，A subunit 1 分子と B subunit 5 分子からなり，B subunit の作用で菌が小腸粘膜細胞のレセプターである GM1 ガングリオシドに結合，A subunit が細胞内に入り毒素活性を発現する．

　しかし菌自体は細胞内には入らず，小腸粘膜の変化が少ない．激しい水様性下痢が起こるが，これは細胞内 cAMP 濃度が上昇し，大量の水と電解質が腸管内に排出されるのが原因とされる．

2) 症状・診断

　通常 1 ～ 3 日以内の潜伏期間後に水様性下痢と嘔吐が突然始まり，水・電解質の喪失により急速に脱水・アシドーシスに陥る．一般に軽症の場合には軟便の場合が多く，下痢が起こっても回数は 1 日数回程度で，下痢便の量も 1 日 1 L 以下である．多少の粘液が混じり，特有の甘くて生臭いにおいがある．

　重症の場合，下痢便の量は 1 日 10 L ないし数十 L に及ぶことがあり，病期中の下痢便の総量が体重の 2 倍になることも珍しくない．その代償作用として噴水状の嘔吐を伴う場合がある．

　腹痛がみられることは少なく，体温はむしろ低下傾向である．便は通常，米のとぎ汁様と表されるように白色に近いものである．

　この時期の特徴として，眼が落ち込み頬がくぼむいわゆる "コレラ顔貌" を呈し，指先の皮膚にしわが寄る "洗濯婦の手（washwoman's hand）"，腹壁の皮膚をつまみ上げると元に戻らないスキン・テンティング（skin tenting），その他嗄声，また Na^+ と K^+ の喪失により腓腹筋や下肢の痛みを伴う痙攣が起こる．

　血圧が低下しショック状態になるが，意識は保たれていることが多い．

　重症になると急性循環不全，急性腎不全に至る．高齢者や小児，胃切除者，慢性胃疾患患者では重篤化傾向がある．

　腎不全は通常可逆性である．適正な輸液が行われるかぎり予後は良好である．

　伝染期間は通常回復後約 2 日間までである．

3）検査所見

高度の脱水所見を示す．すなわちヘマトクリット値，血色素量，血清総蛋白，BUN，クレアチニンの上昇また代謝性アシドーシスがみられる．白血球数は増加するが，CRPは軽度の上昇か正常であることが多い．尿蛋白は陽性で円柱が認められる．

診断は糞便，時には吐物や推定原因食品からの菌の検出を行う．水様下痢便を暗視野あるいは位相差顕微鏡で鏡検すると，活発に運動しているコンマ状の多数の菌を確認することができる．血清型O1またはO139型，CT産生株であればコレラと確定診断される．

鑑別として毒素原性大腸菌，サルモネラ，MRSA，ロタウイルス，ノロウイルス，ランブル鞭毛虫などがある．

検査材料としては新鮮な下痢便を用いる．コレラ毒素を検出する方法としては，逆受身ラテックス凝集反応（RPLA）やELISA法などの免疫学的な方法と，コレラ毒素遺伝子を検出するDNAプローブ法やPCR法が用いられる．

4）治　療

治療の基本は輸液と抗菌薬であり，除菌を行う．これらには下痢期間短縮，早期排菌停止の効果がある．

脱水症状が重篤な状態や，嘔吐などが激しく経口摂取が困難な場合には，経静脈的投与を行う．

輸液療法にはWHOによるコレラの輸液ガイドラインがある．脱水が高度の場合には，乳酸リンゲル液の輸液などを行う．脱水症状が軽度～中等度であったり，経静脈的輸液により症状が落ち着いてきた場合には経口輸液（ORS）が推奨されている．

ORSはコレラ罹患中の小腸粘膜細胞でもブドウ糖の吸収は障害されないことを利用し，等張電解質液に2％程度のブドウ糖を加えることによって腸管内からの体液吸収を促進させる．

発展途上国で汎用され，効果が高い．軽症の場合にはスポーツ飲料でよい．

抗菌薬療法として，ニューキノロン薬が第一選択である．WHOの推奨はビブラマイシンまたはミノサイクリンを使用する．

5）届け出

コレラは3類感染症に分類されており，診断後直ちに保健所に届け出る必要がある．海外旅行の同行者，食品の摂取なども調べる必要がある．

周囲および家族などには手洗いを励行させる．患者と同じ物を摂取している場合は5日間程度経過をみる必要がある．

3 細菌性赤痢
bacillary dysentery（shigellosis）

1）病　態

赤痢菌は腸内細菌科に属するグラム陰性桿菌であり，生化学的性状，血清学的特異性によりA群（*Shigella dysenteriae*），B群（*S. flexneri*），C群（*S. boydii*），D群（*S. sonnei*）の4亜群に分類される．

飲食物および器物を介して経口感染し，ヒト－ヒトへ感染も認められる．急性に大腸粘膜細胞内に侵入，増殖して起こる腸管感染症であり，化膿性炎症である．

細菌性赤痢の主な感染源はヒトであり，患者や保菌者の糞便，それらに汚染された手指，食品，水，ハエ，器物を介して直接，あるいは間接的に感染する．水系感染は大規模な集団発生を起こす．

感染源がヒトであるので，衛生水準の向上とともにその発生は減少する．サルも細菌性赤痢に罹患し，輸入ザルが感染源になった事例もある．

感染必要菌量は10～100個と極めて少なく，

家族内での二次感染は 40 % もみられる．世界的にみれば患者の約 80 % が 10 歳未満の小児である．

わが国でも大戦後まもなくは同様の状況であったが，1970 年代後半から患者数が激減し，現在では国外感染事例が 70 〜 80 % を占めており，推定感染地としてインド，インドネシア，タイなどの東南アジア地域が多い．また，近年の患者の 70 〜 80 % は青年層である．

一方先進国では性行為による感染が増えている．

2000 年に指定感染症医療機関で分離された Shigella の薬剤感受性試験成績によると，国内例，輸入例とも 84 % 以上が ST 合剤，およびテトラサイクリン（TC）に耐性であった．ホスホマイシン（FOM）耐性株は国内例，輸入例ともに検出されており今後増加することが危惧される．

2007 年 4 月施行の改正感染症法では 3 類感染症に分類が変更され，診断後直ちに保健所に届け出る必要があるが，一般医療機関での治療は可能である．食品取り扱い者や小児などは感染拡大防止のため就業・通学（園）制限の対象となる．また，患者も症状が消失すれば排菌が停止していなくても外来管理も可能である．

2）症　状

潜伏期は 1 〜 3 日で，典型例では全身の倦怠感，悪寒を伴う急激な発熱，左下腹部痛，粘血性下痢，しぶり腹（テネスムス）などを呈する．発熱は 1 〜 2 日続く．腸管外感染は，まれである．

近年では重症例は少なく，数回の下痢や軽度の発熱で経過する事例が多い．通常，S. dysenteriae や S. flexneri は典型的な症状を起こすことが多いが，S. sonnei の場合は軽度な下痢，あるいは無症状に経過することが多い．

近年，わが国で経験される細菌性赤痢は 70 〜 80 % 前後が発展途上国での感染であり，D 群が最多で，B 群がそれに次いでおり，A 群，C 群は少ない．そのためもあって激しい血便を伴うような重症例は少なく，軽症例が大部分である．

したがって，海外（特に東南アジア）からの帰国者で下痢をみたときには血便の有無によらず糞便培養を施行すべきである．

重症度と死亡率は宿主要因や菌の型により変わるが，重篤な中毒性巨大結腸症や溶血性尿毒素症候群を起こし死亡率が 20 % にもなることもあり，成人に比較して小児で重症化しやすい．

3）診　断

診断は，発展途上国への渡航歴，家族や同一施設内での患者発生，推定原因食品などを参考に，糞便培養で菌を検出する．

菌は大便からは，DHL 寒天培地やマッコンキー寒天培地で分離する．Shigella は DHL 寒天培地やマッコンキー寒天培地上で，37℃ 1 夜培養後，直径約 1 〜 2 mm の無色，半透明，湿潤な集落を形成する．

Shigella の迅速診断法として遺伝子診断がある．これは腸管侵入性に必須な大型プラスミド上の侵入性関連遺伝子群を，DNA プローブ法やそれらを標的とした PCR 法で検出する方法である．

PCR 法は DNA プローブ法よりも 100 倍も感度が高く，検体中（大便を含む）に 10 個の Shigella が存在すれば増菌なしでも検出できるとされている．

4）治　療

治療には対症療法と抗菌薬療法がある．

対症療法としては，止瀉薬は使用せずに，乳酸菌，ビフィズス菌などの生菌整腸薬を使用する．解熱薬はニューキノロン系薬剤との併用で副作用が出ることがあるので使用は注意する．また脱水を増悪させることもある．経口で飲水できればよいが，脱水が強く経口摂取ができな

い場合には輸液を行う．

抗菌薬療法ではニューキノロン系薬剤が主体となる．ニューキノロン系抗菌薬はいずれの赤痢菌に対しても優れた抗菌力を有している．しかしニューキノロン耐性菌や低感受性株が出現してきているので注意を要する．

また無症状でも除菌を行う必要がある．

予防としては汚染地域と考えられる国では生もの，生水，氷などは飲食しないことが重要である．伝染期間は発症後4週間である．まれに数か月以上感染性持続したりそのまま保菌者となるものもある．

1 対症療法

軽症例では不要なことが多いが，水様下痢が激しく脱水状態になっていれば，乳酸リンゲル液を主体とした輸液療法を行う．腹痛が激しいときには鎮痙薬を静脈あるいは点滴注射する．

整腸剤は投与してもよいが，強力な止瀉薬は原則として使用しない．

2 抗菌薬療法

ニューキノロン系薬剤を5日間投与して，終了後2日間経ってから，24時間以上の間隔で連続2回の糞便培養が陰性であることを確認する．除菌を目的とした抗菌薬療法は，必ず行う．

副作用など何らかの理由でニューキノロン系抗菌薬が使用できない場合や乳幼児の場合にもホスホマイシンが選択される．

確実な除菌のため，症状が改善されても5日間きちんと服用するよう指導する．

4 ウイルス性腸管感染症

近年，高齢者の施設でのノロウイルスなどの集団感染が社会的問題となっているが，特に冬季の下痢の多くがウイルスが原因と考えられている．

ウイルス性下痢症の原因としてはロタウイルス（A, B, C群），アデノウイルス（40型，41型），ノロウイルス，サッポロウイルス，アストロウイルスなどがある．これらの中でロタウイルスとノロウイルスが臨床的重症度，検出頻度の点で最も重要である．

またカキの生食などが原因となる非細菌性食中毒の原因ウイルスとしても重要で，冬期に多く集団発生の事例も報告されている．

▶ ロタウイルス

ロタウイルスはレオウイルス科に属するRNAウイルスで，A～G群に分類される．そのうちヒトの感染はA～C群で起こる．

主な症状は嘔吐と下痢で，通常，予後はよいが，ノロウイルスに比べると重症度が高い．まれに肝障害，痙攣，急性脳炎を伴うことがある．

1998年にG1～4の4価経口ワクチンが米国で認可されたが，腸重積症を起こす可能性があり中止された．

その後，他社が開発したG1単価ワクチンが2004年7月にメキシコで認可されている．

ロタウイルスは下痢便中に10^{10}個/gと大量に排泄され，これが主として感染源となるため，オムツの適切な処理，手洗い，汚染された衣類などの次亜塩素酸消毒などが感染拡大防止の基本である．

基本的には乳幼児の冬の急性下痢症の最も主要な原因がロタウイルスである．年末近くにも流行のピークがあるが，主な流行は1～4月で，生後6か月～2歳の乳幼児が多く感染する．

米のとぎ汁のような白色の下痢便が特徴で，そのため過去には白痢あるいは仮性小児コレラともいわれた．

通常1歳を中心に流行がみられ，特に集団生活を行う保育所，幼稚園，小学校などで集団流行がみられるが，病院，老人ホーム，福祉施設などでの成人でも集団発生がみられることもある．

1 検出方法

ウイルスの検出方法は酵素抗体法（EIA），電子顕微鏡法（EM），逆受身血球凝集法（RPHA）などがあり，その他ではラテックス凝集反応法（LA）が用いられている．現在はEIAが主流で

ある．

しかし近年はPCR法（遺伝子診断），免疫クロマトグラフィー法（IC）が増加しており，臨床現場では糞便中ロタウイルス抗原を迅速に検査できるようになった．

2 感染経路

患者の便中に多数のウイルスが排出される．また感染力が非常に強く，10個以下のウイルスで感染が起こるため，患者の便から容易に経口感染する．特にウイルスは安定性があり，汚染された水や食物あるいは汚染された物の表面（ドアノブ，手すりなど）を触った手を介して感染すると考えられる．

3 症　状

潜伏期は約2日で嘔吐，下痢，発熱が主な症状として出現する．特に激しい嘔吐（1日5〜6回），激しい下痢があるが3〜8日程度で治癒する．

発熱は初めの1日程度観察されるが，長期間認めることは少ない．

特に乳幼児では激しい嘔吐や下痢により急激に水分が消失して，脱水症状となるため注意を要する．

感染後の免疫が不完全かあるいは免疫が成立しても持続しない（1年以内）ので再感染もみられる．しかし年長児や成人では不顕性感染や症状が軽い場合も多い．

4 治　療

有効な抗ウイルス薬はなく，対症療法を行う．対症的には耐性乳酸菌，酪酸菌などを使用する．また嘔気が強い時にはドンペリドンなども使用する．

脱水症防止のため水分を補給する必要がある．経口摂取ができず，脱水がある場合には経静脈的に輸液を行う．止瀉薬を使用すると症状が長期化する可能性があるため，使用しない．

5 二次感染予防

患者の便や嘔吐物には大量のウイルスが含まれているので，その処理には十分注意する必要がある．

下痢症状が消失後も便中にはしばらくウイルスの排出が続くことがある．そのため汚物を処理する際には使い捨ての手袋を使用し，用便後や調理前の手洗いを徹底する必要がある．

消毒には熱湯あるいは0.05〜0.1％の次亜塩素酸ナトリウムを使用する．市販の塩素系漂白剤（通常は5〜10％次亜塩素酸ナトリウム）などは50〜100倍に希釈し使用する．アルコールや逆性石鹸にはあまり効果はない．

調理器具，衣類，タオルなどは熱湯（85℃以上）で1分以上加熱する．またウイルスは乾燥すると空気中に漂い，これが口に入って感染することがあるので，便や嘔吐物を乾燥させないことが重要である．ノロウイルスとほぼ同様の予防策を講じるべきであろう．

前述の通りワクチンも存在するが，国内未承認（米国では2006年にFDAにより認可済み）であるため，輸入ワクチン取り扱い医療機関に申し込むことになる．ワクチンは生後2，4，6か月に経口接種する．

▶ ノロウイルス感染症

1968年，米国オハイオ州ノーウォークの小学校において集団発生した胃腸炎の患者から発見され，当初発見された地名により"ノーウォークウイルス（Norwalk virus）"とも呼ばれていた．1972年に電子顕微鏡による観察でその形態が明らかになった．その後，これと似た形態のウイルスによる胃腸炎や食中毒が世界各地で報告され，それぞれの地名を冠した名称で呼ばれるようになった．

その後ウイルス粒子の形状からsmall round-structured virus（SRSV：小型球形ウイルス）とも呼ばれた．分類上はウイルス粒子の表面に32個のカップ状のくぼみがみられることから，ラテン語で「杯」を意味する*calix*にちなみカリシウイルス科（Caliciviridae）とされた．

最終的に2002年，国際ウイルス命名委員会によってノロウイルスという名称が正式に決定され，世界で統一されて用いられるようになった．

ノロウイルスはヒトに感染して嘔吐，下痢などの急性胃腸炎症状を起こすが，その多くは数日の経過で自然に回復する．

流行は秋口から春先が多い．感染経路は，主に経口感染（食品，糞口）である．感染者の糞便・吐物およびこれらに直接または間接的に汚染された物品類，そして食中毒としての食品類（汚染されたカキあるいはその他の二枚貝類の生，あるいは加熱不十分な調理での喫食，感染者によって汚染された食品の喫食，その他）が感染源の代表的なものとして挙げられる．

ヒトからヒトへの感染として，ノロウイルスが飛沫感染，あるいは比較的狭い空間などでの空気感染によって感染拡大した，との報告もある．

感染型食中毒としても重要で，ノロウイルスによる食中毒はカキやアサリ，シジミなどの二枚貝による感染が最も多いといわれる．

1 症　状

ノロウイルスのボランティアへの投与試験の結果から，潜伏期は1～2日であると考えられている．

主症状は嘔気，嘔吐，下痢であり，腹痛，頭痛，発熱，悪寒，筋痛，咽頭痛，倦怠感などを伴うこともある．ノロウイルスはヒトの空腸の上皮細胞に感染して線毛の萎縮と扁平化，さらに剥離と脱落を引き起こして下痢を生じるとされる．

特別な治療を必要とせずに軽快するが，乳幼児や高齢者およびその他，体力の弱っている者での嘔吐，下痢による吐物による窒息や脱水には注意をする必要がある．

特に最近は高齢者の集団生活する場所で発生があり，嘔吐物を誤嚥し窒息や誤嚥性肺炎で死亡する症例もあり社会的問題となっている．

ウイルスは，症状が消失した後も3～7日間は便中に排出されるため，二次感染に注意が必要である．

2 診　断

ノロウイルスの検出はあくまでも電子顕微鏡による．ウイルスの培養は現在できない．ELISA法やノーウォークウイルスの遺伝子配列をもとにしたRT-PCR法も開発され，診断に用いられている．

最近はノロウイルス抗原を迅速に検出するキットが発売された．前処置も入れて約30分で判定できるイムノクロマト法であり，遺伝子検査であるPCR法と比較して感度73％・特異度99％であり感度はやや低いが，陰性を陽性と誤診断しない特異度の優れた検査である．

3 治　療

有効な抗ウイルス薬はなく，対症療法を行う．脱水症防止のため水分を補給する必要がある．

経口摂取ができず，脱水がある場合には経静脈的に輸液を行う．止瀉薬を使用すると症状が長期化する可能性があるため使用しないのはロタウイルス感染症と同じである．

対症的には耐性乳酸菌，酪酸菌などを使用する．また嘔気が強い時にはドンペリドンなども使用する．

4 感染予防

感染経路を考慮すると，特に飲食物を扱う人が十分に注意を払う必要がある．手洗いが基本である．

ノロウイルスはエンベロープをもたないウイルスであるため，逆性石鹸（塩化ベンザルコニウム），消毒用エタノールには抵抗性が強い．そのため，念入りな手洗いによって物理的に洗い流すことが感染予防につながる．

一方85℃以上1分間以上の加熱によって感染性を失うため，加熱調理が有効である．

乾燥した糞便や嘔吐物から飛散したウイルスを吸い込んだり，または接触することにより感染するため，感染者の糞便や嘔吐物を処理する場合は，手袋・マスクを使用し直接手で触れないよう注意し，作業後は手をよく洗う．汚染物は飛散せぬよう袋に密閉し処分する．

汚染された場所を消毒する際は次亜塩素酸ナトリウムを使用する．まだ現在は消毒などに基準はないが，ロタウイルスに準じた消毒が推奨される．

栄養療法

栄養療法のポイント
- 自然毒以外の食中毒は原因疾患にかかわらず主に下痢症状と発熱による消耗に対する食事指導が中心となる.
- 下痢による腸管の疲弊をカバーし失われた水分,電解質を補給する.
- 消化吸収のよい食事を基本とし消耗に対するビタミン,ミネラルの補給を行う.
- 脱水の改善や予防には経口補液療法が有用である.
- 自然毒による食中毒は中毒物質の生体からの排除が最優先である.

栄養療法は食中毒の場合と同じである.「P-1 食中毒」の項を参照されたい.

(加地　正英,瀬口　是美)

参考文献

- 谷田憲俊「腸チフス」見逃してはいけない感染症. 診断と治療社, 2007, pp.38-39.
- 感染症情報センター HP:感染症の話 腸チフス・パラチフス, コレラ, 細菌性赤痢.
- 相楽裕子:臨床医が知っておくべき抗菌薬の使い方 II各科別使い方 腸管感染症. 診断と治療, 96 (1), 2008, pp.45-52.
- 相楽裕子:感染症(3類)の診断・治療 腸チフス・パラチフス. 医と薬学, 59, 2008, pp.962-68.
- 谷田憲俊「コレラ」見逃してはいけない感染症. 診断と治療社, 2007, pp.100-01.
- 相楽裕子, ほか「細菌性赤痢」竹田美文, ほか編:エマージングディジーズ, 近代出版, 1999, pp.30-35.
- 島岡　要, ほか「細菌性腸管感染症と粘膜バリア」清野　宏編;別冊医学のあゆみ 生体防衛の最前線－粘膜免疫機構をめぐって, 医歯薬出版, 1996, pp.122-29.
- Kaper JB, et al:Cholera. Clin Microbiol, Rev 8, 1995, pp.48-86.
- Salyers AA, et al:Cholera (Vibrio cholerae). In Salyers AA, et al (eds):Bacterial Pathogenesis-A Molecular Approach. ASM press, Washington DC, 1994, pp.141-56.
- 岩永正明:ビブリオ感染症　7. コレラと腸炎ビブリオ感染症の臨床. 化療の領域, 24, 2008, pp.903-09.
- 大西健児:感染症と抗菌薬の使いかた 実地医家が知っておくべき新興・再興感染症の診療の実際 細菌性赤痢・コレラ. Med Pract, 25, 2008, pp.812-14.
- 相楽裕子:新版 処方計画法 V. 感染症 102. 細菌性赤痢, 57, 2008, pp.1135-36.
- Offit PA, Clark HF:Rotavirus. In Mandell GL, Bennett JE, Dolin R(eds):Principles and Practice of Infectious Diseases, 5th ed. Churchill Livingstone, New York, 2000, pp.1696-1703.
- Bernstein DI, Ward L:Rotaviruses. In Feigin RD, Cherry JD (eds):Textbook of Pediatric Infectious Diseases, 4th ed. WB Saunders, Philadelphia, 1998, pp.1901-22.
- Treanor JJ, Dolin R:Norwalk virus and other Caliciviruses. In Mandell GL, Bennett JE, Dolin R(eds), :Principles and Practice of Infectious Diseases, 5th ed. Churchill Livingstone, New York, 2000, pp.1949-56.
- 田島　剛「ロタウイルス感染症」諏訪庸夫編;感染症症候群I, 日本臨牀社, 1999, pp.34-37.
- 中田修二「散発性非細菌性胃腸炎」諏訪庸夫編;感染症症候群II. 日本臨牀社, 1999, pp.129-32.
- 中込とよ子, 中込　治:ロタウイルス感染症. 最新医, 63, 2008, pp.600-16.
- 牛島廣治:ノロウイルス感染症. 最新医, 63, 2008, pp.617-35.
- 牛島廣治, 沖津　祥:ロタウイルスワクチン. 小児科臨床, 2, 2008, pp.203-09.
- 坂本光男:冬の熱, 冬の咳, 冬の下痢-冬季警戒の市中感染症 冬の熱と下痢からみた診療のポイント. 感染と抗菌薬, 10, 2007, pp.336-40.

M-2 かぜ症候群
cold syndrome

疾患の概要

疾患のポイント
- 症状は約1週間で自然治癒する．
- 病原はウイルスが最も多く，治療は安静と対症療法が基本である．
- 症状緩和を目的に各種薬剤が用いられる．
- 発熱は生体防御にも役立つので，むやみな解熱薬の使用は避ける．
- 水分を補給し，糖質とビタミンに富んだ消化のよい食事を与える．
- 高い熱がなく一般状態が良好なら，短時間の入浴は可能である．
- 飛沫感染だけでなく接触感染もあり，マスク，うがい，手洗いを励行する．
- 細菌感染の徴候がある時には必要に応じて抗菌薬を追加する．
- 高齢者やハイリスクグループに対しては慎重に対応する．

かぜ症候群は最も多い呼吸器感染症である．多くは軽症であり1週間程度で軽快する．

原因の多くはウイルスであるが，マイコプラズマや細菌が原因となることもある．

しかし，なかには肺炎など重症化する症例もある．また肺癌などの重篤な疾患が潜んでいることもあるので注意を要する．

特にインフルエンザはかぜ症候群の病原の1つであるが，その症状は強く，また肺炎などの合併症などが多く，高齢者では死亡に至ることもある．

さらに乳幼児の脳炎・脳症を起こすことなどから，通常のかぜ症候群とインフルエンザの2つに分けて解説する．

1）診断基準

かぜ症候群は種々の病原により引き起こされる．そのため臨床的な立場からまとめられてきた疾患単位で，診断基準はない．

2）概　念

かぜ症候群は日常，外来で最も経験する疾患の1つで，上気道のカタル性炎症であるくしゃみや鼻汁，咽頭痛，咳嗽，喀痰などの呼吸器症状および随伴する発熱，関節痛などの全身症状があり，それに加えて時に悪心，嘔吐，下痢などの消化器症状を伴う急性呼吸器症状の総称であり，臨床的な立場からまとめられてきた疾患単位である．通常1週間の経過で治癒する予後良好の疾患である．しかし乳幼児や高齢者，重篤基礎疾患保有例では，種々の合併症を併発して予後が不良となる例が時にみられる．

原因については多種多彩な病原が挙げられているが病原の90％前後をウイルスが占める．ライノウイルスが最も多いが，判明しているだけで113以上もの血清型がある．次いでコロナウイルスが多い．エンテロウイルスに含まれるコクサッキーウイルスA，B群やエコーウイルスも多く，次いでアデノウイルスやRSウイルスも多い．これらのウイルスは，呼吸器以外にも

眼や消化器，中枢神経系などにも感染して多彩な臨床症状を示す．いずれのウイルスにも多数の血清型が存在するが，すべての型でかぜ症候群を起こすとは限らず，ワクチンによる予防は容易ではない．

その他細菌やマイコプラズマなどの病原が原因となることもまれではない．さらにインフルエンザウイルスにおいても前述の肺炎や神経症状以外に消化器症状や筋症状などもみられる．

病原を表M-2-1に示す．種々の病原があり臨床現場での病原の確定診断は困難で，また多彩な臨床症状をとるため"かぜ"と簡単に判断せず慎重な取り扱いも必要である．

インフルエンザと普通感冒では症状に差異がある．その鑑別を表M-2-2に示す．特徴としてはインフルエンザでは他の病原に比し著明な発熱や倦怠感などの全身症状を呈する．

ウイルスが重複感染することもあり，ライノウイルスとアデノウイルス，ライノウイルスとエンテロウイルスなどが報告されている．

発症は1年を通じてみられるが，特に秋～冬に流行が多い．

表M-2-1　かぜ症候群の病原

ウイルス	インフルエンザウイルス A（H1N1[*1]，H1N2，H2N2，H3N2），B，C
	パラインフルエンザ　1～4型
	RSウイルス
	アデノウイルス　42型
	ライノウイルス　100型以上
	コクサッキーウイルス A群（1～24）型[*2]，B群（1～6）型
	エコーウイルス[*3]　1～34型
	コロナウイルス　3型
	レオウイルス　3型
その他	マイコプラズマ
	クラミジア
	各種細菌など

[*1] 1971年WHO分類のHsw1，H0，H1は1980年WHOの提案によりH1にとりまとめられた．
[*2] A23型を除く．A23型はエコーウイルス9型と同じ．
[*3] エコー8型（エコー1型と同じ），10型（レオウイルス1型に分類）および28型（ライノウイルス1Aに分類）を除く．エンテロウイルスとしては，その後68～72型が発見されている．

（加地正郎編著，加地正英：インフルエンザとかぜ症候群第2版，南山堂，2003, pp.43-130）

誘因として，温度変化，寒冷などの環境変化や宿主側の条件（疲労，飲酒，喫煙など）が挙げられる．

3) 病　態

多くは飛沫感染によりウイルスが上気道の粘膜上皮細胞に付着，侵入，増殖して感染が成立する．低温・低湿の条件が揃うと感染が成立しやすいが，エンテロウイルスのように夏に発症しやすいものも存在する．

- ライノウイルス，コロナウイルス：主に上気道粘膜の線毛を冒し，これが脱落すると，生理的防御機構が破綻して細菌が付着しやすく，二次感染が起こりやすくなる．
- アデノウイルス3型：結膜にも急性炎症を起こしやすく，また7型は小児に肺炎を起こすものもある．
- エンテロウイルス：ヘルパンギナや手足口病，無菌性髄膜炎，発疹，軽い麻痺症，眼感染，下痢症などを起こす．
- RSウイルスやパラインフルエンザウイルス：下気道を冒しやすく，乳幼児に重症な細気管支炎や肺炎を起こすことがある．

4) 診察・診断

診察においては，問診と理学所見が重要である．まず症状の発症時期やどのような症状があるのか，また家族および周囲での感染症流行状況などは重要である．さらに膿性鼻汁の有無や喀痰の有無，耳閉塞感の有無などは合併症の診断に有用である．つまりかぜ症候群の診断では臨床症状が最も重要である．

呼吸器のどの部位が最も強く冒されているか，また全身症状の有無やその程度によっていくつかの病型に分けられる（図M-2-1）．

表M-2-2 インフルエンザと普通感冒との鑑別

項　目	インフルエンザ	普通感冒
発　病	急　激	緩　徐
悪　寒	強　い	軽　い
優勢症状	全身症状	上気道症状
発　熱	高　い しばしば39～40℃	ないか あっても37℃台
全身の疼痛 （腰痛・関節痛・筋痛など）	強　い	な　し
重病感	あ　り	な　し
脈　拍	わずかに増加または相対的徐脈	熱相当
眼所見	結膜充血	な　し
鼻・咽頭炎	全身症状に後続する	先行する・顕著
白血球数	正常あるいは減少	正　常
経　過	一般に短い	短いが長引くことあり
合併症	気管支炎・肺炎	少ない・中耳炎・副鼻腔炎
発生状況	流行性	散発性

（加地正郎編著，加地正英：インフルエンザとかぜ症候群第2版，南山堂　2003, pp.43-130）

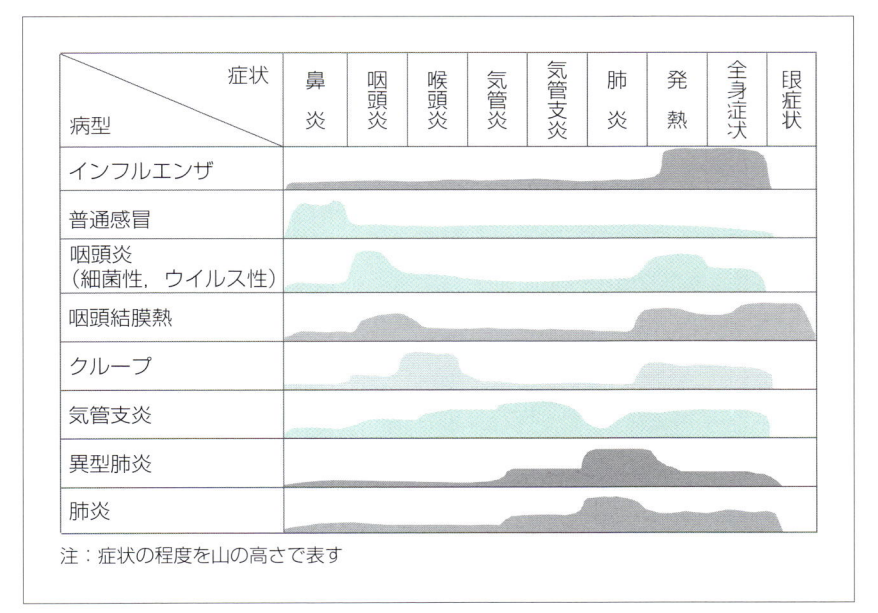

図M-2-1　かぜ症候群の臨床病型
（加地正郎編著，加地正英：インフルエンザとかぜ症候群第2版，南山堂，2003, pp.43-130）

5）病原微生物と臨床症状

　かぜ症候群の臨床症状は起因ウイルスが異なっても比較的類似しており，鼻炎症状などは広く認められる症状である．発病は緩徐で，鼻咽頭粘膜の不快感，乾燥感とともにくしゃみや鼻閉がみられ，多量の水様鼻汁が分泌される．

　かぜ症候群の臨床症状を詳細にみるといくつかの病型に分けられる（図M-2-2）．ライノウイルスやコロナウイルスによる感染ではこれらの症状が2～3日出現するのみで軽快することが多いが，その他のウイルスでは鼻汁が粘液性～粘液膿性となったり，咽頭炎の症状を伴って咽

頭痛，咽頭発赤，さらに咳を伴うこともある．中耳炎や副鼻腔炎を合併する例もある．

例えばライノウイルスやコロナウイルスの場合は，全身症状が軽度で発熱のない例が多く，発熱があっても37℃台の微熱であることが多い．しかし乳幼児や高齢者では重症化する例もあるので，注意を要する．アデノウイルスでは鼻炎にとどまらず，咽頭・喉頭炎，ヘルパンギナ，さらに下気道感染に移行したり，結膜炎を起こす例もある．RSウイルスやパラインフルエンザウイルスによる感染は，成人では極めて軽症であるが，乳幼児では下気道感染や肺炎に移行することも多いので特に注意を要する．またエンテロウイルスによる感冒は夏かぜの例に多く，臨床症状・所見も多彩である．しかしながら症状が軽度である，もしくは無症候性の感染も認められる．

初診時には鑑別を慎重に行う必要がある．インフルエンザは高い熱や頭痛，腰痛，筋肉痛，関節痛などを伴うことが多く，罹患後2～3日がピークである．その後約1週間で軽快するのが特徴である．確定診断は原則として病原の分離および血清学的検査の結果で行う．インフルエンザでは職場，学校，家庭などでの集団発生状況，患者周囲の流行状況も参考になる．

以下にいくつかの病型と特徴を示す(図M-2-2)．

1 普通感冒

発熱などの全身症状は少なく，上気道症状である鼻汁，鼻閉などの症状が主で2～4日程度で改善する．病原はライノウイルス，コロナウイルスなどである．

2 咽頭炎

鼻炎症状および咽頭痛などの症状が主で嚥下痛を伴うことがある．咽頭粘膜の腫脹・発赤のほか，咽頭後壁や扁桃に灰白色の滲出物，咽頭後壁リンパ濾胞の腫脹・発赤を認めることがある．時に発熱などの全身症状を伴う．病原はアデノウイルスが最も多いが，レンサ球菌などの感染もある．

3 咽頭結膜熱

多くはアデノウイルス3型による感染で発熱，咽頭炎，結膜炎を主症状として悪寒，頭痛，発熱で発病，咳，鼻汁，咽頭痛を認めることが多い．臨床所見としては咽頭粘膜の発赤，扁桃

ウイルス＼病型	インフルエンザ	普通感冒	咽頭炎	咽頭結膜熱	クループ	気管支炎	異型肺炎	肺炎
インフルエンザウイルス	■							
パラインフルエンザウイルス								
RSウイルス								
コクサッキーウイルス エコーウイルス								
ライノウイルス コロナウイルス								
アデノウイルス								
マイコプラズマ								
細菌（レンサ球菌）								

■ インフルエンザウイルスが起こすインフルエンザ病型
■ インフルエンザウイルス以外のウイルスが起こすインフルエンザ病型
■ インフルエンザウイルスが起こす他の病型

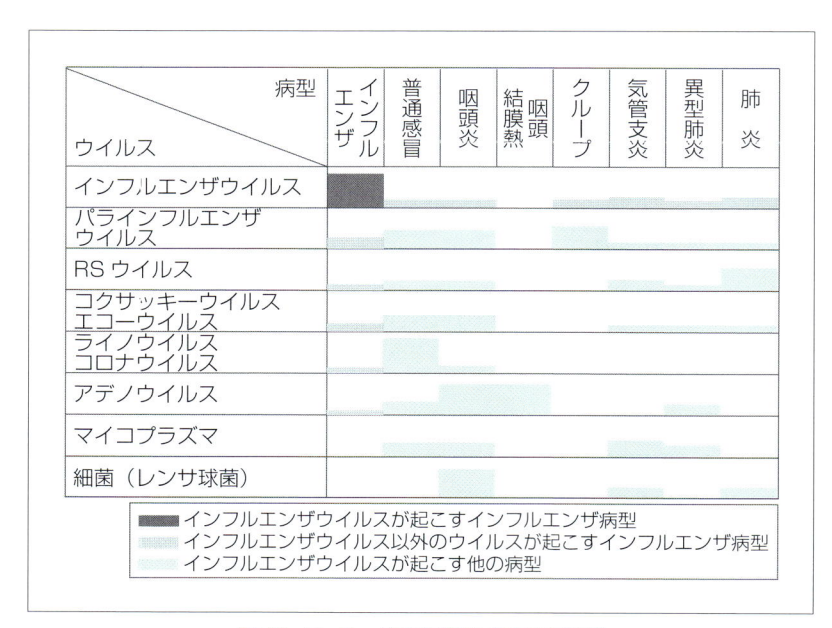

図M-2-2　臨床病型と病原の関係

(加地正郎編著, 加地正英：インフルエンザとかぜ症候群第2版, 南山堂, 2003, pp.43-130)

の発赤・腫脹，咽頭後壁リンパ濾胞の発赤・腫脹，頸部リンパ節の腫脹・圧痛などがあり，流涙，眼脂などの結膜炎の所見も強い．

4 インフルエンザ

発熱，倦怠感，関節痛などの全身症状が強く，次いで鼻汁，咽頭痛などの上気道症状がみられる．症状は他のかぜ症候群に比較して強い．大体1週間程度で軽快するが，高齢者などでは肺炎などの合併症を呈することもある．

6) 臨床検査所見

1 血液生化学検査

白血球増加（比較的リンパ球増加），CRP陽性，赤沈促進などの異常を認めるがウイルスによる症例が多いため，一般的な炎症反応（赤沈値，白血球，CRP）の亢進は少なく，たとえ亢進しても特異性は少ないことがある．

通常であれば白血球数は正常から軽度増加を示し，CRPは陽性であるが，軽度である．もしどちらかが異常な上昇を認めた場合には他の疾患や合併症の存在を考える必要がある．

伝染性単核球症などの鑑別のため肝・腎機能などもチェックする必要が生じる時がある．

2 抗体検査

血清抗体価の上昇を確認する方法は迅速性には乏しいが，ウイルスなどの感染を調べるのには有用である．中和反応，補体結合反応，赤血球凝集反応，酵素抗体法などをウイルスの種類によって組み合わせて行う必要がある．急性期と回復期のペア血清を測定して，4倍以上の上昇があれば感染があったと考えられる．ペア血清の検査は同時に同じ条件で測ることが精度の向上をもたらす．ただしCF試験では急性期血清だけでのワンポイントで診断できることもある．

しかし通常のかぜ症候群ではここまで検査が行われることは少なく，これらの検査は主に疫学的調査に用いられることが多いのも実情である．

3 病原体分離

インフルエンザに関しては孵化鶏卵やMDCK細胞を使用し高率に分離できる．これらの検査は特殊な施設で分離が行われることが多いが，組織培養による検査は近年検査会社で行うことができる．その他のウイルス分離にはHEL，HeLa，vero，MK，L-132などの細胞を用いる．また近年，インフルエンザウイルスの分離に用いるMDCK細胞も含むこれらの培養細胞を1枚のプレートに組み入れたマイクロプレート法が開発され，かぜウイルスの分離を行っている所もある．これらの細胞に検体を接種して培養後，細胞変性効果（cytopathic effect；CPE）による感染を判定する．陽性例は血清学的にウイルスの型を決定する．

ウイルス分離や抗原検出の材料には，鼻汁，滅菌綿棒による鼻・咽頭拭い液，うがい液などを用いる．鼻炎以外の症状がある場合，例えば眼症状のある例では結膜擦過標本，手足口病やヘルパンギナでは水疱内容物なども併せて採取する．また膿性痰が出現するなどの徴候があり，二次的細菌感染が疑われる時は，一般細菌の分離培養やさらには薬剤感受性検査を積極的に行う．

4 特殊・迅速検査

遺伝子診断（PCR法；polymerase chain reaction）による診断も行われるようになってきた．インフルエンザもRT-PCR法により診断可能である．また最近ではインフルエンザをはじめRSウイルスやアデノウイルスなどの迅速診断キットも登場しており，検体は鼻汁，鼻腔拭い液，咽頭拭い液，喀痰，結膜拭い液などを用いる．多くはベッドサイドで短時間に病原診断ができるため，診断に大いに役立っている．その他，肺炎球菌やレジオネラなどの鑑別には尿中抗原による検査がある．

5 胸部X線検査

胸部X線撮影などは，合併症などの診断や結核など鑑別を行う時に必要となる．

7) 鑑別診断

迅速診断キットで病原が検出できるインフルエンザなど以外の病原では，ウイルス分離と血清抗体価の確認には最低でも5〜7日を要するので，臨床的に診断せざるをえない．それに流行状況などを考慮して判断する必要がある．鑑別疾患には細菌性（扁桃炎，気管支炎，肺炎），マイコプラズマなどによる異型肺炎などがある．細菌感染では膿性痰，白血球数増加などが鑑別の目安となる．異型肺炎はマイコプラズマやクラミジアが関与するので，ウイルス感染と同様に，検査成績はあまり動かないのに臨床症状や身体所見が強いため，慎重に鑑別する．また結核や肺癌などの鑑別も重要である．さらに急性肝炎などは感冒様症状で発症することもあり注意を要する．

8) 合併症

かぜ症候群では副鼻腔炎増悪や中耳炎などの合併症をきたすが，特にインフルエンザでは重症な合併症が問題となる．すなわち高齢者およびハイリスク患者では肺炎（細菌の二次的感染によるものが多い）を合併しやすい．その他神経系合併症（小児では脳症およびReye症候群）が最も警戒されており，その他ギラン・バレー症候群なども報告されている．心合併症（心筋炎・心膜炎）や，また慢性気管支炎や気管支喘息などの急性増悪を誘発する．インフルエザの合併症を図M-2-3に示す．

9) 経過・予後

かぜ症候群の予後は良好である．時に細菌二次感染を起こして下気道感染や肺炎，中耳炎，副鼻腔炎に進展することもあり，抗菌薬投与が必要となることはあるが，3〜4日，長くとも1週間で治癒する．合併症や細菌二次感染の頻度はインフルエンザより低い．

乳幼児では，ライノウイルスやコロナウイルスであっても下気道感染に移行する確率が高く，またインフルエンザを含めてパラインフルエンザやRSウイルスなどによる初感染が重篤と

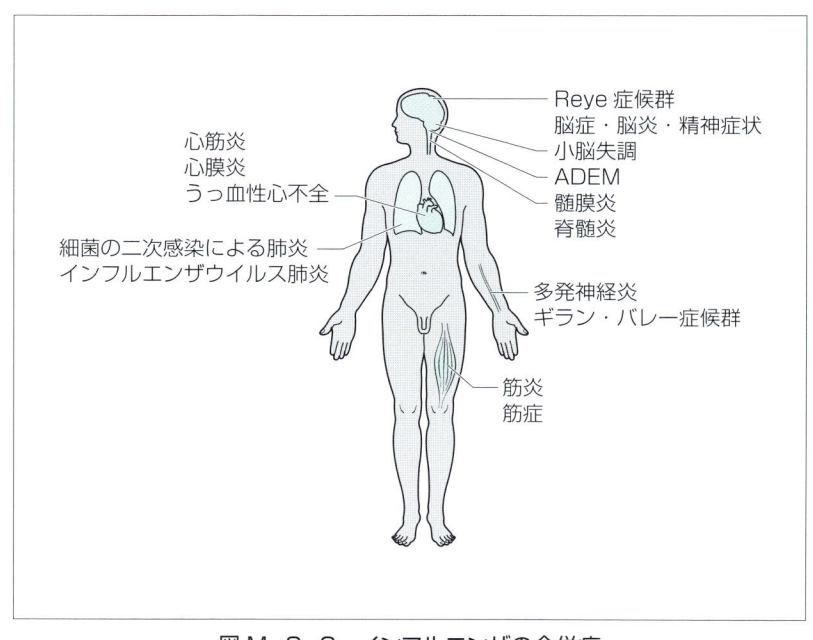

図M-2-3 インフルエンザの合併症

なる例が多いので慎重に対処する.

インフルエンザは前述の合併症がなければ1週間程度で治癒するのが通常であるが，小児の脳症・脳炎，高齢者の肺炎では，死亡や重い後遺症を残すこともある.

10）治療方針

インフルエンザ以外のかぜ症候群では有効な抗ウイルス薬がないのが現状で，基本として安静・栄養そして水分補給，対症療法が重要である．また，ハイリスクグループや高齢者などでは，細菌の二次感染防止のために抗生物質の投与も必要となることが多いが，一般的には抗生物質は必要なく，その乱用は耐性菌の出現を助長するとも考えられるので，慎重な使用が望まれる.

また乳児では抗生物質投与により下痢を起こしやすい．しかし高熱が3日以上持続する場合，膿性の喀痰や鼻汁がみられる場合，膿栓・白苔を伴う扁桃腫大，中耳炎・副鼻腔炎合併，高齢者や糖尿病などの基礎疾患を有するハイリスクグループなどでは抗菌薬の使用が必要な場合もある.

一般に5日たっても症状が軽快しないときには必ず再受診するようにさせる方がよい.

主な対症療法として発熱や疼痛には非ステロイド抗炎症薬（NSAIDs）やアセトアミノフェン，鼻汁や鼻閉には抗ヒスタミン薬，咳嗽や息切れには気管支拡張薬を用いる.

乾性咳嗽に中枢性鎮咳薬が用いられるが，不眠や体力消耗のある時に限って投与する．小児ではアスピリンの使用はReye症候群との関連性があり使用しない．解熱薬にはアセトアミノフェンを使用する.

若年者へのオセルタミビルリン酸塩（タミフル®）の投与が精神症状や異常行動の報告があり，問題が指摘されており，本稿執筆時には最終結果がでていないため10歳代の未成年者には投与しない.

また抗ウイルス薬は健常者において必ずしも必須ではない.

まだ季節性インフルエンザにはEBMがないため10代での抗インフルエンザ薬使用は不可だが，新型インフルエンザに対しては使用を勧めている.

また最近は抗インフルエンザ薬耐性ウイルスも問題となってきている.

その他の治療として漢方薬（麻黄湯や補中益気湯）などで治療効果があがるとの報告がある.

1 細菌感染症

呼吸器感染症の病原体においてペニシリン系，セフェム系，マクロライド系薬の耐性化が進んでおり，抗菌薬の選択に注意して使用する.

11）予　防

かぜ症候群で有効なワクチンがあるのはインフルエンザのみである．現行のインフルエンザワクチン（A H1N1, A H3N2, Bの3種の抗原が含まれている）は副作用が少なく効果も期待できる．インフルエンザの流行に際してワクチン接種は有効な防衛手段である．接種対象者としては65歳以上の高齢者，気管支喘息などの慢性呼吸器疾患患者，心不全などの心疾患患者，慢性腎不全などの腎疾患患者，糖尿病などの代謝異常患者，免疫不全患者といったハイリスクグループ，次いでそれらの患者に接する医療従事者などが積極的な被接種対象者として挙げられている.

また一般的対策としては流行期に人が集まる場所になるべく外出しないことや過労などにならないように気をつける必要がある.

マスクは有効である．またライノウイルスなどの予防には手洗いが必要である.

インフルエンザの合併症である肺炎予防にはインフルエンザワクチンとともに肺炎球菌ワクチンが有効である.

基本的には脱水にならないようにする必要があるのは他の感染症も同様である．また脱水を助長しないように，利尿作用のあるコーヒーや飲酒は避ける．もちろん喫煙については必ず中止する.

栄養療法

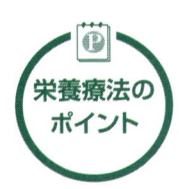

栄養療法のポイント
- 幼児や高齢者は下痢や発熱，食欲低下から容易に脱水に陥ることが多いので注意が必要である．
- 消化吸収の良い食事を基本に糖質，ビタミンの補充に努める．

　原因となる病原体により症状は異なるが，急性の上気道炎症状と発熱が共通の症状であり，通常数日から1週間以内には寛解治癒する．また，下痢などの消化器症状の出現，食欲低下，発熱による発汗などから幼児や高齢者は脱水状態となることがあるため注意が必要である．

　一般的には安静と消化のよい食事が基本となる．しかし症状の出現には個人差があるため，症状に応じた対応を行う．症状が長期持続するようであれば，他疾患の合併症を疑い精査が必要となる．

▶食事の対応

　食欲に応じて嗜好にあった食事でよいが，症状により消耗度が高まる場合があるため注意が必要である．消化吸収のよい食事を基本にエネルギー補給とビタミンの豊富な果汁や野菜ジュースなどの摂取を心がける．咽頭痛などのために食事の嚥下に苦痛を伴う場合は，軟らかく摂取しやすい食事形態を工夫する．

（加地　正英，瀬口　是美）

参考文献

- 加地正英：かぜ症候群の考え方．耳鼻展望，43，2000，pp.421-28.
- 加地正郎，加地正英：普通感冒とインフルエンザ．臨と薬物治療，21，2002，pp.870-74.
- 加地正郎編著，加地正英：インフルエンザとかぜ症候群第2版，南山堂，2003，pp.43-130.
- 渡辺　彰「かぜ症候群　インフルエンザ」高久史麿，尾形悦郎，黒川　清，矢崎義雄監；新臨床内科学コンパクト版　第3版，医学書院，2003，pp.67-68.
- 加地正英：かぜ症候群　抗菌薬．臨床に直結する呼吸器疾患治療のエビデンス，文光堂，2005，pp.106-08.
- 加地正英「かぜ症候群」今日の治療指針 49巻，2007，医学書院，2007，p.200.
- 加地正英「かぜ症候群」永井厚志，吉澤靖之，大田　健，江口研二編；EBM呼吸器疾患の治療 2008-2009，中外医学社，2007，pp.1-11.
- 臨床栄養　今日の治療食指針-Ⅲ，医歯薬出版，1997，pp.430-31.

M-3 肺炎
pneumonia

疾患の概要

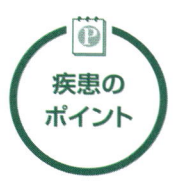

疾患のポイント
- 肺炎は急速に悪化することもあるので，症状が軽くても注意する必要がある．
- 抗菌薬は使用量，使用法を含めて適切に使用しないと十分効果が期待できない．
- 原因菌の検索は抗菌薬を投与する前に行うのが原則である．
- 一般的な治療として安静，保温を保ち，水分補給（脱水防止）に気をつける．
- 特に高齢者は脱水を起こしやすいので注意する．
- 入院中は，熱型，呼吸数，SpO_2 などをモニタリングする．
- 細菌性肺炎と非定型肺炎を病歴情報，臨床像，検査所見などから適切に診断する必要がある．

1）診断基準

肺炎の診断，治療などについては，日本呼吸器学会によりガイドライン「成人市中肺炎診療ガイドライン」(2005)が発行されているので，詳細に関しては，このガイドラインを参照されたい．

重症度分類は年齢を考慮して外来でも使いやすい A-DROP システム（図 M-3-1）により入院および外来での治療選択を行うのに有用である．

2）概念

種々の病原体の感染による，肺実質領域を主体とした急性炎症である．発熱をはじめとする自覚症状，炎症を示す検査所見，胸部 X 線により浸潤影などが確認できる．

肺炎は日本人死亡原因の第4位であり，85歳以上の高齢者では肺炎が死亡原因の第2位である．高齢社会が進むわが国では大きな問題となっている．

一般的には，特別な基礎疾患を有しない健常者が，地域社会の中で罹患するものを市中肺炎 (community acquired pneumonia: CAP) と入院後 48 時間以上経過して発症する院内肺炎 (nosocomial pneumonia; NP) に分類される．

市中肺炎の多くはかぜ症状に引き続き，高熱，咳嗽，喀痰などの呼吸器症状が増悪して肺炎発症に至る．したがって，冬期に多く，特にインフルエンザ流行時などでは多数の患者が発生する．

原因微生物の判明率は必ずしも高くないが，細菌性肺炎が最も多く，次いで，マイコプラズマ肺炎，クラミジア肺炎，呼吸器系ウイルス性肺炎などがみられる．

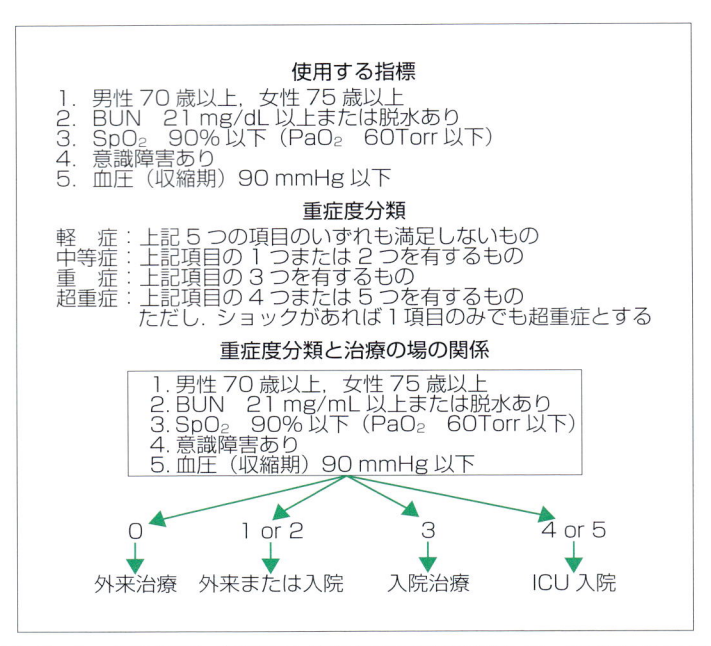

```
使用する指標
1. 男性 70 歳以上，女性 75 歳以上
2. BUN 21 mg/dL 以上または脱水あり
3. SpO₂ 90% 以下（PaO₂ 60Torr 以下）
4. 意識障害あり
5. 血圧（収縮期）90 mmHg 以下

重症度分類
軽　症：上記5つの項目のいずれも満足しないもの
中等症：上記項目の1つまたは2つを有するもの
重　症：上記項目の3つを有するもの
超重症：上記項目の4つまたは5つを有するもの
　　　　ただし，ショックがあれば1項目のみでも超重症とする

重症度分類と治療の場の関係
1. 男性 70 歳以上，女性 75 歳以上
2. BUN 21 mg/mL 以上または脱水あり
3. SpO₂ 90% 以下（PaO₂ 60Torr 以下）
4. 意識障害あり
5. 血圧（収縮期）90 mmHg 以下

   0         1 or 2       3          4 or 5
   ↓          ↓           ↓           ↓
外来治療  外来または入院  入院治療   ICU 入院
```

図 M-3-1　身体所見，年齢による肺炎の重症度分類（A-DROP システム）
（日本呼吸器学会「呼吸器感染症に関するガイドライン」日本呼吸器学会呼吸器感染症に関するガイドライン作成委員会編：成人市中肺炎診療ガイドライン，2005，より）

3）頻　度

厚生労働省の患者調査では，外来受診呼吸器疾患症例のうち 80% が感染症であり，肺炎はそのうち1% 程度を占める．

市中肺炎および院内肺炎でも最も多いのは細菌性による肺炎で，市中肺炎で 79～80%，院内肺炎で 90% 以上となる．本項では主に細菌が原因の市中肺炎について述べる．

最も多い病原菌は肺炎球菌（Streptococcus pneumoniae）で，次いでインフルエンザ菌やグラム陰性桿菌である．このほかに非定型肺炎の病原ではマイコプラズマ（Mycoplasma pneumoniae），クラミジア（Chlamydia psittaci や Chlamydia pneumoniae）などが主な病原微生物である．ほかに結核菌やウイルス性の肺炎もある（表 M-3-1）．

院内肺炎では緑膿菌（Pseudomonas aeruginosa）などのグラム陰性桿菌や黄色ブドウ球菌（Staphylococcus aureus）などの治療に難渋する細菌，特に耐性菌による感染が多い．

成人市中肺炎において，生命予後に重大な影響を与えるのは患者の背景因子，および起炎病原体である．背景因子としては，年齢（高齢），男性，介護施設居住者，および合併症（悪性腫瘍，肝疾患，うっ血性心不全，脳血管障害，腎疾患，および慢性肺気腫など）の存在である．起炎微生物の種類としては肺炎球菌とレジオネラの2菌種が特に重症肺炎の原因菌となる．

肺炎球菌以外の病原菌では，年齢的にみると若年層ではマイコプラズマが多く，中年以降はインフルエンザ菌，次いで肺炎クラミジアなどの原因菌が増加する．

4）病　態

呼吸器は外気と直接交通があり，容易に病原微生物が侵入する．多くの場合，肺炎は経気道的な病原体の侵入を契機として成立するが，菌血症から血行性散布によって感染する場合もある．細菌性肺炎の場合，炎症の中心領域は基本的に肺胞腔であり，浸潤する細胞は好中球が主

表M-3-1 肺炎の病原微生物

分類		病原微生物
細菌	一般細菌	グラム陽性菌：肺炎球菌, 連鎖球菌, 黄色ブドウ球菌など グラム陰性菌：インフルエンザ菌, モラクセラ・カタラーリス, 大腸菌, クレブシエラ, 緑膿菌など
	嫌気性菌	ストレプトコッカス・ミレリ, ペプトストレプトコッカス, ペプトコッカスなど
	マイコプラズマ	マイコプラズマ・ニューモニエ
	抗酸菌	結核菌, 非結核性抗酸菌（MAC, カンサシなど）
	その他	クラミジア・シッタシー, クラミジア・ニューモニエ, レジオネラ・ニューモフィラ, コクシエラ・バーネッティ　など
ウイルス		インフルエンザウイルス（A, B）, パラインフルエンザウイルス, ライノウイルス, アデノウイルス, 麻疹ウイルス, 単純疱疹ウイルス, 水痘帯状疱疹ウイルス, サイトメガロウイルス, RSウイルス
真菌		アスペルギルス, カンジダ, クリプトコッカス, ノカルジア, アクチノミセス, ムコール, ニューモシスチス・ジロヴェチ
寄生虫		肺吸虫など

体であるがクラミジアやウイルスが原因の場合, 間質が炎症を起こし, リンパ球が浸潤細胞の中心となる.

また経気道的に病原微生物が肺に入って肺葉全体に炎症を起こしたものを大葉性肺炎（lobar pneumonia）, 気管支と連続した肺胞にのみ炎症がみられるものを気管支肺炎（bronchopneumonia）とされている.

5）臨床症状・診断

咳嗽や喀痰などの急性呼吸器感染症状と, 胸部X線検査あるいは胸部CT検査など画像検査で急性に新たに出現した浸潤影が認められるものを肺炎と診断する. 理学的所見としては気管支呼吸音, 呼吸音減弱, coarse crackleなどがみられる. 血液検査では炎症所見が認められる.

さらに原因微生物が検出されれば, 診断はより確実なものとなる. 細菌性肺炎の頻度が高いので, 早期のempiric therapy開始のためにも膿性痰のグラム染色は有用である.

6）自・他覚所見

上気道症状から下気道へ炎症が及ぶと咳嗽, 喀痰が増強し, 肺炎になると症状はさらに強くなり, 咳嗽, 膿性痰, 胸痛, 呼吸困難に加えて全身症状として高熱, 悪寒, 頭痛, 関節痛などが認められる. また喀痰では血痰もみられ, 肺炎球菌性肺炎では鉄さび色の痰がみられる. 定型肺炎の代表である肺炎球菌性肺炎と非定型肺炎とされるマイコプラズマ, クラミジア・ニューモニエ, レジオネラ肺炎の臨床所見は三者を完全に区別できるほど明確ではないが, 呼吸器学会のガイドラインは鑑別を行う上で有用である（表M-3-2）.

1 身体所見

一般に呼吸は頻呼吸, 頻脈である. 比較的徐脈はウイルス, マイコプラズマ, クラミジアあるいはレジオネラ肺炎を疑う所見である. マイコプラズマやクラミジアなどによる非定型肺炎は, より緩徐に発症する. 乾性せきが特徴であり, 頭痛や筋肉痛, 全身倦怠感, 吐き気, 嘔吐, 下痢などの呼吸器外症状がみられる. 胸部X線

表 M-3-2　細菌性肺炎群と非定型肺炎群の鑑別

- 鑑別に用いる項目
  1. 年齢 60 歳未満
  2. 基礎疾患がない，あるいは軽微．
  3. 頑固な咳がある．
  4. 胸部聴診上所見が乏しい．
  5. 痰がない，あるいはグラム染色で原因菌が証明されない．
  6. 末梢白血球数が 10,000/μL 未満である．

- 鑑別基準（感度 77.9％，特異度 93.0％）
  4/6 以上該当→非定型肺炎疑い
  3/6 以下該当→細菌性肺炎疑い

- 上記 5 項目使用の場合（感度 83.9％，特異度 87.0％）
  3/5 以上該当→非定型肺炎疑い
  2/5 以下該当→細菌性肺炎疑い

（日本呼吸器学会「呼吸器感染症に関するガイドライン」日本呼吸器学会呼吸器感染症に関するガイドライン作成委員会編：成人市中肺炎診療ガイドライン，2005．より一部改変）

所見に比較し，胸部の身体所見に乏しいのも特徴である．

レジオネラ肺炎では比較的徐脈がしばしばみられ，中枢神経症状，腎障害，肝障害，低ナトリウム血症などを合併する．マイコプラズマ肺炎では多形滲出性紅斑や溶血性貧血，脳炎などを合併する．クラミジア・肺炎では咽頭痛，嗄声，喘鳴が比較的多い．

病変が広範囲であればチアノーゼがみられる．重症の場合は病変部に一致して打診では比較的濁音あるいは絶対的濁音が認められ，肺胞呼吸音は減弱，消失あるいは気管支呼吸音を聴取し coarse crackle を聴取する．

ここで注意を要するのは高齢者である．高齢者の肺炎でしばしば認められる特徴として，症状が現れにくいことである．発熱や咳嗽など若い患者では症状として現れるが，高齢者の場合では高熱や著明な咳嗽・喀痰を認めない肺炎も多い．

そのような症状の出ない肺炎例の多くは，食欲不振や活動性の低下などの症状が前面に出て受診することが多い．また高齢者（寝たきり），神経疾患（脳血管障害など），などの基礎疾患がある場合では，嚥下機能障害により誤嚥される異物・細菌の量が増え，気道の生理的排除機序の低下，また免疫低下も伴い，容易に肺炎を発症することも多い．

大葉性肺炎は肺炎球菌性肺炎，クレブシエラ肺炎などが原因となることが多い．一方，気管支肺炎ではブドウ球菌，嫌気性菌，ストレプトコッカス・ミレリグループ，肺炎桿菌などが病原となる頻度が高い．肺炎球菌性肺炎では胸水がしばしばみられるが，反応性（無菌性）のことが多く膿胸は少ない．

7）臨床検査所見

CRP，赤沈，LDH，ガンマグロブリンなどの炎症を反映する検査値の亢進・上昇がみられる．細菌性肺炎ではこれらに加えて著明な白血球数増加，核左方移動がみられるが，マイコプラズマ肺炎，クラミジア肺炎，ウイルス性肺炎などでは白血球増加はみられにくい．マイコプラズマ，クラミジア，レジオネラ肺炎では肝酵素（AST，ALT）の上昇がしばしばみられる．検尿では高熱による熱性蛋白尿，脱水による高比重，ケトン体の出現が肺炎の程度と並行してみられる．動脈血ガス分析では，初期は低酸素血症に伴う過呼吸により低炭酸ガス血症とアルカローシスがみられるが，病変が進行すれば高炭酸ガス血症により呼吸性アシドーシスとなる．

8）胸部 X 線および CT

病変の部位と重症度をみるために必要である．特に心背側など胸部 X 線で異常影の有無が判明しにくいときには胸部 CT が役立つ．また，胸水の存在や空洞形成の有無を含めて鑑別診断にも有用である．大葉性肺炎では均等な陰影（consolidation）や気管支透亮像（air bronchogram）を認める．

9）病原診断

　喀痰の細菌学的検査は必ず行う必要がある．しかし検体については注意が必要である．特に膿性痰を確認して，そのグラム染色を行い，弱拡大の 100 倍で観察し，1 視野に扁平上皮が 10 個以下で好中球が 25 個以上あれば，常在菌による汚染が少なく，肺炎の病巣から得られた検体として塗抹による菌の観察（グラム陽性菌か陰性菌か，球菌か桿菌か）を行う．

　また喀痰では白血球が細菌を貪食していることが確認されれば病原菌の証明に有用である．このような喀痰のグラム染色所見の感度と特異性は高く，起炎菌の推定に役立つ．簡便で安く有用である．最近は簡単にグラム染色ができるキットも発売されている．

　侵襲的検査では経気管吸引（transtracheal aspiration；TTA）で口腔内常在菌による汚染を防ぐための侵襲的な検査法で，気管の輪状軟骨の上から経皮的に気管を穿刺し，検体を吸引する方法である．経皮的肺吸引は完全に上気道の菌の汚染を防ぐ方法であり，菌が分離されれば起炎菌としての特異性は極めて高い．X 線透視下ないし CT ガイド下に肺炎の部位を経皮的に細い針で穿刺し，検体を吸引し，培養する．血痰や気胸が合併する可能性があり，注意を要する．

- **気管支鏡を用いた検査法**（気管内採痰，気管支肺胞洗浄；BAL）：日和見感染症や重症肺炎では，病原微生物を検出するための，比較的安全に行える検査法である．

　グラム染色（一般細菌）以外に抗酸菌染色（結核菌），レジオネラの直接蛍光抗体法，ゴモリーメテナミン銀染色（真菌やニューモシスチス・ジロヴェチ）などの検査も必要となることがある．

- **血液培養**：肺炎患者では必ず同時に 2 か所以上の異なる血管から採血を行い，血液培養を行う．特に肺炎球菌では敗血症を合併しやすく，血液から培養されれば，起炎菌としての意義が極めて高い．

10）病原微生物の検査法

　病原微生物の検査方法と表 M-3-3 に示した．

1　血清学的診断法，その他の診断法

　マイコプラズマやクラミジア，ウイルスが原因の場合抗体価の上昇（ペア血清で 4 倍以上上昇）により，病原微生物と推定する．

　最近は肺炎球菌やレジオネラは尿中抗原を，インフルエンザや RS ウイルス，アデノウイルスなどは鼻腔拭い液や喀痰から迅速診断できるキットが広く使われている．また結核の検査ではツベルクリン反応がしばしば行われてきた．しかし日本では BCG 接種の影響もあり判定に苦慮することもあったが，結核菌に特異的な γ-インターフェロンを測定するクオンティフェロン TB-2G（海外では 3G になりつつある）も検査できるようになっており，結核の鑑別に用いられている．

　鑑別診断としては，肺癌，心不全，肺水腫，無気肺，びまん性肺疾患（薬剤性，過敏性，好酸球性），閉塞性細気管支炎性器質化肺炎（BOOP；bronchiolitis obliterans organizing pneumonia），間質性肺炎（特発性，膠原病性），サルコイドーシス，気管・気管支異物，放射線肺炎，急性呼吸窮迫症候群（ARDS），血管炎，肺梗塞などが重要である．

11）治療方針

　臨床症状，検査データ，喀痰のグラム染色などで起炎菌が推定できる場合には，その菌種に応じた薬物を選択することが基本である．しかし起炎菌不明の場合は，治療開始の時点で得られる臨床像などの情報から，まず細菌性肺炎か非定型肺炎かを判断して表 M-3-2 の初期投与薬物を選択することが重要である．

　細菌性肺炎に対する第一選択薬は β ラクタム薬であるが，非定型肺炎では β ラクタム薬は一

表 M-3-3　市中肺炎の原因微生物と検査法

I. 外来, ベッドサイドでも実施可能な簡便な検査	1) 塗抹鏡検検査（結果が実施者の経験に左右されやすい）	①グラム染色 ②特殊染色 　a. ヒメネス染色（レジオネラの染色） 　b. Diff-Quik染色®（BALにおけるニューモシスチス） 　c. ギムザ染色（ニューモシスチスの染色）
	2) 抗原検査（結果が実施者の経験に左右されにくい）	①呼吸器検体を用いるもの 　インフルエンザウイルス（鼻腔拭い液, 咽頭拭い液, 鼻咽頭吸引液） ②尿検体を用いるもの 　肺炎球菌　（ICA法） 　レジオネラ　（ICA法）
II. 手技が煩雑, あるいは特定の機器, 施設が必要な検査	1) 塗抹鏡検検査	①抗酸菌染色 　結核菌, 非結核性（非定型）抗酸菌の染色（チール・ネルゼン染色, 蛍光染色） ②蛍光抗体法 　レジオネラ, クラミジア（クラミドフィラ）, マイコプラズマ, ニューモシスチスの染色 ③PAS染色 　真菌の染色 ④グロコット染色 　真菌, ニューモシスチスの染色 ⑤トルイジンブルー染色 　ニューモシスチスの染色
	2) 抗原検査	①呼吸器検体を用いるもの 　アデノウイルス ②血液, 尿検体を用いるもの 　レジオネラ（EIA法）, アスペルギルス, カンジダ, クリプトコッカス, CMV（サイトメガロウイルス）
	3) 遺伝子検査	①呼吸器検体を用いるもの 　結核菌, 非結核性抗酸菌, レジオネラ, クラミジア, マイコプラズマ, CMV ②血液検体を用いるもの 　コクシエラ, CMV
III. 培養検査		病原微生物検査のゴールデンスタンダードである. 迅速性に欠けるが, 菌の同定, 薬剤感受性, 疫学調査などに有用

（日本呼吸器学会「呼吸器感染症に関するガイドライン」日本呼吸器学会呼吸器感染症に関するガイドライン作成委員会編：成人市中肺炎診療ガイドライン, 2005, より一部改変）

般に無効であり, キノロン系やテトラサイクリン（TC）系, あるいはマクロライド系の薬物が著効を示す場合が多い.

1 市中肺炎

市中肺炎の治療に際して重要なことは, 外来で治療をするか, 入院させて治療をするか決定することである（図 M-3-1）. 高齢者や肺炎の経過に影響を及ぼす合併症や基礎疾患を有する, 経口摂取のできない, 頻脈, 頻呼吸, 低血圧, 低酸素血症, 意識レベルの低下などを認める患者では入院による治療が必要となる. その時は重症度分類を参考にする.

一般に外来では経口薬による治療を, 入院では点滴静注による治療が行われる. 成人市中肺炎の初期治療の基本フローチャートを示す（図 M-3-2）.

市中肺炎の原因菌不明時の初期治療薬に関し

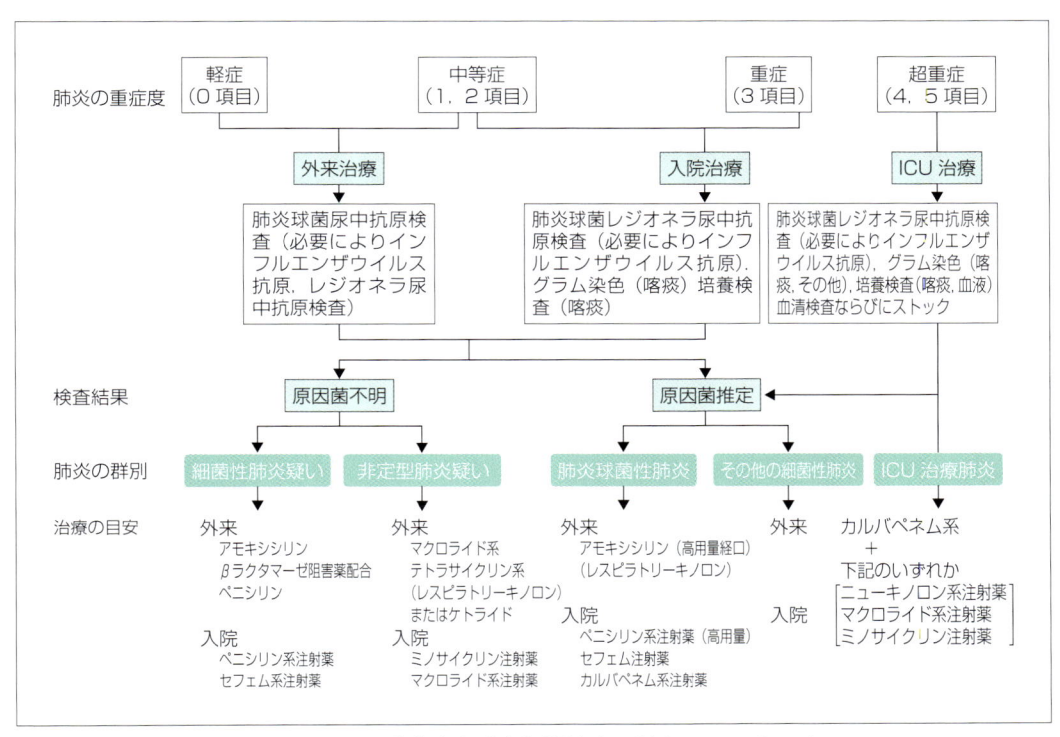

図M-3-2 成人市中肺炎初期治療の基本フローチャート
(日本呼吸器学会「呼吸器感染症に関するガイドライン」日本呼吸器学会呼吸器感染症に関するガイドライン作成委員会編；成人市中肺炎診療ガイドライン，2005より)

ては，基本的に頻度の高い肺炎球菌を目標に薬剤を選択する．ペニシリン系抗菌薬が第一選択であり，そのほかにセフェム系抗菌薬も選ばれるが，わが国では特にペニシリン耐性肺炎球菌(PRSP)の増加が問題となっている．またマクロライド耐性肺炎球菌が増加している．耐性の肺炎球菌に対してもペニシリン系抗菌薬の注射剤であれば，十分な濃度が肺炎の局所で達成されるため，有効であり，第一選択となりうる．

最近は抗菌薬も使用法が以前と変わってきており，薬物動態を考慮した投与方法が行われて効果を上げている．例えばペニシリンをはじめセフェム系薬剤は投与回数を増やして有効血中濃度をこえる時間を長くする，一方，キノロン系やアミノグリコシド系抗菌薬では投与回数は少なくしても，1回投与量を多くする方法がとられている．

2 院内肺炎

院内肺炎の治療には，緑膿菌などのグラム陰性桿菌に対して第三世代セフェム系抗菌薬やカルバペネム系抗菌薬が選択されることが多い．また，これらβラクタム系抗菌薬とアミノ配糖体の併用療法が行われる．黄色ブドウ球菌では，半数以上がメチシリン耐性黄色ブドウ球菌(MRSA)であるため，その治療にはバンコマイシンやテイコプラニンなどのグリコペプチド系抗菌薬やアミノ配糖体の中のアルベカシンが選択される．病原微生物が真菌の場合には，アムホテリシンBやアゾール系抗真菌薬が，ウイルスの場合には，ノイラミニダーゼ阻害薬やアシクロビル，ガンシクロビルなどの抗ウイルス薬が選択される．

12) 予 防

肺炎の予防は一般的なものとしてマスクや手洗い，うがいなどであるのはかぜ症候群と変わりはない．しかし市中肺炎の原因菌で最も頻度

の高い肺炎球菌についてはワクチンがあり，予防に有効であり，かつ耐性菌にも効果があるので高齢者では接種が推奨される．

肺炎球菌には80種類以上の型があり，それぞれの型に対して免疫をつける必要があるが，肺炎球菌ワクチンは特に感染する機会の多い23種類の型に対して免疫をつけることができる．これらの23種類の型で，すべての肺炎球菌による感染症の8割ぐらいをカバーするとされている．

高齢の慢性肺疾患患者にインフルエンザと肺炎の両ワクチンを接種すれば，入院を63％，死亡を81％減らすとの海外報告もあるので，インフルエンザワクチンとの併用が推奨される．

日本での保険適用は脾摘出者のみである．

肺炎球菌ワクチンの接種は1年中いつでもできるが，インフルエンザなどのワクチン接種時期から2週間程度あける必要がある．

栄養療法

栄養療法のポイント

- 発熱や咳嗽の持続により必要エネルギー量は増加する．良質蛋白質，ビタミン類を十分に補充する．
- 重症例や病状が長期化することが予想される場合には栄養アセスメントを行い，必要栄養量を算出し必要栄養量を補う．
- 経口摂取が困難な症例では経管または経静脈栄養を選択するが，可能な限り腸管を使用するルートが望ましい．また早期に経口摂取への移行に取り組む．
- 絶食による腸管バリア機能の破綻防止目的に腸管粘膜メンテナンスを行う．
- 口腔ケアは経口摂取，経管栄養ともに嚥下性肺炎予防に重要である．

臨床的には発熱，悪寒，咳嗽，喀痰，胸痛，呼吸困難，チアノーゼなどがみられる．

安静臥床と発熱，咳嗽などに対する対症療法，呼吸困難時には酸素吸入を行うほか栄養補給を含む全身管理が必要である．軽症例では経口摂取可能であり，経口摂取不十分であってもその期間は短い場合が多く，輸液による水分，電解質の補給と経口摂取で回復が望める．基本的には脱水にならないようにする必要があるのは他の感染症も同様である．

しかし，重症症例や低栄養状態にある高齢者で長期化が予想される場合には，患者の重症度，栄養状態，年齢，基礎疾患の有無，身体的状況などを把握し的確な栄養療法を行う．

1）病態による栄養補給のポイント

1 発熱時のエネルギー，蛋白質，ビタミン補給

発熱時は基礎代謝が亢進し代謝エネルギーは体温が1℃上昇するごとに約14％亢進する．重症化すれば体蛋白質の異化亢進も加わるため20〜30％代謝が亢進しエネルギー必要量が増加する．感染による筋蛋白の崩壊に対し，アミノ酸スコアの高い蛋白質の補充も必要である．また，ビタミン消費量も増加する．高エネルギー，高蛋白，高ビタミン食とする．

2 咳嗽発作時のエネルギーの補給

咳嗽時の呼吸筋が消費するエネルギーは1回あたり約2kcalとされる．1分間に1回の咳嗽がある場合，10時間持続すれば約1,200kcalのエネルギーを消費することになる．発作の持続によるエネルギー消費量も考慮するべきである．

3 発汗時の水分補給

1℃の発熱につき発汗量は250mL/日をこえるとされ，発汗量に応じた十分な補給を行う．

2）栄養補給法の選択と腸管メンテナンス

1 栄養補給法の選択

1）急性期で食欲不振が強い時

全身の消耗を十分に補充できる内容とするが，流動食から開始し，経過をみながらかゆ食，常食へと形態を上げていきながら必要栄養量を補給できるようにする．一般に良質の蛋白質を含む高蛋白食，高エネルギー食とし，ビタミン，ミネラルなどを含め栄養バランスのよい食事であること，消化吸収がよく低刺激性であるなどの配慮も必要である．

2）肺炎が長期化する場合

経口摂取状況をこまめにチェックする．摂取量の低下や，主食だけしか口にしないなどの栄養アンバランスが考えられる場合には，状況に応じて経腸栄養剤による補食やビタミン・ミネラルサプリメントの補給を検討する．経口による栄養補給が第一選択であるが，経口摂取が困難な症例の場合は経静脈栄養または経腸栄養療法を行う．腸管が使える状態であれば可能なかぎり腸管を使用する栄養ルートを選択する．

3）絶食で経静脈栄養管理とした場合

腸管を使用しないことにより腸管粘膜の萎縮，腸管免疫能の低下，腸内細菌叢の変化ならびに腸粘膜透過性の亢進によって腸管バリア機能の破綻が生じ，bacterial translocation（BT）が惹起される．また肺炎に対する化学療法のダメージも腸管に加わるためBTを助長することになる．

2 腸管メンテナンス

経静脈栄養より経腸栄養療法の方が生理的であるが，できるだけ早期に経口摂取へ移行できるように取り組む．経腸栄養剤のみで長期に栄養管理する場合は，投与する栄養剤の特徴やビタミン，ミネラルなどの含有量を把握し定期的に患者の栄養アセスメントを行う．必要であれば経腸栄養剤の変更や，サプリメントの補充を行うようにする．

絶食中，経腸栄養療法中には腸管へのストレス，低栄養が出現するため腸管粘膜のメンテナンスを行うことが大切である．腸内フローラ改善や抗炎症作用目的に高発酵性水溶性食物繊維（サンファイバー・太陽化学製）を，抗酸化作用，腸粘膜の修復効果が期待されるGFO（ジーエフオー・大塚製薬工場製）を適宜投与する．以下にサンファイバー，GFOについて述べる．

- **GFO**：腸粘膜のエネルギー源であるグルタミン，腸内細菌に資化され有用性を発揮するファイバー，オリゴ糖を含有する粉末の食品である．
- **サンファイバー**：グアー豆から作られた天然の水溶性食物繊維でプレバイオティクスとして腸内細菌の栄養源となり短鎖脂肪酸を産生する．

3）高齢者または低栄養状態にある高齢者

肺炎は高齢者に多発する．その背景には加齢に伴う感染免疫能の低下が大きく影響している．

さらに栄養不良状態では肺炎を発症しやすく，長期化しやすいため早期に栄養アセスメントを行い，必要な栄養量，栄養補給法を検討す

る必要がある．

栄養学的危険因子としては，炎症に対する蛋白合成の低下（低アルブミン血症），免疫能の低下（総リンパ球の減少），呼吸筋の減少（上腕周囲長の減少）などがある．

4）必要栄養量の算出（成人）

1 エネルギー

一般にハリス・ベネディクトの式を用いた基礎代謝量（BEE）をベースに活動係数，ストレス係数を乗じてエネルギー必要量を算出する．またBEE概算値を用いることもできる．しかしハリス・ベネディクトの式は極端なるいそうや肥満がある場合には誤差が生じるため，標準体重による算出も試み，中央値を採用することも検討する．

こうして算出した必要エネルギー量は一応の目安量と考え，栄養処方実施後に経過観察，アセスメント評価・判定を行い，必要に応じて増減を行う．

(1) Harris-Benedictの式
男性　BEE
　＝66.47＋13.75×（体重kg）＋5×（身長cm）
　　－6.75×（年齢）
女性　BEE
　＝665.1＋9.56×（体重kg）＋1.85×（身長cm）
　　－4.68×（年齢）

(2) 活動係数
寝たきり・覚醒：1.1　　ベッド上安静：1.2
トイレ歩行：1.3

(3) ストレス係数
術後合併症なし：1.0　　癌：1.1〜1.3
大手術後急性期：1.3　　重症感染症：1.5

(4) エネルギー必要量（kcal/日）
BEE×活動係数×ストレス係数

(5) BEE概算値
BEE ≒ 25 kcal/kg/日

2 蛋白質

侵襲が加わると必要量が増加する．ストレスレベルに応じて以下のように設定する．

正常（ストレスなし）	0.6〜1.0 g/kg/日
軽度	1.0〜1.2 g/kg/日
中等度	1.2〜1.5 g/kg/日
高度	1.5〜2.0 g/kg/日

3 脂肪

脂肪エネルギー比は必要エネルギーの20〜25％とする．

4 必要水分量

簡易必要水分量＝30〜35 mL×体重（kg）で算出し摂取水分量と排泄量，発汗量，下痢，嘔吐などをチェックしながら脱水に注意する．高齢者は体内の水分量が少ないため食事摂取量の低下，下痢，発汗などで容易に脱水となり電解質のアンバランスが生じる．

5 ビタミン・ミネラル・微量元素

ビタミンのほとんどは生体で合成できないことから随時摂取する必要がある．

不足により免疫力の低下，代謝異常がみられる．微量元素（ミネラル）は酵素などの活性物質として重要な構成成分である．日本人の食事摂取基準値の1.2〜1.3倍の目安に設定する．

▶誤嚥性肺炎

嚥下障害があり，経口摂取が困難な場合は経腸栄養法を行う．経鼻胃管を用いた方法が一般的あるが，長期にわたる場合は（一般に6週間以上）経皮内視鏡的胃瘻造設術（PEG）にて栄養管理を行う．誤嚥の危険性がある患者は，経口摂取，経管栄養療法いずれにせよしっかりとした口腔ケアが重要である．胃瘻による栄養管理中に胃食道逆流による誤嚥がみられる場合は，注入する栄養剤（またはミキサー食）をトロミ剤（増粘剤）や寒天を使用して固形化・半固形化することで防止することができる．また，嚥下障害用に調製された市販の固形化・半固形化栄養剤も多数販売されており用途に応じて選択することもできる．調製の手間がなく，衛生的である利点もある．

病状により経口摂取訓練の継続により経口摂取が可能になる場合がある．多職種連携により摂食・嚥下機能回復に積極的に取り組む必要がある．誤嚥しにくくスムーズに飲みこむことができるように調製されたゼリー食やソフト食の提供や，トロミ剤やあんでとろみをつけるなどの工夫を行えば，最も生理的な経口摂取による栄養管理が可能になる．

（加地　正英，瀬口　是美）

参考文献

- Lode H, Schaberd T, Mauch H : Management of community-acquired pneumonia. Curr Opin Infect Dis, 9, 1996, 367-71.
- Lieberman D, Schlaeffer F, Boldur I, et al : Multiple pathogens in adult patients admitted with communityacquired pneumonia ; a one year prospective study of 346 consecutive patients. Thorax, 51, 1996, pp.179-84.
- File TM, Tan JS : Incidence, etiologic pathogens, and diagnostic testing of community-acquired pneumonia. Cur Opin Pulm Med, 3, 1997, pp.89-97.
- File TM Jr, Tan JS, Plouffe JF : Community-acquired pneumonia. What's needed for accurate diagnosis. Postgrad Med, 99, 1996, pp.95-102.
- Marrie TJ : Community-acquired pneumonia. Clin　Infect Dis, 18, 1994, pp.501-15.
- Yungbluth M : The laboratory diagnosis of pneumonia. The role of the community hospital pathologist. Clin Lab Med, 15, 1995, pp.209-34.
- Forbes BA, Sahm DF, Weissfeld AS : Diagnostic　microbiology. 10th Ed. Mosby, 1998.
- Meeker DP, Longworth DL : Community-acquired pneumonia ; an update. Cleve Clin J Med, 63, 1996, pp.16-30.
- Fauci AF, Braunwald E, Isselbacher KJ, et al : Harrison's Principles of internal medicine. 14th Ed. McGraw-Hill Com, 1998.
- Kobashi Y, Mouri K, Yagi S, et al : Clinical utility of the QuantiFERON TB-2G test for elderly patients with active tuberculosis. Chest, 133, 2008, pp.1196-202.
- Kobashi Y, Mouri K, Yagi S:Obase, Usefulness of the QuantiFERON TB-2G test for the differential diagnosis of pulmonary tuberculosis. Intern Med, 47, 2008, pp.237-43.
- 田中裕士：冬の熱，冬の咳，冬の下痢-冬季警戒の市中感染症　呼吸器系　6）マイコプラズマ肺炎　感染と抗菌薬，10, 2007, pp.370-76.
- 谷口智宏　感染症がみえる！グラム染色に基づく抗菌薬療法―3　重症市中肺炎. JIM, 17, 2007, pp.176-81.
- 上田晃弘，大曲貴夫：カルバペネム系抗菌薬を使う・使わないの臨床判断　カルバペネム系抗菌薬に対する欧米の考え方．感染と抗菌薬，11, 2008, pp.189-93.
- 梅木健二，時松一成，門田淳一：呼吸器疾患の診断に役立つ臨床検査　呼吸器感染症の迅速診断．月刊呼吸器科，13, 2008, pp.327-32.
- 笠原　敬，三笠桂一：市中肺炎治療とガイドライン　市中肺炎の診療ガイドライン　1. 日本呼吸器学会．最新医学，63, 2008, pp.431-37.
- 田中芳明：NST栄養管理パーフェクトガイド　上．医歯薬出版，2007, pp.45-72.
- 臨床栄養臨時増刊号，90（4），今日の治療食指針-Ⅱ，医歯薬出版，1997, pp.514-16.
- 岡田晋吾監修：胃ろうのケアQ&A, 照林社，2005.

M-4 AIDS（後天性免疫不全症候群）
AIDS；acquired immunodeficiency syndrome

疾患の概要

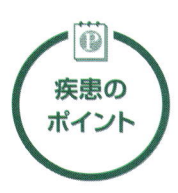

疾患のポイント

- HIV（human immunodeficiency virus）は細胞性免疫（ヘルパーT細胞など）に感染し破壊することによりその機能低下から免疫不全状態が起こる．
- さまざまな日和見感染症（カリニ肺炎，サイトメガロウイルス感染症）や中枢神経障害など多彩で重篤な全身症状を起こす．
- 現状ではウイルス（HIV）の完全な排除はできないが，ウイルス量を極めて低く抑えることができる．
- 抗ウイルス薬を毎日きちんと服用できれば通常の社会生活が営める．
- 不定期な薬剤服用は薬剤耐性ウイルスの出現を招くことがあるので服薬指導を徹底する．
- 治療開始初期に多少の副作用が生じるが，しばらく治療を続けると問題は減少することが多い．

1）診断基準

ウイルスの証明と臨床症状および合併症があれば診断となる．

AIDSは「5類感染症全数把握疾患」に定められており，診断した医師は7日以内に最寄りの保健所に届け出る．報告のための基準は表M-4-1の通りとなっている．

2）概 念

AIDSは1981年に米国で，男性同性愛者にニューモシスチス肺炎やカポジ肉腫など通常まれな日和見感染や腫瘍をもたらす極めて致死性の高い疾患としてはじめて報告された．

1983年にパスツール研究所のモンタニエらによってAIDS患者より発見され，LAV（lymphadenopathy-associated virus）と命名された．ついで翌1984年アメリカ国立衛生研究所（NIH）のギャロらが同ウイルス分離に成功し，HTLV-Ⅲ（human T-lymphotropic virus type Ⅲ）と命名した．LAV，HTLV-Ⅲはいずれも同じウイルスであることが明らかとなりHIV-1と改称された．またHIV-1などにより起こるものがAIDSとされ，重篤な全身性免疫不全をきたし，高い死亡率や予防・治療の難しさ，発展途上国における感染拡大から世界的な問題となっている．累積感染者数は世界で6,000万人，死者は2,000万人をこえる．

▶ はじめに

HIVはCD4と呼ばれる細胞膜蛋白質を受容体として細胞に感染する．CD4陽性のヘルパーT細胞やマクロファージに感染し，細胞を破壊する．そのため，細胞性免疫機能低下により，日和見感染症や腫瘍発症，中枢神経障害などの重篤な症状が起こる．AIDSを発症して適切な治療が行われなかった場合の予後は2～3年と

表 M-4-1　サーベイランスのための HIV 感染症/AIDS 診断基準

Ⅰ　HIV 感染症の診断

1. HIV の抗体スクリーニング検査法〔酵素抗体法（ELISA），粒子凝集法（PA），免疫クロマトグラフィー法（IC）等〕の結果が陽性であって，以下のいずれかが陽性の場合に HIV 感染症と診断する．
   ① 抗体確認検査〔Western Blot 法，蛍光抗体法（IFA）など〕
   ② HIV 抗原検査，ウイルス分離および核酸診断法（PCR など）などの病原体に関する検査（以下，「HIV 病原検査」という）
2. ただし，周産期に母親が HIV に感染していたと考えられる生後 18 か月未満の児の場合は少なくとも HIV の抗体スクリーニング法が陽性であり，以下のいずれかを満たす場合に HIV 感染症と診断する．
   ① HIV 病原検査が陽性
   ② 血清免疫グロブリンの高値に加え，リンパ球数の減少，CD4 陽性Tリンパ球数の減少，CD4 陽性Tリンパ球数/CD8 陽性Tリンパ球数比の減少という免疫学的検査所見のいずれかを有する．

Ⅱ　AIDS の診断

Ⅰの基準を満たし，Ⅲの指標疾患（indicator disease）の 1 つ以上が明らかに認められる場合に AIDS と診断する．

Ⅲ　指標疾患（indicator disease）

A. 真菌症	1. カンジダ症（食道，気管，気管支，肺） 2. クリプトコッカス症（肺以外） 3. コクシジオイデス症 　①全身に播種したもの，②肺，頸部，肺門リンパ節以外の部位に起こったもの 4. ヒストプラズマ症 　①全身に播種したもの，②肺，頸部，肺門リンパ節以外の部位に起こったもの 5. ニューモシスチス肺炎/（注）原虫という説もある．
B. 原虫症	6. トキソプラズマ脳症（生後 1 か月以後） 7. クリプトスポリジウム症（1 か月以上続く下痢を伴ったもの） 8. イソスポラ症（1 か月以上続く下痢を伴ったもの）
C. 細菌感染症	9. 化膿性細菌感染症（13 歳未満で，ヘモフィルス，連鎖球菌などの化膿性細菌により以下のいずれかが 2 年以内に，2 つ以上多発あるいは繰り返して起こったもの） 　①敗血症，②肺炎，③髄膜炎，④骨関節炎，⑤中耳・皮膚粘膜以外の部位や深在臓器の膿瘍 10. サルモネラ菌血症（再発を繰り返すもので，チフス菌によるものを除く） 11. 活動性結核（肺結核または肺外結核） 12. 非定型抗酸菌症 　①全身に播種したもの，②肺，皮膚，頸部，肺門リンパ節以外の部位に起こったもの
D. ウイルス感染症	13. サイトメガロウイルス感染症（生後 1 か月以後で，肝，脾，リンパ節以外） 14. 単純ヘルペスウイルス感染症 　①1 か月以上持続する粘膜，皮膚の潰瘍を呈するもの，②生後 1 か月以後で気管支炎，肺炎，食道炎を併発するもの 15. 進行性多巣性白質脳症
E. 腫瘍	16. カポジ肉腫 17. 原発性脳リンパ腫 18. 非ホジキンリンパ腫 　LSG 分類により①大細胞型，免疫芽球型，② Burkitt 型 19. 浸潤性子宮頸癌
F. その他	20. 反復性肺炎 21. リンパ性間質性肺炎/肺リンパ過形成：LIP/PLH complex（13 歳未満） 22. HIV 脳症（認知症または亜急性脳炎） 23. HIV 消耗性症候群（全身衰弱またはスリム病）

＊C11 活動性結核のうち肺結核および E19 浸潤性子宮頸癌については，HIV による免疫不全を示唆する症状または所見がみられる場合に限る．

（国立感染症研究所感染症情報センター感染症発生動向調査週報）

される.

しかし，治療の進歩により HIV 感染者の死亡率や日和見感染症の発生率は低下し，予後は改善してきている.

一方わが国では HIV に汚染された血液製剤による感染が社会的に HIV 感染症を広く認識させるに至った．現在では血液製剤による感染はほぼなくなっているが，1996 年以降，性行為による感染者を中心に増加傾向となっている．さらに，ここ数年の傾向として 10 ～ 20 歳代の若年層の感染者の増加傾向が指摘されており，近い将来わが国においても若年層を中心に HIV 感染者が急増する可能性がある.

HIV の感染経路は次の 3 つである．①性行為感染：HIV 感染者との性交（腟性交，肛門性交）によるもの，②血液感染：HIV が混入している血液との濃厚接触（輸血，凝固因子製剤輸注，注射の回しうち）によるもの，③垂直感染：HIV 感染者の妊娠，出産などによる児の感染である．それ以外の経路による感染の報告はない．最も多い感染経路が性行為感染である.

ちなみに小児の HIV は，現在全世界で 270 万人以上であると推定されているが，小児の HIV 感染症は大人と比較して進行が速く，通常 2 歳までに死亡し，予後不良である．小児の感染の多くはキャリアの母親からの垂直感染である．母親が HIV キャリアの場合，垂直感染率は 25 ～ 50 ％ と高率である.

3）病　態

HIV は直径 110 nm のエンベロープのある RNA 型ウイルスで，エンベロープ蛋白は，ヘルパー T 細胞やマクロファージ表面膜に存在する CD4 分子に対する特異的な結合活性をもつ．そのため HIV-1 感染症は CD4 陽性 T リンパ球を破壊することにより免疫不全を生じるのは前に述べた通りである.

4）臨床症状・診断

HIV 感染の自然経過は急性初期感染期，無症候期～中期，AIDS 発症期の大きく 3 期に分けられる（図 M-4-1）.

1 急性初期感染期

HIV 感染成立の 2 ～ 4 週間後にウィルス血症は急速にピークに達するが，この時期には発熱，咽頭痛，筋肉痛，皮疹，リンパ節腫脹，頭痛などのインフルエンザあるいは伝染性単核症様の症状が出現する．症状の程度はさまざまで，無自覚のものから無菌性髄膜炎まできたすこともある．経過は数日～ 10 週間程度で，多くの場合自然に軽快する.

2 無症候期～中期

感染後 6 ～ 8 週で血中に抗体が産生される（ウインドウ期）．それに伴い増加していたウイルス量は 6 ～ 8 か月後にある一定のレベルまで減少する．その後数年～ 10 年間は無症候期となる．発症前になると，発熱，倦怠感，リンパ節腫脹などが出現し，帯状疱疹などの感染症を発症しやすくなる．AIDS 発症以前に気づく最初の所見は，口腔カンジダ症が多い.

3 AIDS 発症期

抗 HIV 療法が行われないと HIV 感染がさらに進行し，HIV の増殖を抑制できなくなり，CD4 陽性 T 細胞の破壊が進む．CD4 リンパ球数が 200／mm^3 以下になるとニューモシスチス肺炎などの日和見感染症を発症しやすくなり，さらに CD4 リンパ球数が 50／mm^3 を切るとサイトメガロウイルス感染症，非結核性抗酸菌症，中枢神経系の悪性リンパ腫などを発症する頻度が高くなり，食欲低下，下痢，低栄養状態，衰弱などが著明となる．AIDS を発症して未治療の場合の予後は 2 ～ 3 年である.

臨床症状は，日和見感染などの症状が主であるため，一定ではなく合併症のいかんにより経過は決まる．合併症を表 M-4-1　指標疾患に

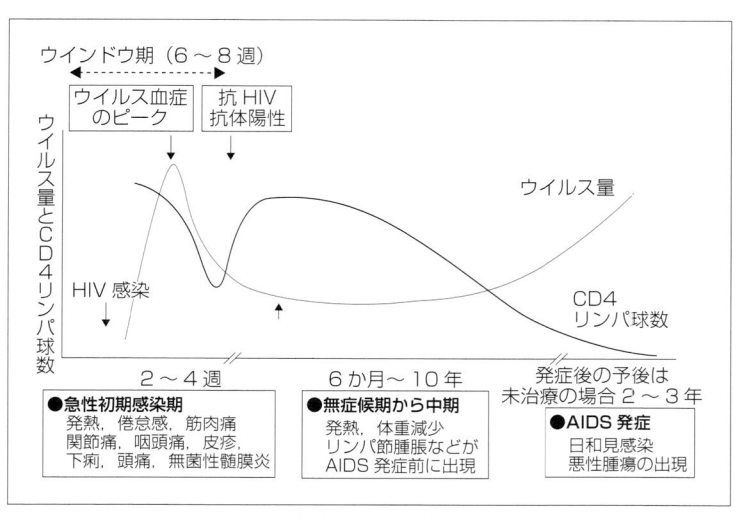

図 M-4-1　HIV 感染の臨床経過（模式図）
（国立感染症研究所感染症情報センター感染症発生動向調査週報）

示した．日本ではニューモシスチス肺炎が多く，発熱，咳，息切れなどの呼吸器症状を呈することが多い．消化器症状では，カンジダ症（口腔，食道），消耗性の感染性下痢（サルモネラなどの細菌，クリプトスポリジウムなど）がある．サイトメガロウイルス感染症も多く，網膜炎から失明に至ることがある．その他神経症状としてはHIV 脳症，ウイルス性（ヘルペスウイルス，サイトメガロウイルス）脳炎，脳原発悪性リンパ腫，トキソプラズマ脳症，進行性多巣性白質脳症（PML）などが起こり記銘力障害，認知症，末梢神経障害などをきたすことがある．それ以外の髄膜炎としてクリプトコッカス髄膜炎，結核性髄膜炎，皮膚症状として脂漏性皮膚炎，毛嚢炎，帯状疱疹，単純ヘルペス，薬疹，カポジ肉腫などが発症する．女性では，子宮頸癌発症がみられる．

5) 検　査

1　病原診断

HIV 診断は，① HIV 抗体の検出〔ELISA 法，粒子凝集法（PA 法）〕，②ウイルス抗原の検出（HIV gag 蛋白質 p24 アッセイ），③ HIV ゲノム DNA／RNA 検出（PCR 法，血漿あるいは血清中のウイルス量の定量のための amplicore monitor 法，NASBA 法，b-DNA 法など），④ウイルス分離，の 4 つの方法がある．

HIV 感染症の診断は，一般にはまず HIV 抗体検査を行う．HIV 抗体スクリーニング検査である ELISA 法または PA などの結果が陽性の場合，続いて詳しい検査として抗体確認検査〔ウエスタンブロット法，蛍光抗体法（IFA）〕あるいは，HIV 抗原検査，ウイルス分離および核酸診断法（PCR など）などの HIV 病原検査を行うこととなる．

ただし，周産期に母親が HIV に感染していたと考えられる生後 18 か月未満の児の場合は，HIV の抗体スクリーニング法が陽性であり，また HIV 病原検査が陽性，あるいは血清免疫グロブリンの高値に加え，リンパ球数の減少，CD4 陽性 T リンパ球数の減少，CD4 陽性 T リンパ球数／CD8 陽性 T リンパ球数比の減少という免疫学的検査所見のいずれかを有する場合に HIV 感染症と診断される．これは母体由来の IgG 抗体が胎盤を通過できるため，この移行抗体が完全に消失するまでの生後 15 か月程度までは，児の抗体検査からは感染の有無を判断できない．

最近はウイルス量（ウイルス・ロード）の検出・定量が，アンプリコア法や b-DNA 法などの市

販キットによって可能である．ウイルス量のモニタリングは，治療効果の客観的な評価を行うことができ治療の評価・方針決定に必要不可欠である．

特にRNA-PCR法を使ってHIVの一部の抗原を検出するHIV-RNA定量測定検査は，HIVの活動性の指標として優れ，抗HIV療法のガイドラインの指標となっている．

またこの方法は，献血による血液の検査にも応用されている．ウインドウ期にあたるHIV感染初期には一過性のウイルス血症があり，末梢血中に$10^{5〜6}$/mLに及ぶウイルス粒子が出現することから，献血による感染者の血液が他の血液とプール，希釈された後においても，ウイルスRNAを高感度に検出できる．このような核酸増幅法（NAT法）の導入によって，ウインドウ期にある献血者が未然に発見され，輸血用血液の安全性の確保にも有効である．ちなみにウインドウ期は感染後4〜8週までで，HIV抗体検査は陰性もしくは判定保留となる．

また，抗HIV薬に対するHIVの耐性検査（遺伝子型，表現型）の実施も推奨されている．

このほか，感染者の病状把握のために，定期的な体重測定，胸部X線検査，眼底検査，血清免疫検査（肝炎ウイルス，梅毒，トキソプラズマ，サイトメガロウイルスなど），婦人科検診などが必要である．

6）治療方針

AIDS治療は急速な進歩を遂げている．逆転写酵素阻害薬（reverse transcriptase inhibitor；RTI），プロテアーゼ阻害薬（protease inhibitor；PI）単独よりも，逆転写酵素阻害薬2種とプロテアーゼ阻害薬（あるいは非ヌクレオシド系逆転写酵素阻害薬）1種との組み合わせによる多剤（3剤）併用療法（highly active antiretroviral therapy；HAART）による治療が主流であり，この治療法の導入によりAIDSによる死亡者数の減少や合併症発症頻度が低下している．

しかし，多剤併用療法は決して根治的療法ではなく，血中のウイルス量が検出限界以下となっても，依然リンパ節，中枢神経系などにウイルスが残存（latent reservoir）し，服薬中止より再燃するので注意を要する．

治療ガイドラインとしては米国のDepartment of health and human servicesによるガイドラインや厚生労働省研究班の「抗HIV治療ガイドライン」，HIV感染症治療研究会の「HIV感染症治療の手引き」などがある．

治療開始はCD4細胞数が350/μL以上の時期は抗HIV治療を行わず，2〜3か月ごとに定期検査を行う．CD4細胞数が200〜350/μLの間で治療を開始し，200/μL未満とならないようにする．初診時からCD4細胞数が200/μL未満である場合や，すでにAIDSを発症している場合は即時治療を開始する．ただし，AIDS指標疾患がニューモシスチス肺炎やクリプトコッカス髄膜炎，トキソプラズマ脳症などではそれらの治療が終了してから，また，結核や非結核性抗酸菌症，サイトメガロウイルス感染症などではそれらの病勢が鎮静化してから抗HIV治療を開始するなどの戦略が必要である．

HIV治療にあたっては免疫再構築症候群（抗HIV治療開始後に日和見疾患の発症や再燃が起こる病態）が危惧される場合などがあるので注意する．これは抗HIV療法を行うと急速にHIV-RNAが減少し，HIV感染症により機能不全に陥っていた単球・マクロファージやNK細胞の機能が回復することや，CD4陽性Tリンパ球が増加してくることにより患者の免疫能が改善し，残存する病原微生物に対する免疫応答が誘導されることによる．

7）予　防

①**血液を介するもの**：血液HIVスクリーニング検査．薬物乱用者の注射器使用中止など．
②**性行為**：コンドームの使用．不特定多数との性交渉をしない．感染のリスクの高い肛門性交を避ける．
③**母子感染（垂直感染）**：感染した母体から約

30％の頻度で児に感染するが，感染母体および出生児への抗ウイルス薬投与によって，できるだけ感染を防ぐ．

現在はHIVの検査は全国の保健所（居住地以外の保健所でも可）で匿名・無料で受けることができる．真夜中や休日にも検査を行っている所があり，仕事や学業に影響を与えず検査でき，約1週間で結果が出るので，感染の可能性がある場合は受診を勧める必要がある．

8）合併症

複数の日和見感染や二次性悪性腫瘍合併もあり注意を要する．X線写真・CT・MRI・シンチグラムなどの画像診断検査，各種病原体の抗体価検査・抗原検査，各種培養（血液，喀痰，便，尿など）検査，鏡検検査，各種内視鏡検査，細胞診を必要に応じて行う．

結核，ニューモシスチス肺炎，カンジダ症，非結核性抗酸菌症，ヘルペス感染症などが合併症としての頻度が高い．

9）予　後

抗HIV療法の進歩により，HIV感染からAIDS発症を遅らせるもしくは防ぐことも可能になりつつある．それにより通常の社会生活を送れるようになってきたが，いったんAIDSを発症してからは合併症の種類，程度によって異なるが，根本的にウイルスを排除できないため，患者は合併症を繰り返して予後不良となることが多い．

栄養療法

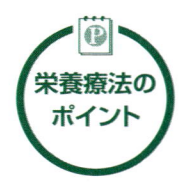

栄養療法のポイント
- 無症候性キャリア期には特に食事制限はないが，バランスの良い食事とする．
- 食中毒から重症化しやすいため食品衛生には十分注意する．
- 免疫不全が進行してきたら経管栄養法，経静脈栄養法も適宜取り入れる．
- 消化管の炎症や口内炎が出現した場合は食事形態の工夫を行う．

1）食事上の注意

サルモネラなどによる食中毒は重症化することがあり注意する．また現行のHAARTでは薬の服用が空腹時，食後，食間，薬によっては多量の水分補給が必要になることがある．

2）病態による食事の対応

1 無症候性キャリア期

特に食事の制限は必要なく常食で対応する．良質の蛋白質を選択する．食品からは健常人に比べると20倍感染しやすいとの報告もあるため，食品衛生には十分に注意する．またビタミンA，C，Eの摂取がAIDSの発症を遅らせるとの報告もありバランスよく摂取させる．

2 AIDS関連症候群期

免疫不全が徐々に進行してきた時期で，倦怠感やリンパ節腫脹があり，発熱，下痢のために消耗状態が進行，食欲不振となる．下痢症状がある時には，腸管の安静目的に低刺激で消化吸収しやすいものを選択し，脱水に注意する．症状の観察を行い，重症であれば一時絶食とし，

腸管の安静を図り適宜輸液にて対応する．食欲や下痢症状の程度により食事形態をこまめに変更して栄養補給を行う．

カリニ原虫に対してスルファメトキサゾール–トリメトプリム（ST）合剤を投薬している場合は，葉酸，ビタミンC，B$_6$，B$_{12}$を補充する．ブイ・クレス®（ニュートリー社製：125 mL）がハイパーサプリメントとして有用である．

3 AIDS 発症期

免疫不全が進行し，食道カンジダ症，サイトメガロウイルス感染症，ニューモシスチス肺炎などの日和見感染症や，カポジ肉腫，リンパ腫などの悪性腫瘍を合併するようになると呼吸困難，口腔内や上部消化管の炎症のために経口摂取不能となる場合がある．

重症症状の時期には経腸栄養法，経静脈栄養法を選択，病状の改善を待って流動食から順次形態をアップしていく．口内炎がある場合は香辛料などの刺激物を避け，薄味に調製する．軟らかい食材を選択し，咀嚼しやすい大きさに調理する．繊維の多い食材には包丁を入れて噛みやすくする．ゼラチンの応用やトロミ剤やあんでとろみをつけるのも効果的である．比較的冷たいほうが摂取しやすい．経管栄養療法中は投与速度を適切に設定し，下痢の発生を防止するように努める．

〔加地　正英，瀬口　是美〕

参考文献

- HIV感染症治療研究会：HIV感染症「治療の手引き」第12版．2008．
- わが国におけるAIDS症例およびHIV感染者の臨床疫学と追跡調査．HIV感染症の疫学研究平成11年度研究報告書，2000, pp.127–48.
- 前崎繁文「HIV-1感染症」今日の治療指針2007, 医学書院，2007, pp.148–49.
- 国立国際医療センター 戸山病院 エイズ治療・研究開発センター HP：http://www.acc.go.jp/acc-menu.htm
- 厚生労働省 エイズ治療薬研究班 HP：http://www.iijnet.or.jp/aidsdrugmhw/mokuji.htm
- エイズ予防情報ネット HP：http://api-net.jfap.or.jp/
- 東京大学医科学研究所 HP：http://www.ims.u-tokyo.ac.jp/didai/home.html
- 米国保健福祉省 Department of Health and Human Service USA HP：http://aidsinfo.nih.gov/guidelines/
- 土屋菜歩，有吉紅也：発展途上国における抗HIV治療．治療学, 42, 2008, pp.612–15.
- 塚田訓久，岡　慎一：変貌する感染症治療 ウイルス感染症の現況と対策 HIV．臨床と研究, 85, 2008, pp.701–06.
- Riddler S A, Li X, Otvos J, et al：Antiretroviral therapy is associated with an atherogenic lipoprotein phenotype among HIV-1-infected men in the Multicenter AIDS Cohort Study. J Acquir Immune Defic Syndr, 48, 2008, pp.281–88.
- Chigwedere P, Seage GR, L Tun-Hou, Essex, M: Efficacy of antiretroviral drugs in reducing mother-to-child transmission of HIV in Africa : a meta-analysis of published clinical trials. AIDS Res Hum Retroviruses, 24, 2008, pp.827–37.
- 国立感染症研究所感染症情報センターHP：IDWR JAPAN 感染症発生動向調査 週報 感染症の話 後天性免疫不全症候群（後編）（http://idsc.nih.go.jp/disease.html）
- Torian L V, Wiewel E W Liu Kai-Lih, et al : Risk factors for delayed initiation of medical care after diagnosis of human immunodeficiency virus. Arch Intern Med, 168, 2008, pp.1181–87.
- 臨床栄養臨時増刊号, 90（4）, 今日の治療食指針-Ⅱ, 1997, 医歯薬出版，Ⅱ pp.382–84.

M-5 結核
tuberculosis

疾患の概要

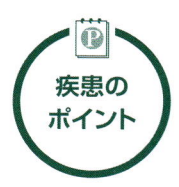

疾患のポイント
- 数週間続く咳，痰，発熱，血痰または喀血，易疲労感，体重減少，胸痛などの症状を示す．
- 結核の発症数は戦後急速に減少してきたが，最近はそれも鈍化傾向を示している．
- 胸部X線写真での異常陰影もさまざまである．
- 肺以外の病巣もある．
- 確定診断は結核菌の検出であるが菌陰性でも活動性結核は否定できない．
- 日本ではBCG（Bacille de Calmette et Guérin）接種によりツベルクリン反応検査陽性になることが多い．また陰性でも結核を否定できない．
- 近年は糖尿病，胃切除手術の既往，副腎皮質ステロイド薬による治療，担癌状態，HIV感染，腎不全などの免疫不全状態の患者が増加しており，それらの患者はリスクが高い．
- 近年は抗結核薬耐性結核菌の出現が問題となっている．
- 結核は昔の感染症ではない．現在でも死亡例は多く，いまだわれわれに大きな影響がある．

　結核は *Mycobacterium tuberculosis* の感染により起こる．

　2007年に日本で発症した結核患者数は25,311人，人口10万対19.8である（厚生労働省「結核発生動向調査」）．これは前年に比して減少傾向ではあるが，それでも日本の患者数は米国の4.5倍であり，日本の現状は米国の1960年代後半頃の状況で40年遅れている．日本はいまだに中蔓延国である．特に高齢化や，癌，自己免疫疾患，HIV感染などの免疫不全を有する患者の増加とともに結核の発症リスクも上昇すると考えられ，大きな問題となっている．

▶はじめに

　発生患者の62％が60歳以上，また48％が70歳以上である．患者の病状をみると，新規登録患者全体のうち肺結核が最も多く79％，末梢リンパ節結核が15％，粟粒結核が8％，腸結核，脊椎結核，髄膜炎，尿路，皮膚，腹膜などである．肺門リンパ節結核，結核性胸膜炎・膿胸も通常，肺結核症として取り扱う．

　罹患率を地域的にみると大阪府，東京都，長崎県などで高く，長野県，宮崎県，山形県などでは低い傾向がみられる．また東京周辺の地域である千葉県や神奈川県，埼玉県なども高い傾向を示している．

　危険因子は糖尿病，珪肺，胃切除後，喫煙，免疫抑制薬（副腎皮質ステロイド薬ほか），抗癌薬，悪性腫瘍患者，透析中の患者，高齢者，低栄養者，HIV感染者などである．

　最近の人口の高齢化と相まって高齢患者が多く，またHIVなどの免疫不全患者の発症も問題となっている．また抗結核薬に耐性をもつ結核菌が増加しつつあり問題となっている．

参考までに図M-5-1に自験例を示す．患者は高齢で，脳梗塞後遺症および認知症でほぼ臥床状態であった．数か月前から発熱を繰り返していたが，その都度誤嚥性肺炎との診断で抗菌薬が使用され加療されていた．治療により微熱にはなるが，炎症所見は改善せず，胸部単純X線検査で肺炎がひどくなったため当院に紹介された症例である．吸引による喀痰採取で好酸菌染色を行い，当時ガフキー4号を認めた．培養，PCR法でも結核菌と同定したが，受診後数日，つまり結果が出る前に死亡した症例である．このように結核は時として診断が困難で死亡に至る病気であることを念頭に置いて診療する必要のある疾患である．

1）診断基準

結核の確定診断は結核菌の検出同定である．そのため診断基準はない．

2）分類と病態

① 分類

表M-5-1の日本結核病学会病型分類のように分類されている．これは結核発症時の届け出でも使用される．

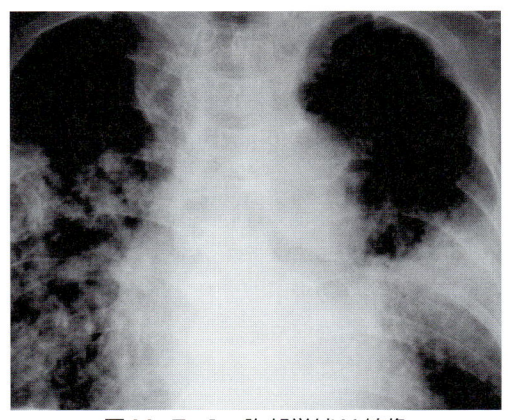

図M-5-1　胸部単純X線像
85歳　女性　脳梗塞後遺症により寝たきり．両肺野に広汎な浸潤影を認める．ガフキー4号（当時）

・**肺外結核**：本項では最も頻度の高い肺結核を中心に解説し，肺外結核は省略する．結核菌は全身に結核症を起こす．脊椎カリエス，関節結核などは腰痛やほかの整形外科的疾患と類似した症状を呈することもあり注意を要する．また腸結核ではクローン病や腫瘍，リンパ節結核では悪性腫瘍の転移，脳結核では脳腫瘍などと間違われることもある．そのため鑑別診断の中には必ず結核症を入れておく必要がある．

② 病態

病因は結核菌の感染である．結核菌は直径$0.2〜0.6\,\mu m$，長さ$1〜4\,\mu m$の桿菌で経気道感染の形をとる．つまり結核菌を吸い込むことにより感染する（飛沫感染 droplet infection；air-born infection）．吸い込まれた結核菌は呼吸細気管支または肺胞に定着し感染巣をつくる．

多くは治癒するが，一部の結核菌は持続生残菌（persister, dormant tuberculous bacilli）となって生き続け，宿主細胞性免疫低下が起こった場合などに，二次性結核症として発症する．

初感染巣（胸膜直下が多い）と同側肺門リンパ節腫脹からなる初期変化群（一次結核症）を感染2か月程度で形成する．初期変化群の多くはそのまま治癒し石灰化することが多いが，この状態から将来免疫能低下時には二次結核が発症する．最近は感染から数10年後つまり高齢になって発症する二次結核が増加している．

感染が起こっても必ず発症するわけではなく，健康な成人であれば感染しても10〜20％程度の発症率である．小児結核では家族発生が多く粟粒結核の形もしばしばみられる．また空洞形成は少ないとされる．その他肺門リンパ節腫脹も多くでみられる．胸膜炎は少ない．

③ 病理

吸入飛沫中の結核菌が呼吸細気管支や肺胞に定着し，マクロファージ内で増殖すると，前述のような機序で宿主は細胞性免疫を獲得すると同時にアレルギーを獲得する．そのため感染局所には滲出性病変が加わり，やがて中心部は

表M-5-1a 日本結核病学会学会分類（病型分類）

a. 病巣の性状
　0：病変が全く認められないもの.
　I型（広汎空洞型）：空洞面積の合計が拡がり1（後記）を越し，肺病変の拡がりの合計が一側肺に達するもの.
　II型（非広汎空洞型）：空洞を伴う病変があって，上記I型に該当しないもの.
　III型（不安定非空洞型）：空洞は認められないが，不安定な肺病変があるもの.
　IV型（安定非空洞型）：安定していると考えられる肺病変のみがあるもの.
　V型（治癒型）：治癒所見のみのもの.
　以上のほかに次の3種の病変があるときは特殊型として，次の符号を用いて記載する.
　H（肺門リンパ節腫脹）
　Pl（滲出性胸膜炎）
　Op（手術のあと）
b. 病巣の拡がり
　1：第2肋骨前端上縁を通る水平線以上の肺野の面積を越えない範囲.
　2：1と3の中間.
　3：一側肺野面積を越えるもの.
c. 病側
　γ：右側のみに病変のあるもの.
　l：左側のみに病変のあるもの.
　b：両側に病変のあるもの.
d. 判定に際しての約束
　ⅰ）：判定に際し，いずれに入れるか迷う場合には，次の原則によって割り切る.
　　　IかIIはII，IIかIIIはIII，IIIかIVはIII，IVかVはIV.
　ⅱ）：病側，拡がりの判定は，I～IV型に分類しうる病変について行い，治癒所見は除外して判定する.
　ⅲ）：特殊型については，拡がりはなしとする.
e. 記載の仕方
　ⅰ）（病側）（病変）（拡がり）の順に記載する.
　ⅱ）特殊型は（病側）（病型）を付記する．特殊型のみのときは，その（病側）（病型）のみを記載すればよい.
　ⅲ）V型のみのときは病側，拡がりは記載しないでよい.

（日本結核病学会：新しい結核用語辞典）

凝固壊死に陥り乾酪性病変となる．病巣周囲のマクロファージは刺激により類上皮細胞やランゲルハンス巨細胞となり，肉芽組織を形成する．肉芽組織は最終的には膠原線維に置換され，病巣は被包化される．やがて次第に線維化が進み瘢痕化して治癒し，石灰化を伴うこともある．

3）症状・その他

肺結核患者には自覚症状の少ない例もあるが，わが国では新患者の80％以上が自覚症状で発見されている．咳，痰，胸痛，血痰，喀血，発熱，体重減少，盗汗，胸痛，倦怠感などが肺結核の主な症状であり，咳，痰が2週間以上続く患者では結核も念頭に置いて検査を行うべきである．

結核は伝染性疾患であり，特に既往歴や家族歴は重要で，小児では家族，その他の感染源との接触の有無を十分問診する．またツベルクリン反応歴，BCG接種歴，既往症としての胸膜炎，肺結核の有無およびその症状と治療歴，糖尿

表 M-5-1b　日本結核病学会学会分類（学会分類の例示）

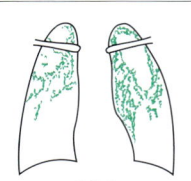

bⅠ3	多房性の巨大空洞が両側にあり，その面積の合計は明らかに拡がり1を越え，全体の病変も一側肺を越えている．
lⅠ2	病変は左肺全部を占め，かつ空洞部分の面積の合計が拡がり1を越えている．
lⅡ1	明らかな空洞を認めるが，病変の範囲も空洞面積もⅠ型の条件に該当しない．
bⅡ3	病変は一側肺以上に達しているが空洞はⅠ型の条件を満たさない．
γⅢ1	周辺がぼやけた病影のみからなり不安定と考えられる．
bⅢ3	広く散布した細葉性病変で空洞はみえないのでⅢ．粟粒結核も同様に扱う．
lⅣ1	小さい安定した結核腫と数個の石灰沈着を認める．
Ⅴ	瘢痕状病変および石灰化像のみよりなり，治癒したものと考えられる．
Ⅴ	初感染巣の石灰沈着もⅤである．
γH	肺門リンパ節腫のみ．もしリンパ節と対応して肺野にも浸潤巣を認めればγⅢ1γHとなる．
γHPl	滲出性胸膜炎の像のみで肺野の病変はみえない．
γⅡ1lOp	右に空洞，左に成形のあとがある．もし成形術で虚脱した部分に空洞がみえたらbⅡ1lOpとなる．

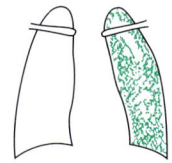

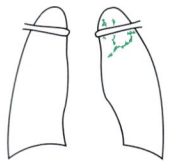

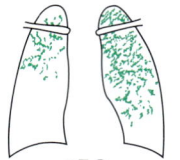

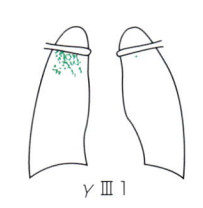

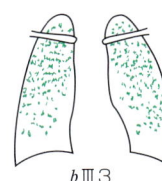

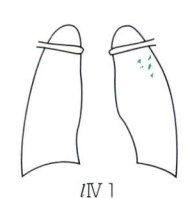

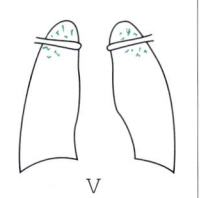

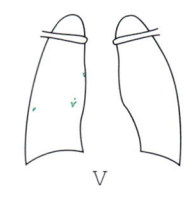

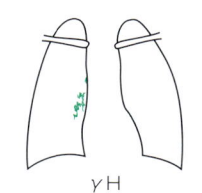

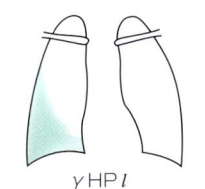

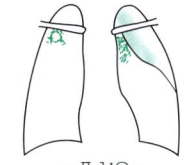

（日本結核病学会：新しい結核用語辞典）

病，塵肺（pneumoconiosis），腹部手術，副腎皮質ステロイド薬使用歴，透析療法，ヒト免疫不全ウイルス（HIV）感染の有無などチェックする．

4）検査所見

1 喀痰検査

　咳嗽は最も多い症状であるが，2週間以上咳嗽が続く場合は胸部単純X線検査を行う．特に上肺野に斑状影，結節影，気道散布影，また大葉性肺炎像などがあれば肺結核を疑う．

　喀痰抗酸菌検査は3回行い，PCR検査などと併せて行う．これらの検査で結核菌が証明されれば確定診断となる．喀痰検査で検出できない時は胃液検査，気管支鏡による病変部の洗浄または生検を行い確定する必要も出てくる．これは菌の薬剤感受性を知る上で重要である．

　喀痰採取は一般に起床時から朝食までの間に行うが，痰の少ない患者ではネブライザーで10％食塩水を約10分間位吸入させた後に痰を採取する方法がある．咽頭拭い液による検査では滅菌した綿棒で咽頭蓋部内面を拭って採取する．痰の採取できない患者や集団の検査時に便利である．

　胃液検査は早朝空腹時に消毒ゾンデで胃内容

をとり（20〜30 mLの滅菌食塩水で洗うこともある），直ちに遠心して培養する．

報告についてはガフキーによる報告が以前は主流であったが，現在は集菌法が主流であり，ガフキー号数での表示は少なくなっている．

結核菌が証明できない場合は画像所見のみで診断することもある．

2 培養検査

培養は小川培地を代表とする固形培地での培養で，通常4週と8週で判定する．コロニー数が200までは実数を添えて＋，以上は2＋，3＋，4＋と表現する．最近主流となりつつある液体培地での培養法では，固形培地で3週間以上かかった陽性判定が2週間以内と短縮され，感度（陽性率）も優位に高いが，混在し早期に集落を形成する非定型抗酸菌により判定困難な場合もあり，また一般細菌による汚染の可能性が若干高い．また，集落数（菌量）を計数することもできないところが問題点である．

これを解消するために液体培地と固形培地の2相からなる培養システムも開発されている．まれに，液体培地では陰性で小川培地に陽性の菌株もあり，小川培地で培養も併用することが必要である．

培養検査は成績判明までに通常4〜8週間かかるが，塗抹陰性の少数の菌でも検出でき，また菌の薬剤感受性を知ることができる．R型，灰白色ないし淡黄色のコロニー（スライド12：小川培地の結核菌集落）を認め，ナイアシンテスト陽性であれば結核菌と同定する．

最近増加傾向にある非結核性抗酸菌との鑑別に注意する．

3 薬剤感受性検査

培養を待って行われるのでさらに4週間程度時間を要する．

4 生　検

胸膜生検などから結核性肉芽腫組織の検出ができれば結核の可能性は高くなる．これのみでは非結核性抗酸菌症を鑑別できない．また，サルコイドーシスなどと紛らわしいことも多い．

5 PCR法

PCR検査は結核菌DNAの特有の塩基配列部分を人工的に増幅して検出する方法であり，菌の生死を区別できないが，理論的には検体中の菌量が極少量でも確実に検出できる迅速判定方法である．同様に結核菌のリボソームRNAを用いる方法もある．これまでの検討では，培養法相当の検出感度とされる．抗酸菌塗抹陽性検体で結核菌か否かを判定，また結核性髄膜炎を迅速診断するために有用である．コンタミネーションなど偽陽性がありうるので，確実なのは喀痰が塗抹陰性，PCRのみ陽性の場合には，培養検査結果で最終判定とすべきである．治療経過観察には用いない．

6 ツベルクリン反応検査

ツベルクリン反応検査で陽性でかつ結核を疑わせるほかの根拠があれば結核の可能は高くなる．しかし陰性でも結核を否定できない．その場合には確実性の高いほかの証拠が必要である．

またわが国ではBCG接種が普及しているため，ツベルクリン反応が陽性（10 mm以上）でも必ずしも結核菌感染を意味しない．さらに結核菌感染者でも感染後4〜8週間はツベルクリン反応は陰性である．その他，結核病巣が完全に治癒した場合，粟粒結核，重症結核で一般状態が極めて悪い場合には陰性のことがある．サルコイドーシス，悪性リンパ腫，過敏性肺炎，麻疹，猩紅熱などに罹患したとき，また副腎皮質ステロイド薬使用中などには陽性だった反応が一時的に陰性化あるいは減弱することがある．

また高齢者では一般に反応が弱い．

現在ツベルクリン反応検査に使用されているのは精製ツベルクリン（purified protein derivative；PPD）で，凍結乾燥したPPDを所定の溶液で溶解した後0.1 mLを前腕内側に皮内注射し，48時間後に判定する．

判定は発赤の長径を記載し，9 mmまでを陰

性（－），10 mm 以上を陽性とし，硬結（硬），二重発赤（二重），水疱（水），壊死（壊）などがあれば併記する．陽性の反応を分けて，発赤のみの反応は弱陽性（＋），硬結を伴う反応を中等度陽性（＋＋），二重発赤，水疱，壊死を伴う反応を強陽性（＋＋＋）とする．

7 その他の検査

胸水アデノシンデアミナーゼ（ADA）活性値：胸水貯留例で結核菌陰性の場合でも，活性化リンパ球優位の指標である ADA 高値は診断的価値が高い（＞50 単位／L）．

8 新しい診断法

最近はクオンティフェロン®TB-2G（QFT-2G）が開発され，臨床で広く使用されるようになってきた．QFT-2G は結核菌由来の特殊蛋白抗原 ESAT-6 と CFP-10 の刺激による末梢血リンパ球のインターフェロンγ産生を測定する検査法で，BCG の影響を受けないため，BCG 接種を行っているわが国では有用である．感度は 89.0 ％，特異度は 98.1 ％ といずれも高い．特に接触者検診に代わって用いられる．

9 胸部単純 X 線検査

上葉を中心とする空洞とその周囲の散布巣を伴う陰影が典型的である．胸水，縦隔リンパ節腫大を認めることもある．伸展形式は経気道散布で X 線では多発小粒状影として認められる．特に終末細気管支以降に病変を認めやすい．主な異常所見は浸潤影，結節影，空洞影，散布性陰影，胸水貯留像などである．胸部 CT で小葉

表 M-5-2 抗結核薬のグループ化と使用の原則

	特　性	薬剤名	略　号
first-line drugs(a)	最も強力な抗酸作用を示し，菌の撲滅に必須な薬剤 RFP，PZA は滅菌的，INH は殺菌的に作用する	リファンピシン*1 イソニアジド ピラジナミド	RFP INF PZA
first-line drugs(b)	first-line drugs(a)との併用で効果が期待される薬剤　SM は殺菌的，EB は主に静菌的に作用する	ストレプトマイシン エタンブトール	SM EB
second-line drugs	first-line drugs に比し抗酸力は劣るが，多剤併用で効果が期待される薬剤	カナマイシン エチオナミド エンビオマイシン パラアミノサリチル酸 サイクロセリン レボフロキサシン*2	KM TH EVM PAS CS LVFX

表は上から下に優先選択すべき薬剤の順に記載されている．なお，SM, KM, EVM の同時併用はできない．抗菌力や交差耐性等から，SM → KM → EVM の順に選択する．
＊1：多くの薬剤との薬物相互作用があるので注意が必要である．特に HIV 感染者において抗ウイルス剤投与を必要とする場合にはリファンピシンに代わりリファブチンの使用を検討する．
＊2：LVFX はほかのフルオロキノロン剤と代えることができる．抗菌力や副作用などを考慮してモキシフロキサシン，ガチフロキサシン，シプロフロキサシン，スパルフロキサシンの中から選択する．これらフルオロキノロン剤は結核菌に対する抗菌力は，first-line drugs(b)並みに強いが，2008 年，本見解発表時点では保険適用が認められていないため最後に記載した．

（結核 2008, 83 巻 No.7 pp.529-535）

表 M-5-3 初回治療例の標準的治療法

原則として(A)法を用いる．PZA 使用不可の場合にかぎり，(B)法を用いる
薬剤感受性が不明かつ症状の改善が明らかでない場合には，薬剤感受性の判明，臨床的改善の確認まで SM（または EB）を継続する
(A)法：RFP ＋ INH ＋ PZA に SM（または EB）の 4 剤併用で 2 か月治療後，
　　　RFP ＋ INH で 4 か月治療する
(B)法：RFP ＋ INH に SM（または EB）の 3 剤併用で 2 か月治療後，
　　　RFP ＋ INH で 7 か月治療する

（結核 2008, 83 巻 No.7 pp.529-535）

中心性の粒状影と tree-in bad といわれる粒状影に連結する細気管支の樹枝状陰影が特徴的である．

5）鑑別すべき疾患と鑑別のポイント

1 鑑別診断

倦怠感，微熱，体重減少，盗汗などの非特異的全身症状からは，慢性消耗性疾患との鑑別，咳や喀痰，血痰などからは細菌性肺炎，マイコプラズマ肺炎，気管支拡張症，気管支炎，肺癌，肺化膿症，肺真菌症などとの鑑別が必要である．

塵肺は，肺結核を合併しやすいので注意する．なかでも非結核性抗酸菌症はⅩ線所見が結核と類似する例もあり，診断に難渋することも多い．

6）治 療

わが国の結核治療基準が日本結核病学会から示されている．その中ではイソニアジド（INH），リファンピシン（RFP）が使用できない場合の治療法，さらに各薬剤の標準的な用法・用量やフルオロキノロン系薬剤について，また DOTS（directly observed treatment, short course, 直接服薬確認短期化学療法）についても明示されている．

一方 2007 年 4 月に結核予防法が廃止され結核対策は改正感染症法により進められている．この中では従来の化学予防が「潜在性結核感染症の治療」と位置づけられている．詳しい治療法は日本結核病学会治療委員会の「結核医療の基準の見直し 2008 年」を参考にしてほしい．

1 初回治療

本項では初回治療のみを記した．

1）標準的な化学療法

初回治療患者では結核菌の抗結核薬に対する薬剤感受性が判明していることはまれである．現状では初回治療でも耐性結核菌である可能性もある．そのため多剤併用療法が行われる．もちろん今回が初めての治療ではない場合も直前の治療で薬剤耐性が認められない場合には初回治療に準じて標準治療を行う．薬剤感受性検査も結果が耐性の場合には治療方針を再検討するが必要がある．

(1) 初期強化期の薬剤選択

first-line drugs(a) 3 剤と first-line drugs(b) のいずれか 1 剤を加えた初期 2 か月間 4 剤併用療法を，6 か月（180 日）間使用して治療を行う（表 M-5-2, M-5-3）．つまり初回治療患者の標準療法として，その病型や排菌の如何にかかわらず，(A)法を用いて治療する．

何らかの原因や副作用などのためピラジナミド（PZA）が投与不可の場合にかぎり(B)法を用いる．

なお，肝硬変，Ｃ型慢性肝炎などの肝障害合併患者，80 歳以上の高齢者では重篤な薬物性肝障害が起こる可能性が高くなるので，当初から(B)法を選択することを検討する．

また，妊娠中の女性に治療を行う場合，ストレプトマイシン（SM）による胎児への第 8 脳神経障害が危惧され，PZA の胎児に対する安全性もいまだ不明であるので，妊娠中の女性には投与しない．妊娠中の女性に対する治療法としては，(B)法で第 3 の薬剤であるエタンブトール（EB）を用いることが原則である．

2）耐性結核および対応

結核菌の耐性は一定の確率で生じる．確率的には $1/10^8 \sim 1/10^6$ 程度であまり高いものではない．単剤で使用するよりも多剤併用による治療の方が耐性菌を生じにくい．多剤耐性結核（MDR-TB；multidrug-resistant tuberculosis）は INH と RFP の両方に耐性をもち，世界的に増加している．

また MDR-TB の中でカナマイシン硫酸塩（KM），カプレオマイシン（CPM），アミカシン硫酸塩（AMK）のうち 1 つとフルオロキノロン系薬剤に耐性のある超多剤耐性結核菌（XDR-

TB；extensively drug-resistant tuberculosis）も世界的に増加傾向を示し問題となりつつある．

一般的にINH，RFP，SM，EBの4剤のうち，いずれかに耐性のある結核菌が証明された場合は，原則としてその抗結核薬をほかの感受性のある薬剤に変更する．ただし，SM，KM，CPMおよびエンビオマイシン（EVM）間の併用は禁忌である．

なお，胸部X線所見に異常を認めなくても，最近（おおむね1年以内）結核初感染があったと考えられる例については，INHの単独治療（おおむね6か月間）を行ってよいが，INH耐性の結核菌による感染が強く疑われる場合，またはINHによる著しい副作用が発現したときは，RFPの単独療法を行う．

3）治療効果判定

効果判定は結核菌培養成績の推移，特に治療開始2か月目の培養陰性化率が重要である．初期悪化としてRFPを含む初回治療では，治療開始から3か月頃までの間にX線陰影の増悪，胸水の貯留，縦隔リンパ節の腫脹などを認めることがある．

4）治療期間

標準的治療期間は，(A)法では6か月間，(B)法では9か月間とする．ただし，有空洞（特に広汎空洞）例や粟粒結核などの重症例，3か月目以後（初期2か月の治療終了後）にも培養陽性例，糖尿病や塵肺合併例，全身的な副腎皮質ステロイド薬・免疫抑制剤併用例など，および再治療例では3か月間延長し，(A)法は9か月，(B)法は12か月まで行うことができる．4か月をこえる排菌持続例では菌の耐性化を考慮する．

5）薬剤の副作用

抗結核薬の使用にあたっては，副作用の発現に十分に注意する．特に重篤な肝機能障害，腎機能障害などを合併している患者には慎重に対処しなければならない．

7）予　後

2004年に登録された初回治療時喀痰塗抹陽性肺結核患者で標準治療が行われた者のうち，経過の確認できる8,563人では，完治例は78％，死亡が13％，治療失敗・脱落が7.2％であった．

後遺症には治癒後の肺形態的変化，すなわち菌陰性空洞，気管支拡張，胸膜の癒着や肥厚，無気肺などがあるが，これらが呼吸機能を障害することも多い．

またアスペルギルス，非結核性抗酸菌，一般細菌の二次感染を起こすこともある．そのため早期診断と強力な治療によって，このような後遺症を残さぬようにすることが重要である．

呼吸機能障害では拘束性換気障害に閉塞性換気障害が加わって混合性換気障害をきたすことが多い．これらの後遺症にはリハビリテーションなどを行う．また低酸素をきたす場合には在宅酸素療法も考慮する．

栄養療法

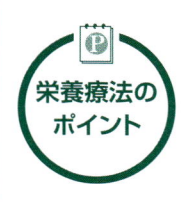

栄養療法のポイント

- 結核は消耗性疾患である．全身の消耗を十分に補充できる内容とする．
- 症状が長期間持続するため，発熱や咳嗽の症状に応じた必要栄養量を確保し低栄養を防止する．
- 二次結核では糖尿病，腎臓病，肝臓病などの慢性疾患を合併していることが多い．
- 抗結核薬による副作用や相互作用に対する対策や指導が必要である．

肺結核は消耗性疾患であり，二次結核では糖尿病，腎臓病など慢性疾患を合併していることが多い．十分な栄養をバランスよく配分し，年齢やそれぞれの合併症を考慮しながら必要栄養量や食事方針を決定する．また治療には長期間の多剤併用療法が必要であることから，抗結核薬による副作用や相互作用に対する対策が必要になってくる．

1）栄養管理

全身の消耗を十分に補充できる内容とする．一般にアミノ酸スコアの高い蛋白質を含む高蛋白食，高エネルギー食とし，ビタミン，ミネラルをバランスよく摂取できるよう工夫する．また消化吸収がよく低刺激性であるなどの配慮も必要である．病初期で食欲不振が強い時には流動食から開始し，経過をみながら粥食，常食へと形態を上げていく．同時に経腸栄養剤などを併用し必要栄養量を補給できるようにする．

経過中は経口摂取量を把握し栄養状態のアセスメントを行い，栄養低下を防止する．経口による栄養療法が第一選択であるが，経口摂取が困難な症例の場合は経静脈栄養または経腸栄養療法を行う．ただし腸管メンテナンスを怠らず，可能なかぎり早期の経口摂取移行を目指す．

1 症状別の栄養療法のポイント

1）発熱時のエネルギー，蛋白質，ビタミン補給

発熱時は基礎代謝が亢進し代謝エネルギーは体温が1℃上昇するごとに約14％亢進する．重症化すれば体蛋白質の異化亢進も加わるため20〜30％代謝が亢進し，エネルギー必要量が増加する．感染による筋蛋白の崩壊に対し，アミノ酸スコアの高い蛋白質の補充も必要である．また，ビタミン消費量も増加するので，高エネルギー，高蛋白，高ビタミン食とする．

2）咳嗽発作時のエネルギーの補給

咳嗽時の呼吸筋が消費するエネルギーは1回当たり約2 kcalとされる．1分間に1回の咳嗽がある場合，10時間持続すれば約1,200 kcalのエネルギーを消費することになる．発作の持続によるエネルギー消費量も考慮するべきである．

3）発汗時の水分補給

1℃の発熱につき発汗量は250 mL/日をこえるとされ，発汗量に応じた十分な補給を行う．

腸管メンテナンス・必要栄養量の算出については「M-3 肺炎の栄養療法」の項を参照してほしい．

2）合併症に対する栄養療法

初感染から長期間経過した後に発病する既感染発病のほとんどが細胞性免疫の低下が原因である．高齢者であることや，糖尿病，低栄養，腎障害，慢性呼吸器疾患，HIV感染症免疫抑制薬の使用などが引き金になる．特に糖尿病，肝臓機能障害の合併症が多く，それぞれの合併症に対する食事療法を併せて行う必要がある．

3）治療薬による副作用と相互作用

結核の化学療法ではINH，RFP，SM，EB，PZAを使用し，宿主の結核菌の感受性や合併症，年齢に応じて3〜4剤を併用し治療を開始する．特に起こりやすい副作用はINHの末梢神経障害と肝障害，RFPの肝障害，EBの視神経障害，SMの内耳神経障害と腎障害である．INHによる末梢神経障害予防のためビタミンB_6製剤を併用する．EBによる視力障害にはビタミンB_{12}の補給が有効である．

1 イソニアジド（INH）の相互作用

1）魚

INHは魚に含まれるヒスチジンという物質の代謝を阻害するため体内にヒスタミンが蓄積し，

ヒスタミン中毒症状が出現することがある．魚に含まれるヒスチジンの含有量は新鮮度の高いものほど低く，時間が経過し鮮度が低下するとともに上昇してくる．ヒスチジン含有量の多い青魚などは必ず新鮮なものを選び，食べ過ぎないよう注意する．

- ヒスチジン含有量の多い魚：かじき，まぐろ，かつお，さんま，いわし，はまち，とびうお，さば，あじ，さわら，たらこ，すじこ

2）チーズ・ワイン

チーズ・ワインに含まれるチラミンの代謝が阻害され，チラミンが交感神経を刺激する物質を遊離する．この結果，血圧上昇，発汗，頭痛などの症状が出現する．調理をしてもチラミンは分解されない．新鮮な食品を選択することも重要である．チラミン含有量の多い食品の摂取には注意を促す．

- チラミン含有量の多い食品：ナチュラルチーズ（熟成期間の長いものほど含有量が多い．特にチェダーチーズ），ワイン，ビール，にしんの塩漬け，鶏レバー，サラミ，ソーセージ，チョコレートなど

3）そら豆・バナナ・パイナップル

含有するドパ，5-ヒドロキシトリプトファンの代謝が抑制され交感神経を刺激する物質を放出するため高血圧発作，頭痛などが起こることがある．一時的な大量摂取は控える．

4）アルコール

アルデヒドデヒドロゲナーゼ酵素を阻害し，ジスルフィラム様のアルコール不耐性を起こすことが知られている．また長期体内にアルコールがある状態では肝ミクロゾームの活性が増し肝臓に障害を起こす恐れがある．

5）その他の医薬品

ワルファリンカリウム，インスリン，三環系抗うつ薬，降圧薬，抗痙攣薬，嫌酒薬，などと相互作用を起こすことも知られている．

（加地　正英，瀬口　是美）

参考文献

- 永井英明「肺結核と結核性胸膜炎　S198-201」呼吸器疾患診療マニュアル．日医誌，137：特別号（2），日本医師会，2008．
- 森　亨：結核と非結核性抗酸菌症の現状と対策．化療の領域，25，2009，pp.565-70．
- 重藤えり子：新しい「結核医療の基準」と今後の治療のあり方．化療の領域，25，2009，pp.578-84．
- 吉山　崇：超多剤耐性結核菌（XDR）感染症の治療法と患者マネージメント．化療の領域，25，2009．pp.621-26．
- 原田登之，樋口一恵：クオンティフェロン（QFT）検査の原理と有用性．化療の領域，25，2009，pp.628-36．
- 日本結核病学会治療委員会：「結核医療の基準」の見直し 2008 年．結核，83，2008，pp.529-35．
- ATS/CDC/IDSA：Treatment of tuberculosis, MMWR, 52（RR-11），2003, pp.1-77.
- 国立感染症研究所感染症情報センター HP：http://idsc.nih.go.jp/index-j.html
- 日本結核病学会 HP：http://www.kekkaku.gr.jp/
- 吉山　崇：結核と非結核性抗酸菌症診療の新展開 7　超多剤耐性結核菌（XDR）感染症の治療法と患者マネージメント．化療の領域，25(4)，2009，pp.621-26．
- WHO：Guidelines for National Programmes. Third edition WHO/CDS/TB/2003. 3. 13 WHO/CDS/TB, 2003.
- 医療情報科学研究所編：病気がみえる Vol. 4 呼吸器，メディックメディア，2007, pp.94-103.

N-1 乳癌
breast cancer

疾患の概要

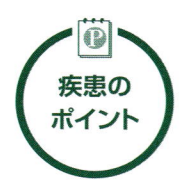

疾患のポイント
- 女性のライフスタイルの変化により乳癌発症リスクが増加し，乳癌罹患者も増加し，臓器別では第1位となり，21世紀半ばには日本の女性癌の死亡の第1位になると予想されている．
- QOLを重視した手術方法，化学療法，放射線療法が総合的に行われることで予後を改善できる．
- 早期に発見するために，30歳以降には乳癌検診が勧められる．
- スクリーニング検査には，マンモグラフィー，超音波検査などがある．

1）分類と検査

1 分類

乳癌の病期（Stage）は，原発腫瘍の大きさ，リンパ節への転移の有無，遠隔転移の有無で決定される（0～V期）．

ほかの病期分類ではTNM分類が使われる．TNMとはtumour（腫瘍），nodes（リンパ節）そしてmetastasis（転移）の頭文字をとったものである．

1）病理分類

乳腺の悪性腫瘍は，上皮性腫瘍，結合織性および上皮性混合腫瘍，非上皮性腫瘍の3つに大別される．そのうち99％以上が上皮性悪性腫瘍すなわち癌である．大きく乳管癌（ductal carcinoma）と小葉癌（lobular carcinoma）に分類され，そのうち乳管癌が，全乳癌の81％を占める．

2）組織型分類

非浸潤癌，浸潤癌，パジェット病に大別される．早期乳癌とは，"皮膚の浮腫，浸潤，潰瘍，皮膚結節などの皮膚病変はなく，腫瘍の大きさが触診上2.0 cm以下で胸郭固定も認めず，転移を思わせるリンパ節を触れず，遠隔転移を認めないもの"をいう．また非浸潤癌（パジェット病）もこれに含まれる．

2 検査

乳癌検診が重要であるが，なお受診率は低く，乳癌に気付くのは，乳房のしこりを発見して受診するという例が多い．乳癌のスクリーニング検査には，問診，触診，軟X線乳房撮影（マンモグラフィー），超音波検査などがある．その疑いがあると，超音波ガイド下に細胞診や針生検が行われている．細胞診や針生検で診断が困難な場合には，開創生検と違って3 mmの創ですむマンモトーム生検が行われることもある．

マンモグラフィーは，早期発見による予後改善および，乳管内の癌の広がりを予測し，乳房温存の可能性を増大させている．腫瘤，石灰化のほか，乳腺構築その他の所見で診断する．

超音波検査でも，良・悪性の判定に加え，組織型診断や乳管内進展状態の診断，非腫瘍性病変の検出が可能である．異常乳汁分泌のある症例では，乳管内視鏡検査が乳管内微小病変の有

無や良・悪性の診断，乳癌の乳管内進展状況判定などに有効である．

手術術式の決定に，CTやMRIが行われる．

2）疫学およびリスクファクター

① わが国における乳癌の現況と動向

乳癌の増加傾向は著しい．2007年の乳癌死亡数は約11,000人で，女性では大腸癌，肺癌に次いで多い．また，地域癌登録から推計された乳癌罹患者数（2003年）は，45万人以上となり大腸癌をこえて第1位となった．女性の生涯で5.7％（18人に1人）が乳癌に罹患し，死亡は1.3％（77人に1人）である．このように罹患率，死亡率は増加しているが，欧米に比べると約1/3と低い．30歳代より増加して50歳頃をピークにそれ以降は横ばい，あるいは減少している．

乳癌の年齢調整死亡率は1995年から2015年までに1.24倍，死亡者数は1.49倍増加し，高齢化とともに60歳代，50歳代の割合が多くなると予想されている．乳癌の年齢調整罹患率はすでに1993年胃癌と入れ替わって第1位となり，2015年までに約1.4倍，乳癌罹患者数は1.6倍増加すると予想されている．

② 女性のライフスタイルの変化と乳癌

1）乳癌の主要リスクファクター

一般的に高エストロゲン状態の持続は乳癌のリスク因子と考えられている．高齢初産，未婚，早い初経，遅い閉経（55歳以降），肥満，高齢，乳癌の家族歴，良性乳腺疾患の既往などを有するものが高危険群とされる．

肥満・栄養過多・運動不足・アルコール摂取などはリスクを上昇させるものであり，一次予防にはライフスタイルの改善が重要と考えられている。日本人を対象とした検討では，閉経前の喫煙女性の乳癌リスクは非喫煙者の3.9倍，受動喫煙では2.6倍高いが，閉経後ではリスクの上昇はみられていない．飲酒者（エタノール換算で150g/週より多く飲酒）は非飲酒者に比べて乳癌リスクが1.2～1.75倍上昇する．

授乳については，授乳経験者の方が未経験者より，また授乳期間が長いほど乳癌リスクが低いとの報告も多いが，両者の関係を認めていないものもある．

卵巣摘出などによる人為的な早期の閉経症例ではリスクが低い．

2）職業，社会的階層

米国や英国では，教育レベルや収入，社会階層の上位の女性の乳癌リスクが高いと報告されている．教育歴や職業は，結婚，妊娠，初産年齢，食生活などのほかのリスク因子と密接に関係してくるので，近年における日本女性の高学歴化，晩婚化，少産，高齢初産，肥満などの変化が乳癌発生に及ぼす影響は大きい．

3）栄養と肥満

肥満女性では乳癌リスクが高く，特に閉経後は体重増加につれて乳癌リスクが上昇する．しかし閉経前の乳癌は逆に肥満者でリスクが低い．

脂肪組織ではアロマターゼによってアンドロゲンがエストロゲンへと転換される．肥満者は脂肪量の多いことで，エストロゲンが高値となり，乳癌発症リスクを高くしている．2000年のWorld Cancer Research Fund と American Institute for Cancer Researchは，総脂肪，飽和脂肪，動物性脂肪および肉類の摂取が乳癌リスクを上昇させる可能性があると報告している．脂肪摂取量と乳癌死亡率および発生率との間に強い正の相関を認める報告もある．脂肪の摂取量を総カロリーの20％以下に抑えることでエストラジオール（E2）値を低下させ乳癌のリスクを下げうる可能性を示す報告もある．日本から米国への移民では，早期に移住した人びとほど乳癌の罹患率が高くなっており，このことからわが国の罹患率増加は，ライフスタイルの欧米化による脂肪摂取の増加に起因する可能性が示唆されている．

4) 経口避妊薬, ホルモン補充療法

(1) 経口避妊薬と乳癌の関係

多くの報告では関係を認めていない. しかし, 若年者の長期服用での乳癌リスク上昇の報告もある. また乳癌の家族歴, 良性乳房疾患の既往, 未産婦, 12歳未満の初経開始などの女性ではリスクが高い.

(2) ホルモン補充療法

短期投与（5年以下）では乳癌のリスクは増加しないが, 長期投与（10～20年）ではリスク増加（約25％）が認められる. しかし子宮摘出例に行うエストロゲン単独投与（ERT）ではリスクの増加は報告されておらず, プロゲステロン併用（HRT）により乳癌リスクが増加するとされている. これはプロゲステロン剤として用いられるMPA（メドロキシプロゲステロン酢酸）は子宮内膜癌の発症予防作用や進展を抑制する作用があるのに対し, 乳癌を起こす作用があるためと考えられている.

なおHRT群で発見される乳癌では, 転移例や進行例が比較的少なく, 死亡率が低い. 当然HRT中は乳癌検診を積極的に行う必要がある.

5) 遺伝因子

BRCA1～2遺伝子変異は家族性の乳癌発症に関連し, これらの遺伝子が発現している者はそうでない女性に比べて乳癌に罹患するリスクが高い. $p53$遺伝子突然変異のあるリーフラウメニ症候群も発症リスクが高い. 全乳癌患者の5％にこの症候群がみられる. なおほかのハイリスク遺伝因子は乳癌では比較的少ない. 受容体型膜蛋白質をコードするerbB-2（HER2/neu）は約30％の散発性乳癌において過剰発現や遺伝子増幅を認める. この場合タキサンなどの化学療法の効果が低い.

3) 症　状

乳癌検診の重要性が叫ばれながら, 患者が乳房腫瘍を触知し, 来院することが多い. 腫瘍は無痛性で, 表面は凹凸不整, 弾性硬, 孤立性で辺縁は比較的境界明瞭である. 進行例では脂肪組織や皮膚へ浸潤し, 皮膚のえくぼ症状（dimpling sign）や皮膚の陥没, 隆起, 発赤, 浮腫, 潰瘍なども出現する. 乳頭近傍に発生した癌の浸潤により乳腺下組織の収縮, 牽引が起こり, 乳頭が陥没したり乳頭が病巣方向に向くpointingを呈することもある.

腫瘍を触知せずマンモグラフィーで微小石灰化を見出して初めて発見される乳癌も増加している. その多くは非浸潤型乳管癌である. しかし乳房に腫瘍を触知せずに腋窩リンパ節の腫脹によって発見される症例もある.

乳癌の1型として, 乳頭や乳輪に湿疹様の発赤やびらんをきたすパジェット病がある. パジェット病は乳頭内ないしは乳頭に近い部位の乳管に発生した癌が, 乳管内を乳頭方向にも伸展し, 乳頭や乳輪内の扁平上皮にまで及んだもので, 非浸潤癌や微小浸潤癌のことが多い.

特異な乳癌として, 乳房皮膚の広範な発赤と浮腫状硬化を特徴とした炎症性乳癌（inflammatory breast cancer）がある. 一般的には発赤と浮腫状硬化所見が乳房皮膚の1/3以上を占めることが多い. この発赤と浮腫状硬化所見だけで腫瘍を触知しない場合も多く, しばしば急性化膿性乳腺炎と誤診されやすいので注意が必要である. どのような組織型乳癌からも発生するもので, 組織分類に際して, 本来の組織型分類に炎症性乳癌であることを付記する. 病理組織学的には癌巣周囲および皮膚に認められる著明なリンパ管侵潤性癌が特徴である. そのため, 進行癌としてStage IIIa, IV期に分類される.

乳癌の転移としては, 骨, 肺, 肝, 脳が多く, 骨転移の部位としては, 脊椎骨, 骨盤, 肋骨, 頭蓋骨が多い. また, 所属リンパ節, 鎖骨上リンパ節への転移を起こしやすい.

4) 治　療

乳癌の治療は原則的には外科手術であり, 化学療法や放射線療法が併用される.

1 手術療法

乳癌の外科手術は，1890年代のHalsted手術（定型的乳房切除術，胸筋合併乳房切除術）に始まり，modified radical mastectomy（非定型的乳房切除術，胸筋温存乳房切除術），さらには乳房温存手術へと変遷している．乳房温存手術では術後に放射線治療を組み合わせ，乳房切除術と同等の治療成績を上げ，QOLの向上を目指している．また，癌の根治を損なわないかぎり乳房の皮膚切除を行わず，乳輪や腋窩切開などの小切開創から手術を行う内視鏡下乳腺全摘手術も行われている．さらに乳癌におけるセンチネルリンパ節生検（sentinel node biopsy；SNB）の有用性も検討されてきている．過去には，広範囲に腋窩リンパ節が切除され，術後合併症として切除側の腕にリンパ浮腫（lymphedema）が生じていた．今はセンチネルリンパ節生検が普及して，腋窩リンパ節の郭清は少なくなり，この術後合併症は減少している．

2 薬物療法

1）乳癌のホルモン療法[1]

乳癌の多くはエストロゲン依存性腫瘍であり，抗エストロゲン作用を目的とするホルモン療法は，有効である．エストロゲンレセプター(ER)陽性の症例では，ER阻害薬すなわち抗エストロゲン薬であるタモキシフェンやトレミフェンが使用される．ER陽性の再発乳癌の第1選択薬であるばかりでなく，術後補助療法にも頻用されている．しかし，これら抗エストロゲン薬の長期投与は子宮内膜癌を発生させるリスクがあり，そのチェックが並行して行われなくてはならない．

閉経後乳癌の内分泌療法としてアロマターゼ阻害薬が使用されている．アロマターゼはアンドロゲンをエストロゲンに転換するシトクロムP450（CYP）酵素であり，卵巣，脳，脂肪などに存在する．閉経後乳癌患者ではこれら末梢組織でのエストロゲン産生に加えて，乳癌細胞でのアロマターゼの存在が注目されている．アロマターゼの競合阻害薬としてnon-steroidal inhibitors（Type n）のファドロゾール塩酸塩水和物，アナストロゾールのほか，非可逆的な阻害薬としてsteroidal inhibitors（Type l）のエキセメスタンなどがある．

閉経前乳癌に対しても性腺刺激ホルモン放出ホルモン（GnRH）誘導体が使用されており，GnRH誘導体の直接的腫瘍抑制効果も期待される．閉経前乳癌に対してのGnRH誘導体とタモキシフェンとの併用や，アロマターゼ阻害薬とタモキシフェン，GnRH誘導体との併用，あるいは化学療法とホルモン療法の併用など，複合ホルモン療法がある．

2）化学療法[1]

シクロホスファミド，メトトレキサート，フルオロウラシルの3剤を併用するCMF療法やシクロホスファミド，アドリアマイシン，フルオロウラシル併用のCAF療法，エペルビシンを含むFEC療法などが転移性乳癌に対する化学療法として行われている．チューブリン阻害薬であるタキサン系薬剤のパクリタキセル，ドセタキセル水和物が登場し，今後アドリアマイシンやエペルビシンなどのアントラサイクリンとタキサンの併用が期待されている．さらに，2型上皮細胞増殖因子受容体であるHER-2陽性の場合，HER-2に対する分子標的治療とするモノクローナル抗体であるトラスツズマブ（ハーセプチン®）を用いた治療も行われている．

3 放射線療法

放射線療法は，乳房温存治療での根治的照射，進行癌や局所再発癌に対する根治的あるいは姑息的照射，乳房切除後の予防照射，骨などの遠隔転移巣への照射などがある．

5）予　後

治療成績は病期（Stage）と治療法によって決まってくる．早期発見であればあるほど予後はよく，ほとんどが手術によって根治する．男性乳癌（発生確率は成人女性の1/100程度）では

女性乳癌と比較して大胸筋浸潤を起こしやすく，進行癌で発見される確率が高いため，5年生存率40～50％と予後は不良である．

6）検診の重要性

30歳代以降の女性は検診が推奨され，毎年のマンモグラフィー検診が実施され，早期乳癌の発見に効果を上げている．乳癌の早期発見にはマンモグラフィーに加えて，超音波検査が併用されている．

米国の低所得者層では乳癌の検診率が低く，診断された時は進行癌であることが多い．そこで連邦政府は，乳癌・子宮癌早期発見プログラムを1990年に開始し，低所得者のための無料検診を実施している．これを受けて州政府も乳癌の低所得者無料検診を拡大している．例えば，カリフォルニア洲では増税したタバコ税を財源として，1年間に20万人弱の女性に無料検診を行っている．

栄養療法

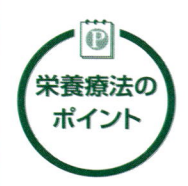

栄養療法のポイント
- 肥満を防止し，規則的な運動を行うことが有効な予防となる．
- 飲酒量は適量とする．
- 食事から$n-3$系脂肪酸，イソフラボンの摂取を心掛ける．
- ビタミンD，カルシウムの摂取が勧められる．
- 乳癌ハイリスク者には，予防的薬物投与も考慮される．

1）肥満の防止：適切な体重の維持

栄養に関連した乳癌[2]のリスクは肥満と飲酒である．閉経後の女性にとって肥満は乳癌リスクを約50％も増加させる．しかし閉経前では，肥満はそのリスクにはならないとされているが，閉経前の肥満は閉経後の肥満に通ずるものであり結局はリスクが高くなると考えることができる．

閉経後の肥満が乳癌の発症リスクを高めるのは，脂肪細胞に存在するアロマターゼが，副腎より分泌されるアンドロゲンをエストロゲンに転換産生することでエストロゲンの量が高くなるのが原因と考えられる．

閉経後，体内のエストロゲン量は大きく減少するが，肥満の人ほど血中のエストロゲンが多いとの報告もある．閉経後女性における体脂肪量と乳癌発症リスクとの関連性を，体重の変化を指標に分析した米国のNurse's Health Studyがある[3]．

その報告は1976年に当時30～55歳だった既婚の女性看護師約8万人について，18歳の体重とそれ以降の約26年間の体重変化を調べたもので，その約5万人に対しては，閉経以降の約24年間の体重変化を調べた．その約4,000人に乳癌が発症したが，18歳以降体重が25 kg以上増えた人は，体重増減が2 kg未満の人に比べて，乳癌発症のリスクが1.45と高く，20～25 kg未満でも1.21だった．また，閉経後，体重が10 kg以上増えた人のリスクは1.18だった．逆に，女性ホルモンを服用していない人で，閉経後体重が10 kg以上減少し，その体重を維持している人の相対リスクは0.43と低いとの結果であった．

これらのことから閉経後の乳癌発症を防ぐためには，閉経前でも閉経後でも，体重の増加は

避けたほうがよいとしている.

一方，日本人を対象とした研究は少なく，肥満が乳癌リスクを高めるか否かはまだ結論が出ていないとされているが，太りすぎに注意することが勧められる.

なおほかに肥満と乳癌との関連性は，内因性のエストロゲンに加えて，高インスリン血症やインスリン様成長因子1とその結合蛋白質の変化が想定されている.

2）運　動

閉経後女性の乳癌予防には，日常的な運動で血中エストロゲン量が減少し，定期的に運動することが勧められる．その定期的な運動量としては，少し汗ばむぐらいの歩行や軽いジョギングなどの有酸素運動を毎日10〜20分ほど続けることが効果的であるといわれている.

米国衛生研究所（NIH）が Women's Health Initiative Dietary Modification Trial で行った閉経後の女性を対象に調べた研究[4]では，BMIと週当たりの運動量を，それぞれ中央値で2つに分け，その4群間で血中のエストロゲン量を比べた．BMI値が大きく運動量が少ない人では，平均エストロゲン量は 28.8 pg/mL に対し，BMI値が小さくて運動量の多い人では，その半分の 18.4 pg/mL と低値を示していた．両群でエストロゲン量が多い人は少ない人より，乳癌リスクは2〜4倍にも高いとの結果であった．そこで1日30〜60分，週に5日間の運動が勧められる.

3）飲　酒

アルコールの摂取は，血中エストロゲンレベルを上げて，乳癌のリスクを高める，といわれている．実際に飲むアルコール量が増えると乳癌の発症の危険性が高まる．1日1杯程度（日本酒で1合，ビールで中位のグラスもしくは小ジョッキ，ワインならワイングラス1杯）であれば，リスクは高くならないが，1日平均2杯以上（1杯の基準は，日本酒なら1合，ビールなら中位のグラスや小さめのジョッキ1杯，ワインならワイングラス1杯が目安）は，乳癌の発症リスクを高める可能性があるとしている（「乳癌診療ガイドライン」）.

4）喫　煙

閉経前の喫煙は，乳癌の発症リスクを高める．喫煙も受動喫煙もない人に比べ，喫煙者は乳癌リスクが1.9倍と高い．ただしその影響があるのは閉経前であって，閉経後の喫煙はリスクの増加はみられないとの報告が多い．必ずしも危険因子とは決定できず，乳癌の予防に禁煙が勧められる強い根拠はないとされている.

しかし喫煙は健康障害を確実に引き起こすものであり，さまざまな癌の危険因子である．特に肺癌は古くから喫煙が危険因子になることが疫学的に証明されてきたが，乳癌の危険因子になるかどうかの結論が出ていない．しかし，禁煙は心掛けるべきことではある.

5）n-3系脂肪酸

また脂肪分の摂り過ぎを控え，魚や野菜，果物の摂取を多くしたバランスのよい食事を心掛けることも必要である．特に，青魚に豊富に含まれているエイコサペンタエン酸（EPA）やドコサヘキサエン酸（DHA）などの n-3系脂肪酸の血中濃度が高いほど，乳癌の発症リスクが低くなることが報告されている.

日本人を対象に行った研究[5]では，被験者の血中の脂肪酸量を測定し，魚の摂取量が高く，体内の n-3系脂肪酸量が実際に高いほど，乳癌の発症リスクが下がることが確認されている.

日本人の乳癌発症率が欧米に比べて低い理由の1つに，魚を多く食べる食生活があるとも考えられている．EPAやDHAなどの n-3系脂肪酸には，細胞死（アポトーシス）を促進する

作用や，細胞の増殖を抑制する効果があり，これらの機序が乳癌の発症を抑えていると考えられている．

さらにEPAやDHAの血中濃度が高いと，乳癌に加え，大腸癌や胃癌，前立腺癌の発症リスクも下がることが確認されている．$n-3$系脂肪酸は，動脈硬化，脳血栓や心筋梗塞に対しても予防効果があり，積極的な摂取が望まれる．

6）イソフラボン

大豆製品や緑黄色野菜，果物の摂取は乳癌の発症リスクを下げるという報告は多い[6]．これは大豆製品に含まれている植物エストロゲンの一種であるイソフラボンという，エストロゲンと似た構造をもつ物質の作用による可能性があると指摘されている．

日本人を対象に行った研究でも，毎日みそ汁を3杯以上摂る人は，1杯以下の人に比べて乳癌の発症リスクが低くなるという結果も出ている．

イソフラボンは，エストロゲン受容体にエストロゲンと競合してエストロゲンの引き起こす細胞増殖を妨げる効果がある．チロシンキナーゼの活性を抑制する作用もあり，これらが癌化抑制に作用していると考えられている．

しかし，イソフラボンをサプリメントとして服用した場合に，乳癌の発症を抑制する，あるいは治療効果があるという報告はなく，必ずしも勧められてはいない．さらに，エストロゲン受容体陽性でタモキシフェンを服用中の乳癌患者や，子宮体癌の患者では，このサプリメントの使用は勧められない．

豆腐や納豆，みそ汁などの大豆食品や，魚，緑茶という日本の伝統的な食生活は，乳癌の予防効果があるといえる．

7）カルシウムとビタミンD

ビタミンの適量の摂取または日光による皮膚でのビタミンDの転換産生によるビタミンDの維持は，直腸大腸癌の予防効果はあるが，乳癌の予防効果については現在は不明である．

しかし閉経後の女性で，ビタミンD（1,100IU/日）とカルシウム（1,400〜1,500 mg/日）の摂取はすべての癌発症を77％減少させる効果があると報告されている．ところがビタミンDのみであっても，約35％減少させるといわれており，重要な栄養素として位置づけられている[7]．

8）栄養と関連したトピックス／ラロキシフェン塩酸塩その他

閉経後骨粗鬆症の予防にラロキシフェン塩酸塩が使われている．本剤は，ビスホスホネート製剤に比べ骨量の減少を阻止する効果は必ずしも強くないが，骨形態を改善し骨折しにくくする効果があるといわれている．同時に脂質代謝でLDL-コレステロール/HDL-コレステロール比を上昇させない効果もある．

さらに特筆すべき効果として，乳癌の発症を抑制する効果がある．タモキシフェンは，抗エストロゲン作用によりエストロゲン受容体陽性の乳癌に対して，抗癌効果を示すが，長期に投与する場合には，子宮内膜癌を発症させる危険性がある．その意味でラロキシフェンは閉経後の骨粗鬆症予防効果が期待されていると同時に，乳癌発症リスクを軽減する作用がある．閉経早期よりのホルモン補充療法（HRT）との併用使用が検討されている[8]．

（福岡　秀興）

引用文献

1) Goldhirsch A, Glick JH, Gelber R D, et al : Meeting highlights : International expert consensus on the primary therapy of early breast cancer 2005. Ann Oncol, 16, 2005, pp.1569-83.
2) 患者さんのための乳がん診療ガイドライン 2009 年版 改定第 2 版. 日本乳癌学会, 金原出版, 2009.
3) Heather Eliassen A, Graham A, Colditz MD, et al : Adult Weight Change and Risk of Postmenopausal Breast Cancer. JAMA, 296, 2006, pp.193-201.
4) McTiernan A, Wu L, Chen C, et al : Women's Health Initiative Investigators. Relation of BMI and physical activity to sex hormones in postmenopausal women.Obesity (Silver Spring), 14(9), 2006, pp.1662-77.
5) Kuriki K, Hirose K, Wakai K, et al : Breast cancer risk and erythrocyte compositions of n-3 highly unsaturated fatty acids in Japanese. Int J Cancer, 121(2), 2007, pp.377-85.
6) Moiseeva EP, Manson MM : Dietary chemopreventive phytochemicals : too little or too much? Cancer Prev Res(Phila Pa), 2(7), 2009, pp.611-16.
7) Grant WB : A critical review of Vitamin D and Cancer: A report of the IARC Working Group. Dermatoendocrinol, 1(1), 2009, pp.25-33.
8) Greenwald P, Dunn BK : Do we make optimal use of the potential of cancer prevention? Recent Results Cancer Res, 181, 2009, pp.3-17.

N-2 子宮筋腫
uterine myoma

疾患の概要

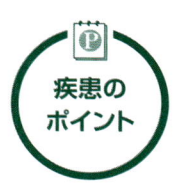

疾患のポイント
- 生殖年齢女性の20〜25％に生じる頻度の高い疾患である.
- 悪性化のまれな, 主として平滑筋からなる子宮の良性骨盤内腫瘍である.
- 過多月経, 月経困難症, 不妊症の原因ともなる. 時に鉄欠乏性貧血を起こすが, 無症状の場合も多い.
- 閉経後に退縮する.
- 治療は, 保存療法（含子宮筋腫核出術, 子宮動脈塞栓術）と根治療法（子宮全摘術）がある.
- 続発性変化としての悪性化は0.5％以下と少ない.
- 鑑別すべき疾患に子宮の平滑筋肉腫がある.

1）疾患の概要

子宮の平滑筋に由来する良性の腫瘍であり, 発症頻度は高く, 生殖年齢の女性の約20％に発生し, 40代の女性では, 4人に1人が子宮筋腫をもっているといわれている. また大きさは顕微鏡で確認できるものから, 数十cmのものまで多様である. 子宮筋腫が子宮のどの部分にできるかによって症状が異なる. 粘膜下筋腫は小さくても症状が強い. その症状としては, 月経痛や過多月経による貧血, 大きくなった場合は周囲への圧迫症状を起こす. また不妊の原因になることもある. 子宮筋腫はエストロゲン依存性の疾患であるため, 閉経後は縮小することが多い. また子宮内膜症の合併は約20％と多い.

2）診 断

1 診 断

内診, 超音波検査, MRI, 子宮鏡, 子宮卵管造影法にて診断される.

1）双合診（内診）

筋腫は双合診や, 下腹部の触診で発見される. 正中にしばしば凹凸不整の硬い腫瘤を触れ, 子宮頸部を押し上げると腫瘤も一緒に動くのが特徴である.

筋腫の数, サイズ, 局在はさまざまで, 双合診では診断できない筋腫もある. 特に有茎性漿膜下筋腫では卵巣腫瘍との鑑別が難しい.

また変性を起こすと柔らかく触れるので, 内診のみでは妊娠と鑑別が難しい場合もある.

2）画像診断

超音波診断, MRI, CT検査などで行われる.
(1) 超音波診断

直径2〜3cm以上の筋腫は典型的な増大した輪郭の不規則な子宮像を呈し, 筋腫は周囲との境界は明瞭である. 石灰化があると, エコー輝度は高くなる. 有茎性漿膜下筋腫はしばしば付属器腫瘤と紛らわしいが, 両側の正常卵巣が確認されれば鑑別が可能である. 超音波診断で所見が不十分な場合, MRIにより筋腫の数, サイズ, 局在, また付属器腫瘤をさらに正確に診断して治療を進める. 子宮があまり大きくない

のに強い過多月経がある場合には粘膜下筋腫の可能性があり，子宮卵管造影法 hysterosalpingography を行い診断する．

(2) MRI

子宮が腫大する疾患として子宮筋腫以外に，子宮腺筋症，子宮内膜症，その他良性・悪性を含めた骨盤内腫瘍があり，鑑別が重要となる．鑑別には MRI が有用である．また子宮筋腫はヒアリン変性，石灰化，浮腫，粘液性変性，嚢胞変性，赤色変性などの変性をきたすことが多く，これらも MRI で鑑別される．

3）内視鏡検査（腹腔鏡，子宮鏡）

腹腔鏡や子宮鏡（粘膜下筋腫の診断に有用）は，直視下に筋腫を診断できる．内視鏡下に手術も行われている．

2 検査所見

子宮筋腫の問題は過多月経による貧血が起こることである．極端な場合は，Hb 5.0 g/dL 以下という極端な貧血が起こる．このために日常生活に大きな支障をきたすことがあり，長期に続くと心臓病循環器系に大きな障害を起こす場合がある．

強度な貧血が長期に持続していた場合は，心臓に負担がかかり，心臓肥大（筋腫心臓）のみられることがある．一方，血中エリスロポエチン値の高い赤血球増加をきたす筋腫例もまれにある．

鉄欠乏性貧血の末梢血での診断は，①赤血球数，Hb，ヘマトクリットの低下，②平均赤血球容積（MCV），平均赤血球血色素量（MCH）がともに低値を示し，小球性低色素貧血を示す．③血清鉄，総鉄結合能（TIBC，正常は約 340 μg/dL），トランスフェリン飽和度（正常は 25～30％）が，いずれも低下，④フェリチンが低値（12 ng/mL 以下）を示す．

鉄欠乏性貧血の初期や慢性の軽度な鉄欠乏状態では，MCV や MCH が正常なことがあるので，血清鉄，TIBC，トランスフェリン飽和度，フェリチンなどを測定して，潜在的な鉄欠乏の有無を検査する．

過多月経がある場合でも，貧血がみられない場合には，潜在的な鉄欠乏状態がある可能性があり，これらの検査を行うとよい．

子宮筋腫があって鉄欠乏性貧血があったとしても，子宮筋腫以外に鉄欠乏性貧血を起こす疾患として，胃・十二指腸の潰瘍および癌，大腸の癌，痔があることを念頭に置いて診断する必要がある．

鑑別には，①便潜血，②内視鏡を含めた大腸検査（痔核の有無を含む），③内視鏡を含めた上部消化管の検索，④腹部超音波検査，⑤出血傾向の検査，などを行う．

なお，鉄欠乏性貧血は貧血の中でも最も頻度が高く，子宮筋腫がなくても女性には鉄欠乏性貧血が多い．成人女性の約 9％ に鉄欠乏性貧血が認められ，慢性的な鉄欠乏状態を含めるとその率は実に 50％ に及ぶとまでいわれている．

また思春期の多くの子どもたちにも鉄欠乏状態が認められ，それが学力低下などにつながる可能性もある．また，過度のスポーツも鉄欠乏状態を起こすことがある．

3 鑑別診断

- 子宮腺筋症
- 子宮平滑筋肉腫：平滑筋類似細胞の浸潤性増殖をみる肉腫であり，鑑別すべき疾患である．50 歳代（閉経後）に多く，閉経後の子宮出血では本腫瘍も疑う．症状は子宮筋腫に類似して，子宮体部に軟らかな腫瘤を形成し，境界は比較的不明瞭である．リンパ節転移，さらに肺などへの遠隔転移も少なくない．手術療法が第 1 選択であり，5 年生存率は，I 期で 40～70％，II 期以上で 20％ 以下とされる．
- その他：①骨盤内腫瘍（種々の卵巣腫瘍，卵管卵巣膿瘍，子宮内膜症など），②子宮の増大をきたす疾患（妊娠，子宮体癌，子宮腺筋症，子宮の奇形など），③子宮の増殖症，ポリープ，機能性子宮出血，不正子宮出血をきたす疾患との鑑別を要する．悪性腫瘍（卵巣癌，子宮体癌，まれに子宮肉腫，卵管癌）を鑑別しなければならない．

3) 発症機序

子宮筋腫には[エストロ]ゲン受容体が多く発現し，エストロゲンが[筋腫]の増殖を促進すると考えられている．[また，プ]ロゲステロン受容体も発現して[おり]，ホルモン補充療法や妊娠で大きくなり，[閉経後に]退縮する．性腺刺激ホルモン放出ホルモン（GnRH）作用薬で低エストロゲン状態になると筋腫は縮小するので，筋腫核出術の前に使うと手術が容易になる．

[子宮筋腫はエストロゲ]ン依存性の良性疾患である[ため，しばしば]合併する．子宮内膜症と子宮腺筋症[も合併することが多]い．

4) 病態

[発生部位により，]粘膜下筋腫，筋層内筋腫，漿膜下筋腫に分類される．また，子宮頸部にできるものは頸部筋腫と呼ばれる（図N-2-1）．半数以上が[無症候]性である．多くは子宮体部(95％)に[発生]するが，子宮頸部やまれに子宮腟部，それ以外の臓器（消化器，肺臓）にも発生することがある．

- 粘膜下筋腫：子宮腔へ向かって発育し，子宮内膜を圧迫し血行が障害され，しばしば不正子宮出血の原因となる．大きくなくても過多月経や不妊症の原因になる．時に有茎性のポリープ状となり，子宮頸管から腟内に脱出することもあり，これを筋腫分娩という．
- 筋層内筋腫：子宮壁にあり，子宮筋層内に留まっている．
- 漿膜下筋腫：子宮の漿膜表面や子宮筋層から隆起し，有茎性に発育することもある．広靱帯間にある筋腫もある（靱帯内筋腫 intraligamentary myoma）．

子宮頸部にできるものは頸部筋腫と呼ばれる．

2 悪性化

子宮筋腫が悪性の肉腫に変化するのか，平滑筋肉腫が新しく発生するのか不明であるが，肉腫様変化は子宮筋腫の0.5％以下で起こる．

子宮筋腫と悪性の平滑筋肉腫は腫瘍の浸潤の有無や，組織学的検査で核分裂数，異型性の程度，壊死などで鑑別される．

5) 症状

本症の半数以上が無症候性であるが，存在部位によって多様な症状が起こり，大きさと症状は相関しないことがある．粘膜下筋腫の場合は，筋腫が小さくても，月経過多症，不正性器出血や月経困難症，不妊症の原因となる．筋層内筋腫は大きい場合は過多月経，月経困難症を起こす．漿膜下筋腫，筋層内筋腫は巨大になると周辺臓器を圧迫して症状が生じる．時に尿管，膀胱，直腸，腰仙骨神経叢を圧迫して，水腎症，排尿障害，便秘，腰痛を起こすこともある．まれに子宮以外の臓器（消化管，肺臓など）に生じることもある．

症状は筋腫の数，サイズ，局在，続発性変化の有無などに影響される．

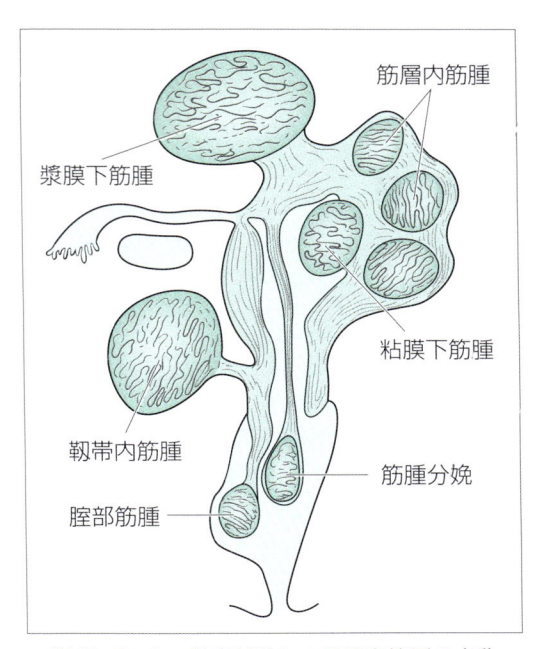

図N-2-1 発育部位による子宮筋腫の名称
（金岡毅編著：SUCCESS 2011 医師国試既出問題集 Level I Blue [case2] 6 婦人科, 2010, p.355）

1 過多月経

不正子宮出血が約1/3に出現する．特に粘膜下筋腫では子宮内膜への血行が障害され，過多月経を起こす．過多月経があると，鉄欠乏性貧血が続発する．強い貧血により日常生活に支障が出ることがある．

2 月経困難症

血行障害による続発性変化，感染，有茎性漿膜下筋腫の捻転，子宮筋の過剰な収縮などが原因で，下腹痛や腰痛を訴える（筋腫患者の約1/3）．

巨大な筋腫では下腹部腫瘤感とともに，他臓器の圧迫や骨盤内のうっ血が下腹痛や腰痛の原因となる．

3 圧 迫

筋腫が膀胱や尿道を圧迫すると，残尿，頻尿や尿閉を起こす．直腸を圧迫すると便秘などを起こすことがある．これらの症状は必ずしも筋腫のサイズとは相関しない．

4 不 妊

筋腫患者の10％以下と頻度は低いが，不妊症の原因となる．その可能性がある場合は早期の筋腫核出術を行う．

5 流 産

筋腫患者では自然流産率が健常者の約2倍高い．

▶血圧と子宮筋腫

National Health and Nutrition Examination Survey III（NHANES III）で，205名の筋腫を有する群と379名の筋腫があって子宮全摘術を行った群とで血圧を比較した検討がある[1]．高血圧を140/90以上と定義して比較したところ，おのおの48.6％と24.0％であり（$p < 0.001$），その頻度に大きな差が存在していた．このことから，子宮筋腫と高血圧が関連していることが示唆されている．果たして筋腫から昇圧物質が分泌されて□□□□□か否かは不明であるが，術前術後の血圧の推□□□□注意して観察する必要がある．

▶筋腫と妊娠

筋腫以外に原因が明らかで□□□□□者に筋腫核出術を行うと，約40％□□□□□．しかし手術後は子宮創部の癒合を□□□□ら1年半は避妊を心がける．筋腫□□□□時には，子宮破裂の可能性を考□□□□セットアップで分娩に臨むべきで□□□□よれば予定帝王切開術を行う．

また筋腫を合併した妊娠では，筋腫□□□性などの変性が生じることがあり，著□□□を伴う．さらにこの痛みを生じている場□□□多量のPGが産生されて早産の原因とな□□□がある．しかしNSAIDsは，胎児の動脈管□□□鎖を起こす可能性があるため使用すべきで□□□く，疼痛および子宮収縮に対する対応が難しい□□□分娩時は陣痛微弱，胎位異常，産道の閉塞な□□□により，帝王切開術の率が高くなる．また，産褥には，子宮収縮が十分でなく，弛緩出血や感染症の原因となることもある．

6）治 療

治療法の判断は，過多月経による強度の貧血，圧迫症状，急速な増大（高齢者では平滑筋肉腫が疑われる場合），挙児希望などを総合して個別的に行われるべきである．

閉経前後や無症状あるいは症状の軽い場合は経過観察する．若年者で症状が増強したり不妊を訴える患者では治療を考慮する．閉経後ほとんどの筋腫は退縮する．

保存的治療と根治療法があり，薬物療法としてGnRHアナログ（GnRHa）療法がある．

手術には，単純子宮全摘術，筋腫核出術がある．挙児希望の場合，GnRHaの投与で筋腫を縮小させたあと，筋腫核出術を行うと出血は少なく，手術も容易に行える．術前のGnRHaの使用は子宮筋腫手術に有効である．

3）発症機序

子宮筋腫にはエストロゲン受容体が多く発現し，エストロゲンが筋腫の増殖を促進すると考えられている．一方，プロゲステロン受容体も発現しており，通常はホルモン補充療法や妊娠で大きくなり，閉経後退縮する．性腺刺激ホルモン放出ホルモン（GnRH）作用薬で低エストロゲン状態にすると筋腫は縮小するので，筋腫核出術や大きい筋腫手術の前に使うと手術が容易となる．エストロゲン依存性の良性疾患であるので，閉経後は退縮する．子宮内膜症と子宮腺筋症の合併例は多い．

4）分類と病態

1 分類

部位によって，粘膜下筋腫，筋層内筋腫，漿膜下筋腫に分類される．また，子宮頸部にできるものは頸部筋腫と呼ばれる（図N-2-1）．半数以上が多発性である．多くは子宮体部（95％）から発生するが，子宮頸部やまれに子宮腔部，またそれ以外の臓器（消化器，肺臓）にも発生することがある．

- **粘膜下筋腫**：子宮腔へ向かって発育し，子宮内膜を圧迫し血行が障害され，しばしば不正子宮出血の原因となる．大きくなくても過多月経や不妊症の原因になる．時に有茎性のポリープ状となり，子宮頸管から腟内に脱出することもあり，これを筋腫分娩という．
- **筋層内筋腫**：子宮壁にあり，子宮筋層内に留まっている．
- **漿膜下筋腫**：子宮の漿膜表面や子宮筋層から隆起し，有茎性に発育することもある．広靱帯間にある筋腫もある（靱帯内筋腫 intraligamentary myoma）．

子宮頸部にできるものは頸部筋腫と呼ばれる．

2 悪性化

子宮筋腫が悪性の肉腫に変化するのか，平滑筋肉腫が新しく発生するのか不明であるが，肉腫様変化は子宮筋腫の0.5％以下で起こる．

子宮筋腫と悪性の平滑筋肉腫は腫瘍の浸潤の有無や，組織学的検査で核分裂数，異型性の程度，壊死などで鑑別される．

5）症　状

本症の半数以上が無症候性であるが，存在部位によって多様な症状が起こり，大きさと症状は相関しないことがある．粘膜下筋腫の場合は，筋腫が小さくても，月経過多症，不正性器出血や月経困難症，不妊症の原因となる．筋層内筋腫は大きい場合は過多月経，月経困難症を起こす．漿膜下筋腫，筋層内筋腫は巨大になると周辺臓器を圧迫して症状が生じる．時に尿管，膀胱，直腸，腰仙骨神経叢を圧迫して，水腎症，排尿障害，便秘，腰痛を起こすこともある．まれに子宮以外の臓器（消化管，肺臓など）に生じることもある．

症状は筋腫の数，サイズ，局在，続発性変化の有無などに影響される．

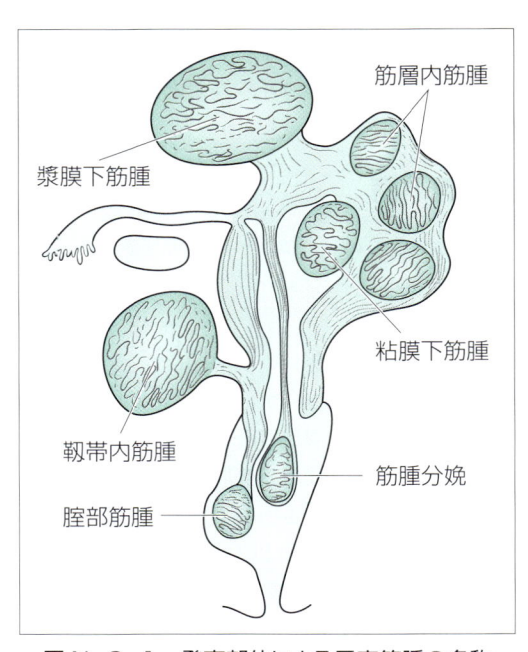

図N-2-1　発育部位による子宮筋腫の名称
（金岡毅編著：SUCCESS 2011 医師国試既出問題集 Level I Blue [case2] 6 婦人科，2010, p.355）

1 過多月経

不正子宮出血が約1/3に出現する．特に粘膜下筋腫では子宮内膜への血行が障害され，過多月経を起こす．過多月経があると，鉄欠乏性貧血が続発する．強い貧血により日常生活に支障が出ることがある．

2 月経困難症

血行障害による続発性変化，感染，有茎性漿膜下筋腫の捻転，子宮筋の過剰な収縮などが原因で，下腹痛や腰痛を訴える（筋腫患者の約1/3）．

巨大な筋腫では下腹部腫瘤感とともに，他臓器の圧迫や骨盤内のうっ血が下腹痛や腰痛の原因となる．

3 圧 迫

筋腫が膀胱や尿道を圧迫すると，残尿，頻尿や尿閉を起こす．直腸を圧迫すると便秘などを起こすことがある．これらの症状は必ずしも筋腫のサイズとは相関しない．

4 不 妊

筋腫患者の10％以下と頻度は低いが，不妊症の原因となる．その可能性がある場合は早期の筋腫核出術を行う．

5 流 産

筋腫患者では自然流産率が健常者の約2倍高い．

▶血圧と子宮筋腫

National Health and Nutrition Examination Survey III（NHANES III）で，205名の筋腫を有する群と379名の筋腫があって子宮全摘術を行った群とで血圧を比較した検討がある[1]．高血圧を140/90以上と定義して比較したところ，おのおの48.6％と24.0％であり（p＜0.001），その頻度に大きな差が存在していた．このことから，子宮筋腫と高血圧が関連していることが示唆されている．果たして筋腫から昇圧物質が分泌されているか否かは不明であるが，術前術後の血圧の推移を注意して観察する必要がある．

▶筋腫と妊娠

筋腫以外に原因が明らかでない不妊患者に，筋腫核出術を行うと，約40％が妊娠する．しかし手術後は子宮創部の癒合を考慮して1年から1年半は避妊を心がける．筋腫核出後の分娩時には，子宮破裂の可能性を考慮してダブルセットアップで分娩に臨むべきであり，場合によれば予定帝王切開術を行う．

また筋腫を合併した妊娠では，筋腫の赤色変性などの変性が生じることがあり，著しい疼痛を伴う．さらにこの痛みを生じている場合には多量のPGが産生されて早産の原因となることがある．しかしNSAIDsは，胎児の動脈幹の閉鎖を起こす可能性があるため使用すべきではなく，疼痛および子宮収縮に対する対応が難しい．分娩時は陣痛微弱，胎位異常，産道の閉塞などにより，帝王切開術の率が高くなる．また，産褥には，子宮収縮が十分でなく，弛緩出血や感染症の原因となることもある．

6）治 療

治療法の判断は，過多月経による強度の貧血，圧迫症状，急速な増大（高齢者では平滑筋肉腫が疑われる場合），挙児希望などを総合して個別的に行われるべきである．

閉経前後や無症状あるいは症状の軽い場合は経過観察する．若年者で症状が増強したり不妊を訴える患者では治療を考慮する．閉経後ほとんどの筋腫は退縮する．

保存的治療と根治療法があり，薬物療法としてGnRHアナログ（GnRHa）療法がある．

手術には，単純子宮全摘術，筋腫核出術がある．挙児希望の場合，GnRHaの投与で筋腫を縮小させたあと，筋腫核出術を行うと出血は少なく，手術も容易に行える．術前のGnRHaの使用は子宮筋腫手術に有効である．

らにスーパーオキサイドジスムターゼ（SOD）などの酵素中に構成成分としてみられる．血中ではほとんどがセルロプラスミンと結合している．銅は鉄を3価に変換させ，3価を維持する作用があり，鉄の吸収に必要である．また，貯蔵鉄の遊離にも関与しており，銅欠乏は鉄吸収やHbの合成を障害することになる．銅欠乏の貧血は通常，小球性低色素性を示し，骨髄の赤芽球に空砲を認めることがある．銅欠乏性貧血は，銅の投与により急速に改善する．

また，貧血があるとして，鉄剤を漫然と長期に服用することは避けるべきである．亜鉛，銅などの必須である微量元素の吸収を，長期の鉄剤服用で阻害する結果を起こすためである．

（福岡　秀興）

引用文献

1) Silver MA, Raghuvir R, Fedirko B, et al：Systemic hypertension among women with uterine leiomyomata：potential final common pathways of target end-organ remodeling. J Clin Hypertens（Greenwich）, 7(11), 2005, pp.664-68.

2) Sahin K, Ozercan R, Onderci M, et al：Dietary tomato powder supplementation in the prevention of leiomyoma of the oviduct in the Japanese quail. Nutr Cancer, 59(1), 2007, pp.70-75.

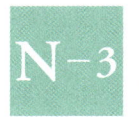

N-3 月経前緊張症（月経前症候群）
PMS；premenstrual tension syndrome（premenstrual syndrome）

疾患の概要

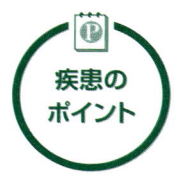

疾患のポイント

- 周期的に出現し，排卵後の黄体期に相当する月経の2週間〜5日前に精神的または身体的な種々の症状が起こり，月経が開始するとそれが消失する症候群である．
- 症状には，イライラ，のぼせ，下腹部膨満感，下腹痛，腰痛，頭重感，怒りっぽくなる，頭痛，乳房痛，落ち着かない，憂うつ，食欲亢進，気分の変調，不安感などがある．体重の増加，浮腫を主な症状とする場合もある．多くは仕方がないものと思い対処しているが，QOLは著しく阻害されている．
- 月経周期のある女性の約30〜60％に発症し，重症例（psychological-premenstrual symptoms）は2〜3％にある．
- 古くヒポクラテスの時代より注目されている疾患で月経前症候群ともいう．

1）診断基準

古くより100以上の症状が知られているが，月経前緊張症（PMS）に特有の症状はない．身体症状と精神症状があり，最も多い症状は，不安感と易興奮性である．これらの症状は月経開始2週間〜5日前より始まり，月経開始後に消失する．

基礎体温表をつけた排卵2週期を確認し，それに伴う症状の推移，特に黄体期に日常生活に障害を起こす症状が生じているか否かを記録すると診断が容易となる．

また重症例であっても精神疾患は否定されていることが大事である．

このような症状の推移が少なくとも月経周期が3回以上連続していることが診断基準となる．

またスコア化したPMS用診断チャートに記入するのもよい．

2）分類と病態

1 発症機序

原因は不明であるが，黄体期の卵巣ステロイドホルモンに対する臓器・器官の感受性の差や，水分貯留や低血糖類似症状がみられることから以下のような説があるが，今なお不明といってよい．

1）水代謝の異常

PMSでは，黄体期に1.4 kg以上の体重増加を示す例もあることから，レニン・アンギオテンシン・アルドステロン系の異常が原因と考えられる．黄体期には，血漿中の膠質浸透圧は低下し，毛細血管濾過率（透過率）が高くなる．その結果細胞間質への水の移動が多くなる．

2）卵胞ホルモンと黄体ホルモンの不均衡説

栄養，物質代謝，摂取栄養が本症発症に関与しているとも考えられている．

3）オピオイド説

βエンドルフィンは黄体期で高値となるが、月経前緊張症（PMS）では卵胞期に比べβエンドルフィンが低い。しかし中枢と末梢では臓器での濃度が異なるため、いまなお明らかでない。その他にセロトニンなどの神経伝達物質の異常分泌などが考えられている。

4）プロスタグランジン（PG）代謝の不全

黄体期にPG合成阻害薬を投与すると、イライラ、抑うつ状態、腹痛、頭痛の軽快する例があることから、PGの代謝異常や感受性が高い場合もあるといわれている。

5）栄養の不足

ビタミンB_6、ビタミンE、マグネシウムの不足、低血糖、炭水化物代謝の異常もある。ビタミンB_6はドパミン、セロトニン、PG代謝合成に関与している。

6）ストレス

気管支喘息、アレルギー、片頭痛、皮膚炎があると増悪する。これはストレスへの曝露が増悪因子として作用すると考えられる。

以下に述べるカルシウム不足による二次性副甲状腺機能亢進症も1つの機序として考えられている。

3）症　状

症状は精神症状と身体症状からなる。精神症状には、イライラ、うつ状態、不安感、易興奮性、社会的ひきこもりなどがある。身体症状には、乳房痛、腹部膨満感、頭痛（特に片頭痛）、四肢の浮腫などがある。

症状は月経5～7日前から出現し、月経開始とともに急速に消失する。

また症状の現れ方は月によって変化し、個人差が大きいことと、症状は単独で出ることは少なく複合して現れることが特徴である。

1つの症状として更年期症状の1つであるホットフラッシュがある。更年期症状ならば、ホルモン補充療法を行うと軽快するが、月経があって治療に抵抗性を示すホットフラッシュをよく経験する。この場合、卵巣は機能しておりFSH（卵胞刺激ホルモン）濃度は低く当然HRT（ホルモン補充療法）が無効である。無効でありながらHRTを漫然と行っている場合があり、注意する必要がある。

月経周期のある全女性の約30～60％に月経前に何らかの症状が出現しているが、2～10％は日常生活に障害を受けているといわれている。40歳前後から更年期にかけて出現は増悪することが多い。しかし18～23歳を対象とした調査でも19％に達する人びとが何らかの形で治療を求めており、若年者にも頻度が高い。いずれにしても、症状の定量化が困難なことから、月経前緊張症の正確な発生頻度は不明である。

多回の妊娠、妊娠高血圧症候群、産褥うつ病の既往がある場合は、発症するリスクは高い。民族差、教育程度の差、文化的な差はないが、一卵性双生児、母親と娘の発症頻度からは遺伝素因が想定されている。

表N-3-1に代表的な症状を挙げる。

4）鑑別診断

PMS類似の症状を呈する疾患が多くあるので、現病歴、身体の診察、血液生化学の検査を行い、それらとの鑑別をすることが大事である。

①月経困難症：月経時に生じる疼痛であり、発症時期によってPMSとは区別される。

②Situation stress disorders（環境の変化やストレスより生じる多彩な症状を示す疾病）：離婚、新しい職場や職についた時などに出現するもので、PMSとは鑑別するべき疾患である。

③感情障害：PMSと感情障害の合併が多いといわれてきたが、現在疑問視されている。本疾患は月経前に症状が最も強く出るが、全月経周期を通じて症状が持続している例が多

表N-3-1 月経前症候群代表的症状

身体的症状	精神的症状
・下腹部膨満感	・怒りやすい，反感，闘争的
・下腹痛	・憂うつ
・**頭痛**	・緊張
・乳房痛，乳房が張る	・判断力低下，不決断
・**腰痛**	・無気力
・関節痛	・孤独感
・むくみ，体重増加，脚が重い	・疲れやすい
・にきび	・不眠
・めまい	・パニック
・食欲亢進	・妄想症
・便秘あるいは下痢	・集中力低下，気力が集中できない
・悪心，動悸	・涙もろい
・過剰な睡眠欲	・悪夢をみる
・不眠	

(Frackiewicz EJ, Shiovitz TM : Evaluation and management of premenstrual syndrome and premenstwal dysphoric disorder. J Ann Pharm Assoc, 41, 2001, pp437-47)

く，PMSとは異なると考えられる．PMSと他疾患との鑑別点は卵胞期の症状の有無である．

④高プロラクチン血症：乳汁漏を伴う乳房症状がある．しかし乳房腫脹症状を呈する場合はプロラクチンが高値でなくてもブロモクリプチン投与で軽快することがある．

⑤卵巣腫瘍，子宮内膜症，子宮筋腫，骨盤内の炎症：下腹部痛，下腹部膨満感を起こすことがある．

⑥疲労：貧血，肝機能障害，腎臓障害で疲労感の著しい場合に生じることがある．これらを除外診断する．

5）治療

1 治療の基本

症状に対する対症療法が主として行われている．しかし，PMSは，時に家族関係に永続的な緊張関係をつくる可能性がある疾患でもあることを配慮しながら，多面的な治療を必要とする．多くの人びとが苦しんでいることを理解するとともに，その苦しみに対し共感した治療を行うことが基本となる．患者の訴えをよく聞き，感情的な苦しみ，家族の反応も聞いて，患者への教育と精神的サポートを行っていく．日常生活では，ストレスに対する対応，定期的な運動，食事の注意点などの生活習慣上の指導がまず基本となる．日常生活で注意すべき基本を以下に挙げる．

1) ストレスへの対処法

重症例では，心理療法士による治療，サポートグループへの参加が望ましい．リラクゼーション法を行う，超越瞑想（法），催眠療法なども考慮する．鍼灸法もよい．月経カレンダーをつけて自分の体調を予測して自らを管理する習慣をつけることも重要である．

2) 運動

定期的な運動は乳房症状，水分の貯留，個人的なストレスを軽減する．週4回1回30分の有酸素運動（ジョギング，フィットネス，ウォーキング）が勧められている．

2 対症療法としての薬物治療

1) 月経困難症

月経困難症やその他の不快症状に対してはPG合成阻害薬（NSAIDs）により症状が軽快する．その他に月経痛を軽減する効果が認められるものとしてビタミンB_1（チアミン100 mg/日）[1)]

またはマグネシウム（200 mg/日）が有効との報告がある．抗生物質，鉄剤，タンニン酸（お茶に含まれている）は，ビタミン B_1 の吸収を妨げるので，2時間の間隔をおいて，服用するとよい．マグネシウムは，月経痛を軽減し，鎮痛薬の量を減らせる効果がある．

2）乳房痛

乳房の緊満感，乳房痛に対しては，ブロモクリプチンを使うと軽快する．また乳房の張りや痛みを抑制する効果を期待して，ダナゾールが一時使われていたが，抗エストロゲン作用，アンドロゲン作用により，抑うつ，感情の起伏を激しくするので使用すべきでないといわれている．

3）水分貯留

1.4 kg 以上の体重増加がある場合には，体重が増加する1，2日前から利尿薬としてスピノロラクトンを使い始めると，水分貯留を抑止できる．またこれは頭痛に対しても有効である．

4）不安および抑うつ

向精神薬療法やトランキライザーを用いる．向精神薬としてアルプラゾラムが有効とされ，0.125 mg/日から開始して，症状によって0.25 mg/日まで増量が可能である．しかし，依存性があるので，効果を確認しながら徐々に減量するとよい．

5）低用量ピル（経口避妊薬）による排卵抑制療法

エストロゲン・ゲスターゲン合剤の低用量ピルで排卵を抑制することにより，症状が改善されることが多い．しかし第1世代の避妊薬はホルモン量が多いために効果は期待できず，時に悪化させることがあるので注意する．排卵を抑制する方法として，ほかに GnRH（性腺刺激ホルモン放出ホルモン）の使用がある．しかし強い更年期症状の出現もあり，長期に使用すると骨量の減少もありうるので注意して使用する．これは6か月の使用を限度とする．

栄養療法

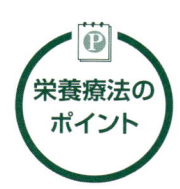

栄養療法のポイント
- マグネシウム，ビタミン E，糖質の摂取はやや有効である．
- カルシウムの大量摂取に治療効果が認められている．
- 従来いわれてきた治療効果には個人差が多く，確実なものは少ない．

1）食事

多くの特殊な食事が考案されてきたが特別に効果があるものはなく，まずバランスのよい食事が勧められる．高塩分食，精製した砂糖は，イライラ感，気分不良，乳房痛を悪化させるので，避けるべきである．また，トリプトファン，チロシン，チラミンを多く含む食事と，カフェインを避ける．黄体期後半では，炭水化物の多い食事と蛋白質の少ない食事は PMS 症状を軽快させる．特に，炭水化物の多い食事はセロトニンの合成を促進し dysphoric state を軽快させるといわれている．

歴史的には300以上の治療法が考案されてきたが，先に述べたように的確な治療法はない．Bendich[2] は，月経前緊張症（PMS）に対する古くから行われている種々の栄養剤，サプリメントの効果を文献的に検討して，その効果を分類し，1群：マグネシウム，ビタミン E，糖質は

やや有効，2群：ビタミン B6 投与は長期投与が必要で多量に投与すると神経系への影響もある，3群：ツキミソウ油には効果がない，4群：漢方薬もなかには有効なものもある，などの結果を報告し，結論とし有効な治療はないとしている．それゆえに上に述べた日常生活での基本が大事となる．

また個人に効果があった治療法が別の個人に効くとは限らないことは理解しておく必要がある．

2）カルシウムと月経困難症（月経前緊張症の新しい治療としてのカルシウムの意義）

すでに 20 年以上前から，PMS にはカルシウム代謝異常があることが指摘されていた．466 名を対象としてカルシウムサプリメントを 3 月経周期の間 1 日 1,200 mg 投与した二重盲検試験がある[3]．その結果 PMS 症例では，水分貯留（体重増加）を抑制し，心理状態，月経関連症状に対しよい効果を与えるとの結果が得られている．気分障害，水分の貯留による体重増加，痛みの症状が軽快している例が多かった．

副作用としては大量のカルシウムを摂取するので，便秘，食欲不振，嘔気がある．なお，サイロキシン服用時には時間を 2～4 時間ずらすことに注意する．

その作用機序をみるために，Thys-Jacobs ら[4]は，PMS 群と非 PMS 群の 12 名を対象として，月経開始 7 日前の PMS スコア（PMS 群 20.5 ± 7.8 対非 PMS 群 1.2 ± 1.6：5 名，$p = 0.0005$），エストロゲン（E2），イオン化カルシウム，PTH（副甲状腺ホルモン）$1\alpha,25(OH)_2D_3$，$25(OH)D_3$ の推移を検討した．

イオン化カルシウムは卵胞期から減少傾向を示し，排卵時に最低となり以降黄体期に上昇するが，PMS 群は非 PMS 群より低値を推移していた．非 PMS 群で，$1\alpha,25(OH)_2D_3$，PTH，$25(OH)D_3$ は変動しないが，PMS 群では，$1\alpha,25(OH)_2D_3$，PTH がともに高値をとり，$25(OH)D_3$ が低値をとるという違いがみられた．すなわち，排卵期に PMS 群は，非 PMS 群に比較して，イオン化カルシウムが低値をとり，低 $25(OH)D$ 血症（対象群の約 1/2），高 $1\alpha,25(OH)_2D_3$ 血症，高 PTH 血症を示していた．

月経中期で PTH は，PMS 群は上昇（30 ％）し，非 PMS 群は変化しなかった．その機序として，十分なカルシウム摂取と十分な血中 $25(OH)D_3$ があれば，E2（エストラジオール）の上昇があってもイオン化カルシウムの低下はそれほど起こらず，PTH の上昇も起こらない．しかしカルシウム摂取量が少なく，$25(OH)D_3$ が少ない場合（marginal vitamin D deficiency），排卵期にはイオン化カルシウムが低下するために，PTH は過剰に分泌され，$1\alpha,25(OH)_2D_3$ の転換産生量が増えると考えられる．

イオン化カルシウムが排卵時に低下する機序として，排卵直前には FSH が上昇して E2 が増加し，LH（黄体形成ホルモン）サージが起こる．この増加した E2 は，PTH の骨吸収作用を抑制する（estrogen-induced blockade of PTH at the bones during the midcycle）ので，骨よりのカルシウム漏出が抑制され，イオン化カルシウムが低下すると考えられる．

なお月経中期に唾液中のカルシウムは減少するが，これも排卵期にイオン化カルシウムの低下することを示すものである．

そこで，3 か月間ビタミン D（1,600 IU）とカルシウム 1,500 mg を投与して，PMS スコアと $1\alpha,25(OH)_2D_3$，PTH，$25(OH)D_3$ の推移をみる介人実験を行った．その結果は，予想通り PMS スコアの著しい改善と，PTH 分泌量の低下，$25(OH)D_3$ の上昇がみられた．二次性副甲状腺機能亢進症はなくなり PTH および $1\alpha,25(OH)_2D_3$ の低値化が生じたのである．PMS はカルシウム代謝異常により生じることが証明されたといえる．

この成果は多くの治療法のうち，カルシウム投与のみが効果があるといわれてきた事実とも一致する．この治験から，カルシウムに加えてビタミン D の同時投与を行うことで治療効果は上がると期待される．中枢神経系は，PTH 高値

となると神経細胞内にカルシウムイオンの流入が起こり細胞機能の障害が生じる．それが中枢神経系でのPMS症状を引き起こす可能性がある．ホットフラッシュなどはそれで説明が可能である．さらに中枢神経系ではカルビンディンD28K蛋白や，ビタミンD受容体，ビタミンD転換酵素が存在しており，カルシウム，ビタミンDは重要な生理活性物質として中枢に作用していると考えられる．カルシウムおよびビタミンDには，骨カルシウム代謝のみではなく，それ以外の多彩な生理作用を有すると考えなくてはならない．この知見は，PMSの新しい治療法といえる[5]．

（福岡　秀興）

引用文献

1) Proctor ML, Murphy PA : Herbal and dietary therapies for primary and secondary dysmenorrhoea. Cochrane Database Syst Revi, 2001,（3）: CD 002124.
2) Bendich A : The potential for dietary supplements to reduce premenstrual syndrome（PMS）symptoms. J Am Coll Nutr, 19, 2000, pp.3-12.
3) Thys-Jacobs S, Starkey P, Bernstein D, et al : Calcium carbonate and the premenstrual syndrome: effects on premenstrual and menstrual symptoms. Premenstrual Syndrome Study Group. Am J Obstet Gynecol, 179, 1998, pp.444-52.
4) Thys-Jacobs S, Alvir MAJ : Calcium-regualting hormones across the menstrual cycles : evidence of a secondary hyperparathyroidism in women with PMS. J Clin Endocrinol Metab, 80, 1995, pp.2227-32.
5) 福岡秀興：カルシウムの生理作用−Caパラドックス病からCaの生理作用を考える．Health Digest, 16, 2001, pp.1-8.

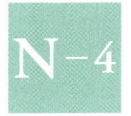

2章　疾患別病態と栄養　section N　婦人科疾患

N-4 更年期障害
climacteric disturbance

疾患の概要

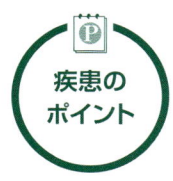

疾患のポイント
- 女性の生殖期から生殖不能期への移行期を更年期といい，卵巣機能の低下によるエストロゲン減少により生じる多彩な症状を呈する症候群である．
- 閉経前後の45〜55歳の女性に起こる．
- 早発閉経や卵巣摘除，第2度無月経や性腺刺激ホルモン放出ホルモン（GnRH）投与などによるエストロゲン分泌の減少があると，年齢に関係なく更年期症状は生じる．
- ホルモン補充療法が有効である．ほかに漢方療法，心理療法などがあり，総合的に対応していく．
- ホルモン補充療法中は，定期的に骨密度測定・乳癌検診・血液生化学検査などを行う．
- 男性更年期障害もある．

1）概　要

　更年期障害とは，卵巣機能の低下によりエストロゲンが減少して起こる症候群である．主に閉経前後の45〜55歳の女性に起こり，この時期の女性のQOLを著しく低下させる．しかしそれ以前の早発閉経や，若年者でも卵巣摘除，第2度無月経やGnRH（性腺刺激ホルモン放出ホルモン）投与などによるエストロゲン分泌の減少があると，年齢に関係なく生じる．加齢，卵巣機能の低下による女性ホルモンの急減により起こるものであるが，その年代では対人関係を中心とした環境変化によって生じる種々の心因的ストレスやその他の多様な社会的影響が大きく，それも症状の発現に大きく影響して，器質的ではない心身の異常として起こる．

　男性では男性ホルモンは加齢により漸減するが，女性の閉経時のようなホルモンの急減現象はみられず，ある程度維持されている．その男性ホルモンが末梢組織中で芳香化を受けエストロゲンとなり，高齢者では女性よりもかえって高く維持されている．しかし男性にも更年期障害は起こる．

　また更年期はそれ以降の低エストロゲン，または極端な低エストロゲン状態が長期間持続する最初の出来事である．その後に多様な器質疾患が発症していくので，その予防を開始する時期でもあり，重要である．

2）発症機序

　女性の生殖期から生殖不能期への移行期を更年期という．この時期では加齢に伴い性腺機能が衰退し，月経不順から，無排卵に至り，最終的に卵巣機能が消失する．卵巣の活動停止により，永久に月経が停止することを閉経（menopause）といい，この閉経を中心とする前後の期間を更年期という．

閉経をその時点で診断することは困難であり，1年以上の無月経がある場合にこれを閉経と判定する．閉経する率は44歳頃より増加し始め，46歳で10%，50歳で50%，56歳でほぼ100%閉経する．平均閉経年齢は50歳であり，50歳を中心とした前後6年間の12年間と広く分布している．

40歳未満での閉経を早発閉経，55歳以降の閉経を遅発閉経という．初経の早発傾向に比べ，平均寿命の延長にもかかわらず，閉経年齢はほとんど変化を認めない．

1 更年期の卵巣の変化

加齢に伴い卵巣内の卵胞数は急激に減少するがこれは卵巣のゴナドトロピンへの感受性の低下を引き起こし，成熟卵胞が形成されずに排卵障害また排卵しても黄体機能不全となり，月経異常がもたらされる．卵巣機能が低下すると，エストロゲン分泌が低下し閉経に至る．閉経は，卵巣の機能低下を一次的原因とする視床下部-下垂体-卵巣系の加齢による機能低下である．

卵巣は加齢により，卵子，卵胞数および重量が減少していく．出生時には約200万個の原始卵胞が存在するが，4～10歳で50万個，初経時には40万個，18～24歳時には16万個まで減少する．20～40歳の間に約70%の卵母細胞が消失する．40～41歳の2年間に残りの70%が消失し，続いて45歳までに90%が消失する．閉経周辺期では数百程度にまで減少し，閉経後には卵母細胞はほとんど認められなくなる．

卵母細胞の減少とともに卵巣は結合織で置換され，縮小していく．卵巣の大きさは，15～29歳で最大となり，30～49歳で第一次縮小，50～59歳で第二次縮小，60歳以降で第三次縮小がみられる．卵巣重量も同様に20～30歳代で最大値を示し，40～50歳代で著しく減少し，60歳以降ではその半分以下になる．卵胞数の減少により，顆粒膜細胞で産生されるエストラジオール（estradiol；E2）の産生量は，40歳を境に減少を始め，閉経後3年で著しく低値となる．Hamblem[1]らは卵巣の老化過程を，①黄体の構造と機能に不規則性が出現してくる時期，②無排卵周期の頻度が高くなる時期，③エストロゲン分泌の消失する時期に分類し，①は37歳，②は45歳，③は閉経数年後に始まると推定している．

2 更年期の内分泌的変化

閉経の数年前より血中ゴナドトロピンの上昇，エストロゲンの低下，黄体中期のプロゲステロンの低下が顕著となる．しかし時にゴナドトロピンが高値となることによりエストロゲンが多く分泌されることがある（paradoxical hyperestrogenism）．卵胞が形成されなくなり，FSH（卵胞刺激ホルモン）分泌を抑制する作用のある，卵胞で産生されるinhibinが低下する．そのためFSHは黄体形成ホルモンLHに比べ高値となる．閉経後はFSHは成人女性卵胞期の約10～15倍，LHは4～7倍の高値を示し，その後高値を持続し下垂体自体の機能低下により低下していく．GnRHは振幅の大きい律動性の分泌パターンを示す．若年女性の体重減少により生じる卵巣機能低下ではGnRHの律動性および振幅の低下が生じているが，これとは異なるものである．

閉経が近づくとエストラジオールは次第に減少し，閉経3年以降では分泌されなくなる．閉経後はエストロン（estrone；E1）がエストロゲンの主体となり，血中濃度は60 pg/mL程度に維持される．閉経後のエストロゲンは副腎由来のアンドロゲンが脂肪組織を中心とした末梢組織のアロマターゼにより転換されたものであり，閉経後のアロマターゼ活性は4倍程度に上昇する．閉経後の卵巣間質は少量ながらもステロイド分泌能を維持しており，高レベルのLHの刺激により卵巣静脈中のアンドロステンジオン，テストステロンはそれぞれ末梢血中の4倍，15倍の高値を示す．

3 更年期の月経（子宮出血）

閉経前には卵巣機能の低下により，子宮内膜の再生不全や不規則増殖が起こり，月経間隔や月経量の異常をきたす頻度が増加する．卵巣に

は時に機能性嚢胞が形成され，エストロゲン優位の期間が長くなり，月経の長期化や過多月経あるいは不規則な機能性出血を起こす．子宮筋層の間質萎縮による収縮不全も不正出血の一因となる．このようにして閉経へと至る．

3) 症　状

身体症状と精神症状よりなる．

自律神経失調症様の症状として，のぼせや顔のほてり，発汗，脈が速くなる（頻脈），動悸，息切れがする，血圧が激しく上下する，耳鳴りがする，腹痛，下痢，微熱，そのほか女性の場合は生理不順，男性の場合は勃起不全（ED）といった生殖器症状が出現する．

精神症状として，情緒不安定，不安感やイライラ，抑うつ気分など精神的な症状が現れることも多い．いずれも心身症の様相を呈することが多く，症状の強弱には精神的要素が大きく関わってくる．

男性の更年期障害が比較的問題となりにくいのは，テストステロンの分泌低下がエストロゲンよりも緩やかであるため，症状が出にくいことも一因である．ただし個人により強い自覚症状を伴う場合がある．

4) 検査方法

1 更年期障害の検査

器質的疾患の除外がまず必要である．更年期に入ったと自覚する症状として一番多いのが月経の不順である．更年期が始まり閉経を迎えるまでの時間には個人差があり，一般的には2〜3年が多い．

高齢になるにつれ，更年期障害だけでなくいろいろな疾患や合併症にかかる危険性が高まる．しかし定期健診で健康状態を検査することで，病気の早期発見や早期治療にもつながるので定期的な受診を心がけるとよい．

更年期で不正出血がある場合，機能性出血の可能性が高いが，子宮癌検診を受けるべきである．子宮癌検診は，子宮頸癌検診と子宮体癌検診の2種類があり，子宮腟部からの出血であれば頸癌検診，子宮の内側からの出血であれば体癌検診を行う．更年期の不正出血は時に簡単に止血せず，大量の出血を引き起こすことがある．

2 骨粗鬆症の検査

更年期に発症しやすい病気としては骨粗鬆症がある．エストロゲンが減少するため，骨密度の減少が生じる．特にやせている人，月経が不順であった場合などでは骨密度がもともと低い場合がある．そのため骨密度を測定するとよい．骨密度が低下すると，もとに戻すのは不可能であるので，発症する前の予防・対策が重要となる．ホルモン補充療法（HRT）で多くは骨量の減少が抑制されるが，約15％の人びとがHRTを行っていても骨量減少が抑制できない．遺伝素因に基づくものと考えられているが，機序は不明である．そのため骨密度の計測は定期的に行い，骨量の減少に対してHRTが有効でない場合にはビスホスホネートやラロキシフェンを含めた骨量減少を阻止する薬剤を早期より使う必要がある．

5) 治　療

女性に対しても男性に対しても，ホルモン療法が有効とされる．その他，漢方薬や精神安定剤を使って治療することもある．男性には，シルデナフィルクエン酸塩のようなED治療薬を使用することもあるほか，生活習慣を改めることにより症状が軽くなることもある．その他漢方療法，心理療法を組み合わせて治療していく．

1 ホルモン補充療法（HRT）

卵巣ホルモン分泌が低下することにより，更年期障害が生じるので，不足分のホルモンを補うためのHRTが行われる．HRTは，ホットフラッシュ，発汗，抑うつ状態などの更年期障害症状をはじめ，性交痛などの性機能障害，尿失

禁などの泌尿器症状，高回転型骨代謝による骨塩量減少，脂質異常，記憶・認知能力などを改善し，アルツハイマー病の抑制，大腸癌の減少，皮膚コラーゲン減少の抑制などが期待できる．HRTは，このようなエストロゲン欠乏による諸症状に対し有効であるだけでなく，ほかの治療法では十分に効果の得られなかった例の治療法としても優れている．

一方では，不正性器出血や子宮体癌や，乳癌への変化を含む乳腺組織への影響，深部静脈血栓症などが注意すべき副作用として挙げられてきた．さらに，WHIの中間報告以降，HRTに対する考え方が大きく変化した．

また，エストロゲンには骨量減少抑制効果や心血管系保護作用などがあり，欧米では，単に更年期障害の治療よりむしろ虚血性心疾患の予防的治療法としてのHRTに期待がかけられた歴史がある．従来エストロゲンは動脈硬化に抑制的に作用し，心血管疾患（CVD）の発症や死亡率を減少させるといわれてきた．Heart and Estrogen/Progestin Replacement Study（HERS）やWomen's Health Initiative（WHI）研究においてHRTが心血管系疾患の発症リスクを増加させたとする報告がなされた．

1）HERS，WHI 報告 [2, 3）

HERSやWHIなどのHRTの効果に対する大規模臨床試験が行われた．それによると，骨粗鬆症を予防する効果は認められたが，乳癌およびCVDのリスクを逆に増加するとの結果であった．この報告で，HRT療法に不安がもたれ，HRTを断念した例も多くあった．またHRTに対する考え方が大きく変化している．

しかしHERSに参加した対象者が高齢であって，既にCVDが存在してその程度が重度であったことや，WHIでは肥満，高血圧，喫煙者などのCVDの危険因子を有する患者が多数存在したなどの欠点があり，再検討が求められている．HRTは動脈硬化を抑制する効果もあるが，いったん形成された器質的変化がある場合には，それを促進する作用もあると考えられている．

認知症，あるいは認知機能に関するThe Women's Health Initiative Memory Study（WHIMS）が，2002年報告された．それはこれまでとは逆にHRTが必ずしも認知症の予防とならず，むしろ増えるとの報告であった．このWHIの対象者は，毎日結合型エストロゲン〔結合型エストロゲン（CEE）プレマリン®〕0.625 mgとメドロキシプロゲステロン酢酸エステル（MPA）2.5 mgの合剤を連日，平均4.05年服用していた．このサブ解析ではHRT群で40人（66％）がprobable dementia（ほぼ認知症）と診断され，プラセボ群で21人（34％）がprobable dementiaと診断され，危険率（hazard ratio）が2.05（95％ CI：1.21〜3.48）と高く両群ともにアルツハイマー病が多かった．また65歳以上の女性を対象にしたHRT群で認知機能の改善はみられていなかった．このWHIMSではMPAが連日使用されていた．月経周期の半分の期間は黄体ホルモンが存在していないことからも，中枢神経系，特に海馬などへの効果は周期投与を行い休薬期間を入れた方がよりよいと考えられる．なお黄体ホルモン剤はうつ状態を招き，中枢神経機能，特に記憶機能を抑制する．最近も動物実験でプレグネノロンは記憶力を高めるがプロゲステロンは逆に記憶力を抑制するとの報告がある．

2 新しいHRT

HRTの投与ルートとして，経口の場合には，まず高トリグリセリド血症を起こしやすく，この高トリグリセリド血症がLDLを小粒子化して，酸化されやすいLDL粒子を形成する．またエストロゲンはCRPを上昇させるなどの炎症を促進する作用がある．HRTで併用するMPAは，HDL-コレステロールを低下させる作用や血管内皮機能低下作用を有する．そこで現在これらを改善する方法として，経口摂取するエストロゲン量を減量，HRT投与ルートを経口から経皮への変更，さらにプロゲスチン製剤を合成型のMPAから天然型へ変更することがなされるようになってきた．現在は，子宮が存在していても黄体ホルモン剤の併用を必要としない新規エストロゲン様製剤SERMsなどの臨床応用が期

待されている．エストロゲン単独では，エストロゲンの経口，経皮による全身投与と，子宮内膜局所への効果が期待される経腟的な黄体ホルモン剤の併用も一方法と考えられる．

3 漢方薬療法

漢方薬療法は，更年期障害の身体・精神両面の症状の改善が期待されるが，HRTのような即効性は期待できず，効果が現れるまでに時間を要する．人によっては，効果がみられない場合や，副作用が現れる場合もあるので注意する．

更年期障害の症状に効果があるとされる漢方薬には以下のものがある．

・温清飲，桂枝茯苓丸：ほてり，のぼせ，異常発汗，冷え
・桂枝加竜骨牡蛎湯，柴胡加竜骨牡蛎湯：めまい，耳鳴り
・半夏厚朴湯，柴胡桂枝乾姜湯：不眠，不安感
・葛根湯：肩こり，頭痛

4 心理療法

更年期には，精神疾患や心身症の発症しやすい時期であり，単なる更年期障害としてホルモン治療のみで軽快しないこともある．そこでホルモン療法のみで軽快しない場合は，これらの疾患の可能性を考慮して対応する．心身症の診断がついたらまず第一に身体的治療を行う．その治療を行わないで，心理的・社会的問題に踏み込むと，症状をこじれさせる可能性が高い．

不眠，不安，抑うつ状態が著しい場合には，まず睡眠導入薬，抗不安薬，抗うつ薬などにより苦痛を軽減する．次いで症状が落ち着いてからカウンセリングなどを行う．しかしこれは患者周囲の全体像を把握して初めて開始が可能となる．その治療の基本は，面接（一般心理療法）および向精神薬である．

一般心理療法の基本は，患者が訴えている苦悩を，患者の立場に立って傾聴し，受入れ（受容），患者の気持ちを汲んで共感し，あるいは共感しようとする姿勢をもつことである．これにより患者との信頼関係が成り立つ．患者の理解が得られたら，症状の発現・増悪の原因となっている心理的・社会的適応様式を改めるよう説明し，患者の人生観，価値観に則した新しい適応様式を見出して身に付けられるよう指導する．

1）向精神薬療法
（1）抗不安薬

常在化していない不安，緊張とそれによる身体症状に対して有効である．ベンゾジアゼピン（BDZ）系抗不安薬は，呼吸抑制の少ない比較的安全な薬剤であり，よく用いられる．依存症，退薬症状を防ぐため，できるだけ間欠的短期間の使用に留めるようにする．

（2）抗うつ薬

更年期，老年期には，身体症状を主症状とする抑うつ状態が比較的多くみられる．支持的態度で患者に接し，苦悩に直面させないよう，休養を重視する．また激励を避けることも必要である．抗うつ薬は，抗コリン作用などの副作用が抗うつ作用に先行して現れるので，あらかじめ患者によく説明しておく．三環系抗うつ薬を必要とするような本格的な内因性うつ病などは，精神科医に治療を委ねた方がよい．

栄養療法

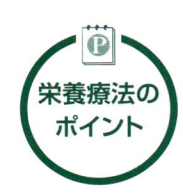

栄養療法のポイント
- 規則正しいライフスタイルとバランスのよい栄養を摂る．
- ビタミンB，C，Eを十分に摂る．
- カルシウム，ビタミンD，Kは骨量減少を抑制する．
- イソフラボン（大豆，大豆製品）を十分に摂取する．

1) 食 事

栄養価の高い食事をバランスよく規則正しく摂る．ビタミン B_1・B_6, カルシウム, ビタミン E, ビタミン C, イソフラボン（大豆や大豆製品に含有）を十分に取り入れるとよい．

特にカルシウムは，更年期に欠かせない栄養素である．更年期になると，骨を保護するエストロゲンが減少するため，年間3％にも達する急速な骨量減少が生じる．この更年期前半に生じる骨量減少はカルシウムを多く摂取しても抑制することはできない．唯一 HRT が抑制効果を発揮する．ただしカルシウムの摂取は心掛けるべきである．

しかし後半，さらにその後の老年期にはカルシウム摂取は骨量の減少を緩除にする効果が期待できる．そのため更年期障害の出現した場合には，特にカルシウムの摂取を習慣化するよい時期といえる．カルシウム摂取目安量は，1日当たり 800～1,000 mg である．カルシウムの摂取方法として，食事に加え毎日牛乳コップ1杯（200 mL）あるいはそれに相当量の乳製品が勧められる．ほかにも脂肪類と糖類の摂取を控えるように心がける．

1 イソフラボン

更年期初期では，植物エストロゲンが骨量減少を抑制する効果があるとの報告がある．大豆イソフラボンには弱いエストロゲン作用があり，乳癌発症のリスクを高めるのではないかという考え方もあるが，アジア地域で食されている大豆の摂取量では乳癌リスクは増加しない．食事から摂取する大豆製品は癌のリスク，特に乳癌のリスクを下げる効果があると指摘されてきた．大豆製品はイソフラボン[4,5]を含有しており，これがエストロゲン受容体に結合して，弱いエストロゲン効果を示すことによる効果といわれている．

イソフラボンについては，大規模な調査はなされていないが少数例を対象とした調査では，乳癌リスクは上昇しないこと，閉経前または閉経後の乳腺組織マンモグラフィー上でデンシティを増加させることはないことや，乳癌の既往の有無にかかわらず，閉経後の女性乳腺細胞の増殖を促進しないことが報告されている．

疫学的にも乳癌を増加させるとの報告はない．この結果は，子宮摘出後に行う閉経後のエストロゲンの単独投与例では，乳癌の発症リスクは上昇しないことに一致する現象といえる．

しかしイソフラボンを大量にサプリメントで摂取する場合には注意していく必要があり，疫学調査も必要である．骨粗鬆症の予防で最も効果的なのが HRT であることは間違いないが，弱いエストロゲン作用を有する植物エストロゲンも骨量減少を阻止するのに有効であるとのデータが集積されてきている．しかし長期にその作用が期待できるかどうかさらに大きな疫学調査が必要である．

2 カルシウム, ビタミン D, ビタミン K

骨粗鬆症は，多様な因子により生じるが，カルシウム以外にビタミン D のサプリメントとの併用は高齢者の骨折リスクを下げる効果が期待できる．英国では，ビタミン D の不足は，骨量の減少を抑制する効果に加えて，転倒リスクを抑制し，ほかの健康リスクを高めることが指摘されている．またビタミン K 摂取は骨折リスクを抑制し，積極的な摂取が求められている[6]．

〔福岡　秀興〕

引用文献

1) Nicosia SV : The aging ovary, Med Clin North Am, 71, 1987, pp.1-9.
2) Shumaker SA, Legault C, Rapp SR, et al : Estrogen plus progestin and the incidence of dementia and mild cognitive impairment in postmenopausal women. : the Women's Health Initiative Memory study : a randomized controll trial. JAMA, 289, 2003, pp. 2651-62.
3) Rapp SR, Espeland MA, Shumahen SA, et al : Effect of Estrogen Plus Progestin on Global Cognitive Function in Postmenopausal Women. : The Women's Health Initiative Memory study : a randamiyed controlled trial. JAMA, 289, 2003, pp. 2663-72.
4) Messina MJ, Wood CE : Soy isoflavones, estrogen therapy, and breast cancer risk : analysis and commentary. Nutr J, 7, 2008, p. 17.
5) Coxam V : Phyto-oestrogens and bone health. : Proc Nutr Soc, 67, 2008, pp. 184-95.
6) Lanham-New SA. : Importance of calcium, vitamin D and vitamin K for osteoporosis prevention and treatment. Proc Nutr Soc, 67, 2008, pp. 163-76.

O-1 アトピー性皮膚炎
atopic dermatitis

疾患の概要

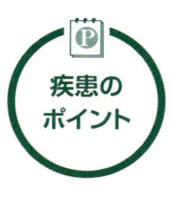

疾患のポイント

- アトピー性皮膚炎はありふれた皮膚疾患の1つで，小児の有症率は10％程度である．
- 本疾患は増悪・寛解を繰り返す，瘙痒のある湿疹を主病変とする疾患である．
- 患者の多くはアトピー素因，すなわち①気管支喘息，アレルギー性鼻炎・結膜炎，アトピー性皮膚炎の家族歴・既往歴がある，または②IgE抗体をつくりやすい体質をもつ．
- EBMに基づいて有用性があると判断されるのは，シクロスポリン内服，ステロイド外用薬，心理学的なアプローチ，紫外線療法（光線療法），カルシニューリン阻害薬であるタクロリムス外用薬，ピメクロリムス外用薬，痒みに対する抗ヒスタミン薬の7つである．
- 治療の基本は薬物療法で，①炎症に対する外用療法（ステロイド，カルシニューリン阻害薬），②スキンケア，③全身療法（抗ヒスタミン薬）からなる．

1）診断基準

「アトピー性皮膚炎は増悪・寛解を繰り返す，瘙痒のある湿疹を主病変とする疾患であり，患者の多くはアトピー素因をもつ」と定義される[1]．ここで，アトピー素因とは，①気管支喘息，アレルギー性鼻炎・結膜炎，アトピー性皮膚炎の家族歴・既往歴がある，または②IgE抗体をつくりやすい体質，を示している．

アトピー性皮膚炎の診断はその臨床的な特徴および経過からなされる．日本皮膚科学会の診断ガイドライン[1]では，①瘙痒，②特徴的皮疹と分布，③慢性・反復性経過の3基本項目を満たすものを症状の軽重を問わず，アトピー性皮膚炎と診断する．除外すべき疾患として，接触皮膚炎，脂漏性皮膚炎，単純性痒疹など13の疾患が挙げられている．診断にあたっては，除外すべき疾患として挙げられた疾患を十分に鑑別する必要がある．

また，重要な合併症として，特に顔面の重症例では白内障，網膜剥離といった眼症状に留意すること，および皮膚感染症としてカポジ水痘様発疹症，伝染性軟属腫，伝染性膿痂疹などの疾患について熟知していることが必要である．

2）病態

アトピー性皮膚炎はありふれた皮膚疾患の1つで，小児では10％程度の有症率と考えられている[2]．

アトピー性皮膚炎は，遺伝的素因（アトピー素因）を背景に，いろいろな環境因子が加わって発症する．発症や悪化にはアレルギー機序と非アレルギー機序が関与する．非アレルギー機序では搔破が重要である．これについては後述する．

アトピー性皮膚炎患者の皮膚には，特徴的な皮膚の生理学的異常があり，これを基盤として皮膚に炎症を生じる．生理学的異常には，①水分保持能の低下による乾燥皮膚（atopic dry skin），②角層バリア機能低下により，外部からの刺激を十分防ぐことができないこと，③痒みの閾値が低いこと，が挙げられる．さらに，皮膚の炎症である湿疹病変には，角化細胞や免疫担当細胞などさまざまな細胞と，それらが産生する化学伝達物質，サイトカイン，ケモカインなどが関与している．

3）症　状

自覚症状としての痒みは本症の特徴である．痒みのために掻破し，皮疹がさらに悪化し，さらに痒みを招くという悪循環（itch-scratch cycle）をきたす．

湿疹病変は年齢により，特徴的な分布を示す．乳児期には皮疹は頭皮，顔面に好発し，紅斑，丘疹を生じ，しばしば湿潤性の湿疹病変を形成する．幼小児期になると，皮膚は全体に乾燥性となり，体幹や四肢の近位部では鳥肌様に毛孔が目立つ，いわゆるatopic dry skinの状態を呈する．関節屈曲部には苔癬化病変が形成される．下眼瞼のしわはDennie's lineといわれ，耳周囲の亀裂（耳切れ）とともにこの時期のアトピー性皮膚炎の特徴的な皮疹である．紅斑部を擦ると，擦ったところが白くなる白色皮膚描記症は，血管の異常反応であり本症で顕著である．

思春期から成人期には，皮疹は広範囲に認められることが多く，ことに上半身に好発する．顔面に紅斑を主体とした著明な湿疹病変をみることも少なくない．眉毛の外側がまばらになる，Hertoghe徴候がみられる．手湿疹も多く経験される．

合併症として，重要なのは皮膚の感染症と，眼合併症である．本症は細胞性免疫の調節異常を基盤とし，atopic dry skin，湿疹病変，さらに掻破による皮膚バリア機能の障害があるために，皮膚感染症を合併しやすい．

細菌感染症としては黄色ブドウ球菌，時に溶血性レンサ球菌による伝染性膿痂疹などがある．

ウイルス感染症としては，単純ヘルペスウイルス感染症が重要で，本症はカポジ水痘様発疹症の基礎疾患として，最も頻度が高い．中心臍窩を有する小水疱が多発し，自家接種により広範囲に拡大する．初感染のほか，回帰発症により，繰り返しカポジ水痘様発疹症に罹患する例もある．伝染性軟属腫は小児に好発し，掻破に伴って自家接種され，多発増数する．

眼合併症として特に重要なのは，白内障，網膜剥離である．反復される強い掻破に伴い，眼球が圧迫されることが要因として重視されている．特に重症例で起こりやすく，白内障の頻度はその10％程度とされる．

4）検査所見

本症の70〜80％で血清IgEの上昇がみられる．特異的IgEとしては乳児期には，卵白，大豆，牛乳などの食物抗原に陽性を示すことが多い．幼児期以降はハウスダスト，ダニなどの環境抗原に陽性となる例が多く，さらに花粉，真菌など多彩な抗原に対する特異的IgEが検出されるようになる．陽性を示した抗原が，すべて直接的に本症の病態に関与しているわけではないので，結果の解釈には注意が必要である．食物抗原についても，特異的IgEの結果のみから（本症の増悪因子としての）食物アレルギーの診断がなされるべきではない．

湿疹病変が広範囲にあると，表皮細胞由来と考えられる乳酸脱水素酵素（LDH）が血中で上昇する．皮疹の改善とともに急速に正常化するため，疾患活動性の短期的なマーカーになりうる．好酸球数の増多もしばしばみられ，LDHとともに短期的なマーカーとなる．

最近保険収載された，血清thymus and activation-regulated chemokine（TARC）値はアトピー性皮膚炎の病勢を反映し，短中期的な

疾患活動性のマーカーとして用いられる．

5）治　療

　現在，アトピー性皮膚炎の治療に関しては，主に2つのガイドラインが作成されている．厚生労働省治療ガイドラインはアトピー性皮膚炎の診療に関わる一般臨床医を対象として作成されており，一定期間治療しても改善がみられない場合は，専門の医師または施設への紹介を考慮する，という立場に立っている[3]．

　日本皮膚科学会による診療ガイドラインはアトピー性皮膚炎の診療において，プライマリーケアから，高度の専門性が要求される段階の患者までを対象に診療にあたる，皮膚科診療を専門としている医師を対象としている[4]．

　いずれのガイドラインにおいても，アトピー性皮膚炎の炎症を速やかに，かつ確実に鎮静化させる有効性と安全性の点から，ステロイド外用薬は第一に用いられるべき薬剤としている．

　一方，1999年以降使用が可能となったカルシニューリン阻害薬であるタクロリムス外用薬は，ことに皮膚萎縮や毛細血管拡張などの副作用が懸念される顔面・頸部のアトピー性皮膚炎に有用性が高い．一過性の刺激感など使用にあたってはいくつかの注意が必要であり，タクロリムス軟膏使用ガイダンスに則って，適正に使用する必要がある[5]．

　また，2008年に保険適用となった，シクロスポリン内服療法は，急性増悪のために紅皮症化した症例や，難治症例に用いうるが，アトピー性皮膚炎の治療に精通した皮膚科診療を専門とする医師によって行われるべきものである．

　日本皮膚科学会による診療ガイドラインでは，治療方針として，薬物療法（①炎症に対する外用療法，②スキンケア，③全身療法），悪化因子への対策（接触因子，アレルゲン，ストレス），心身医学的アプローチ，生活指導・合併症への注意（特に眼合併症），その他の治療として紫外線療法について解説している．

　現在のところ，アトピー性皮膚炎の治療についてEBMに基づいて有用性があると判断されるのは，シクロスポリン内服薬，ステロイド外用薬，心理学的なアプローチ，紫外線療法（光線療法），カルシニューリン阻害薬であるタクロリムス外用薬，ピメクロリムス外用薬，痒みに対する抗ヒスタミン薬の7つである．

　治療の選択の幅は広がりつつあるが，なおステロイド外用薬はアトピー性皮膚炎の治療の主軸をなす．いかなる場合も良好な治療者・患者関係が治療を成功させる鍵である．

1 薬物療法の実際

1）ステロイド外用療法

　ステロイド外用薬の使用にあたっては，皮疹の重症度，部位を考慮して適切なランク（薬効の強さ），剤形のものを選択する．

　ステロイド外用薬は血管収縮能や臨床試験成績などをもとに薬効の強さによる分類がなされている．一般に薬効が強いものほど外用局所の副作用が起こりやすいため，皮疹の重症度に見合った薬剤の選択が重要である．経皮吸収の程度は皮疹の状態によるほか，外用部位によっても異なる．高い薬剤吸収率を考慮して顔面には原則としてミディアムクラス以下のものを使用する．

　副作用を回避しつつ，しかるべき効果を得るには適切な量のステロイド外用薬を適切な回数外用する必要がある．外用量について日本皮膚科学会の治療ガイドラインには成人の患者の場合，1日5gないし10gで開始し，症状に合わせて漸減する使用法であれば3か月間使用しても不可逆性の全身的副作用は生じないとしている[4]．

　それ以上の期間にわたって1日5〜10gの外用量を継続することは例外的であるが，その場合は後述する全身的副作用の出現に十分注意する必要がある．外用回数は1日2回を原則とする．

　全身的副作用として，医原性クッシング症候群，高血糖などが報告されている．これらはむしろ使用法の誤りによるもので，ステロイド外用薬そのものの問題であるとはいい難い．米国の

ステロイド外用薬の副作用に関する総説[6]では，強力なステロイド外用薬の使用は，1週間に50 gをこえないように，との提案がなされている．

小児においては，強力なステロイド外用薬を使用している例で，視床下部-下垂体-副腎機能抑制が比較的起こりやすく，広範囲の外用療法の際に注意すること，より効力の弱い外用薬の選択，外用回数の工夫，密封閉鎖療法を避ける（特におむつ皮膚炎の場合に注意を要する）ことが副作用の予防に重要であることが強調されている．

また眼周囲へのステロイド外用薬の使用による，眼圧の上昇も報告があり，眼瞼皮膚の高い経皮吸収を考慮すること，眼科との連携を密にして，十分な観察のもと治療を進めていく必要がある．

外用局所の副作用としては，細菌，真菌，ウイルス感染症を生じうる．この場合はステロイド外用薬を一時中止し，感染症の治療を優先する．そのほか皮膚萎縮や毛細血管拡張，ステロイド痤瘡，ステロイド潮紅，多毛が起こりうる．外用部位を注意深く観察し，これらの副作用がみられた場合には外用を中止するのが原則である．

2）カルシニューリン阻害薬外用療法

カルシニューリン阻害薬の外用薬としては，現在タクロリムス軟膏が使用可能である．タクロリムスはステロイドとは異なる機序でTリンパ球機能を抑制する免疫抑制薬で，アトピー性皮膚炎に対し，抗炎症効果を発揮する．特に薬剤の吸収がよい，顔面・頸部の皮疹に有効であるほか，局所副作用などでステロイド外用薬が使用しにくい場合などに有用性が高い．

薬剤の濃度は2種類あり，16歳以上は0.1％，2～15歳は0.03％を用いることになっている．2歳未満の小児，妊娠中，授乳中の女性には用いない．

本剤の外用療法は使用ガイダンス[5]に則り，アトピー性皮膚炎治療の専門医が行うべきものである．

治療にあたっては，添付文書の塗布量を厳守すること，皮膚刺激感が高率に出現することから，あらかじめ患者に十分な説明を行うこと，などに特に注意する必要がある．

3）抗ヒスタミン薬と抗アレルギー薬

アトピー性皮膚炎の特徴である痒みを軽減し，掻破による悪化を予防する目的で，第一世代の抗ヒスタミン薬または第二世代の抗アレルギー薬を用いる．なかでも，副作用としての倦怠感や眠気の少ない，第二世代の抗アレルギー薬が第一選択となる．

4）シクロスポリン内服療法

シクロスポリン内服療法については2008年にアトピー性皮膚炎に対して保険適用となった．適応としては16歳以上で，ステロイド外用療法やタクロリムス外用薬などの既存の治療で十分な効果が得られず，強い炎症を伴う皮疹が体表面積の30％以上に及ぶ患者を対象にする．投与量は1日量3 mg/kgを1日2回に分けて経口投与する．投与期間はできるだけ短期間に留め，腎機能や薬剤の血中濃度などの評価を行い副作用の発現に注意する必要がある．

2 スキンケア

皮膚の乾燥およびバリア機能の低下を補い，炎症の再燃を予防する目的で，保湿剤によるスキンケアを行う．保湿外用薬には，尿素軟膏，ヘパリン類似物質含有軟膏などが用いられる．白色ワセリンは，それ自体に保湿作用はないが，外用部位の水分の蒸散を防ぐことで，保湿に結びつく．

栄養療法

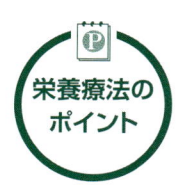

栄養療法のポイント

- アトピー性皮膚炎と食物の関係は，①アレルギー機序によらない増悪因子，②食物アレルギーが原因あるいは増悪因子として関与，③特定の食品による症状の改善，の3つの場合がある．
- 食物アレルギーは乳児期に問題となる場合が多く，原因食物としては鶏卵，牛乳，大豆が代表的である．
- ステロイド外用療法を行っても症状の改善がみられない場合，食物抗原についての検索を行う．
- 除去食療法中は食生活の支援に配慮し，代替食品での補充を行い，食物除去の解除を常に念頭に置く．
- 妊娠中の除去食はアトピー性皮膚炎の予防に有益でない上，厳格な食事制限は，児の低体重を招く．
- 加水分解ミルクや大豆ミルクの使用，離乳を遅らせることがアトピー性皮膚炎の予防効果を支持するというエビデンスはない．
- プロバイオティクスはアトピー性皮膚炎の発症予防に関与する可能性が示唆される．
- 不飽和脂肪酸については有益性を期待させる報告もあるが，否定的な意見が多い．
- 食事療法に関して患者や家族の関心は高く，適切な指導が必要である．

1) アトピー性皮膚炎と食事

以下の3通りの場合が考えられる．
①食物がアレルギー機序によらず，アトピー性皮膚炎の増悪因子として作用する場合，②アトピー性皮膚炎の病態に食物アレルギーが原因の1つ，あるいは増悪因子として関与する場合，③特定の食品の摂取がアトピー性皮膚炎の改善に役立つ場合，である．また，即時型症状，口腔アレルギー症候群などの食物アレルギーがアトピー性皮膚炎に合併する場合がありうるが，これは②とは明確に区別して対応することが必要である．

また，アトピー性皮膚炎の治療には，患者自身の治療行動（セルフケア）が経過や予後を決定する鍵となるため，何を食べるか，だけでなく，どう食べるか，という点も重要である．この点についても後述する．

2) 非アレルギー機序による増悪因子

アレルギー機序によらず，アトピー性皮膚炎の痒みを増強させて掻破を誘発する，増悪因子となりうる食物としては，いわゆる刺激物（辛いもの，酸味のあるもの，香辛料の利いたものなど）があり，また嗜好品ではアルコール摂取で痒みが増強し，掻破を誘発することがある．

経験的に，特に活動性の高い皮疹が広範囲にある場合は，痒みも増強しやすいので，なるべく刺激物を避けるように指導している．味覚の好みもあるが，皮疹の改善に伴い，多少の刺激物による痒みも生じにくくなるのが通常であるため，皮膚の状態を見極めながら指導していく必要がある．重要なことは刺激物に関して，"特に制限しないこと"を目標にして，必要最低限の制限に留めることである．

3) 食物アレルギーの関与

食物アレルギーが関与するのは、ほぼ乳児期のアトピー性皮膚炎である。逆にいうと乳児期の食物アレルギーは、大部分がアトピー性皮膚炎として発症する。もちろん、すべての乳児アトピー性皮膚炎に食物アレルギーが関与しているわけではない。

「食物アレルギーの診療の手引き 2005」〔「G-6 食物アレルギー」の表 G-6-1（p464）〕に食物アレルギーの臨床型分類を示した。乳児期のアトピー性皮膚炎に食物アレルギーが関与している場合、原因食物としては、鶏卵、牛乳、大豆、小麦などが多い。顔面や頭皮の湿疹病変で発症する例がほとんどで、乳児湿疹と診断されることが多い。食物アレルギーの関与する症例では、外用療法でなかなか改善せず、食物アレルギーの診断とその後の除去食によって、著明に改善する。

食物アレルギーの原因検索については先の「手引き」にその手順が示されている。それによると、詳細な問診に引き続き、皮膚の清潔を保ち保湿に留意したスキンケア、およびステロイド外用療法を中心とした薬物療法を行っても症状の改善がみられない場合、食物抗原についての特異的 IgE の検索を行う。これが陰性の場合は再度スキンケア、薬物療法の見直しを図る。特異的 IgE 陽性の場合、該当する抗原が 2 項目以下の場合は、疑われる食物の試験除去を 1、2 週間行って、症状の変化を観察する。症状が不変の場合や、陽性項目数が多い場合は、専門の医師に紹介する。専門の医師は問診、検査結果の見直しをするとともに、IgE 非依存性の可能性も考慮して、必要に応じ、食物除去・負荷試験を実施する。負荷試験は重篤な症状を誘発することもありうるため、入院の上、専門の医師のもとで実施することが望ましい。原因食物が決定した後は、食物除去を行っていくが、寛解に至りやすいものであることから、誤食の情報や IgE の動向などを参考にしつつ常に食物除去を解除することを念頭に置いておく[7]。また、母親が抗原となる食物を摂取することにより、母乳を介して食物アレルギーを生じている場合は、母親の除去食も必要となる[8]。

1 除去食療法

除去食療法には完全除去食と便宜的除去食があるが[8]、前者はアナフィラキシーのように微量のアレルゲンで誘発されやすい食物アレルギーの場合に行う。これに対し、便宜的除去食とは抗原性の強い食品は除去し、調理や加工段階での加熱や発酵などにより抗原性の低下したものは、利用するというものである。

卵、牛乳、肉類、果実などは高温の加熱によって、またみそ、しょうゆなどは発酵によって原料の大豆などの抗原性が減弱している。除去食の解除においても、負荷試験での陰性を確認しつつ、このような食品を利用していく。

また食物によっては交差反応性があるが、その程度には差があり、交差反応性の高いもの、例えば牛乳とヤギ乳などはともに除去する必要があるのに対し、卵白のアレルギーが関与していても、交差反応性が低い鶏肉は利用できることが多い[8]。

除去食療法中には、ミルクアレルギーにおけるカルシウム不足のように、除去の必要な食品によって栄養面で不足に陥ることのないよう、代替食品での補充を考慮する。代替食品には、抗原性を減弱させた低アレルゲン食品（アレルギー用ミルクなど）と、抗原成分を含まないように製品化した食品（ノン大豆醤油・みそなど）がある。

食物アレルギー児の母親（care giver）は、誤食による症状の誘発の心配のみならず、除去食の献立や料理の苦労、外食がしづらいなど、負担が大きい。これらの点を配慮し、食生活の支援を行っていくことが大切である。

食事療法については患者や家族の関心が高く、75％の患者が何らかの除去食を試みているとの報告もある[9]。しかしながら、医師や栄養士による指導を受けないまま実行している例が少なくないことから、日常診療においても食事に関して患者、家族に尋ねるとともに、正しい

情報の提供や，その指導が必須であろう．

4) 食物アレルギーの予防と母親の食事療法

アトピー疾患発症のリスクは，父親よりも母親がアトピー疾患を有する場合のほうが高く，このことは胎児期および出生後の母親との共生的な関係が強いことを示唆している[10]．妊娠中の食事と児の食物アレルギーについてはMooreの総説に詳しい[11]．妊娠中の食事は出生後のアレルギー疾患の発症のみならず，妊娠子宮の免疫状態にかなり影響することが示唆されている．妊娠子宮のサイトカインパターンはTh2に傾いており，Th1に傾くと妊娠の継続が困難となり，流産に至ることが実験的にも示されている．Th2サイトカインパターンはアレルギー疾患の発症を引き起こしやすいとも考えられるが，出産時にはこれがTh1にシフトする．これは児にとって感染症を起こしやすい出生後の環境に適したものといえる．この時にTh2に傾いた状態であると，アレルギー疾患を発症しやすい可能性が指摘されている[12]．

IgEを介したアレルギー反応については，母体のIgEは胎盤を通過しないものの，羊水中には検出されることから，胎児が吸引したり飲み込んだりすることで，抗原と結合したIgEが気道や消化管に到達する可能性があり，胎児にアレルギー反応を起こしうると推察される[13]．

母親の食事療法と，児の食物アレルギーの関係について，比較的よく検討されている食物にプロバイオティクスがある．プロバイオティクスはアレルギー反応を調節する作用があり，Th1サイトカインの産生を誘導する効果を利用して，児のアトピー性皮膚炎の発症予防効果を検討した無作為対照試験（RCT）がある[14]．それによると，出産前の母親と，出生後の児に一定期間Lactobacillus GGを投与したところ，2歳時にアトピー性皮膚炎を発症したものは対照群の半分に留まったことが示されている．また牛乳アレルギーが疑われる乳児を対象に無作為二重盲検試験により，*Lactobacillus rhamnosus* GGの効果を検討したところ，投与群でγIFNの産生が増加し，非投与群で減少したとの報告がある[15]．

牛乳アレルギーは2歳頃までに耐性が獲得されることが多いが，*Lactobacillus*の投与によって，よりバランスの取れたサイトカイン産生に変化させることで，食物への反応も望ましい方向に変化することが期待できる．

多価不飽和脂肪酸については，近年，生活習慣病の予防などの見地から，飽和脂肪酸の摂取を控え，不飽和脂肪酸，ことに$n-6$系の摂取量が増す傾向にあり，このことがアレルギー疾患の発症増加に関与しているのではないかとの指摘がある[16]．Dunstanら[17]は98人の妊婦を対象に無作為対照試験により$n-3$系脂肪酸の摂取効果を検討した結果，新生児のサイトカイン反応がTh1，Th2にわたって抑制されたことを報告した．$n-3$系脂肪酸が広範囲に免疫調節作用を有することが示唆されるものの，対照サンプルが小さいことなどから，現時点では$n-3$系脂肪酸の食事療法を推奨するほどのエビデンスはないと判断される．また別の検討では，母親の$n-3$系脂肪酸摂取量が少ない食事は，母乳中の$n-6/n-3$比を上昇させることが報告されている[18]．抗酸化物の摂取とアレルギー疾患についても報告はいくつかあるが，主に喘息との関連を検討したものなのでここでは割愛する．

なお，Williamsら[19]による，2006〜2007年に報告されたシステマティックレビューの解析では児のアトピー性皮膚炎の予防上，妊娠中の除去食は有益でない上厳格な食事制限は児の低体重を招くと述べられている．またアトピー性皮膚炎の発症予防のために加水分解ミルクや大豆ミルクを用いることはそれを支持するエビデンスはないとしている．さらに離乳を遅らせることの意義については明らかではないとしている．

5) 特定の食物の摂取：不飽和脂肪酸

前述の$n-3$系脂肪酸のうち，エイコサペンタ

サエン酸（EPA）については二重盲検法により，アトピー性皮膚炎に対する効果が検討されているが，有意な改善はみられないとする報告が多い[20,21]．EPA の投与量など考慮すべき点もあり，その有用性についてはさらなる検討が必要と考えられるが，アトピー性皮膚炎を対象とした研究は主に 1980 年代に施行され，それ以降はあまり報告がない．月見草オイルは γ リノレン酸を多く含み，1980 年代のはじめから，アトピー性皮膚炎に対する効果が期待され，さまざまな検討がなされてきた[19]．その有用性については否定的な見解が多かったが[22]，最近の Morse らのメタ解析の結果では，アトピー性皮膚炎の痒み，痂皮，浮腫，紅斑に対して有効で，併用するステロイド外用薬の量を減少する効果があることが確認されている[23]．

6）食行動の問題

アトピー性皮膚炎の診療ガイドラインにも記載されている通り，特に成人の難治な症例では，心理社会的負荷（ストレス）が増悪因子として関与していることが少なくなく，ストレス下での掻破行動が繰り返され，症状の増悪を招いていることが多い．この場合，ストレス対処や，掻破行動の修正が治療上重要であるが，これらがいかに実行できるかは患者のセルフケアに関わってくる．

セルフケアの中には，外用療法などの薬物療法の実践や，通院，食事や睡眠といった，日常生活上の行動も含まれ，その範囲は非常に広い．症状の増悪時には，必ずといってもよいほど，このセルフケアの乱れが背景にある．食事についていえば，時間が不規則になったり，外食が増えて内容が偏るなどはしばしばあり，通常就寝時刻が遅くなる，外用処置が実行できないなどの，ほかの問題と連動してくる．常に理想的なセルフケアを実行することは困難であるが，患者の意識を理想のセルフケアの方向に向けて，実行可能な具体的な課題（2 日に 1 回は夕食を家で食べるなど）をこなしていくようにすると，取り組みやすい．

（檜垣　祐子）

引用文献

1) 日本皮膚科学会：アトピー性皮膚炎の定義・診断基準．日皮会誌，104, 1994, p.1210.
2) 冨坂美奈子：アトピー性皮膚炎の最新治療研究　アトピー性皮膚炎の最近の疫学．アレルギーの臨，28, 2008, pp.1109–15.
3) 厚生労働科学研究「アトピー性皮膚炎治療ガイドライン 2005」監：河野陽一，山本昇壯（http://www.mhlw.go.jp/new-info/kobetu/ryumachi/index.htlm）
4) 日本皮膚科学会アトピー性皮膚炎診療ガイドライン作成委員会（古江増隆，佐伯秀久，古川福実，ほか）：日本皮膚科学会アトピー性皮膚炎診療ガイドライン．日皮会誌，119, 2009, pp.1515–34.
5) FK506 軟膏研究会：アトピー性皮膚炎におけるタクロリムス軟膏 0.1% および 0.03% の使用ガイダンス，臨皮，57, 2003, pp.1217–34.
6) Hengge UR, Ruzicka T, Schwartz RA, et al：Adverse effects of topical glucocorticosteroids. J Am Acad Dermatol, 54, 2006, pp.1–15.
7) 海老澤元宏：厚生労働科学研究班による「食物アレルギーの診療の手引き 2005」- 作成のねらいと意義，管理栄養士・栄養士に期待される役割．臨栄，109, 2006, pp.89–94.
8) 柴田瑠美子：アレルゲン除去食対応の実際．調剤と情報，14, 2008, pp.146–49.
9) Johnston GA, Bilbao PM, Graham-Brown RAC：The use of dietary manipulation by parents of children with atopic dermatitis. Br J Dermatol, 150, 2004, pp.1186–89.
10) Jones CA, Warner JA, Warner JO：Fetal swallowing of IgE. Lancet, 351, 1998, p.1859.
11) Moore DCBC, Elsas PX, Maxiniano ES, et al：Impact of diet on the immunological microenvironment of the pregnant uterus and its relationship to allergic disease in the offspring-a review of the recent literature. Sao Paulo Med J, 124, 2006, pp.298–303.
12) Warner JA, Little SA, Pollock I, et al：The influence of exposure to house dust mite, cat, pollen and fungal allergens in the home on pri-

mary sensitization in asthma. Pediatr Allergy Immunol, 1, 1991, pp.79-86.
13) Liu CA, Wang CL, Chuang H, et al: Prenatal prediction of infant atopy by maternal but not paternal total IgE levels. J Allergy Clin Immunol, 112, 2003, pp.899-904.
14) Kalliomaki M, Salminen S, Arvilommi H, et al: Probiotics in primary prevention of atopic disease: a randamised placebo-controlled trial. Lancet, 357, 2001, pp.1076-79.
15) Pohjavuori E, Viljanen M, Kotpela R, et al: Lactobacillus GG effect in increasing IFN-gamma production in infants with cow's milk allergy. J Allergy Clin Immunol, 114, 2004, pp.131-36.
16) Black PN, Sharpe S: Dietary fat and asthma: is there a connection? Eur Respir J, 10, 1997, pp.6-12.
17) Dunstan JA, Mori TA, Barden A, et al: Fish oil supplementation in pregnancy modifies neonatal allergen-specific immune responses and clinical outcomes in infants at high risk of atopy: a randamised, controlled trial. J Allergy Clin Immunol, 112, 2003, pp.1178-84.
18) Kankaanpaa P, Nuemela K, Erkkila A, et al: Polysaturated fatty acids in maternal diet, breast milk, and serum lipid fatty acids of infants in relation to atopy. Allergy, 56, 2001, pp.633-38.
19) Williams HC, Grindlay DJC: What's new in atopic eczema? An analysis of the clinical significance of systematic reviews on atopic eczema published in 2006 and 2007. Clin Exp Dermatol, 33, 2008, pp.685-88.
20) Bjørneboe A, Søyland A, Bjørneboe GEA, et al: Effect of n-3 fatty acid supplement to patients with atopic dermatitis. J Intern Med, 225 (Suppl 1), 1989, pp.233-36.
21) Kuntz B, Ring J, Braun-Falco O: Eicosapentaenoic acid (EPA) treatment in atopic eczema: a prospective double-blind trial [abstract]. J Allergy Clin Immunol, 83, 1989, p.196.
22) Williams HC: Evening primrose oil. Time to say goodnight. BMJ, 327, 2003, pp.1358-59.
23) Morse NL, Clough PM: A meta-analysis of randomized, placebo-controlled clinical trials of Efamol evening primrose oil in atopic eczema. Where do we go from here in light of more recent discoveries? Curr Pharm Biotechnol, 7, 2006, pp.503-24.

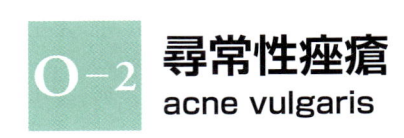

O-2 尋常性痤瘡
acne vulgaris

疾患の概要

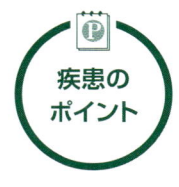

疾患のポイント

- 痤瘡は思春期以降の男女の 80 % 以上に多少ともみられるありふれた皮膚疾患である．
- 痤瘡は患者の QOL に大きく影響するほか，炎症を伴った場合は瘢痕治癒し，その修復が困難となる．
- 痤瘡の発症機序を理解し，病態に応じた治療を行っていく必要がある．
- 症状は初発疹である面皰（コメド），すなわち非炎症性皮疹と，丘疹，膿疱といった炎症性皮疹からなる．
- 面皰の成因には，皮脂分泌の亢進，皮脂の貯留，毛包漏斗部の角化異常，*Propionibacterium acnes* の増殖が関与する．
- アダパレン外用は面皰はもとより炎症性皮疹にも有効である．
- 炎症性皮疹が主体となる場合は，抗菌薬の内服または外用を併用する．

1）診 断

痤瘡は思春期以降の男女の 80 % 以上に多少ともみられるありふれた皮膚疾患である．日本皮膚科学会の尋常性痤瘡治療ガイドライン[1]では，痤瘡の定義として，"毛包・脂腺系を反応の場とし，面皰（コメド）を初発疹とし，紅色丘疹，膿疱，さらには囊腫/結節の形成もみられる慢性炎症性疾患で，炎症軽快後に瘢痕を生じることがある"と記載されている．

臨床像から診断は容易であるが，治療戦略上，炎症の有無，程度を見極めることが必要である．

重症度分類については，皮膚科専門医で構成されたアクネ研究会により，わが国の実態に即した痤瘡重症度判定基準が策定されている[2]．

2）分類と病態

痤瘡は患者の QOL に大きく影響し，また瘢痕治癒した場合は，その修復が困難なことが多い．したがって，痤瘡の病態を理解し，適切な治療を行っていく必要がある．

痤瘡の発症機序として，以下のような一連のステップがある（図 O-2-1）．①皮脂腺における男性ホルモン受容体の感受性亢進により皮脂分泌が亢進する．②毛包漏斗部の角化細胞の増殖，過角化により角栓が形成される．③毛孔が閉鎖し，毛包の拡張を生じて，閉鎖面皰（白色面皰）が形成される．④好脂性，通性嫌気性菌，毛包内の常在菌である *P. acnes* が増殖し，これが産生するリパーゼ，プロテアーゼ，好中球走化性因子が，炎症性細胞を引き寄せて炎症を惹起する．痤瘡の病変における炎症反応には，*P. acnes* に対する免疫応答も関与している可能性があり，菌体成分のいくつかは，末梢血単核球に対し，TNF-α，IL-1β，IL-8 といった種々

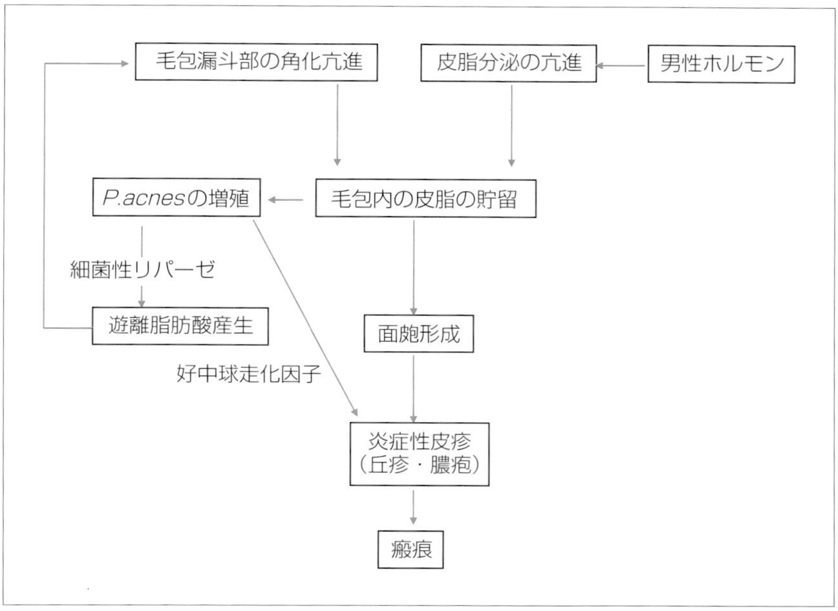

図 O-2-1 痤瘡の発症機序
(檜垣修一:ニキビの病態-ニキビはどうしてできるか-MB Derma, 49, 2001, pp.1-7より一部改変して掲載)

のサイトカインの発現を誘導する可能性が示されている[3]．

おおまかにいえば，痤瘡の病態は大きく2段階に分けられる．第一段階は毛孔の閉塞による面皰の形成で，この時期には炎症はない．面皰は閉鎖面皰と開放面皰(黒色面皰)に分けられる．開放面皰は閉鎖面皰から毛孔出口が開いて形成されると考えられている．開放面皰から炎症性皮疹に発展することはまれである．以下に述べる炎症性皮疹は閉鎖面皰から移行すると考えてよい．

第二段階として炎症が惹起される．臨床像としては，丘疹，膿疱などの炎症性皮疹が主体となる．炎症性皮疹は治癒後の瘢痕を残す．

治療にあたっては，非炎症性皮疹すなわち面皰主体(非炎症性痤瘡)か，炎症性皮疹が主体(炎症性痤瘡)かにより，また，重症度によって，治療法を選択することが重要である[1]．

3) 症 状

顔面・前胸部・上背部などに毛孔に一致した面皰，紅色丘疹，膿疱，硬結，嚢腫，瘢痕が種々の程度に混在してみられる．

4) 治 療

前述の治療ガイドライン[1]によりエビデンスに基づいた治療アルゴリズムが作成されている(図O-2-2)．要約すると，主たる皮疹が非炎症性皮疹である面皰か，炎症性皮疹である丘疹，膿疱かによって基本的な治療法の選択が異なる．面皰が主体の場合，アダパレン外用が推奨される．アダパレンは面皰改善に効果の高い薬剤で，毛包上皮の角化を正常化させ，新たな面皰の形成を阻害する．これにより面皰に続発する炎症性皮疹の予防に結びつく．

また，炎症性皮疹が主体となる場合は，重症度に応じて，抗菌薬の内服または外用を行うが，この場合も，アダパレンの外用を併用することが推奨されている．アダパレンは直接的な抗炎症作用を有することが確認されており，抗菌薬の抗菌作用，抗炎症作用に併用することでより早く，より高い効果が期待できる．

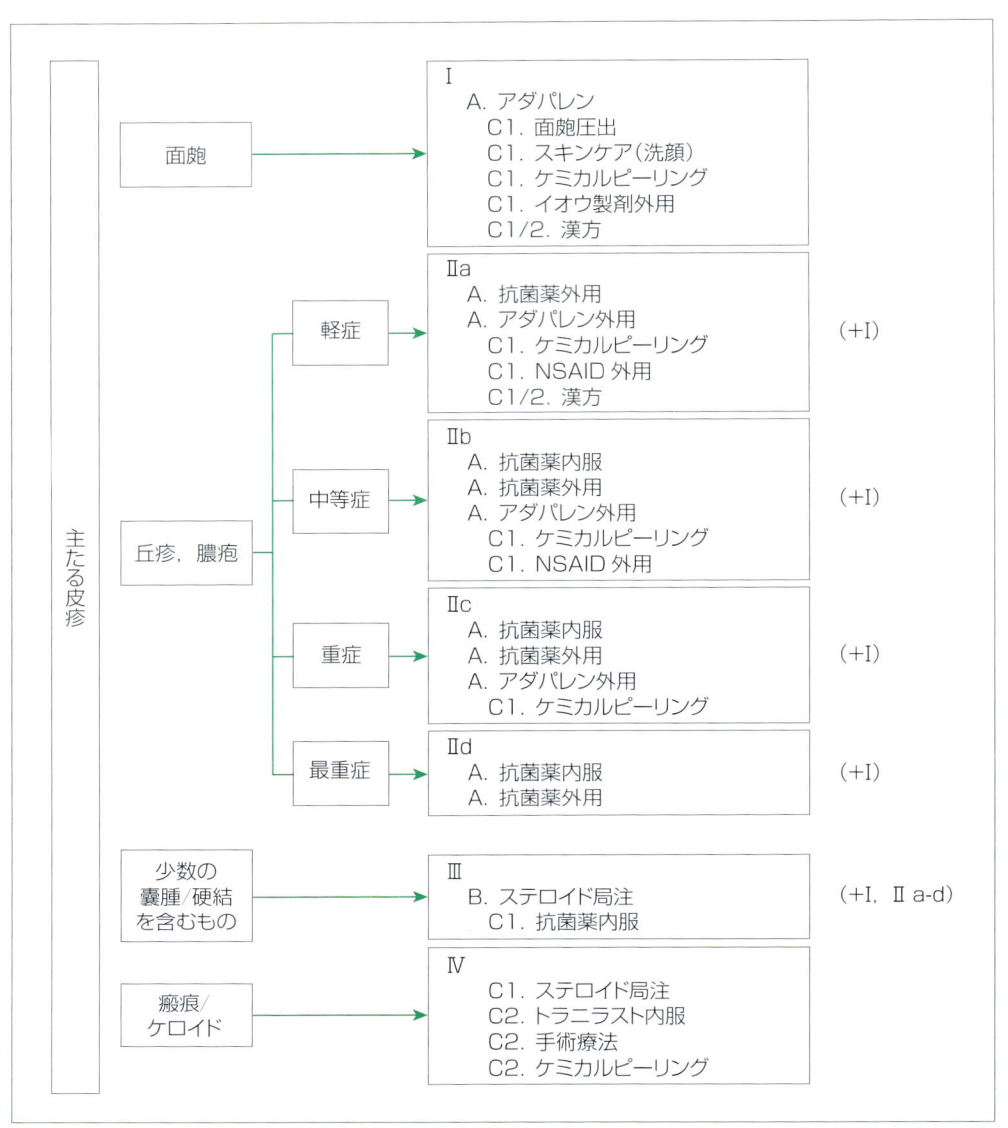

2章 疾患別病態と栄養 / section O 皮膚疾患

主たる皮疹		
面皰	→	I A. アダパレン 　C1. 面皰圧出 　C1. スキンケア（洗顔） 　C1. ケミカルピーリング 　C1. イオウ製剤外用 　C1/2. 漢方
丘疹, 膿疱 — 軽症	→	IIa A. 抗菌薬外用 A. アダパレン外用 　C1. ケミカルピーリング 　C1. NSAID 外用 　C1/2. 漢方　　　（+I）
丘疹, 膿疱 — 中等症	→	IIb A. 抗菌薬内服 A. 抗菌薬外用 A. アダパレン外用 　C1. ケミカルピーリング 　C1. NSAID 外用　（+I）
丘疹, 膿疱 — 重症	→	IIc A. 抗菌薬内服 A. 抗菌薬外用 A. アダパレン外用 　C1. ケミカルピーリング（+I）
丘疹, 膿疱 — 最重症	→	IId A. 抗菌薬内服 A. 抗菌薬外用　　　（+I）
少数の囊腫/硬結を含むもの	→	III B. ステロイド局注 　C1. 抗菌薬内服　　（+I, II a-d）
瘢痕/ケロイド	→	IV 　C1. ステロイド局注 　C2. トラニラスト内服 　C2. 手術療法 　C2. ケミカルピーリング

図 O-2-2　痤瘡治療アルゴリズム

＊：集簇性痤瘡や劇症型痤瘡は，病態が異なるため，本アルゴリズムには含まない．
（林　伸和, 赤松浩彦, 岩月啓氏, ほか：尋常性痤瘡治療ガイドライン. 日皮会誌, 118, 2008, pp.1893-1923）

栄養療法

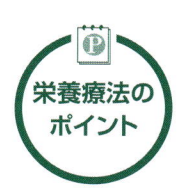

> **栄養療法のポイント**
> - 発症頻度に地域差があることから,食事の影響が想定されている.
> - 発症メカニズム(角化細胞の増殖と剥離,皮脂分泌,炎症)には,間接的に食事が影響する可能性がある.
> - グリセミックインデックス(glycemic index;GI)値の高い食品は高インスリン血症を介して角化細胞を増殖させる.
> - グリセミックロード〔glycemic load;GL(GI×1食あたりの炭水化物の含有量)〕の高い食事は,testosteroneの上昇をもたらし,皮脂分泌を亢進させる.
> - n-3系多価不飽和脂肪酸を増量した食事療法は炎症に対する効果が期待される.
> - 治療効果が検討されている食品は砂糖やチョコレートなど,限られている.
> - 食事療法が治療効果をもたらすかについては,支持するだけのエビデンスに乏しい.

1) 痤瘡と食事

わが国では食物や栄養,食事との関連について検討した,信頼に足る報告がほとんどない.海外の報告をみると,痤瘡と食事との関連について,オーストリアの研究者によるシステマティックレビューがある[4].それによると,砂糖やチョコレートなど,限られた食品を用いて,その摂取が痤瘡の増悪因子となるかが検討されているものの,痤瘡との関連を支持するに至っていないことなどから,食事制限あるいは特定の食品の摂取が痤瘡に治療効果をもたらすか否かについては,現時点ではエビデンスがないと結論している.

米国の尋常性痤瘡の治療ガイドライン2007の中でも,食事療法(制限)については,同様の理由でエビデンスレベルⅡ,推奨度Bとして取り扱われている[5].

一方,わが国の痤瘡治療ガイドラインでは,"痤瘡に対して特定の食物を一律に制限することは推奨しない"とし,個々の患者の食事指導においては,"特定の食物摂取と痤瘡の経過との関連性を,十分に検討して対応することが望ましい"としている.推奨度はC2である.

これに対し,食事の関与を支持する立場の研究者は,その理由として,痤瘡の発症頻度に地域差があること〔欧米先進国では頻度が高いが,イヌイット(エスキモー),ニューギニア,パラグアイにはみられない[6]〕などを指摘している.前述したような痤瘡の発症メカニズムには間接的には食事が影響する可能性が考えられ,生活習慣の1つとして食事の関与の可能性が推察される[7].

2) 病態からみた食事

Cordainはその総説[7]の中で,痤瘡の病態の3つの側面,すなわち角化細胞の増殖と剥離,皮脂分泌,炎症,のそれぞれについて,食事の影響を考察し,以下のように解説している.

① 角化細胞の増殖と剥離

食事は角化細胞の増殖とアポトーシスに関連する多くのホルモンの作用に影響を及ぼすため,食事内容によっては,毛包漏斗部の角化亢進,角質細胞の剥離を引き起こし,痤瘡の発症に関与すると想像される.

糖代謝についてみると，炭水化物はその構造，製造過程，調理法などにより，同量摂取後でも血糖上昇に及ぼす影響に違いがある．そこで，Jenkins ら[8]は1981年に標準食（ブドウ糖または白パン，日本人では白米）を食べた場合の血糖上昇度を指標として，いろいろな食品の相対的な血糖上昇度を示したGIの概念を提唱した．例えば，せんべい，コーンフレークなどはGI値が高く，それに対し，スパゲティや豆類はGI値が低い炭水化物である．さらに，1997年に，炭水化物の質だけでなく，摂取量も考慮したGLの概念が提唱された．今日，GIとGLは糖尿病やメタボリックシンドロームの食事療法において，その有用性が確認されつつある．

欧米の食事はそのエネルギー摂取量の半分近くを，著しく血糖を上昇させ，高インスリン血症を引き起こす食品に頼っており，これらの食品を常時摂取することは，長期にわたって高インスリン血症とインスリン抵抗性を引き起こす可能性がある．インスリンは insulin like growth factor I（IGF-1）と insulin like growth factor binding protein 3（IGFBP-3）の血中濃度に影響を及ぼし，これらは直接的に角化細胞の増殖と，アポトーシスを調節する[9]．慢性あるいは，急性の高インスリン血症は freeIGF-1 を上昇させ，IGFBP-3 を減少させる．血糖上昇度の高い食事の摂取もまた IGFBP-3 を急激に減少させる．free IGF-1 は角化細胞（基底細胞）を増殖させ，IGFBP-3 はこれを抑制するため，高インスリン血症の状態は，結果的に角化細胞の増殖を促進することになる[9]．

さらに，IGFBP-3 は retinoid X receptor（RXR）αのリガンドであり，そのほかの内因性RXRαのリガンドとともにアポトーシスの誘導に関わっている．このことから，痤瘡に対するレチノイドの治療効果発現機序の一部は，食事またはインスリンを介した IGFBP-3 の減少により低下した RXR のシグナルを回復させることによるとも考えられる．

2 皮脂分泌

皮脂分泌の亢進に対する食事の影響については，皮脂分泌がアンドロゲンによって刺激されることから，痤瘡の病態に関与しうることが想像される．先に述べたインスリンおよび IGF-1 は精巣，卵巣からのアンドロゲン産生を刺激するとともに，皮脂の産生を促すことが示されている[10]．リコンビナント IGF-1 を用いた治療中に，アンドロゲンの産生とともに痤瘡病変が発現したとの報告がある[11]．その他，血清アンドロゲン，インスリン，IGF-1 が高値の女性には，痤瘡が認められるとの指摘もある．

これらのホルモンの動態に関し，Danby はごく最近の論文[12]で，牛乳や肉類は外因性のdihydrotestosterone（DHT）を含有し，その摂取により長期的な脂腺への刺激因子となる可能性があること，GL の高い食事は，血糖，インスリン，IGF-1 の上昇を介して testosterone の上昇をもたらすことを述べている．さらに，痤瘡の治療として，従来の薬物療法では不十分であるとし，GL の低い食事と，乳製品の除去からなる食事療法がその治療において重要であることを強調している[12]．

3 炎 症

炎症に対する食事の影響については，一般に$n-6$系と$n-3$系の多価不飽和脂肪酸の摂取比率が，全身的な炎症反応に関与することが重要視されている．炎症に関与するエイコサノイドのバランスは，食事中の脂肪酸に影響されるため，抗炎症のための食事療法は"よい脂肪"や全粒の穀物，野菜，果物を摂取し，"悪い脂肪"と精製度の高い炭水化物を避けるのが基本である．"よい脂肪"とは，オリーブオイルやさけ，ますなどの冷水魚，ナッツなどの高品質油を指し，"悪い脂肪"とは動物性の飽和脂肪酸，トランス脂肪酸，揚げ物，加工食品，低品質油を指す．過剰な$n-6$系脂肪酸の摂取は炎症反応を増強しやすくする可能性があるが，これはとうもろこし，大豆，紅花，ひまわりなどの植物油として摂取されている．また，アラキドン酸のもととなるのは，主に肉，卵，乳製品である．プロスタグランジン E_2（PGE_2）は$n-6$系脂肪酸であるアラキドン酸から生じるエイコサノイドで，

その作用である血管拡張，血管透過性亢進，血小板凝集，IL-1，IL-6の生成亢進に加え，発痛物質であるブラジキニンの作用を増強することで，炎症反応を増強し，遷延させることになる．これに対し，n-3系脂肪酸はPGE2やロイコトリエンB4（LTB4）の産生を抑制する．エイコサペンタエン酸（EPA）はcyclooxygenase-2（COX-2）との結合部位をアラキドン酸と競合することで炎症を軽減させる．またEPAに由来するPGE3は，生体の自然の抗炎症反応を増強することが知られている．

n-6/n-3の比率は，産業革命により植物油の精製法が確立されて以来，加工食品中にn-6系脂肪酸が多く含まれるようになり，その比率が上昇している．日本人においてはその比率は4以下であることが望ましいとされている．したがって食事療法として，植物油を減らし，EPAやドコサヘキサエン酸（DHA）が豊富な，たら，さけ，さば，いわしなどを増やすことは，慢性炎症性疾患に対して理にかなっているといえよう．

このようにn-3系多価不飽和脂肪酸の摂取は炎症性サイトカインの産生を抑制しうるため，痤瘡に対し治療的な意味をもつ可能性がある．食事性のn-3系によるIL-1αの抑制は角化細胞に好影響をもたらし，微小面皰の形成過程における角質の増殖や剥離を抑制することが期待される．LTB4阻害薬の投与により，痤瘡の炎症性皮疹が70％減少したとの報告があることからも，n-6系多価不飽和脂肪酸を制限し，n-3系多価不飽和脂肪酸を増量した食事療法は，痤瘡の炎症に対する効果が期待される[13]．

（檜垣　祐子）

引用文献

1) 林　伸和, 赤松浩彦, 岩月啓氏, ほか：尋常性痤瘡治療ガイドライン. 日皮会誌, 118, 2008, pp.1893-1923.
2) Hayashi N, Akamatsu H, Kawashima M：Establishment of grading criteria for acne severity. 35, 2008, pp.255-60.
3) Vowels BR, Yang S, Leyden JJ：Induction of proinflammatry cytekines by a soluble factor of Propionibacterium acnes：implications for chronic inflammatory acne. Infect Immun, 63, 1995, pp.3158-65.
4) Magin P, Pond D, Smith W, et al：A systematic review of the evidence for 'miths and misconceptions' in acne management：diet, face-washing and sunlight. Family Practice, 22, 2005, pp.62-70.
5) Work group Guidelines of care for acne vulgaris management. J Am Acad Dermatol, 56, 2007, pp.651-63.
6) Cordain L, Lindeberg S, Hurtado M, et al：Acne vulgaris：a disease of Western civilization [comment]. Arch Dermatology, 138, 2002, pp.1584-90.
7) Cordain L：Implications for the role of diet in acne. Semin Cutan Med Surg, 24, 2005, pp.84-91.
8) Jenkins DJ, Wolever TM, Taylor RH, et al：Glycemic index of foods：a physiological basis for carbohydrate exchange. Am J Clin Nutr, 34, 1981, pp.362-66.
9) Edmondson SR, Thumiger SP, Werther GA, et al：Epidermal homeostasis：the role of the growth hormone and insulin-like growth factor systems. Endocr Rev, 24, 2003, pp.737-64.
10) Deplewski D, Rosenfield RL：Growth hormone and insulin-like growth factors have different effects on sebaceous cell growth and differentiation. Endocrinology, 140, 1999, pp.4089-94.
11) Klinger B, Anin S, Silbergeld A, et al：Development of hyperandrogenism during treatment with insulin-like growth factor-1（IGF-1）in female patients with Laron syndrome. Clin Endocrinol, 48, 1998, pp.81-87.
12) Danby FW：Diet and acne. Clinics in Dermatology, 26, 2008, pp.93-96.
13) Zouboulis CC, Nestoris S, Adler YD, et al：Treatment of inflammatory acne with an oral 5-lipoxygenase inhibitor. J Inv Dermatol, 117, 2001, p.547.

O-3 乾癬 psoriasis

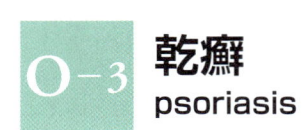

疾患の概要

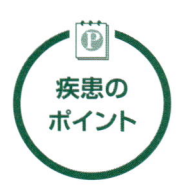

疾患のポイント

- 乾癬は炎症性角化症の代表的疾患で，極めて慢性，難治性である．日常生活，社会生活上の支障が大きく，患者のQOLに配慮した治療が必要である．
- 日本では10万～40万人の患者が存在すると考えられている．男女比は約2：1である．
- 臨床像から尋常性乾癬，乾癬性紅皮症，関節症性乾癬，滴状乾癬，膿疱性乾癬に分類され，尋常性乾癬が90％を占める．
- 皮膚症状は青壮年期に被髪頭部から始まり，四肢，体幹に境界明瞭な扁平に隆起する紅斑局面が対称性に多発する．
- 根治的治療はなく，重症度などにより選択した対症療法を行う．生活指導も重要である．
- 慢性に経過するが，1/3程度の患者で自然寛解すると考えられている．

1）分類と病態

1 分類

臨床的に尋常性乾癬，乾癬性紅皮症，関節症性乾癬，滴状乾癬，膿疱性乾癬に大きく分類され，尋常性乾癬が90％を占める．

2 病態

乾癬は炎症性角化症の1つであり，その最も特徴的な所見は，表皮細胞の増殖亢進であり，ターンオーバー時間の短縮である．表皮細胞の増殖は正常の30倍に達し，ターンオーバー時間は1/7に短縮する結果，表皮の細胞数は通常の4～5倍まで増加する[1]．個々の表皮細胞の角化までの時間が短縮するため，さまざまな角化異常を生じる．

2）臨床症状および検査所見

以下に各病型の症状の特徴について述べる[2]．

1 尋常性乾癬

乾癬全体の90％を占める．主に青壮年期に発症し，頭皮の脂漏性皮膚炎様の症状で始まることが多い．頭皮には鱗屑を伴う紅斑を認め，軽度の痒みを伴う．四肢伸側や肘頭，膝蓋，体幹には銀白色，雲母状の鱗屑を伴う紅斑局面が左右対称性に多発することが多い．鱗屑を擦りとると容易に点状の出血をみる（Auspitz血露現象）．疾患の活動期には，Koebner現象といって，掻破や，軽微な外傷などの物理的刺激により，新たな皮疹が誘発される．爪の変形も多く，点状陥凹や爪下角質増殖がみられる．

これらの皮疹は軽快・増悪を繰り返しつつ，疾患としては極めて慢性の経過をとる．

2 乾癬性紅皮症

皮疹が全身に及び紅皮症の状態になったものをいい，乾癬全体の1％程度にあたる．乾癬性紅皮症には，尋常性乾癬から発展して，紅皮症となる場合と，後述する関節症性乾癬でみられる場合がある．紅皮症では広範囲に不完全な角層で覆われ，落屑や不感蒸泄が増すため，低体温，低アルブミン血症，感染症などを併発しやすい．

3 関節症性乾癬

乾癬に関節炎を合併したもので，乾癬の皮疹としては尋常性乾癬の病型が多いが，乾癬性紅皮症や膿疱性乾癬の病型をとることもある．関節症状は皮膚症状と同時あるいは数年遅れて発症する．関節炎は通常リウマチ因子陰性の多関節炎で指趾のPIP関節がしばしば侵されるほか，脊椎関節や仙腸関節などの大関節が侵されることもある．また爪の変化を伴うことも特徴の1つである．

4 滴状乾癬

咽頭炎や扁桃炎が先行し，1～2週間後に乾癬の初発疹と同様の，鱗屑を付着する小型の紅斑が多発する．血液検査ではASOがしばしば高値となる．

5 膿疱性乾癬

限局性と汎発性に分類され，それぞれにいくつかの病型が含まれる．わが国では膿疱性乾癬は厚生省（当時）の特定疾患に指定されている．1987年に実施された汎発性膿疱性乾癬の疫学調査[3]の結果，推定でZumbush型720（580～850）人，疱疹状膿痂疹90（60～110）人，稽留性肢端皮膚炎の汎発化30（10～50）人と推定されている[3]．いずれの病型も女性に多く，男女比は1：1.36である[4]．膿疱性乾癬の発症の誘因として，感染症，ステロイド内服，妊娠，特定の薬剤摂取などがある．汎発性膿疱性乾癬で最も多いZumbush型は，急性汎発性膿疱性乾癬ともいい，その名のごとく急性，汎発性に膿疱を生じ，高熱を伴う．関節症状，眼症状（ぶどう膜炎）などを合併することもある．検査ではCRPの上昇，赤沈の亢進が顕著となり，白血球（好中球）増多を認める．重症例では低蛋白血症，低アルブミン血症に注意する必要がある．

3）病理組織

乾癬の病理組織像は特徴的で診断価値が高い．すなわち不全角化を伴う角質増生がみられ，顆粒層は消失する．表皮突起は梶棒状に延長し，真皮乳頭が上方へ突出する．好中球が表皮内に侵入し，角層下に微小膿瘍（Munro微小膿瘍）を形成する．

膿疱性乾癬では，角層下に好中球からなる膿瘍が形成され，周囲の表皮には海綿状態と好中球の表皮内侵入を伴うのが特徴で，Kogoj海綿状膿疱と呼ばれる．

4）治　療

乾癬は慢性に経過する難治性の皮膚疾患であるため，治療においては，まず患者が疾患とその治療についてよく理解することが必要である．そのために，医療者は疾患についての正しい情報を患者に提供して，よく説明し，患者が家族など周囲の人の理解を得て治療に取り組むことができるようサポートすることが望まれる．

乾癬の治療は長期に及ぶため，治療法の選択にあたっては，risk/benefitを考慮し，患者の理解を得て進めることが重要である．乾癬の治療ガイドラインについては，これまで普遍的に確立されたものはなく，乾癬の病型や重症度，QOLへの影響などを考慮するほか，おのおのの治療は，臨床効果，効果発現までの期間，寛解期間，副作用，治療の煩雑さ，通院の必要性，生活への制限などの点で異なるため，それらを勘案して患者ごとに最良の方法を選択していくことが必要である．

1 重症度の評価

尋常性乾癬の重症度評価[5]にはPASI（Psoriasis Area and Severity Index）が用いられる．PASIスコアは乾癬病変部の"紅斑""浸潤""落屑"の皮膚所見と"病変の範囲"を点数化し，計算式により数値化する．得点は0.0〜72.0点に分布する．病変の範囲（BSA；body surface area）は，手の面積を体表面積の1％として，計算することができる．

汎発性膿疱性乾癬については，厚生労働省特定疾患希少難治性皮膚疾患の調査研究班が，皮膚症状，全身症状，検査所見を加味した重症度分類基準を作成し，重症度分類に基づいた治療法を提唱している．

2 QOLの評価

乾癬は慢性に経過し，難治性であること，外見上の問題などから患者のQOLを低下させる．乾癬患者のQOLについては，すでにさまざまな尺度を用いて検討がなされ，治療法選択の際に考慮すべきとされている．Finlay[6]は，皮膚疾患特異的QOL評価尺度の1つであるDLQI（Dermatology Life Quality Index）の作者でもあるが，乾癬の病変の面積が10％以上，PASIが10以上，DLQIスコアが10以上は重症例と考えるという，「10の法則」を提唱している．

3 病型に応じた治療法

尋常性乾癬の場合は，軽症例では日光浴（紫外線）や外用療法が中心となるが，重症例では全身療法を必要とする．滴状乾癬は溶連菌感染の関与が推察されるため，抗生物質の内服を試みる．2〜4週間の投与で効果が確認されれば，6〜8週間継続する．また扁桃腺摘除も考慮する．関節症性乾癬の関節症状に対しては，非ステロイド性抗炎症薬（NSAIDs）を用いるが，不十分な場合，メトトレキサートやサラゾスルファピリジンなどの抗リウマチ薬が用いられるほか，シクロスポリンやレチノイドの有効例もある．

4 薬物療法

乾癬性紅皮症の場合はシクロスポリンやレチノイドによる全身療法やPUVA（psoralen+UVA）療法を併用する．経皮吸収が増大しているため，活性型ビタミンD_3の外用を行う場合には，血中カルシウム値の上昇に留意する．膿疱性乾癬の場合は，重症度分類に基づいた治療法として，全身療法における，適応および用量が提言されており，例えばエトレチナートの場合，重症度スコア0〜2の軽症では20 mg/日以下，3〜6の中等症では20〜50 mg/日，7〜10の重症では50 mg/日以上となっている．膿疱性乾癬においてはこのような全身療法を行うとともに，低蛋白血症，低アルブミン血症，低カルシウム血症を生じやすいこと，時にDIC（播種性血管内凝固症候群）に至ることもありうるため，全身管理を十分に行う必要がある．

次に各治療薬について述べる．

1）エトレチナート

ビタミンAの誘導体で，活性を有するものをレチノイドという．乾癬にはエトレチナート（チガソン®）が用いられる．レチノイドは表皮細胞の角化・増殖を正常化することで乾癬に対して効果を発揮するものと考えられている．エトレチナートは通常0.5〜1.0 mg/kg/日内服する．初期量から，漸減あるいは漸増する方法が用いられる．副作用として，ビタミンA過剰症状があり，皮膚の剥脱，粘膜の乾燥などはしばしば認められる．また本剤には催奇性があるため，薬剤の半減期を考慮して，男性は6か月，女性は2年の避妊が必要であり，処方の際に文書による同意を要する．エトレチナートは多量の脂肪とともに摂取すると，吸収が亢進して血中濃度が上昇し，効果と副作用が増強する可能性が指摘されている[7]．

2）シクロスポリン

シクロスポリン（ネオーラル®，サンディミュン®）はT細胞に作用し，IL-2などのサイトカインの産生を抑制することで，効果を発揮する．3.0

〜5.0 mg/kg/日で開始し，症状の改善に応じて0.5〜1.0 mg/kg/日漸減する．シクロスポリン治療ガイドラインが作成されており[8]，これには定期的な腎機能検査，血中濃度のモニタリング，血圧測定など，副作用に留意して実施すべき評価項目が記載されている．

3) メトトレキサート

メトトレキサートは細胞の分化・増殖を抑制することから，乾癬に対しては，表皮細胞の増殖抑制を介して効果発現すると考えられている．通常12時間ごとにメトトレキサート2.0〜5.0 mgを3回内服投与し，これを週1回行う．

5 外用療法

外用療法の主なものは，ステロイド外用薬と活性型ビタミンD_3である．ステロイド外用薬の特徴は効果発現が早く，寛解までの期間が短いこと，また，剤型が豊富で，効力も5段階あることから，症状の程度や部位などに応じて選択できる利点がある．副作用としてはアトピー性皮膚炎の項で述べたような全身的・局所的副作用があるほか，ステロイド外用により尋常性乾癬の皮疹が膿疱化することがあるので注意を要する．

一方，活性型ビタミンD_3外用薬は外用中止後の再燃までの期間がステロイド外用薬に比べ長いことなどの利点があり，長期連用によるステロイド外用薬の局所副作用が懸念されるような場合には，よい適応となる．活性型ビタミンD_3外用薬の副作用としては，局所的には外用時の刺激感があるほか，全身的には高カルシウム血症を生じる可能性があるため，外用量の制限が定められている〔カルシポトリオール（ドボネックス®）軟膏（50 μg/g）は90 g/週以下，マキサカルシトール（オキサロール®）軟膏（25 μg/g），タカルシトール（ボンアルファハイ®）（20 μg/g）は10 g/日以下〕．

6 光線療法

乾癬に対しては，UVB（中波長紫外線），UVA（長波長紫外線）を用いる光線療法が行われている．その作用機序として，表皮細胞の増殖抑制，浸潤T細胞のサイトカイン産生抑制，接着分子などの細胞表面の分子発現の変化，アポトーシスの誘導などがある．

PUVA療法は，光増感物質であるpsoralenの内服または外用を行った後に，UVAを照射する．急性の副作用としては，サンバーン様の紅斑と水疱形成があるほか，長期にわたる治療においては，色素斑，皮膚老化，腫瘍の発生などがある．narrow-band UVB療法は，312±2 nmのUVBのみを照射するもので，乾癬の治療に有効な波長域（295〜313 nm）を選択的に照射することで，PUVA療法で懸念される副作用を軽減し，照射量を多くすることが可能である．

7 生物学的製剤

最近の新しい治療手法として，抗体療法がある．病態にかかわる蛋白やサイトカインに対する抗体を用いるもので，製剤として，T細胞を標的としたアルファセプト，エファリズマブや，TNF-αを標的としたエタネルセプト，インフリキシマブなどがある．乾癬に対しては，わが国でも数種の薬剤の臨床試験が進行中である．これらの生物学的製剤は，ターゲットが限定しているため副作用が少ないこと，血中で分解されるため，肝・腎障害のリスクがなく，またほかの薬剤との相互作用がないことなどの利点がある一方，高価なのが難点である．

8 生活指導

1) 日光浴

日光浴は乾癬に有効であることが知られている．日常生活の中で日光浴を取り入れるように勧める．ただし，過度の日光曝露は，紫外線によるケブネル現象を引き起こして，皮疹が悪化する可能性があるため，注意が必要である．

2) ケブネル現象

ケブネル現象とは，乾癬患者において，外傷などの刺激が加わると，その部位に乾癬の皮疹を生じることをいう．外傷のほか，熱傷，日光

皮膚炎（日焼け），機械的刺激（搔破など）などが誘因となる．したがって日常生活上，誘因となりうる刺激を減らす工夫が大切である．

3）薬　剤

乾癬の悪化因子となりうる薬剤としてβ受容体遮断薬，抗生物質（テトラサイクリン），インターフェロンなどがある．合併症や使用中の薬剤についても注意していく必要があると思われる．

栄養療法

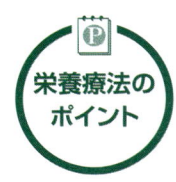

栄養療法のポイント

- 肥満は乾癬のリスクファクターであり，BMIと罹病面積に有意な相関がある．
- 減脂肪食療法の効果が期待されてきたが，その有用性の評価は定まっていない．
- 乾癬が炎症性疾患であることから，$n-3$系多価不飽和脂肪酸の摂取比率を高めた食事療法が有用である可能性が推察され，$n-3$系脂肪酸の投与により，皮疹の改善が得られたとする報告もある．
- 牛乳のホエイに由来するバイオアクティブホエイプロテインは in vitro で IFN-γ，IL-2などのサイトカイン産生を抑制することが示されていることから，乾癬に効果が期待される．
- メトトレキサートによる治療は葉酸欠乏症を引き起こすため，葉酸を補充する必要がある．

乾癬に対しては現時点では，食事療法は中心的治療とはいえず，以下に述べる乾癬に対する食事療法に関しても，今後さらなる検討を要するものと考えられる．

1）乾癬と脂質代謝

減脂肪食療法については，その効果が期待されてきたが，その有用性の評価は定まっていない．わが国では合併症や肥満のある症例を除いて，食事制限や特定の食品の摂取については必要ないとする考えが一般的である．

脂質代謝との関連を支持する報告として，欧米での検討では，肥満自体が乾癬のリスクファクターであり，BMIと罹病面積に有意な相関があること[9]や，レプチンやレジスチンが，乾癬の炎症に関与しているとの指摘[10]がある．また，食事と乾癬の発症リスクについてのケースコントロールスタディ[11]で，BMIが高値，にんじん，トマト，生の果物，βカロテンの摂取が少ないことが，乾癬の罹患と関連していたことが示されている．わが国の報告[12]では，乾癬患者には血清脂質およびアポ蛋白の異常があり，乾癬の病態に関与している可能性が推察されている[12]．

2）必須脂肪酸

必須脂肪酸はその作用から，乾癬の病態生理に3つの経路で影響を及ぼすと考えられる．第一に必須脂肪酸は細胞膜のリン脂質二重層の基本的な構成成分であり，すべての細胞の代謝に関係する．第二に血管内皮細胞の機能を調節することにより，血流に影響を及ぼす．第三にエ

イコサノイドの生成に関与することにより，免疫調整物質として作用する．

　n-3系脂肪酸は，炎症性サイトカインを減少させ，PDGF（血小板由来成長因子；platelet-derived growth factor）産生を抑制し，接着分子の発現を抑制することで，乾癬の病変部における血管の新生と炎症反応を軽減させると推察される．乾癬患者においてn-3系脂肪酸の静脈内投与により，LTB5（leukotriene B5）の上昇がみられたとする報告がある[13]．また魚油の経口投与に関する報告[14]では結果はまちまちであるが，プラセボ対照二重盲検試験ではエイコサペンタエン酸（EPA）1.8gとドコサヘキサエン酸（DHA）の8週間投与で，痒み，紅斑，落屑の改善をみているが，12週投与の検討では効果が確認されなかったとしている．3つのオープンスタディでは1日10〜18gのEPAとDHAを8週間投与し，いずれも病変の厚さ，落屑，痒みに対し，有効性が確認されているほか，低脂肪食との組み合わせもその有効性が示されている[14,15]．またEPAの外用療法も試みられているが，乾癬皮疹の局面の厚さ，落屑が減少したとの報告がある[16]．

3）炎症と食事療法

　炎症に対する食事の影響については，痤瘡の項で触れたように，n-6系とn-3系多価不飽和脂肪酸の摂取比率が重要視されている．乾癬が炎症性疾患であることから，n-6系脂肪酸を制限し，n-3系脂肪酸を増量した，抗炎症効果のある食事療法が有用である可能性が推察される．

4）バイオアクティブホエイプロテイン

　牛乳のホエイに由来する蛋白XP-828Lには成長ホルモン，免疫グロブリンのほか活性をもつペプチドが含まれており，*in vitro*でIFN-γ，IL-2などのサイトカイン産生を抑制することが示されている．このことから，乾癬などのTh1関連疾患に効果が期待される．プラセボ対照二重盲検法での検討も行われており，XP-828Lを1日5g，56日間の投与で担当医のグローバル・アセスメントにおいて有意な改善が認められている[17]．

5）葉　酸

　メトトレキサートによる治療は葉酸欠乏症を引き起こすため，葉酸を補充する必要がある．それにより肝毒性，消化管の不耐症を軽減することができるが，メトトレキサートの効果は減弱する可能性がある．なお，メトトレキサートによる治療中はアルコールによる肝機能障害を助長することがあるため，禁酒が必要である．

〈檜垣　祐子〉

引用文献

1) 飯塚　一「乾癬　病態」玉置邦彦総編：最新皮膚科学体系　第7巻　角化異常性疾患，中山書店，2002，pp.191-98．
2) 飯塚　一「乾癬　臨床症状」玉置邦彦総編：最新皮膚科学体系　第7巻　角化異常性疾患，中山書店，2002，pp.199-205．
3) 小林　仁「膿疱性乾癬」玉置邦彦総編：最新皮膚科学体系　第7巻　角化異常性疾患，中山書店，2002，pp.206-13．
4) 安田秀美，小林　仁，大河原　章，ほか：本邦における膿疱性乾癬の疫学．日皮会誌，102，1992，pp.971-76．
5) 梅沢慶紀：世界標準の治療指針　乾癬の治療．日皮会誌，116，2006，pp.1721-38．
6) Finlay AY：Current severe psoriasis and rule of ten. Br J Dermatol, 152, 2005, pp.861-67.
7) 澤田康文，三木晶子，堀　里子，大谷壽一：Ⅲ．薬と食事の相性　19．エトレチナートと食事．医薬ジャーナ

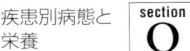

ル, 42, 2006, pp.1278-79.
8) 中川秀己, 相場節也, 朝比奈昭彦, ほか：ネオーラル® による乾癬治療のガイドライン. 日皮会誌, 114, 2004, pp.1093-1105.
9) Marino MG, Carboni I, De FeliceC, et al：Risk factors for psoriasis：A retrospective study on 501 outpatients clinical records. Ann Ig, 16, 2004, pp.753-58.
10) Johnston A, Arnadottir S, Gudjonsson JE, et al：Obesity in psoriasis：leptin and resistin as mediators of cutaneous inflammation. Br J Dermatol, 159, 2008, pp.342-50.
11) Naldi L, Parazzini F, Chatenoud L, et al：Dietary factors and the risk of psoriasis. Results of an Italian case-control study. Br J Dermatol, 134, 1996, pp.101-06.
12) 今村隆志, 高田一郎, 富永和行, ほか：尋常性乾癬患者における血清アポ蛋白濃度. 日皮会誌, 100, 1990, pp.1023-28.
13) Mayser P, Grimm H, Grimmunger F：n-3 fatty acids in psoriasis. Br J Nutr, 87, 2002, pp.S77-S82.
14) Ziboh VA；The role of n-3 fatty acids in psoriasis, In：Kremer J ed, Medical Fatty Acids in Inflammation, Basel, Switzerland：Birkhauser Verlag, 1998, pp.45-53.
15) Calder PC：n-3 Polyunsaturated fatty acids, inflammation and immunity：pouring oil on troubled waters or another fishy tale？ Nutr Res, 21, 2001, pp.309-41.
16) Zulfakar MH, Edwards M, Heard CM：Is there a role for topically delivered eicosapentaenoic acid in the treatment of psoriasis？ Eur J Dermatol, 17, 2007, pp.284-91.
17) Poulin Y, Bissonnette R, Juneau C, et al：XP-828L in the treatment of mild to moderate psoriasis：randamized, double-blind, placebo-controlled study. J Cutan Med Surg, 10, 2006, pp.241-48.

O-4 紫外線による皮膚障害：光老化
UV-light induced skin damage：photoaging

疾患の概要

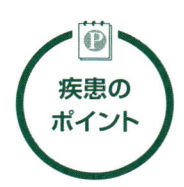

疾患のポイント
- 紫外線による皮膚障害には日光皮膚炎（日焼け），日光過敏症，光老化がある．
- 光老化は生理的老化と異なる病的な老化であり，長期間日光に当たることで生じる慢性の皮膚障害である．
- 主な症状としては，老人性色素斑（しみ），しわ，腫瘍がある．
- 予防には紫外線（UVA，UVB）の防御が重要である．
- 紫外線の防御には衣服，帽子などのほか，サンスクリーン剤が有用である．
- 治療としては，腫瘍の外科的切除やレーザー治療，光治療，ケミカルピーリング，ビタミンC・Eの内服，ビタミンA誘導体や美白剤（ハイドロキノンなど）の外用などがある．

1）紫外線による皮膚障害

1 太陽光線と紫外線

地表に到達する太陽光線は紫外線，可視光線，赤外線である．紫外線は波長により生物学的作用が異なり，長波長紫外線（UVA：320～400 nm），中波長紫外線（UVB：290～320 nm），短波長紫外線（UVC：190～290 nm）に分類される．特に傷害性の強いUVCはオゾン層で吸収されて地表には到達しない．地表における紫外線の量は，地理的条件（緯度や標高），季節，時間帯により異なる．緯度が低いほど，また標高が高いほど紫外線の量は多くなり，300 m高くなると4％増すとされる．季節では5～8月はオゾン層での吸収が減少するため紫外線の量は増える．1日のうちでは10～14時頃が，最も紫外線量が多い．地表面の状態も紫外線量に影響する．地表反射による紫外線の量は水面5～20％，砂浜4～25％，芝生1％，コンクリート6％，雪面80％などと報告されている[1,2]．地表では太陽から直接到達する直接日射と，雲などで散乱されて到達する散乱日射があり，曇りの日でも散乱日射により50％は地表に到達する．

2 紫外線の生物学的作用

UVBは表皮でそのほとんどが吸収され，真皮の浅層に達する．紫外線による急性障害である日光皮膚炎（日焼け）を起こすほか，光老化，発癌など生物学的作用が強い．日光皮膚炎は大量の紫外線への急激な曝露により，およそ24時間後にピークをもつ紅斑（サンバーン）を生じたもので，紫外線曝露部位は発赤，浮腫，水疱を生じる．広範囲の曝露では，発熱，倦怠感，脱水症状を伴うことがある．この紅斑惹起作用はUVBがUVAの1,000倍強い[2]．病理組織学的には，表皮内に好酸性に変性したサンバーンセルの出現をみるのが特徴的である．

UVBが皮膚のクロモフォアに吸収されると活性酸素，フリーラジカルが発生し，DNAおよび細胞膜に酸化的傷害を引き起こす．細胞膜の不飽和脂肪酸の過酸化や，DNA損傷後の修復がきっかけとなり，各種炎症メディエーターが放出されてサンバーンを生じる．DNAはそれ自体，紫外線を吸収するクロモフォアの1種で，UVが当たるとピリミジン間で共有結合が形成

される．その主なものに，ピリミジンダイマーと（6-4）光産物がある．変異原性の強い DNA 損傷は，修復エラーが繰り返し癌遺伝子，癌抑制遺伝子に蓄積して癌細胞を発生させ，さらに癌細胞の排除機構が破綻すると癌細胞の増殖が引き起こされ，光発癌に至る．サンバーンが消退した後，3日ほどしてメラニン色素の沈着が起こる（サンタン，黒化）．メラニン色素は最も重要な皮膚の紫外線防御機構で，紫外線照射により生じる活性酸素，フリーラジカルを捕捉して酸化的傷害を抑制する．UVA の照射量は UVB に比べてはるかに多く，夏の正午では紫外線のうち UVA が 95％を占める[2]．UVA は UVB に比べて生物学的活性は低いが，UVB が到達しない真皮の深層まで達するため，真皮における光老化に影響を及ぼしていると考えられる．

3 光老化の症状

光老化による皮膚の変化は老徴といわれ，皮膚の色は黄色調あるいは褐色調となって，色素斑が増加する．また皮膚表面は粗糙化して乾燥し，光沢を失い，血管拡張を伴う．皮膚は弾力性を失って，たるみ，またしわが増え，かつ深くなる．このような光老化皮膚を基盤として，脂漏性角化症を代表とする良性腫瘍のほか，有棘細胞癌のような悪性腫瘍を生じる．

4 光老化の病態と病理組織学的特徴

光老化皮膚においては，表皮は肥厚し，基底層のメラノサイトの数，異型性が増加し，メラニンの量も増加する．一方，ランゲルハンス細胞は減少する．真皮では，真皮浅層に限局した弾性線維様成分の集塊がみられるのが，光老化皮膚の最も特徴的な所見であり，日光弾性線維症と呼ばれる．その構成成分はエラスチンとフィブリリンが主なものである[3]．エラスチンとフィブリリンの mRNA が増強していること[4]，UVB がエラスチン遺伝子の転写を促進することから，UVB によってエラスチン蛋白の合成が促進していると考えられている[5,6]．そのほか，真皮の膠原線維は，紫外線の反復照射により変性が繰り返されて減少するがこれには線維芽細胞の酵素である MMPs（matrix metalloproteinases）の発現亢進が関与している．さらに細胞外マトリックス（extracellular matrix；ECM）の変性や減少が起こり，真皮の間質成分ではプロテオグリカン，グリコサミノグリカンが増加する[6]．

2）紫外線の防御

紫外線を防御する目的としては，まず日光皮膚炎および光老化の予防がある．光線過敏症で，その原因となる波長が紫外線の場合は，紫外線防御が極めて重要であり，その病態に応じて，厳格な紫外線防御を要する．

皮膚に存在するクロモフォアの中で，メラニンやウロカニン酸など，いくつかのものは紫外線を吸収して光生物反応を起こすことで，紫外線防御に役立っている．また，角層による紫外線の散乱も紫外線防御に関与する．メラニンによる防御は紫外線の生理的防御機構の中で最も重要なもので皮膚色の白い（メラニンが少ない）人ほどサンバーンを起こしやすく，また光老化，光発癌のリスクが高いといえる．太陽光線を遮断するには日常的な衣服や帽子，髪の毛などによる物理的な防御も有効であるが地表からの反射もあるため十分とはいい難い．紫外線防御には確実かつ優れた紫外線防御手段であるサンスクリーン剤を使用することが望ましい．

1 サンスクリーン

従来，サンバーン防止を目的としたサンスクリーン剤が開発されてきたが，最近では光老化の予防を考慮して，日常的にも使用しやすいサンスクリーン剤が利用できるようになった．サンバーンを引き起こすのみならず，光老化には前述したように UVB の影響が大きいが，UVA も光老化に関与しているとの考えもあり，UVB，UVA（長波長紫外線）ともに防御するサンスクリーン剤が今日では主流である．

サンスクリーン剤の素材には，パラアミノ安息香酸などの有機系素材と，酸化チタンなどの無機系素材がある．有機系素材は紫外線吸収剤

と呼ばれるように，おのおのの素材ごとに紫外線の吸収域（波長）を有し，光化学反応を生じることで紫外線を防ぐ．このため，時に光接触皮膚炎を起こす可能性があるが，通常の使用においては非常にまれと考えられる[7]．無機系素材は紫外線散乱剤と呼ばれるように，皮膚表面に付着して紫外線を散乱させる．皮膚への障害を起こしにくいが，塗布した際に，白さが目立つ，いわゆる「白残り」の問題があり使用感が悪いのが難点である．最近では，この点もかなり改善されている．

サンスクリーン剤の効力はSPFおよびPAで示される．UVB（中波長紫外線）により紅斑を生じる最小の照射量をMED〔最小紅斑量（minimal erythema dose）〕というが，MEDの何倍のUVB照射を行っても紅斑を生じないかの指数がsun protecting factor（SPF）で，サンスクリーン剤のUVBに対する防御効果の指標となる．近年はSPFの数値が相当高いものがあるが，例えば，50以上は50＋と表記される．UVAを照射すると，既存の還元型メラニンが酸化し，照射直後に照射部位に即時型黒化と呼ばれる一過性の灰褐色の色素増強がみられる．サンスクリーン剤のprotection grade of UVA（PA）値は，この即時型黒化の抑制効果の程度を反映しており，PA＋またはPA＋＋などと表記されUVAの防御効果の指標となる．

サンスクリーン剤の選択にあたっては，日常的な紫外線防御にはSPF15〜20，PA＋〜＋＋程度のものを選択する．戸外での活動ではより効力の高いものが望ましく，海山のレジャーなどの場合は，SPF40〜50，PA＋＋〜＋＋＋程度のサンスクリーン剤を使用するのがよい．またこまめに塗り直すことも大切である．接触皮膚炎などの皮膚トラブルを起こしやすい人は紫外線吸収剤不使用のものを選択するのもよい．

栄養療法

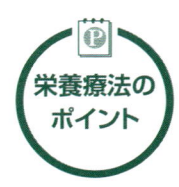

栄養療法のポイント

- カロテノイドは高用量，長期投与で紫外線防御効果を発揮する．
- 高用量のカロテノイドの安全性を考慮し，βカロテン，リコピン，ルテインを組み合わせる方法が試みられている．
- レチノイドは全身的な副作用を回避するため外用による局所投与が推奨される．
- ビタミンCとEは主にその抗酸化作用によって紫外線による障害を防止する．
- RRR-αトコフェロール1日2gにアスコルビン酸1日3gの併用でMEDの延長がみられる．
- 緑茶ポリフェノールは経口あるいは外用により紫外線防御効果が示されている．
- セレンナトリウム，セレノメチオニンは *in vitro* で，UVB照射による細胞死を防ぐ効果が確認されている．
- 日光角化症（表皮内癌），皮膚癌の発症を検討したコホートスタディでは，2年間の低脂肪食療法は，対照群と比較して，新たな日光角化症，皮膚癌の発症を抑制したと報告されている．
- エイコサペンタエン酸（EPA）摂取により紫外線による遺伝子の傷害が軽減，MEDの延長が観察されている．

1）紫外線防御の機序

紫外線の影響に対する防止効果の発現機序として想定されるのは，①紫外線の吸収，②紫外線の標的となる分子をスカベンジャー〔抗酸化物質（antioxidants）〕として保護，③紫外線による傷害の修復機構を誘導，④抗炎症作用が挙げ

られる[8]．薬品あるいは食品として摂取することで，紫外線の影響を防ぐ効果を得られるものとしては，ソラレン（psoralen），抗マラリア薬のほか，いくつかの食物やその成分についての検討が行われている．

またカロテノイドは額，手掌，背部に豊富に存在し，腕，手背には少ないことが知られている[8]．多価不飽和脂肪酸とレチノイドは炎症の過程に影響を及ぼす．ビタミンA，C，Eやフラボノイドなどのポリフェノールは抗酸化作用を発揮して，内因性の紫外線防御機構として作用する．皮膚においてはビタミンC，Eは真皮よりも表皮に多く存在し，角層にもビタミンEが豊富である．

Siesらの総説には，これらの栄養素の投与による紫外線防御効果を検討した介入研究および，サプリメントとしての効果を報告した研究についての詳述がある[8]．

2) 紫外線防御効果と栄養

1 カロテノイド

カロテノイドはカロチノイドとも呼ばれ，緑黄色野菜や果物に含まれる色素成分である．ヒト血漿中の主なカロテノイドとしては，αカロテン，βカロテン，リコピン，クリプトキサンチン，ルテイン，ゼアキサンチンがある．カロテノイドは植物によって合成され，動物は植物性の食餌からカロテノイドを摂取する．αおよびβカロテンは，体内でビタミンAに変化するプロビタミンAとしての作用をもつほか，抗酸化作用として活性酸素を除去し，免疫能の賦活化により抗腫瘍効果をもたらす，などの働きがある[9]．光老化に関しては，βカロテンはUVAと反応し，光老化に関連した遺伝子変異の誘導を防止することが報告されている[8〜10]．

カロテノイドの投与による紫外線防御効果の検討として主なものは，Mathews-Rothによるものが最初である[11]．それによると，健常者に1日180 mgのβカロテンをサプリメントとして10週間投与したところ，投与群ではMEDが延長したが，紅斑の減弱はみられなかったとしている．その後のプラセボ対照試験では，1日30 mgのβカロテンの10週間の投与により，日光で誘発した紅斑の減弱が確認されている[12]．また，リコピンについては1日16 mgのリコピンに相当するトマトペーストを10週間摂取することにより，血清中のリコピンは0.4〜0.7 μmol/Lに上昇し，1.2MEDの照射により誘発された紅斑の程度が減弱したとの報告がある[13]．カロテノイドの紫外線防御効果は，そのほかの報告をみても，投与量および期間に左右され[8]，少なくとも12 mgのカロテノイドを7週間以上投与することが必要である．このことから，高用量のカロテノイドを投与する際の安全性が議論され，カロテノイドの各成分の投与量を少なくする目的で，βカロテン，リコピン，ルテインを組み合わせて投与する方法が試みられ，紫外線により誘発した紅斑の減弱効果が得られている[14]．

2 レチノイド

レチノイドはビタミンA（レチノール）の類縁化合物で，細胞の分化や増殖の制御などの作用を有している．レチノイドは緑黄色野菜などからカロテノイドの形で取り込まれる．天然のレチノイドであるレチノイン酸（ビタミンA酸）はビタミンAのカルボン酸誘導体で，トレチノイン，9シスレチノイン酸などのいくつかの立体異性体が存在する．トレチノインは生体内におけるレチノイドの生理活性を担う主な化合物で，核内のレチノイン酸受容体PARのリガンドとして働き，標的遺伝子群の発現を転写レベルで制御する．合成レチノイドはビタミンAとはその構造が全く異なるが，このような特異的受容体に親和性が高いものをいう．天然および合成レチノイドを含めてレチノイドと称する．

現在までレチノイドは乾癬，角化症，痤瘡などの皮膚疾患の治療に，内服薬あるいは外用薬として用いられている．レチノイドの光老化に対する効果は，1986年にKligmanらにより報告されたのに始まり[15]，その後の検討で，レチノイン酸の外用では，皮膚のレチノイン酸の濃

度は上昇するが，血中濃度にはあまり影響しないことが確認されている[16]．その作用としては，表皮角化細胞の増殖やターンオーバーを制御することにより，表皮内のメラニン色素の排出を促すと考えられるほか，真皮においては線維芽細胞からのコラーゲン産生を促進し，MMPsの発現を抑制する[17]．ビタミンAは過剰症の起こりやすいビタミンであり，急性・慢性中毒が生じうること，またレチノイドの催奇性の問題などがある．したがって全身的な副作用を回避し，皮膚症状を改善する目的では，全身投与ではなく，外用による局所投与が推奨される．

3 ビタミンCおよびビタミンE

これらのビタミンは主にその抗酸化作用によって，紫外線による障害を防止する．特に紫外線障害により細胞内に生じる中間産物について，水溶性であるビタミンCと脂溶性であるビタミンEの相互作用によって，脂肪親和性の異なるものを除去することができる[8]．また，ビタミンCはビタミンEのリサイクルを助ける働きがある．この2つのビタミンに関する検討では，RRR-αトコフェロール1日2gにアスコルビン酸1日3gを併用し，7週間後にMEDが有意に延長したが，単独では統計学的に有意な変動はみられなかったことが確認されている[18]．とはいえヒトの皮膚においてのビタミンEのバイオアベイラビィティ（bioavailability：生物学的利用率）の指標はいまだ明らかにされておらず，MEDを指標とすることには限界があるかもしれない．実際，表皮のビタミンE含有量とMEDとは相関しないとの報告がある[19]．少なくともヒトの皮膚では，αおよびγトコフェロールは皮脂とともに持続的に分泌されているため，角層の抗酸化システムにおける第一線の防御機構であることは間違いがないであろう[20]．

4 ポリフェノール

植物や果物に含まれる成分で，抗酸化作用を有するものの多くはフェノール構造をもつ．ポリフェノールはココア，茶，赤ワインにかなりの量が含まれている．フラボノイドやイソフラボンは抗酸化作用のみならず，抗炎症の経路に関わる酵素を誘導または阻害する作用を有すること，細胞分裂に影響を及ぼすことが報告されている[8]．

緑茶ポリフェノールは，紫外線による障害の防御効果が注目されつつあるが，動物実験では，緑茶ポリフェノールを経口投与あるいは外用により，紫外線による紅斑や脂質の過酸化を軽減する効果が示されている[21]．また緑茶ポリフェノールの外用は，UVB照射で引き起こされる，紅斑，サンバーンセル，ピリミジンダイマーの形成を抑制する効果が示されている[22,23]．

5 セレン

微量元素であるセレンは抗酸化作用を有し，生体内ではセレノシステインとして蛋白に組み込まれ，セレノプロテインとして存在する．セレノプロテインとしてはグルタチオンペルオキシダーゼ，チオレドキシン還元酵素，セレノプロテインPなどがある．セレンは食肉（特に腎臓や肝臓），植物から摂取される．植物中のセレン含量は土壌中のセレン含量に左右される．ヒトの皮膚の線維芽細胞，角化細胞，メラノサイトでの検討では，セレン蛋白のうちチオレドキシン還元酵素，リン脂質ヒドロペルオキシダーゼが優位に認められている[24]．セレンナトリウム，セレノメチオニンは *in vitro* で，培養角化細胞，メラノサイトのUVB照射による細胞死を防ぐ効果が確認されている[24]．

米国では皮膚癌（基底細胞癌あるいは有棘細胞癌）の既往のある患者1,312人を対象とした無作為対照試験が行われ，1日200μgのセレンを平均4.5年摂取した群とプラセボ群との比較では，新たな皮膚癌の発症に差はなかったことが報告されている[25]．

3）紫外線による発癌リスクと栄養・食事

1 低脂肪食療法

動物を対象とした研究から，高脂肪食は紫外線による発癌のリスクを高めることが指摘され

ている．例えば，マウスのモデルでは高脂肪食は光発癌を増強させるのに対し，低脂肪食は光発癌を予防することが示されている．メラノーマ以外の皮膚癌患者を対象とした，2年間の低脂肪食療法（脂肪からのカロリー摂取を20％以内とする）を行い，日光角化症（表皮内癌），皮膚癌の発症を検討した臨床試験では，対照群で新たに生じた日光角化症の数は低脂肪食群の3〜4倍に達し，皮膚癌の発症についても対照群で有意に多かったとしている[26, 27]．

2 食習慣と基底細胞癌との関連

43,217人の前向きコホート研究では，8年の観察期間に3,190例の基底細胞癌が確認されたが，食習慣の解析の結果，低脂肪食は基底細胞癌の発症リスクを軽減するものではないという結果であった[28]．一方，一価不飽和脂肪酸の摂取量が多いと，発癌リスクがやや上昇することが示された[28]．別の研究でも基底細胞癌の発症と脂肪の摂取との間には明らかな関係は示されず，そのほかの栄養素として調査した，蛋白，炭水化物，カロテノイド，ビタミンA，C，Eのうち，ビタミンEに関してのみ，明白な予防効果が認められたと報告されている[29]．

有棘細胞癌については$n-3$系脂肪酸の摂取量が多いほど，有棘細胞癌の発症リスクが軽減すること，$n-6/n-3$が高いほど発症リスクが低下する傾向が示されている[30]．マウスでの検討では$n-6$系脂肪酸は光発癌を増強し，$n-3$系脂肪酸は防御するとの報告がある[8]．EPAについては，健常者ボランティアを対象とした検討で，EPA摂取によりUV照射による皮膚のp53発現と末梢血リンパ球のDNA鎖切断が軽減したのに加え，MEDの延長も観察されたとしている[31]．

オレイン酸に関しては，同様の効果はみられていない．魚油の摂取はMEDを延長させ，紫外線照射による紅斑を減弱させる効果が認められるが[32]，その機序としてPGE2を減少させることが推察されている[33]．

（檜垣　祐子）

引用文献

1) 岡本祐之「紫外線のスキンケア 紫外線とは」宮地良樹編；皮膚科診療最前線シリーズ スキンケア最前線，メディカルレビュー社，2008, pp.136-37.
2) 上出良一「紫外線のスキンケア 紫外線の功罪」宮地良樹編；皮膚科診療最前線シリーズ スキンケア最前線，メディカルレビュー社，2008, pp.138-41.
3) Chen VL, Fleischmajer R, Schwartz E, et al：Immunohistochemistry of elastic material in sun-damaged skin. J Invest Dermatol, 87, 1986, pp.334-37.
4) Bernstein EF, Chen YQ, Tamaki K, et al：Enhanced elastin and fibrillin gene expression in chronically photodamaged skin. J Invest Dermatol, 103, 1994, pp.182-86.
5) 花田勝美：光老化-ほんとうにしわ，しみは不要か. 日皮会誌, 114, 2004, pp.1257-63.
6) 川田　暁「紫外線のスキンケア 光老化」宮地良樹編；皮膚科診療最前線シリーズ スキンケア最前線，メディカルレビュー社，2008, pp.146-49.
7) Moloney FJ, Collons S, Murphy GM：Sunscreens：safety, efficacy and appropriate use. Am J Cllin Dermatol, 3, 2002, pp.185-91.
8) Sies H, Stahl W：Nutritional protection against skin damage from sunlight. Annu Rev Nutr, 24, 2004, pp.173-200.
9) 船坂陽子「Ⅱ．ビタミン類（A,C,E）の内服 光老化皮膚」川田　暁編；南山堂, 2005, pp.221-52.
10) Eicker J, Kürten V, Wild S, et al：Beta-carotene supplementation protects from photoaging-associated mitochondrial DVA mutation. Photochem Photobiol Sci, 2, 2003, pp.655-59.
11) Mathews-Roth MM, Pathak MA, Parrish JA, et al：A clinical trial of the effects of oral betacarotene on the responses of human skin to solar radiation. J Invest Dermatol, 59, 1972, pp.349-53.
12) Gollnick HPM, Hopfenmüler W, Hemmes C, et al：Systemic beta carotene plus topical UV-sunscreen are an optimal protection against harmful effects of natural UV-sunlight of the Berlin-Eilath study. Eur J Dermatol, 6, 1996, pp.200-05.

13) Stahl W, Heinrich U, Wiseman S, et al : Dietary tomato paste protects against ultraviolet induced erythema in humans. J Nutr, 131, 2001, pp.1449-51.
14) Heinrich U, Gartner A, Wiebusch M, et al : Supplementation with beta-carotene or a similar amount of mixed carotenoids protects humans from UV-induced erythema. J Nutr, 133, 2003, pp.98-101.
15) Kligman AM : Topical tretinoin for photoaged skin. J Am Acad Dermatol, 15, 1986, pp.836-59.
16) Sass JO, Masgrau E, Piletta PA, et al : Plasma retinoids after topical use of retinaldehyde on human skin. Skin Pharmacol, 9, 1996, pp.322-26.
17) 吉村浩太郎「10 トレチノインとレチノール」川田 暁 編；光老化皮膚，南山堂，2005, pp.140-52.
18) Fuchs J, Kern H : Modulation of UV-light-induced skin inflammation by D-alpha-tocopherol and L-ascorbic acid : a clinical study using solar simulated radiation. Free Radic Biol Med, 25, 1998, pp.1006-12.
19) Fuchs J, Weber S, Podda M, et al : HPLC analysis of vitamin E isoforms in human epidermis : correlation with minimal erythema dose and free radical scavenging activity. Free Radic Biol Med, 34, 2003, pp.330-36.
20) Thiele JJ, Weber SU, Packer L : Sebaceous gland secretion is a major physiologic route of vitamin E delivery to skin. J Invest Dermatol, 113, 1999, pp.1006-10.
21) Kim J, Hwang JS, Cho YK, et al : Protective effects of (-)-epigallocatechin-3-gallate on UVA- and UVB-induced skin damage. Skin Pharmacol Appl Skin Phisiol, 14, 2001, pp.11-19.
22) Katiyar SK : Skin photoprotection by green tea : antioxidant and immunomodulatory effects. Curr Drug Targets Immune Endcr Metabol Disord, 3, 2003, pp.234-42.
23) Elmets CA, Singh D, Tubesing K, et al : Cutaneous photoprotection from ultraviolet injury by green tea polyphenols. J Am Acad Dermatol, 44, 2001, pp.425-32.
24) Raffery TS, McKenzie RC, Hunter JA, et al : Differential expression of selenoproteins by human skin cells and protection by selenium from UVB-radiation-induced cell death. Biochem J, 332(Pt1), 1998, pp.231-36.
25) Clark LC, Combs GF Jr, Thurnbull BW, et al : Effects of selenium supplementation for cancer prevention in patients with carcinoma of the skin. A randomized controlled trial. Nutritional Prevention of Cancer Study Group JAMA, 276, 1996, pp.1957-63.
26) Black HS, Herd JA, Goldberg LH, et al : Effect of a low-fat diet on the incidence of actinic keratosis. N Eng J Med, 330, 1994, pp.1272-75.
27) Black HS, Thornby JI, Wolf JE Jr, et al : Evidence that a low-fat diet reduces the occurrence of non-melanoma skin cancer. Int J Cancer, 62, 1995, pp.165-69.
28) van Dam RM, Huang Z, Giovannucci E, et al : Diet and basal cell carcinoma of the skin in a prospective cohort of men. Am J Clin Nutr, 71, 2000, pp.135-41.
29) Davies TW, Treasure FP, Welch AA, et al : Diet and basal cell skin cancer : results from the EPIC-Norfolk cohort. Br J Dermatol, 146, 2002, pp.1017-22.
30) Hakim IA, Haris RB, Ritenbaugh C : Fat intake and risk of squamous cell carcinoma of the skin. Nutr Cancer, 36, 2000, pp.155-62.
31) Rhodes LE, Stahbakhti H, Azurdia RM, et al : Effect of eicosapentaenoic acid, an omega-3 polyunsaturated fatty acid, on UVR-related cancer risk in humans. An assessment of early genotoxic markers. Carcinogenesis, 24, 2003, pp.919-25.
32) Rhodes LE, O'Farrell S, Jackson MJ, et al : Dietary fish-oil supplementation in humans reduces UVB-erythemal sensitivity but increases epidermal lipid peroxidation. J Invest Dermatol, 103, 1994, pp.151-54.
33) Jackson MJ, McArdle F, Storey A, et al : Effects of micronutrient supplements on u.v.-induced skin damage. Proc Nutr Soc, 61, 2002, pp.187-89.

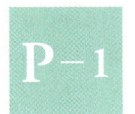

2章 疾患別病態と栄養　section P　その他

P-1 食中毒
food poisoning

疾患の概要

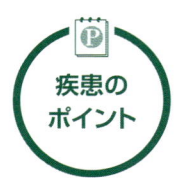

疾患のポイント
- 感染性食中毒は食物や飲料水に存在する細菌，あるいはその毒素，ウイルスを経口摂取することによりしばしば集団発生し，胃腸炎症状（主に嘔吐や下痢）を主体とした症状を示す．
- 同じ食物を摂取した集団で，嘔吐や下痢症状を有する患者がみられた場合には本症を疑う必要があり，集団発生時あるいは食中毒の可能性が疑われる場合には速やかに所轄保健所に届け出る必要がある．
- 感染して消化器症状を示す病原として赤痢，腸チフス，コレラなどがあるが，これらの病原体は感染性が強く状況に応じて隔離の必要があるため感染症法ではこれらを3類感染症に分類し，食中毒とは区別している．

1）診断基準

病原が多種にわたり，また感染型，毒素型，自然毒などでその発症様式も異なるため，食中毒の診断基準はない．

しかしポイントで述べたように同じ食物を摂取後にほぼ同時期に複数の消化器症状を示す患者がみられた場合は，食中毒の発生と考える必要がある．

2）分類と病態

食中毒は微生物が増殖して発生する感染型食中毒と，毒素産生菌により産生された毒素による毒素型食中毒およびキノコやフグ毒などの自然毒に分類される．

年間の発生件数は2,000件前後で患者数はおよそ30,000人前後とみられる．また，死者も10人程度みられ，多くは自然毒であるが，腸管出血性大腸菌による報告もある．

自然毒を除く食中毒は5月から10月にかけて発症することが多いが，ノロウイルスなどによる中毒は冬期にも起こるため寒い時期でも発生の可能性がある．

原因別ではサルモネラ，カンピロバクター，腸炎ビブリオなどの細菌性が多い．最近ノロウイルスによる集団発生も急増し患者数では1位となっている（「M-1　腸管感染症」の項参照）．

感染型食中毒にはサルモネラ，腸炎ビブリオ，カンピロバクターなど細菌性食中毒とノロウイルスなどによるウイルス性食中毒がある．

一方，毒素型食中毒は黄色ブドウ球菌やボツリヌス菌による毒素が原因となるもののほかにフグ，キノコ，貝毒など自然毒もあるのは前にも述べた通りである．

またウェルシュ菌や腸管出血性大腸菌（O157など）の病原菌が，消化管内で増殖する際に毒素を産生することがあり，これらは中間型食中毒とも呼ばれる．

腸管出血性大腸菌（O157）による食中毒の発生は1996（平成8）年のアウトブレイク後も集団発生が散発しており死亡例もある．また高齢者ではノロウイルスによる死亡例も報告されている．特に腸管出血性大腸菌は3類感染症とし

表 P-1-1 主な食中毒一覧（原因，症状，対処法）

原　因		形　式	潜伏期間	原因となる食品	症状 その他	治　療
細菌性	サルモネラ属（*Salmonella* spp.）	感染型	12～36時間	卵（鶏卵），肉類（牛，豚），乳製品	下痢，発熱，嘔吐，腹痛，粘血便	輸液・整腸薬・経口抗菌薬（NFLX, FOM），重症例ではCTX静注
	カンピロバクター（*Campylobacter jejuni and coli*）	感染型	2～6日	にわとり，ぶた，牛乳ほか	下痢，発熱，腹痛，血便	輸液・整腸薬・経口抗菌薬（CAM, EM）
	腸炎ビブリオ（*Vibrio parahaemolyticus*）	感染型	6～48時間	魚介類など（加工品含む）	腹痛，下痢	輸液，合成抗菌薬
	腸管出血性大腸菌（*Escherichia coli*）	感染型	2～8日	うし，ぶたほか（ヒト-ヒト感染あり）	腹痛，発熱，下痢，血便，溶血性尿毒症症候群（HUS）など	輸液，抗菌薬使用は要注意（HUSなど）
	ウェルシュ菌（*Clostridium perfringens*）	感染型	8～12時間	肉，魚介類 加熱調理した物でも感染する	水様性下痢，腹痛	輸液，整腸薬
	エルシニア・エンテロコリチカ（*Yersinia enterocolitica*）	感染型	2～10日	動物の糞便，乳製品，ぶたなど	発熱，嘔吐，腹痛，下痢，発疹，関節炎	輸液，抗菌薬
	リステリア・モノサイトゲネス（*Listeria monocytogenes*）	感染型	1～90日	乳製品，食肉加工品	発熱，頭痛，悪寒，全身倦怠感（胃腸症状は出ないことが多い）	抗菌薬，輸液
	ビブリオ・ブルニフィカス（*Vibrio vulnificus*）	感染型	1～2日	魚介類，皮膚（傷）からの感染もあり	発熱，悪寒，皮膚（主に下肢）に激しい痛み，皮疹，腫れ，発赤，血圧低下，ショック．糖尿病や肝硬変患者など免疫が低下している患者に発症	初期から抗菌薬（ドキシサイクリン，テトラサイクリン，第3世代セフェム系など胆汁排泄型薬剤）と輸液補液
	その他	non-agglutinable vibrios（NAG vibrios），*Aeromonas hydrophila*, *Plesiomonas shigelloides* などは魚介類で食中毒を起こす				
	ブドウ球菌（*Staphylococcus*）	毒素型	数時間	作りおきの食物や手などの化膿巣	腹痛，嘔吐，下痢	輸液，整腸薬
	セレウス菌（*Bacillus cereus*）	毒素型	1～16時間	嫌気性下の米飯，肉類など	腹痛，下痢	輸液，整腸薬
	ボツリヌス菌	毒素型	12～36時間	缶詰，蜂蜜などの保存食	眼症状，神経麻痺	抗毒素血清，呼吸管理
ウイルス性	ノロウイルス	感染型	12～48時間	貝類，水（ヒト-ヒト感染あり）	嘔吐，腹痛，下痢	輸液，整腸薬
自然毒	植物性	キノコ毒素など	30分～12時間	ドクツルタケ，テングダケなど	下痢，腹痛，せん妄，幻覚，肝障害など	胃洗浄，呼吸管理
	動物性	自然毒	30分～1時間	フグ卵巣，肝臓など	運動，呼吸筋麻痺	呼吸管理，胃洗浄
	貝　毒	毒素型	数時間～1日	ムール貝，ほたて貝ほか	胃腸炎・呼吸筋麻痺・弛緩性麻痺	胃洗浄，呼吸管理

て，直ちに届け出る義務がある．

病原体については主要病原菌を表P-1-1に示した．感染型食中毒の成立には，一定量以上の菌数（10^5～10^7 CFU以上）が必要で，通常はヒトからヒトへの二次感染がみられることはまれである．

3）症　状

　臨床症状は病原により若干異なるが，共通する症状は急激な嘔吐，下痢，腹痛などの急性胃腸炎症状で発症することが多いことである．このほか神経症状，呼吸器症状，脱水などに伴うショックなどの循環器症状を呈することもある．
　代表的病原による症状ほかを表P-1-1と以下に示す．

1 感染型

　食物や水などに存在（増殖）している病原体を経口的に腸管内に摂取することによって発症する．
　腸管内での菌の増殖や毒素の産生に一定の時間を必要とするため発症までに要する時間（潜伏期）は最初に摂取した菌量にもよるが通常は6～18時間以上を要し，毒素型に比べると明らかに長い．
　感染型食中毒はさらに侵襲型と非侵襲型とに分けられるが，侵襲型が大半である．

- 侵襲型：侵襲型の場合は病原が腸管粘膜の上皮細胞に傷害を与えることにより種々の腸炎症状を呈する．腸管上皮細胞の一部破壊を伴うことから，発熱あるいはその他の炎症所見が認められ，便中には白血球や赤血球を混じている場合が多い．代表的な病原体としてサルモネラ，腸炎ビブリオ，組織侵入性大腸菌（EIEC），病原性大腸菌血清型（EPEC），腸管出血性大腸菌（EHEC），カンピロバクター，エルシニアなどが挙げられる．
- 非侵襲型：非侵襲型の下痢は一過性で，症状は比較的軽いものが多い．しばしば悪心・嘔吐を伴う．便中には赤血球や炎症細胞の混入を認めないのが普通で，原因菌としては毒素原性大腸菌，ウェルシュ菌などが代表的である．感染型食中毒の発症には，生きた病原体の腸管内への侵入が不可欠であることから，その予防には食品の熱処理が効果的である．

1）サルモネラ

　サルモネラは0.2～0.5μmの通性嫌気性菌で多数の周毛性の鞭毛により運動する．腸内に定着して，増殖し100万個以上で発症する．胞子をつくらないので加熱で死滅する．サルモネラに汚染された食品を摂取後，12～36時間程度で腹部疝痛と水様性下痢を示すことが多い．
　原因は肉類，卵，牛乳などが多い．さらにペットのいぬ，ねこ，鳥類，かめなども感染源となることがあるので注意を要する．下痢は粘液と血液の混入がみられることがある．その他，悪心・嘔吐もしばしばみられる．発熱は38～39℃台のことが多く，初期に悪寒戦慄を伴う例がみられる．腹痛が強く，腸音の亢進と局所的な反跳痛を伴う場合は虫垂炎や急性胆嚢炎などの急性腹症との鑑別が困難な場合がある．おおむね2～5日以内に症状は改善するが，下痢などは1～2週間続くことが多い．乳幼児や高齢者では敗血症，髄膜炎を起こすこともある．症状がなくても保菌が持続する．サルモネラO9による食中毒で死亡例も報告されている．

2）カンピロバクター

　カンピロバクターは短ラセン菌で鞭毛を有する．患者は小児に多く，潜伏期は2～6日．主な臨床症状は発熱，腹痛，水様性下痢で後に膿性や血便がみられるようになる．通常1週間以内で改善する．腸炎後に急性反応性関節炎がみられることがある．
　主な病原体は *Campylobacter jejuni* である．本菌は哺乳類や鳥類などの腸管内常在菌で，調理不十分のにわとりや豚肉，牛乳などの摂取が原因となる．
　また本症がギラン–バレー症候群の原因となることが知られている．

3）腸炎ビブリオ

　おおむね6～48時間の潜伏期の後に発症する．症状は急性下痢症，腹部疝痛であるが，半数近くに発熱，悪寒がみられる．また嘔吐はそれより少なく約1/3にみられる．本症は主に魚介類の生食で感染することが多い．

4）腸管出血性大腸菌

腸管出血性大腸菌（EHEC）はVero細胞に致死活性を示すVero毒素（VT）産生能をもつ病原性大腸菌で代表的な血清型はO157：H7がある．その他にも多くの血清型が存在するが，わが国ではO157によるものが多く，60〜80％を占める．グラム陰性桿菌で，周囲に鞭毛をもつものともたないものがある．

感染経路は経口感染であり，潜伏期間は2〜8日間と長めである．感染力は強いが無症状で経過する症例もある．しかし頻回の水様性下痢，腹痛，嘔吐がみられる例もある．

なかでも出血性腸炎では強い腹痛を伴うが，熱はないか微熱であることが多い．初期には水様性，後に鮮血便となる．腸炎症状出現後数日〜10日後に溶血性尿毒症症候群（HUS；hemolytic uremic syndrome），脳症，血小板減少性紫斑病などの合併がみられる．症状が強い場合に重症合併症を起こすことがあるので，特に注意が必要である．

HUSは約1〜10％に合併し，溶血性貧血，血小板減少，腎機能障害を三主徴とし，死亡率は約2〜5％とされる．LDH上昇，血小板数低下，赤血球破砕像，血尿や蛋白尿などを認めた場合にはHUSの合併を疑う必要がある．脳症を起こすと頭痛，傾眠，不穏などで発症し急激に昏睡，痙攣に陥り予後不良である．

近年ではヒトが本菌のリザーバーとして重要視されている．また，少数の菌量でも感染を起こし，ヒトからヒトへの感染がみられることが他の食中毒とは異なっており，本菌感染症は3類感染症に分類されている．

5）ウェルシュ菌

経口摂取されたウェルシュ菌が胃酸にさらされ芽胞化する際に産生される毒素によって発症する．潜伏期は8〜12時間で，初発症状は水様性下痢と激しい腹痛で，嘔吐や発熱はみられない．

ウェルシュ菌はうし，ぶた，にわとりなどの家畜の腸管内常在菌で，汚染された肉類や乳製品の経口摂取が原因となる．熱に強く大量に調理した食品が原因となることがある．

6）エルシニア菌

エルシニア菌に汚染された食品は潜伏期の2〜10日経ってから胃腸炎を起こす．その他回腸末端炎，腸管膜リンパ節炎をきたすことも多い．

発熱，下痢，腹痛で始まり，便の性状は軟便から水様性下痢，血便に至るまでさまざまである．腹痛は強く，右下腹部に限局する．

その後，関節炎症状や結節性紅斑などが続発することがある．エルシニア菌は自然界ではぶた，やぎ，いぬなどの哺乳類の腸管内常在菌として存在しており，本菌に汚染された飲料水や肉類の摂取，牛乳や豆腐による食中毒の発生も報告されている．

その他リステリアや重篤な経過をたどるビブリオ・ブルニフィカスなどがある．

2 毒素型

毒素型は食品中で増殖した病原体によって産生された腸管毒素を経口的に直接摂取することで発症する．したがって直接の病原体が人体に侵入しなくても発症する．

産生されたエンテロトキシンは胃液に対して安定で，毒性を失活することなく胃を通過し，腸管において種々の作用を示す．

摂取された毒素の直接的作用で潜伏期は数時間〜8時間と短い．しばしば激しい嘔吐を伴うが，感染型と異なり発熱をみることは比較的少ない．

毒素は耐熱性のものが多いので，食品の熱処理による予防効果はあまり期待できない．

1）ブドウ球菌

直径約1μmのブドウの房状に集合して増殖するグラム陽性球菌である．この菌の毒素は100℃に加熱しても不活化しない．

食品中で増殖した黄色ブドウ球菌によって産生された耐熱性毒素（エンテロトキシン）を摂取することによって生じる食中毒で，ボツリヌス食中毒とともに代表的な毒素型食中毒であり，食物中で増殖させないことが重要である．

発生件数別ではサルモネラ菌，腸炎ビブリオに次いで多い．多いときは1年に4,000名以上の患者が発生する．

経口的に体内に入った毒素は胃および小腸上部で速やかに吸収され，2～6時間で症状が出現する．そのため発病は急激に始まり悪心・嘔吐，腹痛，下痢などの胃腸症状を呈する．

摂取した毒素量や宿主の感受性によってその症状の程度は異なる．しかし悪心・嘔吐は必発で，1日に数回から十数回認められ，腹痛や水様性下痢などもみられるが比較的軽度で，まれに血液や粘液を混ずることもある．発熱を伴うことは少ない．予後は良好で，これらの胃腸症状は一般的には数日でほぼ完全に正常に回復する．

しかし抵抗力の低下した高齢者などでは症状の遷延化や，下痢や経口摂取ができないことによる著明な脱水症により重症になることがあるので注意を要する．発生は気温の高い時期に多発する傾向が認められるが，明らかな季節は著明ではない．

2）セレウス菌

土壌や河川などの自然環境では胞子として存在する好気性グラム陽性桿菌で，特に胞子は耐熱性である．

通常下痢性と嘔吐性に分けられ，下痢毒素産生セレウス菌食中毒の潜伏期は，約12時間である．症状も下痢，腹痛が主で，悪心・嘔吐および発熱はまれである．

感染経路として肉類のほか，ソーセージ，バニラソースなどでの事例が報告されている．

3）ボツリヌス菌

Clostridium botulinum によって産生された毒素を摂取することによって生じる食中毒である．本菌は嫌気性グラム陽性桿菌で耐熱性の芽胞を有し，強力な神経毒を産生する．

自然界に広く分布し，特に土壌や家畜の腸管に存在している．

原因として果実の缶詰や自家製の野菜が多い．わが国においては，"いずし"によるE型中毒が有名であるが，真空パックされた"カラシ蓮根"由来のボツリヌス中毒による死亡例が報告され，社会問題になったこともある．

通常は，毒素の経口摂取後12～36時間で発症する．一般的に症状の発現が早いものほど重篤である．

初期の症状は，眼症状が一般的で，複視や羞明を訴えることが多い．悪心・嘔吐は約半数に認められる．球麻痺が進行し発声困難や嚥下困難などが出現し，四肢とともに呼吸筋の麻痺が次第に増強する時には，呼吸器管理が必要である．唾液や涙の分泌低下が認められる場合もある．

意識障害をきたすことはまれで発熱は伴わない．神経障害の所見として，眼瞼下垂と眼球運動の制限が認められる．その機序は毒素が神経筋をブロックし軟口蓋，舌，喉頭，呼吸筋などの対称的な麻痺性弛緩が認められる．腱反射は重症例以外でほぼ正常である．

その他ウイルス感染ではノロウイルスなどが最近社会問題となっているが，前述の「M-1腸管感染症」を参考にされたい．

③ 自然毒

自然毒は植物性と動物性がある．

1）植物性毒

キノコの種類でその毒性も異なる．アマトキシンを有するドクツルタケなどは耐熱性で調理をしても分解されない．同中毒は全キノコ中毒死の90％を占め，死亡率は50～90％でいわれている．

摂取後8～12時間で下痢，嘔吐などの激しい消化器症状が出現，電解質異常やショックが起き，肝不全となることが多い．

発症24時間以内であればアマトキシンを検出できるがそれ以降は検出できないことが多い．

他の多くの毒キノコは摂食後3時間以内に軽度～中等症の嘔吐や下痢など消化器刺激症状を呈する．

一方ワライタケなどではシロシビンの毒性に

より幻覚が出現する．本キノコはマジックマッシュルームともいわれ，麻薬原料植物として指定されている．

またテングダケやベニテングダケの毒成分はイボテン酸とムシモルでせん妄や幻覚として症状が現れる．

またトリカブトの毒成分はアコニチンで致死量は3～4 mgである．初発は口周囲のしびれ感で，その後難治性の不整脈が出現する．

自殺目的，殺人目的などで使われ問題となったことがあるが，山菜と間違えて食べられることもある．

2）動物性毒

フグ毒（テトロドトキシン）により中毒症状を示すのは有名である．これはフグ自体が産生するのではなく，フグが食べる食物に含まれるテトロドトキシンが蓄積されたものである．

テトロドトキシンは特に卵巣と肝臓に多く含まれる．致死量は0.5～1 mg程度で食後30分位から口唇と舌の知覚鈍麻が出現し，骨格筋などの運動麻痺になる．

適切な人工呼吸管理がなされないと，最終的には呼吸筋麻痺となり死亡する．しかし心筋には障害を及ぼさない．

3）貝　毒

ムール貝はドーモイ酸といわれる神経性貝毒を有する．症状は胃腸炎様症状で発症し，痙攣，運動性神経炎などをきたす．カキ，ホタテ貝などはサキトキシンを有しテトロドトキシン類似の弛緩性麻痺や呼吸筋麻痺をきたすことがある．

4）検査所見

- 理学的所見：血便，腹痛の程度，乏尿，脱水有無，意識障害などに注意が必要で，血液生化学検査で炎症所見，肝・腎機能，電解質異常の有無を確認する．また腸管出血性大腸菌でのHUSの合併の早期指標は蛋白尿や尿潜血，血小板数，LDH，血清ビリルビン値などである．

O157などが原因と考えられる場合は簡便な診断用キットで診断できる．血清抗体上昇（Vero毒素，O157抗原）があれば確定診断となる．

食中毒と予想される場合，便の塗抹標本に炎症細胞が多数存在すれば毒素型よりは侵襲型の病原体による感染の可能性が高い．また，特徴的な形態や運動性を有する細菌の場合は検鏡所見のみで起炎病原体の推定が可能なこともある．

また食中毒の場合は細菌培養を行い，起炎菌の同定も重要である．

最近は細菌由来毒素を検出する方法も開発されている．しかし一般に食中毒と断定できない下痢の場合に便培養を行っても有力な手がかりを得ることが難しいことが多い．

ボツリヌス中毒が疑われる場合には血清中の毒素を検出する．

5）確定診断のポイント

診断には病歴の聴取が最も重要である．重症下痢，38.5℃以上の発熱，血便などの場合は後に述べる便培養を含めた検査を行う．

- 病歴聴取時の必要項目：飲食歴（食事内容），同一食品摂取者における集団発生の有無，その後に起こった周辺患者発生の有無，発展途上国への旅行歴，ペット飼育の有無などに関する詳細な問診を行う．
- 臨床症状の観察項目：発症までの時間（潜伏期間），症状（発熱，下痢，腹痛，嘔吐などの特徴），便の性状（水様，泥状，粘性，血性，膿性）など．

6）治　療

多くの食中毒は細菌性であり，治療は対症療法と抗菌薬治療を行うことになる．基本的には食中毒による胃腸炎は，多くは自然治癒傾向に

あるので，消化器症状に対して輸液や電解質補正などの対症療法が基本となる．自然毒が原因の場合は摂取後早期，特に3時間以内であれば胃内に残っている可能性があり，その場合は胃洗浄を行うこともある．

便・血液培養は必ず抗菌薬投与前に行い，推定される原因食品があれば冷蔵保存しておく．

また集団食中毒は一時期に多くの患者が出るため，その発生時には重症度判定によりトリアージを行う必要がある．細菌性食中毒における下痢症には臭化ブチルスコポラミンや腸管運動抑制性の止痢薬は腸管内容物の停滞時間を延長し，毒素の吸収を助長する可能性があるため使用しない．激しい下痢による脱水症状は，経口補水液（ORS；oral rehydration solution），スポーツ飲料など水分の経口的補給を行うが，それができない場合は生理食塩水や乳酸加リンゲル液などを輸液により水分を補給する．

食事は症状が安定するまで控え，その後は重湯，スープ，かゆなど消化のよいものから始める．腹痛に対するペンタゾシンの皮下注または筋注を慎重に行う．

腸管出血性大腸菌感染症の重症例（HUS合併症例など），ボツリヌス菌中毒，フグ毒による中毒は，厳密な管理と治療が必要であり高次医療機関にできるだけ早く搬送する必要がある．

1 具体的対症療法

1）輸 液

嘔気・嘔吐，下痢などで経口摂取ができない，さらに中等度以上の脱水がある時や，毒物が腎排泄性である場合には積極的に輸液を行う．脱水の程度に応じて行うことになるが，重度脱水では生理食塩水などの細胞外液補充液を用いて10〜20 mL/kgを急速輸液して，臨床症状，電解質，血液ガスなどをみながら適宜，内容を変更していくことになる．維持輸液での低張性輸液製剤の漫然たる使用に注意する．

2）制吐薬

通常嘔吐は短時間で改善することが多いため制吐薬の投与を要することは少ない．しかし症状が激しい場合はメトクロプラミド（プリンペラン®0.25 mg/kg/回 筋注）やドンペリドン（ナウゼリン®坐薬）を使用する．これらは腸蠕動を亢進させて，腹痛や下痢を助長することもある．嘔気と腹痛がある場合にはパモ酸塩ヒドロキシジン（アタラックス-P®0.5〜1 mg/kg/回 筋注）を使用する．

3）止痢薬，鎮痛薬，鎮痙薬

下痢は基本的には止めないのが原則である．しかし腹痛が激しい時には，鎮痛薬や臭化ブチルスコポラミン（ブスコパン® 0.25〜0.5 mg/kg/回 筋注）を使用する．また腸内細菌叢回復を期待して生菌整腸薬などを使用する．

4）その他

ボツリヌス菌毒素には抗毒素血清（ウマ血清）などを使用して加療する．

2 抗菌薬

抗菌薬の投与は感染型の食中毒が対象となる．起因菌を考慮して慎重に決定する．起因菌が不明な時期には，ニューキノロン系薬剤を3日間投与する．

腸炎ビブリオによる食中毒にはテトラサイクリンの投与が有効である．サルモネラ腸炎では排菌期間延長，保菌者をつくりやすい場合もあるので，菌血症など特殊な合併症の併発の可能性がないかぎり抗菌薬の使用は行わないこともある．

7）予 後

1 予後判定の基準

通常は一過性で改善することが多いが，腸管出血性大腸菌感染症，ボツリヌス中毒，サルモネラ敗血症および以下に述べる合併症を有する場合には重篤な経過をとることがある．

2 鑑 別

コレラ，赤痢，腸チフスなどの3類腸管感染

症との鑑別が必要となるため分離同定や毒素の検出が必須である．また海外旅行などの生活歴は必ず聴取する．食中毒以外の急性腹症は腸重積，虫垂炎などがあり，他の診断法も併せて診断する必要がある．その他自己免疫疾患であるクローン病，潰瘍性大腸炎や抗菌薬により出現する偽膜性腸炎（デイフィシル菌あるいはそれが産生する毒素CDトキシンの検出）などがある．

3 合併症

サルモネラ腸炎はしばしば菌血症が認められ，全身に血行性播種をきたす．主に大腿骨や上腕骨などの長骨が感染を受けやすく，その結果骨髄炎症状をきたす．新生児はサルモネラ髄膜炎を合併しやすく重篤となる．またビブリオに罹患した肝障害患者も重症化しやすい（M-1 腸管感染症を参照）．

8）予防の基本

感染性腸炎は病原微生物によって汚れた手指との接触や食品・水の飲食による感染なので，予防の基本は手洗いである．特に病原性大腸菌やノロウイルスなど下痢を起こす病原微生物はヒトからヒトへ感染し問題となっている．特に高齢者の入所施設などはおむつや吐物処理を介して介護者に感染するケースがある．また夏場は菌が増殖しやすいので，生肉や生魚などの生ものには注意する必要があるが，冬でも食中毒の発生がある．またペットや野生の動物との接触によって感染することもあるので，動物に接触した場合にも十分な手洗いが必要である．

栄養療法

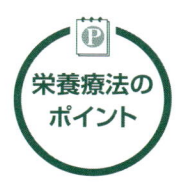

栄養療法のポイント
- 自然毒以外の食中毒は原因疾患に関わらず主に下痢症状と発熱による消耗に対する食事指針が中心となる．
- 下痢による腸管の疲弊をカバーし失われた水分，電解質を補給する．
- 消化吸収のよい食事を基本とし消耗に対するビタミン，ミネラルの補給を行う．
- 脱水の改善や予防には経口補液療法が有用である．
- 自然毒による食中毒は中毒物質の生体からの排除が最優先である．

食中毒は原因疾患にかかわらず食事内容や注意点では大差はなく，主に下痢症状と発熱（感染型）などによる消耗に対する食事指針が中心となる．下痢がある場合は，腸管の蠕動運動が亢進し，腸内容物の通過時間が早まり，腸粘膜の消化吸収能力の低下，腸液分泌亢進のため大量の水分と電解質の喪失があり，小児や高齢者では特に脱水状態に陥りやすい．さらに発熱や嘔気・嘔吐による食欲不振，消化機能の低下から食事摂取量の減少に伴い体液出納が負に傾くと，脱水がさらに進行する．発熱時には，体温が1℃上昇するごとに約13％代謝が亢進する．

また発熱時には血中ビタミンAおよびβ-カロテン，ビタミンB_1，ビタミンCなどの消費量が増加するためこれらの成分が欠乏しやすい．したがって，①下痢などの腸管の疲弊をカバーし，失われた水分，電解質を補給し脱水を防止する，②発熱による代謝亢進による消耗を補い，ビタミン類を補う必要がある．

一般的には半日～1日位は絶食とし，水分は原則として経口摂取させる（経口補液療法）．同時に輸液による水分，電解質の補給を行う．小児，高齢者，基礎疾患のある患者の場合には特に脱水，急性腎不全，急性脳症に注意し水分を

十分に補給する.

下痢が軽症の場合は腸管の安静を目的として, 刺激性が少なく, 消化吸収のよいものを少量から経口摂取し輸液と併行する. 急性症状が激しい場合は体内電解質の状態を把握しながら, 輸液による水分・電解質の補充を行い, 絶食または経口補水を行う. 下痢症状が軽減してくれば湯冷まし, 薄い番茶, 果汁から開始し, 速やかに流動食(重湯, くず湯, スープ), 半流動食(三分かゆ, 五分かゆ)全がゆ食, 常食へと経過をみながら順次形態を変更していく.

具体的には半流動食から全がゆ食の段階では腸管運動を刺激するような海藻, キノコ類, 繊維の多い野菜(ふき, たけのこ, ごぼう, れんこん, にら, セロリーなど), 繊維が多く硬い果物(パイナップル, かき, なし, 干したものなど), 豆類, いも類(裏ごしにかけた豆類, いも類は使用してよい)は避け低残渣食とする. また, 脂肪の多い肉類(ハム, ベーコン, 霜降り肉など), 脂肪の多い魚類(うなぎ, さんまなど), 組織が硬く消化の悪い食品(いか, たこ, 貝類など), 極端に冷たい飲み物, 炭酸飲料, アルコール, 香辛料は使用しない. 常食に移行した段階では特に禁止食品はなく, 栄養バランスを重視した食事とする.

発熱のレベルや体力の消耗に応じて高エネルギー, 高蛋白, 高ビタミンの栄養管理が必要であるが, 急性期の食欲減退時には容易ではなく, 経口摂取可能なものから摂取することから開始し経過をみながら栄養量を上げていくようにする. 状況に応じ, ブイ・クレス®(ニュートリー社製)やSunkist®ポチプラス®(クリニコ社製)などのビタミン補給サプリメントの使用も検討する.

1) 経口補液療法(感染性腸炎の場合も含む)

脱水の予防や改善には経口補液療法(oral rehydration therapy; ORT)が有用である.

ORTは嘔吐や下痢, 発熱によって失われた体内の電解質や水分の補給を目的に作られた経口補水液(ORS)を使用する療法として浸透しており, WHO(世界保健機関)が1970年代より発展途上国を中心にコレラなどの下痢性疾患に伴った脱水症の治療としてORSの使用を推奨し大きな成果を挙げてきた(WHO-ORS). その後の臨床研究に基づきロタウイルスに代表される感染性下痢などに対するORS組成として, AAP(米国小児科学会)などいくつかのグループがWHO-ORSとは異なる濃度のORSガイドラインを策定している(表P-1-2).

ORTの根拠は下痢, 嘔吐により喪失した腸液や胃液中の水分および電解質を補給するための組成であるとともに, 腸管内におけるNa^+/ブドウ糖共輸送機構に基づくスムーズな水分・電解質補給効果にある. Na^+単独に比べてブドウ糖が共存した場合に水の吸収が促進することがわかっており, ロタウイルス感染やコレラによる激しい下痢の場合でも, この共輸送機構は機能を維持し続けることも明らかにされている.

オーエスワン(OS-1:大塚製薬社製)はORTの考え方に基づきAAPの指針に準じた組成で作られており, 国の許可による個別評価型病者用食品である. イオン飲料やスポーツドリンクと呼ばれている製品はスポーツなどによる発汗時の水・電解質補給を目的としたものであり, ORSよりも電解質濃度が低く, 糖質濃度が高い配合となっている. ORTの根拠からすると必ずしも適切ではない.

・ORSの使い方と注意点:ORSの塩分, 糖分バランスは点滴に使われる輸液とほぼ同じ組成なので, 体に負担がかからないように少量を, 繰り返し時間をかけて飲用する. 心臓・腎臓機能に問題があり塩分制限の必要な患者は注意が必要である.

・ORSは以下の要領で簡単に作ることが可能であり, OS-1の代用として使用できる.

材料:1,000 mL容量のボトル
　　塩　　3 g
　　砂糖　40 g(ブドウ糖の場合は20g)
　　湯冷まし　　1,000 mL
　　柑橘系の果汁　適量

手順:①砂糖, 塩を一度沸騰させた水

表 P-1-2　経口補水液の電解質組成

成分	Na⁺ (mEq/L)	K⁺ (mEq/L)	Cl⁻ (mEq/L)	Mg²⁺ (mEq/L)	リン (mmol/L)	乳酸イオン (mEq/L)	クエン酸イオン (mEq/L)	炭水化物（ブドウ糖）(%)
WHO-ORS (2002年)	75	20	65				30	1.35
WHO-ORS (1975年)	90	20	80				30	2.0
ESPGHAN*	60	20	60				30	1.6
AAP**	40〜60	20	「陰イオン添加」			「糖質とNaモル比は2:1をこえない」		2.0〜2.5
オーエスワン (OS-1)	50	20	50	2	2	31		2.5 (1.8)
スポーツドリンク#	9〜23	3〜5	5〜18					6〜10
ミネラルウォーター##	0.04〜4.04	0.01〜0.46		0.01〜5.73				

＊：ESPGHAN（European Society for Paediatric Gastroenterology, Hepatology and Nutrition）
＊＊：AAP（American Academy of Pediatrics：米国小児科学会）の経口補水療法指針（維持液）
#：山口規容子：小児診療, 57(4), 1994, pp.788-92 より作成
##：楊井理恵, 他：川崎医療福祉学会誌, 13(1), 2003, pp.103-09 より作成

（大塚製薬工場 OS-1 のパンフレットより引用）

1,000 mL に加えて溶解させる
②飲みやすい温度に冷ます
③カリウム補給と嗜好を考慮し柑橘系の果汁を適量加える

2）感染型以外の食中毒

1　キノコ中毒

基本的に中毒物質の生体からの排除が中心であり特別な食事療法はない.

中毒症状が進行している状況では安易に経口摂取をさせない．症状が軽快し経口摂取を開始する場合には，水分摂取から開始し状況を観察しながら常食へ移行していく．

2　フグ中毒

フグの内臓（一般に卵巣，肝臓）などに含まれるテトロドトキシンにより神経障害が生じる．早急な呼吸，循環管理が必要であり，特別な食事療法はない．中毒症状が軽快すれば，経口摂取を開始する．水分摂取から開始し状況を観察しながら常食へ移行していく．

（加地　正英，瀬口　是美）

参考文献

- 大仁田　賢「感染性腸炎」2007　今日の治療指針, 医学書院, 2007, pp.154-55.
- 田勢長一郎「集団食中毒」2007　今日の治療指針, 医学書院, 2007, pp.29-30.
- 田勢長一郎「毒キノコ」2007　今日の治療指針, 医学書院, 2007, pp.128-26.
- 牛島廣治, 本間和宏「食中毒」：臨床栄養 臨時増刊号 今日の治療食指針-Ⅱ, 医歯薬出版, 1997, pp.388-94.
- 西　正晴, ほか：感染性腸炎等の下痢による脱水症状患者を対象としたOS-1（食品）の水・電解質補給効果の検討-市販ミネラルウオーターを対照とした多施設共同並行群間比較試験-. 薬理と治療, 31, (10) 2003, pp.839-53.

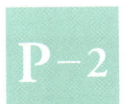

P-2 寄生虫病
parasite diseases

疾患の概要

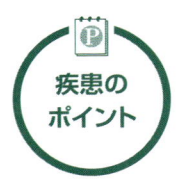

疾患のポイント
- 寄生虫は名の示すように宿主に寄生することで生を全うできる生き物である．
- 腸管寄生の回虫症は世界で14億人もの感染者がおり，慢性的に健康，社会活動に影響を与えている．
- 日本においては，上下水道など衛生状態の改善に伴って寄生虫症が減少し，医師の寄生虫症への関心が低下してきている．しかし，国際化，グルメブーム，ペットブーム，高齢化社会などによって，寄生虫症の種類も多様化してきている．

1）診断基準

寄生虫の感染様式，寄生部位の違いによって検査材料，検査法が異なってくる．検査材料として多いのが糞便であり，検体から虫卵，囊子，感染幼虫などを検出して診断する．

① 糞便
腸管寄生蠕虫・原虫

② 尿
ビルハルツ住血吸虫などを検出する．

③ 喀痰
肺吸虫，糞線虫などを検出する．

④ 血液
フィラリア，マラリア，リーシュマニア，免疫診断に使われる．

⑤ 皮膚
オンコセルカ，顎口虫，リーシュマニアなどを検出する．

⑥ 体液，組織
体液や組織ごとに検出される寄生虫を表P-2-1に示した．

表 P-2-1 体液，組織と寄生虫

検査材料	検出される寄生虫
胆汁	ランブル鞭毛虫，肝吸虫，肝蛭，糞線虫など
胃液	肺吸虫，糞線虫など
肝膿瘍穿刺液	赤痢アメーバ，包虫など
肝臓	住血吸虫，イヌ回虫など
腸壁	赤痢アメーバ，住血吸虫など
肺	イヌ糸状虫など
横紋筋	旋毛虫

表 P-2-2　野菜や飲料水などからの感染

寄生虫	感染	症状	薬物治療	栄養療法, 感染予防
赤痢アメーバ	成熟嚢子の経口感染, 嚢子保有者の肛門性交	腸アメーバ症 (大腸潰瘍, 粘血便), 腸外アメーバ症 (肝・肺膿瘍)	メトロニダゾール〔腸アメーバ症軽症例 (750 mg/日, 分 3, 5 日間), 腸アメーバ症重症例およびアメーバ性肝膿瘍 (1,500 mg/日, 分 3, 10 日間)〕	下痢症に対する体液補給, 栄養療法
ランブル鞭毛虫	成熟嚢子の経口感染	上腹部痛, 下痢, 胆嚢炎, 多数寄生で吸収不良症候群	メトロニダゾール (750 mg/日, 分 3, 5〜10 日間)	下痢症に対する栄養療法, 嚢子は水道水の塩素消毒にも抵抗性
クリプトスポリジウム	成熟オーシストの経口感染	腹痛, 水様性下痢	通常 1〜2 週で免疫ができ治癒する. 免疫不全者にはピリメサミン＋サルファ剤などが用いられるが難治性	下痢症に対する体液補給, 栄養療法, オーシストは水道水の塩素消毒にも抵抗性
回虫	成熟受精卵の経口摂取	感染初期に一過性肺炎 (レフレル症候群), 腹痛, 下痢, 嘔吐, 貧血, 異食症, 多数寄生で栄養発育障害・腸閉塞	パモ酸ピランテル (10 mg/kg を朝空腹時頓用)	葉野菜は流水でよく洗う
鞭虫	成熟受精卵の経口摂取	腹痛, 下痢, しぶり腹	メベンダゾール (200 mg/日, 分 2, 3 日間)	葉野菜は流水でよく洗う
鉤虫	感染幼虫の経口摂取 (ズビニ鉤虫) または経皮感染 (アメリカ鉤虫)	鉄欠乏性貧血 (ズビニ鉤虫は 1 日 1 成虫当たり 0.2 mL 吸血する), 異食症	パモ酸ピランテル (10 mg/kg を朝空腹時頓用)	貧血に対する食事療法, 流行地では素足を避ける
エキノコックス (多包条虫)	北海道に多く, キタキツネ, イヌの便中の虫卵を直接または山菜とともに経口摂取	ヒトは中間宿主となり幼虫である包虫が肝・肺・脳などに寄生, 長い年月をかけて大きくなる	外科手術, アルベンダゾール (1 日 600 mg, 分 3), 28 日間服用, 14 日間休薬を繰り返す	流行地では山菜はよく洗う. キタキツネとの接触は避ける. 犬は放し飼いにしない

表 P-2-3　魚介類の生食による感染

寄生虫	感染	症状	薬物治療など	栄養療法, 感染予防
アニサキス類	さば, するめいか, たらなどの生食により幼虫を経口摂取	胃アニサキス症 (感染食摂取後数時間で発症), 腸アニサキス症 (摂取後数日で発症), 心窩部痛, 下腹部痛	内視鏡などでの摘出, 鎮痛薬投与	感染予防のために加熱処理, −20℃ 24 時間以上冷凍処理が必要
旋尾線虫	ほたるいかの内臓ごと生食で幼虫を経口摂取	炎症反応が強い皮膚爬行症, イレウス, 眼寄生	内視鏡などでの摘出, 鎮痛薬投与	感染予防のために加熱処理, 内臓除去, −30℃ 4 日以上冷凍処理が必要
肝吸虫	もろこ, こい, ふな, たなご, ぼらなど不完全調理で幼虫 (メタセルカリア) を経口摂取	多数寄生では胆管を閉塞するため胆汁うっ滞, 胆管炎, 肝機能障害, 黄疸, 肝硬変	トリクラベンダゾール〔10 mg/kg, 食直後頓用 (熱帯病治療薬研究班所有)〕	成虫の寿命は約 10 年と長い
横川吸虫	あゆ, しらうおなどの生食・不完全調理で幼虫を経口的に摂取	多数寄生で腸カタル症状, 小児では粘血便をみることもある	プラジカンテル (40 mg/kg/日, 分 2, 1 日間)	不完全調理を避ける
ウエステルマン肺吸虫	もくずがに (3 倍体), さわがに (2 倍体) の生食, 調理時の手指への付着により幼虫を経口摂取. いのしし肉の生食により幼若虫を経口摂取	肺に虫嚢結節形成, 血痰, 脳寄生も多様な症状を示す, 皮下の移動性腫瘤	プラジカンテル (70〜80 mg/kg/日, 分 3, 2〜3 日間)	かに, いのしし肉の生食, 調理時の汚染, 上海がにの老酒漬けなどに気をつける
宮崎肺吸虫	さわがにの生食 (イタチ, タヌキの寄生虫) で幼虫 (メタセルカリア) を経口摂取	成虫は虫嚢を形成せず, 肺・胸腔を移動するため胸水貯留, 気胸を示す	プラジカンテル (75 mg/kg/日, 分 3, 2 日)	さわがにの生食・加熱不十分な唐揚げは避ける
日本海裂頭条虫	さけの生食・ルイベで幼虫 (プレロセルコイド) を経口摂取	軽い消化器症状 (腹痛, 軟便, 下痢, 腹部膨満感)	プラジカンテル (20〜30 mg/kg 頓用, 2 時間後に塩類下剤で一気に排便, 頭節を確認する)	さけ (サクラマスなど) は加熱または冷凍処理する
有棘顎口虫	なまず, 雷魚の刺身で幼虫を経口摂取	遊走性限局性皮膚腫脹 (腹部, 顔面に好発)	虫体を外科的に摘出	予防には感染源の生食を避ける
剛棘顎口虫	どじょうの踊り食いで幼虫を経口摂取	皮膚爬行症, IgE 上昇, 好酸球増加	虫体を外科的に摘出	予防には感染源の生食を避ける
広東住血線虫	アフリカマイマイ, ナメクジなどに寄生している幼虫を直接・間接的に経口摂取	好酸球性髄膜脳炎 (脳脊髄液から幼虫を検出して確定診断)	対症療法として頭蓋内圧を下げる, ステロイド投与	アフリカマイマイやナメクジは生食しない. またついている野菜は加熱する, 触ったら手を洗う

表 P-2-4　獣肉の生食による感染

寄生虫	感染	症状	薬物治療など	栄養療法，感染予防
旋毛虫	くま肉のルイベ，うま・ぶた・くま肉の刺し身によって被嚢幼虫を経口摂取	感染1週間後には下痢，腹痛などの腸症状，2～3週で眼窩浮腫，発熱，筋肉痛，その後多数寄生の場合は貧血，心臓衰弱	メベンダゾール（5 mg/kg，分3，5～7日間），ステロイド併用	下痢・貧血の食事療法，幼虫は低温に抵抗性あるので十分に加熱する
イヌ回虫症	にわとりの肝刺しで幼虫を経口摂取，仔犬などの糞便中の成熟虫卵の経口摂取	内臓症状（肝腫大，異食症，発熱，咳，痙攣麻痺），眼症状（片眼性視力障害，斜視，網膜芽細胞腫と間違われやすい）	アルベンダゾール（10～15 mg/kg/日，分2～3，4～8週間）	ジドリの刺身など生食を避ける．仔犬と遊んだ後の手洗い
肝蛭	うしの肝刺身で幼虫を経口摂取，セリ・クレソンなどに付着したメタセルカリアを経口摂取	胆管・胆嚢内に寄生するので疝痛様心窩部痛，右季肋部痛，発熱，食欲不振，胆嚢炎	トリクラベンダゾール〔10 mg/kg/日，1回，食直後服用（熱帯病治療薬研究班が供与）〕	野生のセリ，クレソン，うし肝臓の生食は避ける
マンソン孤虫	地鶏生ささみ，かえる・ヘビの刺し身，すっぽんの生き血などにより感染　幼虫を経口摂取	発熱，母指頭大腫瘤，遊走性限局性皮膚腫脹（動きは遅い），瘙痒感	外科的摘出	十分な加熱・冷凍処理する発熱に対する補液
無鉤条虫	うし肉に寄生している嚢虫を生食または不完全調理により経口摂取	軽い腹部症状（腹痛，下痢，腹部不快感，食欲減退），体節が1個ずつ切れて糞便上で動いている	プラジカンテル10 mg/kg頓用，2時間後に塩類下剤で一気に排便させ頭節を確認する，またはガストログラフィン法	十分な加熱・冷凍処理する
有鉤条虫・有鉤嚢虫	ぶた生肉・生き血から嚢虫を摂取，虫卵の経口摂取，成虫寄生時の自家感染	成虫の腸管内寄生で軽い腹部症状，自家感染でブタと同じように皮下，筋肉，脳，脊髄，眼球内に嚢虫を作る	体節が切れて自家感染を起こさないようにガストログラフィン液300 mLをゾンデで注入，嚢虫は外科的に摘出　駆虫前夜下剤投与	感染予防のためにぶた肉は生では食べない

表 P-2-5　昆虫・ダニ類の媒介，その他による感染

寄生虫	感染	症状	薬物治療など	栄養療法，感染予防
マラリア（熱帯熱，三日熱，四日熱，卵形マラリアの4種類ある）	患者血液中の原虫をハマダラカが媒介（アフリカ，東南アジアなど熱帯・亜熱帯地域で流行）	特徴的な発熱，貧血，熱帯熱マラリアでは治療が遅れると脳マラリア症状や凝固系の異常をみる	種類によって治療薬が異なる．メフロキンが熱帯熱マラリアに有効．しかし，国内未発売の薬が多いことや治療法が複雑なので熱帯病治療薬研究班に相談	発熱時の体液補給，貧血に対する栄養食事療法
リーシュマニア（ドノバンリーシュマニア）	サシチョウバエ（2～3 mm）の刺咬による（インド東部，中国北部，地中海沿岸に分布）	カラアザール（高熱，肝・脾腫大，貧血）	スチボグルコン酸ナトリウム（熱帯病治療薬研究班が供与）	発熱時の体液補給，貧血に対する栄養食事療法
クルーズトリパノソーマ	サシガメ吸血時に糞中の幼虫が刺creatから侵入して感染（中南米に分布）	シャーガス病（皮下結節，眼瞼浮腫，発熱，肝・脾腫，心筋炎，巨大結腸症など）	急性期にはニフルチモックスなどが有効（熱帯病治療薬研究班が供与）	発熱時の体液補給，貧血に対する栄養食事療法
フィラリア（リンパ系糸状虫，日本では新しい感染はない）	患者血液中の幼虫ミクロフィラリア（Mf）をネッタイイエカ，アカイエカの刺咬時に感染	リンパ管炎，熱発作，陰嚢水腫，象皮病，乳び尿	ジエチルカルバマジン（6 mg/kg，分3，12日間服用，ステロイド併用），イベルメクチンと併用することもある	乳び尿は安静低脂肪食で改善
オンコセルカ（回旋糸状虫）	ブユに刺されて感染する（アフリカ，中南米が流行地）	皮膚に腫瘤形成，角膜炎，失明	イベルメクチン150 μg/kg頓用，腫瘤の摘出	流行地でのブユの幼虫駆除対策，刺咬忌避対策
糞線虫	感染幼虫の経皮感染，自家感染	喘息様レフレル症候群，下痢，腹痛，食欲不振，自家感染で腸の潰瘍，穿孔，皮膚・肺・腎・脳に散布	イベルメクチン（200 μg/kg/日，頓用），2週間後に再投薬	
日本住血吸虫	小川などで幼虫セルカリアの経皮感染	肝脾腫大，腹壁静脈怒張，栄養障害，貧血，血便，肝硬変，腹水貯留，流行地では肝臓癌・直腸癌の頻度が高い．ビルハルツ住血吸虫は膀胱などの静脈内に寄生するため，血尿，排尿痛，膀胱癌の発生頻度が高い	プラジカンテル（40～60 mg/kg/日，分2，2日間）	栄養障害・貧血に対する食事療法，流行地の小川など水との接触を避ける，上下水道の整備

2）感染，症状

寄生虫にはそれぞれ独自の感染のサイクルがあり，経口的に食物から感染するものも多い．寄生虫症に対する栄養管理・感染予防を考えるためには，その感染様式，症状を知らなければならない（表 P-2-2～5）．

栄養療法

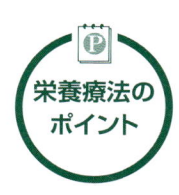

栄養療法のポイント
- 薬物療法と連携した栄養療法を行う.
- 症状改善のための補助療法を行う.
- 補助療法としては,発熱,下痢,貧血,肝障害に対する栄養療法がある.
- 感染予防のため経口特に生食食品に注意する.

1) 症状に対する栄養のあり方

低栄養になると免疫機構が抑制され,治療に支障をきたすこともある.生体防御機構が正常な場合には補助療法として,栄養ケアが有効である.

1 発 熱

発熱による不感蒸泄や発汗の増大によって脱水となる.体温1℃上昇で基礎代謝は13％亢進する.マラリアに感染した場合には体温が40℃になることもあり,その体温上昇を抑制するため,発汗が起こり,ナトリウムも失われる.さらに発熱とともに窒素バランスがマイナスとなり,カリウム,無機リン,マグネシウム,鉄,亜鉛などのミネラルが失われ,水分と塩分の貯留が始まるので,バランスのとれた電解質の補給が必要となる.消化器機能低下に伴ってビタミンの吸収も悪くなるので十分な水分補給とともに高エネルギー,高蛋白食を基本とする.

2 下 痢

頻回の下痢の場合には,より水分・電解質が失われるので,水分・電解質・ビタミン類・エネルギー源を非経口的に補給する必要がある.ランブル鞭毛虫症など腸管寄生原虫類の感染では吸収障害を生じることが多いので,絶食して静脈栄養法を行う.その際には,腸管の安定を保つため経口的には食事制限をし,経過とともに流動食にし,さらに腸内細菌叢のバランスを整えるため,ビフィズス菌や乳酸菌を含む補助食品,水溶性食物繊維などを積極的に摂るようにする.

小児の下痢の場合,蛋白吸収が10〜30％減少することを念頭に入れ,低脂肪,低残渣,易消化性の食事を心がけ,乳糖不耐症の場合には乳製品を除去する.さらに冷たいもの,脂肪,不溶性食物繊維を多く含む食品,香辛料,炭酸飲料,カフェインは控えるように指導する.

3 貧 血

鉤虫症では吸血によってヘモグロビン量が減少して,マラリアは寄生赤血球の破壊によって鉄欠乏性貧血となる.基本は原因疾患の治療と鉄分の補給である.

造血に関わる栄養素には鉄,銅,葉酸,ビタミンB_6,ビタミンB_{12},ビタミンC,蛋白質がある.鉄の吸収はヘム鉄（肉類,レバーなど）は10〜30％,非ヘム鉄（野菜,穀類など）は1〜5％である.食事療法だけでは不足の場合には鉄剤の投与が併用される.

4 肝・脾腫,肝障害など

肝臓・胆管系に障害を及ぼす寄生虫は多い.肝吸虫,肝蛭,住血吸虫,イヌ回虫,赤痢アメーバ,リーシュマニア,マラリアなどである.それぞれの原因寄生虫・原虫の治療とともに肝臓の庇護に努める.

肝障害が不安定な時期はアルコールは禁止する.新鮮な野菜や果物類のビタミンは肝臓での栄養素の代謝を潤滑にするために必要である.日常食を基本に良質の蛋白質（肉類,魚類,卵,乳,大豆製品）を含む食品を1品プラスするよう

にする.

　腹水や浮腫がある場合には食塩は1日3〜5gとする．住血吸虫症などで腹壁静脈怒張や栄養障害，肝硬変がある場合には，消化のよい食物を選び，脂肪の制限も行うようにする．また，腹部膨満感や胃腸障害も出てくるので，食事の回数を増やし，間食を入れるようにするとよい．

2) 寄生虫病感染予防のための注意点

1 野菜・飲料水から

　葉野菜類，山菜は流水でよく洗う．赤痢アメーバなどは海外での感染が半数を占めるため，生水は決して飲まない．

2 魚介類から

　冷凍処理（−20℃ 24時間以上冷凍，−30℃ 4日など寄生虫によって抵抗性が異なる），加熱処理（中心部まで火が通っていれば安心）を心がける．不完全調理を避ける，げてもの食いはしない，調理時の手指，まな板などに付着した幼虫からの感染も多いので気をつける．手洗いを十分にする．

3 獣肉から

　"げてもの"食いはしない．幼虫は低温に抵抗性を示すので十分に加熱する（特にぶた肉はよく加熱する）．

3) 栄養療法のアセスメント

　多くの寄生虫は生または不完全調理の食物や飲料水を介して感染する．寄生虫症に感染しないためには，それらの感染源となる食品の摂取を控えること，摂取する場合には加熱する，冷凍するなどの処理をすることが重要である．また，治療に際しては，駆虫薬投与などとともに症状に合わせて，下痢や貧血などの治療，栄養療法が必要となる．

（藤田　紘一郎）

参考文献

- 藤田紘一郎：臨床検査学講座 医動物学，医歯薬出版，2009．
- 吉田幸雄：図説 人体寄生虫学，南山堂，2002．
- 上村　清，ほか：寄生虫学テキスト 第3版，文光堂，2008．
- 全国栄養士養成施設協会，ほか監修：臨床栄養学，第一出版，2008．
- 日本医師会編：食事指導のABC，日本医事新報社，2002．
- 熱帯病治療薬研究班：寄生虫症薬物治療の手引き，2007．

3章

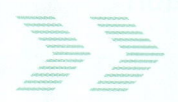

領域別病態と栄養

小児科領域

1-1 成長と栄養
growth and nutrition

1）概　要

　一般に成長とは身長や体重などの形態的および量的な増大を意味し，発達とは知能など機能的変化を示し，発育は成長と発達を総合した意味で用いられる．ヒトの発育は胎生期から始まっているが，胎生期に関しては周産期領域の「2-2 胎児の栄養」の項で詳細に述べられているので，ここでは生後の発育と栄養について記載する．

　発育は連続的に進行するものであるが，常に一定の速度で進行するものではなく，また，図1-1-1に示すように臓器により進行程度は異なる．日本人小児の身長と体重の平均値を図にした標準成長曲線が作成されている（図1-1-2）．この曲線上に実測値をプロットし曲線を作成することにより，身長と体重の成長の状態を評価

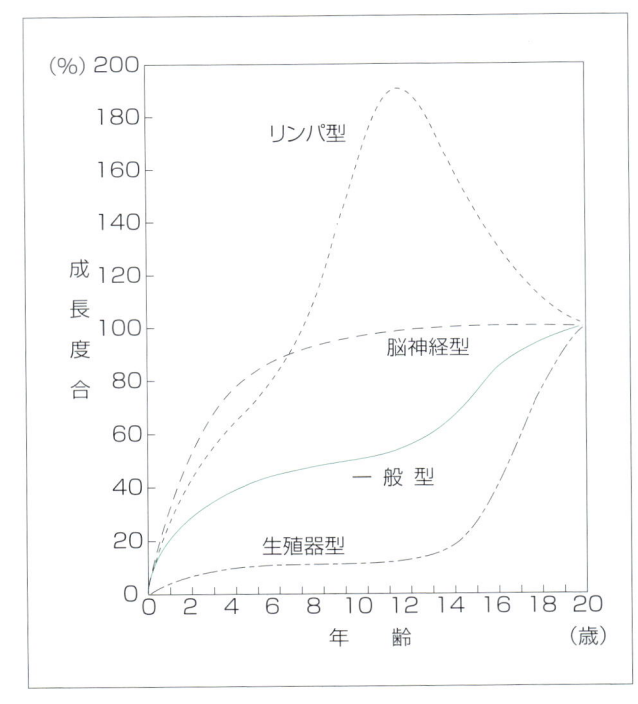

図1-1-1　臓器の出生後の発達パターン

（松尾雅文「発達生理」五十嵐隆編；小児科学，文光堂，2004, p.43より引用．オリジナル Scammon : in Harris "The measurement of man" 1030, The university of Minnesota）

臓器の量的変化・機能発達の年齢経過を示す．出生時を0, 20歳（成熟時）の発育を100として，各年齢の値を100分比で示している．
リンパ型：胸腺・リンパ節・リンパ組織など
脳神経型：脳・脊髄・視覚器・頭囲など
一般型：体重・身長・呼吸器・消化器・筋全体など
生殖器型：卵巣・子宮・精巣など

することができ，一般に±2SDから外れると異常と考える．図1-1-3は消費エネルギーの内訳を経年的に示したもので，発育に多くのエネルギーが使用されていることが理解できる．適切なエネルギー摂取が得られないと，発育は障害される．一般に生後の発育は新生児期，乳児期，幼児期，学童期，思春期に区分され，それぞれに発育および栄養学的特徴がある．

2）発育期ごとの発育の特徴と栄養のポイント

1 新生児期

1）発　育

生後28日未満を新生児期といい，この時期は子宮内環境から子宮外環境に順応するための生理的適応が行われる重要な時期である．出生後3〜4日は体重が減少するが，7〜10日で出生時体重まで回復する（生理的体重減少といい，出生時の約5％減少）．その後は順調に体重増加がみられ，生後3か月頃までは1日に30g前後増加する．

2）栄　養

分娩後，5日間位の間に分泌される母乳は初乳といわれ，それ以降の母乳と組成が異なり，出生後早期の新生児に適した組成になっている（表1-1-1）[1,2]．初乳はカロテノイドを多く含み，黄色調で，成乳に比べて蛋白質濃度が高く，分泌型IgA，ラクトフェリンやリゾチームなどの抗菌物質，腸管成長因子であるepidermal

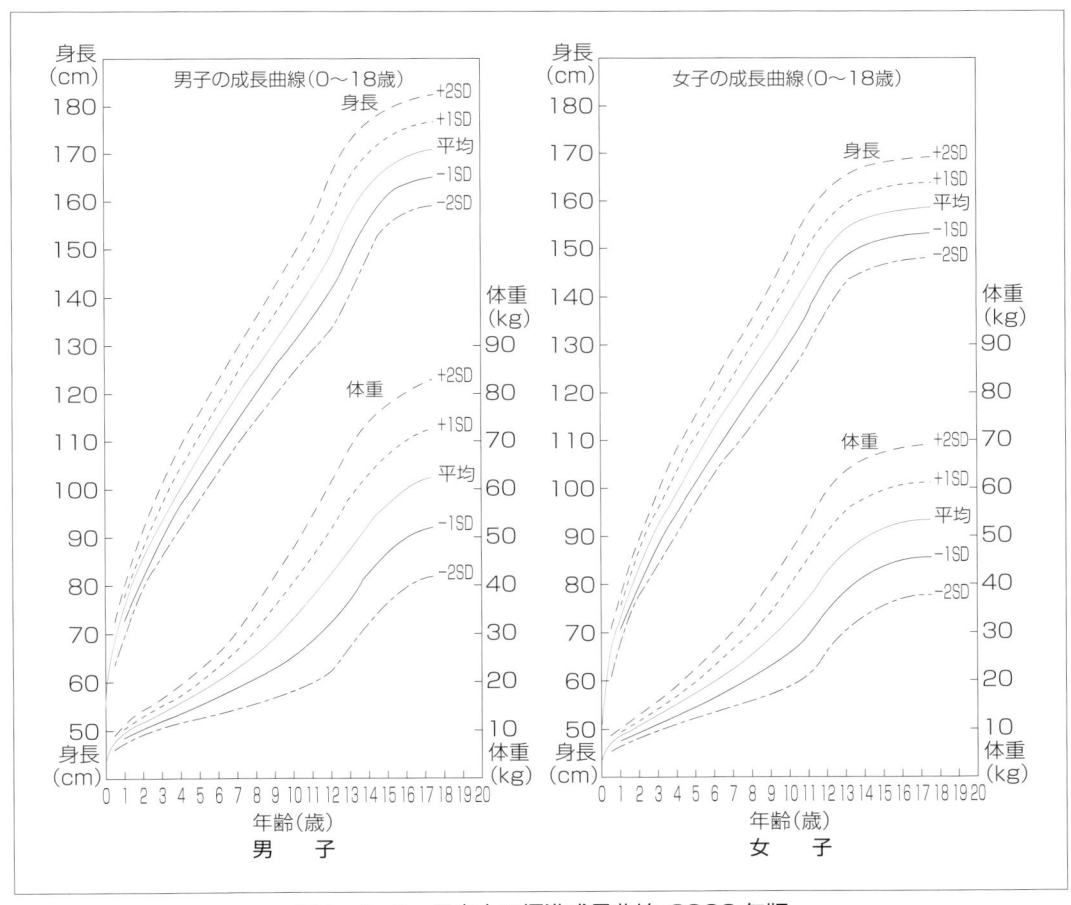

図1-1-2　日本人の標準成長曲線　2000年版
（平成12年度厚生労働省乳幼児身体発育調査報告書および平成12年度文部科学省学校保健統計調査報告書のデータをもとに作図）

表1-1-1 母乳の初乳と成乳の比較

100mL中		初 乳	成 乳
エネルギー	(kcal)	60.0	62.6〜69.1*
蛋白質	(g)	1.84	0.99〜1.25*
脂 質	(g)	2.68	3.17〜3.75*
糖	(g)	7.13	7.53〜7.61*
乳 糖	(g)	5.59	6.40〜6.62*
灰 分	(g)	0.27	0.17〜0.2*
免疫グロブリン(IgA)	(mg)	100〜200	50〜100
免疫グロブリン(IgG)	(mg)	34	3〜5
ラクトフェリン	(mg)	500〜700	100〜300
リゾチーム	(mg)	9〜100	3〜300
白血球	(cells)	3×10^8	$1 \times 10^6 \sim 4 \times 10^7$

＊：分娩後21〜365日の母乳
（Yamawaki N, Yamada M, Kanno T, et al：Macronutrient, mineral and trace element composition of breast milk from Japanese women. J Trace Elements Med Biol, 19, 2005, pp.171-81. 若林裕之, 高瀬光徳：母乳と感染防御因子. 周産期医学, 34, 2004, pp.1351-54 より引用改変）

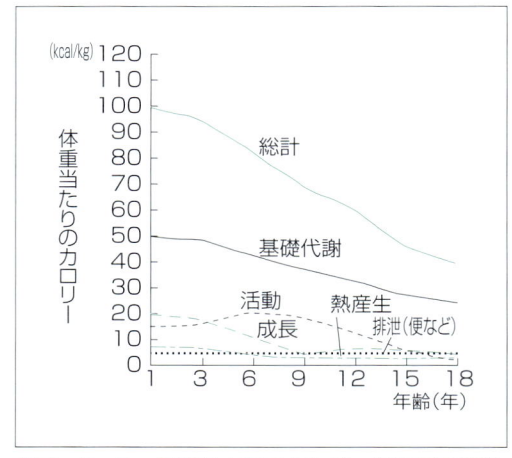

図1-1-3 年齢によるエネルギー消費量の変化
（Curran JS；Nelson Text of Pediatrics, WB Saunders, 2000, pp.138-88 より引用）

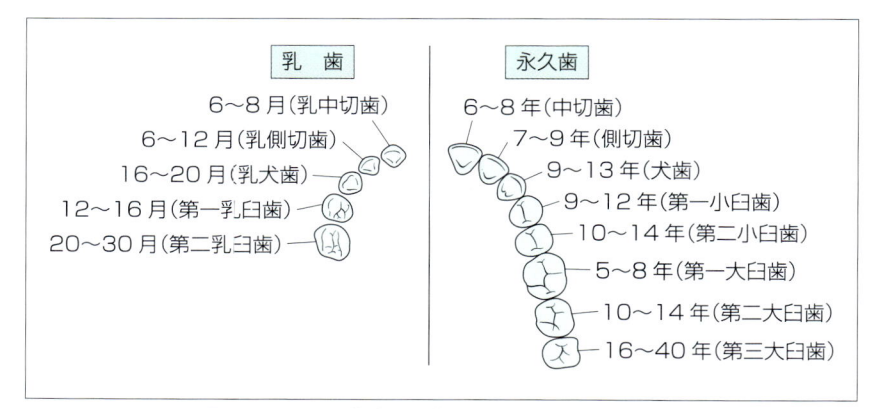

図1-1-4 乳歯・永久歯の大まかな萌芽年齢
（児玉浩子「成長」五十嵐 隆編；小児科学, 文光堂, 2004, pp.7-24）

growth factor（EGF）などを多く含み，反対に脂肪が少ない．抵抗力が弱く，脂肪吸収が未熟である新生児に適した組成である．授乳は欲しがる時に与えるやり方（自律授乳）が基本で，2〜3時間ごとで1日8〜10回位になる．

2 乳児期

1）発 育

生後1歳までをいい，この1年は，身体的成長（身長，体重など）が生涯を通して最も急速な時期である．1歳で体重は出生時の3倍，身長は25cmも伸び，出生時の1.5倍になる．頭囲の発育も著しく，出生時33cmが1歳で44cmと成人の約80％になる．また，神経系の発達も著しく，適応能力，認知能なども急速に発達する．したがって，この時期の栄養不良は脳の発達障害をきたす．乳児期後半から乳歯が萌出し始める（図1-1-4）．

5 思春期

1）発育

二次性徴の始まりから、生殖器官が成熟し、生殖能力をもつまでの期間をいう。思春期の発来時期は終了時期とほぼ一個人差がある。思春期の発来は、女子が10〜12歳ごろで男子より早い。身長は思春期前より急に増加し始め、特に出産期に女子が上回る。著思春期の発達速度には個人差があり、体格の差は大きくなる。また、顔貌は大人びた顔立ちになり、精神的には小児期に依存していた家族から自立を望むようになる。

2）栄養

思春期の特徴は、エネルギーおよび各種栄養素の摂取量が人生で最も多くなることで、男子では15〜17歳、女子では12〜14歳が最も多く、エネルギー・栄養素を必要とする（たとえばエネルギー、鉄、カルシウム、亜鉛などに必要最大摂取量となる）。これは二次性徴発来に伴う急激な体格の発育と、これに次ぐ生殖系組織・子宮の経皮最大性殖可能な月経の有無などの表れである[1]、[月経あり]。

3）栄養上の問題点

有意味な鉄欠乏症国民健康・栄養調査の平均値からみると、貧血（ヘモグロビン値・赤血球数）の指摘は①エネルギー摂取状況は基準より低い、②摂取エネルギーは男子に多い、③カルシウムの摂取量が低下している[9]。この傾向は都市部に限らず、ほぼ全年齢層に見られる。また、朝食欠食者は男児に多く、朝食欠食は

さらに、肥満者の比率も思春期から上がり始め、"痩身をよしとする状況"もみられ、過剰摂取は、朝食の摂食が遅い（朝昼兼用）、朝食の野菜が少ない（偏食がある）、睡眠不足、その結果、朝食欠食、運動不足、コンビニエンスストアやファストフード利用の増加などにより、この食事の偏り、過食、鉄や葉の水分などが問題になっている。

さらに、肥満者も小中学校から有意味性が上がってくる。"若者も1人で食べる状況"もみられ、過剰摂食ともに指摘されている。
2007年肥満者は、朝食欠食42.9%、夜食欠食43.9%、女子19.1%、男子13.9%と非常に増えていて、幼児期から思春期まで継続した発育が問われ、保護者への教育も重要である。

▶低出生体重児

(1) 栄養・発育

出生体重が2,500g未満をこれを低出生体重児といい、そのうち1,500g未満で出生した極低出生体重児、1,000g未満で出生した超低出生体重児は、在胎期間からみて低出生体重ということがあり、さらに、在胎期間に対し体格値を標準値からみて10パーセンタイル未満の児の呼吸をsmall for gestational age (SGA)と分類され、このような児の内のいくつかでintrauterine growth retardation (IUGR)という。

さらに、胎児発育や胎内環境などのために、出生時期から栄養状態が悪くて体重と身長がともに標準値の10パーセンタイル未満にあってsymmetrical typeといい、体重を長さよくもなく、皮下脂肪や筋肉が少なく体重が低下するasymmetrical typeと呼ばれる。

わが国では低出生体重児が漸増しており、2007（平成19）年に出生した低出生体重児は出生数1,089,818人のうち9.6%、すなわち10万2,500g未満で出生している[10]。低出生体重児の原因は、胎中の体重増加も多く早産ならびにその母体側の原因、胎盤の原因、出生体重児のその体側の原因などさまざまある。

IUGRのasymmetrical typeの原因は、比較的発育は良好で、catch-up growthが期待できる。symmetricalの胎児発育不全のことがある、SGA児3歳になっても身長が-2.5SD以下の場合は成長ホルモン治療適応がある。

表1-1-3 母乳栄養の利点と問題点

利点
・栄養素分が乳児に最適である
・免疫学的感染防御因子（IgA、ラクトフェリン、リゾチーム、ビフィズス菌増殖因子、補体、細胞性成分）を含む（クラウドファースなど）
・顎の発達や情緒を発達させる
・経済で衛生的である
・母子間関係が良好になる
・乳幼児突然死症候群（SIDS）の発症頻度が低い

問題点
・哺乳量がわからないため、母乳だけでは体重増加が止まることがある
・ビタミンKが欠乏しやすい
・母乳性黄疸がみられることがある

立つことは非常に重要である。幼児期は3歳まで母乳栄養を継続することは極めて困難であり、おおむね1日1回、昼は1～2回で、時間を決めて与える。量は100～150 kcal、3～5歳で200～270 kcalが望ましい。

幼児期末の消化吸収機能はまだ未熟である。また、菜食にかたよれる食品や調理形態のものを与えることはできない。また、この時期は運動が活発に応じた適切な大きさと固さの食物を与え、咀嚼機能を進展と発達させる重要な時期である。唾液、胃液などの消化液の分泌が多くないため、脂肪などの食物油脂から多くなる体の内臓、糖質、タンパク質、脂質、ミネラルなどの栄養素のバランスよく摂取することは身体の発達に大切である。

3）栄養上の問題点

食事に関する保護者の悩みは主に育児相談の上位で、2005（平成17）年度全国栄養調査によれば、1歳以上の子とも、食事に困っている母親は、13％しかいない。ここをみると母親は87％の何らかの子どもの食に関しての悩みをもっている。内容では、遊び食い(45.4％)、偏食(34％)、むら食い(29.2％)、食事に時間がかかる(24.5％)、よく噛まない(20.3％)などである。

しかし、遊び食いは手づかみ食いで、子ども

が手が自分で食事の方が内容を選択する

3）栄養上の問題点

増加が遅まれた。

十分である。生後4か月現在では全国で3,379人とすべき栄養素量の不安量は市販されでも何人のも増加している。2010（平成22）年4月現在で全国で3,379人とすべき栄養素量を含有する離乳食の利用販売も、種類の増加も増した。種類、育児とは"離乳期さまざまに関する知識を栄養素量が少なく中心にくらべ配慮された離乳食は推奨している。

2005（平成17）年に「育児離乳期」が提案されて実践している。離乳期でも保育者から、適切な離乳食機能になる程度が目的であった。当事の目的となるものだが、まだ離乳食ができる目的として実践したものである。

2）離乳

小学校に入学するまで学校給食が始まる。離乳食は1日3回の食事を摂取し、幼児と同じ摂食となる。離乳は第二次性大変化の各種組織が少しとして発達が促進されている。

4 学童期

1）発育

一般に6～12歳までをいうが、二次性徴が
緊急手段として速度は緩やかに一定で、身長・体重ともに直線的に増加する。1年間の身長の伸びは5 cmで、体重は約3 kgと増加する。また、教育期間が長くなり、学校を卒業して中間がとる時間が長くなり、より多い栄養摂取が必要になる。人々、教師などさまざまな影響が必要になるようになる。

の保護期間における一般的である点に向けて、適応な成果である。短い間で母子どもの事情を発達量が関与している目だ。

3歳とするくりの時間を決めて、良児のリズム体性が整体となる生活に慣らすことが大切である。

3 乳幼児

1）発育

1 歳から学齢入学前（6 歳）までをいう。身長・体重の成長速度は乳児期に比べて大きく減速し、体重あたりの必要エネルギーも乳児期に比べて減少する。体脂肪が減少し、より体が強くなる。BMI の値も徐々に低下し、1 歳までは増加傾向にある。加齢に伴い痩身型へと減少傾向になり、5～6

2）栄養

"3 つの食品群"、"三色"の栄養がそろうように、幼児期に習慣形成を行う。

歳で最低値になり、その後は再び増加に転じる。この BMI が減少から増加に変化する現象を、adiposity rebound（AR）という。BMI リバウンドが早い時期にみられた場合、将来肥満傾向になりやすいとされている。

表 1-1-2 各種ミルクの組成

	母乳*1 (100 g中)	牛乳*1 (100 mL中)	育児用調製粉乳	フォローアップミルク	低出生体重児用調製粉乳
調乳濃度（%）			12.7～13.5	13.6～14	15～16
エネルギー（kcal）	65	67	66～68	64～67	70～82
蛋白質（g）	1.1	3.3	1.5～1.6	2～2.1	2～2.11
脂質（g）	3.5	3.8	3.5～3.61	2.52～3.02	2.67～4.4
炭水化物（g）	7.2	4.8	7.1～7.72	7.72～8.47	8.07～9.86
灰分（g）	0.2	0.7	0.27～0.31	0.48～0.57	0.38～0.47
ビタミン A（μg）	レチノール 45 ; β カロテン量 12		53～58.5	45～54.6	71～300
ビタミン B1（mg）	0.01		0.039～0.08	0.04～0.1	0.08～0.3
ビタミン B2（mg）	0.03		0.078～0.11	0.098～0.11	0.13～0.3
ビタミン C（mg）	5		5.8～7.8	7～10.1	7～32
ビタミン D（μg）	0.3		0.85～1.2	0.59～1.5	1.2～9.5
ビタミン E（mg）	0.4		0.51～0.87	0.48～0.92	1.07～2.3
カルシウム（mg）	27	110	44～51	85～100	65～81
マグネシウム（mg）	3		4.7～5.9	6.8～13	6.8～8.3
ナトリウム（mg）	15	41	15～19.5	27～32	27～33
カリウム（mg）	48	150	57～66	85～110	74～98
リン（mg）	14	93	26～28	48～56	36.8～49
鉄（mg）	0.04		0.78～1	1～1.33	0.8～1.6
銅（μg）	30		40.6～50	50～53 *2	50～53
亜鉛（mg）	0.3		0.34～0.41	0.42～0.54 *2	

*1: 食品成分表 : 日本食品成分表 第 2 版、医歯薬出版、2006
*2: ほとんど含まない

有形用調製粉乳：ビーンスタークほほえみ®（和光堂）、ほほえみ®（明治）、はぐくみ®（森永）、赤ちゃん本舗ビーンスタークのびっくり（アイクレオ）、すこやか、フォローアップミルク：（ハイハイ®（和光堂）、ステップ®（明治）、チルミル®（森永）、フォローモア®、つよいこ（ビーンスターク）、低出生体重児用粉乳：明治 LW（明治）、ドライミルク GP-P（森永）、アイクレオの低出生体重児用ミルク（アイクレオ）、PM ミルク（ビーンスターク）、大豆乳：ボンラクト i（和光堂）、ラクトレス®、ミルフィー HP®（明治）、ソイラク ®（森永）、乳糖不耐症候群等用粉乳：ボンラクト®（和光堂）、E 赤ちゃん®（明治）、MCT フォーミュラ®（明治）、MA-mi（森永）、ペプディエット（ビーンスターク）、アイクレオ HI（アイクレオ）、アミノ酸調製粉乳：エレメンタルフォーミュラ®（明治）

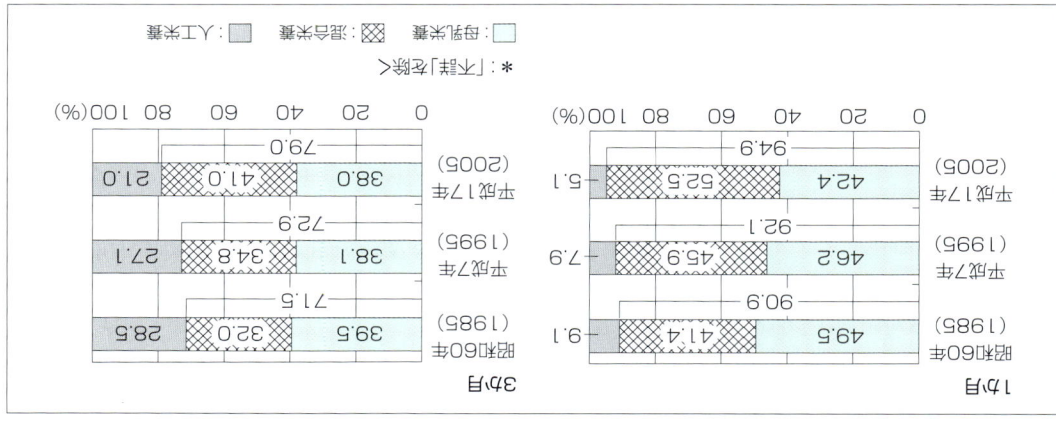

(2) 栄 養

生後5～6か月までだけに授乳される栄養で，母乳しか与えられないものを母乳栄養，母乳を使用せずに有用用調整粉乳（人工乳）のみを使用するものを人工栄養という。また，母乳と人工乳の両方を使用するものを混合栄養という（表1-1-2）。母乳栄養のほうが人工栄養より優れているといわれるが，母乳だけでは不十分なとき，その理由に応じた対処を行って，母乳栄養を続ける工夫をしながら，母乳が出るように援助する。母乳栄養の利点を知っていないお母さんと，母乳栄養を続けるように援助をしながら，その使用は体液を増して各栄養が増加し，母乳だけでも十分有する（図1-1-5）。その理由付けを考える上で，母乳栄養は十分な栄養を摂取できないときに出現する。

5～6か月頃からなだらかにつぶした粥から離乳を始め，徐々に食品の種類を増やし，固さや量を増し，生後9～1歳6か月位で離乳を完了し，母乳栄養が主になる。離乳食は2007（平成19）年に厚生労働省から公表された「授乳・離乳の支援ガイド[1]」に示されている。

生後9か月から使用するフォローアップミルクは，この時期に欠乏しやすい鉄分，ビタミン，ミネラル，タンパク質，糖質などが牛乳に比べて多く含まれている（表1-1-2）。人工乳調整使用する方がよい。しかし，ゆが国のフォローアップミルクには亜鉛銅が含まれ

3) 栄養等上の問題点

(1) 母乳不足

母乳栄養では哺乳量が不明であり，またに母乳自体が不足しているので哺乳量が少ないことがある。哺乳後は「めやす」の項に記載する。

(2) ビタミンK欠乏症

母乳栄養児はビタミンKが不足しやすく，新生児メレナ（頭蓋内出血）を起こすことがある。現在，母乳栄養・人工乳・混合栄養に関係なく，＜全新生児に対してビタミンK₂のシロップの経口投与が行われている＞。哺乳開始で，生後2日，7日および1か月検診時に，哺乳前に行う。しかし，ビタミンKシロップの投与が行われていなかったときには，頭蓋内出血の発症が見られ，非常にまれではあるが，今後も発症していないかの注意の慎重な追跡が行われている。

(3) ビタミンD欠乏

母乳栄養児でビタミンDが足りにくる母親の紫外線を避ける，食生活の日光浴不足のため，発症が，近年増加報告されている。その原因は，主に母乳を含むとビタミンDの供給化不足や日光を浴びる時間が少ないことである。

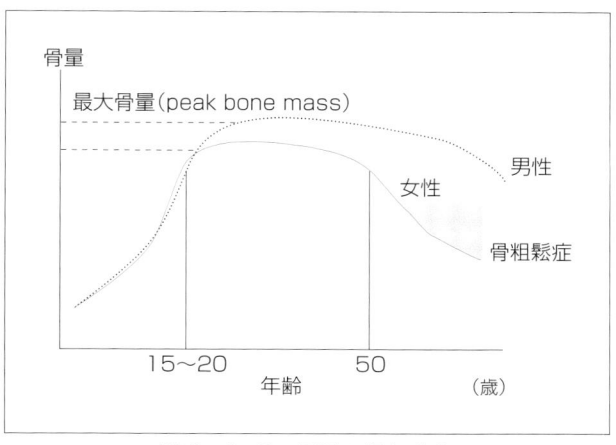

図 1-1-6 骨量の経年変化
（大薗恵一：骨粗鬆症予防に重要なカルシウム摂取. 小児診療, 71, 2008, pp.1005-10）

治療により身長の伸びが改善する．

(2) 栄養

低出生体重児においても母乳栄養が推奨される．ただし嚥下反応が確立していない34週未満や哺乳困難児ではチューブ栄養を行う．体重が1,800g以上になり，誤嚥の危険性がなくなってから直接母乳哺育にする．

極低出生体重児で母乳栄養の場合は，母乳で不足する栄養素を強化する"強化母乳（fortified human milk）"が生後1か月頃から体重が2,200g位になるまで行われている．"母乳強化物"（human milk fortifier；HMS-1）が市販されており，主に蛋白質，カルシウム，リンを補給できる．しかしビタミン類は含まれていない．ビタミンも母乳では不足するので，ビタミンD 400～1,000 U/日，ビタミンE 5～25 IU/日の補充を行う．貧血も起こしやすい．在胎32週以前に出生した低出生体重児では，生後1～3か月頃（早期貧血）と，乳児期後半（後期貧血）に貧血が生じる．前者はエリスロポエチンの産生が悪いためで，正球性正色素性貧血でエリスロポエチン治療を行う．後期貧血は鉄欠乏性貧血で鉄剤に反応する．

何らかの理由で母乳を与えられない時は人工乳で栄養する．低出生体重児用ミルク（商品名：明治LW，ドライミルクGP-P，アイクレオの低出生児用ミルク，PM）が市販されている．通常の育児用ミルクに比べて，蛋白質，糖質，灰分が多く，脂肪が少ない（表1-1-2）．通常の育児用ミルクに切り替える時期は児の体重が2,000～2,500 kgに達する頃である．

3) 最近の研究

新生児，特に低出生体重児は，腸管感染症，壊死性腸炎などの腸管疾患に罹患しやすい．また，抗菌薬投与で下痢をきたしやすい．そのような腸管疾患の予防にプロバイオティクスが注目されている[11]．近年，アトピー性皮膚炎やアレルギー疾患を発症する小児が増加しているが，生後4か月まで完全母乳栄養はアレルギー疾患発症を予防する[12]．

（児玉　浩子）

引用文献

1) Yamawaki N, Yamada M, Kanno T, et al：Macronutrient, mineral and trace element composition of breast milk from Japanese women. J Trace Elements Med Biol, 19, 2005, pp.171-81.

2) 若林裕之, 高瀬光徳：母乳と感染防御因子. 周産期医学, 34, 2004, pp.1351-54.
3) 厚生労働省雇用均等・児童家庭局母子保健課：授乳・離乳の支援ガイド, 2007.
   http://www.mhlw.go.jp/shingi/2007/03/dl/s0314-17.pdf
4) 日本小児科学会栄養委員会：若手小児科医に伝えたい母乳の話. 日児誌, 111(7), 2007, pp.922-41.
5) 杉本昌也, 矢野公一, 片野俊英, ほか：母乳栄養の乳児にみられる日光浴不足によるビタミンD欠乏性くる病. 日児誌, 107(11), 2003, pp.1497-501.
6) 向井美恵：口腔機能の発達と食の確立. 小児臨, 61, 2008, pp.1305-08.
7) 厚生労働省雇用均等・児童家庭局母子保健課：平成17年度乳幼児栄養調査報告, 2006.
   http://www.mhlw.go.jp/houdou/2006/06/h0629-1.html
8) 大薗恵一：骨粗鬆症予防に重要なカルシウム摂取. 小児診療, 71, 2008, pp.1005-10.
9) 児玉浩子：思春期の栄養と食生活. 小児内科, 39, 2007, pp.1315-18.
10) 財団法人 母子衛生研究会：母子保健の生なる統計, 母子保健事業団, 2009, pp.44-45.
11) Shane A：Applications of Probiotics for neonatal enteric diseases. J Perinat Nurs, 22, 2008, pp.238-43.
12) Thygarajan A, Burks AW：American Academy of Pediatrics recommendations on the effects of early nutritional interventions on the development of atopic disease. Curr Opin Pediatr, 20(6), 2008, pp.698-702.

参考文献

- 食品成分研究調査会編：五訂増補 日本食品標準成分表 第2版, 医歯薬出版, 2006.

表1-1-4　育児用粉乳　　　　　　　　　　　　　　　　　　　　　　　　　　　（100mL 中）

	母乳*(100g 中)	レーベンスミルク はいはい® (和光堂)	ほほえみ® (明治)	はぐくみ (森永)	赤ちゃんが選ぶアイクレオのバランスミルク (アイクレオ)	すこやか (ビーンスタークスノー)
調乳濃度 (％)		13	13.5	13	12.7	13
エネルギー (Kcal)	65	67	68	67	66	67.2
蛋白質 (g)	1.1	1.55	1.59	1.52	1.5	1.6
脂　質 (g)	3.5	3.6	3.5	3.51	3.6	3.61
炭水化物 (g)	7.2	7.23	7.72	7.32	7.1	7.14
灰　分 (g)	0.2	0.31	0.31	0.3	0.27	0.29
ビタミン A (μg)	レチノール (μg) 45 / βカロテン当量 (μg) 12	55	53	53	55	58.5
ビタミン B$_1$ (mg)	0.01	0.052	0.04	0.039	0.08	0.04
ビタミン B$_2$ (mg)	0.03	0.078	0.08	0.091	0.11	0.1
ビタミン C (mg)	5	7.8	6.8	6.5	5.8	6.8
ビタミン D (μg)	0.3	0.9	0.88	0.85	1.1	1.2
ビタミン E (mg)	0.4	0.59	0.84	0.87	0.76	0.51
カルシウム (mg)	27	49	51	49	44	45.5
マグネシウム (mg)	3	5.2	5.4	5.9	4.7	4.8
ナトリウム (mg)	15	18	19	18	15	19.5
カリウム (mg)	48	62	66	64	57	65
リン (mg)	14	27	28	27	28	26
鉄 (mg)	0.04	0.91	0.81	0.78	0.9	1
銅 (mg)	0.03	0.042	0.043	0.042	0.050	0.0406
亜　鉛 (mg)	0.3	0.39	0.41	0.35	0.37	0.34

＊：食品成分研究調査会編；五訂増補 日本食品標準成分表 第2版, 医歯薬出版, 2006 より引用

表 1-1-5 低出生体重児用粉乳 （100mL 中）

	明治 LW（明治）	ドライミルク GP-P（森永）	アイクレオの低出生体重児用ミルク（アイクレオ）	PM（ビーンスタークスノー）
調乳濃度（%）	15	15	15.8	16
エネルギー（Kcal）	70	77	82	76
蛋白質（g）	2.01	2.03	2	2.11
脂質（g）	2.67	4.05	4.4	3.15
炭水化物（g）		8.07	8.6	9.86
灰分（g）	0.38	0.45	0.47	0.45
ビタミン A	300	225	71	288
ビタミン B_1（mg）	0.3	0.23	0.08	0.22
ビタミン B_2（mg）	0.3	0.3	0.13	0.22
ビタミン C（mg）	30	30	7	32
ビタミン D（μg）	6.8	9.5	1.2	6.4
ビタミン E（mg）	2.3	1.5	1.4	1.07
カルシウム（mg）	65	74	81	68
マグネシウム（mg）	6.8	8.3	7	7.7
ナトリウム（mg）	27	33	32	32
カリウム（mg）	75	98	74	96
リン（mg）	41	49	40	36.8
鉄（mg）	1.5	1.5	0.8	1.6
銅（mg）	0.053	0.053	0.050	0.050
亜鉛（mg）	0.42	0.54	0.5	0.42

表 1-1-6 フォローアップ （100mL 中）

	ぐんぐん®（和光堂）	ステップ®（明治）	チルミル（森永）	フォローモモ（アイクレオ）	つよいこ（ビーンスタークスノー）
調乳濃度（%）	14	14	14	13.6	14
エネルギー（Kcal）	66.5	65	64	66	67
蛋白質（g）	2	2.1	2.03	2.1	2.1
脂質（g）	2.8	2.52	2.52	2.95	3.02
炭水化物（g）	8.3	8.4	8.47	7.72	7.92
灰分（g）	0.52	0.57	0.56	0.48	0.56
ビタミン A	50	45	53	50	54.6
ビタミン B_1（mg）	0.1	0.1	0.084	0.08	0.04
ビタミン B_2（mg）	0.11	0.11	0.098	0.11	0.1
ビタミン C（mg）	7	8.4	7	10.1	7
ビタミン D（μg）	0.7	0.59	1.5	1.1	1.5
ビタミン E（mg）	0.84	0.91	0.76	0.92	0.48
カルシウム（mg）	91	95	98	85	100
マグネシウム（mg）	9.1	13	9.8	6.8	9.9
ナトリウム（mg）	28	31	32	27	28
カリウム（mg）	95	110	106	85	98
リン（mg）	56	50	53	48	50
鉄（mg）	1.33	1.3	1.2		1
銅（mg）					
亜鉛（mg）					

1-2 栄養障害
nutritional disorder

1-2-1 肥　満
obesity

疾患の概要

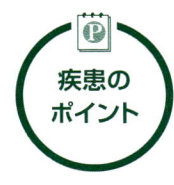

疾患のポイント
- 症候性肥満と単純性肥満がある．
- 幼児期の BMI リバウンドが早期にみられた場合，将来肥満になりやすい．
- 肥満は学童の約 10％ にみられる．男子が女子より多い．
- 肥満児の 15～20％ はメタボリックシンドロームで，脂肪肝による肝機能異常，高トリグリセリド血症，高インスリン血症を合併している率も高い．
- 小児の肥満は成人肥満に移行する率が高い．
- 治療は食事療法と運動療法である．

1) 診断基準

　成人肥満の判定基準は BMI（体重 kg/身長 m^2）が 25 以上であるが，小児では年齢により体形が異なるために BMI の 1 つの数値では肥満を判定できない．乳児ではカウプ指数（体重 g/身長 cm^2 × 10，BMI と同じ）が 20 以上，幼児では 18 以上を肥満傾向と考える．学童の肥満の判定は，肥満度で行うのが一般的である．肥満度は，実測身長に対応する平均体重（学校保健統計の性別年齢別平均体重，平均身長から求めることができる）を標準体重として下記の計算式から求める．
　肥満度＝
　　（実測体重－標準体重）/標準体重× 100
　肥満度が 20％ 以上を肥満と判定する．20～30％ を軽度肥満，30～50％ を中等度肥満，50％ 以上を高度肥満と考える[1]．
　さらに，肥満に関連する健康障害（医学的異常）を合併し，医学的に肥満を軽減する治療を必要とする肥満は肥満症と定義されている[2]．

2) 分類と病態

　小児肥満は単純性肥満と症候性肥満に分類できる．単純性肥満は元来健康な子供が過食，運動不足で肥満になったもので，一般に身長も高い．症候性肥満とは肥満を症状の 1 つとする疾病に罹患している場合で，一般に低身長である．したがって身長を評価することにより大まかに単純性と症候性を鑑別できる．症候性肥満の疾患は表 1-2-1 に示すようにさまざまで，鑑別診断が必要である．
　わが国では生活習慣による肥満小児が増加している．図 1-2-1 に示すように，小学校 1 年生頃から増加し，小学校高学年から中学生にかけて男子では約 10～13％，女子では約 8～10％ が肥満小児で，男子が女子より多い[3]．2009（平成 21）年度の結果では，肥満小児の出現率は，2006（平成 18）年に比べてやや減少している（図 1-2-2）．いずれにせよ，肥満は摂取エネルギーが消費エネルギーを上回った状態である．
　肥満の要因は遺伝的素因もあるが，胎児期の

栄養不良, 幼児期早期の BMI リバウンド（健常児では BMI は 1 歳から減少し, 5 ～ 6 歳で最小となりその後増加する. BMI が減少から増加に変化すること), 過食, 運動不足, 朝食欠食, 夜ふかしなどである.

はすでに肥満に伴う肝機能異常（肥満児の 23 ～ 43 ％), 高トリグリセリド血症 (30 ％), 高インスリン血症 (42 ～ 55 ％), 高 LDL コレステロール血症 (15 ～ 18 ％), 2 型糖尿病を合併している児が多い[4].

3）症　状

肥満児の 15 ～ 20 ％はメタボリックシンドロームであると報告されている. さらに, 肥満児で

4）治　療

基本的対応は食事指導と運動の推進である. 肥満の程度にもよるが, 一般に体重が月に 2 ～

表 1-2-1　主な肥満の原因と特徴

原因	疾患名	特徴的症状・所見	診断のための検査
遺伝的素因・過食・運動不足	単純性肥満	身長も基準値より高い	
原因となる疾患がある	症候性肥満	体重に比べて低身長の場合が多い	
	1. 成長ホルモン分泌不全	低身長, 肥満は軽度, 知能正常	ソマトメジン C 低値, 負荷試験で GH 分泌不全, 骨年齢遅延
	2. 汎下垂体機能低下症	肥満は軽度, 知能障害, 二次性徴未発現	下垂体機能低下, 下垂体 MRI 異常
	3. 甲状腺機能低下症	低身長, 知能障害, 便秘, 活動性低下	骨年齢遅延, TSH 高値, 血清 T_3・T_4 低値
	4. 偽性副甲状腺機能低下症	低身長, 円形顔貌, 中手骨短縮	大脳基底核石灰化, 血清 Ca 低値, P・PTH 高値
	5. クッシング症候群（病）	低身長, 満月様顔貌, 中心性肥満, 皮膚伸展線条	血中コルチゾール高値, ACTH 異常
	6. インスリン受容体異常症（タイプ A）	黒色表皮腫（腋窩や頸部の皮膚黒色）	インスリン著明高値, 糖尿病
	染色体異常		
	7. ターナー症候群	低身長, 外反肘, 翼状頸, 二次性徴未発現, 大動脈狭窄, 遊走腎	染色体 45, X
	8. ダウン症候群	知能障害, 特有な顔貌, 筋力低下	染色体 21 トリソミー
	9. プラダー―ウィリー症候群	幼児期より肥満, 低身長, 知能障害, アーモンド眼裂, 魚様唇, 外性器不全	染色体 15q11-12 欠損
	10. バルデ―ビードル症候群	乳児期より肥満, 低身長, 知能障害, 外性器不全, 多指, 夜盲, 視力障害, 網膜色素変性	
薬物服用	ステロイド薬長期服用	低身長, 円形顔貌, 中心性肥満, 皮膚伸展線条	

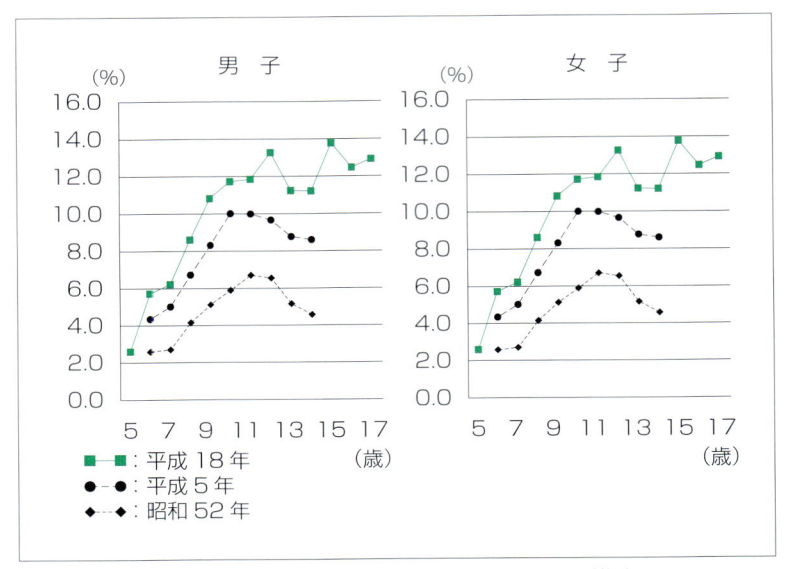

3章 領域別病態と栄養　section 1　小児科領域

図1-2-1　年齢別　肥満傾向児出現率の推移

（文部科学省：平成20年度 学校保健統計調査）

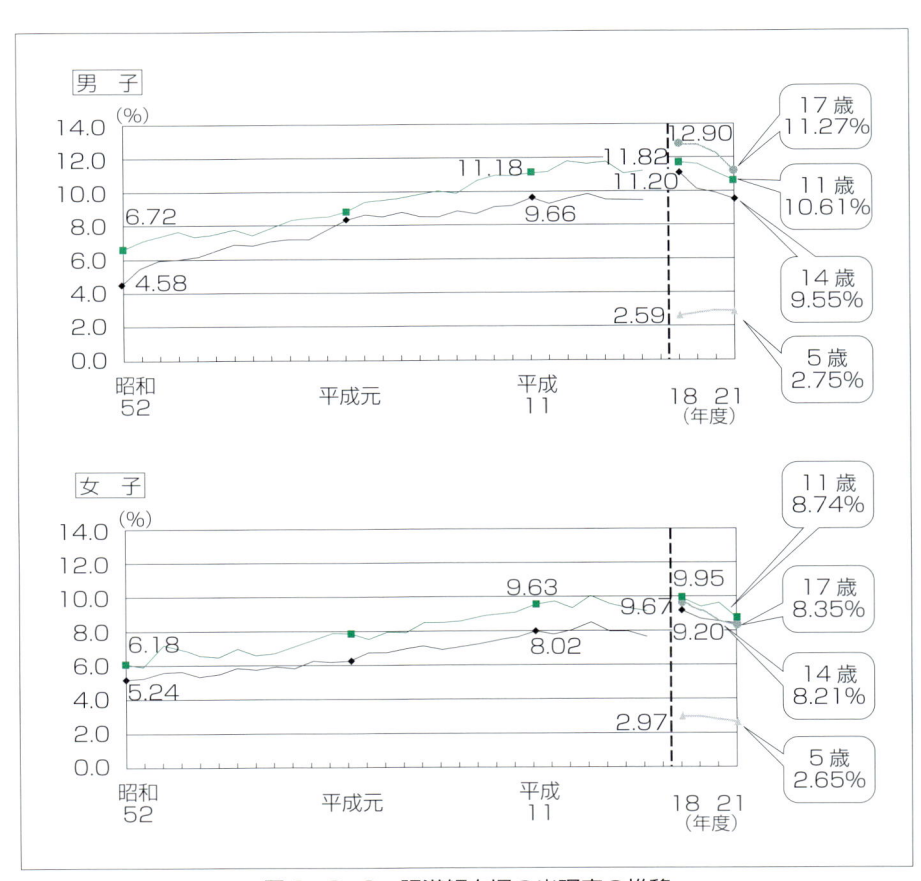

図1-2-2　肥満傾向児の出現率の推移

（文部科学省：学校保健統計調査 平成21年度結果の概要）

3kg減少する程度が望ましい．体重が現状維持でも身長が伸びるので肥満は改善したことになる．生活習慣病に罹患している肥満児でも食事・運動療法で速やかに生活習慣病は改善する．小児での運動療法は，肥満の改善のみならず，運動能力の発達や運動習慣の形成に重要である．思春期以降で高度肥満の場合は，防風通聖散やマジンドール（サノレックス®）を食欲抑制の目的で使用することもある．マジンドール投与は3か月以上継続しない．

5）予　後

　思春期の肥満児の約70％は成人肥満に移行するといわれている．特に男子で予後が悪い．さらに成人肥満で小児期の状態を分析すると，小児期に肥満であった者の方が，肥満でなかった者に比べて，メタボリックシンドロームになりやすいと報告されている．したがって，肥満小児にはできるだけ早期に対応することが大切である．

栄養療法

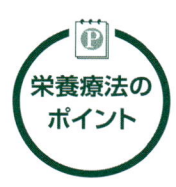

栄養療法のポイント
- 小児では，食事・運動療法が主体で，薬物は原則使用しない．
- 摂取エネルギーは年齢相当の約80％にする．
- 蛋白質摂取は年齢相当にする．
- 体重が月に2〜3kg減少を目標にする．困難な場合は，体重が現状維持でも可と考える．
- 栄養療法中も身長が適切に伸びていることを確認する．
- 食事内容の注意としては，肥満児はフライ，唐揚げなど脂肪の多い食品が好きだが，高脂肪食はできるだけ少なくし，野菜を多く摂取するように指導する．

1）疾患に対する栄養のあり方

　肥満は，栄養療法そのものが治療である．小児期は発育期であるので，栄養バランスのよい食事で食事療法を行うのが大切である．また過度の食事療法で栄養不良にならないように注意する．

2）薬物療法と栄養のあり方

　肥満の治療は栄養療法が主で，薬物療法は原則行わない．例外的に思春期以降の著明な肥満で防風通聖散やマジンドールの投与が用いられることがあるが，その場合も栄養療法が主体で，薬物投与はあくまでも補助的手段である．

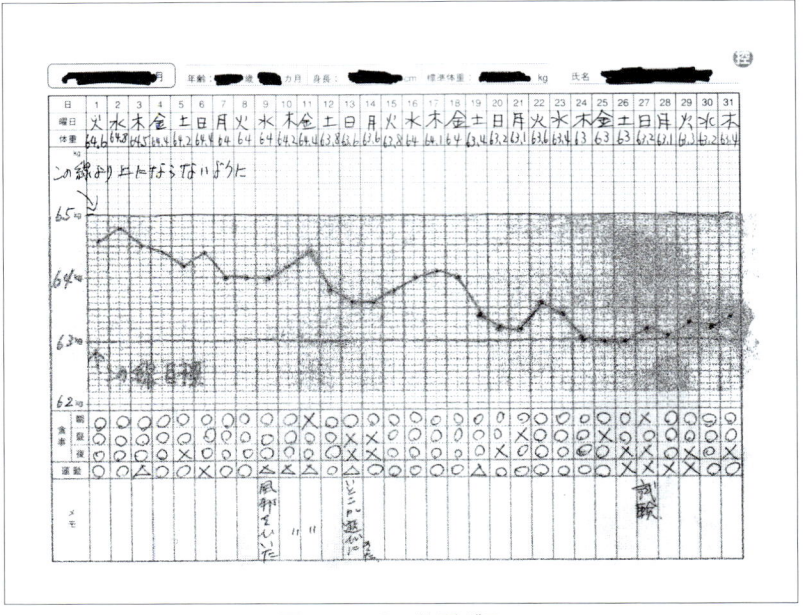

図 1-2-3　体重グラフ
(児玉浩子：肥満治療を継続するための工夫. 臨栄, 110(7), 2007, pp.837-41)

表 1-2-2　肥満小児への対応

- "なぜ肥満が悪いか"を理解させる
- その子の食生活の問題点を分析し，その子に応じた対策を練る
- 食事，運動の日記をつける
- 毎日体重を測定し，グラフにする
- 効果を十分知らせ，検査結果を共有する
- 合併症の有無を知らせる
- 食事療法の実際
  - 間食を減らす
  - カロリーのある清涼飲料はやめて，ノンカロリーのものにする
  - 1人分ずつ分ける（どれだけ食べたかがわかる）
  - よく噛む，ゆっくり食べる
  - 体重の増減をみながら，食事量を検討する

3）食事療法

食事療法での摂取エネルギーの目安は，「日本人の食事摂取基準 2010 年版」（厚生労働省）の年齢相当の推定エネルギー必要量の身体活動レベルⅡ（普通の生活レベル）の 80％程度にする．蛋白質，脂肪，糖質の摂取は，大まかに 2：3：5 にし，蛋白質は年齢相当の必要量を摂取する．3 食はきっちり摂取し，間食を少なくする．カロリーのある清涼飲料水は止める．毎日，体重を測定しながら食事量を考えるとよい．食事療法での問題は，いかに継続して食事療法を行えるかである．そのためには，なぜ肥満が悪いかを理解してもらい，継続して実践できるように勇気づけが必要である（表 1-2-2，図 1-2-3，4）[5]．

4）最新の研究

胎児期に低栄養であると成人期に生活習慣病になりやすいという説は Baker 仮説として定着したが，最近はさらに発展し，Developmental Origins of Health and Disease（DOHaD）が注目されている[6]．これは"発達期の環境に対応した不可逆的な反応が生じると，発達が完了した時期の環境とマッチすれば健康に生活できる．しかしミスマッチであれば成人期のさまざまな疾患の要因になる（例えば胎児期に低栄養で，出生後過栄養になる）"，すなわち"小さく産んで大きく育てる"は望ましくないとの考え方である．したがって胎児期のみならず出生後の栄養状態も重要である．

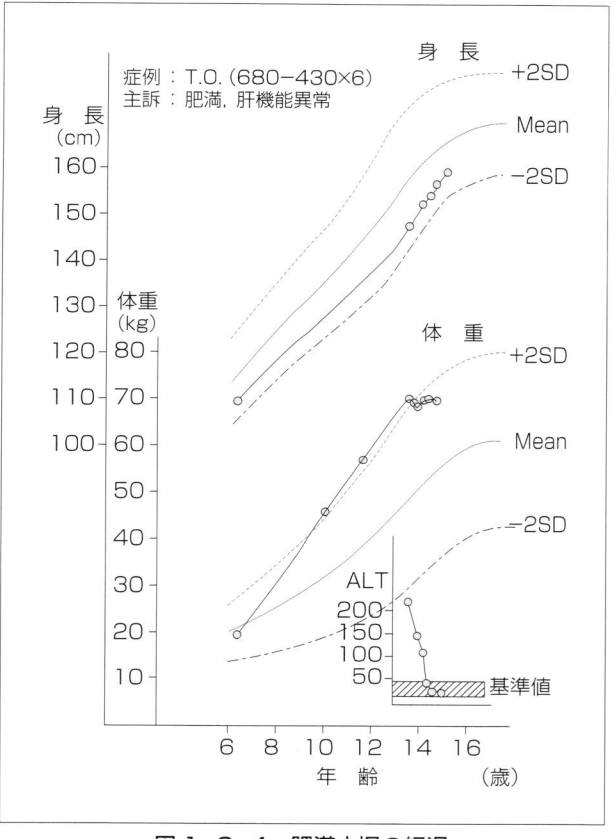

図 1-2-4　肥満小児の経過
肥満による脂肪肝で，肝機能（ALT）が悪化．体重がわずかに減るだけで，肝機能は劇的に改善
（児玉浩子：肥満治療を継続するための工夫．臨栄，110(7)，2007，pp.837-41）

5）栄養（食事）療法のアセスメント

　肥満による肝機能異常，高脂血症，高インスリン血症，2型糖尿病，高血圧を合併している場合はそれらの検査値の改善を確認する．肥満小児および保護者に検査結果を示すことは食事療法を継続するための動機づけになる．食事療法中は身長の伸びを定期的に観察し，身長が適切に伸びているかどうかを確認する．過度のエネルギー摂取の制限などは，貧血などの栄養不良や身長の伸びの障害をきたす恐れがある．

1-2-2 やせ・るいそう
wasting

疾患の概要

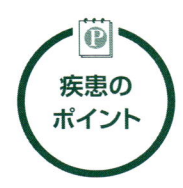

疾患のポイント
- やせの原因はさまざまで，発症年齢によりその原因は異なる．
- 原因としては非器質性が多いが，器質性を見逃さないことが大切である．
- 乳児期では母乳不足や牛乳アレルギーで体重増加不良になることがある．
- 思春期でのやせの原因は，やせたい願望が強く食事制限を自ら行うことによるものが多い．
- やせの小児が増えている．小児期の栄養不良は将来骨粗鬆症になる危険がある．

1）診断基準

やせの定義は明確ではないが，一般に身長に対して体重が著明に少ない場合，著しく体重が減少する場合，体重増加が著明に不良である場合をいう．

やせの診断基準の主な指数を表1-2-3に示す．やせの小児をみた時，まず標準成長曲線（「1-1 成長と栄養」，図1-1-2）上に，その子の今までの体重・身長をプロットし，いつから，どのような経過でやせてきたかを評価することは，原因を鑑別する上で非常に参考になる．

2）分類と病態

さまざまな疾患がやせの原因になる（表1-2-4)[7]．やせの原因は年齢により大きく異なるので，まず発症年齢から鑑別するのが基本である．原因は器質性と非器質性疾患があるが，非器質性疾患のほうが頻度は高い．頻度の高い原因を表1-2-4では下線で示す．

2005（平成17）年度の国民健康・栄養調査結果では，肥満のみならずやせも増加しており，栄養状態の2極化がみられている（図1-2-5）．

やせをきたす病態は摂取エネルギーの低下，消費エネルギーの増大，またはエネルギー利用の障害である．小児では必要エネルギーが不足すると，まず皮下脂肪が減少し，長期間エネルギー不足が持続すると，身長や頭囲の発育も障害される．

以下にやせ・るいそうの主な診断基準を示す．

1 母乳不足

母乳不足かどうか見極めるのは難しい．通常1回の授乳時間は15分程度であるが，母乳不足

表1-2-3 やせの診断基準

	対象	やせ傾向	やせ
カウプ指数：$W(g)/L(cm)^2 \times 10$	乳幼児	15〜13	13以下
ローレル指数：$W(kg)/L(m)^3 \times 10$	学童	115〜100	100以下
肥痩度（％）：実測体重−標準体重×100	幼児と学童	−10〜−20	−20以下
標準体重に対する率（％）：実測体重／標準体重		90〜80	80以下

W：体重，L：身長，標準体重：年齢別身長別標準体重または身長別標準体重
（児玉浩子：やせ，体重増加不良．小児診療，66(11)，2003，pp.1908-12 より引用改変）

表1-2-4 やせをきたす主な疾患

- 乳幼児期発症
1) 摂取量不足：母乳不足*，人工乳不足*，調乳ミス*，口蓋裂，口唇裂
2) 消化器疾患：
   a. 下痢を伴う腸疾患：牛乳アレルギー，乳糖不耐症，難治性下痢症，短腸症候群，腸性肢端皮膚炎（亜鉛欠乏），cyctic fibrosis
   b. 嘔吐を伴う腸疾患：幽門狭搾症，ヒルシュスプルング病などの消化管狭搾，胃食道逆流
   c. 慢性膵，肝疾患（脂肪便を伴う）：肝炎，胆汁うっ滞症候群，肝硬変，Schwachman-Diamond症候群
3) 腎疾患：尿路感染症，尿細管性アシドーシス，尿崩症，慢性腎不全
4) 心，肺疾患：うっ血性心不全，喘息，上部気管支の奇形，cyctic fibrosis
5) 内分泌疾患：甲状腺機能低下症，甲状腺機能亢進症，糖尿病，副腎機能不全
6) 神経疾患：精神運動発達遅延*，頭蓋内出血，変性疾患
7) 感染症：消化管感染（寄生虫，細菌），結核，免疫不全症
8) 先天性異常，代謝性疾患：先天性代謝異常症，染色体異常，胎内感染
9) 養育上の問題：愛情遮断症候群*（deprivation syndrome），被虐待児症候群*（battered child），代理ミュンヒハウゼン病*
10) その他：悪性新生物，繰り返すアデノイドや扁桃の感染，膠原病

- 学童および思春期発症
1) 慢性腸疾患：クローン病，潰瘍性大腸炎，過敏性腸炎
2) 慢性膵，肝疾患（脂肪便を伴う）：慢性肝炎，肝硬変，慢性膵炎
3) 腎疾患：尿路感染症，尿細管性アシドーシス，尿崩症，慢性腎不全
4) 心，肺疾患：喘息
5) 内分泌疾患：甲状腺機能低下症，甲状腺機能亢進症，糖尿病，副腎機能不全
6) 感染症：消化管感染（寄生虫，細菌），結核
7) 心因性：神経性食欲不振症*
8) その他：鉄欠乏性貧血，悪性新生物

___：比較的頻度が高いもの
*：非器質性

（児玉浩子：やせ，体重増加不良．小児診療，66(11)，2003, pp.1908-12 より引用改変）

の場合は授乳時間が30分以上と長くなる．さらに授乳後1〜2時間で母乳を欲しがる．通常，生後3〜4か月では体重増加は1日に20g以上であるが，体重増加不良を起こす明らかな疾患がないのに，体重の増加不良がみられる．便秘傾向などの症状を示す．

母乳不足をきたす原因はさまざまで母親側として母親のストレス・疲労，乳房を十分空にしない，陥没乳頭など乳房の異常，子ども側の原因として哺乳力が弱い，口腔の異常などがある[8]．

2 牛乳アレルギー

牛乳蛋白質がアレルゲンとなる．牛乳には20種類以上の蛋白が含まれているが，そのうちβ-ラクトグロブリンとカゼインがアレルゲンとなる．症状は下痢，嘔吐，腹痛，便秘，アトピー性皮膚炎，蕁麻疹，喘息，鼻炎，アナフィラキシーショックなどで，体重増加も不良になる．血液検査でIgE高値，牛乳RAST（抗原特異的IgE）が陽性になる．

1) 哺乳量が少ない乳児への対処

器質的疾患がなく哺乳量が少ない乳児の場合は，欲しがらなくても日中は授乳後3〜4時間で授乳させてみる．人工乳の場合は，ミルクの種類を変える，乳首を変えるなどを試みる．早め（5か月頃）に離乳食を始める，離乳食の量を増やすなどの工夫をする．

2) 離乳期以降の食欲がない子への対応

離乳期以降は，家族の食生活や食に対する態度が小児にも反映される．食事を無理強いしない．食事とおやつは時間を決めて与える．だらだらとおやつを与えない．牛乳やジュースを多

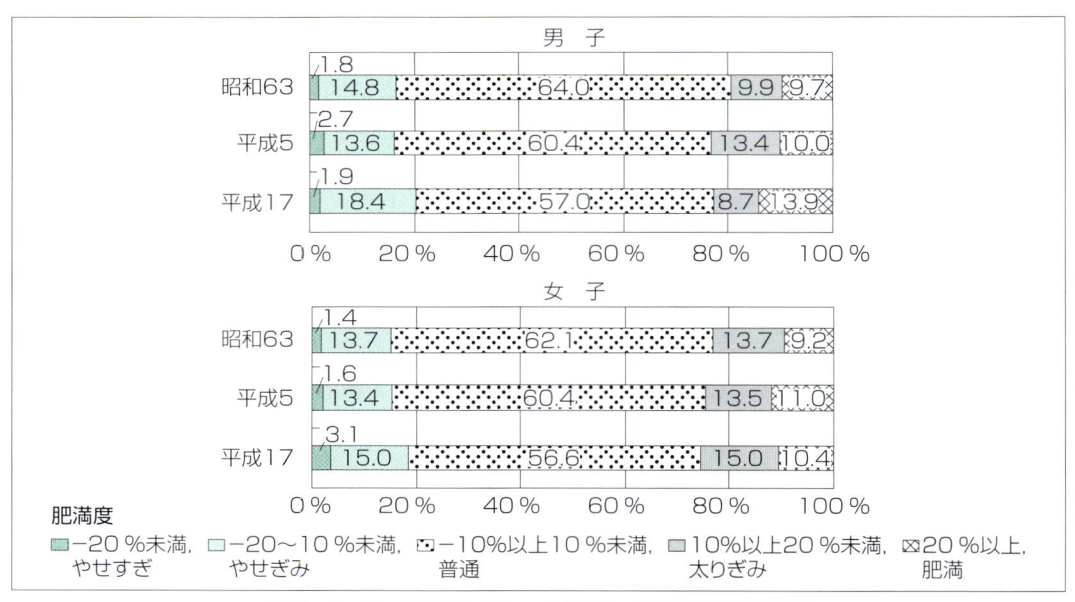

図 1-2-5　子ども（6〜14歳）の体型の年次推移

（H17年度 国民健康・栄養調査結果の概要）

量に与えない．年齢に応じた調理形態の食べ物を与え，日中よく体を動かす．そして何よりも大切なことは楽しい雰囲気で食事をすることである．

3 神経性食欲不振症

神経性食欲不振症は中学生頃から増加する．中学生〜大学生女性の 200 〜 600 人に 1 人と報告されており，中学生以降のやせている女子を診察する場合には常に念頭に置く必要がある．診断基準は「Ⅰ-5 摂食障害／神経性食欲不振症」の項に記載されている．

4 著しいやせの病態

大きく以下の 2 つに分類される．しかし，厳密に分類できない状態のやせもみられる．また，わが国ではこのような著しいやせはほとんどないが，被虐待児やアレルギー疾患で極端な食事制限を受けた小児でみられることがある．

1）クワシオルコル（kwashiorkor，ガーナ語で赤い体の意味）

エネルギーはほぼ必要量を満たしているが，蛋白質摂取量が不足している状態で，浮腫，下痢，皮膚炎，食欲不振がみられ，貧血，低アルブミン症，免疫能低下などを伴う．

2）マラスムス（marasmus，消耗症）

摂取エネルギーが長期にわたり不足している状態で，さまざまな栄養素も欠乏している．皮下脂肪減少，皮膚弾力減少，筋肉量減少，下痢がみられ，脈拍・血圧低下，貧血，免疫能低下を生じる．クワシオルコルのような全身の浮腫はみられない．

3）症状・所見

栄養不良により，さまざまな症状・所見・検査値の異常を呈する（表1-2-5）[9]．さらに原因疾患により，その疾患特有の症状を示す．栄養不良による異常を原因疾患の症状・所見と勘違いしないように注意する必要がある．消化器疾患では嘔吐や下痢・便秘を合併しやすい．

1）栄養障害により生じる異常所見

栄養不良では甲状腺ホルモンの 1 つであるトリヨードサイロニン（T_3）が低下する．また，血清プレアルブミンやトランスフェリンは半減

期が短く，RTP (rapid turnover protein) といわれており，蛋白栄養状態の比較的短期の評価に用いることができる．3メチルヒスチジンは骨格筋に存在し，骨格筋が分解される際に血液中に放出され，再利用されないで尿中に排泄される．したがって骨格筋の消耗が強いと尿中3メチルヒスチジン値が高くなる．

4) 治 療

治療は要因・原因疾患により異なる．原因疾患に対して適切な対応を行えば，やせは改善する．虐待が疑われたら，入院させ適切な養育環境にするだけで，食欲亢進，体重増加がみられ栄養不良は改善する．

5) 予 後

乳児期に著しい栄養障害をきたすと身長の伸

表1-2-5 栄養障害により生じる異常所見

- 身体所見
  低体温，活動性の低下，皮膚ツルゴールの低下，筋力低下，浮腫，脱毛，徐脈
- 検査値の異常
  貧血，リンパ球減少，血清 T_3 低下，血清アルブミン・プレアルブミン・トランスフェリンの低下，血清必須アミノ酸低下，血清総コレステロール低下，尿中3メチルヒスチジン排泄量増加，免疫機能（遅延型皮膚過敏反応，NK細胞活性）低下

（吉岡加寿夫編：「やせ・体重減少がある」まちがいやすい疾患の鑑別ノート 小児科編，医薬ジャーナル社，2000，pp.46-49）

びが障害されるが，栄養不良が改善すると身長も同調して伸びる．

骨密度は小児期，思春期に増量する．したがって小児期・思春期にカルシウム不足が強ければ，骨密度が十分増強せず，高齢者になって骨粗鬆症をきたす恐れがある．

栄養療法

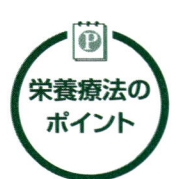

栄養療法のポイント

- やせの原因はさまざまであり，原因によって栄養療法は異なる．
- 母乳不足の場合はまず母乳授乳の工夫を行い，それでも改善しない場合は人工乳を足す．
- 牛乳アレルギーの場合は，アレルゲンのない人工乳に変更する．
- 食物アレルギーが疑われたら，確かな診断の上で，適切な食事療法を行う．過度の食事制限を行わないように注意する．
- 幼児期以降は食生活・食環境（偏食，朝食欠食，不規則なおやつ，孤食などのない食生活）に注意を払う．
- 思春期の食欲不振の場合は，心理カウンセリングも併用する．
- 食育が大切である．

1) 疾患に対する栄養のあり方・薬物療法と栄養のあり方

やせは栄養不良の状態と考えられる．要因・原因疾患はさまざまで，診断後に疾患によっては，投薬が必要である（例えば甲状腺機能低下症・亢進症，糖尿病など）．そのような場合は，原因疾患の治療を行えば，特別な栄養療法をしなくても，やせは改善する．

2)食事療法

やせをきたす要因・原因疾患によっては食事療法が治療になる場合がある.そのような要因・疾患の主なものの食事療法を以下に述べる.

1 母乳不足

母乳不足の原因を調べ,対応できるものであれば対応する.それでも哺乳量が少ないと考えられたら,育児用調製粉乳(人工乳)を補充する.一般的なやり方は,①母乳を飲ませてから人工乳を補う,②母乳と人工乳を交互に与える,③夕方の授乳分泌量が減少する時に人工乳を与えるなどである[10].その母子に応じて対応を考える.

2 牛乳アレルギー

人工乳をアレルゲンのないものに変更する.牛乳アレルギーの乳児に用いられる人工乳として以下のものがある.

① 大豆乳(ボンラクト®i):抽出大豆蛋白質を原料として,乳幼児に適した組成の調製がなされている.したがって牛乳蛋白質を含まない.糖質もデキストリンとブドウ糖に置換されており,乳糖を含まない.適応症は乳糖不耐症,牛乳アレルギー,ガラクトース血症である.

② カゼイン加水分解乳(のびやか®,E赤ちゃん,MA-mi,ペプチドエット,アイクレオHI):牛乳アレルギーの原因であるβラクトグロブリンやαラクトグロブリンを除去し,カゼインを酵素で分解し,牛乳の抗原活性をなくしたものである.明治ののびやか®は乳糖を含むが,ほかは乳糖も除去している.適応症は牛乳アレルギー,乳糖不耐症である.

③ アミノ酸混合乳(エレメンタルフォーミュラ®):母乳のアミノ酸組成を参考に,純粋のアミノ酸を混合し,必要栄養素を添加したものである.適応症は重症アレルギー,大豆や卵などの広範囲のアレルギー疾患,乳糖不耐症,ガラクトース血症である.

3)栄養(食事)療法のアセスメント

体重・身長を標準成長曲線上にプロットし,体重・身長の増加が改善しているかどうかを評価する.栄養不良でみられる症状・所見(表1-2-5)が改善しているかどうかを確認する.原因疾患が特定され治療を行った場合は,原因疾患の経過とともに栄養状態も常に評価する.

(児玉 浩子)

引用文献

1) 児玉浩子:小児肥満の判定と評価をどうするか.小児内科,38(9),2006,pp.1519-22.
2) 荒木俊介,土橋一重,朝山光太郎:小児肥満症の診断基準.小児内科,38(9),2006,pp.1523-27.
3) 文部科学省:学校保健統計 平成20年.http://www.mext.go.jp/b_menu/toukei/001/1256666.htm
4) 児玉浩子:小児を生活習慣病から守る食習慣—食育の立場から.日医誌,136,2008,pp.2361-65.
5) 児玉浩子:肥満治療を継続するための工夫.臨栄,110(7),2007,pp.837-41.
6) Gluckman PD, Hanson MA:Living with the past:evolution, development and patterns of disease. Science, 305, 2004, pp.1773-76.
7) 児玉浩子:やせ,体重増加不良.小児診療,66(11),2003,pp.1908-12.
8) 山口規要子,水野清子:育児にかかわる人のための小児栄養学.診断と治療社,2008,pp.71-85.
9) 吉岡加寿夫編:「やせ・体重減少がある」まちがいやすい疾患の鑑別ノート 小児科編,医薬ジャーナル社,2000,pp.46-49.
10) 母子衛生研究会:授乳・離乳の支援ガイド実践の手引き.母子保健事業団,2008,pp.22-33.

1-3 周期性嘔吐症候群
cyclic vomiting syndrome ; CVS

疾患の概要

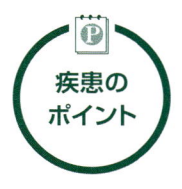

疾患のポイント
- 数時間〜数日続く嘔吐が繰り返すが，嘔吐発作間欠期は元気で健康である．
- 片頭痛の1タイプと考えられており，片頭痛薬が有効である．
- 重症の場合は予防内服を行う．
- ストレスやチーズ，チョコレートなどの食品が発作誘発因子になる．
- 数年で自然治癒するが，成人になってから片頭痛を発症する例が多い．

1）診断基準

2004年の「国際頭痛分類 第2版」で，周期性嘔吐症候群は migraine（片頭痛）の中の Children periodic syndromes that are commonly precursors of migraine（片頭痛に移行しやすい小児周期性症候群）の1つと位置付けられた．すなわち小児期に発症する片頭痛の1タイプと分類された．診断に決め手となる検査はなく，臨床経過と嘔吐発作の特徴，および器質性疾患を否定後に診断される．表1-3-1は今までの報告から本症の特徴をまとめたもので，診断に有用である[1]．わが国では，同様症状・病態に対してアセトン血性嘔吐症，ケトン性低血糖，周期性ACTH-ADH放出異常症，自家中毒という病名も汎用されている．しかし，これらは周期性嘔吐症と同一病態を示すものと考えられる．発症頻度は2〜0.35％と報告により異なるが，比較的よくみられる疾病である[2]．

鑑別診断としてミトコンドリア遺伝子異常，有機酸代謝異常症，尿素サイクル異常症，慢性虫垂炎，炎症性慢性腸疾患，慢性腎疾患，食物アレルギー，うつなどさまざまな疾患が挙げられる[1]．発作時に血液ガス，血清乳酸，ピルビン酸，アンモニア，アミノ酸，IgE，RAST，一般検尿，尿中有機酸，頭部単純CT，便潜血，便培養などを検査して器質性疾患を鑑別することが必要である．

2）分類と病態

脳と腸管の神経系は密接に相互に作用し合っている（brain-gut interactions）．また，腸壁神経系はそれ自体に感覚神経からの情報を記憶，蓄積し，腸管の筋肉，粘膜上皮細胞，血管などの反射運動を引き起こすといわれている（brain in the gut）[1]．本症では，さまざまな要因に対してこのような神経系が過敏に反応し，corticotropin releasing factor（CRF）分泌が亢進する．増加したCRFはACTH（副腎皮質刺激ホルモン），コルチゾール，カテコラミン，抗利尿ホルモン（ADH）の分泌を亢進させ，自律神経障害や嘔吐発作を引き起こす．発症した症状がさらにストレスになり，悪循環が起こると考えられている．

3）症　状

表1-3-1に症状の特徴を示す．発作間欠期

は全く元気で健康である．症状の程度は患者によりさまざまで，年に1，2回の場合もあるが，月に数回と頻度が高い例もある．ストレスはネガティブなストレスだけでなく，休暇や誕生日などのポジティブなストレスも発作の誘因になる．好発年齢は4～5歳であるが，新生児発症例の報告もあり，思春期・成人発症例もまれではない．また，季節的変動があり，夏には嘔吐発作回数は少ない．

4）治　療

治療は，嘔吐発作時の治療と予防とに分けられる．嘔吐発作は精神的・肉体的ストレスで誘発されることが多いので，予防には日常生活の改善が必要である．また，発作が重症で頻度が高い場合は，入院を繰り返し通常生活に支障をきたすため，予防内服を行うとよい．一般に1

表 1-3-1　周期性嘔吐症候群の特徴的症状・所見

全般的な特徴		随伴症状	
女：男	55：45	自律神経症状	倦怠感（91％），蒼白（87％），発熱（29％），流涎過多（13％）
発症年齢	平均5.2歳		
発作による休学期間	20日／年	胃腸症状	腹痛（80％），むかつき（76％），食欲不振（74％），嘔気（72％），下痢（36％）
輸液を必要とする割合	50％		
		神経症状	頭痛（40％），羞明（32％），音声恐怖（28％），めまい（22％）
嘔吐の特徴	ピーク時6回／時，胆汁性（76％），血性（32％）	検査所見	（発作中も時期により異常がみられないこともある）
発症・消失	急激な発症（30分前までは元気）と消失（4時間後に飲食可能）	血清ACTH・ADH・コーチゾール・カテコラミン	高値
持続期間	24～43時間（2時間～10日）	血糖・血清Na	やや低下
周期性	周期が一定（47％），通常2～4週間ごと	尿ケトン体陽性	しばしば陽性
		脳波	まれに異常
発症時間	夜間または早朝	予後	2～3年で治癒（思春期前に治癒），片頭痛への移行（27％）
症状が毎回同じ	98％		
誘因	感染（41％），精神的ストレス，緊張（34％），食事性（チョコレート，チーズ，グルタミン酸など）（26％），月経（13％）	家族歴	82％

（児玉浩子，疋田敏之：周期性嘔吐症候群の最近の知見と治療．小児科，48(9)，2007，p.785）

表 1-3-2　周期性嘔吐症候群の治療薬

薬品名		投与方法
発作時治療薬	スマトリプタン	（年齢×4+20）/100×3 mg 皮下注，ないしは5～20 mg/回，点鼻
	オンダンセトロン	2.5 mg/m^2，静注4～6時間ごと
	グラニセトロン	10 μg/kg，静注4～6時間ごと
発作予防薬	プロプラノロール	10ないしは20 mgを1日2～3回，内服
	シプロヘプタジン	0.1～0.3 mg/kg/日，内服
	アミトリプチリン	0.2～3.4 mg/kg/日，内服
	フェノバルビタール	2～5 mg/kg/日，内服
	バルプロ酸	20～40 mg/kg/日，内服

（疋田敏之，児玉浩子：周期性嘔吐症候群，腹部片頭痛．小児内科，40(5)，2008，pp.830-33）

か月に1回以上の発作がある場合に予防内服を行う．

1 発作時治療

嘔吐発作時は脱水状態になっており，輸液を必要とする場合が多い．5〜10％グルコース含有初期輸液を行い，その後も維持輸液を症状が改善するまで行う．片頭痛薬であるスマトリプタンやオンダンセトロンが治療薬であるが，患者により効く例と効かない例がある（表1-3-2）[3]．最初に投与して効果がない場合は，2度目も効果がない．効果がある場合は劇的である．アタラックス®-P，ダイアップ®，ボスミン®，ナウゼリン®などを併用すると症状の軽減に有効な場合がある．

2 予防薬

予防内服として用いられている薬剤を表1-3-2に示す[3]．効果評価は発作回数の減少，発作間欠期の延長，発作程度の軽減などで行う．定期的に薬剤血中濃度を測定し，有効血中濃度を維持するように薬剤量を調整する．1年位内服を続けて嘔吐発作がみられなければ，徐々に投薬量を減少させる．

5）予　後

多くは数年で自然治癒する．しかし成人になって片頭痛を発症する例が多い（表1-3-1）．

栄養療法

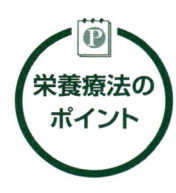

栄養療法のポイント
- 嘔吐発作時は絶食にする．
- 回復期は，少量の糖水，経口補液（乳児下痢症の項参照）などから始める．
- 回復期は，発作を誘発するチョコレート，チーズ，かんきつ類果物，高脂肪食，グルタミン酸（味の素®）は摂取を控える．
- 予防には，上記の発作誘発食品の摂取を制限する．
- 長期間にわたり空腹にならないよう注意する．

1）疾患に対する栄養のあり方

嘔吐発作の誘因として長期間の空腹やある種の食品が挙げられている．したがって発作を予防するには，長期間空腹にならないようにする．早朝に発作を繰り返す場合は，長時間エネルギーが補充できるコーンスターチを就眠前に摂取するのもよい[4]．表1-3-3は小児・思春期の片頭痛患者での発作誘発因子であるが[5]，本症の病態が片頭痛であることを考えると，これら発作誘発因子はCVSにも当てはまる．特にチーズ，チョコレート，グルタミン酸が発作を誘発しやすいといわれている．牛乳や卵白などの食物アレルギーが原因のこともある[6]．したがって発作予防にはこのような食品の摂取を制限する．

頻回に嘔吐発作を繰り返すと，栄養摂取が不十分になり，やせになる．やせ，栄養不良は嘔吐発作を起こしやすい状態の要因になり，悪循環が生じる．したがって嘔吐発作を予防することが栄養上も大切である．

嘔吐発作時は，絶食にして輸液で水分，糖分，ミネラルを嘔吐が消失するまで補う．通常数時間〜数日である．嘔吐の改善は劇的で，嘔吐消失後1〜3時間で食事を欲しがる．少量の糖水，経口補液またはかんきつ類以外の果汁などを与えて，嘔気，腹痛，嘔吐などが再発しなければ，低脂肪食で発作誘発物質（表1-3-3）

表 1-3-3　片頭痛発作の引き金となる食べ物および化学物質

食べ物	チーズ，チョコレート（脳血流変化，ノルアドレナリン分泌亢進），かんきつ類果物，ホットドッグ，ハム，燻製肉，ヨーグルト，脂っこい食べ物，フライ，コーヒー，紅茶，コーラ，ワイン，ビール，アイスクリームや凍結食品（血管収縮作用），長期間の空腹
化学物質など	チラミン（チーズ，ワイン，ビール，豆などに含有），フェニルエチラミン，チオブロミン（チョコレートなどに含有），フェノリックアミン，オクトパミン，亜硝酸塩（フランクフルト，ハム，サラミ，ベーコンなどに含有，ホットドック頭痛ともいわれる），酸化窒素，アレルゲンとなる蛋白（カゼインなど），リノレン酸，オレイン酸，グルタミン酸（味の素®），カフェイン，タルトラジン，亜硫酸塩，アスパルテーム（人工甘味料），ヒスタミン，ストレスホルモン放出，低血糖

（Millichap JG, Yee MM：The diet factor in pediatric and adolescent migraine. Pediatr Neurol, 28, 2003, pp.9-15 より引用改変）

を含まない食事を与える．

2）薬物療法と栄養のあり方

薬物療法と同時に食生活に注意することが治療に欠かせない．

3）最新の研究

成人発症例で三環系抗うつ薬であるアミトリプチリン塩酸塩（トリプタノール®）が予防薬として有効であると報告されている[7]．

表 1-3-3 の予防薬の単剤で効果がない場合は，バルプロ酸ナトリウムとフェノバルビタールの併用で劇的に症状が改善することがある[8]．

4）栄養療法のアセスメント

体重の増加が治療効果判定の目安になる．本症患者はやせていることが多い．症状の改善とともに体重も増加し，やせが改善する．

（児玉　浩子）

引用文献

1) 児玉浩子, 疋田敏之：周期性嘔吐症候群の最近の知見と治療. 小児科, 48(9), 2007, pp.1309-15.
2) Fitzpatrick E, Bourke B, Drumm B, et al：The incidence of cyclic vomiting syndrome in children：Population-based study. Am J Gastroenterol, 103, 2008, pp.991-95.
3) 疋田敏之, 児玉浩子：周期性嘔吐症候群, 腹部片頭痛. 小児内科, 40(5), 2008, pp.830-33.
4) Sudel B, Li BUK：Treatment options for cyclic vomiting syndrome. Current treatmenet options in gastroenterology, 8, 2005, pp.387-95.
5) Millichap JG, Yee MM：The diet factor in pediatric and adolescent migraine. Pediatr Neurol, 28, 2003, pp.9-15.
6) Luacrelli S, Corrado G, Pelliccia A, et al：Cyclic vomiting syndrome and food allergy/intolerance in seven children：a possible association. Eur J Pediatr, 159, 2000, pp.360-63.
7) 服部　学, 上松則彦, 中澤秀喜, ほか：三環系抗うつ薬が有効であった成人 cyclic vomiting syndrome の1例. 臨神経, 46(9), 2006, pp.655-57.
8) Hikita T, Kodama H, et al：Effective prophylactic therapy for cyclic vomiting syndrome in children using valproate. B&D, 31, 2009, pp.411-13.

1-4 乳糖不耐症
lactose intolerance

疾患の概要

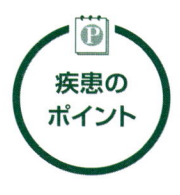

疾患のポイント

- 腸管ラクターゼ酵素活性の低下により乳糖の消化・吸収が障害される病態である.
- 先天性と二次性があり, 先天性は非常にまれだが出生後授乳直後より激しい下痢を発症する. 二次性はウイルス性腸炎などに続いて発症しやすく, 下痢が遷延する.
- 診断は一般に便pH低下 (5.5以下), 便中還元糖の検出などで行うが, 乳糖除去ミルクへの変更で改善することも治療的診断として有用である.
- 治療は母乳栄養児の場合は, 乳糖分解酵素薬 (ガランターゼ®など) を授乳と同時に内服させる. 人工乳の場合は乳糖除去ミルク (ラクトレス®, ノンラクト®など) や乳児用大豆乳に変更する.

1) 診断基準

①**便検査**：吸収されない乳糖が腸内細菌で醗酵し, 酸が産生され便がpH 5.5以下の酸性になる. しかし母乳栄養児は正常でも酸性便であるので, 注意が必要である[1].

②**便中還元糖の検出**：乳糖, グルコース, ガラクトース, 果糖などは還元作用がある. 吸収されずに便中に排泄される還元糖はクリニテストで検出できる. 便と蒸留水を混和後遠心し, 上清を15滴取り, クリニテスト錠を加えて色調の変化で評価する[2].

③**乳糖負荷試験**：わが国では一般に空腹時に乳糖を小児では2 g/kg (最大20 g), 成人では20 gの量を経口投与し, 負荷前, 負荷後15, 30, 60, 120分に血糖を測定する. 血糖上昇が基礎値より20 mg/dL以下の場合, 不耐症と診断する[2]. (米国小児科学会では, 負荷量は最大25 gで, 血糖上昇は26 mg/dLとされている)[3]. または負荷後60分の呼気ガス分析で水素が負荷前より20 ppm以上上昇した場合を不耐症と診断する[3]. しかし, 下痢を悪化させる危険があるので慎重に行う.

④**ラクターゼ活性測定**：小腸生検サンプルでラクターゼ活性を測定する[2].

一般診療では上記の①, ②および乳糖除去での症状改善で診断可能で, ③, ④を行う必要はない.

2) 分類と病態

1 病態

乳糖は乳汁に含まれている糖で, ガラクトースとグルコースが結合した二糖類である. 経口摂取した乳糖は小腸粘膜の刷毛縁に存在する乳糖分解酵素 (ラクターゼ) でガラクトースとグルコースに分解され吸収される. 乳糖分解酵素は胎生期にすでにみられ, 出生時に活性が最高になり, 出生後は漸減し, 乳児期を過ぎると激減する. ラクターゼ活性の経年的減少には人種差がある. 東洋人では5歳以降に欠損状態の者が増加し, 成人では100 %活性をもたない[3]. こ

れは乳糖の摂取量の減少によるためであろうと考えられている．ラクターゼ活性が欠損（低下）すると乳糖が分解されず，腸腔内に留まり，浸透圧性下痢を引き起こす．さらに大腸で腸内細菌によって分解され，炭酸ガスなどの気体や有機酸が産生され，腹部膨満，腹痛，下痢をきたす．下痢がひどくなると脱水症状をきたす．

2 分　類

一般に先天性と二次性乳糖不耐症に分類される．

また近年では，一次性乳糖不耐症，新生児乳糖不耐症という概念も提唱されている[3]．

1）先天性乳糖不耐症

先天性は非常にまれで，先天的なラクターゼ遺伝子異常によるラクターゼ欠損症である．生後の授乳開始後数時間～数日で激しい下痢，脱水で発症する[4]．乳糖除去ミルクで下痢は止まる．わが国での報告はない．

2）二次性乳糖不耐症

二次性乳糖不耐症は頻度が高い．健康な乳幼児がウイルス性胃腸炎や食物アレルギーなどで下痢を発症した場合，小腸粘膜の刷毛縁は容易に損傷する．その結果，ラクターゼ活性が低下し，乳糖不耐症になる．したがって急性胃腸炎後に下痢が遷延する場合は本症を考える必要がある．

3）一次性乳糖不耐症

一次性乳糖不耐症とは，健常者でも自然経過でラクターゼ活性が低下，消失した状態を定義しており，疾患とはいえない．すべての日本人成人は一次性乳糖不耐症の状態で，ラクターゼ活性がないが，牛乳2本程度の摂取では症状は出現しない．

4）新生児乳糖不耐症

在胎週数が34週未満の早産児では消化管が未熟でラクターゼはほとんど発現していない．このような状態を新生児乳糖不耐症という．しかし，母乳や通常の人工乳で下痢などの症状は出現しないとされている．

表 1-4-1　乳糖を含まない乳児用人工乳

種類（商品名）	成分解説	適応症
大豆乳 （ボンラクト®i）	抽出大豆蛋白質を原料として，乳幼児に適した組成の調整がなされている．したがって牛乳蛋白質を含まない．糖質もデキストリンとブドウ糖に置換されており，乳糖を含まない	乳糖不耐症，牛乳アレルギー，ガラクトース血症
無乳糖乳 （ラクトレス®，ノンラクト）	乳糖を除去してデキストリンやブドウ糖に置き換えたミルク	乳糖不耐症
カゼイン加水分解乳 （のびやか®，E赤ちゃん，MA-mi，ペプディエット，アイクレオHI）	牛乳アレルギーの原因であるβラクトグロブリンやαラクトグロブリンを除去し，カゼインを酵素で分解し，牛乳の抗原活性をなくしたものである．明治の"のびやか"は乳糖を含むが，ほかは乳糖も除去している	牛乳アレルギー，乳糖不耐症
アミノ酸混合乳 （エレメンタルフォーミュラ®）	母乳のアミノ酸組成を参考に，純粋のアミノ酸を混合し，必要栄養素を添加したものである	重症アレルギー，大豆や卵などの広範囲のアレルギー疾患，乳糖不耐症，ガラクトース血症

3）症　状

乳糖含有食品（母乳，人工乳，牛乳）を摂取することにより，下痢，腹部膨満，腹痛の症状が発症し，重症では脱水を伴う．長期に続く場合は，体重増加が不良になる．

4）治　療

脱水を伴っている場合は，絶食にして，輸液を行い，脱水を改善させる．脱水の補正と下痢が改善したのを確認し，それまでの人工乳や牛乳を乳糖除去ミルクに変更する（表1-4-1）．母乳栄養児の場合は，乳糖分解酵素薬（ガランターゼ®，ミルラクト®）を授乳と同時に投与する．ラックビー®やビオフェルミン®などの整腸剤は乳糖が含まれているので使用は望ましくない．

5）予　後

二次性の場合は，下痢が改善すれば，小腸粘膜，ラクターゼ活性も速やかに回復するので，通常のミルクに戻すことができる．

栄養療法

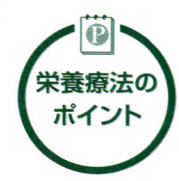

栄養療法のポイント
- 母乳栄養児には，母乳授乳時に乳糖分解酵素薬を内服させる．
- 人工栄養児には，乳糖除去ミルクに変更する．
- 幼児期以降では，牛乳の摂取を控える．
- 下痢の改善，適切な体重増加を確認する．

1）疾患に対する栄養のあり方

(1) 乳児期

ウイルス性胃腸炎などの下痢に適切な対応がなされないまま下痢が続くと，その下痢により小腸粘膜の刷子縁がさらに損傷を受け，下痢が悪化するという悪循環が生じる．したがって本症を疑った時や診断した時には速やかに乳糖除去ミルクなどの乳糖除去を開始することが重要である．下痢の期間はアレルギー素因のある食物は避ける方がよい．

人工乳の場合，乳糖除去ミルクを用いるので，ガラクトースと乳糖は摂取されない．しかし，乳糖は乳児では大腸の腸内細菌フローラの維持に必要である．したがって，長期にわたり安易に乳糖除去ミルクを続けるのは望ましくない．下痢が改善すれば，普通ミルクに戻す．

(2) 乳児期以降

便性状をみながら，牛乳摂取を制限する．幼児で乳糖不耐症により下痢を生じている場合は，牛乳を止めて乳糖除去ミルクにする．学童期以降は乳糖分解酵素が消退している健常児も多い．通常は牛乳1本位では下痢を生じないが，牛乳を飲んで下痢がみられる場合は牛乳を止める．牛乳アレルギーではないので，厳格にチーズ，ヨーグルトなどの乳製品を制限する必要はない．

2）薬物療法と栄養のあり方

タンニン酸アルブミンやアドソルビン®などの一般的な止痢薬は効果がない．母乳の場合は乳

糖分解酵素薬を授乳と同時に投与する．授乳と間隔が空くと効果がない．

3）最近の研究

乳糖は腸管でのカルシウム吸収を促進する．したがって，乳糖除去ミルクにより乳糖摂取を長期にわたって制限するとカルシウムの吸収が低下する．その結果，骨粗鬆症や骨折が危惧されている[3]．下痢などの消化器症状が改善すれば普通ミルクに変更することが大切である．

4）栄養療法のアセスメント

①便回数，便性状，②体重増加，③人工乳の場合は哺乳量で，症状および栄養状態を評価する．下痢の改善，必要な哺乳量，望ましい体重増加を確認する．

（児玉　浩子）

引用文献

1) 位田　忍：吸収不全症候群，小児科，40，（増刊号）1999，pp.507-11．
2) 奥田真珠美「乳糖不耐症」藤澤知雄，友政　剛監；白木和夫編；小児消化器肝臓病マニュアル，診断と治療社，2003，pp.122-23．
3) Heyman MB, the Committee on Nutrition: Lactose intolerance in infants, children, and adolescents. Pediatrics, 118, 2006, pp.1279-86.
4) Torniainen S, Freddara R, Routi T, et al: Four novel mutations in the lactase gene (LCT) underlying congenital lactase deficiency. BMC Gastroenterology, 9, 2009.

1-5 乳児下痢症
infantile diarrhea

疾患の概要

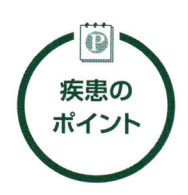

疾患のポイント

- 大きく急性と慢性に分類できる．急性下痢の主な原因はウイルス性胃腸炎，細菌性胃腸炎，上気道炎，尿路感染などの感染症で，慢性下痢の主な原因は食物アレルギー，乳糖不耐症，ヒルシュスプルング病，トドラー（toddler）の下痢などさまざまである．
- 急性下痢症で軽度〜中等度の脱水がみられる場合は，経口補液を用いる．母乳や人工乳，食事の制限は不要である．高度脱水の場合は，静脈輸液を行い，脱水を改善させる．
- 止痢薬は一般によく使用されているが，あまり効果がないともいわれている．
- 下痢が長引き，二次性乳糖不耐症になった場合は，乳糖不耐症の治療に準じる．

1）診断基準

乳幼児の下痢は，便回数や性状だけで定義することはできない．通常に比べて急に便回数が増加し，水様・大量便に変化した場合に下痢を発症したと判断することができる．母乳栄養児の正常便はしばしば水様性で，回数も多く，授乳ごとに排便することもよくある．時に少量の糸様の新鮮血液が付着していることがある．これは大腸リンパ濾胞の増殖による場合が多く，生後数か月までにみられることがある．母乳栄養児で上記の状態でも，体重増加が良好で機嫌がよく，ほかに病的所見がなければ全く心配ない．

2）分類と病態

下痢の原因はさまざまである（表1-5-1）．乳児下痢症の大半はウイルス感染に伴う急性胃腸炎であり，1〜2週間で改善する．2週間以上下痢が持続する場合は慢性下痢と考え，鑑別診断を行う．原因疾患により下痢をきたす病態は異なる．

1 急性乳児下痢

ウイルス性胃腸炎は一般にウイルスが小腸粘膜に感染し，粘膜細胞がウイルスとともに管腔内に脱落する．再生上皮細胞は吸収能が未熟なため，水分，電解質，栄養素の吸収が不良になり，便量が増える．また腸管蠕動が亢進し便回数が増加する．上気道感染や中耳炎，尿路感染などに伴い腸管蠕動が亢進し下痢になることもしばしばみられる．細菌感染では全消化管に感染し，大腸粘膜の炎症が強いと粘血便になる．

2 慢性乳児下痢

慢性下痢をきたす疾患はさまざまである（表1-5-1）．病歴，下痢の性状，ほかの症状を参考に鑑別診断を進める．

非感染性下痢ではトドラー（よちよち歩きの意味）下痢がある．これは年長児の過敏性腸症候群に類似した乳幼児特有の病態で，成長に異常をきたさない．

表 1-5-1 主な乳児下痢症の原因と症状・診断法

下痢の原因	随伴しやすい症状（原因）	診断のための検査
ウイルス性腸管感染性 　ロタウイルス，腸管アデノウイルス，ノロウイルス，エンテロウイルスなど	嘔吐を伴うことが多い 白色下痢便（ロタウイルス），集団発生・生カキ摂取（ノロウイルス），発疹・熱（エンテロウイルス）	便中ロタ抗原，アデノ抗原，ノロウイルス抗原
細菌性 　サルモネラ，カンピロバクター，病原性大腸菌，ブドウ球菌	血便，腹痛，発熱 血尿（腸管出血性大腸菌）	便培養，血算，CRP，血液培養，血液生化学一般，一般検尿
腸管外感染 　尿路感染，中耳炎，上下気道感染	頻尿，血尿（尿路感染） 呼吸器症状（気道感染） 耳漏，耳痛（中耳炎）	一般検尿，血算，胸部X線
食物アレルギー*	嘔吐，腹部膨満，湿疹，喘息	血算（好酸球数），IgE，RAST
乳糖不耐症*	腹部膨満，腹痛	便クリニテスト，乳糖負荷試験
抗菌薬投与		抗菌薬中止
短腸症候群*	小腸の広範囲切除に伴う消化吸収障害	消化管造影
腸回転異常*	胆汁性嘔吐，腹痛	腹部超音波，消化管造影，注腸造影
ヒルシュスプルング病*	腹部膨満，便秘，嘔吐	注腸造影，直腸肛門内圧
蛋白漏出性胃腸症*	嘔吐，浮腫，腹水，胸水	末梢血リンパ球数，血清蛋白，アルブミン，γグロブリン
腸性肢端皮膚炎*	開口部周囲の皮膚炎，脱毛，体重増加不良	血清亜鉛，血清アルカリホスファターゼ
慢性非特異性下痢*		
ミュンヒハウゼン症候群*	出血症状，吐血，血便，痙攣，意識障害，無呼吸	便マグネシウム，母親の心理テスト

＊：慢性下痢の原因

　保護者が下剤を飲ませて，下痢を主訴に来院する代理ミュンヒハウゼン症候群は本症を疑って観察しないと見逃す危険がある．十分な精査を行っても診断がつかない場合に本症も鑑別診断にあげて十分な観察が必要である[1]．

　慢性的に下痢が続くと，小腸粘膜は損傷を受け，粘膜先端にある乳糖分解酵素や蛋白質吸収に関与するペプチダーゼやエンテロキナーゼの活性が低下する．その結果，腸管内の浸透圧が上昇し，浸透圧性下痢をきたし，その下痢がさらに小腸粘膜を損傷するという悪循環が生じる（図1-5-1）[2]．さらに，栄養素の吸収不全による亜鉛，鉄，蛋白質などの栄養素欠乏および栄養不良が免疫能低下や小腸粘膜再生障害を引き起こし，悪循環を増長する．

3）症　状

　急性下痢，特にウイルス性下痢では，嘔吐や発熱を伴いやすい．細菌性下痢では腹痛，血便，発熱を伴いやすい．嘔吐，腹痛などの随伴症状は原因疾患により異なる場合があるので，ほかの症状・所見を詳しく問診，および診察を行うことにより原因をある程度想定することが可能である．

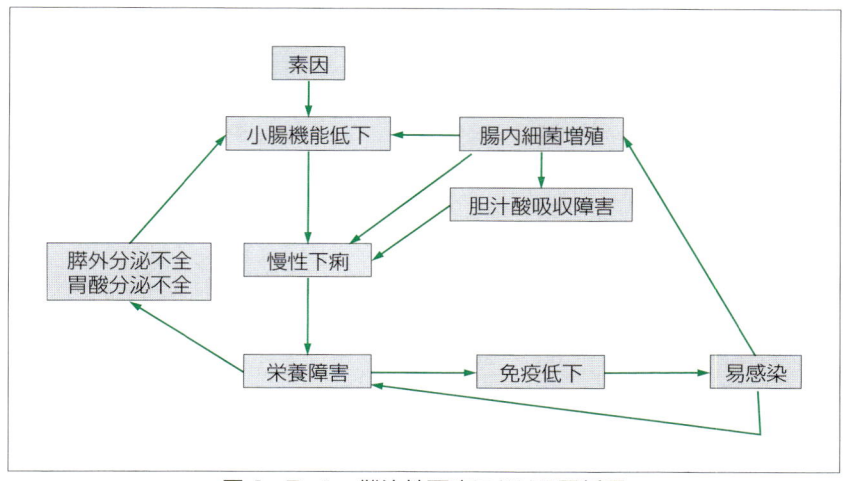

図 1-5-1　難治性下痢における悪循環
(豊田　茂:乳幼児の下痢症 小児疾患治療のための病態生理 1. 小児内科, 40, 2008, pp.501-05)

4) 治療

慢性下痢は原因により治療法が異なるので，ここでは主に急性下痢での治療法を述べる．頻回嘔吐の併発，中等度以上の脱水，意識障害，血清電解質異常などの症状・所見がみられれば入院の適応になる．

1 経口補液療法

軽症，中等度の脱水であれば，脱水を改善させるために経口補水液（oral rehydration solution；ORS）が第 1 選択になる[3,4]．初期 4 時間までは 10〜20 mL/kg/ 時を少量頻回（例えば 15 分ごと）に与える[3]．軽度脱水では 50 mL/kg，中等度脱水では 100 mL/kg を 3〜6 時間で与えるなどが目安である[4]．ESPGHAN は ORS のナトリウム濃度 60 mEq/L を推奨している[5]．わが国で一般に用いられている医薬品はソリタ®-T 顆粒 3 号であるが，ナトリウム濃度はガイドラインより低い．ガイドラインの推奨する組成に近いのは，ソリタ®-T 顆粒 2 号と OS-1 である（表 1-5-2）．

2 経静脈輸液

脱水が強い場合や経口摂取が不可能な場合は経静脈輸液で脱水を補正する．血液電解質などを検査し，一般的には初期輸液としてソリタ®-T1 号を用い，排尿がみられたら維持輸液としてソリタ®-T3 号や KN3 号輸液を用いる．

3 薬物療法

1) 止痢薬

下痢が頻回の時は，タンニン酸アルブミン（タンナルビン®）やケイ酸アルミニウム（アドソルビン®）の止痢薬を投与する．成人投与量はタンナルビン®3〜4 g/ 日，アドソルビン®3〜10 g/ 日分 3 であり，小児では体重や年齢に合わせて投与量を決める．一般的に 1 歳で 10 kg の乳児は成人量の約 1/4 量である．

塩酸ロペミンは腸管運動を抑制し，水やナトリウムの吸収を促進し強力な止痢効果がある．しかし，乳幼児では麻痺性イレウスをきたす危険が高く，原則的に使用しない．下痢が遷延する場合のみに少量を投与してもよいが，内服中は腹部膨満などのイレウス徴候に注意する．6 か月未満の乳児では禁忌である．

2) ビフィズス菌製剤

乳酸菌製剤やビフィズス菌製剤も有効である．しかしほとんどの乳酸菌製剤やビフィズス菌製剤は乳糖を含んでいるので，乳糖不耐症が

表1-5-2 ORSのガイドラインと医薬品，病者用，食品一般飲料の組成

区分		Na	K	Cl	Mg	P	炭水化物	浸透圧
		(mEq/L)				(mmol/L)	(g/L)	(mOsm/L)
海外ガイドライン	WHO（2002年）	75	20	65			13.5	245
	ESPGHAN（1992年）	60	20	60			16	240
	AAP（1985年）維持液	40〜60	20	陰イオン添加		炭水化物とNaのモル比は2:1をこえない		
医薬品	ソリタ®-T配合顆粒2号	60	20	50	3	10	32	249
	ソリタ®-T配合顆粒3号	35	20	30	3	5	34	200
病者用食品	OS-1®	50	20	50	2	2	25(100)*	270
イオン飲料（食品）	アクアライト®	30	20	25			50	260
	アクアライト®ORS	35	20	30			40(100)*	200
	ポカリスエット®	21	5	16.5			67	326
一般飲料（食品）	オレンジジュース	0.4	26				119	700

*：（ ）内の数字はブドウ糖含量（mmol/L）
（関根孝司「乳児下痢症に対する経口補液療法（ORS）の効果は」五十嵐 隆，ほか編：EBM小児疾患の治療 pp.131，中外医学社を改変引用）

疑われる場合は，使用しないのが望ましい．

3）ラクターゼ薬

どのような原因であれ下痢が遷延する場合や，便クリニテスト陽性で乳糖不耐症と診断された場合は，母乳栄養児ではラクターゼ製剤を内服させることが推奨される（「1-4 乳糖不耐症」を参照）．

製剤としては，チクトラーゼ（ミルラクト®）とβガラクトシダーゼ（ガランターゼ®）があり，授乳時に投与する．通常0.25〜0.5 g/回を哺乳時に内服させる．

4 乳糖除去ミルク

下痢が慢性化した場合，二次性乳糖不耐症になっていると思われる．その場合は，乳糖除去ミルクや大豆乳に変更する（「1-4 乳糖不耐症」を参照）．

乳糖除去ミルクと蛋白質分解乳とを比べた場合，乳糖除去ミルクの方が経過は良好で，蛋白分解乳は味が悪いので摂取量が少なく，体重増加や下痢の経過にも優れた効果を認めなかったと報告されている[6]．

5）予 後

ウイルス感染に伴う急性下痢症は予後がよい．下痢が治れば通常の母乳・ミルクや食事が可能である．

慢性下痢は原因疾患により予後は異なるが，原因疾患に対する適切な治療を行えば，下痢は改善する場合が多い．

栄養療法

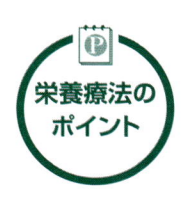

栄養療法のポイント
- 頻回嘔吐を伴う場合は，絶食絶水として，輸液で脱水を改善する．
- 下痢のみの場合は，母乳または人工乳をそれまでと同様に与える．また，水分補給を目的として経口補液を与える．
- 離乳期では，離乳食を続けてもよい．
- 慢性になった場合は，乳糖不耐症になっていることが考えられるため，乳糖不耐症に準じた対応をする．

1）疾患に対する栄養のあり方

頻回嘔吐を伴う場合は，絶飲絶食とし，輸液で脱水を改善させる．嘔吐がなく，下痢のみの場合は，水分補給を主眼とし，ORSの使用と母乳または人工乳を与える．以前は下痢のみでも絶食にすることが多かったが，近年は長期の絶食やミルク・食事制限は，消化管機能の回復を遅らせるので望ましくないとされている[3]．下痢が改善傾向になり，食欲が出てきたら，消化吸収のよい澱粉（かゆ，うどんなど）などの固形物を与える．

2）薬物療法と栄養のあり方

止痢薬投与はあくまでも対症療法である．タンナルビンは牛乳蛋白由来であるので牛乳アレルギーには禁忌である．アドソルビン®は，水分，粘液などを吸着除去して下痢に有効であるが，栄養素も吸着するので食事との間隔を空けることが望ましい[4]．

ラクターゼ薬は授乳と同時に服用しないと効果がない．母乳栄養の場合は，少量の水または微温水に溶いて，授乳と同時に与える．人工栄養の場合は，与えるミルクに混ぜて与える．ラクターゼ活性を損なわないためにミルクの温度を50℃以下で混和する．ラクターゼ製剤の投与数時間後にショック症状を呈した症例が報告されており，アレルギー素因のある小児では慎重に投与する．

3）食事療法

嘔吐を伴わない場合は，母乳や人工乳，離乳食を制限する必要はない[3]．初期からの食事は下痢の悪化や乳糖不耐症の原因にはならない．むしろ初期からの栄養摂取は，腸管の回復を促進するとされている[3]．

4）最新の研究

乳児の下痢に対して止痢薬は一般に使用されており，鎮吐薬や抗菌薬もしばしば用いられている．しかし，近年，乳児下痢には止痢薬は有効ではないとの報告がある[7]．

5）栄養（食事）療法のアセスメント

下痢の状態，食欲，体重減少の程度，脱水症状が重症度と栄養の評価になる．慢性下痢に対しては，体重増加の評価も重要である．体重増加が乳児期前半では30g/日以上，乳児期後半であれば15〜10g/日あれば，栄養は足りていると評価できる．

下痢が慢性になった場合でも，排便回数が1日3，4回位で軟便であれば，通常の食事内容

でよい．下痢便が水溶で，回数も多い場合は乳糖不耐症になっていることが考えられるので，乳糖不耐症に準じた対応をする．

（児玉　浩子）

引用文献

1) 田原卓浩「Munchausen syndrome by proxy」藤澤知雄, 友政　剛監；白木和夫編：小児消化器肝臓病マニュアル, 診断と治療社, 2003, pp.220-21.
2) 豊田　茂：乳幼児期の下痢症. 小児内科, 40, 2008, pp.501-06.
3) Harris C, Wilkinson F, Mazza D, et al：Evidence based guideline for the management of diarrhea with or without vomiting in children. Aust Fam Physician, 37(6 Spec No), 2008, pp.22-29.
4) 田尻　仁：乳児期の急性下痢症に対する食事療法, 薬物療法. 小児内科, 39, 2007, pp.867-69.
5) No authors listed：Recommendations for composition of oral rehydration solutions for the children of Europe. Report of an ESPGHAN Working Group. J Pediatr Gastroenterol Nutr, 14, 1992, pp.113-15.
6) Kukuruzovic RH, Brewster DR：Milk formulas in acute gastroenteritis and malnutrition：a randomized trial. J Paediatr Child Health, 38, 2002, pp.571-77.
7) Ng YJ, Lo YL, Lee WS, et al：Pre-admission therapy for children acute diarrhea hospital-based study. J Clini Pharmacy Therapeutics, 34, 2009, pp.55-60.

1-6 先天性代謝異常症と栄養
inborn error of metabolism and nutrition

疾患の概要

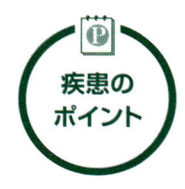

疾患のポイント

- 先天的な遺伝的要因に基づく代謝経路の酵素や分子の異常により，代謝産物の蓄積，必要となる代謝産物の不足，生体にとって毒性のある物質の産生によって種々の臨床症状を呈する疾患群である．
- 非常に多種類の疾患が知られており700疾患をこえるが，個々の疾患の頻度はまれである．
- 臨床症状は，疾患ごとに多彩である．
- 診断は先天性代謝異常を疑うことから始まり，種々の生化学的検査や遺伝子診断にて正確な診断を行う．
- 出生後，放置すると不可逆的な症状が進行するが，早期診断によって治療が可能な疾患については新生児マススクリーニングが行われている．
- 治療は，現在でも治療の困難な疾患が多く，特に診断未定にて急激に発症した場合の急性期集中治療は大きな課題である．しかし，医学の進歩とともに酵素補充療法などの新たな治療法が可能となっている．一方で，従来からの食事療法も重要な治療，健康管理法である．
- 多くの疾患が，常染色体劣性遺伝性の疾患であり，家系内の再発の可能性があり，遺伝カウンセリングを含めた遺伝医療の対応も必要である．

1）疾患の概要

先天性代謝異常症は，先天的な遺伝的要因に基づく代謝経路の酵素や分子の異常により，代謝産物の蓄積，必要となる代謝産物の不足，生体にとって毒性のある物質の産生によって種々の臨床症状を呈する疾患群である[1]（図1-6-1）.

先天性代謝異常症の概念は，20世紀の初頭にアルカプトン尿症，シスチン尿症，ペントース尿症，白皮症を記述したGarrodにより確立された[2]．その後，本疾患の概念は医学において注目され，次々と多くの疾患が同定された．現在は700疾患を数える[1]．すでに，これらの多くの疾患の原因遺伝子が同定されている．先天性代謝異常症は，そのほとんどが単一遺伝性疾患であり，かつ劣性遺伝形式をとる．

ヒトでは生理学的にその細胞や臓器の機能を維持していくために，種々の蛋白質が生成され，分子輸送，エネルギー産生，細胞内の物質分解などのさまざまな経路を構成し，酵素，補酵素，関連蛋白質，輸送蛋白などとして機能している．これらの蛋白の異常によって生じる生理学的破綻状態が先天性代謝異常症である．そのため疾患は多数，多種類が知られており，臨床症状も非常に幅広い．これら個々の疾患の頻度は，一般的に非常にまれであるが，すべてを合わせると比較的遭遇する疾患群である．

先天性代謝異常症の治療は，種々の疾患メカニズムや遺伝子の解明が進み，進歩も目覚まし

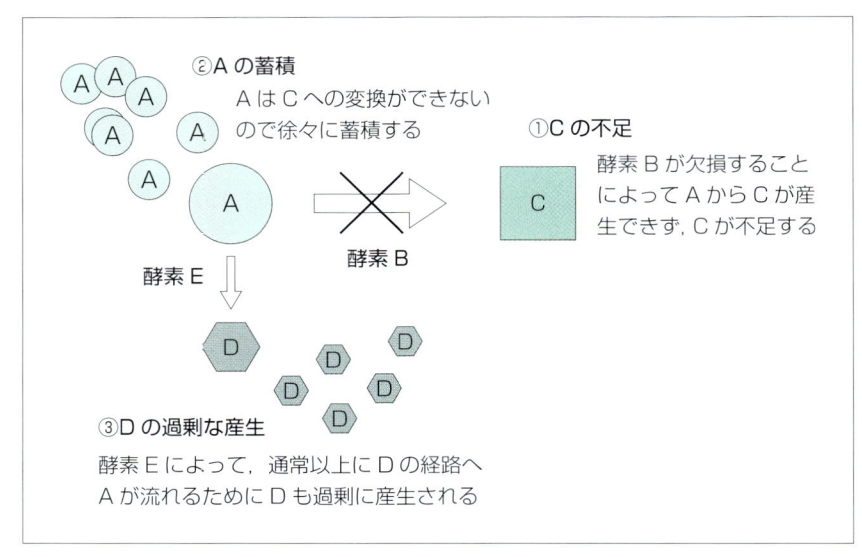

図1-6-1 先天性代謝異常症の原理

い.そのなかでも食事療法が最も基本的な治療法である.

2) 分 類

先天性代謝異常症の分類は,発症年齢,臨床症状や罹患臓器,治療法,生化学的な代謝経路などに応じて分類される.本疾患のよりよい記述と理解のためには,一般的には大きく栄養素と代謝経路に応じて分類される(表1-6-1).この分類は,病態生理の理解,治療,栄養管理の戦略面から有用である.分類ごとに,代表的な疾患を表1-6-2-A～Gに示す.

3) 臨床症状

先天性代謝異常症の臨床症状発現の病態生理は,表1-6-3に示したように分類される.それぞれの疾患によって,三にいずれの病態によって臨床症状が発現しているのかを理解しておくことは,治療管理を行う上で重要である.表中2,3の場合,栄養学的観点からの治療と健康管理が重要となる.

ほとんどすべての先天性代謝異常症は,出生時には正常である.その後の臨床症状の発現は,各疾患にて異なり,同一の疾患,同一の酵素異常であっても残存酵素の活性などに応じて症状発現時期が異なる場合も多い.主要な症状を以下に記載する.

表1-6-1 先天性代謝異常症の分類

分 類	疾患群
アミノ酸,蛋白質の代謝異常	アミノ酸代謝異常症 有機酸代謝異常症 尿素サイクル異常症
炭水化物の代謝異常	糖原病 ガラクトース代謝異常 フルクトース代謝異常
脂肪酸代謝異常	ミトコンドリア,ペルオキシソームにおけるβ酸化における異常症
リソソーム代謝異常	種々の細胞内物質の分解を行う細胞内の小胞,リソソーム内の酵素異常
核酸代謝異常	プリン,ピリミジン代謝経路の異常症
金属代謝異常 リポ蛋白代謝異常	金属輸送,利用障害による異常症 血中に脂質の輸送を担っている蛋白,リポ蛋白に関連する異常症
ステロール代謝異常	コレステロール生合成経路の異常症

1 非特異的症状

生後間もなくから,何となく調子が悪い(not

表 1-6-2-A　アミノ酸代謝異常症

疾　患		欠損酵素	蓄積物質
フェニルアラニン代謝異常症	フェニルケトン尿症	フェニルアラニン水酸化酵素（PAH） グアノシン三リン酸シクロヒドラーゼ（GTPCH）	フェニルアラニン
	テトラヒドロビオプテリン（BH₄）欠損症	6-ピルボイルテトラヒドロプテリン合成酵素（PTP） ジヒドロプテリジン還元酵素（DHPR） プテリン-4α-カルビノールアミン脱水酵素（PCD）	フェニルアラニン，チロシン，トリプトファン
チロシン代謝異常症	遺伝性高チロシン血症Ⅰ型 遺伝性高チロシン血症Ⅱ型 遺伝性高チロシン血症Ⅲ型 新生児・乳児期の重症肝障害を伴う高チロシン血症	フマリルアセト酢酸分解酵素 細胞質チロシンアミノ基転移酵素 4-ヒドロキシフェニルピルビン酸化酵素 4-ヒドロキシフェニルピルビン酸化酵素	フマリルアセト酢酸，マレイルアセト酢酸 チロシン チロシン，4-ヒドロキシピルビン酸 チロシン，メチオニン
含硫アミノ酸代謝異常症	ホモシスチン尿症	シスタチオニンβ合成酵素	メチオニン，ホモシスチン
グリシン代謝異常症	非ケトーシス型高グリシン血症	グリシン開裂酵素系の欠損	グリシン
ヒスチジン代謝異常症	ヒスチジン血症	ヒスチダーゼ	ヒスチジン
アスパラギン酸代謝異常症	Canavan 病	アスパルトアシラーゼ	尿 N-アセチルアスパラギン酸
分枝鎖アミノ酸代謝異常症	メープルシロップ尿症	α-ケト酸脱水素酵素複合体（BCKDH）	ロイシン，イソロイシン，バリンとそのα-ケト酸

表 1-6-2-B　有機酸異常症

疾　患	欠損酵素	蓄積物質
メチルマロン酸血症	メチルマロニル CoA ムターゼ（アポ酵素 mut 欠損，補酵素 Cbl 代謝異常）	メチルマロン酸，メチルクエン酸
プロピオン酸血症	プロピオニル CoA カルボキシラーゼ	プロピオニル CoA とその代謝産物（プロピオン酸など）
マルチプルカルボキシラーゼ欠損症	ホロカルボキシラーゼ合成酵素 ビオチニダーゼ	4 つのカルボキシラーゼ欠損症に特徴的な異常有機酸
イソ吉草酸血症	イソバレリル CoA 脱水素酵素	イソ吉草酸，イソバレリルグリシン
グルタル酸尿症Ⅱ型	マルチプルシアル CoA 脱水素反応	脂肪酸の ω 酸化体，エチルマロン酸，グリシン抱合体，グルタル酸など
グルタル酸尿症Ⅰ型	グルタリル-CoA 脱水素酵素	グルタリル-CoA
複合型グリセロールキナーゼ欠損症	グリセロールキナーゼ	グリセロール

表 1-6-2-C　炭水化物の代謝異常

疾　患		欠損酵素	蓄積物質
ガラクトース血症	GALT 欠損症	ガラクトース-1-リン酸ウリジルトランスフェラーゼ GALT	ガラクトース-1-リン酸
	GALK 欠損症	ガラクトキナーゼ GALK	
	GALE 欠損症	UDP ガラクトース-4-エピメラーゼ GALE	
糖原病	Ⅰ型 von Gierke 病	グルコース-6-ホスファターゼ	グリコーゲン
	Ⅲ型 Cori 病	グリコーゲン脱分枝酵素	
	Ⅳ型 Anderson 病	グリコーゲンの分枝酵素	
	Ⅴ型 McArdle 病	筋ホスホリラーゼ	
	Ⅵ型 Hers 病	肝ホスホリラーゼ	
	Ⅶ型 垂井病	ホスホフルクトキナーゼ	
	Ⅷ型	ホスホリラーゼキナーゼ	
	Fanconi-Bickel 症候群	グルコーストランスポーター 2	

表 1-6-2-D 尿素サイクル異常症

	疾患	欠損酵素	備考
尿素サイクル酵素異常症	OTC 欠損症	オルニチントランスカルバミラーゼ（OTC）	アンモニア，グルタミン酸，尿オロト酸排泄増加
	CPS I欠損症	肝カルバミルリン酸合成酵素（CPS）I	アンモニア，グルタミン酸蓄積
	シトルリン血症（CTLN1）	アルギノコハク酸合成酵素（ASS）	アンモニア，シトルリン蓄積
	アルギノコハク酸尿症	アルギニノコハク酸分解酵素（AL）	アンモニア，シトルリン中等度上昇
	アルギニン血症	アルギナーゼ（AR）I	アンモニア中等度上昇，アルギニン蓄積
	NAGS 欠損症	N-アセチルグルタミン酸合成酵素（NAGS）	アンモニア蓄積
アミノ酸転送障害	リジン尿性蛋白不耐症	二塩基性アミノ酸トランスポーター	アンモニア蓄積
	HHH 症候群	オルニチン輸送蛋白（ORC1）	アンモニア，オルニチン，ホモシトルリン尿蓄積

表 1-6-2-E 脂肪酸代謝異常症

	疾患	欠損酵素	備考
脂肪酸酸化異常症	全身性カルニチン欠損症	organic cation transporter 2（OCTN2）	カルニチン（C0）低下
	CPT I欠損症	カルニチンパルミトイルトランスフェラーゼI	アンモニア，クレアチニンキナーゼ，C0 蓄積，ミオグロビン尿
	CPT II欠損症	カルニチンパルミトイルトランスフェラーゼII	アンモニア，クレアチニンキナーゼ，C16，C18 蓄積，ミオグロビン尿
	CACT 欠損症	カルニチンアシルカルニチントランスロカーゼ	C16，C18 蓄積
	極長鎖アシル-CoA 脱水素酵素欠損症	極長鎖アシル-CoA 脱水素酵素（VLCAD）	C14:1 カルニチン蓄積，非ケトン性ジカルボン酸尿
	長鎖 3-ヒドロキシアシル CoA 脱水素酵素欠損症	長鎖 3-ヒドロキシアシル CoA 脱水素酵素（LCHAD）	C16，C18-OH，クレアチニンキナーゼ蓄積
	三頭酵素欠損症	三頭酵素（MTP）	3-ヒドロキシブチリルカルニチン蓄積，尿 3-ヒドロキシグルタミン酸高値
	短鎖 3-ヒドロキシアシル CoA 脱水素酵素欠損症	短鎖 3-ヒドロキシアシル CoA 脱水素酵素（SCHAD）	
	中鎖アシル-CoA 脱水素酵素欠損症	中鎖アシル-CoA 脱水素酵素（MCAD）	C8，アンモニア，クレアチンキナーゼ蓄積
	短鎖アシル-CoA 脱水素酵素欠損症	短鎖アシル-CoA 脱水素酵素（SCAD）	C4 蓄積
	2,4-ジエノイル-CoA 還元酵素欠損症	2,4-ジエノイル-CoA 還元酵素	リジン，カルニチン低下，デカジエノイルカルニチン蓄積
	PDH 複合体欠損症	ピルビン酸脱水素酵素（PDH）複合体	乳酸・ピルビン酸蓄積，乳酸／ピルビン酸：正常
ピルビン酸代謝異常症	NADH-CoQ 還元酵素欠損症	NADH-CoQ 還元酵素（電子伝達系複合体I）	乳酸・ピルビン酸蓄積，乳酸／ピルビン酸：増大
	シトクロム C 酸化酵素欠損症	シトクロム C 酸化酵素（複合体IV）	乳酸・ピルビン酸蓄積，乳酸／ピルビン酸：増大
ペルオキシゾームでの代謝異常症	Zellwegar 症候群	ペルオキシゾーム形成異常	血清極長鎖脂肪酸高値
	ペルオキシゾームβ酸化系酵素欠損症	アシル-CoA オキシダーゼ（AOX）二頭酵素（D-bifunctional protein）	血清極長鎖脂肪酸高値 同上
	adrenoleukodystrophy（ALD）	ALD protein 欠損	飽和極長鎖脂肪酸高値（C24:0, C25:0, C26:0）

doing well），哺乳不良，嘔吐，呼吸異常，筋緊張低下，過敏など非特異的症状であることが多い．また生後しばらく無症状の数日を経て症状が出現したり，栄養を開始してから発現することもある．このように新生児期は，先天性心疾患，感染症，内分泌疾患などとの鑑別が必要になり，先天性代謝異常症の診断はしばしば遅れる．新生児期以降では多くの場合，発熱や感染などを契機に嘔吐，傾眠，意識障害などの症状が発現する．やはり，身体的所見のみでは診断

表 1-6-2-F　リソソーム代謝異常症

	疾　患	欠損酵素	蓄積物質
糖原病	糖原病Ⅱ型（Pompe 病）	α-グルコシダーゼ	グリコーゲン
ムコ多糖症（MPS）	MPS Ⅰ型（Hurler 症候群）	α-L-イズロニダーゼ	デルマタン硫酸，ヘパラン硫酸
	MPS Ⅱ型（Hunter 症候群）	イズロン酸-2-スルファターゼ	デルマタン硫酸，ヘパラン硫酸
	MPS Ⅲ A 型（Sanfilippo 症候群）	ヘパラン N-スルファターゼ	ヘパラン硫酸
	MPS Ⅲ B 型	α-N-アセチルグルコサミニダーゼ	
	MPS Ⅲ C 型	アセチル CoA : α-グルコサミニダーゼ アセチルトランスフェラーゼ	
	MPS Ⅲ D 型	N-アセチルガラクトサミン 6-スルファターゼ	
	MPS Ⅳ A 型（Morquio 症候群）	N-アセチルグルコサミン-6-スルファターゼ	ケラタン硫酸
	MPS Ⅳ B 型	β-ガラクトシダーゼ	ケラタン硫酸
	MPS Ⅳ型（Marteaux-Lamy 症候群）	N-アセチルガラクトサミン 4-スルファターゼ（アリルサルファターゼ B）	デルマタン硫酸
	MPS Ⅶ型（Sly 症候群）	β-グルクロニダーゼ	デルマタン硫酸，ヘパラン硫酸，コンドロイチン硫酸 A, C
ガングリオシドーシス	GM1 ガングリオシドーシス	β-ガラクトシダーゼ	GM1 ガングリオシド
	GM2 ガングリオシドーシス : Tay-Sachs	β-ヘキソサミニダーゼ（α-chain）	GM2 ガングリオシド
	GM2 ガングリオシドーシス : Sandhoff 病	β-ヘキソサミニダーゼ（β-chain）	GM2 ガングリオシド
	Gaucher 病	グルコセレブロシダーゼ	グルコセレブロシド
	Fabry 病	α-ガラクトシダーゼ	セラミドトリヘキソシド
	異染性白質ジストロフィー	アリルサルファターゼ A	硫酸化糖脂質スルファチド，ラクトシルスルファチド
	多スルファターゼ欠損症	アリルサルファターゼ A, B, C	ガラクトセレブロシド
	Krabbe 病	β-ガラクトセレブロシダーゼ	
	Niemann-Pick 病 A, B 型	スフィンゴミエリナーゼ	スフィンゴミエリン，コレステロール
	Niemann-Pick 病 C, D 型	NPC1 遺伝子異常による細胞内脂質転送欠陥	スフィンゴミエリン，遊離型コレステロール，糖脂質
	シスチノーシス	シスチン輸送蛋白シスチノシン（CTSN）遺伝子異常	シスチン
	シアル酸蓄積症	遊離シアル酸の膜転送異常	遊離シアル酸

表 1-6-2-G　その他の異常症

	疾　患	欠損酵素・蛋白	蓄積物質
核酸代謝異常	Lesch-Nyhan 症候群	ヒポキサンチン-グアニン・ホスホリボシルトランスフェラーゼ	尿酸
金属代謝異常	Wilson 病	銅輸送 ATPase 2	銅
	Menkes 病	銅輸送 ATPase 1	生体内銅欠乏

はしばしば困難である．

2 神経学的症状

痙攣，痙性，異常行動，筋緊張低下がみられる．

3 肝症状

肝腫，肝機能障害，黄疸がみられる．

4 成長障害

低身長，体重増加不良がみられる．

5 精神運動発達遅滞

種々の程度の発達の遅れと精神遅滞，筋緊張低下がみられる．

表1-6-3 先天性代謝異常症の症状発現の病態生理

1. 生体にとって必要な複合的な分子の蓄積
   いわゆる蓄積病．肝臓，脾臓，中枢神経，結合組織などに徐々に年齢とともに生涯蓄積していく
2. 急性，進行性の毒性物質による障害
   血中，あるいは髄液中の物質の上昇によって，中枢神経症状がメイン．また各臓器の機能不全をきたす
3. 主にエネルギー産生の障害
   各臓器の機能不全．エネルギー消費の高い臓器に症状が出現しやすい

6 先天形態異常（先天奇形）

ピルビン酸脱水素酵素複合体欠損症の脳構造異常，ムコ多糖症における dysmorphological な特徴的な顔貌や身体所見がみられる．

7 胎児水腫

胎児期に全身性の浮腫，腔水症で発症する．G_{M1}-ガングリオシドーシス，Gaucher 病，Niemann-Pick 病，ムコ多糖症（Hurler 症候群，Morquio 症候群 IVa, Sly 病），糖原病などがある．決して頻度は高くないが，近年，産科医療において超音波にて見出される非免疫性胎児水腫の中で重要な鑑別疾患になる．

4）臨床検査所見

先天性代謝異常症にて，以下のいずれか，あるいは複数の検査異常を呈することが多い．したがって，代謝異常症を念頭に置く場合にはこれらの検査は必須である．
　①低血糖
　②高アンモニア血症
　③酸塩基平衡の異常（代謝性アシドーシス，アルカローシス）
　④高乳酸血症
　⑤肝機能障害
　⑥尿ケトン体の出現

表1-6-4 新生児マススクリーニングの対象の先天性代謝異常症

フェニルケトン尿症
ホモシスチン尿症
メープルシロップ尿症
ガラクトース血症
上記4疾患に加えてクレチン症（先天性甲状腺機能低下症），副腎過形成の内分泌疾患を含む6疾患が含まれている

5）診　断

先天性代謝異常症は疑うことが診断に至る第一のプロセスである．しかし，非特異的症状が多いので見落とされることが多い．何らかの先天性代謝異常症を疑った場合には，上記の検査と血液アミノ酸分析，尿有機酸分析などをスクリーニングとして行う．発症年齢，性別，臨床症状と併せて診断を絞り込む．確定診断には，酵素学的検査，あるいは遺伝学的検査が必要である．分子遺伝学的な検査を行う場合には，遺伝学的検査のガイドラインに遵守する[3]．

6）新生児マススクリーニング

出生後，放置すると不可逆的な症状が進行するので，早期診断によって治療が可能な疾患（表1-6-4）の新生児マススクリーニングが行われている．わが国では，1977年から公費にて行われている．

7）治　療

先天性代謝異常症では，現在でも治療の困難な疾患が多い．特に診断未定で急激に発症した場合の急性期集中治療は大きな課題である．しかし，医学の進歩とともに新たな治療法が開発されている．一方で，アミノ酸代謝異常症や糖原病の一部では，従来からの食事療法が唯一の有効な治療法である．

表 1-6-5 酵素補充療法が行われている疾患

Gaucher 病
Fabry 病
ムコ多糖症Ⅰ型（Hurler, Schie 症候群）
Pompe 病
ムコ多糖症Ⅱ型（Hunter 症候群）

1 食事療法

1）摂取制限物

酵素などの欠損により分解できない物質の摂取を制限する．フェニルケトン尿症のフェニルアラニン，メープルシロップ尿症に対してのロイシン，イソロイシン，バリン，ホモシスチン尿症へのメチオニンなどのアミノ酸の制限，ガラクトース血症，乳糖不耐症への乳糖の制限，高アンモニア血症をきたす尿素サイクル異常症での蛋白摂取の制限，また Wilson 病や Menkes 病への低銅食などがある．

2）摂取補充物

残存酵素活性を高めたり，残存する代謝経路を活性化させたり，また，不足する代謝産物や代替のエネルギー源として栄養素の補給や薬剤を投与する．例えばフェニルケトン尿症のビオプテリン投与，高アンモニア血症へのアルギニンやシトルリンの投与，脂肪酸代謝異常症でのカルニチン補充，またビタミン依存性疾患の各種ビタミン（B_1, B_2, B_6, B_{12}, ビオチン）を補充するなどである．

3）酵素補充療法

体外から合成された酵素を経静脈的に補充する．現在，いくつかのリソソーム病にて行われている（表 1-6-5）．

2 その他の治療法

1）排泄促進，除去

毒性のある代謝産物を体内から排泄促進，あるいは物理的に体外へ除去させる．高アンモニア血症や有機酸血症に対する血液濾過透析，高アンモニア血症に対しての代替経路からの窒素排出の安息香酸ナトリウムやフェニル酢酸ナトリウム，Wilson 病での，銅のキレート作用を有する薬剤（D-ペニシラミンなど）の服用がある．

2）臓器移植

尿素サイクル異常症，Wilson 病，高チロシン血症では肝臓移植，リソソーム病では骨髄移植や臍帯血移植などの血液幹細胞移植などが行われている．

栄養療法

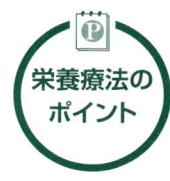

栄養療法のポイント

- 医師のみでは栄養管理は不可能である．
- 子どもの成長発達を維持する．
- 規則正しい食事療法が必要．時に食事のみが有効な唯一の治療法である．
- 種々の特別な食品（特殊ミルク）の利用が求められる．
- 同一疾患であっても個人，さらには成長段階に応じたテーラーメイドの栄養管理が必要．
- 小児の場合は，食事が楽しいものである必要があり，個人の好みも尊重しながら行う．
- 食事の管理は，その養育者，特に多くは母親に多大な負担がかかる．養育者への心理社会的支援が必須である．

先天性代謝異常症での食事療法は，1953年，フェニルケトン尿症においてフェニルアラニンの制限を行うことではじめて成功した[4]．上記のように種々の治療法の進歩がみられるが，依然，現在も食事療法と栄養管理が重要な治療法である．わが国では，恩賜財団母子愛育会の特殊ミルク事務局が，国の援助と乳業会社の協力事務局（03-3473-8333　milk@boshiaiikukai.jp）となっており，先天性代謝異常症の治療用ミルク（特殊ミルク）を安定供給し食事治療に関連して継続的な研究や情報提供を行っている．その多くが小児期に診断されるので，小児の正常な成長と発達を維持できるように慎重な経過観察が必須である．

1 フェニルケトン尿症
phenylketonuria; PKU

1）概　念

必須アミノ酸のフェニルアラニン（Phe）をチロシン（Tyr）に変換するフェニルアラニン水酸化酵素（phenylalanine hydroxylase）の活性欠損，低下により，精神運動発達遅滞，知能障害，色白，赤毛などを呈する常染色体劣性遺伝性疾患である．本疾患はPhe制限の食事療法よって治療が成功したはじめての先天性代謝異常症で，臨床的には，古典型，亜型，高フェニルアラニン血症に分類される．古典型の場合は，完全，あるいはほぼ完全な酵素欠損を示し，食事療法を行わない場合，知的障害はほぼ必発となる．診断は新生児マス・スクリーニングにてほぼ100％可能である．頻度は人種によって異なり，わが国での新生児マス・スクリーニングでの高フェニルアラニン血症の頻度は，1/143,000出生[5]となっている．

本酵素の異常とは異なり，補酵素であるテトラヒドロビオプテリン（BH_4）の代謝異常による高フェニルアラニン血症が知られている．この疾患は血中トリプトファンの代謝異常も合併し治療法は異なる[6]．

2）治　療

栄養療法

ポイント
- 出生直後からPhe制限をし，生涯にわたり，食事療法を続ける．
- Phe濃度を維持するために除去ミルクや食品を利用する．

1 食事療法

1）食事中のフェニルアラニンの制限

血中のPhe濃度を正常に保つことが目標となる．Phe制限は，出生直後できる限り早く開始し，少なくとも青年期まで続ける必要がある．可能であれば生涯継続することが推奨されている[7]．基準のPhe濃度を維持するためには，低蛋白食のみでは実現できず，Phe除去ミルクや食品の利用が必要である．最近は，Phe除去ペプチドも開発されている．蛋白量やエネルギー量は，成長や活動量，疾患の状況に応じて調整し，十分なカルシウムとビタミンD摂取も重要である．

もし小児期にPhe濃度がしばしば上昇した場合には，ある程度の知的障害は発現する．十分な食事療法ができず知的障害を発症した場合は，食事療法はしばしば困難になる．医師のみではなく，医療ソーシャルワーカー（MSW），看護師，心理士などの介入も必要である．

わが国における勧告治療指針を表1-6-6に示す[8]．乳児期はPhe除去の特殊ミルクを出生直後から開始する[9]．母乳も併用するか，Phe除去の特殊ミルクは1日まんべんなく摂取するようにして，血中Phe濃度の偏りを防ぐ，かつPheの欠乏にも留意する必要がある．血中Phe濃度を，毎週，あるいは2週に1回モニターする．12歳以上の時期の食事治療については，コンセンサスはまだ確立していないが[10]，近年は生涯にわたっての食事療法が好ましいとされている[7]．血中Phe濃度が20 mg/dL以下であれば，知的には影響はしないとの報告もあるが，

表 1-6-6 フェニルケトン尿症の勧告治療指針（平成 7 年）

① 新生児マス・スクリーニングで高フェニルアラニン血症が見出された新生児については，ビオプテリン代謝異常の有無を確かめて，これが否定され，正常の蛋白質摂取量（2～3 g/kg/日）で血中 Phe 値が 10 mg/dL をこえている時は，生後 20 日までに食事療法を開始する．なお，10 mg/dL 未満の時は，数日間経過を観察して 7 mg/dL 以上の値が続く時に食事療法を開始する．
② 新生児では Phe 投与量を適切に制限して，数日のうちに血中 Phe 値が 10 mg/dL 以下になるように治療する．そして血中 Phe が 2～4 mg/dL まで低下するように Phe 投与量を調節する．Phe の忍容能は症例により異なるので，血中 Phe 値を連日測定しながら Phe の投与量を決定する．このような初期治療は入院して行うことが必要である．
③ 血中 Phe 値の維持範囲は表 A とする．
④ Phe の忍容能は症例により異なるが，各年齢における Phe 摂取量の目安は表 B のようである．治療開始後 1 か月以後も乳児期は週 1 回程度，幼児期は月 1～2 回程度血中 Phe 値を測定して，Phe 摂取量を調節する．濾紙に採取した血液の Phe 値は Guthrie 法または HPLC 法で，血清 Phe 値はアミノ酸分析計で測定する．
⑤ 1 日の摂取エネルギー量は同年齢の健康小児と等しくする．蛋白質の配分比が健康小児よりも多少低いため，糖質を十分に与えてエネルギー不足にならないようにする．
⑥ 蛋白質（窒素源）の摂取量は乳児期には 2 g/kg/日，幼児期は 1.5～1.8 g/kg/日，学童期以後は 1.0～1.2 g/kg/日以下にならないようにする（蛋白質摂取量が 0.5 g/kg 以下になると，Phe 摂取制限をしても血清 Phe 値が上昇することがあるので注意を要する）．蛋白質すなわち窒素源の大部分は Phe 量を減らした治療用ミルクから摂取し，表 A の血中 Phe 値の維持範囲に保つことができる範囲で Phe を自然蛋白として与える．なお，ミルクの投与量の目安は次の通りである．
・乳児期：60～150 g/日，幼児期：150～200 g/日，学童期以後：200～300 g/日
⑦ 小学校入学までは原則として 4 週ごとに来院させ，血中 Phe 値を測定するとともに身体計測を行う．3 か月ごとに血液一般検査，血液生化学検査を行う．定期的に知能発達検査（3 歳までは津守・稲毛式などの発達指数の検査，3 歳以後は知能指数の検査）を行う．また適宜脳波検査と脳の画像検査を行うことが望ましい．
⑧ これまで述べてきた食事療法は少なくとも成人になるまで継続すべきであり，できれば一生続けていくことが望ましい．

〔PKU 治療指針改定委員会：フェニルケトン尿症（高フェニルアラニン血症の一部を含む）治療指針の改定の経緯と改定勧告治療方針 平成 7 年について．日児誌，1995, 99, pp.1535-39〕

表 A 血中フェニルアラニン値の維持範囲

乳児期～幼児期前半	2～4 mg/dL
幼児期後半～小学生前半	3～6 mg/dL
小学生後半	3～8 mg/dL
中学生	3～10 mg/dL
それ以後	3～15 mg/dL

〔PKU 治療指針改定委員会：フェニルケトン尿症（高フェニルアラニン血症の一部を含む）治療指針の改定の経緯と改定勧告治療方針 平成 7 年について．日児誌，1995, 99, pp.1535-39〕

表 B 各年齢別フェニルアラニン摂取量のおよその目安

年齢	摂取 Phe 値 (mg/kg/日)
0～3 か月	70～50
4～6 か月	60～40
6～12 か月	50～30
1～2 歳	40～20
2～3 歳	35～20
3 歳以後	35～15

〔PKU 治療指針改定委員会：フェニルケトン尿症（高フェニルアラニン血症の一部を含む）治療指針の改定の経緯と改定勧告治療方針 平成 7 年について．日児誌，1995, 99, pp.1535-39〕

IQ は保たれてもほかの知的な機能を低下させるともいわれる．成人で食事療法を中止すると，注意集中力が低下したり，情報の処理能力が低下したり，反射反応が遅くなったりすると報告されている[11]．"コカコーラ・ゼロ"などに使用される人工甘味料としてのアスパルテーム（aspartame）は，Phe を含むので避ける必要がある．

2）妊娠：マターナル PKU

　高濃度の Phe（フェニルアラニン）は胎児に障害をきたすので，成人の PKU（フェニルケトン尿症）の女性は，妊娠は計画的に行う必要がある．妊娠成立の数か月前から，Phe 濃度を 2～6 mg/dL にするような食事療法を開始して，妊娠中も Phe をモニターしながら継続する必要がある．胎児の成長のためにも，Phe 濃度ばかりでなく，胎児の成長のために必要な蛋白質，脂質，炭水化物の摂取を栄養士の管理下で行う．

　胎内で高濃度の Phe に曝露された場合が，マターナル（maternal）PKU と呼ばれ，胎児が先天性心疾患，成長障害，小頭症，精神遅滞を有する可能性がある．母体の血中 Phe が 15 mg/dL 以上であると，小頭症は 85 %，成長障害は 51 %，子宮内発育遅延は 15 % に認める[12]．妊娠の第 2 半期まで Phe のコントロールが不良であった場合は，胎児への先天異常のリスクはコントロールをしていなかった場合と同じである[13]．もし，食事療法を行っていない状態で妊娠した場合には，妊娠 8 週以前までに 2～6 mg/dL に下げる必要がある[14]．妊娠中は，子宮内の胎児の成長，先天異常の有無について慎重な経過観察が必要である．この PKU を有した女性の妊娠の管理は，種々の医学的管理が必要であり，心理的社会的支援も重要である[13, 15]．

2 薬物療法

1）テトラヒドロビオプテリン（BH$_4$）の内服

　古典的な PKU の 10 %，また軽度，中等度の PKU の多くに BH$_4$ の内服は効果がある[16]．

2 有機酸異常症
organic acidemias

1）概　念

　血中に有機酸が蓄積し，尿中に排泄増加がみられる疾患群である．分枝鎖アミノ酸とリジンの代謝に関わる酵素欠損の原因の疾患が代表的疾患である（表 1-6-2-B）．出生時は正常で，通常，生後数日頃から，嘔吐，哺乳不良，痙攣，筋緊張の異常や活気がない，意識障害などの神経症状を呈してくる．また小児期や青年期では，知的な退行，失調，ライ症候群様症状，精神症状，繰り返すケトーシスにて発症する場合がある．脳 MRI では，種々の構造異常を認めることがある．診断は，臨床所見とともに，アシドーシス，ケトーシス，高乳酸・高アンモニア血症，肝機能異常，低血糖，好中球減少などから疑われ，尿の有機酸分析にて確定する．しかし，その検査値の解釈には専門性が必要であり，血中，尿中のアミノ酸分析などを併用し診断する．最終診断は，当該疾患の酵素活性の低下，あるいは遺伝子検査にて証明する必要がある．

2）治　療

栄養療法

> **ポイント**
> - 急性期以降は高エネルギー・低蛋白食とし，成長とともに調整する．
> - 有害な代謝物質を取り除いたミルクを摂取させる．

　治療の戦略としては，蓄積前駆物質となるアミノ酸の制限，毒性のある代謝産物の排除と残存酵素活性の上昇にある．急性期以後の食事療法は，高エネルギー，低蛋白食が中心である．通常，新生児期から，1.5 g/kg/日に制限した低蛋白食で開始し成長とともに漸減する．摂取エネルギーが低いと体蛋白の異化が亢進してしまうので注意する．有害な前駆物質を除いた特殊ミルクも開発・供給されている[9]．ストレス，発熱，下痢，嘔吐，経口摂取不良の際の異化が進む場合は，症状の急激な悪化の可能性があり十分な注意が必要である．メチルマロン酸血症のビタミン B$_{12}$，プロピオン酸血症のビオチンなども反応のある症例には有効である．腸内細菌からの有機酸産生を防止するために抗生物質の投与も行われる．肝移植が限られた疾患に試み

られている．妊娠についても厳重な管理が必要である．

3 尿素サイクル異常症
urea cycle disorders

1）概　念

尿素サイクルは，蛋白質の代謝過程で生じた窒素を代謝する回路である[17]．この回路の酵素活性の低下によって，アンモニア，その他の代謝産物の蓄積が種々の臨床症状を引き起こす疾患群（表1-6-2-D）である．通常，出生時は正常で，出生後，数日のうちに，急激に脳浮腫が生じて種々の中枢神経症状で発症する．しかし，軽度の酵素低下の場合は，疾患やストレスを契機にアンモニアの上昇を認め，臨床症状も軽度である．診断は，臨床症状と，高アンモニア血症150 μmol/L以上，正常のアニオンギャップと血糖という検査所見による．血漿のアミノ酸分析は，さらに特定の疾患の診断に有用である．OTC欠損症は，尿素サイクル異常症の中で最も頻度が高く，X連鎖性遺伝形式をとる．通常，男性が重症であり，女性も罹患する．

2）治　療

栄養療法

> **ポイント**
> - 基本は低蛋白食だが，48時間以上の完全な蛋白制限はしない．
> - エネルギー源は炭水化物と脂質とし，高エネルギーを原則とする．

1 食事療法

低蛋白食療法が基本である．異化亢進を予防するために，高エネルギーを原則とし，エネルギー源は炭水化物と脂質にて投与する．急性期は，経静脈的にグルコースや脂肪製剤の投与も行う．急性期の症状が改善したらできる限り早く経静脈的ではなく経腸的な栄養に切り替える．慢性期では，尿素サイクル異常症向けの特殊ミルクや栄養剤を利用する．体重当たり1.0～1.5 g/kg/日の蛋白が好ましい．必須アミノ酸欠乏に留意する必要がある．必須アミノ酸製剤（アミュー顆粒）の投与も併用する．低蛋白食を行うが，24～48時間以上の完全な蛋白制限は，必須アミノ酸生成のために蛋白異化状態が亢進されるので好ましくない．

2 その他の治療法

1）血中のアンモニアの急速な除去

最も効果的な方法として血液濾過透析がある．通常，血中アンモニア濃度が200 μmol/Lになったら中止する[18]．

2）過剰な窒素の排泄を促す代換経路の利用促進

尿素サイクルの活性化と十分な蛋白合成のためアルギニンの投与により血中アンモニアの低下を図る．ほかの経路を利用しての残余窒素排泄のため，安息香酸ナトリウムやフェニル酢酸ナトリウムの投与を行う．

3）神経学的障害の防止

体内の水・電解質のバランスを保ち脳浮腫の防止を行う．

4）肝臓移植

アンモニアの解毒の場である正常な尿素サイクルを借り受ける治療として肝臓移植が行われており，良好な成績が得られている．

3 好ましくない薬剤や状態

バルプロ酸，長時間の飢餓状態，経静脈ステロイド，過剰な蛋白，アミノ酸投与である．

4 糖原病Ⅰ型
glycogen storage disease typeⅠ；GSDI

1）概　念

　肝臓，腎臓にグリコーゲン，脂質の蓄積によって肝腫，腎臓の腫大をきたす．多くは，生後3〜4か月頃に，肝腫，乳酸アシドーシス，高尿酸血症，脂質異常症（高脂血症），低血糖による痙攣で発症する．低血糖や乳酸アシドーシスは，飢餓により誘発される．典型的には，頬部の脂肪蓄積を伴う doll-like faces，細い四肢，腹部膨満を呈する．血小板の減少により，鼻出血や出血傾向を示す．無治療では，好中球減少や単球の機能不全が2〜3歳より出現し，易感染や粘膜潰瘍を発現する．長期的には成長障害，骨粗鬆症，思春期遅発，痛風，肺高血圧，肝腺腫（adenoma），多嚢胞性卵巣，膵炎，脳の機能異常をきたす．わが国では，本疾患のIa型で90％が727G＞Tの変異，Ib型の40％がW118R変異を有することが知られている．そのため診断は遺伝子診断が有用である．治療により成長障害は改善する．

2）治　療

栄養療法

> **ポイント**
> - 血糖を維持するために，乳児期は頻回の哺乳，乳児期以降は食間にコーンスターチを経口投与する．
> - 成人期はライ麦パン，こめ，じゃがいも，ライスシリアルなどの複合炭水化物を摂取させる．
> - 果糖や蔗糖は避ける．

1 食事療法

　治療の基本は，血糖の維持，低血糖の予防のための，頻回の哺乳と食事である．乳児期には通常は2〜3時間おきに哺乳する．夜間の持続グルコースの注入を行うこともある．わが国では，糖原病治療用のミルクが開発されて用いられている．乳児期以降は，6時間おきに，未調理のコーンスターチの経口投与（1.75〜2.5 g/kg）を行う[19,20]．これらは，アミラーゼにより徐々に分解されてグルコースを供給する．幼児期は4〜6時間，成人では6〜8時間ごとに複合炭水化物の豊富なスナックを食事の間や睡眠前に摂取することが推奨される．

　正常な成長発達のための栄養として，複合炭水化物は，ライ麦パン，こめ，じゃがいも，ライスシリアルなどから摂取する．糖に関しては，グルコースへ分解できない蔗糖や果糖（砂糖，果実類，ジュース，シロップ類）は禁忌である．また乳糖やガラクトースも控える．血糖は十分にモニターしてコーンスターチの過剰を防ぐ．蛋白摂取に関しては，乳児期の特殊ミルク[9]や豆乳（乳糖，ガラクトースを含まない）は炭水化物摂取とともに適している．脂質に関しては，肥満を誘発しないような個々の対応が必要である．

2 その他の治療法

1）高尿酸血症，脂質異常症（高脂血症）の予防と正常な腎機能の維持

　上記の基本的な栄養面での治療のほかに，思春期以降の痛風（高尿酸血症）への投薬（アロプリノロール）や脂質異常症（高脂血症）への薬物治療，腎不全に対する薬物治療や腎移植，肝腺腫（adenoma）に対する外科治療，好中球減少による頻回の感染症に対してはG-CSF投与などの治療も考慮される．

　このように生涯にわたる，しかも24時間，栄養面での医療的ケアが必要であるので，多職種のチームにて関わる必要があり，福祉面・社会面での支援も必須である．

5 注目されている先天性代謝異常症

▶スミス−レムリ−オピッツ症候群
Smith-Lemli-Opitz syndrome

1）概　念

スミス−レムリ−オピッツ症候群（SLOS）は，コレステロールの代謝経路の7-デヒドロコレステロール還元酵素（7-dehydrocholesterol reductase）の酵素活性低下が原因の多発先天奇形症候群である．血液，組織中のコレステロールが減少しコレステロールの前駆物質の7-デヒドロコレステロール（7-DHC）が増加する[21]．本症候群は，多発先天奇形症候群の原因が代謝異常であり，その治療に栄養学的アプローチが可能となったはじめての疾患である．常染色体劣性遺伝形式，責任遺伝子は，11番染色体q12-13に座位する*DHCR7*である．

臨床症状は，出生前から始まる成長障害，小頭症，精神運動発達遅滞，特徴的顔貌，口蓋裂，軸後性多指症，2～3趾の皮膚性合趾症，尿道下裂（男児）の頻度が高く，その他，筋緊張低下，先天性心疾患，外陰部の異常（尿道下裂，停留精巣，腎尿路奇形など）などの幅広い先天形態異常を有し，多様性がある．わが国では欧米に比し，頻度は低い．診断は，臨床症状より疑い，血清のコレステロール低値，7-DHCの高値による．

2）治　療

栄養療法

● コレステロールを補充するために，卵黄やバター，レバーなどを投与する．

コレステロールの補充による食事療法が行われる．卵黄，バター，レバー，あるいは合成のコレステロールを投与する．コレステロールの上昇と7-DHCの低下をモニターして臨床症状の改善を評価する．

低コレステロール，7-DHC，8-DHCが臨床症状の発現に関与していると推測されているがいまだ明確なメカニズムの解明には至っていない．コレステロール補充によって，成長の改善，光過敏の減少，神経伝達速度の改善が多く報告されているが[22～24]，あくまでも逸話的であり，発達，行動面に対するコレステロール補充の効果はいまだ明確なデータはない．

▶シトリン欠損症
citrin deficiency

1）概　念

シトリン欠損症はわが国に多い疾患で，従来，成人発症II型シトルリン血症とも呼ばれていた．7番染色体q21に座位する*SLC25A13*遺伝子が原因遺伝子として同定され，その蛋白のシトリン（citrin）の欠損による[25]．現在は，シトリン欠損症という疾患概念で統一され，成人発症II型シトルリン血症（CTLN2）と新生児肝内胆汁うっ滞（neonatal intrahepatic cholestasis caused by citrin deficiency；NICCD）の2つの表現型が知られている[26]．CTLN2は，多くは，20～50歳代の成人発症で，繰り返す高アンモニア血症，異常行動や意識障害，記銘力低下などを特徴とする．多くの罹患者は，幼児期から，大豆，ピーナッツなどの高蛋白や脂肪の食品を好み，アルコールや糖質，甘いものを避ける食癖が多くみられる．NICCDは，新生児肝炎や新生児，乳児の胆汁うっ滞の形で発症する．脂肪肝，低蛋白血症，凝固異常，体重増加不良を伴う．多くの場合は，重症には至らず自然に寛解，検査所見などは正常化して適応・代償期に入る．これらの症例の一部が，CTLN2へ移行すると考えられている．診断は，生化学的な検査所見による．高アンモニア，シトルリン，アルギニンの高値，PSTI高値を示す．NICCDでは，確定診断は遺伝子診断による．

2）治　療

栄養療法

> **ポイント**
> - アンモニア上昇を防ぐため，脂質と蛋白が豊富で炭水化物の少ない栄養とする．
> - 高炭水化物やアルコールは摂取させない．

　本疾患の治療は現在も研究が進んでいる．一般的な尿素サイクル異常症に対しては，低蛋白・高エネルギー食が望ましいが，本症では逆に有害である．高エネルギー食はNADH産生を高め，血中アンモニアの上昇，脂肪肝や高トリグリセリド血症を誘発する．すなわち，アンモニア上昇の予防には，脂質と蛋白が豊富で，炭水化物（熱量）が少ない栄養が必要である．高炭水化物の食品やアルコールは避ける．脳浮腫の治療では，グリセロール（フルクトース含有）の経静脈的投与は禁忌である．それらの代謝過程で産生されるNADHが肝臓機能障害を惹起する．マンニトールが安全である．

1　成人発症II型シトルリン血症の場合

　肝移植は，高アンモニア血症の発現を防止し，高蛋白食の必要性がなくなる[27]．アルギニンの投与は血中アンモニアの低下に効果がある．炭水化物の摂取の抑制，蛋白摂取の上昇は，高トリグセリド血症を改善する．

2　新生児肝内胆汁うっ滞の場合

　通常，乳糖除去ミルクや脂溶性ビタミン・中鎖脂肪酸を強化したMCTミルクの使用によって，臨床症状は1歳頃までに改善する[28]．時には特別な治療の必要なく自然軽快する症例もある．しかし重症の場合において肝移植が行われた症例もある．

（川目　裕）

引用文献

1) Scriver CR, Beaudet AL, Valle D, et al : The Metabolic and Molecular Bases of Inherited Diseases. 8th ed.New York : McGrow-Hill;2001.
2) Garrod AE : The incidence of alkaptonuria : a study in clinical individuality. Lancet, 2, 1902, pp.1616-20.
3) 遺伝医学関連10学会：遺伝学的検査に関するガイドライン http://www.jshg.jp/pdf/10academies.pdf
4) Bickel H, Gerrard J, Hickmans EM : Influence of phenylalanaine intake on phenylaketonuria. Lancet, 11, 1953, pp.812-13.
5) Aoki K, Wada Y : Outcome of the patients detected by newborn screening in Japan. Acta Paediatr Jpn, 30, 1988, pp.429-34.
6) Blau N, Thony B, Cotton RGH, et al : Disorders of tetrahydrobiopterin and related biogenic amines. In : Scriver CR, Kaufman S, Eisensmith E, Woo SLC, Vogelstein B, Childs B（eds）: The Metabolic and Molecular Bases of Inherited Disease, 8 ed. McGraw Hill, New York, Ch.78.2001.
7) National Institutes of Health Consensus Development Conference Statement : Phenylketonuria : screening and management, October 16-18, 2000.Pediatrics, 108, 2000, pp.972-82.
8) PKU治療指針改定委員会：フェニルケトン尿症（高フェニルアラニン血症の一部を含む）治療指針の改定の経緯と改定勧告治療方針　平成7年について．日児誌，1995, 99, pp.1535-39.
9) 特殊ミルク共同安全開発委員会編：改訂2008食事療法ガイドブック　アミノ酸代謝異常症・有機酸代謝異常症のために．恩賜財団母子愛育会，2008.
10) Lee P : The adult patient with hereditary metabolic disease. In : Scriver CR, Beaudet AL, Sly SW, Valle D（eds）Childs B, Kinzler KW, Vogelstein B（assoc eds）: The Metabolic and Molecular Bases of Inherited Disease, online. McGraw-Hill, New York.2004.
11) Pietz J, Dunckelmann R, Rupp A, et al : Neurological outcome in adult patients with early-treated phenylketonuria.Eur J Pediatr, 157, 1998, pp.824-30.
12) Rouse B, Azen C, Koch R, et al : Maternal

Phenylketonuria Collaborative Study (MPKUCS) offspring: facial anomalies, malformations, and early neurological sequelae.Am J Med Genet, 69, 1997, pp.89-95.
13) Koch R, Hanley W, Levy H, et al: Maternal phenylketonuria: an international study.Mol Genet Metab, 71, 2000, pp.233-39.
14) Koch R, Levy H, Hanley W, et al: Outcome implications of the international maternal phenylketonuria collaborative study (MPKUCS): 1994.Eur J Pediatr 155 Suppl, 1, 1996, pp.162-64.
15) Waisbren SE, Hanley W, Levy HL, et al: Outcome at age 4 years in offspring of women with maternal phenylketonuria: the Maternal PKU Collaborative Study.JAMA, 283, 2000, pp.756-62.
16) Kure S, Hou DC, Ohura T, et al: Tetrahydrobiopterin-responsive phenylalanine hydroxylase deficiency.J Pediatr, 135, 1999, pp.375-78.
17) Summar ML: Urea cycle disorders overview. In: GeneReviews at GeneTests: Medical Genetics Information Resource (database online). Copyright, University of Washington, Seattle.1997-2008. http://www.genetests.org.
18) Summar M: Current strategies for the management of neonatal urea cycle disorders.J Pediatr, 2001, 138, pp.S30-39.
19) Chen YT, Bazarre CH, Lee MM, et al: Type I glycogen storage disease: nine years of management with cornstarch.Eur J Pediatr, 152, 1993, pp.56-9.
20) Weinstein DA, Wolfsdorf JI: Effect of continuous glucose therapy with uncooked cornstarch on the longterm clinical course of type I a glycogen storage disease. Eur J Pediatr, 161, 2002, pp.35-39.

21) Irons M, Elias ER, Salen G, et al: Defective cholesterol biosynthesis in Smith-Lemli-Opitz syndrome.Lancet, 341, 1993, p.1414.
22) Irons M, Elias ER, Tint GS, et al: Abnormal cholesterol metabolism in the Smith-Lemli-Opitz syndrome: report of clinical and biochemical findings in four patients and treatment in one patient.Am J Med Genet, 50, 1994, pp.347-52.
23) Elias ER, Irons MB, Hurley AD, et al: Clinical effects of cholesterol supplementation in six patients with the Smith-Lemli-Opitz syndrome (SLOS). Am J Med Genet, 68, 1997, pp.305-10.
24) Starck L, Lovgren-Sandblom A, Bjorkhem I: Cholesterol treatment forever? The first Scandinavian trial of cholesterol supplementation in the cholesterol-synthesis defect Smith-Lemli-Opitz syndrome.J Intern Med, 252, 2002a, pp.314-21.
25) Kobayashi K, Sinasac DS, Iijima M, et al: The gene mutated in adultonset type II citrullinaemia encodes a putative mitochondrial carrier protein.Nat Genet, 22, 1999, pp.159-63.
26) Ohura T, Kobayashi K, Tazawa Y, et al: Neonatal presentation of adult-onset type II citrullinemia.Hum Genet, 108, 2001, pp.87-90.
27) Ikeda S, Yazaki M, Takei Y, et al: Type II (adult onset) citrullinaemia: clinical pictures and the therapeutic effect of liver transplantation.J Neurol Neurosurg Psychiatry, 71, 2001, pp.663-70.
28) Ohura T, Kobayashi K, Abukawa D, et al: A novel inborn error of metabolism detected by elevated methionine and/or galactose in newborn screening: neonatal intrahepatic cholestasis caused by citrin deficiency.Eur J Pediatr, 162, 2003, pp.317-22.

section 2　周産期領域

2-1　妊娠・授乳期の栄養
nutrition during pregnancy and puerperium

妊娠・授乳期の概要

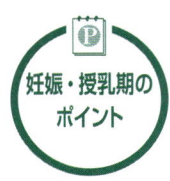

妊娠・授乳期のポイント

- 胎生期の栄養の過不足が胎児の各臓器にエピジェネティックス変化を起こし，将来の健康および疾病の素因を形成する．
- 非妊娠時に比べ多くの栄養素の付加量が設定されている．
- 低出生体重児の予防を目的とした厚生労働省「妊産婦のための食生活指針」が策定されている．
- 葉酸は妊娠前から妊娠後半，授乳期にかけてサプリメントの服用を考える．
- ビタミンDの不足が危惧されており積極的な摂取及び日光にあたることが望ましい．
- エネルギー摂取量の過不足の判断は妊娠中の体重増加量を目安にするとよい．

妊娠中は，一部の栄養素を除き非妊娠時より多くの栄養の摂取が必要とされ，付加量が設定されている（表2-1-1）．しかし付加量が設定されていないものがあることにも注意する．胎生期の栄養状態は，出生後の児の短期・長期予後に直接影響するので，妊婦の栄養は極めて重要である．

1）妊娠中の母体および胎児の変化

1　ホルモンの変化

着床後数日で，胎盤はホルモンを産生分泌し始める．これらのホルモンは，妊娠を維持し，

表2-1-1　妊産婦のための食生活指針
1) 妊娠前から健康な体づくりを
2) 「主食」を中心にエネルギーをしっかりと
3) 不足しがちなビタミン・ミネラルを副菜でたっぷりと（葉酸など）
4) 体づくりの基礎となる"主菜"は適量を
5) 牛乳・乳製品などの多様な食品を組み合わせてカルシウムを十分に
6) 妊娠中の体重増加はお母さんと赤ちゃんにとって望ましい量に
7) 母乳育児もバランスのよい食生活で
8) タバコとお酒の害から赤ちゃんを守りましょう
9) お母さんと赤ちゃんの健やかな毎日はからだと心にゆとりのある生活から生まれます

〔厚生労働省：「健やか親子21」推進検討会（食を通じた妊産婦の健康支援方策研究会）：妊産婦のための食生活指針－「健やか親子21」推進検討会報告書 http://rhino.med.yamanashi.ac.jp/sukoyaka/ninpu_syoku.html（2009, 11, 1）〕

母親の物質代謝を変化させる．その他多くのホルモンが多量に分泌されて代謝動態が大きく変化する．妊娠中はインスリン抵抗性が増加するが，これは増加するhCG（ヒト絨毛性ゴナドトロピン），プロゲステロン，コルチゾール，プロラクチンなどにより起こる．

2 循環器系，血液の性状変化

血漿量は，妊娠末期にかけて約50％（1.5L）増加するが，血球数の絶対量は15〜20％程度しか増えない．そのため，生理的にヘモグロビン（Hb）とヘマトクリット（Ht）値が減少する（血液希釈現象）．そのため妊婦貧血はHb濃度11.0 g/dL未満と定義される．妊婦貧血で最も多いのが鉄欠乏性貧血で，次いで葉酸欠乏による貧血が多い．アルブミンやほとんどの栄養素の血中濃度も，妊娠中は低下する．逆に，グロブリン，脂質（特にトリアシルグリセロール），ビタミンE濃度は高くなる．腎臓血流量は75％，腎臓血漿糸球体濾過率は50％増加し，その結果グルコース，アミノ酸，水溶性ビタミンの尿中への排出量が増加する．血圧は正常妊娠では大きな変化はみられず，中期以降は低下傾向を示し，末期にやや上昇する．

3 体重の増加

体格・肥満度を判定するものにBMI〔体重(kg)／身長(m)^2〕があり，妊娠前に18.5未満をやせ，25.0以上を肥満とし，その中間を普通（標準）とする．やせ群では，胎児発育が抑制される傾向にあり，切迫早産，早産のリスクが高く，貧血が多い傾向がある．また肥満群では，妊娠中の体重増加に関係なく妊娠高血圧症候群，妊娠糖尿病などを発症しやすい．

日本では低出生体重児（出生体重2,500g未満）が増加しているが，低出生体重児を産まないためにとの視点から，「妊産婦のための食生活指針」[1]が出された（平成18年2月）．妊娠前のBMIから3群に分けて，おのおの妊娠中の望ましい体重増加量（表2-1-2, 3）を定めている．また肥満妊婦以外で妊娠中期以降では，0.3〜0.5 kg／週の体重増加量が望ましい．

中期以降の体重増加量が，1 kg／月以下や，3 kg／月以上の場合は，栄養の介入指導を行う必要がある．それは体重増加量が少ない場合は早産や低出生体重児のリスクが高くなり，体重増加の多い場合は巨大児・帝王切開・妊娠合併症のリスクが高くなるからである．

さらに重要な点として一過性であっても体重の減少は，脂質代謝の点からも望ましいものでない．これらを妊婦に理解してもらい，自宅での定期的な体重測定を指導する．

なお，人ごとに基礎代謝量および運動量は異なっており，同じエネルギー量を摂取しても体重増加量は異なるので，この体重増加量がエネルギー・栄養の過不足を判定するよいマーカーになる．その意味で「妊産婦のための食生活指針」[1]で示されている1週間当たりの体重増加量はカロリー摂取量の過不足を知る指標といえる．広く周知されることが望ましい．

やせた妊婦で体重増加量の少ない場合，児の出生体重の低下や周産期死亡リスクが高くなる．また肥満妊婦では，比較的少ない体重増加量であっても，正常体重児を産むことが多い．このため肥満妊婦ではほかのBMI区分の女性群より少ない体重増加量に留める．なお成長過

表2-1-2　体格区分別推奨体重増加量

低体重	18.5未満	9〜12 kg
普通	18.5〜25.0	7〜12 kg
肥満	25.0以上	個別対応

〔厚生労働省：「健やか親子21」推進検討会（食を通じた妊産婦の健康支援方策研究会）：妊産婦のための食生活指針—「健やか親子21」推進検討会報告書 http://rhino.med.yamanashi.ac.jp/sukoyaka/ninpu_syoku.html（2009, 11, 1）〕

表2-1-3　妊娠中期以降推奨体重増加量

低体重	18.5未満	0.3〜0.5 kg／週
普通	18.5〜25.0	0.3〜0.5 kg／週
肥満	25.0以上	個別対応

〔厚生労働省：「健やか親子21」推進検討会（食を通じた妊産婦の健康支援方策研究会）：妊産婦のための食生活指針—「健やか親子21」推進検討会報告書 http://rhino.med.yamanashi.ac.jp/sukoyaka/ninpu_syoku.html（2009, 11, 1）〕

程にある若年妊婦（10代）は，推奨体重増加量の上限に近い増加量が必要である．

それに対し，米国では，満期で体重3〜4kgの児を産むための体重増加量を定めている．注意すべき点は，多くの妊娠中の栄養素必要量はエネルギー必要量よりも多いので，エネルギー摂取量を少なくすると，それらの必要量がより満たされない可能性がある．そこで食事の質を改善し，運動やサプリメントも考慮する必要がある．

4 胎芽，胎児の発育

大部分の臓器，器官は妊娠4〜11週で形成され，この時期に外部からの影響を受けやすい．例えば風疹抗体のない妊婦の風疹罹患により先天性風疹症候群，葉酸が欠乏していると神経管閉鎖障害などが起こる可能性がある．胎児の発育は20週以降に急速に起こり，同時に，胎盤・子宮や母親の乳腺組織も大きくなっていく．そのため，妊娠後半に母親の基礎代謝率は非妊娠時に比べ約17％高くなり，非妊娠時よりエネルギー必要量が増える．蛋白質，脂肪，ミネラル，ビタミンは，胎児や母親の組織に蓄積保持されていく．受精卵の状態から分娩に至るまで各臓器が形成され代謝系が大きく変化して子宮内環境に適応していく．この胎内の栄養環境は出生後の健康度を大きく規定していくので，全妊娠経過を通じて栄養は過不足がないように考えるべきである．

日本の平均出生体重の推移をみると，1970〜80年代から減少傾向にあり，平均出生体重は3,000g以下となりさらに減少している．また早産児を含めて出生体重が2,500g未満を低出生体重児と称する．その頻度の推移は，1970年代を最低としてそれ以降は漸増しており，10％をこす県の出現すらみられつつある．出生児の10人に1人が低出生体重児である．これは次世代の健康を考えると望ましくない状況である．

栄養療法

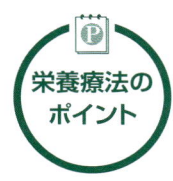

栄養療法のポイント
- 妊娠初期，中期，末期のエネルギー付加量は50，250，450 kcal/日で，妊娠の進行とともに増える．
- ビタミンDの不足が危惧されており，食事からの摂取，日光にあたることを留意する．
- 葉酸サプリメントは妊娠前から授乳期に摂取することを考慮する．
- カルシウムおよび鉄は推奨量を摂取することを心掛ける．

1）栄養代謝と推奨栄養摂取量[2]

1 エネルギー

妊婦の身体活動レベルは初期と末期に減少する一方で，基礎代謝量が増加するので，総エネルギーの増加量は妊娠初期，中期，末期でそれぞれ1％，6％，17％増加する．全妊娠期間を通じ体重当たりの総エネルギー消費量はほとんど変わらないので，この値は，体重の増加量と一致して増加する．それに応じてエネルギー付加量は，初期，中期，末期でそれぞれ50，250，450 kcal/日と増えていく．水素二重標識法が，最も正確なエネルギー消費量を計測する方法であるが，この方法で10名の健常米人妊婦を調べたところ[3]，必要なエネルギー量は個人差が著しく大きいことが明らかとなった．そのため体重増加量が摂取エネルギーが多いか少ないかのよい目安となる（表2-1-4）．

妊娠中の体重増加量と脂肪沈着量は，受精時

表 2-1-4 妊婦に対する栄養付加量[2]

	栄養素	推定平均必要（付加）量*			推奨量			目安量
必要なし	ビタミン K, ビタミン E, ナイアシン, カルシウム, リン, マンガン, カリウム							
策定なし	炭水化物, 食物繊維, モリブデン, クロム, ナトリウム							
策定あり	エネルギー (kcal/日)（活動レベルⅡ）	50(初期)	250(中期)	450(末期)	50(初期)	250(中期)	450(末期)	—
	蛋白質 (g/日)	0(初期)	5(中期)	20(末期)	0(初期)	5(中期)	20(末期)	—
ビタミン	ビタミン B₁(mg/日)	0(初期)	0.1(中期)	0.2(末期)	0(初期)	0.1(中期)	0.2(末期)	
	ビタミン B₂(mg/日)	0(初期)	0.1(中期)	0.2(末期)	0(初期)	0.2(中期)	0.3(末期)	
	ビタミン B₆(mg/日)		0.7			0.8		
	葉酸 (μg/日)		200			240		
	ビタミン B₁₂(μg/日)		0.3			0.4		
	ビタミン C(mg/日)		10			10		
	ビタミン A(μgRE/日)	0(初期)	0(中期)	60(末期)	0(初期)	0(中期)	80(末期)	
	ビオチン (μg/日)		—			—		2
	パントテン酸 (mg/日)		—			—		1
	ビタミン D(μg/日)		—			—		1.5
微量元素	マグネシウム (mg/日)		30			40		
	鉄 (mg/日)	2.0(初期)	12.5(中期)	12.5(末期)	2.5(初期)	15.0(中期)	15.0(末期)	
	銅 (mg/日)		0.1			0.1		
	亜鉛 (mg/日)		1			2		
	セレン (mg/日)		5			5		
	ヨウ素 (μg/日)		75			110		

＊：エネルギーは推定エネルギー必要量

の母体脂肪量に強く影響を受ける．やせている人は基礎代謝量の増加が少なく，同じ摂取エネルギー量でも体重はより増加しやすい傾向にある．逆に，太っている人の基礎代謝量の増加は相対的に多くなり，同じ摂取エネルギーでも脂肪蓄積量は少なくなる傾向にある．

また授乳婦の付加量は 350 kcal/日である．

2 必須脂肪酸

必須多価不飽和脂肪酸には，リノール酸（18:2 n-6）とリノレン酸（18:3 n-3）と，より長い多価不飽和の長鎖ポリエンがある．リノール酸由来の長鎖ポリエンには，アラキドン酸とジホモ-γ-リノレン酸があり，リノレン酸由来のエイコサペンタエン酸（EPA）やドコサヘキサエン酸（DHA）がある．リノール酸由来の長鎖ポリエンと EPA はプロスタノイドの前駆体で，DHA とリノレン酸はヒドロキシ脂肪酸に転換される．

アラキドン酸や DHA は神経組織の構成成分でもあり，DHA は神経シナプスや網膜の光受容体に多く存在する．胎児のこれらの器官形成のためにより多くの n-3 系脂肪酸の摂取が必要となる．

胎児への多価不飽和脂肪酸の移行量は，母親の血中濃度に依存しており，妊娠が進むにつれて減少する．また多胎妊娠では，母親の多価不飽和脂肪酸摂取量は不十分な場合が多い．そのため母親はこれら脂肪酸の摂取を心掛ける．新生児の DHA 保持量は，新生児の頭囲，身長，体重と関連があり，早産児への DHA 投与は，炎症を抑え，網膜機能に影響を与えるといわれている．またトランス型脂肪酸（trans-fatty acids）の摂取は少ない方がよい．

3 蛋白質

妊娠初期から母児に蛋白質が蓄積され，多くの研究から，初期：0 g/日，中期：1.94 g/日，

末期：8.16 g/日が蓄積されていくことになる．これらを蛋白質の蓄積効率（43％）から計算して，各期の付加量（推定平均必要量）は，初期：0 g/日，中期：5 g/日，末期：20 g/日となる．また授乳婦の付加量は20 g/日である．なお，食事蛋白質が組織の蛋白質に変化する変動係数と転換効率は，それぞれ30％と70％である．先進国のほとんどの妊婦は，蛋白質摂取基準を十分に満たす量を摂取している．

4 ビタミン類

1）ビタミンA

視覚，聴覚，生殖などの機能維持，成長促進，皮膚や粘膜などの上皮組織の正常保持，分化機構，遺伝子発現を介する制癌，蛋白質合成など重要な役割に関与している．先進国での不足はほとんどないが，ビタミンAとしてのレチノールやイソトレチノインの過剰摂取が問題となる．これらは囊胞状痤瘡の治療に用いられ，レチノールは一部のビタミンサプリメントに含まれている．レチノールの大量摂取は，顔面頭蓋と心血管系などの奇形や先天性の欠損症を引き起こす．ヒトでは約20例が報告されている[4]．これらの奇形を防止するためにも，妊娠前期に過剰摂取するべきでないが，プロビタミンAとしてのβ-カロテンは，大量摂取による毒性は報告されていない．

2）ビタミンD

ビタミンDは肝臓で速やかに25ヒドロキシビタミンDに転換されるので，25ヒドロキシビタミンD血中濃度は，非妊時，妊娠時を含めビタミンD栄養状態の指標となる．母体血中の活性型ビタミンDは胎児側に移行しないので，25ヒドロキシビタミンDが胎盤を通過し，脱落膜・胎盤絨毛組織・胎児腎臓で活性型ビタミンDが転換産生される．この活性型ビタミンDは母体側に移行し，母体の血中濃度が妊娠中上昇する．そのため，腸管からのカルシウム吸収量は著しく増加する．

ビタミンDは紫外線により皮膚で合成され，北欧では日照時間と血中25ヒドロキシビタミンDは強く相関しており，北方に行くほど冬季には皮膚でのビタミンの合成が少ない．フランスでは，ビタミンDを摂取していない母親から冬や春に生まれた乳児の約1/4が，ビタミンD欠乏徴候を示すといわれている[5]．米国では強化ミルクにビタミンDが添加されている．今，世界的にビタミンDの不足がいわれており，妊婦は摂取量を増やすことが望ましい．なお日本では小児くる病の発症も報告され，血中濃度の低い児童が増えている．

3）葉酸

葉酸は，ビタミンB群の1つで，アミノ酸や核酸の合成に必要な補酵素であり，また胎児のエピジェネティックス（クロマチン構造変化）に重要な関与をしているメチル基の供与体として機能する．妊娠・授乳中は必要量が増加する．不足すると，貧血，免疫機能低下，消化管機能異常などがみられる．妊娠初期に欠乏すると，神経管閉鎖障害や無脳児の発生リスクが高まる．葉酸はビタミンB_{12}と協調して造血作用を示し，どちらの欠乏も巨赤芽球性貧血を引き起こす．神経管閉鎖障害の予防には，妊娠初期が最も必要とする期間である．妊娠を計画している女性は，食事からの葉酸を摂取することに加えて，サプリメントを摂取すべきである．1日当たり0.4 mgのプテロイルモノグルタミン酸の摂取が推奨されている．ただし過剰な摂取は避けるべきである．なお生体利用率は，食事由来の葉酸では50％で，サプリメントに使用されているプテロイルモノグルタミン酸は85％である．

ただし重要なことは，中期以降も摂取すべき点である．摂取量が少ないと血中ホモシステイン濃度が上昇し，妊娠合併症の発症リスクが高くなる．ノルウェーでは，血漿ホモシステイン濃度の高い上位1/4の妊婦は，下位1/4と比較して，妊娠高血圧症候群の発症リスクは約30％，低出生体重児の発症リスクは2倍高いと報告されている．葉酸不足がこれら合併症の直接原因であるかは不明であるが，葉酸を妊娠中摂取することの重要性を示している[6]．また不足した場合は，胎児のクロマチン構造を変化させるこ

と（エピジェネティックス）も明らかとなりつつあり，分子栄養学的な見地からも重要な栄養素である．

葉酸は，神経管閉鎖障害の発症率を下げるとして，1998年以降米国では葉酸が穀物に添加されるようになった．現在カナダ，米国，メキシコで穀類への葉酸添加が行われている．ただし英国，日本では行われていない．

5 ミネラル

1) カルシウム

活性型ビタミンDが妊娠中は増加するので，妊娠中腸管からのカルシウム吸収量は著しく増加するし，エストロゲンは非妊娠時に比べ末期は約30倍にまで上昇する．しかし母体の骨量は生理的に減少する．その結果カルシウムは胎児に蓄積されると同時に尿中への排泄量も著しく増加する．そのために年齢別に示された目安量のカルシウムを摂取している妊婦の場合は，カルシウムの付加量は必要ない．ただしカルシウム摂取量の不足している妊婦が多いので年齢に応じた目安量の摂取は必要である．しかし妊娠高血圧症候群のように胎盤機能が低下している場合は，胎児付属物での活性型ビタミンD産生が低下し，腸管からのカルシウム吸収量が上昇しないのでカルシウムは，多く摂取すべきである．

カルシウムが妊娠高血圧症候群の発症を予防するか否かについて，米国で約5,000名の妊婦を対象とした検討がなされ[7]，多く摂取しても少なくても発症リスクには差のないことが明らかとなった．しかし，10歳代やカルシウム摂取量が極端に少ない妊婦では妊娠高血圧症候群の発症リスクが高いので，カルシウムを多く摂取することでそのリスクを下げる効果はありえる．また妊娠高血圧症候群では，カルシウム代謝が対照群とは異なるので多く摂取するべきである．

2) 鉄

母体腸管よりの鉄吸収量は初期には非妊時と同じく15％前後に対し，中期，末期には25％と増える．先進国で18％，日本で23％，発展途上国で35〜75％の妊婦に貧血がある．そこで鉄の推奨（付加）量（mg/日）は初期2.5，中期・末期15.0とされている．妊娠中，鉄は胎児に約300 mg，胎盤に約70 mg蓄えられ，母体の赤血球合成のために300 mgが必要とされる．分娩時に平均200 mgが失われる．そのため妊娠中は，非妊時より多く鉄分を摂取する必要がある（表2-1-4）．

児への移行を考えるとフェリチンの測定は重要であり，フェリチン濃度が低い（< 30 μg/L）貧血女性では，鉄剤を摂取すべきである．しかし，妊娠中期にHb濃度が低くても，平均血球容積（MCV：the mean corpuscular volume）が正常範囲内（< 84 fL）で，フェリチンが正常なら，血液の希釈によるもので正常といえる．さらに，妊娠中の鉄補給は乳児期前半6か月間の乳児の鉄蓄積量を増加させる[8]．ただし鉄を長期投与すると，亜鉛の吸収が抑制される可能性があるので注意するべきである[9]．

3) 亜 鉛

亜鉛は，細胞分裂，ホルモン代謝，蛋白と炭水化物の代謝，免疫機能に重要な役割を果たし，不足すると，奇形や子宮内発育遅延を引き起こす可能性がある．妊娠中の亜鉛は1日当たり11 mgが推奨されている（表2-1-4）．食事からの亜鉛摂取量が低く，高繊維質食を摂っている場合や，多量のカルシウムあるいは鉄をサプリメントとして摂取している場合，さらに亜鉛吸収を下げる胃腸疾患がある場合は，亜鉛不足の起こる可能性がある．発展途上国では，母親に貧血の治療として多量の鉄を長期に与えられ，亜鉛のさらなる不足を引き起こすことが危惧されている．また母体の感染，喫煙とアルコールの常習飲酒は胎盤の亜鉛輸送能を低下させる．

▶ビタミンD不足

現在全世界的にビタミンD不足が拡大している．北欧では，ビタミンD投与と非投与で比較してみたところ[10]，投与群で1型糖尿病の発症が抑制された．膵臓β細胞に受容体が存在して

いることから，ビタミンDの免疫系への作用が想定されている．母乳哺育が推進されているが，唯一注意すべきことは母乳中にはビタミンDが少ないために，母乳哺育で育っている乳幼児が日光浴をしない場合に，ビタミンD不足が生じることが危惧されている点である．実際，過去の疾病と考えられていた，くる病の発症が報告され始めている．またビタミンD不足にある1歳児，2歳児はおのおの50％，40％と想定されている．しかし母乳中のビタミンDが低値であるのは，母体のビタミンDが不足していることが原因であり，母体の血中濃度が高ければ母乳のビタミンDは低くならない．そのため，妊婦は，日光に当たること，あるいはビタミンD摂取を心掛ける必要がある[11]．また臍帯血中のヒドロキシビタミンD濃度は女児では最大骨密度を規定する因子であることも報告されている[12]．ビタミンDを重要な栄養素として見直すべきである．

（福岡　秀興）

引用文献

1) 厚生労働省：「健やか親子21」推進検討会（食を通じた妊産婦の健康支援方策研究会）：妊産婦のための食生活指針―「健やか親子21」推進検討会報告書 http://rhino.med.yamanashi.ac.jp/sukoyaka/ninpu_syoku.html（2009,11,1）
2) 厚生労働省：「日本人の食事摂取基準」2010年版 http://www.mhlw.go.jp/shingi/2009/05/s0529-4.html-（2009,11,1）
3) Food and Nutrition Board, Institute of Medicine. Dietary reference intakes energy, carbohydrate, fiber, fatty acids, cholesterol, protein, and amino acids, national Academy Press. Washington D.C., 2002.（http://www. Nap.edu/books/0309086373/html/）
4) Rothman KJ, Moore LL, Singer MR, et al: Teratogenicity of high vitamin A intake. N Engl J Med, 333, 1995, pp.1369-73.
5) Zeghoud F, Vervel C, Guillozo H, et al: Subclinical vitamin D deficiency in neonates: definition and response to vitamin D supplements. Am J Clin Nutr, 65, 1997, pp.771-78.
6) Vollset SE, Refsum H, Irgens LM, et al: Plasma total homocystein, pregnancy complications, and adverse pregnancy outcomes: the Fordland Homocystein study. Am J Clin Nutr, 71, 2000, pp.962-68.
7) Atallah AN, Hofmeyr GJ, Duley L: Calcium supplementation during pregnancy for preventing hypertensive disorders and related problems. Cochrane Database Syst Rev, 2006, 7, CD001059.
8) Dewey KG, Cohen RJ, Rivera LL, et al: Effects of age of introduction of omplementary foods on iron status of breast-fed infants in Honduras. Am J Clin Nutr, 67, 1998, pp.878-84.
9) Dawson EB, Albers J, McGanity WJ: Serum zinc changes due to iron supplementation in teen-age pregnancy. Am J Clin Nutr, 50, 1989, pp.848-52.
10) National Coalition for Skin Cancer Prevention. The National Forum for Skin Cancer Prevention in health, physical education, recreation and youth sports. Reston, VA: American Association for Health Education, 1998.
11) Sichert-Hellert W, Wenz G, Kersting M : Vitamin intakes from supplements and fortified food in German children and adolescents: results from the DONALD study. J Nutr, 136, 2006, pp.1329-33.
12) Cooper C, Javaid K, Westlake S, et al: Developmental origins of osteoporotic fracture: the role of maternal vitamin D insufficiency. J Nutr, 135, 2005, pp.2728S-34S.

2-2 胎児の栄養
fetal nutrition

胎児期の概要

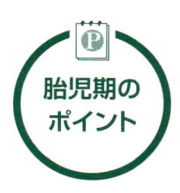

> **胎児期のポイント**
> - 成人病（生活習慣病）の素因は胎芽，胎児，乳児期の環境因子によって形成され，出生後のマイナスの環境因子に曝露されることで，成人病が発症する（成人病胎児期発症説）．
> - この時期の母親の栄養，生活習慣は児の将来の健康を大きく規定するものであり，重要である．
> - 現在，低出生体重児（2,500 g 未満）が増加傾向にある（2007年：9.70 %）．
> - 妊娠中の体重増加量は妊娠時の体格ごとに検討するべきである．

1）胎児期栄養の重要性

　成人病とは現在生活習慣病と称されているが，本名称は成人後の生活習慣が発症に関与していると理解される可能性があり，本稿では成人病（生活習慣病）という名称を用いることとする．

　多くの疫学研究から，成人病の素因は，胎芽，胎児，乳児期に形成されて，出生後にその素因に対し，マイナスの環境因子（運動不足，ストレス，栄養の過多など）が作用することで，疾病が発症するという，「成人病胎児期発症説」（胎児プログラミング説，倹約遺伝子説，FOAD説，DOHaD説などとも呼称）が注目されている[1]．同じ遺伝子配列をもつ人びとであっても，成人病の発症リスクはすべて同じではなく，リスクの高い人もいればリスクの低い人もあり，多様である．それは胎生期の遺伝子と胎内環境との相互関連で形成される素因に違いがあることによると考えられる．場合によっては，世代をこえて持続していく（intergenerational effect）．

　この成人病胎児期発症説は1986年に英国の疫学者David Barkerが唱え始めた説で，その後に莫大な疫学調査が遂行された．2006年栄養学分野でのノーベル賞といわれるダノン賞を受賞して，今や学説として認められるに至っている．この説によると成人病の素因は，エピジェネティックス（遺伝子発現制御系）の変化により生じるものと考えられている．

　さらにこの考え方は，健康と疾病はともにこの時期に素因が形成されるというDOHaD (Developmental Origins of Health and Disease)説に発展している[2]．これは胎生期には素因が形成されるので，たとえ素因を有していても出生後の生活習慣を望ましい状態にコントロールすることで，疾病の発症を予防することは可能であることを示す説でもある．したがって，出生の時点でハイリスクか否かを知ることで，早期よりの望ましい生活習慣を指導することが可能となる．成人後にその発症リスクを予知して，生活習慣を変えるよりはるかに疾病予防効果は高い．成人病が多発していくことが予想される現在，多くの人びとに周知されるべき重要な考え方である．

　現在は出生体重のみが，そのリスクを判定するマーカーであるが，今後，血液あるいは口腔粘膜などからエピジェネティックスを判定できる手技が開発されて，個人のリスク評価が正確に判定できるようになることが望まれる．今世

表2-2-1 出生体重と関連して発症する疾患

- 出生体重との関連が明確な疾患
  高血圧，冠動脈疾患，(2型)糖尿病，脳梗塞，脂質代謝異常，血液凝固能の亢進，神経発達異常
- 低出生体重との関連が想定されている疾患
  慢性閉塞性肺疾患，うつ病，統合失調症，行動異常，思春期早発症，乳癌，前立腺癌，精巣癌，ほか

(de Boo HA, Harding JE：The developmental origins of adult disease (Barker) hypothesis. Aust N Z J Obstet Gynaecol, 46(1), 2006, pp.4-14)

界では，そのスクリーニング法の開発が大がかりに進められており，成果が期待される．現在出生体重が小さい場合に，将来の成人病の発症リスクが高いとされる疾病を表2-2-1[3]に示した．現在さらに出生体重と関連する疾病が想定されており，疫学調査が進行中である．

出生体重と疾病リスクについては，図2-2-1に2型糖尿病に関してなされたメタアナリシスの結果を示す[4]．これによると出生体重と疾病リスクはU字型をしており，ある体重から小さくなるとともに，また大きくなるとともに疾病発症リスクは上昇するのである[4]．

2）日本での低出生体重児の増加傾向

2,500 g未満の出生児を低出生体重児というが，日本ではこの低出生体重児の頻度が増えている．1970年代半ばまではその頻度は減少していたが，それ以降増加に転じ，2004年9.4％，2007年9.7％にまで増えている（図2-2-2）．この増え方は世界に類をみない増加であり，平均出生体重で女児は既に3,000 gを下回り，男児も3,000 gに近くなり，両者はさらに減少している．なお単胎児の低出生体重児は早産と満期では40：60と満期が多い．

出生体重の低下は胎児が低栄養に曝露されて起こるものである．現在，厚生労働省「食を通じた妊産婦の健康支援方策研究会」から「妊産婦のための食生活指針」[5]，日本産婦人科医会から「妊娠中の食事と栄養」[6]が出され妊婦栄養の重要性が強調されている．日本はやせ願望が強く妊娠中もその傾向は続いている可能性が指摘されていて，妊娠中の体重増加は低く抑えられる傾向にある．

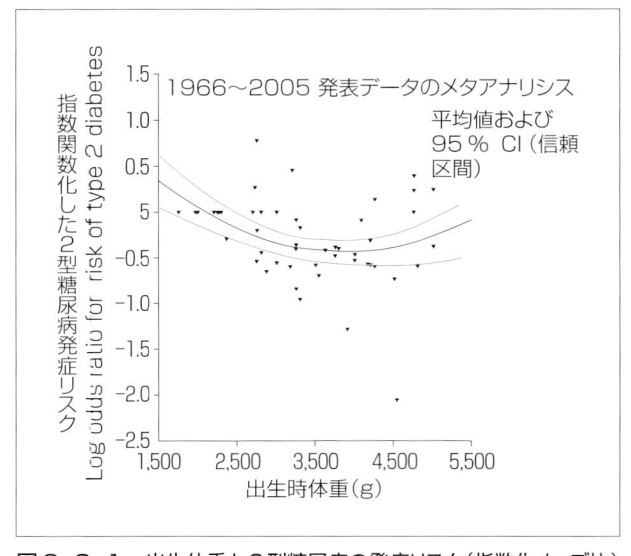

図2-2-1 出生体重と2型糖尿病の発症リスク（指数化オッズ比）
(Harder T, Rodekamp E, Schellong K, et al：Birth weight and subsequent risk of type 2 diabetes : a meta-analysis. Am J Epidemiol, 165, 2007, pp.849-57)

3) 胎内低栄養での成人病素因の形成機序

その機序には3つあるが、すべてエピジェネティックス変化が関与している。胎内低栄養曝露により、第一に非可逆的な解剖学的変化が生じる。

第二に胎児期のある時期（臨界期）にその低栄養に曝露されると、遺伝子発現制御系が変化して、その環境に適合した代謝反応が形成される。この遺伝子発現制御系は乳児期以降も変化せずに存続する。ところが出生後は現在の豊富な栄養環境で生活することになり、この遺伝子発現制御系と現実の生活環境との間にミスマッチが起こり疾病が発症する。胎内環境が低栄養である場合に、その状況に適合した代謝系が形成され、出生後その代謝系が過剰な高栄養に長時間曝されることで疾病が発症すると考えると理解しやすい。

第三に、副腎皮質ホルモンの基礎値が高く、ストレスが負荷された時に過剰な反応を示すことが挙げられる。すなわち間脳-下垂体-副腎皮質系の過剰な反応である。その例としてフィンランドの調査[7]では、出生体重が少ないと、年間収入が少ないほど心筋梗塞での死亡率が高くなり、出生体重が大きいと、収入が少なくなってもその死亡リスクは高くならないというデータがある。収入は1つのストレスであると考えて、ストレスの持続的な負荷に対する反応性を心筋梗塞の多寡でみた興味ある調査である。すなわち出生体重によりストレスに対する反応が異なるというデータであり、これは出生体重が少なくなるとストレスに対する抵抗性が低くなることを示すものと考えられている。

胎内の低栄養曝露により腎糸球体ネフロンの数が減少する[8]。ヒトの剖検例の検討で、出生体重が小さいと腎糸球体ネフロン数が少ないことがほぼ確定している。また出生体重3,200gと2,600gを比較すると、後者の児のネフロン数が約30％少ない。

出生体重の低下により高血圧発症のリスクは高くなる。これには多くの機序が明らかとなってきている。例えば、本態性高血圧の発症機序は胎生期のネフロン数の減少に由来することが主たる原因とする説（Brenner説）があり、理解しやすい説といえる。その減少機序の1つを紹介すると、腎臓組織が形成された後に低栄養に曝露されると、アポトーシスカスケードの活性化が起こり腎糸球体ネフロン数の減少が起こる。それは細胞増殖を抑制し、アポトーシスを促進するp53の過剰発現によって生じる現象である[9]。

胎児期のある時期（臨界期）に低栄養に曝露されると、酵素、生理活性物質の受容体、情報

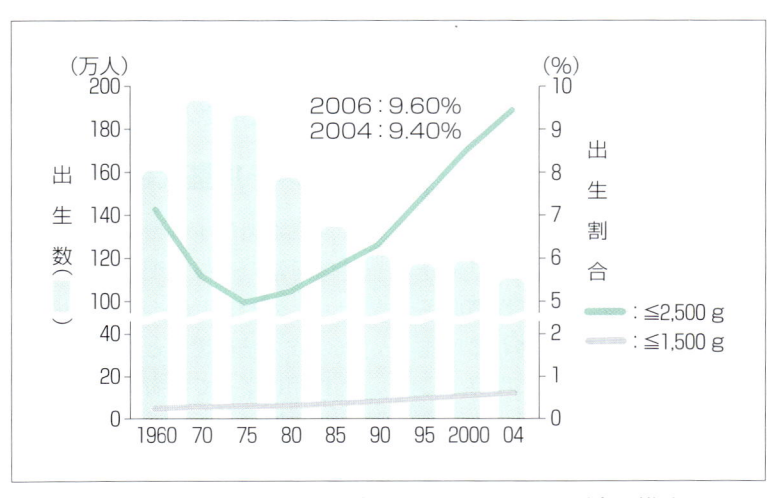

図2-2-2 出生数および低出生体重児の出生割合の推移
（母子衛生研究会編；母子保健の主なる統計 平成17年度、母子保健事業団より）

伝達系などの多様な代謝応答機構が変化する．これが疾病の素因といえる．胎内で変化したこの状態は，出生後に栄養状態がよくなっても，変化することなく持続する．それはDNAのメチル化や，核蛋白質ヒストンのアセチル化，メチル化またはその逆のクロマチン構造の変化が起こる遺伝子発現制御系の変化である[10]．これにはメチル基代謝（one carbon metabolism）に関連した栄養素が重要な関与をしている．そのなかでも葉酸，ビタミンB_{12}は，特に重要である．

栄養療法

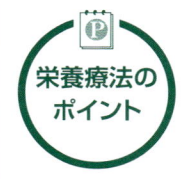

栄養療法のポイント
- 妊娠前から必要で十分な栄養を摂り，医学的必要がないかぎりダイエットは行うべきでない．
- 現在，20歳代，30歳代女性のやせ頻度が上昇傾向にあり，低出生体重児の増加がある．
- 成人病リスクのある児は，母乳哺育およびよき生活習慣の確保により，そのリスクの低減化が期待される．

1）妊娠中の栄養の意義

胎児の低栄養への曝露により成人病の素因が形成され，出生後の環境とこの素因との相互関係で疾病が形成されていくという成人病胎児期発症説は現在広く認められるに至っている[1]．

逆にその素因の形成機序が明らかになれば，栄養学的な介入によって，疾病の発症を最も効率的に防止することが可能となり，健康確保がより容易になると想像される．現在，それらの知見はあまりにも少なく，早急な検討が求められている．

そのうち one carbon metabolism（メチル基代謝）とNOs（過酸化窒素）およびポリアミンの代謝に関する知見が集積されつつあるので紹介する．やせた体格で妊娠した場合や妊娠高血圧症候群などの，胎児が低栄養に曝露される可能性のある場合には，これらの代謝系に関与する栄養素の不足は特に避けるべきである．

現在，「妊産婦のための食生活指針」[5]や，「食事摂取基準 2010年版」[11]というガイドラインが提示されており，妊婦への積極的な栄養指導が行われ始めている．またサプリメントによる栄養学的介入も考慮するべきである．

米国の妊婦外来の中心課題は，体重増加量の少ない場合と多すぎる場合の栄養指導であり，いかに体重を増やすか，いかに増加量を抑制するかという指導が積極的になされている．

また長期予後を改善するという視点で，出生後のハイリスク児に対し，アンギオテンシンII受容体阻害薬，長時間作用性の合成グルカゴンなどの薬物投与も動物実験では試みられており，栄養学的な介入に加えて，これらの成果も将来的に臨床応用されていくことが期待されている．

1 メチル基代謝

特殊な遺伝子多型で成人病が発症するが，多くは通常の遺伝子配列であっても，エピジェネティックス変化が胎生期に起こった場合に，それが成人病の素因となり，出生後の環境との相互作用によって疾病が発症することが明らかとなってきた．

例えば2型糖尿病で，特殊な遺伝子多型が関与しているのは約20％であるといわれている．むしろ栄養環境による遺伝子発現制御系の変化

によりその素因が形成される頻度が高く，エピジェネティクスが大きく関与していることがわかる．

遺伝子プロモーター領域にはCpGアイランドが多数分布しており，そのシトシン部にメチル基が結合する．すべての部位にメチル基が結合してしまうと遺伝子の発現が抑制される（静止状態）．しかしそうでない場合はメチル化度の程度により発現量が決定され，メチル基の結合量が少ないと発現量は増加する．また同時にDNAのまわりには，ヒストン蛋白があってアセチル化，メチル化，ユビキチン化，リン酸化あるいはその逆が起こって，遺伝子発現量を調節している．このメチル基を供与する系がone carbon metabolism（メチル基代謝）の代謝系である．

One carbon metabolismの代謝を単純化して図2-2-3に示した[12]．この代謝系には，ビタミンB群，亜鉛，アミノ酸，コリン，ベタインなどの多くの栄養素がco-factorとして関与しており，最終的には80前後の酵素反応が関連して，この系が機能している．中心の反応は，メチル基転移酵素がメチル基の供与体であるS-adenosylmethionine（S-アデノシルメチオニン；SAM）のメチル基をDNAに結合させるところである．DNA methyltransferase 1（Dnm1，ほかのDnm3a，3bは受精期周辺でのみ機能する）がDNAのCpGのシトシンに結合させる．メチル基を供与した後，SAMは，S-adenosylhomocysteine（S-アデノシルホモシステイン；SAH）に変化し，さらにアデノシンとホモシステインへ変化する．SAHとホモシステインは相互に変化しやすく，その比率は血中，細胞内ともにほぼ一定である．

1）S-アデノシルメチオニン，S-アデノシルホモシステイン

メチル基を最終的にDNA，RNA，リン脂質，蛋白質へ供与するのがSAMであり，葉酸，メチオニン，コリン，ビタミンB_{12}の摂取量が不足すると，組織のSAMは速やかに減少する．その場合は，SAHは逆に増加し，この物質はメチル基転移酵素の活性を抑制する．

低栄養状態では，SAMの減少と，SAH増加によるメチル基転移酵素活性の抑制という二重のメチル化の抑制が起こることになる．SAHが高値である場合は，メチル化度が低くなる．そ

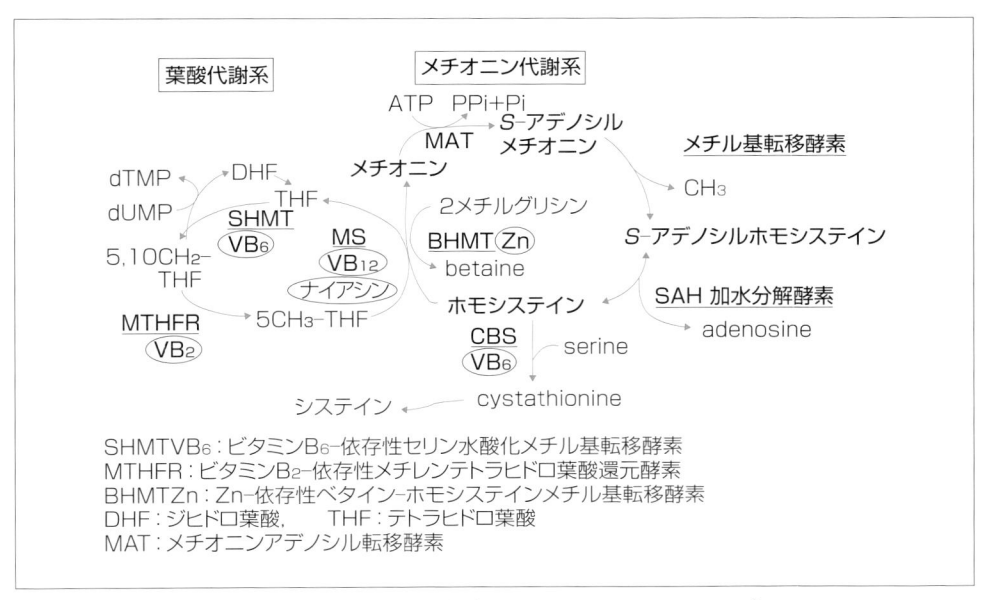

図2-2-3　メチル基代謝（one carbon metabolism）[20]

(MacLennan NK, James SJ, Melnyk S, et al : Uteroplacental insufficiency alters DNA methylation. One-carbon metabolism, and histone acetylation in IUGR rats. Physiol Genomics, 18, 2004, pp.43-50)

SHMTVB6：ビタミンB6-依存性セリン水酸化メチル基転移酵素
MTHFR：ビタミンB2-依存性メチレンテトラヒドロ葉酸還元酵素
BHMTZn：Zn-依存性ベタイン-ホモシステインメチル基転移酵素
DHF：ジヒドロ葉酸，　THF：テトラヒドロ葉酸
MAT：メチオニンアデノシル転移酵素

のため SAH は組織メチル化度の1つの指標と考えられている．そのため組織での直接の定量が望ましいが，HPLC を用いた複雑な測定法が必要である[13]．

2）ホモシステイン

SAH からホモシステインに転換し cystationine-β-synthase（CBS）により，システインに変化する．またホモシステインは，葉酸代謝の代謝物 5methyl-THF と反応してメチオニンに転換される．このメチオニンはアデノシル化されて SAM となる．この代謝系がスムーズに動くことでメチル基が DNA，RNA，ヒストン蛋白などに結合して，正常な細胞機能が維持されていく．

3）葉酸

葉酸は，このメチル基代謝のほかにヌクレオチド合成系の2つの系に重要な栄養素である．葉酸の代謝系では 5, 10-metylenetetrahydrofolate（5,10 CH_2-THF）は，methylenetetrahydrofolate reductase（ビタミン B_2-依存性メチレンテトラヒドロ葉酸還元酵素；MTHFR）によって 5-methylenetetrahydrofolate（5 CH_3-THF）へ転換される．この 5 CH_3-THF がホモシステインにメチル基を供与してメチオニンがつくられる．メチオニンから転換産生される SAM は，葉酸代謝系で重要な酵素である MTHFR に対しては酵素阻害作用（アロステリック作用）があるので，細胞内で SAM が多くなると，MTHFR の活性が抑制される．その結果 5 CH_3-THF への転換産生量が減り，ヌクレオチド合成に多くが使われることとなる．SAM が多くなると DNA メチル化が促進され，遺伝子発現の抑制が起こるので，SAM の MTHFR 酵素の阻害作用は合目的といえる．ところが MTHFR には遺伝子多型があり，そのうちで 677C-T 多型がよく知られている．この TT ホモ多型を示す酵素は 5, 10 CH_2-THF から 5 CH_3-THF への転換活性（図2-2-3）が低いので，ヌクレオチド合成系に多くの葉酸が使われることになり，メチオニン合成が相対的に少なくなる．そのために葉酸摂取量が同じでも，このホモ多型を有する人の場合はより多くの葉酸を摂取しなくてはならない．しかも日本でこの酵素多型を有する人の頻度は 15％ にも達している．この群では相対的にホモシステイン値が高い傾向にある．この群で神経管閉鎖障害，口蓋裂や妊娠高血圧症候群が発症しやすい原因は，そのためではないかと想定されている．葉酸投与量を考慮する場合に，この変異を考慮に入れるべきである．

注意すべき点として，母体の葉酸血中濃度が低くても胎盤の葉酸トランスポーターの発現量は増加しないことである．すなわち母体の葉酸血中濃度が低い場合には，胎児への葉酸移行量が同じく少ない．十分な母体の葉酸血中濃度を維持する必要がある．

2 NOs，ポリアミンの代謝

NOs は血管内皮で形成される血管拡張物質であり，ポリアミンは DNA および蛋白合成を調節している．両者は，胎芽，胎児，胎盤で産生され，胎児・胎盤血管の血流量を決めるとともに，胎盤および胎児の発育を制御している重要な物質である[14]．実際 NO 合成阻害薬を投与したり，eNOS（endothelial nitric oxide synthase）ノックアウトマウスでは胎仔の発育が抑制され，ポリアミン産生阻害薬を投与した場合には，胎盤形成の障害とそれに続く胎仔発育の抑制がみられる．必須アミノ酸のアルギニン（アルギニン・スーパーファミリーに属するアミノ酸も含む）は，NOs とポリアミン合成に重要な物質で，妊娠初期には特に大量に必要とされ，不足した場合は障害が起こる可能性がある．妊娠動物の尿囊中には，アルギニンおよびその前駆体であるオルニチン，グルタミンなどのアルギニン・スーパーファミリーに属するアミノ酸が全遊離 α アミノ酸の 60％ にも達している．これは臓器の形成には，大量の NO とポリアミンが必要であることを示す事象である．胎盤の形成される妊娠初期には，NOs が特に重要である[15]．

低栄養に曝露されることでアルギニン・スーパーファミリーのアミノ酸濃度が低下すると，NOs やポリアミン産生能の低下が起こる．GTP

から転換産生される tetrahydrobiopterin（BH4）が，NOS 酵素（nitric oxide synthase）活性の発現に重要であるが，母体が低栄養にあると，この BH4 の産生量が極端に低下する[16]．これが低栄養状態で NOs 産生量が低下する1つの原因ともなる．

また低栄養状態では，この酵素の器質になるアルギニン・スーパーファミリーのアミノ酸も当然ながら不足する．低栄養ではこれらが幾重にも重なることで，NOs 産生量が低下する．妊娠 6〜24 週に絨毛細胞が，脱落膜，子宮筋層内および子宮筋層内らせん動脈へ侵入して，子宮胎盤循環が完成するが，この重要な時に NOs の産生が十分でないと，この子宮胎盤循環に障害が起こり，胎盤形成が傷害される可能性がある．そのために胎仔と胎盤では十分量の NOs が産生されず，血管拡張性が阻害され，胎盤形成の傷害が起こる．これは栄養学的な面から子宮胎盤循環の不全を生じる1つの機序とされている．

なお妊娠高血圧症候群では，免疫応答異常，遺伝的な背景，環境因子が関与して，絨毛細胞の脱落膜への侵入を阻害し，絨毛細胞のらせん動脈の血管壁への置換を阻害することが明らかになりつつある．その循環不全を補うために，動脈圧は上昇していくが，胎仔・胎児は当然ながら低栄養状態に曝露されることとなる．この悪循環が進行することは何としても避けたいところであり，妊娠前から十分な母体の栄養が必要となるゆえんである．

臨床的にも，母体のアルギニン不足は低体重児を分娩することが多く，逆に動物実験では，低酸素状態や NOS 阻害薬の投与により胎仔発育が傷害されている場合に，アルギニン投与で胎仔発育が促進されるとの実験がある[17]．

3 妊娠期ごとにみた低栄養の影響

胎内での低栄養状態の影響を考えると，受精した時点での栄養環境，胎盤形成期の妊娠初期，その後の臓器形成期，分娩周辺期の中枢神経系のリモデリング期に分けると理解しやすい．

1）受精および胎芽期

受精直後の短時間には，激しいインプリンティング現象が起こる．その周辺期の栄養状態は，それに影響を及ぼす可能性がある．畜産関係では，受精卵の培養液のアミノ酸の性状が少し変化するだけで large organ syndrome が発症することが知られている．そのため，やせた状態で妊娠した場合には，卵巣顆粒膜細胞や卵管内のアルギニン代謝系に関連した遊離 α アミノ酸や，one carbon metabolism（メチル基代謝）に関連した栄養素の含量が少なければ，成人病の素因が形成される可能性がある．またヒツジ実験では，妊娠のごく初期の短時間だけ低栄養（特に葉酸，ビタミン B_{12} の欠乏状態）に曝露されても，DNA メチル化度に変化が起こり，成人病の素因は形成されていくことがみられている．実際やせた状態で妊娠した場合は，低体重児，早産のリスクが高いのもその影響として考えるべきであろう[18]．

2）胎盤形成期

妊娠初期に胎盤が形成され，この形成された胎盤により，それ以降の胎児発育が決まっていく．胎盤機能の低下した状態では，栄養移行量は制限され，酸素も十分量は移行しない．慢性的な低酸素状態，また強い酸化ストレスが胎児に負荷される．その結果 one carbon metabolism に関連した栄養の十分量が胎児側には移行せず，エピジェネティックス変化が惹起されていく可能性がある．胎盤では血管形成と血管拡張作用のある NOs と DNA の形成および蛋白産生を行う中心物質であるポリアミンが産生される．母体が低栄養状態であると，胎盤の形成過程では，この NOs とポリアミンの産生が抑制されて，胎盤の形成が抑制される[19]．いったん胎盤の形成が傷害された場合は，経胎盤的に酸素，栄養素の胎児側への移行が制限されて，胎児は低栄養状態に曝露されることになる．

妊娠初期の低栄養状態を起こす原因には，妊娠前のダイエット，やせた状態での妊娠，また妊娠悪阻や重症妊娠悪阻がある．悪阻は時に持続することがあり，軽くみるべきでない．その他，

若年妊娠，多胎妊娠，妊娠間隔の短い場合がある．悪阻の症状が出て，体重の減少がみられた場合には速やかに受診して早期に治療することを指導すべきである．児の長期予後を考えると，妊娠悪阻は，早期に治療を行い，重症化を避けるべき疾患である．

3）妊娠中期以降の低栄養

多くは，妊娠中期以降は形成された胎盤の影響を受けて児は発育していく．しかし，正常な胎盤が形成されて胎盤機能が正常でも，母体が低栄養に曝露された時は，肝臓などの臓器ではSAH（S-アデノシルホモシステイン），ホモシステイン，メチオニン，MAT，CBSが増加する（図2-2-3）[20]．このSAHの増加はDNAのメチル化を抑制する．低酸素状態ではメチオニンをSAMに転換する酵素の発現が抑制される．またグルコースの低下，インスリンの高値は，ホモシステインをシステインに変えるCBS活性が低下する．このように，胎盤機能が低下している場合や，正常でも低栄養状態になると，このメチル基代謝（one carbon metabolism）の傷害が起こる．そのため全妊娠経過を通じて栄養，特にNOs，ポリアミン，one carbon metabolismに関連した栄養の不足は避けなくてはならない．

（福岡　秀興）

引用文献

1) デイビッド・バーカー：福岡秀興監訳；藤井留美訳；胎内で成人病は始まっている，ソニーマガジン社，2005．
2) Gluckman PD, Hanson MA, Cooper C, et al：Effect of in utero and early-life conditions on adult health and disease. N Engl J Med, 359, 2008, pp.61-73.
3) de Boo HA, Harding JE：The developmental origins of adult disease (Barker) hypothesis. Aust N Z J Obstet Gynaecol, 46(1), 2006, pp.4-14.
4) Harder T, Rodekamp E, Schellong K, et al：Birth weight and subsequent risk of type 2 diabetes：a meta-analysis. Am J Epidemiol, 165, 2007, pp.849-57.
5) 厚生労働省「妊産婦のための食生活指針」(http://www.mhlw.go.jp/houdou/2006/02/h0201-3a.html)．
6) 妊娠中の食事と栄養 2006年改訂版，日本産婦人科医会，2006．
7) Barker DJ, Forsén T, Uutela A, et al：Size at birth and resilience to effects of poor living conditions in adult life：longitudinal study. BMJ, 1；323(7324), 2001, pp.1273-76.
8) Hughson M, Farris AB 3rd, Douglas-Denton R, et al：Glomerular number and size in autopsy kidneys：the relationship to birth weight. Kidney Int, 63, 2003, pp.2113-22.
9) Pham TD, MacLennan NK, Chiu CT, et al：Uteroplacental insufficiency increases apoptosis and alters p53 gene methylation in the full-term IUGR rat kidney. Am J Physiol Regul Integr Comp Physiol, 285(5), 2003, pp.R962-70.
10) Gluckman PD, Lillycrop KA, Vickers MH, et al：Metabolic plasticity during mammalian development is directionally dependent on early nutritional status. Proc Natl Acad Sci USA, 104, 2007, pp.12796-800.
11) 日本人の食事摂取基準 2010年版，第一出版，2009．
12) MacLennan NK, James SJ, Melnyk S, et al：Uteroplacental insufficiency alters DNA methylation. One-carbon metabolism, and histone acetylation in IUGR rats. Physiol Genomics, 18, 2004, pp.43-50.
13) Melnyk S, Pogribna M, Pogribny IP, et al：Measurement of plasma and intracellular S-adenosylmethionine and S-adenosylhomocysteine utilizing coulometric electrochemical detection：alterations with plasma homocysteine and pyridoxal 5'-phosphate concentrations. Clin Chem, 46, 2000, pp.265-272.
14) Reynolds LP, Redmer DA：Angiogenesis in the placenta. Biol Reprod, 64, 2001, pp.1033-40.
15) Wu G, Bazer FW, Tuo W, et al：Unusual abundance of arginine and ornithine in porcine allantoic fluid. Biol Reprod, 54, 1996, pp.1261-65.
16) Kwon H, Ford SP, Bazer FW, et al：Maternal undernutrition reduces concentrations of amino acids and polyamines in ovine fetal plasma

and fluids. Biol Reprod, 71, 2004, pp.901-8.
17) Hata T, Hashimoto M, Manabe A, et al : Maternal and fetal nitric oxide synthesis is decreased in pregnancies with small for gestational age infants. Human Reprod, 13, 1998, pp.1070-73.
18) Sinclair KD, Allegrucci C, Singh R, et al : DNA methylation, insulin resistance, and blood pressure in offspring determined by maternal periconceptional B vitamin and methionine status. PNAS, 49, 2007, pp.19351-56.
19) Ishida M, Hiramatsu Y, Masuyama H, et al : Inhibition of placental ornithine decarboxylase by DL-α-difluoro-methyl ornithine causes fetal growth restriction in rat. Life Sci, 70, 2002, pp.1395-1405.
20) Mac Lennan NK, James SJ, Melnyks, et al : Uteroplacental insufficiency alters DNA methylation. one carbon metabolism, and histone acetylation in IUGR rats. Physiol Genomics, 18, 2004, pp.43-50

2-3 妊娠高血圧症候群
pregnancy induced hypertension；PIH

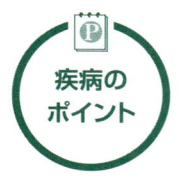

疾病のポイント

- "妊娠中毒症"から"妊娠高血圧症候群（pregnancy induced hypertension；PIH）"に名称が改められた.
- 妊娠高血圧症候群は，"妊娠20週以降，分娩後12週までに高血圧がみられる場合，または高血圧と蛋白尿を伴う場合のいずれかで，かつこれらの症候が偶発合併症によらないもの"と定義する.
- 早期に発症するもの，重症例，子癇発作，あるいは肺水腫・脳出血・HELLP症候群（p.820参照）を併発する場合，母体死亡に至ることもある.
- 収縮期血圧が140 mmHg以上160 mmHg未満，拡張期血圧が90 mmHg以上110 mmHg未満を軽症，収縮期血圧が160 mmHg，拡張期血圧が110 mmHg以上を重症と診断する.
- 治療としては安静，食事療法が基本だが，極端なエネルギー制限や塩分制限は行わない.
- 胎盤循環不全による胎児発育遅延（IUGR）や胎児ジストレス（胎児機能不全）の発症に注意する．降圧薬治療に抵抗する場合や胎児が発育停止やジストレスを発症する場合は，妊娠を中断（ターミネーション）する.

1）疾患の概要

全妊娠の5～7％に発症する妊娠に特異的な症候群であり，母体死亡の主要な原因の1つで，WHOによると年間10万人の妊婦が妊娠高血圧症候群で死亡していると推計されている．重症例は1～2％に発症する．児の発育への影響が大きい．高血圧，家族性の肥満，高齢，妊娠高血圧症候群の既往，多胎，腎疾患，糖尿病等の基礎疾患のある場合は発症リスクが高い．

病型として，妊娠高血圧腎症が最も多い．なお，これまで妊娠中毒症の症状の1つと考えられていた浮腫が定義から除外されているが，それは単独で出現する浮腫は児の発育あるいは胎盤循環状態に関連のないことが確認された結果である．しかし，急激な体重増加や全身性浮腫は，その後の血圧上昇につながる可能性があり，注意すべき徴候といえる．

母児の予後は早期に発症するほど重症化しやすく，妊娠32週以前に高血圧発症・蛋白尿がみられた例には産科・母体合併症が多い．

2）定義と分類

1 定 義 [1, 2]

"妊娠20週以降，分娩後12週までに高血圧がみられる場合，または高血圧と蛋白尿を伴う場合のいずれかで，かつこれらの症候が偶発合併症によらないもの"と定義されている．

高血圧と蛋白尿が出現する場合と，高血圧のみが認められる場合とでは，経過と病態が異なっている．そのため治療法も異なってくる可能性があるので，この病型分類による診断は重要である．表2-3-1～3に妊娠高血圧症候群の分類を挙げた．

3）発症機序

妊娠高血圧症候群の発症機序は不明な点が多いが，少しずつ明らかになってきた．何らかの免疫学的適応不全により，妊娠初期の絨毛細胞の母体脱落膜への侵入障害が起こり，そのため絨毛間腔は低酸素となり，低酸素に曝された絨毛細胞は，種々の生理活性物質を分泌し，それらが母体血中に流入して血管内皮障害を引き起こし，蛋白尿，高血圧などの臨床症状を引き起こすと考えられる．また凝固線溶系の異常も認められる．

1 絨毛細胞の脱落膜への侵入障害

正常妊娠では，妊娠 6～24 週に絨毛が，脱落膜，子宮筋層内および子宮筋層内らせん動脈へ侵入し，子宮胎盤循環の完成をみる．妊娠高血圧症候群では，母児間の免疫応答異常，遺伝的な背景，環境因子が関与して，絨毛細胞の脱落膜への侵入を阻害し，絨毛細胞のらせん動脈の血管壁への置換を阻害することが明らかになりつつある[3]．

脱落膜に侵入する絨毛細胞は，多型性に乏しい主要組織適合性抗原（HLA-G）を発現しており，この HLA-G が母児間の免疫寛容の成立に重要な役割を果たしている．妊娠高血圧症候群では，この HLA-G の発現が少なく，脱落膜に侵入する絨毛細胞の数が少ないなど，胎盤形成過程における免疫応答異常が存在していると

表 2-3-1　病型分類

i．**妊娠高血圧腎症（preeclampsia）**
　妊娠 20 週以降初めて高血圧が発症し，かつ蛋白尿を伴うもので分娩後 12 週までに正常に復するもの

ii．**妊娠高血圧（gestational hypertension）**
　妊娠 20 週以降初めて高血圧が発症し，分娩後 12 週までに正常に復するもの

iii．**加重型妊娠高血圧腎症（superimposed preeclampsia）**
　a．高血圧症が妊娠前あるいは妊娠 20 週までに存在し，妊娠 20 週以降に蛋白尿を伴うもの
　b．高血圧と蛋白尿が妊娠前あるいは妊娠 20 週までに存在し，妊娠 20 週以降に，いずれか，または両症候が増悪するもの
　c．蛋白尿のみを呈する腎疾患が妊娠前あるいは妊娠 20 週までに存在し，妊娠 20 週以降に高血圧が発症するもの

iv．**子癇（eclampsia）**
　妊娠 20 週以降に初めて痙攣発作を起こし，てんかんや二次性痙攣が否定されるもの．発症時期により，妊娠子癇，分娩子癇，産褥子癇とする．

（日本産科婦人科学会 周産期委員会：委員会提案．日産婦誌，56, 2004, pp.12-32）

表 2-3-2　症候による病型分類

	高血圧	蛋白尿
軽症	**血圧がいずれかに該当する場合** （1）収縮期血圧が 140 mmHg 以上で 160 mmHg 未満 （2）拡張期血圧が 90 mmHg 以上で 110 mmHg 未満	原則として 24 時間尿を用いた定量法で判定し，300 m g/日以上で 2 g/日未満の場合
重症	**血圧がいずれかに該当する場合** （1）収縮期血圧が 160 mmHg 以上 （2）拡張期血圧が 110 mmHg 以上	2 g/日以上の場合，随時尿を用いる場合は，複数回の新鮮尿検査で，連続して 3+（300 mg/dL）以上の場合

（日本産科婦人科学会 周産期委員会：委員会提案．日産婦誌，56, 2004, pp.12-32）

表2-3-3 発症時期による病型分類

妊娠32週未満に発症するものを早発型（early onset type），
妊娠32週以降に発症するものを遅発型（late onset type）とする．

＊付記
1. 妊娠蛋白尿（gestational proteinuria）：妊娠20週以降に初めて蛋白尿が指摘され，分娩後12週までに消失するもの．病型分類には含めない．
2. 高血圧症（chronic hypertension）：加重型妊娠高血圧腎症を併発しやすく妊娠高血圧症候群と同様な管理が求められる．妊娠中に増悪しても病型分類には含めない．
3. 肺水腫・脳出血・常位胎盤早期剥離およびHELLP症候群は必ずしも妊娠高血圧症候群に起因するものではないが，かなり深い因果関係がある重篤な疾患である．病型分類には含めない．
4. 高血圧をh・H，蛋白尿をp・P（軽症は小文字，重症は大文字），早発型をEO（early onset type），遅発型をLO（late onset type），加重型をS（superimposed type）および子癇をCと略記する．
   - （例）妊娠高血圧腎症は（Hp-EO），（hP-LO）など，妊娠高血圧は（H-EO），（h-LO）など，加重型妊娠高血圧腎症は（Hp-EOS），（hP-LOS）など，子癇は（HP-EOC），（H-LOC）など，加重型の子癇は（HP-EOSC），（hP-LOSC）などと表記する．

（日本産科婦人科学会 周産期委員会：委員会提案．日産婦誌，56, 2004, pp.12-32）

考えられる．その結果，らせん動脈の血管抵抗が低下せず，絨毛間腔の血流が障害される．絨毛間腔の酸素分圧は妊娠12週以前には18 mmHg程度で，それ以降は正常妊娠で90～100 mmHgと上昇する．妊娠高血圧症候群では，酸素分圧の上昇が十分に起こらず，絨毛細胞は慢性的に低酸素環境に曝される．そのため，絨毛が障害され，炎症性サイトカインや血管作動性物質などが過量に産生される．これらは母体血中に流入し，血管内皮障害や臓器障害を起こし，さまざまな臨床症状を引き起こす[4]．以下の物質などが妊娠高血圧症候群発症に関与していることが明らかとなってきた．

2 絨毛細胞が産生し，妊娠高血圧症候群の発症に関与する物質

vascular endothelial growth factor（血管内皮細胞増殖因子；VEGF），placental growth factor（PGF）やtransforming growth factor-β（TGFβ）に対し，それに拮抗する因子soluble fms-1like tyrosine kinase 1（soluble Flt 1），endoglinなどとのアンバランスが注目されている[5]．VEGFは血管内皮細胞を増殖させ，TGF-β_1はprostacyclin（PGI$_2$）の産生を増加させ，両者はともにeNOSの活性化を促進する生理活性物質である．低酸素負荷により絨毛細胞ではVEGFとPGFに結合しその作用を抑制しsoluble Flt 1産生が増加する．

正常妊娠ではsoluble Flt 1は妊娠33～36週まで変化せず，その後増加する．妊娠高血圧症候群では，それ以前から高値を示す．soluble Flt 1の増加に伴って母体血中のfree VEGFやfree PGFが低下する．また蛋白尿の程度とその血中濃度は，正の相関を示し，逆に血小板数，児体重とは負の相関を示す．

動物実験では，ラットにsoluble Flt 1を投与すると高血圧，蛋白尿，腎機能変化が起こり，血管内皮障害がVEGF，PGFの投与で改善する．VEGFやPGFの投与で生じるラット腎動脈の細小血管の弛緩が，soluble Flt 1により抑制される．血管内皮細胞に妊娠高血圧症候群患者の血清を添加すると血管増殖が抑制される．妊娠していない動物にアデノウイルスを介してsoluble Flt 1を移入すると妊娠高血圧症候群類似の症状を起こすことがみられている．実際，妊娠高血圧症候群の発症する5週間前からsoluble Flt 1濃度の増加が観察されていることなどから，soluble Flt 1が妊娠高血圧症候群の発

症に重要な因子と考えられている.

endoglinはTGF-β_1および-β_2のレセプターであり，胎盤で高発現して，母体循環中にsoluble endoglinとして放出され，母体血中濃度と妊娠高血圧症候群の重症度と相関している．またsoluble endoglinは，発症する2～3か月前から著明に増加する．やはりアデノウイルスでマウスに移入すると血管透過性亢進，中等度の高血圧が起こる．さらに，endoglinとFlt 1の両者を過量発現させると高度な血管障害，腎症，高度な高血圧，HELLP症候群様の病態，胎仔の発育障害が起こることが報告されている．以上より，胎盤で産生されるendoglinとFlt 1の両者が，血管内皮障害や重症妊娠高血圧症候群の病態形成に中心的な役割を果たすと考えられている[6]．

3 凝固能の亢進

また，妊娠中は性ステロイドなどの増加により血液の凝固能が亢進している．正常な血管内皮は血管拡張作用と血小板の凝集抑制作用をもち，この凝固能亢進に対応するが，妊娠高血圧症候群では血管内皮障害により凝固能亢進を抑制できず，慢性播種性血管内凝固症候群（DIC）の状態に陥っていく．

妊娠高血圧症候群では血管内皮細胞からエンドセリンが多く分泌されている．こうした状態が相乗的に働き，末梢血管抵抗の増加が生じて妊娠高血圧症候群が起こされると考えられている．その結果母体では血圧上昇が主体となりこの変化が腎糸球体に及べば蛋白尿が出現する．

早期に発症するもの，重症例，子癇発作，あるいは肺水腫，脳出血，HELLP症候群を併発する場合は，母体死亡に至ることもある．また，前述の血管機能障害により子宮胎盤循環不全が生じて，胎児発育遅延や胎児ジストレスが起こり，子宮内胎児死亡に至る場合もある．

4）臨床検査および管理

母体の検査を経時的に行い，重症化や合併症の発症を早期に診断する．また胎児の状況を多方面から判定し，子宮胎盤循環不全による子宮内胎児発育遅延や胎児ジストレスの発症に注意する．このように総合的に診断，対応していくことが大事である．

1 血圧測定

座位にて数分の安静の後，前腕を心臓の高さに保持して測定する．基準値を上回る場合は，3分以上おいて2回以上測定し平均をとる．表2-3-2の血圧による重症，軽症を判断していく．

2 蛋白尿

まず試験紙法でスクリーニング（定性法）し，陽性の場合は定量を行う．試験紙法で（±）または定量で30 mg/dL以下は正常としてよい．

3 母体の検査

以下の多様な検査を行い，総合的に診断していく必要がある．

- 血算，電解質，眼底検査，血液一般検査：血管透過性が亢進するとHtが上昇するので，発症の予知マーカーとなる．
- 血液凝固系検査：本症は慢性DICともいわれているが，血小板減少はその1つの指標となる．最近注目されている凝固線溶系の検査として，アンチトロンビンⅢ（ATⅢ）がある．生体内では血管内皮細胞上のヘパリンとATⅢが複合体を形成することにより，抗凝固作用を発揮する．ATⅢ濃度は産生と消費のバランスにより決まる．20週頃の値と比べての減少程度により，妊娠高血圧症候群の発症や重症度または妊娠継続の可否を判定するマーカーになるといわれている．
- 脂質代謝：血清TG，血清LDL-コレステロールの上昇がある．
- 腎機能：クレアチニン（Cr）と血清尿素窒素BUN上昇，尿酸（UA）上昇は1つの発症予知マーカーや重症度の指標ともなる．

腎機能として，尿蛋白は腎機能とある程度相関し，妊娠高血圧症候群の病態を反映すると考

えられる．腎血漿量や糸球体濾過値も腎機能低下に伴い低下する．腎機能検査としてはBUN, Cr, UAに加えクレアチニンクリアランス(Ccr)や近位尿細管の障害を反映する，N-D-グルコサミニダーゼ（NAG），β_2-マクログロブリンなどがある．UAは遠位尿細管から排泄されるため，尿細管機能低下により妊娠高血圧症候群の場合，比較的早期から高値を示す．

なお，Ccrが70 mL/分以上，BUNが13 mg/dL以下，Crが0.9 mg/dL以下，UAが6.0 mg/dL以下にコントロールすべきである．重症化して，Ccrが50 mL/分以下，BUNが20 mg/dL以上，Crが1.5 mg/dL以上，UAが6.0 mg/dL以上となった場合，ターミネーションを考慮する．

4 胎児モニタリング

以下の項目により評価する．
- 胎児心拍数モニタリング，超音波による発育の状況を評価していく．
- バイオフィジカルプロファイルスコアー（BPP）で児の健康度を評価していく．
- 母体血漿中cell free RNA, DNAを用いた胎盤機能評価法

2000年，Poonらが，母体血漿中にcell-free RNAとして胎盤に由来するHLA-GのDNAが循環していることを初めて報告した[7]．このcell free RNAは，胎盤機能変化の評価法として注目されている．また母体循環中には，同時にcell-free DNAも存在している．大部分は，絨毛間腔で，絨毛細胞表面から剥離した絨毛細胞に由来するものであり，直接，絨毛障害の程度を評価できる．男児に限られるが，RNAを抽出して絨毛細胞の発現する生理活性物質の発現量やDNAを定量することにより，妊娠高血圧症候群発症予測や，障害の程度の判定に用いることが可能といわれ始めている．

5) 治　療

1 安　静

心身のストレスを避け，胎盤循環血液量を増加させることを目的として臥位による安静をとる．

2 食事療法

栄養療法の項に述べる．

3 薬物治療

母体側の適応は，高血圧による子癇・脳内出血などの hypertensive emergency を避けるため分娩までの一時的な使用であり，胎児側としては児の未熟性が新生児予後に寄与するため，厳重な管理のもと，妊娠期間の延長のため使用する．

妊娠高血圧腎症では，免疫学的機序による胎盤機能不全があり，その代償として母体血圧が上昇し，そのために胎児発育遅延（IUGR）が発症すると考えられるので，降圧薬治療は胎児の子宮内環境を改善するものではない．ただし早期より高血圧のみ出現している場合は，高血圧素因が関与しており，胎内発育障害の発症率は高くないので，降圧薬が有効である．

なお，妊娠中の血圧は，妊娠16〜20週までは低下（生理的血圧低下），その後20週以降は非妊娠時レベルまで上昇する．そのため20週以前に出現する高血圧は本態性高血圧と考えられる．

①降圧薬は，ヒドララジンやα-メチルドパを第一選択薬として，急速な降圧は避ける．重症高血圧に対しては，塩酸ヒドララジンやメチルドパなどの降圧薬や，子癇予防としての硫酸マグネシウムなどの薬剤が使用されることはある．
②抗凝固薬：妊娠高血圧症候群は慢性のDICとも考えられ抗凝固薬として低用量アスピリンが使われることがある．PGI2の産生を抑制せず，主としてTXA2の産生を抑制する効果が期待される．

4 ターミネーション

妊娠高血圧症候群の治療の基本は妊娠の終了であるが，一般的に，妊娠34週以降では可及的早期の児娩出が選択される．問題となるのは，妊娠22〜33週であり，そのなかでも32週未満の早発型である．重症妊娠高血圧症候群で，胎児が未熟で体外生活が不可能である場合，妊娠の継続を目的とした治療が行われる．しかし母体臓器障害の増悪，子癇，肺水腫，HELLP症候群が認められた場合には急速遂娩（帝王切開）が必要となる．

検査には胎児心拍数モニタリングや超音波による胎児バイオフィジカルプロファイル（fetal biophysical profile）や血流検査などによる生理学的検査があるが，後者による検査が中心である．胎児心拍モニタリングは妊娠中期，特に32週以前では胎児の自律神経系の発達が未熟なため偽陽性例も多く，超音波による fetal biophysical profile や血流計測などによる検査も含めて総合的に診断しなければならない．

6）予　後

1 胎児・新生児

本疾患では胎児は，IUGR（胎児発育遅延），胎児ジストレス，子宮内胎児死亡を発症しやすい．早発例では，IUGRが高率に生じる．それに続いて，新生児死亡，虚血性低酸素脳症，PVL，脳内出血などを発症する．後期発症型では死亡率および神経学的後遺症（脳性麻痺，てんかん，精神運動発達遅延）は皆無に近いが，早発型，特に妊娠30週以前に発症する妊娠高血圧症候群重症例ではいずれもが高率に発症する．胎児発育の遅延を伴う場合は児の予後が悪い．

2 母　親

発症時期の早いものや治療に抵抗するものは予後が悪く，合併症（子癇，HELLP症候群）を併発する場合も，時に母体死亡をきたすことがある．加重型は後遺症を残しやすい．

分娩後72時間以上経過すると子癇，肺水腫，HELLP症候群などの重篤な合併症の頻度は低くなる．高血圧，蛋白尿の増悪がある場合は授乳の中止を行うことがある．また使用薬剤の児への移行を考えて，授乳の中止を行う場合もある．

高血圧や蛋白尿の存続が認められる時はさらに内科での精査，加療が必要である．

再発率が高いため，早発重症型では2〜3年は妊娠を控えた方がよい．

合併症として常位胎盤早期剥離，高血圧脳症，子癇などがあり母体死亡につながりやすい．その他，血管収縮による静脈圧上昇，蛋白喪失，血管透過性亢進による肺水腫や，血漿成分が漏出して網膜を押し上げ，非裂孔原性網膜剥離を起こすことがある．

7）合併症

1 子　癇

妊娠20週以降に発症する痙攣発作をいい，妊娠高血圧症候群重症と判定される．脳血管の攣縮とそれに続発する脳浮腫により発症する．発症時期により妊娠子癇，分娩子癇，産褥子癇に分けられる．また高年初産婦に多い．以下のように経過する．

- **前駆症状**：頭痛，めまい，眼華閃発，視力障害，悪心，嘔吐，上腹部痛，など
- **チック期（誘導期）**：意識消失，瞳孔散大，対光反射消失，眼球上転
- **強直性痙攣期**：腕を曲げ，拳を握り，全身は弓なりに曲がる（後弓反張）．
- **間代性痙攣期**：口角に泡を吹き，舌を嚙み，全身を振動し，チアノーゼ，呼吸停止を併発
- **昏睡期**：痙攣は止み，顔面浮腫，いびきを伴う昏睡

頭部CT，MRIで，脳浮腫の所見として低吸収域を認め，脳梗塞に似た所見が確認されるが，一過性で症状の回復とともに消失する．脳内出血と鑑別するため施行する．

治療は，発作時にはバイトブロックを装着し，気道を確保し酸素吸入を行う．痙攣発作に対してはジアゼパム静注と硫酸マグネシウムの点滴静注，高血圧緊急症にはカルシウム拮抗薬などで降圧を図る．

分娩前であれば急速遂娩（帝王切開）によりターミネーションし，母児ともに救命する．発作終了後は，光や音などの刺激を避け暗所で安静を保ち，抗痙攣薬に加え，降圧薬，利尿薬を併用する．1～数時間おきにジアゼパムを静注し，さらに作用時間の長いフェニトインなどを投与する．

2 HELLP症候群

HELLPとはhemolysis（溶血），elevated liver enzyme（肝機能増加），low platelets count（血小板減少）の三症状を伴う症候群である．原因は不明だが，母体の上腸間膜動脈，肝動脈などの血管攣縮が発症に関連しており，大半が妊娠高血圧症候群を併発している．悪心に引き続く右季肋部痛，心窩部痛が初発症状とすることが多い．診断されれば，直ちに急速遂娩（帝王切開）によりターミネーションし，DIC（播種性血管内凝固）治療などを併用する．

栄養療法

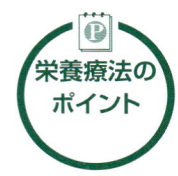

栄養療法のポイント
- 重症では治療の対象とせず妊娠の中断を行う．しかし妊娠継続をせざるをえない場合は薬物療法が治療の中心となる．
- 軽度な塩分およびエネルギー制限を行う．
- 水分摂取制限は特殊な場合行うが，それ以外は制限しない．
- 葉酸の摂取は続ける．

名称が妊娠中毒症から妊娠高血圧症候群へと変わったように，その栄養管理の考え方にも大きな変化があり，その根拠を理解して治療を行うべきである．基本は極端な塩分およびエネルギーの制限は行うべきでない点にある．

かつての日産婦学会の栄養代謝問題委員会による「妊娠中毒症の栄養管理指針1981年」は，重症と軽症に分類し，軽症は，1日の塩分摂取7g以下，摂取総エネルギー1,800 kcal未満，重症は塩分摂取3g以下，摂取総エネルギー1,600 kcal未満という栄養摂取制限が推奨されていた．これは発症予防や軽症例には有用であるが，重症例では有効なものではなかった．

そこで1997年，日産婦周産期委員会の栄養指導指針[1]が提示され，「日本妊娠高血圧学会の治療ガイドライン2009年」[2]でも，重症の治療の中心は妊娠の中断や薬物療法とされている．ただし妊娠が継続される場合，軽症・重症に関係なく生活指導と食事指導を行うことは大事である．

1）摂取エネルギーおよび体重

摂取エネルギーは，非妊時のbody mass index（BMI）に準じて算出され，BMI 24以下の妊婦では30 kcal×理想体重（kg）〔体重（kg）÷身長（m）^{2}〕＋200 kcal/日，BMI 24以上の妊婦では30 kcal×理想体重（kg）/日とする．ところが，摂取エネルギーを制限する介入試験による調査はあまりないが，メタアナリシスでは，摂取エネルギーと蛋白の制限は発症リスクを必ずしも減少させるものではない[8]．

肥満と妊婦の体重増加については，多くの調査がなされている．肥満女性では，脂質異常症やインスリン抵抗性の増大，血管内皮機能障害を発症することで，PIH（妊娠高血圧症候群）を発症するリスクが高い，と考えられる．米国で

の大規模コホート調査では，妊娠前のBMIが普通群では妊娠中体重増加が多くなるとともにPIH（妊娠高血圧症候群）の発症率は高くなり，肥満群で妊娠中の体重増加がないか，少ない場合にその発症率は低かった[9]．ところが日本の調査[10]では，肥満群は，妊娠中の体重増加量に関係なくPIHの発症率そのものが高いと報告されている．

そこで，妊娠中の適切な体重増加について，1997年の日産婦周産期委員会の指針[1]では，妊娠前のやせ，普通，肥満で分け，やせ（BMI 18未満）では10〜12kg，普通（BMI 18以上24以下）では7〜10kg，肥満（BMI 24以上）では5〜7kgとされている．

2006年の「健やか親子21」推進検討会報告書（厚生労働省）[11]では，妊娠全期間を通しての推奨体重増加量は，やせ（BMI 18.5未満）9〜12kg，普通（BMI 118.6〜25.0未満）7〜12kg，肥満は個別対応とし，妊娠中期以降の1週間当たりの推奨増加量は，やせと普通では0.3〜0.5kg/週，肥満では個別対応が望ましいとしている．

2） 塩分制限

重症，軽症にかかわらず，塩分制限は7〜8g/日に制限するのみで，極端な塩分制限は避けるべきである（表2-3-4）．急激な塩分制限は，時に子癇発作を起こす．すなわちPIHでは，循環血液量が減少しているために，レニン-アルドステロン系の機能が亢進して，末梢循環，特に胎盤循環血液量が保持されている．この状態に急速に減塩すると，さらに循環血液量が減少して血圧の低下が起こる．食塩制限によって循環血液量が減少して，この亢進したレニン-アルドステロン系が抑制され，血漿レニン活性や血中アルドステロン濃度が低下する．この急激な塩分制限はやっと保持されていた循環動態を悪化することになる．そのため，塩分制限は細心の注意をして行うべきであり，塩分制限は，1週間に1g程度の緩徐な減塩を注意して行うことが勧められる[12]．

2001年，日本妊娠高血圧学会（当時日本妊娠中毒症学会）学術委員会報告では，全国170施設を対象としたアンケート調査を行い，70％の施設が治療に塩分制限を行っているのに対し，ほかはその治療効果がないかあるいは，逆に症状を悪化するため行っていないと回答している．さらに塩分制限は予防効果があるとされていたが，最近ではその予防効果すら否定されている．Cochrane Database 2005でも，塩分制限には予防の効果はないとされている[13]．

3） 水分制限

水分の制限は，もともと少なくなっている循環血液量をさらに減少させるために，より循環血液量を減少させる．1日尿量500mL以下や肺水腫などの特殊な場合では，前日の尿量に500mLを加える程度に制限するが，それ以外は口渇を感じない程度の摂取とし，特別に制限しない．またカフェインやエネルギーを含まない水分を摂るとよい．

4） 蛋白質

蛋白摂取量は理想体重×1.0g/日とし，予防には理想体重×1.2〜1.4g/日が望ましい．その際，動物性脂肪の多いものは避けて，大豆，乳製品，鶏のささ身などの良質の蛋白質を摂る．L-アルギニンは血管内皮で産生される血管拡張作用のある一酸化窒素（NO）の基質として機能する．そのためにL-アルギニンが不足した場合，血管内皮機能が障害され末梢循環が障害される．それを補充することで，末梢循環が改善されるとの実験もあり，実際L-アルギニンは妊娠高血圧症候群患者の症状を改善したとの報告がある．

5） カルシウム

カルシウムの大量摂取は，妊娠高血圧症候群の発症を抑制する効果があるとされてきたが，人に1,500mg/日のカルシウムを投与して検討した介入試験では，その効果が否定されている[14]．しかし1日600mg以下とカルシウム摂取量の少ない女性群では，1.5g/日のカルシウムを投与したランダム化大規模調査では，妊娠

表2-3-4 妊婦中毒症の生活指導および栄養指導

1. 生活指導
   - 安静
   - ストレスを避ける
   〔予防には軽度の運動，規則正しい生活が勧められる〕

2. 栄養指導（食事指導）
   a) エネルギー摂取（総カロリー）
      非妊時BMI 24以下の妊娠：
      30 kcal×理想体重（kg）＋200 kcal
      非妊時BMI 24以上の妊娠：
      30 kcal×理想体重（kg）
      〔予防には妊娠中の適切な体重増加が勧められる〕
      BMI（body mass index）＝体重（kg）/〔身長（m）〕^{2}
      BMI＜18では10〜12 kg増
      BMI 18〜24では7〜10 kg増
      BMI＞24では5〜7 kg増
   b) 塩分摂取
      7〜8 g/日に制限する（極端な塩分制限は勧められない）
      〔予防には10 g/日以下が勧められる〕
   c) 水分摂取
      1日尿量500 mL以下や肺水腫では前日尿量に500 mLを加える程度に制限するが，それ以外は制限しない
      口渇を感じない程度の摂取が望ましい
   d) 蛋白質摂取量
      理想体重×1.0 g/日
      〔予防には理想体重×1.2〜1.4 g/日が望ましい〕
   e) 動物性脂肪と糖質は制限し，高ビタミン食とすることが望ましい
      〔予防には食事摂取カルシウム（1日900 mg）に加え，1〜2 g/日のカルシウム摂取が有効との報告がある．また海藻中のカリウムや魚油，肝油（不飽和脂肪酸），マグネシウムを多く含む食品に高血圧予防効果があるとの報告もある〕

注）重症，軽症ともに基本的には同じ指導で差し支えない．混合型ではその基礎疾患の病態に応じた内容に変更することが勧められる

（日本産科婦人科学会周産期委員会：妊娠中毒症の栄養管理指針．日産婦誌，51(12)，1999, p.508）

高血圧腎症の発症抑制は少ないか，子癇，重症妊娠高血圧は抑制したとの報告がある．カルシウム摂取の予防効果はハイリスク妊婦やカルシウム低摂取群で有効といえる．しかし摂取量のもともと多い群ではその効果は疑問視されている．

「日本人の食事摂取基準2005年版」では，それまでの「日本人の栄養所要量」に示されていた妊婦のカルシウム付加量300 mgが必要でないとされた．それは妊娠中には母体の活性型ビタミンDが増加し，腸管よりのカルシウム吸収と骨からのカルシウム漏出（骨量の減少）が増加し，尿中カルシウム排泄量が増えることによる．そのため妊婦のカルシウム摂取量は，非妊時と同じ推奨量650 mg/日でよい．しかし妊娠高血圧症候群を発症した場合，胎盤機能の低下により活性型ビタミンDは低値となるので，逆に積極的に多く摂取する必要がある．

6) 多価不飽和脂肪酸その他

n-3系の不飽和脂肪酸摂取は，魚油などに多く含まれ，循環器病の改善効果があるとされる．

しかし，妊娠中期以前に開始した経口投与による妊娠高血圧症候群予防の試験では特に効果が認められず，ハイリスク妊婦でも抑制効果は認められていない．抗酸化作用のあるビタミン（アスコルビン酸，ビタミンE）やそれを含むマルチビタミンによる妊娠高血圧症候群発症抑制の試みがされているが現在その効果があるとの報告はない．

7）葉　酸

現在，妊娠前から全妊娠期間を通じて，葉酸0.4 mg/日の内服が推奨されている．葉酸を含むマルチビタミンを内服した妊婦では，血清葉酸が増加するとともに血清ホモシスチンは低下し，妊娠高血圧腎症の発症が抑制されたとの報告がある．また，1993～2000年にかけて行われた神経管閉鎖予防のため葉酸投与を行った症例の解析で，妊娠高血圧の発症が抑制されていた[15]．葉酸は，血中ホモシスチン濃度を減少させ，心血管系イベントを抑制する効果や血管内皮でのNO産生異常を改善する効果が期待されている．過量の摂取は慎むべきであるが，推奨量をサプリメントで摂取していくべきである．

（福岡　秀興）

引用文献

1) 日本産科婦人科学会 周産期委員会：委員会提案. 日産婦誌, 56, 2004, pp.12-32.
2) 日本妊娠高血圧学会編；妊娠高血圧症候群（PIH）管理ガイドライン2009, メジカルビュー社, 2009.
3) Roberts JM, Cooper DW: Pathogenesis and genetics of pre-eclampsia. Lancet, 357（9249），2001, pp.53-56.
4) Conrad KP, Benyo DF: Placental cytokines and the pathogenesis of preeclampsia. Am J Reprod Immunol, 37（3），1997, pp.240-49.
5) Maynard SE, Min JY, Merchan J, et al: Excess placental soluble fms-like tyrosine kinase 1 (sFltl) may contribute to endothelial dysfunction, hypertension, and proteinuria in preeclampsia. J Clin Invest, 111(5), 2003, pp.649-58.
6) Levine RJ, Lam C, Qian C, et al: CPEP Study Group. Soluble endoglin and other circulating antiangiogenic factors in preeclampsia. N Engl J Med, 2006；355(10): 992-1005.
7) Poon LL, Leung TN, Lau TK, et al: Presence of fetal RNA in maternal plasma. Clin Chem, 46（11），2000, pp.1832-34.
8) Kramer MS：WITHDRAWN：Energy/protein restriction for high weight -for-height or weight gain during pregnancy. Cochrane Database Syst Rey, 18（4），2007.
9) Kiel DW, Dodson EA, Artal R, et al : Gestational weight gain and pregnancy outcomes in obese women: how much is enough? Obstet Gynecol, 110, 2007, pp.752-58.
10) Murakami M, Ohmichi M, Takahashi T, et al: Prepregnancy body mass index as an important predictor of perinatal outcomes in Japanese. Obstet Gynecol, 110, 2007, pp.752-58.
11) 厚生労働省：「妊産婦のための食生活指針」（「健やか親子21」推進検討会報告書）http://rhino.med.yamanashi.ac.jp/sukoyaka/ninpu_syoku.html
12) 出浦照国，井上嘉彦：妊娠中毒症－予後の改善を目指して－食事療法．産科と婦人科, 69, 2002, pp.1734-40.
13) Duley L, Henderson-Smart D, Meher S：Altered dietary salt for preventing pre-eclampsia, and its complications. Cochrane Database Syst Rev, 4, 2005.
14) Levine RJ, Hauth JC, Curet LB, et al: Trial of calcium to prevent preeclampsia. N Engl J Med, 337（2），1997, pp.69-76.
15) Hernández-Díaz S, Werler MM, Louik C, et al: Risk of gestational hypertension in relation to folic acid supplementation during pregnancy. Am J Epidemiol, 156（9），2002, pp.806-12.

3 高齢者領域

3-1 高齢者の身体的特徴

　高齢者人口が増加している現在，高齢者の特徴を体系的に把握した上で疾患の予防や治療が進められることが必要である．ここでは栄養指導を含めた医療の現場で念頭に置くべき高齢者の特徴について，特に重要なポイントのみに絞って述べる．

1）高齢者における症状や疾患の特徴

　高齢者における症状や疾患にはいくつかの特徴がある（表3-1-1）．まず挙げられるのは多病性，すなわち複数の疾患を重ねてもっていることである．認知症や骨粗鬆症，失禁など加齢に伴って頻度が上昇する疾患が慢性的に並存することに加えて，これらの疾患をすでにもっている患者に，ほかの急性疾患が発症することも多い．例えば，糖尿病，高血圧，脂質異常症などによる合併症罹患後の慢性期に肺炎や転倒骨折などの急性疾患がさらに加わることも多病性の例である．

　若年期における自他覚症状をはじめとする定型的な臨床像が現れないこと，つまり非定型性も高齢者の特徴である．一方，このような非定型性こそが，高齢者における"定型性"なのかもしれない．例えば，高齢者では呼吸器症状を伴わない肺炎もまれではない．食欲低下やなんとなく元気がない，という主訴で来院された場合でも肺炎を疑う必要がある．また，非定型性は臨床検査値についても当てはまることであり，高齢者の診療においては，臨床像と臨床検査値との関連を検討するにあたって注意を要する．例えば重症細菌感染症であっても来院時には白血球数の増加はなくCRPの上昇も軽微に留まることもある．さらに高齢者においては，認知症に罹患していない場合でも，精神・神経症状が出現しやすいことを念頭に置くべきである．例えば，原因疾患を問わず，高齢者の入院にあたってはせん妄が発症する可能性を忘れてはならない．

　身体の恒常性はさまざまな機構で保たれているが，高齢者ではその維持機構が弱くなり，小さなきっかけで破綻しやすい．感染症に伴う抗利尿ホルモン不適合分泌症候群（SIADH）や脱水が引き金となって発症する活性型ビタミンD_3製剤服用患者における高カルシウム血症などが例として挙げられる．また，高齢者における症状や疾患の発症には，介護力なども含めた生活環境などの社会的な側面も影響を及ぼすことも念頭に置くべきである．

表3-1-1　高齢者における症状や疾患の特徴
①多病性
②非定型性
③精神・神経症状の易出現性
④慢性化
⑤個人差が大きい
⑥恒常性維持機構の易破綻性
⑦合併症の易出現性
⑧薬物副作用の易出現性
⑨社会的側面

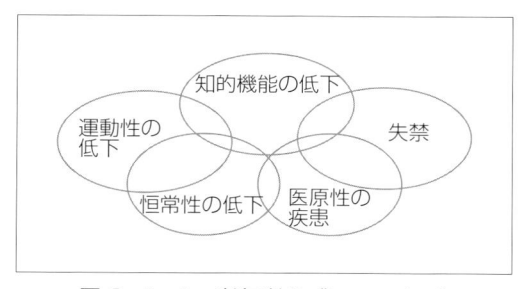

図3-1-1 老年者の"I complex"
(Cope R, 1978)

表3-1-2 高齢者に多く認められ，鑑別を要する状態

- 失神
- 頭痛
- 不眠
- めまい
- 便秘
- 脱水
- 浮腫
- 誤嚥
- 低栄養

2) 高齢者における機能低下の考え方

　高齢者における症状や疾患の特徴は上記のようにまとめることができるが，これらの特徴は個々の高齢者についてさまざまな度合いで当てはまることである．個々の高齢患者の診療にあたっては，そのような個人差を総合的に見極めていく必要がある．高齢者総合機能評価（comprehensive geriatric assessment；CGA）がその方法の1つである．高齢者の機能低下の全体像を5つの"I"とその重なり合いで示し，老年者の"I complex"として把握することも提唱されている（図3-1-1）．それぞれの"I"は知的機能の低下（impaired cognition），運動性の低下（impaired mobility），恒常性の低下（impaired homeostasis），医原性の疾患（iatrogenic diseases），失禁（incontinence）の頭文字をとったものである．

3) 高齢者に多く認められる状態

　高齢者に多く認められる状態を表3-1-2にまとめた．これらの状態は若年者でも認められるものであるが，それぞれの状態についてより広い鑑別診断が必要である．
　失神は"一過性の意識障害で脳血流改善により完全に回復する"状態と定義される．高齢者において多い原因としては，血管迷走神経反射，低血圧，心血管系疾患（不整脈，心筋梗塞，肺梗塞，解離性動脈瘤など），中枢神経系疾患（鎖骨下動脈盗血症候群，痙攣など），代謝疾患（低血糖，副腎不全，尿崩症，過換気など）のほかに情緒障害が挙げられる．これらの鑑別には，既往歴や服薬歴をはじめとする情報収集が重要である．
　浮腫の鑑別診断では，①心拡大・心機能低下の有無，②低アルブミン血症の有無，③蛋白尿の有無，③腎不全の有無，④肝機能低下の有無，⑤内分泌異常（特に下垂体，副腎，甲状腺），⑥薬剤服用の有無，などの情報を整理する必要がある．
　高齢者の脱水症は，入院患者の10〜15％にも認められるとされ，その原因としては，感染や熱性疾患のほかにも，脳血管障害や悪性腫瘍など摂食不能疾患がある．また，このような疾患が明らかでない場合も渇中枢機能の低下や抗利尿ホルモン（ADH）に対する腎の尿濃縮能力低下によって脱水症がもたらされることがある．これらの鑑別には，血清のBUN/Cr比，血清と尿のナトリウム濃度，血清尿酸値の測定が有用である．
　低栄養は各種疾患の結果であるとともにそれ自体が予後不良の原因にもなる．栄養学的な指標を用いた低栄養の評価や全身的なアセスメントに基づいた対策の立案が望まれ，医療機関においては栄養サポートチーム（nutrition support team；NST）の活躍も期待される．

（細井　孝之）

3-2 高齢者と栄養

1) 高齢者における栄養管理の意義と特徴

栄養管理の重要性はどの領域においても重要であり，その目的は，質，量ともに適切な栄養摂取を実現させることである．中高年期における生活習慣病の予防と治療における栄養管理では，摂取エネルギーや栄養素ごとの過不足を避けることが目標となるが，高齢者における栄養管理では，栄養障害のなかでも低栄養が大きな課題となる．

高齢者においては，さまざまな要因が栄養障害の原因となるが，その一方で栄養障害自体が生命予後を含めた予後不良の指標にもなる．高齢者における栄養障害の要因は表3-2-1に示すように多岐にわたる．すなわち，身体的な要因以外にも社会・経済的要因も高齢者の栄養障害に関与する．

身体的要因としては，うつ病や認知症による食欲不振や，唾液分泌能や咀嚼力，嚥下機能，消化器機能といった生理学的機能の加齢に伴う変化が栄養障害の原因になる．消化管の機能が保たれていても，摂食という行動が開始できないことや，嚥下障害という消化管への"入り口"の機能障害が臨床の場では大きな課題になる．

ここでは高齢者の栄養管理について，特に低栄養の評価や摂食・嚥下障害，食欲低下，およびチーム医療による取り組みなどについて考えてみたい．

2) 栄養状態の指標と高齢者における特徴

低栄養状態が，高齢者の生命予後や日常生活活動度（activity of daily living；ADL）の悪化につながることはよく知られている[1]．また，低栄養状態の改善が，これらのアウトカムの改善をもたらすことも報告されており[2]，高齢者における栄養状態の把握とそれに基づく介入が重要である．

その一方で，低栄養の定義や測定方法についての"golden standard"はない．現在用いられている指標は，①身体測定値に基づくもの，②血液検査によるもの，③チェックリストを用いるもの，といった3つのグループに分けることができる．

1) 身体測定値
body mass index〔BMI，体重（kg）÷身長（m）÷身長（m）〕，体重減少率，上腕周囲長，下腿周囲長などが用いられる．

2) 血液検査
最も汎用され，重要な指標とされているものは血清アルブミン値であるが，その他にも，リンパ球数，プレアルブミン，総蛋白質，総コレステロールなども栄養学的指標である．近年，健康長寿におけるビタミンDの役割が注目されており，ビタミンDの充足状態の指標となる血

表3-2-1　高齢者における栄養障害の要因
- 身体的側面
  - 食欲不振
    - 認知症
    - うつ状態，うつ病
    - 味覚・嗅覚の減退
    - 加齢に伴う食欲調節ホルモンの変化
  - 唾液分泌の低下
  - 咀嚼力の低下
    - 歯の欠損，義歯の不具合
  - 嚥下障害
  - 消化管機能の低下
  - 身体活動度の低下
- 社会・経済的側面

表3-2-2 Mini Nutritional Assessment® (MNA®)

スクリーニング欄を適切な数値で埋める．
その数値を加算し，11ポイント以下の場合，評価欄を記入して総合評価値を算出し，栄養不良指標スコアを得る．

スクリーニング

A　過去3か月間に食欲不振，消化器系の問題，咀嚼・嚥下困難などで食事量が減少しましたか？
　0＝強度の食事量の減少
　1＝中程度の食事量の減少
　2＝食事量の減少なし

B　過去3か月間で体重の減少がありましたか？
　0＝3kg以上の減少
　1＝わからない
　2＝1～3kgの減少
　3＝体重減少なし

C　運動能力
　0＝寝たきりまたは車椅子を常時使用
　1＝ベッドや車椅子を離れられるが，外出はできない
　2＝自由に外出できる

D　精神的なストレスや急性疾患を過去3か月間に経験しましたか？
　0＝はい　　　1＝いいえ

E　神経・精神的問題の有無
　0＝強度認知症またはうつ状態
　1＝中程度の認知症
　2＝精神的問題ない

F　BMI指数：体重（kg）÷身長（m)^2
　0＝BMIが19より少ない
　1＝BMIが19以上，21未満
　2＝BMIが21以上，23未満
　3＝BMIが23以上

スクリーニング値：小計（最大：14ポイント）
12ポイント以上：正常，危険なし
　→ これ以上の検査必要なし
11ポイントまたはそれ以下：栄養不良の疑いあり
　→ 検査続行

評価

G　独立して生活
　　（養護施設入所・入院していない）
　0＝いいえ　　　1＝はい

H　1日に3種類以上の処方薬を内服
　0＝いいえ　　　1＝はい

I　身体のどこかに圧痛または皮膚の潰瘍がある
　0＝あり　　　1＝なし

J　1日に何回食事を摂っていますか？
　0＝1回　　　1＝2回　　　2＝3回

K　蛋白質摂取状態を示す指標
　・1日に少なくとも1品の乳製品　　はい□　いいえ□
　　（牛乳，チーズ，ヨーグルト）を摂取
　・1週間に豆類または卵を2品以上　はい□　いいえ□
　　摂取
　・肉類，魚のいずれかを毎日摂取　　はい□　いいえ□
　0.0＝はい，0～1つ
　0.5＝はい，2つ
　1.0＝はい，3つ

L　1日に2品以上の果物または野菜を摂取
　0＝いいえ　　1＝はい

M　水分（水，ジュース，コーヒー，茶，牛乳など）を1日どのくらい摂取しますか？
　0.0＝コップ3杯以下
　0.5＝3～5杯
　1.0＝5杯以上

N　食事の状況
　0＝介護者なしでは食事不可能
　1＝多少困難ではあるが自分で食事可能
　2＝困ることなしに自分で食事可能

O　栄誉状態自己評価
　0＝栄養状態は不良と思う
　1＝わからない
　2＝問題ないと思う

P　同年齢の他人と比べ自分の健康状態をどう思いますか？
　0.0＝良いとは思わない
　0.5＝わからない
　1.0＝同じだと思う
　2.0＝他人より良いと思う

Q　上腕（利き腕ではない方）の中央の周囲値（cm）：MAC
　0.0＝MACが21未満
　0.5＝MACが21以上，22未満
　1.0＝MACが22以上

R　ふくらはぎの周囲値（cm）：CC
　0＝CCが31未満　　1＝CCが31以上

評価値：小計（最大：16ポイント）

スクリーニング値

総合評価値（最大：30ポイント）

栄養不良指標スコア
17～23.5ポイント：栄養不良の危険性あり
17ポイント未満：栄養不良

〔Nestle Nutrition ホームページ（http://www.mna-elderly.com/practice/forms/MNA_japan.pdf）〕

清25水酸化ビタミンDの測定が低栄養の指標として活用されることが期待されているが[3]，現時点では保険の適用外であり，今後の取り組みが必要である．

3）低栄養のチェックリスト

Mini Nutritional Assessment®（MNA®）（表3-2-2）や栄養サポートチームでも用いられるsubjective global assessment（SGA）がある[4]．MNA®は広範な情報を簡便に収集するよう工夫されたものであるが，欧米人の生活習慣や体格に基づいて開発されたものであり，日本人に適用する際の課題も指摘されてきた．このようなことを背景に神田らは，日本人高齢者について総合的に栄養評価をするための「簡易栄養調査表」を開発している（表3-2-3）[5]．

どのような評価方法を用いる場合でもそれぞれの利点と欠点を把握した上で，ほかの指標も参考にして活用すべきであろう．

表3-2-3 簡易栄養調査表

1) 年齢 　65〜74歳　　　　　9点 　75〜84歳　　　　　4点 　85歳以上　　　　　0点　　点	9) 卵や卵製品を食べる時の平均的な1回の量 　たっぷり食べる　　　4点 　鶏卵1個程度食べる　2点 　少し食べる　　　　　1点 　食べない　　　　　　0点　　点	
2) 性別 　女　　　　　　　　　1点 　男　　　　　　　　　0点　　点	10) 過去1か月の体重変化 　変化なし，あるいは増加した　8点 　減少した　　　　　　0点 　わからない　　　　　4点　　点	
3) 誤嚥 　なし　　　　　　　　4点 　どちらともいえない　2点 　明らかにある　　　　0点　　点	11) 歩行の自立度 　1人で可能　　　　　2点 　（器具を使用してもよい） 　何らかの介助を要する　1点 　介助しても歩行できない　0点　　点	
4) 歯痛や口内炎などの口腔の問題 　ない　　　　　　　　1点 　ある　　　　　　　　0点　　点	12) 意思疎通の状態 　問題なし　　　　　　9点 　家族や付添なら可能　6点 　家族や付添でも困難　3点 　意思疎通ができない　0点　　点	
5) 便秘や下痢などの便通異常 　ない　　　　　　　　1点 　ある　　　　　　　　0点　　点	13) 毎日の元気さや周囲に興味を示すこと 　低下していない　　　2点 　低下した　　　　　　0点　　点	
6) 平均的な1日の水分摂取量 　（みそ汁やスープ，牛乳なども含む） 　コップ（約200mL）に 　6杯以上　　　　　　1点 　3〜5杯　　　　　　0.5点 　0〜2杯　　　　　　0点　　点	14) 脳卒中や痴呆などの神経疾患の有無 　ない　　　　　　　　8点 　どちらともいえない・わからない　4点 　ある　　　　　　　　0点　　点	
7) めん類を食べる時の平均的な1回の量 　たっぷり食べる　　　4点 　茶碗に一杯食べる　　2点 　少し食べる　　　　　1点 　食べない　　　　　　0点　　点	合計点　　　点	
8) いも類を食べる時の平均的な1回の量 　たっぷり食べる　　　4点 　じゃがいも半分位　　2点 　少し食べる　　　　　1点 　食べない　　　　　　0点　　点	0〜23.5点　　低栄養 24〜33.5点　　潜在的低栄養 34点以上　　　栄養状態に問題なし	

表 3-2-4 基礎エネルギー消費量と投与カロリーの計算

基礎エネルギー消費量（BEE：kcal/日）の計算
　Harris-Benedict の計算式
　　男性　BEE=66.5＋（13.8×体重 kg）＋（5.0×身長 cm）－（6.8×年齢）
　　女性　BEE=655.1＋（9.6×体重 kg）＋（1.8×身長 cm）－（4.7×年齢）

投与カロリーの計算
　1 日必要カロリー =BEE×活動係数×ストレス係数（kcal/日）

活動係数

寝たきり	ベッド上	トイレ歩行	やや低い	適度	高い
1.0～1.1	1.2	1.3	1.5	1.7	1.9

ストレス係数

正常	癌	感染症（軽度）	感染症（中等度）	手術（軽度）	手術（中等度）	手術（高度）
1.0	1.1～1.3	1.2	1.5	1.1	1.2	1.8

表 3-2-5 必要エネルギー量と水分量の簡易計算式

エネルギー量の簡易計算式
　25～30（kcal/kg/日）×実際の体重（kg）
　　　＊肥満患者（BMI>25）では理想体重
水分量の簡易計算式
　30（mL/日）×実際の体重（kg）

1 必要とされるエネルギー摂取量と水分の推定

　高齢者のみならず，すべての対象者に対する栄養管理において，必要エネルギー摂取量と水分摂取量の推定は基本となるものである．現在の状況が，低栄養状態にあるか否かの判断は前項のような事項を参考にして判断されるが，現在の栄養摂取状況が適切であるか否か，さらには，目標とする栄養摂取内容と方法を検討するためには，必要エネルギー・水分摂取量を求めることが必要である．その上で栄養成分の最適化を図る必要があることはもちろんであり，経口摂取ができる場合には，摂食機能や嗜好を配慮した調整も重要である．

　必要エネルギー摂取量を求める手法にはいくつかあるが，栄養サポートチーム（nutrition support team；NST）でもよく用いられるものが Harris-Benedict の計算式である（表 3-2-4）．この計算式は男女別に設けられており，身長，体重，年齢を代入することによって基礎エネルギーを求めることができる．さらに，この値に活動係数とストレス係数（表）を掛け合わせることによって 1 日必要エネルギー（kcal）が求められる．世界的にも広く用いられている計算式であるが，75 歳以上の者は厳密にいうと対象外であり，高齢者における必要エネルギー推定はいまだ検討の余地がある．実際の医療現場では，表 3-2-5 に示すような簡易的な式でエネルギー量と水分量を求めることを基本においてもよいと思われる．

3）高齢者における嚥下障害と栄養管理

　高齢者の栄養管理においてたびたび問題となるのが嚥下障害である．嚥下障害は栄養摂取の妨げになるのみならず，誤嚥性肺炎（aspiration pneumonia）の原因になり，高齢者医療における最重要課題の 1 つである．

1 嚥下機能

　食物が口腔から食道に流入する一連の機能をいう．食道は気管の背側にあるため，食物は気管の入り口すなわち喉頭を乗り越えなければならない．この時，喉頭が収縮し，十分に喉頭が挙上する必要がある．これらの機能は嚥下における下降周期といわれているが，ここに障害が

図 3-2-1　嚥下の生理学的機序と嚥下障害

口腔相
　口腔内保持力の低下
　送り込みの低下
咽頭期
　挙上期型嚥下障害
　軟口蓋挙上障害
　喉頭挙上障害
　下降期型嚥下障害
　咽頭収縮障害
　輪状咽頭筋弛緩障害
　（食道入口部開大障害）
食道期
　蠕動障害

あれば食物は気道に流れこみ，誤嚥が発生する．このステップ以外にも，嚥下の口腔期，咽頭期，そして食道期の複数ステップにおいて嚥下障害が起こりうる（図3-2-1）．

2　高齢者における嚥下機能障害の原因

さまざまな領域のものがある（表3-2-6）．高齢者の診療における嚥下障害については広く鑑別診断を行うことが重要である．さらに嚥下機能を適確に評価することが栄養管理の方針決定に欠かせない（表3-2-6）．嚥下機能の評価は嚥下状態の注意深い観察が出発点になるものの，体系的に行うことが必要である[6]．

表 3-2-6　嚥下障害の原因

神経疾患
　急性および陳旧性脳血管障害
　中枢性変性疾患
　パーキンソン病
　認知症
悪性疾患
　悪性疾患による ADL の低下，全身状態の悪化
　口腔癌，舌癌
　食道癌
歯科口腔疾患
　咬合障害
　悪性腫瘍
　口腔乾燥
　口腔内知覚障害
食道・胃疾患
　悪性腫瘍
　アカラシア
　食道気管瘻
　強皮症
　胃切除状態
　嘔吐
嚥下機能障害をもたらす医薬品　（抗コリン薬など）
加齢に伴う喉頭の後下方への生理的移動
食物の不適当な形態や粘稠度

3　嚥下機能の評価

1）水飲みテスト

被験者に水を飲んでもらい，飲水時間，むせの有無，飲み方を観察する．通常 3 mL の水を用いるが，この嚥下が可能である場合は 10 mL で確かめることや，ゼリー試飲テストを組み合わせることもある．

2）簡易嚥下誘発試験（simple swallowing provocation test）

小児用経鼻細管（5 Fr）を鼻腔から挿入し，0.4 mL の蒸留水（またはブドウ糖液）を注入し嚥下反応を観察する．3秒以内に嚥下反応があれば正常，なければ 2 mL の蒸留水（またはブドウ糖液）を注入して嚥下反応を観察する．嚥下反応があればさらに嚥下造影などでさらに精査を行うことを検討するが，嚥下反応がなければほぼ間違いなく不顕性誤嚥があると考えられる．また，嚥下反応がある場合でも，潜時が5秒以上である場合も誤嚥性肺炎のリスクが高い．

3）嚥下造影試験（videofluorography）

嚥下の口腔相，咽頭相を X 線透視検査で観察し，その結果をビデオで記録して検討するものである．嚥下機能検査のなかでも情報量が多く，摂食可能か否かの判断において最も信頼が置ける検査であるが，労力がかかることは欠点である．

以上のような評価に基づいて適切な栄養方法を立案するとともに，嚥下機能回復を目指すリハビリテーションを検討する必要があればこの点も同時に進行させることが望まれる．

4）認知症などの患者における摂食障害の管理

　認知症やうつなどの中枢神経系障害は加齢とともに増加し，高齢社会において大きな課題である．これらの状態は摂食障害を高率にもたらし，高齢者における低栄養の主要な原因である（表3-2-1）．

　認知症はアルツハイマー病を代表とする神経変性を基盤にもつものと，脳梗塞などの脳血管障害を基盤にもつものとに大別される．いずれの病態においても摂食・嚥下障害の原因になるが，これらの病態そのものが摂食・嚥下障害の原因となる，いわば原発性の摂食・嚥下障害と，病態が直接的に原因とならない続発性摂食・嚥下障害があることを理解しておくべきである．

1 原発性摂食・嚥下障害

　嚥下反射の中枢は大脳基底核にあるため，この部分に脳血管性認知症の責任病巣がある場合は誤嚥の発症が多くなり[7]，アルツハイマー病でも基底核脳梗塞の合併が誤嚥性肺炎発症の促進因子であることが報告されている[8]．アルツハイマー病の重症例では大脳皮質病変自体が嚥下中枢の機能に障害をもたらすことも考えられる．

　一方，摂食要求に関連する中枢としては視床下部や前頭葉が考えられている．これらの部分と関連する場合の認知症では，日常生活の低下とともに食欲低下，体重減少が徐々に進行し，そのことが嚥下機能障害にもつながっていくことがある．これらの病態には糖代謝の低下も関連する可能性があり，栄養学的介入の標的としても注目される．

2 続発性摂食・嚥下障害

　まず考えるべきものは抗精神薬である．
　認知症の"周辺症状"である不眠，妄想，幻覚，興奮，徘徊，介護への抵抗などに対して向精神薬が用いられることがあるが，錐体外路障害を誘発する可能性がある薬剤は嚥下障害を起こしやすいので栄養管理の面からも注意が必要である．

　薬物以外の続発性摂食・嚥下障害の要因としては口腔内環境の悪化がある．口腔内環境の悪化そのものが摂食・咀嚼機能に障害をもたらすのみならず，誤嚥性肺炎の重大な原因となる．

　認知症患者においては，認知症自体の病態を把握した上で，障害された中枢機能を補う目的での薬物療法，口腔内ケア，そして患者に合った食形態や食事介助法の工夫などが栄養管理上のポイントである．

5）高齢者における食欲低下

1 高齢者における食欲低下の重要性

　食欲低下と食思不振という言葉は区別して使用する場合もあるが，ここでは，自らが食べる意欲を喪失している状態を指すものとして区別せず，以下食欲低下を用いる．食欲低下は低栄養状態をもたらすものであり，特に高齢者においては蛋白質・エネルギー栄養失調症（protein-energy malnutrition；PEM）を容易に引き起こす重要な要因である．PEMは免疫力の低下を介して易感染性を惹起するのみならず日常活動度や生活の質を低下させる原因にもなる．

　一方，食欲低下の原因にはさまざまなものがあり，食欲低下によって解決すべき病態の存在について警鐘が鳴らされているといってもよい．

2 高齢者における食欲低下の原因

　高齢者における食欲低下はさまざまな原因によって引き起こされる．老化に伴う生理的変化によるもの，疾患・病的変化に起因するもの，薬剤によるもの，などに分類される（表3-2-7）．ストレスや神経症，うつ状態（うつ病）は"精神的要因"として，身体的要因と対比されることもあるが，ここでは食欲低下をもたらす疾患や病的状態の一部として取り扱う．

　老化に伴う生理的な変化としては，消化管蠕

動運動の低下や消化酵素の分泌量・活性の低下が挙げられる．規則正しい食生活とともに，水分や食物繊維の十分な摂取によってこれらの変化を補うことが望まれるが，歩行量をはじめとする全身運動量を保つ努力も必要である．

食欲低下をもたらす疾患や病的状態は，大きく消化器系のものと消化器系以外のものに分類される（表3-2-7）．認知症が進行した場合やうつ状態・うつ病による食欲低下の場合でもほかの要因が併存する可能性を念頭に置く必要がある．さらにうつ状態をもたらす原因も複数あるため，現症の把握に留まらず，必ず背景となる病態や疾患を突き止めることが必要である．

食欲低下の原因となりうる薬剤は多くの種類がある．さらに高齢者では，処方されている薬剤数が多い傾向にあり，食欲低下の原因として薬剤の関与は重要な位置を占める．

③ 高齢者における食欲低下に対する対処

高齢者に食欲低下を認めた場合は前項でのべた多岐にわたる原因を念頭に置いて状況を整理して，対処していかなければならない．その場合単一の原因のみでなく，複数の要因が同時に存在している可能性も考えておく必要がある．食欲低下の原因が特定できればそれを排除すべきであることは当然であるが，そのために時間を要することや実行不可能であることもある．そのような場合でも栄養方法や食事形態の工夫などによって，栄養摂取の確保が望まれる．

6）高齢者における栄養管理とチーム医療での取り組み

① 栄養管理の取り組み方

高齢者における栄養障害の要因は極めて多岐にわたることは前述の通りである．このため，医療現場においては担当医のみで対処するよりも，それぞれの専門性をもった多職種によるチーム医療で取り組むことが望ましい．このことは，栄養サポートチームの概念にあてはまることであり，まさに高齢者の栄養管理こそがNSTの活躍が期待されるところである．NST活動は主に入院患者を対象とするがその考え方は，高齢者医療全体に取り入れるべきであろう．NSTチームのメンバーとしては医師，歯科医師，看護師，薬剤師，臨床検査技師，理学療法士，そして栄養士などが考えられるが，栄養障害という多面的な課題に対してそれぞれの専門性を生かした関与が望まれる．

② 栄養管理の実際

1）経口摂取の見極め

高齢者の栄養管理を行う時にまず重要なのが，経口摂取が可能か否かの見極めと経口摂取が困難な場合の対処である．その際食物形態（例：きざみ食，とろみ食，ミキサー食）や患者についての嗜好に関する検討も必要である．経口摂取の阻害要因がある場合にはその排除に取り組むことはもちろんであるが，それが効果をもたらすまで，あるいは経口摂取は困難であると判断された時点で非経口的な栄養方法を検討する必要がある．非経口的栄養方法は経腸栄養と経静脈栄養とに分類される．

表3-2-7　高齢者における食欲低下の原因

- 老化に伴う生理的変化
  消化管蠕動運動の低下や消化酵素の分泌量・活性の低下
- 疾患・病的変化
  味覚障害
  うつ状態
  精神疾患（認知症，うつ病，神経症）
  消化器疾患（口腔・咽頭疾患，上部・下部消化管疾患，肝・胆道・膵疾患）
  感染症
  循環器疾患
  呼吸器疾患
  内分泌・代謝疾患
  血液疾患
  腎疾患
  脳神経疾患
  その他
- 薬剤

2) 経腸栄養の場合

経腸栄養のルートはさらに，経鼻的に胃または小腸にチューブを挿入する方法のほかに経皮内視鏡的胃瘻造設術（percutaneous endoscopic gastrostomy；PEG）によって栄養ルートを確保することなどがあり，近年 PEG が利用される場合も多い．経静脈栄養は末梢静脈や中心静脈を用いるものがあり，後者によれば"完全"な栄養摂取も可能となる．原則的には，まず経腸栄養が基本であることを踏まえて栄養管理計画を立案すべきであるとされている．その理由としては経腸栄養によって，消化管の構造と機能を維持し免疫機能を保持する，消化管粘膜バリアにより細菌や毒素の透過性（bacterial translocation）を抑制する，合併症（敗血症・多臓器不全）が少ない，静脈栄養法よりもコストが低い，などの点が考えられる．

いずれの栄養方法についても個々の患者の原因疾患や予後，家族を含めて介護の体制，そして倫理的な面も含めた十分なコンセンサスの上で行っていく必要がある．

3) 褥　瘡

高齢者の医療現場では褥瘡も大きな課題であり，その増悪因子の1つとしても栄養障害が挙げられる．褥瘡の予防と治療もチーム医療によって取り組むべき課題であり，その際に栄養学的なアセスメントも含めることが望まれる．

（細井　孝之）

引用文献

1) Cederholm T et al : Outcome of protein-energy malnutrition in elderly medical patients. Am J Med, 98, 1995, pp.67-74.
2) Landi F et al : Nutritional support and functional status in undernourished geriatric patients during hospitalization and 6-month follow-up. Aging, 8, 1996, pp.386-95.
3) Nakamura K et al : Serum 25-hydroxyvitamin D and parathyroid hormone levels of noninstitutionalized elderly Japanese requiring care. J Bone Miner Metab, 23, 2005, pp.488-94.
4) Guigoz Y et al : Mini Nutritional Assessment: A practical assessment tool for grading the nutritional state of elderly patients. Facts and Research in Gerontology Supplement ♯2, 1994, pp.15-59.
5) 神田　茂，葛谷雅文：低栄養の評価．高齢者総合的機能評価ガイドライン，厚生科学研究所，2003, pp.220-27.
6) 長寿利用研究委託事業　長寿医療ネットワークの構築による診療支援システムの開発に関する研究（長寿医療マニュアル ver.2），平成21年度成果物．
7) Nakagawa T et al : High incidence of pneumonia in the elderly with basal ganglia infarction. Arch Intern Med, 157, 1997, pp.321-24.
8) Wada H et al : Risk factors of aspiration pneumonia in Alzheimer's disease patients. Gerontology, 47, 2001, pp.271-276.

section 4 周手術領域

▶はじめに

どのような手術でも，程度の差こそあれ異化亢進などの負荷が身体に及んでいる．

したがって周術期栄養管理，すなわち術前に栄養状態をアセスメントし，低下している場合は栄養改善を図った後に手術に臨み，術後には現状の栄養状態に適した栄養投与を行うことは，手術侵襲に対する耐性，創傷治癒，感染防御能力などを高め，術後合併症軽減，入院期間短縮などの結果として手術成績全体にも深く関連している．

また，周術期の栄養状態は単に手術対象となる臓器だけでなく，生命維持に不可欠な循環，呼吸，代謝，消化，排泄といったすべての身体機能にも大きく影響する．

さらに周術期における栄養状態の不良は，身体面だけでなく心理的な不安の増強にも関係しており，周術期の患者のQOLを保善する全人的な管理のためにも栄養療法は大きな意義を有しているといえよう．

このような周術期管理のより効率的な実践のためには，わが国でも設置する医療機関が急速に増加しつつある．関連する専門職種からメンバーを結集させて患者の栄養管理を行うことを目的とした，栄養サポートチーム（nutrition support team；NST）の有効活用が重要である[1]．

周術期栄養管理の方法を図4-1に示す．

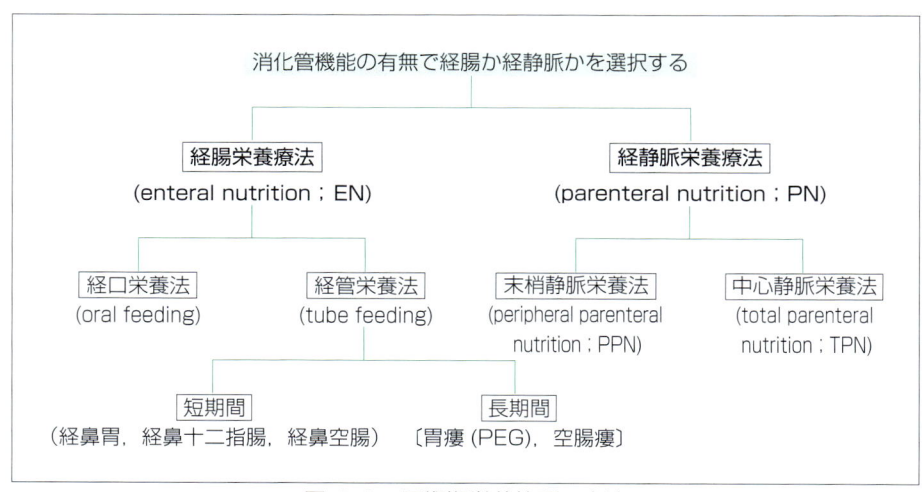

図4-1 周術期栄養管理の方法

4-1 術前栄養管理

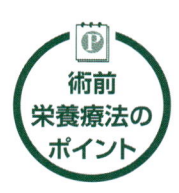

術前栄養療法のポイント

- 栄養アセスメントは適切な術前栄養管理の実施のために不可欠である．
- 個々の症例の栄養状況を正確に把握して栄養障害を見逃さないように努める．
- 栄養管理の実践にNST（栄養サポートチーム）を有効に活用する．
- 中程度〜高度の術前栄養障害例には，手術に緊急性がなければ術前に7〜14日間の栄養療法を施行することが推奨される．
- 術前栄養管理では，経腸栄養法が可能な症例であれば経静脈栄養より優先する．
- 術前自由摂食と経腸栄養剤併用の比較では，後者で各種合併症発生が有意に低率である．
- 中心静脈栄養法は，すべての経管栄養が困難な消化管機能を喪失している場合に適応される．
- 手術対象となる疾患，術式を考慮して栄養管理計画を立てる．
- 術前栄養療法は術後合併症，感染症，縫合不全の発生と密接に関連している．

1）術前栄養アセスメント

身体の診察所見や各種の採血データなどから総合的に栄養評価を行い，経口摂取の不足などから術前に栄養障害（低栄養）を有する症例を診断することが重要である．各症例の病態と予定する手術術式に応じて，術前栄養に使用する食品や栄養剤，輸液などの種類と適切な投与方法を決定する．栄養療法の投与経路の原則は，経口，経腸，経静脈の順である．

1 術前栄養評価：術前の患者の栄養状態の把握のための指標

1）主観的包括的栄養評価（subjective global assessment；SGA）

手術予定患者の栄養状態を把握するためにSGAは特殊な測定用機器などを必要とせず，簡便で異なる検者間の誤差も少ない評価法である．表4-1-1に示す項目を調べて術前栄養状態の概要を把握し，栄養療法の必要性の有無を判定する[2]．栄養障害の程度は高度障害，中等度障害，なし（正常）の三段階で表す（表4-1-1）．

2）客観的栄養評価（objective global assessment；OGA）

具体的な栄養評価の指標に基づいて栄養療法の必要性の有無を判定する．

(1) 身体計測（anthropometry）

身長（HT；height），体重（BW；body weight），上腕周囲長（AC；arm circumference），上腕筋周囲長（AMC；arm muscle circumference），上腕三頭筋皮下脂肪厚（TSF；triceps skinfolds），上腕筋面積（AMA；arm muscle area），下腿周囲長（CC；calf circumference）などを用いる．検者間の誤差をできるかぎり少なくする必要がある．

(2) 基準値

体格指数（BMI；body mass index），基準体重比（％IBW；ideal body weight），体重減少率（％LBW；loss of body weight）などがある．「日

表 4-1-1　主観的包括的栄養評価

- 年齢，性別，身長
- 体重の増減の有無とその期間
  最近 6 か月間（減少率 10%以上は高度減少）
  最近 1 か月間（減少率 5%以上は高度減少）
- 食事摂取量の健常時との比較
  変化の有無
  術前 1 週間以上の経口摂取不良の有無
  食事摂取の変化の継続期間（週，日）
  摂取可能な食物の形態：固形食，完全液体食，水分，食べられる物なし
- 2 週間以上継続する消化器症状（悪心，嘔吐，下痢，食欲不振など）の有無
- ADL：身体の機能障害の有無，持続期間（週）
  　　IADL 可能＞歩行可能＞寝たきり
- 疾患と栄養必要量の関係
  診断名
  ストレス：なし，軽度，中等度，高度
- 身体理学的所見
  （正常：0, 軽度 1^+, 中等度 2^+, 高度 3^+で表示する）
  皮下脂肪（上腕三頭筋部，胸部）の減少，筋肉の減少（上腕筋周囲）
  踝の浮腫，仙骨部の浮腫，腹水，胸水，毛髪など
- 栄養状態に関する主観的包括的評価
  良好，中等度栄養不良，高度の栄養不良

表 4-1-2　血清プレアルブミン値と栄養状態

血清プレアルブミン値（mg/dL）	栄養状態
10～15	軽度低下
5～10	中等度低下
5 以下	高度低下

本人の身体計測基準値（Japanese anthropometric reference data；JARD2001）」を用いて判定を行う．腹囲（waist circumference）は特定健康診査と同様に臍レベルで測定し，男性 85 cm 以上，女性 90 cm 以上を内臓脂肪型肥満と判定する．ただし，浮腫や胸腹水の出現例では，栄養評価におけるこれらの数値の信頼性は低い[3]．

(3) 臨床検査（血液検査）

術前の採血検査データから栄養状況を判定する．栄養管理上有用な検査項目としては総蛋白，アルブミン（3.0 g/dL 以下は低栄養），血漿脂質（中性脂肪，HDL-コレステロール，LDL-コレステロール）などの血液生化学検査項目と赤血球数，ヘモグロビン，ヘマトクリット，総リンパ球数などの血球算定項目がある．最近は，半減期が 17～23 日と長いアルブミンよりも直近の栄養状況を鋭敏に反映すると考えられるいわゆる rapid turnover protein であるプレアルブミン（基準値：10～40 mg/dL）（表 4-1-2），レチノール結合蛋白（基準値：2.5～8.0 mg/dL），トランスフェリン（基準値：190～320 mg/dL）なども用いられている．以上のように術前の栄養管理のための検査としては，各種の栄養指標の測定が主体となっている．

3）予後判定栄養アセスメント（prognostic nutritional assessment；PNI）

術前栄養状態と術後の合併症発生率，術後回復の程度を判定する指標に関する報告はいくつか存在するが，疾患別の特異性や栄養障害の種類の反映，施設ごとの指数が必要などの課題がある．以下にその一例を提示する[4]．

$PNI = (10 × Alb) + (0.005 × TLC)$
　　TLC：総リンパ球数

$PNI ≦ 40$ ……………切除吻合：禁忌
$40 ≦ PNI < 45$ ……切除吻合：注意～危険
$45 ≦ PNI$ …………切除吻合：可能

2）必要総エネルギーと栄養素の決定

1　必要総エネルギー投与量の算出

間接熱量計を用いた安静時エネルギー消費量（resting energy expenditure；REE）測定は信頼性が高いが，機材などの準備が必要なために日常の臨床では以下の方法から必要総エネルギーを算出する．

1) 基礎代謝エネルギー消費量(kg/日)(basal energy expenditure；BEE)

Harris-Benedict の式より求める．
男性：
66.47＋〔13.75×体重（kg）〕＋〔5.0×身長（cm）〕−〔6.75×年齢（歳）〕

女性：
655.1＋〔9.56×体重（kg）〕＋〔1.8×身長（cm）〕－〔4.68×年齢（歳）〕

2）活動係数とストレス係数
以下から選択する.

（1）活動係数
・胃癌，大腸癌手術：1.0〜1.2，食道癌，膵頭十二指腸切除：1.2
・寝たきり：1.0，寝たきり・覚醒：1.1，ベッド上安静：1.2，ベッド以外での活動あり：1.3

（2）ストレス係数
・手術：軽度（1.1），中等度（1.2），高度（1.5）
・外傷：骨折（1.35），頭部損傷でステロイド投与（1.6），鈍的外傷（1.35）
・疾患：癌（1.1〜1.3），腹膜炎，敗血症（1.1〜1.3），重症感染症，多発外傷，多臓器不全（1.2〜1.4）
・熱傷：熱傷範囲10％ごとに0.2％ずつ増やす（最高2.0）
・発熱：36℃から1℃上がるごとに0.2ずつ増やす（最高1.8）

3）必要総熱量
BEE（基礎代謝エネルギー消費量）に活動係数とストレス係数を乗じて，各症例の必要総エネルギー量を算出して活用する[5]．
・必要総熱量（kcal/日）
　　＝BEE×活動係数×ストレス係数

2 栄養素の組成と量の決定

実際のEN（経腸栄養療法）では算出した1日の必要総エネルギー量を目標として，市販されている経腸栄養剤（医薬品）の組成・成分を知った上で，使用する症例に最も適する内容の製剤を選択する．経腸栄養剤はその製剤ごとに100 kcal当たりの量が，粉末製剤ならばg，液体ならばmLで明らかにされているので，それによって1日の使用する量を決定する．

TPN（中心静脈栄養法）も同様に，市販されている高カロリー輸液剤のそれぞれの特徴に基づいて，1日の使用量とそれぞれの種類の組み合わせを決めて，算出した1日の必要総エネルギー量を充足させる．市販されている各種の高カロリー輸液用キット製品には①糖＋電解質，②糖＋電解質＋アミノ酸液，③糖＋電解質＋アミノ酸液＋総合ビタミン液＋脂質などのようにさまざまな組成からなるキットが製品化されている．使用する症例に合った組成のものを選択するのは当然であるが，それぞれの1製品当たりの熱量，補液量なども微妙に異なるので熟知しておく必要がある．[6]

一般のエネルギー摂取時の三大栄養素の割合は蛋白（アミノ酸）：15〜25％，脂肪：25〜40％，糖質：30〜45％である．侵襲が中等度の場合の必要熱量は30〜35 kcal/kg/日，高度侵襲では35〜40 kcal/kg/日である．算出した1日の必要総エネルギー量に基づいた糖質，脂肪，蛋白それぞれの投与量は以下のようである．

・**蛋白の必要量（g）**：ストレス（侵襲）の程度によって変化する．ストレスがない状態では0.6〜1.0 g/kg/日，軽度ストレスでは1.0〜1.2 g/kg/日，中等度ストレスでは1.2〜1.5 g/kg/日，高度ストレスでは1.5〜2.0 g/kg/日である．

・**アミノ酸必要量（g）**：エネルギー必要量（投与量）/150×6.25＊で求める．
窒素1 gに対して150＊（〜200）kcal（非蛋白エネルギー/窒素比 nonprotein calorie nitrogen ratio；NPC/N）のエネルギー投与が必要．

・**窒素**：アミノ酸量÷6.25

＊6.25：窒素変換係数
＊手術侵襲のような強いストレス下では非蛋白エネルギー/窒素比（NPC/N）は80〜100が適切となる．

・**脂肪の投与量の占める割合**：総エネルギー量の25〜40％が一般的である．炭水化物，蛋白の残量を脂肪0.5〜1.0 g/kg/日で投与する．

・**糖質の投与量**：ストレスがある状況下では非蛋白エネルギー（non-protein calorie；NPC）の60〜70％とする．中等度侵襲では4.0〜7.0 g/kg/日，高度侵襲では5.0〜10.0 g/kg/日である．経静脈的な投与速度は5 mg/

kg／分をこえないようにする．

これらの三大栄養素のほかに，周術期の栄養管理が長期化する場合には，ビタミン，特に抗酸化作用のあるビタミンE，Cやカルシウム，リンなどの微量元素の摂取状態にも注意を払う．

3）栄養の投与経路

栄養供給のルートには経腸栄養法，経静脈栄養法の2種類がある．

上部消化管の癌性内腔狭窄・閉塞がみられる例などでも，経口摂取が少しでも可能な場合は，あくまでも経口摂取を基本とする．経口可能な例に対して，単に栄養投与という理由だけで中心静脈栄養法（total parenteral nutrition；TPN）を施行することはその特徴を活用する意味からも控えるべきである．

1 経腸栄養法（enteral nutrition；EN）

1）経口栄養法（oral feeding）

上部消化管の狭窄がある症例でも経腸栄養剤の経口飲用が可能ならば，術前栄養療法として利用できる．液体としての量や味なども関係して大量を飲用（1日1,000 mLが限界）することが難しい場合もある．最近，下部消化管手術に際して，術前2時間までならば浸透圧295 mOsm以下の水，コーヒー・紅茶（ミルク抜き），ジュースなどのクリアリキッドの飲用は問題がなく，術前夜と当日にかけて炭水化物（12.5％）をそれぞれ800 mL，400 mL飲用させた方が術後のインスリン抵抗性軽減につながるなど，従来から行われている術前栄養管理の常識とは異なる新たな試みも行われている．

2）経管栄養法（tube feeding）

経口的な咀嚼，嚥下が困難な例が対象となる．術前では，経鼻チューブから胃，十二指腸，空腸のどれか適切な部位に先端を留置して栄養投与する．

食道癌や胃噴門部癌でも細径胃チューブを経鼻的に挿入し，狭窄部をうまく通過させて胃内腔，十二指腸，空腸まで送り込むことができれば，経口的な経腸栄養剤の摂取が困難な症例に対しても，中心静脈栄養法を選択する前に，経鼻チューブの利用による栄養剤投与が可能な場合もある．経鼻栄養チューブの外径は成人では6～10 Frを使用する．材質はポリウレタン製が体温で軟化して違和感も少ないため長期留置に適している．経鼻胃ルート用に比べて経鼻後胃ルート用は先端に錘がついていて長い．

使用する経腸栄養剤の種類によっては希釈して用いたり，チューブの口径を変えたりする．各種のinduction therapyを行った後に手術を予定する場合などのように，経腸栄養期間が4週をこえるような場合には，たとえ術前であっても経鼻経管栄養法から胃瘻造設（percutaneous endoscopic gastrostomy；PEG）を検討することもある．[7]

3）経腸栄養法の特色

腸管は，絶食などで内腔を食事内容が通過しない期間が続くと，腸上皮は萎縮し，吸収・消化機能の低下はもとより，局所免疫能の減衰や内因性感染の1つであるbacterial translocationなどの可能性が高まる．小腸上皮では健常時には腸管からの食物中の蛋白からその呼吸エネルギーであるグルタミンを獲得しているが，経口不能が持続するとグルタミン獲得の矛先を自らの筋蛋白に向けるために筋崩壊が生じる．また，大腸自体の栄養基質は短鎖脂肪酸に依存しており，経静脈栄養では補給できず経腸的な栄養によってのみ補給されている．これらのことが周術期栄養管理において経腸栄養を経静脈栄養より優先する根拠の一部を占めている．経腸栄養法を施行して腸の活性化が獲得されれば，腸粘膜の防御機構を維持し，サイトカイン産生や好中球活性化などに基づく免疫機能の向上につながる[8]．経腸栄養法の不適応には，腸閉塞（機械的，機能的）や重症の下痢などがある．また，投与エネルギーすべてが体内に入るPNとは異なって，ENではおおむね投与量の80～90％が吸収される．

4）経腸栄養剤（人工濃厚流動食）

術前の栄養管理を，患者の自由な摂食で行った場合と，経腸栄養剤を併用した二群の比較では，経腸栄養併用を行った群で，術後の各種合併症発生が優位に低値であることが報告されている[9]．経腸栄養は最も自然な栄養経路であり，小腸における食物の消化・吸収ばかりでなく，その際には食事誘発性熱産生（diet-induced thermogenesis；DIT）も発現していることもTPNとの差異である．

経腸栄養剤は成分栄養剤，消化態栄養剤，半消化態栄養剤の3種類に分けられる（表4-1-3）．消化管に対する負担は成分栄養剤が最も軽度であり，消化管通過が可能で吸収機能が保持されていれば使用可能である．このように周術期の患者の消化管機能の程度によって経腸栄養剤の種類を選択する．

わが国では成分栄養剤と消化態栄養剤は医薬品として販売されている．半消化態栄養剤は医薬品扱いと食品扱いの両方がある．

(1) 成分栄養剤（elemental diet；ED）

糖，蛋白がデキストリンとアミノ酸だけで構成されている．ほとんど消化を必要としない状態で吸収されるために無残渣である．しかし，浸透圧が高いために下痢などを起こしやすい．長期投与では脂肪乳剤で必須脂肪酸を補う．

(2) 消化態栄養剤（chemical defined diet；CDD）

デキストリンとアミノ酸のほかにペプチドで構成されている．ほとんど消化を必要としない状態で吸収されるので無残渣である．

(3) 半消化態栄養剤（low residue diet；LRD）

腸管である程度消化された後に吸収されるが，残渣は非常に少量であり低残渣食と呼ばれる．他の経腸栄養剤と異なって，アミノ酸，ペプチドに特有の味がしないために経口飲用しやすい．

病態が安定し，ストレスがない症例には半消化態栄養剤の一般処方用を選択する．特殊な病態に対する経腸栄養剤の処方として，耐糖能異常時用，呼吸器疾患用，腎不全用，肝不全用，代謝ストレス下用などもある．成分栄養剤は消化管を主とする周術期だけではなく，クローン病や短腸症候群などの慢性疾患にも極めて有効である．

表4-1-3 経腸栄養剤の成分と製剤

成分分類	製剤名
成分栄養剤（ED）	エレンタール® エレンタール®P ヘパンED®
消化態栄養剤（CDD）	エンテルード® ツインライン®
半消化態栄養剤（LRD）	クリニミール® エンシュア・リキッド® エンシュア®・H ハーモニック®-M ラコール® アミノレバン®EN ハーモニック®-F*

*：ハーモニック®-Fのみ腸粘膜萎縮予防のための食物繊維配合により高残渣

経腸栄養剤投与の副作用・合併症としては，栄養チューブの機械的刺激による鼻腔のびらん，下痢に伴って生じる電解質異常，便秘，腹痛，嘔気・嘔吐，腹部膨満感，TPN同様の高浸透圧血症，高血糖，チューブの閉塞（栄養剤注入後に微温湯約20〜30 mLで洗浄しておく），チューブの脱落，消化管内の何らかの原因による栄養剤逆流による誤嚥性肺炎などがあるが，最も多いのは下痢である．これを防止するためには周術期の使用の際も，低濃度，遅い投与速度（0.5 kcal/mL，50 mL/時）で始めて数日間で徐々に増加させていくことが重要である．誤嚥性肺炎防止のためには，経鼻チューブまたはPEGチューブの先端を胃幽門より肛門側に送って留置するなどの対応も必要である[10]．

▶免疫増強経腸栄養剤（immune-enhancing diet；IED）

周術期にも，摂取によってリンパ球を活性化させ，宿主の免疫能を向上させる効果を有する免疫増強経腸栄養剤が使用されている．手術の5〜7日間前から，IED 1日約750〜1,000 mLを目安として経口摂取すると，術後の感染性合併症の減少や術後の在院期間の短縮が認められている[11]．その成分としては，T細胞の分化や成熟を亢進し，創傷治癒を促進するアルギニン，

白血球機能を賦活させる核酸，代謝過程で $n-6$ 系脂肪酸（リノール酸やアラキドン酸など）と競合してプロスタグランジンやロイコトリエンなどの産生に影響を与えて免疫系を調整する $n-3$ 系脂肪酸などの特定のアミノ酸が強化配合されている．手術例については，前述のような効果が報告されており，術前栄養としても適切な利用が期待される．しかし一方ではICU治療例などの重症例へのIED投与はその死亡率を低下させないことも指摘されているため，術前に易感染性のみられる症例などへのIED使用については慎重を期すべきであろう[12]．製品としてのIEDはわが国では医薬品ではなく食品扱いで，IMPACT®を日本人の好む味に変えたインパクト™，アルギニンとグルタミンを配合したイムン®，ポリフェノールとビタミンC，Eなどの抗酸化成分を配合したアノム®，サンエットGP®の4種がある．IEDの効果発現の詳細な分析や，わが国の患者に最適なIEDの成分の開発研究などが今後の課題であろう．IEDの適応，すなわちIEDによる早期経腸栄養が最も推奨される対象としては，血清アルブミン値3.5 g/dL未満の中等度ないしは高度の栄養障害のある待機的上部消化器外科手術患者，血清アルブミン値2.8 g/dL未満の高度な栄養障害を有する下部消化器外科患者，injury severity score（ISS）が18以上の複数領域の外傷患者，そして腹部外傷スコア（abdominal trauma index）が20以上の腹部外傷患者などが挙げられる．またIEDの効果を得るためには術前5〜7日から最低5日間に約1,200〜1,500 mLあるいは患者の総投与エネルギー量の少なくとも50〜60％をIEDで投与すべきといわれている[13]．

2 経静脈栄養法（parenteral nutrition ; PN）

経口摂取不能例，腫瘍による腸管閉塞，または著明な炎症などによる腸機能低下などのために経口栄養が行えない症例の周術期栄養には，非経口栄養としての経静脈栄養法が行われる．静脈栄養にはその投与方法によって，末梢静脈栄養（peripheral parenteral nutrition ; PPN）と中心静脈栄養（total parenteral nutrition ; TPN）がある．

1）末梢静脈栄養法（peripheral parenteral nutrition ; PPN）

PPNでは各種の補液製剤中の糖質，アミノ酸などと，精製大豆油を精製卵黄レシチンで乳化して脂肪酸を含有する脂肪乳剤がエネルギーの主体である．アミノ酸，グルコース，グリセリン，電解質からなるPPN用輸液製剤も市販されているが，静脈炎を回避するために投与は2週間を限度とする．PPNのみでは，目標とするエネルギー量を必ずしも充足投与できるとは限らない．PPNでは，投与エネルギー増加をねらって高濃度（10％以上）の糖質・アミノ酸を投与すると，浸透圧（血漿浸透圧の約3倍の1,000 mOsm/Lが限界）やpHの差異によって発赤，疼痛，熱感などを伴う化学的静脈炎が発生し，血栓形成する場合もある．このためPPNによる栄養補給量は，1日約1,400 kcalが上限である．この意味から周術期ではPPNは栄養維持が主体となる．PPNカテーテル刺入は体動が激しい部位を避け，適切な部位から施行することが重要である．「静脈経腸栄養ガイドライン」では上肢の静脈を使用することを推奨している[14]．術前PPNは経口栄養摂取の補助として行うことが多い．特に高齢者などの経口的水分摂取不足の症例などでは，待機手術への重要な対策の1つとなる．

2）中心静脈栄養法（total parenteral nutrition ; TPN）

中心静脈栄養法は1968年Dudrickらによって開発された．intravenous hyperalimentation ; IVHともいう．術前に中等度以上の栄養障害を有する例に対して，術前1週〜10日間のTPNを施行することで，術後の合併症発生頻度を低下させることができる[15]．TPNの開始後，血液検査などで栄養評価を再度行って，術前条件を満たしていることを確認してから手術に臨む．

TPN（中心静脈栄養法）は術前から経腸栄養が不能な例が適応となる（表4-1-4）. 例外として, 経腸栄養のみでは実際の食事摂取量が不足してしまう例に対して, 食事を自由摂食とした上でTPNを補助的に併用して行う場合も実際にはみられる.

TPNのカテーテル先端は中心静脈に留置するために, カテーテル先端周囲を流れる血液量は多く, 血管壁に対してPPNのような浸透圧やpHの影響は生じにくい（25％以下）. したがって, 1日の必要エネルギー量のすべてをこのルートから投与することが可能である. また, PPNに比較して長期間にわたって維持することも可能である. TPNの初回投与では1日当たりの総エネルギー量が1,000 kcal 程度から開始する. TPNによる栄養投与は通常24時間かけて行うのが原則で, 急速な滴下あるいは初期からの高濃度糖質液の投与は, 高浸透圧血症を招いて危険であるため行ってはならない. 投与カロリーの増加は, 血糖値測定と高血糖補正の必要性の有無を検討しながら徐々に行う.

中心静脈カテーテル（central venous catheter ; CVC）を刺入する箇所としては鎖骨下静脈, 内頸静脈, 外頸静脈, 大腿静脈, 肘静脈などがあるが, 局所の解剖を熟知した上で施行する. カテーテルの先端は心嚢外に留置する. カテーテル刺入時の合併症としては気胸, 血腫などがある. 留置後には必ず胸部X線撮影を行って, カテーテル先端の位置を確認する. 胸腔ドレナージなどを要する程度の気胸, 血胸例には, 迅速な対応・処置を行わなければならない. これらの処置後にも再度, 必ず胸部X線撮影を行って, 気胸, 血胸の改善とドレーンの位置の確認を行う.

TPNの合併症のうち臨床現場で時に遭遇するものにカテーテル感染症（敗血症）がある. 無菌的操作を厳守していても, TPN施行例でほかに原因の明らかでない発熱が認められた場合はカテーテル熱（catheter fever）, カテーテル関連血流感染（catheter related blood stream infection ; CRBSI）を疑う. いったんカテーテルを抜去して経過を観察し, 解熱後数日経過した後に異なる部位からTPNを再開する. TPNのその他の合併症としては, 高血糖による脱水や意識レベルの低下, 肝機能障害, 脂肪肝, 血清電解質異常（高カリウム血症など）, 肺水腫などがあり, いずれも早期加療が必要である. TPN長期施行例では, 微量元素である亜鉛や銅の不足, 脂肪酸欠乏, ビタミンKの不足や小腸上皮の萎縮などが生じることも知られている[16]. 周術期だけのTPNであっても, これらの合併症に対する注意は常に払うべきである.

▶リフィーディング症候群
（re-feeding syndrome）

経腸栄養やTPNを高度の栄養障害のある患者の周術期に施行する際には, 急速な栄養補給を行わないよう注意が必要である. 急激なエネルギー投与によって分泌されたインスリンはリンやカリウムを血中から細胞質内へと移動させる. その結果生じる低リン血症, 低カリウム血症は心不全, 呼吸不全, 横紋筋融解, 精神・神経症状などを引き起こす. これらをre-feeding症候群と呼ぶ. この予防のためには, 血糖測定などを行いながら, 数日間かけて徐々にエネルギーを上げていくことが重要である.

4）疾患と術前栄養管理

一般的な外科系の手術対象疾患のうちで周術期の栄養状況の管理が重要な症例は, 消化器系疾患, 特に消化器癌進行例であることが多い. これらの患者の術前に, 中程度から高度の栄養障害がみられる場合には, 手術に緊急性がなければ7～14日間の術前栄養療法を施行することが推奨される. 消化管手術前入院時に栄養低下を認める患者は30～50％に達するという報告もみられる[17].

食道癌や胃噴門部癌による狭窄症状がみられても軽度の場合は, 経腸栄養剤の経口飲用を補助的に行う. 腫瘍による管腔狭窄が高度であれば, 経鼻的な細径胃チューブを利用した経管経腸法で術前の栄養状況の改善を図る. このよう

に上部消化管進行癌では経腸栄養剤の飲用が術前栄養管理の基本であるが，これらの方法が行えない場合や効果が不十分の場合は，速やかにTPNに切り替える判断も必要である．大腸癌の術前栄養法でも同様である．一般に術前7～10日間のTPNで術前低栄養状態が改善できれば，術後の各種合併症の発症率が低下することが報告されているが[14]，食道癌の術後合併症発生率においては，術前TPNとEN（経腸栄養療法）の比較では差がみられなかったとする報告もある[18]．このような観点から，消化器手術の術前栄養管理法として，TPNとENのどちらが優れているかについては新たな無作為化比較対照試験の実施が必要であろう．

（河手　典彦，梶原　直央，池田　徳彦）

引用文献

1) 薗田みゆき：NSTによる術前術後栄養管理．臨栄，103 (3) 2003, pp.288-93.
2) 井上善文：消化器外科術前術後の栄養管理の要点．臨栄，103 (3) 2003, pp.262-66.
3) 早川麻理子ほか：身体計測の方法と応用—基礎から臨床研究まで (3)．臨栄，105 (6), 2004, pp.747-53.
4) 小野寺時夫，五関謹秀，神前五郎：Stage IV,V（Vは大腸癌）消化器癌の非治癒切除・姑息手術に対するTPNの適応と限界．日外会誌，85, 1984, pp.1001-05.
5) Long CL, et al：Metabolic response to injury and illness：Estimation of energy and protein needs from indirect calorimetry and nitrogen balance. J Parenteral and Enter Nutr, 3, 1979, pp.452-56.
6) 小西文雄監，自治医科大学附属大宮医療センター外科編著；消化器外科レジデントマニュアル．医学書院，2006, pp.20-26, pp.124-25.
7) A.S.P.E.N. Board of Directors and the Clinical Guidelines Task Force：Guidelines for the use of parenteral and enteral nutrition in adult and pediatric patients. JPEN, 26 (Suppl), 2002, 8SA.
8) A.S.P.E.N. Board of Directors and the Clinical Guidelines Task Force：Guidelines for the use of parenteral and enteral nutrition in adult and pediatric patients. JPEN, 26 (Suppl), 2002, 1SA-138SA.
9) Shukla HS, Rao RR, Banu N, et al：Enteral hyperalimentation in malnourished surgical patients. Indian J Med Res, 80, 1984, pp.339-46.
10) A.S.P.E.N. Board of Directors and the Clinical Guidelines Task Force：Guidelines for the use of parenteral and enteral nutrition in adult and pediatric patients. JPEN, 26 (Suppl), 2002, 8SA.
11) Gianotti L, Braga M, Nespoli L, et al：A randomized controlled trial of preoperative oral supplementation with a specialized diet in patients with gastrointestinal cancer. Gastroenterology, 122, 2002, pp.1763-70.
12) Heyland DK, Novak F, Drover JW, et al：Should immunonutrition become routine in critically ill patients? A systematic review of the evidence. JAMA, 286, 2001, pp.944-53.
13) A.S.P.E.N. committee. Consensus recommendations from the U.S. summit on immune-enhancing enteral therapy. JPEN, 25 (Suppl) 2001, S61-63.
14) 日本静脈経腸栄養学会監；成人および小児患者に対する静脈・経腸栄養の施行に関するガイドライン，2002, p.108.
15) Ballantone R, Doglietto G, Bossola M, et al：Preoperative parenteral nutrition of malnourished surgical patients. Acta Chir Scand, 22, 1988, pp.249-51.
16) von Meyenfeildt MF, et al：Perioperative nutritional support：a randomised clinical trial. Clinical Nutrition, 11, 1992, pp.180-86.
17) Correia MI, Caiaffa WT, da Silva AL, et al：Risk factors for malnutrition in patients undergoing gastroenterological and hernia surgery：an analysis of 374 patients. Nutr Hosp, 16, 2001, pp.59-64.
18) Lim S, Choa R, Lam K, et al：Total parenteral nutrition versus gastrostomy in the preoperative preparation of patients with carcinoma of the oesophagus. Br J Surg, 68, 1981, pp.69-72.

4-2 術後栄養管理

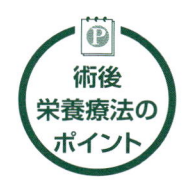

> **術後栄養療法のポイント**
> - 手術後に消化管が使えない期間が2週間以内の場合はPPNで，2週間以上に及ぶ場合はTPN（中心静脈栄養療法）を選択する．
> - 栄養管理の実践にNST（栄養サポートチーム）を有効に活用する．
> - 経腸栄養法を優先的に選択するが，効果不十分な場合は静脈栄養法を併用する．
> - 静脈栄養法は経腸栄養が施行できない例では不可欠の栄養管理法である．
> - 術後経口摂取不能が長期化する場合，造設した消化管瘻孔から積極的な経管経腸栄養を行う．
> - 術後早期経腸栄養法は代謝亢進の抑制，生体防御能の亢進，感染症合併率低下につながる．
> - 術後の経口・経腸栄養摂取量の不足は，必要に応じてPPN（末梢静脈栄養法），あるいはTPNで補う．
> - enhanced recovery after surgery（ERAS）の有効性についてはさらに検討が必要である．

　術後栄養管理の術前との相違点は，さまざまな外科的侵襲に伴って患者の体内で生じる変化に則した栄養管理が必要となることである．

　一般に手術直後から数日間持続するストレスホルモン増加によるインスリン抵抗性増加と高血糖状態，および外科的侵襲による蛋白異化亢進期のエネルギー投与などに注意が必要である．

　消化管手術後では，吻合部への負担の軽減，腸管運動の回復時期と消化吸収機能などを考慮した術後数日～1週間程度の絶食期間とPNの使用もわが国ではいまだ少なくないが，ENの長所を認識して適応例に実践していく必要がある．

　術後の栄養障害の程度は対象疾患や術式によって異なっている．例えば食道癌や膵頭十二指腸切除などの侵襲の大きい手術では異化亢進も大きく，術前はもとより，術後早期からの栄養管理が患者の術後QOL（quality of life）の維持向上のために必要である．個々の症例の刻々と変化する術後の病態把握に基づいた，経時的栄養管理の実践は手術の真の成功のために不可欠である．術後栄養管理と並行して，手術侵襲を必要最低限に留める外科療法の施行，合併症対策として適切な薬剤投与や迅速な術後処置の数々を適切周到に行うことは当然である．

1）術後栄養評価

　術前と同様に，血液検査項目（総蛋白，アルブミン，血漿脂質，赤血球数，ヘモグロビン，ヘマトクリット，総リンパ球数），rapid turnover proteinなどの経時的変化を検査値によって観察し，施行中の栄養療法の妥当性を判断する．これら以外にもベッドサイドで得られる各種の

理学的所見，X線検査（胸部，腹部），血液ガス分析などからも栄養管理上の有用な情報が得られる．

2）術後栄養療法

1 従来からの術後栄養管理法

　消化管以外の手術で栄養摂取に支障のない症例では，意識レベルなどに問題がないかぎり，術後第1病日から水分・電解質補液とともに経口摂取を開始するのが一般的である．

　消化管の手術後であっても，術後1週間以上の絶飲食が見込まれる症例以外では，術後にENやTPNは実施せず，従来からの補液，PPNで管理可能な例もある．術後3～4日間は異化亢進期であり，水分・電解質補液（成人術後：35～40 mL/kg/日に準じて個々の症例で調整）以外の積極的な栄養投与は行わない場合がある．消化管吻合例の術後では縫合不全を警戒して術後数日間は絶食として，吻合部の安定と排ガスを待ってから経口摂取を開始する．食事の進捗に伴って補液量を減量，中止する．わが国の術後食ではかゆを中心としたシステムが伝統であるが，欧米では肉汁（broth）が術後食の標準となっている．

1）食道癌

　従来の消化管吻合部の安定を待ってから経口摂取を開始する方法では，一般に術後第7～10病日から経口摂取を開始する．開始直前に，術後造影で吻合部に問題のないことを確認する．また誤嚥を防止するために半固形食から開始する．2～3日かけて五分，七分かゆに上げていく．PPNは経口摂取の進行とともに減量し中止する．

2）胃　癌

　幽門側胃切除では，術後第3～5病日から水分，重湯の分割食から開始して，三分，五分，七分，全かゆ，常食と徐々に上げていくのが一般的である．通常，七分かゆが摂取可能になっ

たら輸液は中止する．

　噴門側胃切除および胃全摘術後では，第7病日から経口摂取を分割で開始する．

3）膵頭部癌（膵頭十二指腸切除）

　合併症がなければ術後数日から経口摂取を分割で開始する．

4）大腸癌

　術後第3～5病日から水分，重湯から分割して開始する．三分，五分，七分，全かゆ，常食と徐々に上げていく．

▶ enhanced recovery after surgery；ERAS

　従来から，消化管吻合を伴う術後の早期経口摂取は困難とされてきたが，最近では，下部消化管手術に関して，周術期に絶飲食を行わないERASが注目されている．ERASは，手術侵襲や絶食などに関連した手術のストレスを軽減することによって，合併症発生を抑制し早期退院を図るなどの目的をもって包括的なプロトコールが作成されている．結腸直腸癌の術後のERASについては海外での成果が既に報告されているが[1]，手術当日からの飲水開始と第1病日からの補液中止など，従来行われている周術期栄養管理とは大きな相違がみられる．上部消化管術後にはERASの明白なコンセンサスはまだ存在せず，またERASすべてがわが国の医療にマッチするかどうか，今後の検討を要する課題である．

2 術後経腸栄養法（EN）

1）早期経腸栄養法（post-operative early enteral nutrition）

　術後栄養管理でも腸管使用が可能な場合は，生理的な経腸栄養による栄養管理が原則である．従来からの一般的な術後栄養は，糖，電解質，水分を含む補液と脂肪乳剤を用いたPPNによって管理されてきた．しかし，全身麻酔後の消化管の運動回復までに要する時間は小腸で4～8時間，胃がおよそ24時間，大腸が3～5

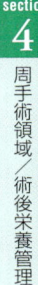

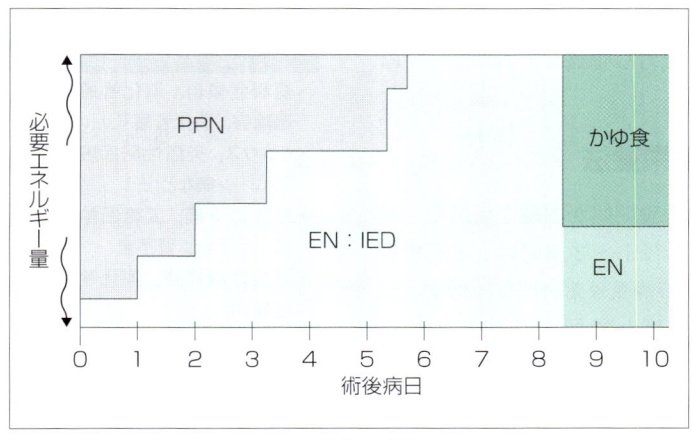

図4-2-1 術後栄養管理の概略

日ほどであることが明らかとなり[2]，経腸栄養を術後早期から開始する施設が増加した．その目的は，早期EN（経腸栄養療法）によって手術による除脂肪体重の喪失をできるかぎり減少させて代謝亢進を防止することである．早期ENでは消化管上皮の萎縮を回避でき，粘膜の免疫能維持や生体防御機構の場も保持できるために術後感染症の発生率も低下する．わが国でも医療経済の変化とともにクリティカルパスなどが普及し，より合併症発生の少ない良好な術後経過につながる周術期栄養管理が求められるようになり，この意味からもENの活用は重要である．

術前からENの必要性が予測できる症例には，術中に空腸瘻造設などを実施している．経腸栄養で十分な栄養摂取が可能になった例は，徐々に経腸栄養剤の栄養比率を下げて経口栄養量を増加させながら，経口栄養への移行を図る．経腸栄養で不十分な場合はPPNで補うが，これでも回復が得られない場合は完全経腸栄養で対処する．

胃癌では経腸栄養剤の投与経路として，術中に経鼻的に空腸内まで細径（5Fr）チューブを進めて留置する．成分栄養剤は無残渣なので消化管への負担が最も軽微である．

食道癌の胸骨後経路再建では術中に胃瘻を造設し，胸腔内吻合および後縦隔経路再建では術中作成の空腸瘻から経腹壁的に経管栄養として経腸栄養剤の投与を行う．

欧米の一部ではわが国の現状とは異なり，下部消化管術後患者の多くは術後数時間で経口摂取が可能であるとされている．術後経腸栄養剤の早期経口摂取では嘔吐が従来法との比較で有意に多く発現したが，在院日数の短縮と術後死亡率の減少に有効であると報告されている[3]．

胃に経腸栄養剤を注入する時には1日3～4回に分割投与する．初回はまず200 mL程度を約1時間かけて注入して下痢などの副作用が発現しないことを確認して追加する．

空腸にチューブが留置されている例では注入ポンプを使用して継続投与する．20～30 mL/時間で開始する．副作用がなければ1日20 mL/時間程度ずつスピードを上げていき，第5病日で80 mL/時間程度とする．いずれも少量から，時間をかけて投与することが基本である．早期ENは術後感染症の発生率を低減させるだけでなく，もし縫合不全を起こした場合にも引き続き使用が可能でその治癒に役立つ．

術後経腸栄養としてIED（免疫増強経腸栄養剤）使用の有効性の報告も多い．術後IEDは，その症例の状況が許すかぎり早期から開始することが望ましい．IEDの投与量は1日当たり1,000～1,500 mL程度であり，感染のリスクがなくなるまで投与を続ける．食道癌，膵頭部癌といった腹部大手術後であっても，経腸栄養管理によってTPNを必要としない例が多いのは事実である．膵液の分泌を避けるため重症膵炎や膵頭十二指腸切除術後にはED（成分栄養剤）を用いる．一方，IEDは重症敗血症の死亡率増

加やショック時の腸管壊死のように，重篤な病態における弊害の報告も認識しておかなくてはならない．

3 術後経静脈栄養法

経口摂取や経腸栄養開始が困難な症例や，経口栄養開始までに術後1〜2週間以上を要する場合にはTPN（中心静脈栄養法）を施行する．TPNの一般的な適応と禁忌を表4-2-1に示す．大手術（大腸全摘，食道癌手術，膵頭十二指腸切除，骨盤内臓全摘，腹部大動脈瘤など）後にもTPNが有用である．また，経腸栄養単独ではエネルギー摂取がどうしても不十分な場合も，補助的なTPNの使用を考慮することはけして誤りとはいえない場合も実際にはある．

TPNを数日間で終了したり，軽度の栄養障害しかない例にTPNを施行するとかえって術後合併症が増加する[4]．しかし，適応を厳守したTPNの施行は，周術期の合併症発生率を有意に低下させた報告もある．TPN施行の際には，その適応を十分検討して行うべきである[5]．通常，150 mg/dL以上の血糖に対しては，外科的糖尿病期を念頭に置いたインスリンの投与を行う．この際にはカロリーだけではなく，体内に入る水分量，電解質量などの調整も行う．しかし，中等度以上の栄養障害の認められる消化器術後患者だからといってTPNをルーチンに使用することは，高血糖などの代謝性合併症の発現や免疫能低下，bacterial translocationなどの感染症合併，細胞外液量増加による肺水腫などの体内水分貯留のリスクなどから不適切であり[6]，術前から経腸栄養の適応を視野に入れて検討すべきである．こうして術後の消化管機能の回復が得られたならば，TPNを減量して経口・経腸栄養を主とした栄養管理に移行していく．

3) 術後栄養管理の注意点

1 術後高血糖

外科的侵襲下では解糖系が抑制され，糖新生が亢進する．術直後から数日間は，counter

表4-2-1 中心静脈栄養法の適応と禁忌

適応	禁忌
・短腸症候群，消化管通過障害，消化管瘻孔 ・イレウス，炎症性腸疾患（クローン病など） ・重症の下痢，広範囲熱傷，肝不全，腎不全 ・汎発性腹膜炎，消化管虚血など	消化管に異常がない場合

＊1：脳血管障害後遺症，神経・筋疾患の嚥下障害は，原則としてTPNの適応にならない．
＊2：悪性腫瘍におけるTPNの適応については定説はない．

regulatory hormone優位の状態となり，分泌が増加するカテコールアミンやグルカゴン，コルチコイドなどの作用によってインスリン抵抗性が増加して血糖値が上昇する．この状態は糖尿病患者でなくてもみられ，外科的糖尿病状態（surgical diabetes）と呼ばれる．一般に血糖値が200 mg/dL以上では感染症などの合併症が増加するので，血糖測定の値に応じて，必要と判断される場合にはインスリン投与で血糖値をコントロールする（150〜180 mg/dL以下）[7]．

2 術後の栄養投与量

大手術（食道癌，膵頭部癌など）の術後の投与エネルギー量は，その大なる侵襲を補う意味で従来から高エネルギーに設定されてきた．しかし過剰栄養の影響が少なくないことや，実際の術後のエネルギー消費量が術式，麻酔管理の発展の寄与もあって，予想するほど多くないことから，従来よりも低めに計画されるようになっている[8]．

3 サードスペース

術中に手術野を確保するために筋鉤や開創器などによる機械的な圧迫，牽引を行ったことなどを原因として，術後患者の体内には，血管内に移行できない細胞外液，細胞内に移行できない非機能的細胞外液が術後24〜72時間程度の期間存在してしまう．これをサードスペースと呼ぶ[9]．この状態を理解することは，術後補液の効果の過剰または過小評価に伴う合併症（尿量減少，手足，顔面などの浮腫出現）予防のため

に重要である．術後栄養管理と水分の出納の把握は無関係ではなく，特にPPN（末梢静脈栄養法）やTPN（中心静脈栄養法）で用いる補液の水分量と内容，そして経時的な尿量の測定は，術後栄養療法に関連する合併症予防にもつながる．

・術後細胞外液量
　＝術前細胞外液量−血漿減少量（出血量）−尿量−サードスペースへの移行量

4）疾患と術後栄養管理

消化管以外の疾患では術前に高度の低栄養状態に陥っていることは比較的少なく（一部の高齢者などを除く），術後も第1病日から経口摂取が開始できる場合が多い．消化器系疾患の術後であっても栄養の投与経路として，腸管を使用することが最も生理的である．ただし，経口摂取可能例でも，必要エネルギー量や蛋白量の不足にはPPN併用といった配慮も必要である．

1) 食道疾患

従来からの経口摂取は，前述したように術後第7～10病日に術後造影を行って縫合不全のないことを確認した後，半固形食から開始されていた．

経腸栄養の開始に備えて術中に空腸瘻を置いた例では，第1病日にチューブから5％ブドウ糖液100 mLを約1時間かけて注入する．注入に伴う問題がなければ第2病日からENとしてLRD総量200 mL程度を，製剤の2倍程度に希釈したものを投与する．下痢，腹痛，腹部膨満感などの有無を観察しながら施行する．発現があれば対症的な薬物療法を迅速に行う．経口摂取量，EN（経腸栄養療法），PN（経静脈栄養療法）すべてのエネルギーを把握して，EN増量とともにTPNの早期中止を目指す．ENについては在宅経腸栄養に移行する症例も少なくない．

2) 胃疾患

胃切除に伴う臓器脱落症状や消化管再建に関連する症状に留意して栄養管理を行う．胃切除症候群にはダンピング症候群，輸入脚症候群，下痢，逆流性食道炎，貧血，骨代謝異常（ビタミンD，カルシウム），小胃症状，乳糖不耐症などがあり，その中でも胃切除後の多くの患者を苦悩させているものにダンピング症候群がある．高浸透圧性の食事の降下による動悸，冷汗，顔面紅潮，眩暈，などの多彩な症状を示す食後20～30分後に起きる早期ダンピング症候群と，食後の高血糖に対するインスリン高分泌が引き起こす低血糖症状を主とする後期ダンピング症候群がある．

ダンピング症候群の予防のためには，1回の食事量を少なくする，食事時間を十分に取る，食事回数を多くする（1日5～6回に分割する），などが必要である．食事内容としては，低糖質食，高蛋白質，高脂肪食として，食後には30分程度の安静臥床をとるように指導する．

胃全摘術では術後に補足としてPPNを施行することが多いが，術前から栄養障害のみられた症例には術中空腸瘻造設を行って術後にENを併用する場合もある．

3) 大腸疾患

あくまでも大腸癌術後も，経口栄養が最も生理的であり，可能なかぎり，優先して行うべきである．わが国では従来より縫合不全などを危惧して，術後に1週間程度の絶食を行ってその期間をPPNで維持してきた経緯がある．しかし，侵襲の軽度～中等度の大腸癌手術では，一般に第1～2病日から経口摂取を開始することも提唱されているのが最近の動向である[10]．早期経口栄養は，排ガス後の経口摂取開始群に比較して，縫合不全と感染症発生率が低値であったとする報告もある[11]．ただし，嘔吐の発現は従来法に比べてやや多いが，術後の胃蠕動の回復を客観的に評価することを反映すれば減少することが可能と考えられる．また，高度侵襲を要した大腸癌手術例に対しては，術後6～12時間で経腸栄養を少量ずつ開始する方法も行わ

れている．

　早期経腸栄養は排ガス後に経口摂取を開始した群よりも縫合不全の発生率は低く[12]，さらに早期経腸栄養とTPNの感染症発生率の比較では早期経腸栄養群で感染症発生が少なかった．

（河手　典彦，梶原　直央，池田　徳彦）

引用文献

1) Feason KCH, Ljungvist O, von Meyenfeldt M, et al : Enhanced recovery after surgery : A consensus review of clinical care for patients undergoing colonic resection. Clin Nutr, 24, 2005, pp.466-77.
2) Waldhausen JH, Shaffrey ME, Skenderis BS, et al : Gastrointestinal myoenteric and clinical patterns of recovery after laparotomy. Ann Surg, 211, 1990, pp.777-85.
3) Andersen HK, Lewis SJ, Thomas S : Early enteral nutrition within 24h of colorectal surgery versus later commencement of feeding for postoperative complications. Cochrane Database Syst Rev, 18 (4), 2006.
4) The veterans affairs total parenteral nutriton cooperative study group : Perioperative total parenteral nutrition in surgical patients. N Eng J Med, 325(8)25(8), 1991, pp.525-32.
5) Bozzetti F, et al : Perioperative total parenteral nutrition in malnourished, gastrointestinal cancer patients : a randomized, clinical trial. JPEN J Parenter Enteral Nutr, 24 (1), 2000, pp.7-14.
6) A.S.P.E.N. Board of Directors : Guidelines for the use of total parenteral nutrition in the hospitalized adult patients. JPEN, 10, 1986, pp.441-45.
7) Furnary AP et al : Effect of hyperglycemia and continuous intravenous insulin infusions on outcomes of cardiac surgical procedures : the Portland Diabetic Project. Endocr Pract, 10 (Suppl 2), 2004, pp.21-33.
8) Jeejeebhoy KN : Permissive underfeeding of the critically ill patient. Nutr Clin Pract, 19 (5), 2004, pp.477-80.
9) Shires T, et al : Acute change in extracellular fluids associated with major surgical procedures. Annals of Surgery 154, 1961, pp.803-10.
10) Reissman P, Teoh TA, Cohen S, et al : Is early oral feeding safe after elective colorectal surgery—a prospective randomized trial. Ann Surg, 221, 1995, pp.73-77.
11) Lewis S J, Egger M, Sylvester P A, et al : Early enteral feeding versus "nil by mouth" after gastrointestinal surgery : systematic review and meta-analysis of controlled trials. BMJ, 323 (7316), 2001, pp.773-76.
12) Hartsell PS, Frazee RC, Harrison JB, et al : Early postoperative feeding after elective colorectal surgery. Arch Surg, 132, 1977, pp.518-20.

section 5　終末期領域

▶はじめに

　青・壮年期の疾病における終末期の栄養管理については，疾病独自の病状の進行や合併症の有無などによるさまざまな推移があり，その結果としての多様な終末期が予想される．したがって均一的な終末期像を描き難いため，それらに関しては第2章を参照していただきたく，ここでは，高齢者終末期および癌終末期に関する栄養管理上の最近の知見と終末期医療の現状と課題について述べる．

5-1　終末期と栄養管理

1）終末期：ターミナルとは

　一般的には，現在かかっている疾病により死亡が遠からず起こると予測された時点から「終末期」[1]といい，期間でいえば半年以内，1年以内という期間を区切ることが多かった．この定義は，高齢者以外の進行癌を想定しており，その前提として癌疾患には共通の病態進行と進行状態に応じた共通の対応があるとの認識があった．しかし，本来この定義に従っても，潜在的な臓器機能低下のある高齢者は，癌自体よりも肺炎，脳血管障害，心不全などの急性疾患が「死」を決定づける場合も多く「終末期」の予想は困難であったし，青・壮年期の疾病でも一時的には終末期と判断しても治療により可逆的変化をすることがあり「終末期」の判断は容易ではなかった．

　このような状況下で，化学療法を治癒目的に限定せず緩和ケアと同時に行うなどの新たな治療法や癌の進行の仕方の微妙な差異に注目した治療法が緩和ケアに重要となるなどの医学的知見が集積され，従来のように癌の終末期として一括して扱えない状況が出てきたのである．

　さらに，死が身近に迫った「終末期」の緩和ケアは，癌やAIDSに限らず，慢性疾患をもちつつ老衰していく高齢者，小児の難病，認知症などの進行性の神経難病の「終末期」においても等しく必要とするケアであるとの認識の高まりにより，これらの疾患すべてに対応する「終末期」の定義が必要とされた．

　したがって生命予後の長さを共通の物差しに

表 5-1-1　終末期の定義

広義の「終末期」
（単に「終末期」と表現する時）

①最善の医療を尽くしても，病状が進行性に悪化することを食い止められずに死期を迎えると判断される時期．
②主治医を含む複数の医師および看護師，その他必要な複数の医療関係者，患者が判断し，患者もしくは患者が意思決定できない場合には患者の意思を推定できる家族等（法的な意味での親族だけでなく，患者が信頼を寄せている人を含む）が①を理解し納得した時点で「終末期」が始まる．

狭義の「終末期」
（臨死状態）

臨死の状態で，死期が切迫している時期．

（日本医師会：グランドデザイン　2007-各論-, p.69）

して「終末期」をとらえることは不可能となり，終末期医療を行うための新たな定義が必要となっていた．

これらを踏まえ，日本医師会第X次生命倫理懇談会は，終末期は多様であり，患者の状態を踏まえて医療・ケアチームで判断すべき[2]として終末期医療の定義を明確に示さなかったが，2007年に出された日本医師会の「グランドデザイン 2007」-各論-（表5-1-1）を参考にするようにと付記した．そこでは「終末期」を広義と狭義に分けて定義している．広義の定義では，最善の医療を尽くしても，病状が進行性に悪化することを食い止められずに死期を迎えると判断される時期，または複数の医療関係者・患者の下す死期判断を患者や患者の家族などが理解し納得する時点，狭義の定義では，臨死の状態で死期が切迫している時期と記されている．

2）終末期医療：ターミナル・ケアとチームケア体制

治療によっても病状の進行を逆転できず，病状の進行が不可逆的となり死が予想されるとき，身体的苦痛と精神的苦痛の除去を中心とする医療が行われる．それを「終末期医療」あるいは「緩和医療」（palliative care）といい，その目標は，患者の生活の質（QOL；quality of life）を維持・向上へ向けた医療の提供にある．そこには生命を重んじ，自然な流れの中で死を尊重すること，死を早めることもいたずらに遅らせることもしないこと，死が訪れるまで患者が自分らしく生きることを支えること，患者や家族に心のカウンセリングケアを行うなどの緩和ケアの考え方が基本にある．ここでの医療はケアを中心とした医療であり「ターミナル・ケア」と称される．この緩和医療では，医師，看護師などの医療関係者のみならず，健康の基本である栄養管理を担う管理栄養士，理学療法士，作業療法士，言語聴覚士などのリハビリテーション関係者，経済，社会面でサポートをする社会福祉士，日常の生活をサポートする介護福祉士などの多様な専門職がチームとなり，患者と家族を支えるチームケア体制が，特徴といえる．

3）日本における終末期医療に関する国民調査

2003年に厚生労働省は一般国民・医師・看護師・介護施設職員13,794名を対象として終末期医療のあり方に関する調査を行った（回収率50.7％）[3]．その一部を抜粋する．

1 延命医療についての意識

自分が痛みを伴う末期状態（死期が6か月以内）になった時，「やめたほうがよい」または「やめるべきである」と回答した者が多く（一般74％，医師82％，看護師87％，介護職83％），さらに死期が1か月以内となった時の「心肺蘇生措置」については行わないことに肯定的意見が多かった（一般70％，医師90％，看護師91％，介護職79％）．そして，延命治療を中止することに肯定的な人の多くは，苦痛を和らげる方法に重点を置く治療（緩和医療）を選択し，積極的な方法で生命を短縮する方法（積極的安楽死）を選択する者はなかった（一般59％，医師84％，看護師83％，介護75％）．

2 リビングウィルの考え方についての意識

リビングウィル（書面による生前の意志表示）の考え方に賛成するとの意見は過半数（一般59％，医師75％，看護師75％）であった．しかし，「賛成する」との回答の中で「そのような書面が有効であるという法律を制定すべき」には全体の半数以下だった．リビングウィルという考え方には多数の国民が賛成だが，その法制化には国民の多数の合意は得られていない．

3 終末期の療養場所についての意識

高齢により日常生活が困難となり，治る見込みのない疾患に侵された時，どこで療養したい

かについての質問に対して，一般国民は病院，次いで老人ホーム，自宅で療養することを希望していた．（それぞれの割合は順に，38％，25％，23％）さらに，終末期における療養場所を自宅以外と回答した人に，その理由を尋ねたところ，家族への介護負担が大きいことと緊急時の対応で迷惑をかけるかもしれないからとの理由が上位を占めた（それぞれの割合は順に，84％，46％）．

4）栄養管理の原則

どのような疾患であれ，栄養管理の基本原則は経口栄養法である．消化管の通過障害や著しい機能低下が認められない場合には，可能なかぎり人工栄養補給は行わず，患者の状態を考慮して食事内容と食事提供法を工夫し，食欲不振の原因を取り除きながら，補助栄養食品などを有効に利用して経口摂取に努めるべきである．そして経口摂取で誤嚥性肺炎などが頻繁に誘引される例，頭頸部癌や食道癌などで経口摂取が不可能な例には経管栄養を行う．経管栄養では，経鼻胃管や胃瘻・腸瘻などがあるが，長期にわたる場合や在宅では経皮内視鏡的胃瘻造設（PEG：percutaneous endoscopic gastrostomy）が多い．PEGは生理的状態に近く感染症のリスクも低いため栄養補給が確実に行える方法といえる．経静脈栄養法が適応となるのは，経口・経管栄養法で栄養補給が不十分な時や不都合な時（相対的適応）と消化管の閉塞や出血，抗癌剤や放射線治療による栄養障害や食事摂取障害，悪液質などの病態で静脈以外に栄養摂取が不可能な場合である（絶対的適応）．

5）終末期医療と患者の自己決定権

終末期におけるQOLについては，患者により価値観は異なるため，その価値観に沿った医療・介護援助ができるかどうかがQOLの質を決定する．したがって患者の医療選択への自己決定権の保証が重要となる．

栄養管理に関して，例を挙げるなら，高齢者の終末期では死に至る過程で，経口摂取が介助によっても不可能になる時点があり，その時に栄養補給法の選択が行われる場合である．その際に患者の自己決定（時には家族の意向）が重要となる．自己決定とは患者が自己の治療（栄養補給法も含む）を決定することでありインフォームド・コンセントの根幹である．インフォームド・コンセントは「説明と同意」と訳されてきたが，最近ではさらに踏み込んで「十分な病状説明を受けた上での治療法の選択決定」と理解されてきている．この医療における患者の自己決定権が制度としても慣習としても未成熟な日本社会においては，本人の意向よりも地域の医療体制や医療経済原則などで選択を誘導されることが多かった．

しかしながら「終末期医療に関する国民調査」にみられるように，国民の間に少しずつリビングウィルに代表されるような患者の自己決定権への認識向上と，権利行使へ意識が高まりつつある．厚生労働省は1987年から，「終末期医療に関する調査委員会」を4回設置し国民の意見を取りまとめ国民の望む終末期医療のための環境整備を進めてきた．

それらを参考に2008年，日本医師会第Ⅹ次生命倫理懇談会[2]は終末期医療の方針決定に関するガイドラインを出し「終末期医療およびケアの開始，変更，中止等は，医学的妥当性と適切性を基に患者の意思決定を踏まえて，医療・ケアチーム（担当医，担当医以外の医師，看護師，ソーシャルワーカーなど）により慎重に判断すべき」と表明した．また，日本老年医学会は2001年に「終末期の医療・ケア」に関する倫理的立場表明を行った．同様に，その他の医学学会も分野ごとに患者の終末期医療に関して患者の意向を尊重する医療倫理を打ち出してきている．

6）新たなる組織の誕生と栄養管理

1998年以降，一般病院において欧米型NSTから日本型のNSTのシステムPPM（兼業兼務方式）が導入されるに従い，NST（nutrition support team：栄養サポートチーム）への理解が深まり，2005年9月末には，全国で700以上の病院，施設にNSTが設立された．NSTとは医師，看護師，薬剤師，管理栄養士，臨床検査技師らがそれぞれの専門性を生かしながら栄養管理を行う集団をいい，入院患者の栄養状態の評価と低栄養予防への栄養介入を行い，疾病予防や重症化予防への適正栄養管理を行っている．また，要介護認定を受けた高齢者が多い療養型病床，特別養護老人ホーム，老人保健施設でも，栄養ケアマネジメント加算（2005年10月）が導入されたことで，管理栄養士を中心に栄養ケアが始められている．

（明渡　陽子）

引用文献

1) 日本医師会第Ⅲ次生命倫理懇談会：末期医療に臨む医師の在り方についての報告，1992.
2) 日本医師会第Ⅹ次生命倫理懇談会：終末期医療に関するガイドラインについて，2008.
3) 終末期医療に関する調査等検討会編：終末期医療に関する調査等検討会報告書―今後の終末期医療の在り方―，中央法規出版，2005.

5-2 高齢者の終末期

身体状況の概要

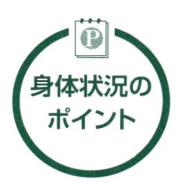

身体状況のポイント

- 高齢者終末期では，脳血管障害や神経疾患などを契機として徐々に嚥下障害・摂食障害が進行していることが多く，さらに食欲不振などが加わり低栄養状態になりやすい．
- 虚弱や要介護レベルの高齢者は急性疾患などで容易に摂食困難となる．要介護度が上がるにつれ，栄養障害が高頻度に認められる．
- 低栄養状態になるとADLが徐々に低下してゆき，身体的，精神的にも不活動状態となり，最終的には寝たきり状態に至り，褥瘡や肺炎などの感染症を併発することが多い．感染症の繰り返しや持続的な感染状態は心身を消耗させ，身体状況を段階的に下降させるだけでなく，急激な死亡に至る場合もある．
- 終末期には，発語もなく意識レベルの低下（傾眠傾向や昏迷など），四肢の循環障害（浮腫），不眠，呼吸困難感，尿便失禁，疼痛や苦痛などが併発してくる．

　高齢者の終末像としては，老衰や認知症で徐々に身体・精神機能が低下し，全身状態が悪化・低下してゆく例，パーキンソン病や脳梗塞などで嚥下障害が進行し低栄養状態となり，全身状態が悪化してゆく例，心臓，肺臓などの慢性臓器不全がある場合には増悪・軽快を繰り返しながら終末期へ向かう例や原疾患の急性増悪で突然死に至る例などさまざまであり，「終末期」の判断には困難が伴う．日本老年医学会でも「病状が不可逆的かつ進行性で，その時代に可能な最善の治療により病状の好転や進行の阻止が期待できなくなり，近い将来の死が不可避となった状態」と定義してはいるが，上記のような高齢者の多様な病態と個別性を考えると余命の判断は困難とし，終末期の定義に時間・期間などの規定はない．終末期の栄養管理に関する論文を，グランドデザイン2007や日本老年医学会の「終末期」定義に当てはめてみても著者によって受け止め方がさまざまで混在している．

表 5-2-1　高齢者終末期の兆候

- 経口摂取困難（食事介助によっても）
- 傾眠傾向（日中もうとうとしている）
- 発語が少なくなり，意思表示ができなくなる
- 大小便失禁状態
- 自分で体位変換ができない（褥瘡ができる）
- 座位保持ができない
- 発熱を繰り返す（誤嚥性肺炎，尿路感染など）
- 四肢循環障害（手足の浮腫，チアノーゼ）
- 呼名に視線が合わなくなる
- 喀痰が多く，喘鳴がとれない
- 四肢関節拘縮が進行する
- 難聴が進みコミュニケーションがとれなくなる
- 脱水傾向，皮膚乾燥
- 尿量減少
- 体温低下
- 呼吸促迫
- 徐脈（50/分以下）・頻脈（150/分以上）
- 出血傾向，皮下出血
- 表皮剥離

（福間誠之：特別養護老人ホームにおける看取り介護．日本医事新報，4313，2006，pp.65-69 より引用）

1）終末期に出現する主な身体症状

特別養護老人ホームでの高齢者例の報告[1]では，終末期に出現した兆候として19種類が挙げられており（表5-2-1），これらの症状が複数出現した場合には，ターミナル・ケアの準備が必要だとしている．

Doyleら[2]は，終末期にみられる主要症状（表5-2-2）を報告している．癌（悪性腫瘍）では頻度の高い順に，食欲不振，疼痛，不眠，嘔吐と嘔気，呼吸困難であり，終末期対応をした全症例では，疼痛，不眠，食欲不振，呼吸困難，抑うつ，昏迷の順であった．

表5-2-2 ターミナルケア時の主症状

	悪性腫瘍の症例（％）	終末期対応をした全症例（％）
食欲不振	78	48
疼痛	75	66
不眠	69	49
嘔吐・嘔気	54	30
呼吸困難	47	45
抑うつ	45	38
昏迷	38	38
尿便失禁	38	24

（Doyle D：Care of he dying. Textbook of Geriatric Medical and Gerontology, Churchill Livingston, 1992 より一部改変）

2）終末期症状に対する治療

1 疼痛に対して

癌性の疼痛に対してはWHO方式の3段階疼痛治療法が普及している[3]．癌の痛みを3段階に分類し，弱い痛みでは非オピオイド鎮痛薬（アスピリンなどのNSAIDs），中程度の痛みでは弱いオピオイド鎮痛薬（リン酸コデインなど），強い痛みには強力なオピオイド鎮痛薬（モルヒネやオキシコドンなど）を基本に投与し，この上に痛みの性質に応じて鎮痛補助薬（ステロイド，抗痙攣薬，抗不安薬，抗うつ薬など）を組み合わせる方法である．投与方法も静注，経口（徐放剤も含む），坐薬，さらに経皮パッチなども種類が増え患者の状態により選択できるようになった．在宅では，シリンジポンプによるオピオイド皮下持続注射も可能となっている．癌以外の疾病では，病態に応じて鎮静薬（緩和医療におけるセデーション参照）などが使用される．

2 呼吸困難に対して

感染症や気管支攣縮など可逆的な原因の場合には，原因治療が主となる．可逆的な原因でない場合には，酸素療法と少量のモルヒネ，ベンゾジアゼピンなどの薬物療法が有効である．また安楽な姿勢の設定や精神的な援助によっても軽快することもある．これらで軽快しないときには鎮静薬（緩和医療におけるセデーション参照）などが使用される．

3 食欲不振，嘔吐や嘔気などに対して

嘔吐や嘔気を抑え食欲を出すための薬剤が投与される．それでも食欲不振が改善せず，食事介助にても経口摂取が困難になった時，本人や家族の意向に基づいて人工栄養補給が行われる．

4 抑うつ・不安・混乱（confusion）に対して

状態に応じて精神安定薬，抑うつ薬，抗不安薬などが投与されるが，感染症や電解質異常など可逆的な原因の場合には，原因治療が主となる．症状の起伏が激しい時や話しかけても覚醒しない場合，1日中寝てばかりいる場合などには，心療内科医師や精神科医師に相談する必要がある．高齢者は腎機能が低下しており，薬物代謝も遅延するため，薬剤の重複使用には注意を要する．

5 緩和医療におけるセデーション

病状の進行に伴い，全身衰弱が合併してくると全身倦怠感，呼吸困難感，不穏状態などのコントロール不能な苦痛が出現する場合がある．

このような時には，適量のジアゼパム，ハロペリドールなどでセデーション（鎮静）治療が行われる．家族とのコミュニケーションの可能性を残して苦痛のみを取り除くのが基本だが，この方法では意識状態を清明に保つことが困難なことが多い．したがって，セデーションによって得られる効果と失う能力に関して本人と家族への十分な説明が必要となる．

栄養療法

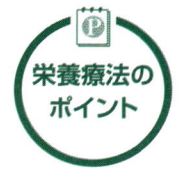

栄養療法のポイント

- 高齢者終末期における栄養管理については，栄養投与方法の違いによる生命予後や合併症などの研究はあるが，終末期の代謝的解析や栄養補給のあり方（栄養素や摂取エネルギー）に関する研究は少なく，日本老年医学会の高齢者終末期医療の基本的指針でも"著しく社会倫理に反しない限りは患者個々の価値観や志向によって導かれるべきもの"と記載されるに留まり，定まった高齢者の終末期栄養管理法はない．
- 日本では経口摂取不能となった高齢者の多くに人工栄養が補給されている．人工栄養補給法の中では，経管栄養法（特にPEGが増加）が選択される頻度が高い．
- 高齢者終末期における経管栄養法の，生命予後，栄養改善度，QOL，合併症などへの有効性については，定まった評価はまだ確立されていない．
- 人工栄養補給法の選択の際には，デメリット・メリットを含めた医療情報の十分な提供と高齢者自身の意思確認（事前指示）の体制づくりが必要である．

狭義の「終末期」（臨死状態）と判断する時には，不可逆的な経口摂取不能状態にあり，極めて生命の死に近い．

一方広義の「終末期」判断時から死に至る過程で，しばしば出現する経口摂取不能状態の中には，可逆的であり経口摂取不能状態を脱しうる例もある．つまり広義の「終末期」には，経口摂取不能状態を脱しうる「終末期」が混在しているといえる．

日本において狭義の「終末期」において必要な栄養素やエネルギー量などを検討した栄養管理に関する文献はなく，経口摂取が困難となった時点から栄養補給方法の違い（経管栄養と静脈栄養）による平均寿命や臨床症状の変化に関する論文が散見される．欧米と日本では高齢者終末期の栄養管理に対する考え方が異なっている．

1) 世界の高齢者終末期栄養に関する知見

ヨーロッパ諸国では，高齢者で特定の疾患や急速な臓器不全がなくて徐々に身体・精神機能が低下していき摂食不能となった場合には，老衰の過程とみなし人工栄養を施さないことが社会的合意となっている[4]．また，米国では経口摂取不能となった認知症の終末期に関して，基本的には経管・静脈内栄養を行わないことが一般的である[5]（リビングウィル法の内容が異なるため，州により対応が異なる場合もある）．

近年，人工栄養補給（経管栄養法）における延命効果について統計的な数値に基づいた論文が出てきている．Gillickは，経口摂取不能となった末期の認知症症例において経皮内視鏡的胃瘻

造設術（PEG）後の生命予後を検討した結果，PEG後の死亡率は半年後で20〜30％，1年後でも50〜60％であり経管栄養法に明らかな延命効果はなく，誤嚥性肺炎の頻度を減少させないとし経管栄養法の適応は慎重にすべきと指摘した[6]．同様にFinucaneらもPEGの延命効果について否定した[7]．そして人工栄養を行わないことから誘引される脱水や低栄養は末期の患者に苦痛を与えるものではないと主張した．

また，Milneらは，高齢者での蛋白質，エネルギー補給による栄養療法の介入を行い，生命予後，合併症発生状況，入院期間，身体機能，QOL，身体計測への効果に関する分析をした[8]．その結果，栄養療法の介入により改善効果が認められたのは，身体計測（体重，上腕筋周囲長）のみと報告した[8]．このように，欧米では人工栄養補給を行うことを積極的に支持する論文は少ない．

2）日本における高齢者終末期栄養に関する知見

経口摂取できなくなった終末期高齢者において栄養摂取方法と平均余命，QOLに関連する論文がある．まず，発作を繰り返す脳血管障害とアルツハイマー型痴呆105例で調査した研究において，経管栄養（経鼻経管）による栄養補給では，生存期間が1年2か月間で医療費が900万円要したのに対し，静脈栄養（末梢血管からビタミン剤のセットによる栄養補給）では生存期間が2か月で使用した医療費が100万円となり，静脈栄養において経済効果が見込まれる[9]とし，医療経済的観点を含んだ論文も出ている．

また，経口摂取不能となった時点から死亡までの155名（平均年齢86.2歳）に対し栄養摂取方法別の平均余命を比較した研究では，経管栄養のみによる栄養補給では約2年3か月，静脈栄養（経管栄養から中心静脈栄養への変更例と初回から中心静脈栄養のみ）では約6か月半，静脈栄養（末梢の血管から低カロリー輸液）では約2か月で，経管栄養は静脈栄養に比して平均余命が有意に長かったと報告している[10]．その理由として，発熱が続いた例や消化管の機能不全が疑われる例では中心静脈に途中で変更したこと，また，中心静脈栄養例ははじめから重症例が多いため平均余命が短いのは当然とし，この結果から中心静脈栄養は延命効果がないと結論づけることは早急に結論した．また，経管栄養では誤嚥性肺炎の予防は不十分と述べている．

さらに，嚥下障害や認知症で経口摂取不能となった高齢者へのPEG施行後のQOLおよび予後と満足感の調査において，1年後の生存率64％，2年後の生存率56％と欧米の成績より良好であり，PEG施行については家族の53％が満足していたと報告した[11]．

以上の成績は，栄養投与法の相違による従来の輸液メニューによる平均余命・家族の満足度の成績であり，高齢者終末期において投与カロリーや必要な栄養成分について詳細な検討を行った研究は少ない（終末期でない高齢者へのNSTによる栄養介入の報告はある）．

3）日本における終末期医療の実際と課題

2003年に実施された厚生労働省の「終末期医療に関する調査」では，痛みを伴う末期状態や治る見込みのない植物状態に陥った時，国民の多数は単なる延命治療は望まないとの意見が一般的になりつつあると報告している．しかし，終末期の高齢者に対する人工栄養によるQOLの変化や生命予後への影響に関する研究は少なく，人工栄養による延命効果と人工栄養の開始，変更，中止を含めて患者側にも専門家の間でも一定の見解がないのが現状である．

一般的に日本の医療現場では，欧米諸国と異なり，老衰や認知症で徐々に全身状態が低下して経口摂取困難に至った例やパーキンソン病，脳梗塞などで嚥下障害の進行から経口摂取困難となる例では，輸液や経管栄養などの栄養補給を含む医療措置が行われる場合が多い．

その理由の第一は，高齢者では感染症の急性

表5-2-3 高齢者の死亡場所の国別比較
(単位 %)

	医療機関	高齢者施設	自 宅	その他
日 本	82.3	3.1	12.2	2.4
アメリカ	56	19	21	4
スウェーデン	42	31	20	7
オランダ	35.3	32.5	31	1.2

「医療機関」は病院と診療所,「高齢者施設」は介護老人保健施設,ケア付き住宅や老人ホーム,ナーシングホームを含む.
日本:厚生労働省大臣官房統計情報部 平成18年人口動態統計
アメリカ:CDC National Center for Health Statistics 1998 Fact Sheet
スウェーデン:保健福祉庁(Socialstyrelsen)による1996年のデータ
オランダ:中央統計局(CBS:Centraal Bureau voor de Statistiek)による1998年のデータ

期や各種疾患の随伴症状として経口摂取不能が出現することが多いが,原因を治療することでまた摂食可能となる場合が少なくないこと[4].第二の理由は,経口摂取不能の症例への栄養補給を含む医療措置のあり方に関して確立された社会的合意がないこと,そして第三の理由は,急性期治療後の患者を受け入れる介護施設や慢性期病床では,経管栄養などで栄養補給ルートが確保されていないと受け入れを拒否するという医療・福祉側の問題などによる.

「終末期」と判断された高齢者の中に,輸液や栄養管理,緩和ケアを行うことで致命的な急性期を脱する例や,わずかな時間であっても苦痛の軽減やADL・QOLの維持ができる例が存在するなら,これらの医療は医療費の無駄ではない.高齢者の終末期で経口摂取不能との理由で輸液や栄養管理が差し控えられるべきではないであろう.

今後は高齢者終末期における栄養成分や摂取カロリーなどに関する研究を進め,人工栄養によるADL・QOLの変化や延命効果への知見を集積し社会的なコンセンサスの形成が必要となる.また,終末期医療でも,医療的判断の際には患者による自己決定の尊重が最も優先されるべきであるが,高齢者は他人の意見に影響を受けやすく,意見も一定しないことや認知症の進行で判断ができない場合もあり,そのような時家族の意見が本人の意思を代弁することが可能かなどの問題が残っている.このような特徴をもつ高齢者の自己選択を保証するための事前意思確認の確立と適切な情報開示のあり方の検討も必要である.

さらに,前述した「国民調査」における終末期の療養場所に関する質問では,国民一般は病院を上位に選択し,次にほぼ同頻度で老人ホームと自宅を挙げていた.この回答の背景には介護や緊急時において家族への負担の重さを憂え病院が選択された可能性があり,在宅や老人ホームで日常生活サポート体制や看取り体制が充実され,家族への負担が軽減されるなら別の選択となった可能性もあり,この回答がただちに国民一般の素直な意見とは読み取ることはできないであろう.一方,国立社会保障・人口問題研究所では,2008年に30年後の2038年における年間死亡数を170万人,その8割を高齢者が占めると推定している.近い将来,高齢死亡者の急増が見込まれる中,終末期高齢者のすべてを病院が受け入れることは不可能である.欧米諸国においては,すでに在宅や高齢者施設で終末期を迎える仕組み・体制も整備されており,日本の高齢者の8割程度が医療機関で最期を迎えているのに対し,病院以外の場所で終末期を迎える割合が高い(表5-2-3).今後は,在宅や高齢者施設において療養期から終末期への継続的な介護・医療体制の整備が急務である.

(明渡 陽子)

引用文献

1) 福間誠之：特別養護老人ホームにおける看取り介護. 日本医事新報, 4313, 2006, pp.65-69.
2) Doyle D：Care of he dying. Textbook of Geriatric Medical and Gerontology, Churchill Livingston, 1992.
3) WHO編：がんの痛みからの解放. 金原出版, 1996.
4) 横内正利：高齢者の終末期とその周辺. 社会保険旬報, 1998, pp.13-19.
5) 星野一正：高齢社会におけるケアのモラルとは何か, 自己決定権をめぐって. 月刊総合ケア, 8, 1998, pp.6-16.
6) Gillick MR：Rethinking the role of tube feeding in patients with advanced dementia. N Engl J Med, 342, 2000, pp.206-10.
7) Finucane TE, Christmas C, et al：Tube feeding in patients with advanced dementia. A review of the evidence. JAMA, 282, 1999, pp.1365-70.
8) Milne AC, et al：Meta-analysis：protein and energy supplementation in older people. Ann Intern Med, 144, 2006, pp.37-48.
9) 佐々木英忠：高齢者終末医療への提言. 日老医会誌, 44, 2007, p.17.
10) 宮岸隆司ほか：高齢者終末期における人工栄養に関する調査. 日老医会誌, 2007, 44（2）pp.219-23.
11) 大西丈二ほか：総合病院における経皮内視鏡的胃ろう造設術患者の長期予後と満足度調査. 日老医会誌, 44, 2002, 39, pp.639-42.

5-3 癌の終末期

身体状況の概要

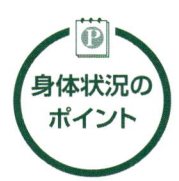

身体状況のポイント

- 癌の進行により不可逆的代謝障害が起こると，必要とするエネルギーや栄養補給を行っても骨格筋や内臓蛋白の崩壊を阻止することができず，全身のやせとコントロール不能な腹水，胸水，全身浮腫が合併し悪液質に陥る．
- 癌終末期の死因は，癌自体よりも肺炎などの感染症によることが多い．また，褥瘡も多発してくる．これらの現象は，長期にわたる代謝・栄養障害による免疫能の低下による．
- 癌の進行に従って出現してくる諸症状のうち，疼痛・倦怠感・食欲不振・呼吸困難感・気分の落ち込み・不眠・嘔気・便秘・口渇の9項目の各臨床症状を顔の表情で点数化し，すべてを合算した値である「臨床症状加算式総合評価」が，生命予後の判定に有用であるとの報告がある．

　長期にわたり癌に冒されると，食事摂取不能となり，体の脂肪や蛋白質が熱量源として利用され，身体がやせ細りマラスムス型の蛋白エネルギー栄養不良状態となる．さらに，癌が進行すると，浮腫，腹水，胸水が貯留し内臓蛋白が枯渇するクワシオルコル型の蛋白エネルギー栄養不良状態となる．癌患者はこれらの病態の混在した身体状況が多いが，これらの病態を的確に把握し病態に応じた栄養管理が必要とされる．栄養管理が不適切だと免疫力が低下し，感染症が誘発され身体の消耗が加速される．

1）癌の終末期に出現する主な症状

　Ventafridda は，癌患者で在宅ケアを受けていた症例において[1]，120人のうち63人（52.3％）に死亡前48時間頃に耐えられない苦痛を伴う症状が出現したと報告した．出現頻度の高い症状は呼吸困難感（52％），疼痛（49％），せん妄（17％），嘔吐（8％）であり，1人で2つ以上の症状が出現している例は26％あった．

　Lichter らは 200人のホスピス患者を対象として死亡前48時間に出現した症状を報告している[2]．全体の36％に緩和困難な苦痛が出現したとし，それ以外の症状は死前喘鳴（56％），疼痛（51％），不穏や興奮状態（42％），尿失禁（32％），呼吸困難感（22％），尿閉（21％），嘔吐や嘔気（14％），発汗（14％）であった．

　あるキリスト教病院におけるホスピス患者の入院時の症状は，疼痛（63.1％），食欲不振（41％），全身倦怠感（33％），呼吸困難（21％），嘔吐や嘔気（19％），咳や痰（13％）などだった．

2）癌の終末期症状に対する医療

　高齢者の終末期症状に対する医療を参照．

栄養療法

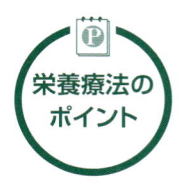

栄養療法のポイント

- 人工栄養補給の開始，変更，中止の際には，各時点において単なる生命維持のためではなく緩和ケアの目的に沿った栄養補給の観点から人工栄養補給を提供しなくてはならない．
- 終末期であっても悪液質を伴わない段階では，患者の嗜好に配慮した緩和ケア食と病状に合わせた栄養成分補給（十分なエネルギーと各種栄養素）を行う．同時に苦痛が少なく，継続可能な栄養管理法を選択して提供する．
- 終末期で悪液質を伴う臨床症状が出現した段階では，残された身体機能への負荷を少なくするために，栄養管理の中心を栄養成分補給から水分（輸液）とエネルギー量の管理へとシフトする．水分は押さえ気味がよく（約500〜1,000 mL/日），摂取エネルギーも制限してゆく（約200〜600 kcal/日）．詳細については，日本緩和医療学会の終末期癌患者に対する「輸液治療のガイドライン」を参考にされたい．

1）癌終末期の栄養状態

癌の進行により，三大栄養素のすべての代謝が異化亢進状態となり，その上に食事や水分摂取量の減少や摂取不能が重なると栄養状態が悪化してゆく．身体代謝は終末期に近づくほど癌代謝が正常代謝を上回り，エネルギー消費は増加してゆく．これらをもたらす原因には，癌特有の悪液質という病態によるもの，抗癌剤・放射線治療・手術などの治療によるもの，消化管の閉塞，狭窄などの通過障害などさまざまだが，一般的には，改善可能な病態は少ない．

悪液質とは，癌から放出するTNFなどのサイトカインの上昇やそれに伴うホルモンバランスの異常のために全身衰弱し，最終的にはコントロール困難な胸水や腹水の貯留，全身浮腫の合併が起こる状態である．

悪液質に至る前の癌の終末期では，可能なかぎり経口摂取（緩和ケアなども含めて）を進めるが，困難な場合には患者に苦痛の少ない長期間にわたり持続可能な栄養補給方法を選択する．栄養補給内容については，十分なエネルギーと各種栄養素の補給をする．

悪液質に陥っている状況下での栄養管理上の問題として輸液とエネルギー量がある．これまでの知見をまとめると高カロリー輸液や脱水を補正するための輸液量やエネルギー量の増加が患者の病態を悪化させ，浮腫，呼吸困難を誘発，増強させ患者を苦しめるので，輸液は控えめかむしろ脱水気味がよい[3]．また具体的な輸液量については，全く経口摂取ができない例では1,000〜1,500 mL/日程度と抑えた数値が推奨されているが，原疾患部位と生命予後期間で多少異なる[4]．悪液質から死亡までの癌進行過程の中でどの時期に，栄養管理の中心を水分や投与エネルギー量へシフトするかについては必ずしも明瞭ではなかった．しかしながら，悪液質初期の段階から死亡に至るまでの代謝動態を定期的に間接熱量計で測定した最近の研究[5]によると，従来は悪液質に入るとエネルギー代謝が亢進し続けて最終的に死亡に至ると考えられてきたが，これらの経過の中にエネルギー消費量が急激に減少してゆく時期が存在がすることが確認され，この時期が上記の水分や投与エネルギー量を控える時期といえる．今後は悪液質の栄養管理を客観的なデータに基づいて実施できる可能性がでてきた．さらに癌終末期に出現する口渇感は輸液療法では緩和されないため[3,4]，丁寧な口腔ケア（うがいや少量の水を含む）と口

腔内の感染症対策（口腔内カンジダ症）が必要である[4]．

2）世界における終末期末期癌の栄養に関する知見・ガイドライン

1998年WHOの「Symptom Relief in Terminal Illness」[6]では，末期癌の栄養管理について，死が身近な者への強制栄養法は体重増加にも延命にもつながらないため行うべきではないとし具体的に静脈内栄養法は禁忌とされる．また終末期経管栄養法については，その役割は少なく，実施する際には明らかな利益の得られる患者に限定すべき，と述べている．

また，米国静脈経腸栄養学会（ASPEN）のガイドラインでも，末期癌患者では輸液を含めた栄養療法の適応はまれと記されている[7]．同時に，倫理的・法的観点から栄養療法は医療と考えるべきであり，栄養療法を受ける権利，拒否する権利を含め，延命治療の中止や差し控えのガイドラインが必要であると付け加えている．

3）日本の終末期末期癌の栄養に関する知見・ガイドライン

日本静脈経腸栄養学会（JSPEN）のガイドライン[8]では，緩和目的の人工栄養補給が適応となることはめったにないと述べ，明瞭な指針を出すには至っていない．

2007年，日本緩和医療学会が輸液治療のガイドラインを出した[4]．ここでは，死亡前1～2か月以内の患者を対象として，これまでの医学的知見を集積して終末期癌患者・家族の価値観と患者の病態に応じて選択ができる複数のプロトコールを提案している．

癌の終末期といえども，栄養管理の基本は経口栄養と経管栄養であり静脈栄養による輸液は補助手段であるが，これまで癌終末期の栄養管理といえば輸液管理に主眼が置かれ行われてきた．

しかし，近年代謝学的見地からの病態解析に基づき癌の終末期栄養に関して，輸液以外の三大栄養素，ビタミンなどの栄養素，摂取カロリーに関して詳細な栄養管理を行った結果，緩和ケア施設に入所した癌患者のほとんどに認められた中程度以上の栄養障害がその8割で改善し臨床症状の軽減があった[9]との報告があった．

その要点を具体的に説明すると，某サナトリウムに入院した末期癌患者に対し緩和ケアNSTが介入し，代謝・栄養学的見地からその原因を究明し病態に応じた栄養管理を実施したことで，平均生存期間（介入前後で35.7日から50.6日へ），経口摂取可能期間（介入前後で28.6日から40.5日へ），新規褥瘡発生率（介入前後で40.9％から10.8％へ）において著しい効果が認められ，患者のQOLやADLを保持できたと結論している[9]．この報告において緩和ケアNSTは，①栄養障害の評価と原因追及，②悪液質の有無による栄養管理法の変化，③基本エネルギーの供給，④欠乏しやすい栄養素の補給，⑤症状緩和となる栄養素の摂取などを中心として個々の患者への栄養管理介入を展開した．具体的には悪液質になる前と後で，水分投与量，必要エネルギー量，アミノ酸（蛋白）投与量，脂質投与量，糖質投与量，ビタミン・微量元素の管理を表5-3-1のように行った．

この報告は，癌の終末期においても，緩和ケアを維持しつつ病態に応じた各種栄養素を含めた栄養管理を行うなら輸液が不要となり経口摂取へ戻れ，QOLの改善につながる可能性を示唆しており，癌の終末期においても栄養管理の重要性を示したものといえよう．

4）終末期癌ケアへの課題

2007年に見直された第五次改正医療法と同年に施行された「がん対策基本法」により「患者の視点に立った，患者のための医療供給体制の改革」を基本的な考え方として緩和ケアの早期導入，施設から居宅への緩和ケアの継続的な提供体制の整備が地方自治体へ義務づけられた．今後は居宅での栄養管理体制の整備が進め

表5-3-1 末期癌患者の輸液・栄養管理

悪液質を伴わない場合	1. 水分投与量：25～35 mL/kg/日（およそ kg 体重当たり30 mL/日） 2. 必要カロリー：基礎代謝消費量（BEE）×活動因子（AF）×侵襲因子（SF） 3. アミノ酸（蛋白）投与量：体重（kg）×侵襲因子（SF）：必須アミノ酸を含む 4. 脂肪投与量：必要カロリーの20～50％（0.5～1.0 g/kg 体重） 5. 糖質投与量：（必要カロリー）－（アミノ酸投与量）－（脂肪投与量） 　　NPC/N は，150～200 kcal/日：腎不全では300～500 kcal/日 6. ビタミン，微量元素投与量：1日必要量
悪液質を伴う場合	A. 経口摂取可能症例 自由食できるなら好きな食品，緩和ケア食を摂取 また，本人の理解が得られるなら病態により栄養剤を補給 ①ビタミン，微量元素栄養剤 ②高脂肪高蛋白栄養剤（肺転移，呼吸障害例） ③GFO（摂食不良，免疫能低下，麻薬投与例） ④分岐鎖アミノ酸製剤（筋萎縮，四肢だるさ発生例） B. 経口摂取不能例 1. 本人・家族の希望で①～③の中から選択 ①強制的な輸液，栄養補給実施せず ②間欠的輸液（末梢静脈栄養：ヘパリン/生食水ロック） ③持続的輸液（末梢静脈栄養/中心静脈栄養：長期ルート保持困難例） 2. 水分投与量：15～25 mL/kg/日（kg 体重当たり20 mL/日：500～1,000 mL/日） 3. 必要エネルギー：5～15 kcal/kg/日（およそ200～600 kcal/日） 4. 投与栄養素：糖質が中心．必要に応じて分岐鎖アミノ酸，必須脂肪酸を少量 5. ビタミン・微量栄養素 1日必要量投与（口内炎，褥瘡発生予防のため）

（東口高志ほか：末期癌患者の輸液療法．日医雑誌，132，2004，p.63を一部改変）

られることになる．

居宅での栄養管理法にはPEG管理と中心静脈管理があるが，PEG管理は家族にとって比較的安全に施行可能だが適応疾患が限定されるため，実際には中心静脈栄養法が居宅栄養補給法の中心となる．在宅中心静脈栄養法を成功させるには，感染症のリスクの高い輸液ラインの扱いなどの医療処置に関して訪問看護師との密接な連携がとれるかが鍵となろう．また癌終末期患者を最期まで看取る家族への精神的なサポート体制の構築も欠かせない．

▶おわりに

各種疾患の終末期において，医療の基本である栄養管理についてはこれまであまり重要視されてこなかった．したがって投与カロリーや必要な栄養成分に関しての詳細な検討の研究が少なくEBMに基づく栄養学的な知見に乏しかった．しかし，近年病院にNST活動が浸透し，栄養管理の介入が患者の栄養状態の改善や病態維持に有効であるとの知見が集積しつつある．このような病院での栄養管理の成果を在宅医療や介護施設へと継続するために，地域連携パスづくりが今後の課題となろう．

また，終末期における人工栄養の開始，変更，中止は生死に直結する医療行為となりうるため，医学的妥当性を基に患者と家族の意向を尊重した慎重な対応が必要となる．その際，わずか1か月間の延命が長いか短いかは，患者各人の価値観で判断されるべきものであり，医療関係者の判断や医療経済的効果で決定されるべきものではない．したがって，癌終末期や高齢者終末期の栄養管理に関して，人工栄養では延命効果が明確に立証されていないとの理由で栄養補給を含む医療行為が差し控えられてはならない．

在宅医療と介護，病院，ホスピス・緩和ケア病棟が相互に補完しあいながら連携するという包括的な保健・医療・福祉サービス提供体制の整備が喫緊の課題である．

（明渡　陽子）

引用文献

1) Ventafridda V, et al：Symptom prevalence and control duration cancer patients last days of life. J Palliat Care, 6 (3), 1990, pp.7-11.
2) Lichter I, et al：The last 48 hours of life. J Palliat Care, 6 (4), 1990, pp.7-15.
3) 森田達也：終末期がん患者に対する輸液療法, 身体症状への影響. 緩和医療学, 6 (2), 2004, pp.34-43.
4) 日本緩和医療学会および厚生労働科学研究班編：終末期癌患者に対する輸液治療のガイドライン2007, 日本緩和医療学会.
5) 東口高志ほか：全身症状に対する緩和ケア. 外科治療, 96, 2007, pp.934-941.
6) Symptom Relief in Terminal Illness. WHO, 1998.
7) August D, et al：Guideline for the use of parenteral and enteral nutrition in adult and pediatric patients. JPEN J Parenter Enteral Nutr, 2002, p.26.
8) 日本静脈経腸栄養学会編：静脈経腸栄養ガイドライン 第2版, 南江堂, 2006, p.51.
9) 東口高志ほか：末期癌患者の輸液療法. 日医雑誌, 132, 2004, pp.61-64.

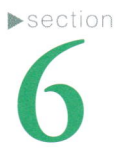

クリティカルケア

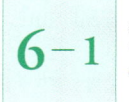

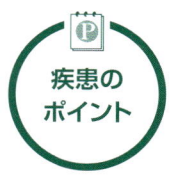

6-1 外傷 trauma

> **疾患のポイント**
> - 生体における侵襲(stress)とは，"生体の恒常性(homeostasis)の破綻をきたす危険性を有するすべての内的および外的環境変化"の総称をいう．
> - 侵襲によって出現する生体反応は以下に示す特徴を有している．
>   ①生体の合目的防御機能：生体恒常性維持に必要な局所的かつ全身的防御，②非特異的反応：侵襲の原因にかかわらず，程度の差はあるが共通したさまざまな反応いわゆる急性期反応が出現，③侵襲の程度により反応性が変化：侵襲が大きいほど，生体反応も大きくなる．ただし，個体差も大きい，④重篤な病態へ発展する危険性：生体恒常性の破綻をきたす危険性を有する．
> - 外的な侵襲の代表として外傷(trauma)が挙げられる．頭部外傷，胸部外傷，腹部外傷，四肢・骨盤外傷さらには多発外傷とさまざまな外傷が存在しており，外傷部位や重症度により治療法や栄養管理を含めた異なる患者管理が必要である．

1) 病態生理

外傷侵襲によりさまざまな生体反応が体内で出現する．特に交感神経および視床下部・下垂体・副腎系を中心とする神経・内分泌系のホルモン分泌やサイトカインなどのケミカルメディエーター産生が生体に大きな影響をもたらす．

1 内分泌ホルモン

1) カテコールアミン

副腎から分泌されるアドレナリンおよび神経伝達物質であるノルアドレナリン，ドパミンの総称．
循環系に対しては，血管の収縮や心拍数および心収縮力に影響を与える．また，代謝に対しては肝におけるグリコーゲン分解促進および糖新生に作用するだけではなく，脂肪分解の促進作用を有している．

2) コルチゾール

コルチゾールは下垂体から分泌されるACTHが副腎に作用し分泌される．コルチゾールは肝においては解糖系の抑制やインスリン作用の抑制に作用する．またアミノ酸の摂取を促進し糖新生を増加させ，結果ブドウ糖の産生を増加する．末梢組織においてはアミノ酸の摂取を抑制し蛋白異化を引き起こし，インスリン作用を抑制する．さらにコルチゾールはリンパ球などの血球機能にも作用し，免疫機能を抑制する．

3) インスリン，グルカゴン

インスリン分泌は，外傷後においては交感神

経系の亢進やカテコールアミンの増加により抑制されている．グルカゴンは肝においてブドウ糖遊離を促進するだけではなく，脂肪分解も促進する働きがあり，外傷時には代謝基質供給において重要な働きをする．

4）成長ホルモン（GHホルモン）

外傷時には成長ホルモンは増加する．受傷早期には肝および筋組織において蛋白合成を促進し，さらに筋組織においてブドウ糖取り込みの増加や脂肪分解の抑制に働く．その後GHホルモンの作用は変化し，脂肪分解の促進さらにはインスリンに拮抗しブドウ糖抑制に作用する．

2 ケミカルメディエーター

外傷を含めた侵襲時において生体は，その防御反応として多種の細胞から生理的活性物質であるサイトカインを産生する．サイトカインは多彩な生理活性を有し，さらに相互に関与するネットワークを形成する．また，サイトカインにより生体内ではさまざまな活性化物質が産生され生体の防御反応に大きく関与しており，これらの物質を含めて侵襲時反応物質全体をケミカルメディエーターと総称している．

サイトカインは侵襲の大きさに応じて産生され生体防御に働くが，その一方で過剰なサイトカインの産生が生じると臓器障害を引き起こす．また，免疫能に対する抑制作用も有しており，外傷を含めた侵襲時急性期のケミカルメディエーター対策は治療・患者管理の重要なポイントの1つになっている．

3 代 謝

外傷を含めた侵襲時には，生体は先に述べた神経・内分泌系やサイトカインなどのケミカルメディエーターの影響を受け代謝系に大きな変化をきたす．

1）エネルギー代謝

生体は外傷受傷後から数時間は循環の維持を保とうとしエネルギー消費量が低下する．この時期を干潮期（ebb phase）またはショック期という．その後逆にエネルギー消費量が増加する満潮期（flow phase）といわれる時期になり，この時期は外傷侵襲度の大きさにより左右され数日から数週間に及び，その間は代謝が亢進している．干潮期と満潮期を合わせた期間を異化亢進期（catabolic phase）と呼び，生体はエネルギー代謝亢進状態として扱われる．

この時期のエネルギー消費量は侵襲の程度により異なるが非侵襲時の1.2〜1.8倍となる．異化亢進期の後に蛋白や脂肪などを回復する同化期（anabolic phase）になる．

エネルギーの供給源としては，通常成人では75〜80％と大部分を糖質，残り20〜25％を脂質が利用されている．侵襲時においてもまずグリコーゲンなど糖質が利用されるが，その体内蓄積量は約400g程度，エネルギーとして約1,200 kcalしかないためすぐに枯渇してしまう．これ以上のエネルギーが必要とされる場合，外からの糖供給がなければ筋を中心とした蛋白や体脂肪がエネルギー源として利用されることになる．

2）糖代謝

侵襲時の異化亢進期においては，神経・内分泌反応やサイトカインはインスリン分泌抑制や拮抗作用を有しており，このため糖利用が低下し高血糖状態，いわゆる"pseudodiabetes"と呼ばれる状態となる．したがって，この時期におけるエネルギー源としての糖質供給は非侵襲時の約70％前後に抑えることが望ましいとされている．

また，以前には高度侵襲期の血糖管理は200 mg/dL以下とされてきたが，近年強化インスリン療法（intensive insulin therapy）が提唱されてからは重症症例における血糖コントロールは可能であれば100〜120 mg/dLとされている．しかしながら低血糖の問題も指摘され，150 mg/dL以下の血糖コントロールを推奨する意見も多くみられる．

3）蛋白代謝

侵襲時には筋組織，特に骨格筋を中心とした

蛋白崩壊が起こり蛋白異化亢進状態となり，蛋白の異化と同化のバランスが崩れ窒素（N）バランスが負となる．さらに，外傷そのものによる筋組織の破壊が加味されるとこの状態が増長される．

蛋白欠乏により生体は，創傷治癒遷延，凝固機能障害，浮腫，血球・組織再生能低下などをきたすばかりではなく，その遷延により多臓器不全状態をきたし生命予後を悪化させる．

このため，侵襲時における蛋白供給は絶対的に必要であり，異化亢進期における蛋白供給は侵襲の程度により異なるが非侵襲時の約1.2～2.5倍の量(1.0～2.0 g/kg/日)が必要とされる．

また，アミノ酸代謝としては分岐鎖アミノ酸やグルタミン酸の消費が亢進しており，これらの供給の重要性が示唆されている．

4）脂質代謝

侵襲時のエネルギー源として中心をなすのは脂肪であり，このため体内における脂肪分解が亢進する．特に，中性脂肪の分解産物である遊離脂肪酸（FFA）がエネルギー源として用いられる．侵襲時における脂質供給は必要総エネルギーの約20～50％とされているが，ケトン体産生などの問題のため静脈内投与としては1.0～1.5 g/kg/日以下とされている．

また，ある種の脂肪酸は細胞性免疫の増強作用を有していることからimmunonutritionの観点からもその重要性が示唆されている．

2）重症度分類

多発外傷とは通常，頭部，胸部，腹部，四肢などの身体区分に同時に2か所以上の部位に一定以上の重症な損傷を有し，直ちに治療しなければ生命危機が避けられない外傷と定義できる．その重症度としては生理学的指標と解剖学的指標に大別される．

1 生理学的重症度指標

revised trauma score（RTS）が一般的に用いられる．RTSとは意識レベル（glasgow coma scale；GCS），収縮期血圧（systolic blood pressure；SBP），呼吸数（respiratory rate；RR）の各スコアをコード表に従い求めて，下記の式にスコアを当てはめ算出する（図6-1-1）．

・RTS
  $= 0.9368 \times$ GCS コードスコア $+ 0.7326 \times$ SBP コードスコア $+ 0.2908 \times$ RR

RTS＝0.9368［GCS コードスコア］
　　＋0.7326［SBP コードスコア］
　　＋0.2908［RRコードスコア］

バイタルサイン3要素を以下の表から数値に変換し，上記式に当てはめ，算出されたRTS値を用いて右図から，予測生存確率を求める

GCS（点）	SBP（mmHg）	RR（/分）	スコア
13～15	≧90	≧30	4
9～12	76～89	10～29	3
6～8	50～75	6～9	2
4～5	1～49	1～5	1
3	0	0	0

RTS：revised trauma score
SBP：systolic blood pressure（収縮時血圧）
RR：respiratory rate（呼吸数）

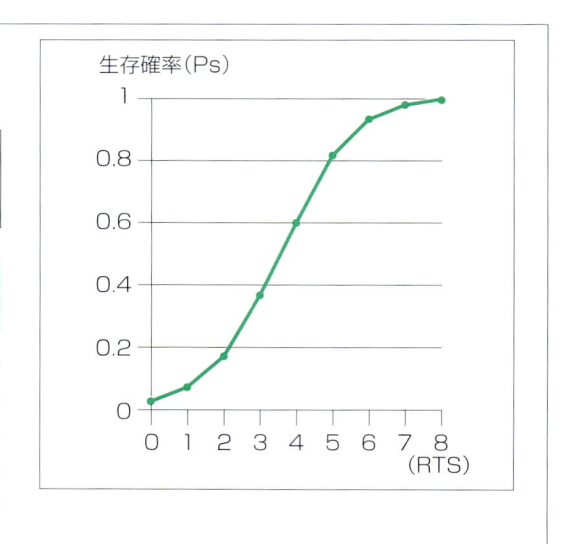

図6-1-1　生理学的重症度

AIS-90 上位3つのスコアの二乗		
(1)頭頸部	( )	( )
(2)顔面	( )	( )
(3)胸部	( )	( )
(4)腹部	( )	( )
(5)四肢・骨盤	( )	( )
(6)体表	( )	( )

ISS=【 　　 】→ 下グラフから予測救命率 Ps＝（ 　　 ）

注意：AIS スコア6の損傷が一部位でもあれば ISS ＝ 75 とする

[── 鈍的外傷　　‥‥‥ 穿通性外傷]
(Ps) 予測救命率（AISからISSを計算）

AIS-90

スコア（点）	重症度	
1	minor	軽症
2	mocierate	中等症
3	serious	重症
4	severe	厳しい
5	critical	臨界状態
6	maximum	Currently untreatable 治療対象にならない位致命的

AIS-90：Abbreviated injury score（簡易式外傷スコア）
ISS：Injury severity score（外傷重症度スコア）

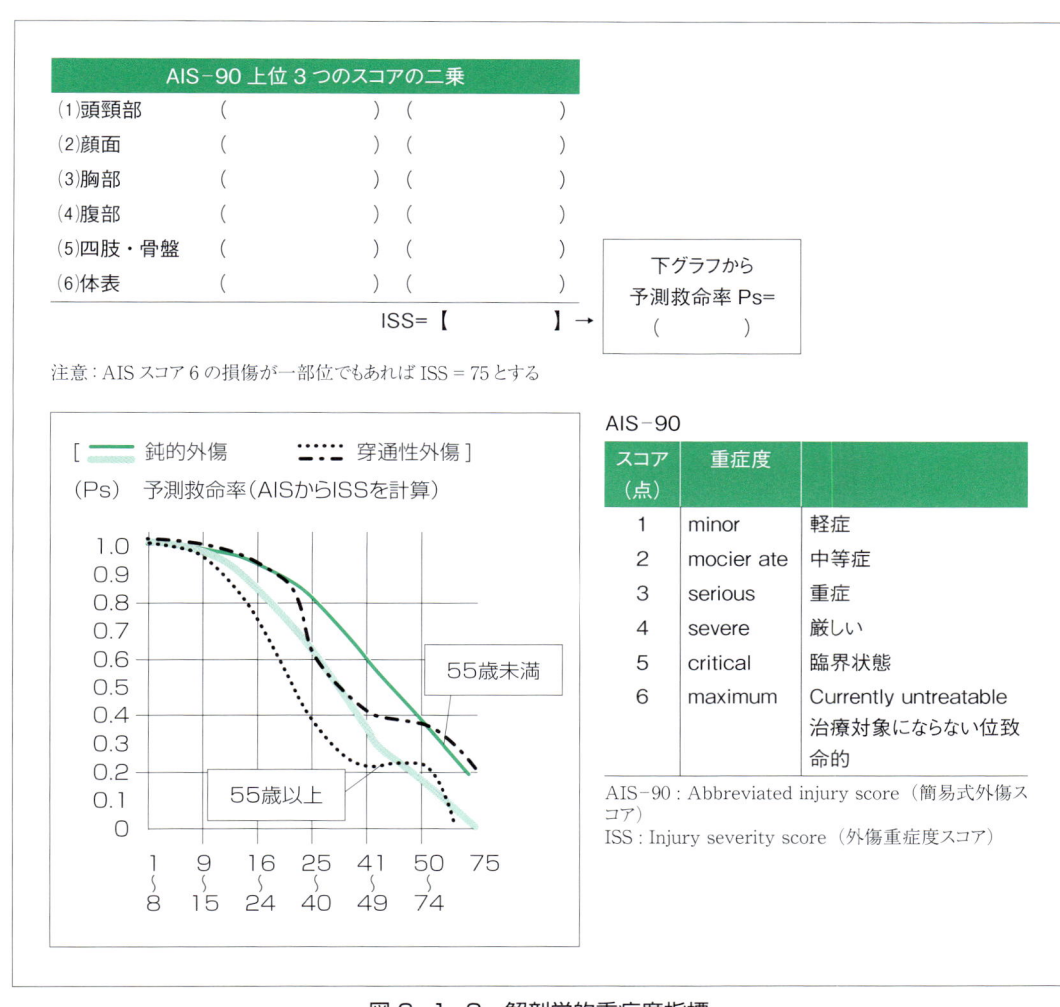

図6-1-2　解剖学的重症度指標
abbreviated injury scale（AIS）と injury severity score（ISS）の概略．

コードスコア

RTS は最軽症の0点から最重症の7.8648点までに分布し，その点数は救命率を示す指標とされ，4点未満では救命率が50％以下であるとされている．

2　解剖学的重症度指標

abbreviated injury score（AIS）と injury severity score（ISS）が基本とされている．AIS は1971年に米国医師会により作成された交通外傷症例における解剖学的重症度評価指標であり，最初の作成以来繰り返し改定が行われ現在米国においては AIS 2005 が用いられている．日本においては日本外傷データバンクによる trauma registry に伴い AIS-90 が用いられている．

AIS は身体を頭頸部，顔面，胸部，腹部，四肢・骨盤，体表の6領域に分類し，その損傷の重症度に応じて軽症の1〜重症の5の5段階の点数を付けて重症度を示している．各部位の損傷程度の評価の標準を示す取り決めが AIS コードである（図6-1-2）．

一方，ISS は AIS をベースに算出する多発外傷の総合的評価法とされている．ISS は6領域の AIS スコアにおいて高いスコア3項目を選択し，そのスコアを二乗したものの合計数値として表され，最高点は75点となる．また，1部位でも AIS スコアが最高の6点であれば ISS は

最高点の75点とすることになっている．ISSから解剖学的生理学的重症度や予測救命率（Ps）が算出される．

栄養療法

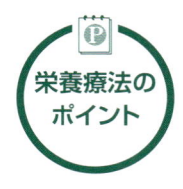

栄養療法のポイント
- 栄養療法は全身管理の大きな要因として認識し，入院時よりそのことを念頭に置く．
- 侵襲早期に全身状態を安定させ可能なかぎり早期に経腸栄養を導入する．
- 症例ごとの病態に応じた栄養製剤の選択やその量などテーラーメイドの栄養計画が必要となる．

1）栄養療法における基本

外傷における栄養療法は，外傷部位・重症度や年齢などによって異なってくる．受傷前の全身状態に問題がない場合は，1週間以上の絶飲食を必要としない症例，いわゆる軽症例では栄養療法の必要性が薄いと考えられる．

栄養療法を必要とするのは中等症以上の症例となり，特に重症度が増せば増すほどその重要性，必要性が問われてくる．具体的にはISS 18以上の多発外傷例においては早期に経管栄養療法が治療の一環として必要不可欠とされている．

しかし，外傷症例，特に多発外傷症例においてはまず重要となるのは栄養療法ではなく，循環動態安定を含めた全身状態の安定である．栄養療法については，全身状態が安定した後できるだけ早期に行うことが望ましい．栄養療法の適応・方法については，ASPENのガイドラインに従い経腸栄養療法が不可能な場合に経静脈栄養が行われる．また，近年受傷24～36時間以内に経腸栄養を開始する早期経腸栄養法により感染症合併率が低下するなどの有効性が示唆されている．

しかしながら外傷，特に多発外傷においても早期経管栄養法により感染性合併症の発生が抑えられ，人工呼吸器からの離脱期間の短縮や入院期間の短縮などその有用性は数多く報告されているが，経管栄養開始時期の基準については明確に統一された見解が出されておらず，症例ごとに現場の判断に委ねられているのが現状である．ここでは1つの経管栄養開始の基準として示されているものを以下に示す．

1 経管栄養開始条件

下記の①，②，③の条件を満たす時，経管栄養を開始する．
① 心拍出量（cardiac output）> 2.0 L/分
② 平均血圧 > 70 mmHg
③ $FiO_2 > 60\%$，PEEP > 5 cmH$_2$Oで酸素飽和度（O_2 Sat）$> 95\%$

なお，昇圧剤などの循環作動薬の使用に関しての条件はつけられていない．

外傷における損傷に対し，手術などを含めた治療にていかに早期に全身状態をコントロールできるかが，早期に栄養管理を開始できるかのポイントとなる．

2 経管栄養管理

また，外傷における病態特性を理解した上での経管栄養療法も重要である．一般に開腹手術に伴う消化管の電気生理学的回復時間は，最も早い小腸で術後4～8時間，胃では24時間，最も遅い大腸で3～5日とされているが，頭部外傷を伴う症例においてはその運動機能低下が遷延することも知られている．

このようなことから早期経管栄養療法においては，経管チューブの先端の留置位置を空腸上部に置く必要がある．このため，循環動態がようやく安定したがまだ不安定な状況で，体位変

換などが困難であったり，また外傷自体により体位変換が困難な多発外傷症例においては，栄養チューブ留置に際しても工夫が必要となる．具体的には bed side における内視鏡を用いた栄養チューブ挿入や開腹手術中における近位空腸へのチューブ留置や空腸瘻増設などの対応が必要になる．いい換えれば，入院時より早期経管栄養法を治療の一環ととらえた治療計画が必要となるものと考えられる．

3 経管栄養製剤

外傷時における経管栄養製剤に関しても明確な基準は存在していない．免疫強化経腸栄養剤（immune-enhancing diet；IED）に関しては感染性合併症の発生率を低下させるなどの有用性が多く報告され，多発外傷を含む重症の病態時における使用が推奨された．しかし，近年敗血症などの重篤な感染症合併症例における使用では逆にその死亡率を増加させるとの報告がなされてからは，外傷における潜在的敗血症のリスクが高い病態ではその使用を慎重にするべきであるとの意見も出ている．一方で，近年外傷などによる高サイトカイン血症を伴う SIRS の病態からの多臓器不全状態を回避することを目的とした抗酸化作用による抗炎症効果を重視した製剤の有用性が注目され，その有用性を示す報告も多くなってきている．

今後，これらの製剤は侵襲時における全身管理の一環としてその使用が広まってくるものと考えられる．また，受傷以前の患者背景も製剤選択の上で重要になってくる．糖尿病や慢性呼吸不全を基礎に有する症例においては，侵襲によりその病態が全身管理上問題となるようであれば耐糖能や呼吸商を考慮した製剤の選択が必要になる．

4 栄養剤の量

さまざまな特殊経腸栄養剤の効果を得るためにはどの位の栄養剤が必要とされるのかが問題とされる．この問題には侵襲時における腸管の吸収機能がどの程度機能しているかの評価が必要であるが，急性期においてはこの評価をすることは困難である．

一般には必要総エネルギーの 50 ～ 60 ％，もしくは 1,200 ～ 1,500 kcal とされているが，病態に応じた明確な指標は示されていない．ただ，経管栄養を全く行わないことよりは少しでも腸管機能を生かすべきであることは間違いなく，経腸栄養は総エネルギー量の 15 ～ 30 ％でもよいとする報告もなされており，各症例の病態に応じて可能な注入量での早期の経腸栄養療法導入が望ましい．

1）多発外傷の場合

特に高度侵襲を有する病態である多発外傷などでは経腸栄養法単独での水分管理を含めた全身管理は困難であり，経腸栄養と経静脈栄養との併用を病態に応じて行っていくことが臨床現場における現実的選択であると考えられる．

2）結腸栄養を導入できない場合

一方，循環動態などの全身状態の安定が得られないなどのさまざまな理由で早期に経腸栄養を導入できない場合には，長期絶食期間に伴う腸管の粘膜萎縮など形態学的変化とそれに伴う吸収機能などを考慮した経腸栄養の導入計画が必要とされる．まずいきなり経腸栄養剤を注入することは下痢などの病態を引き起こし，ようやく安定した循環動態などにも悪影響を与える可能性もあり，注入前の十分な下準備が必要とされる．具体的には，経管栄養開始 1 ～ 2 日前より GFO 製剤や乳酸菌製剤を投与し腸管の機能を回復させるような工夫が必要とされ，経腸栄養開始後も慎重な管理が求められる．

最後に外傷，特に多発外傷における栄養療法はさまざまな病態が存在するため，クリニカルパスのような画一的な栄養療法は困難であり，症例ごとにその病態にあった栄養療法計画，いい換えればテーラーメイドの栄養療法が必要不可欠である．

〔伊巻　尚平〕

6-2 熱傷
burn

病態のポイント
- 熱傷は皮膚という組織の損傷であるが、その損傷範囲が大きくなると局所変化だけではなく全身的な変化をきたす。このため、いわゆる"広範囲熱傷あるいは重症熱傷"においては局所的な治療に加え、輸液管理や栄養管理を含めた全身管理が重要かつ不可欠となってくる。

1) 診断および重症度

熱傷においては、その深度や範囲などが重症度を決める大きな重要な要素となる。熱傷の重症度の診断により、局所的治療でよいのか全身的治療が必要とされるのかを決定するため、その診断は重要である。

1 熱傷深度

日本熱傷学会熱傷深度分類を図6-2-1, 表6-2-1に示す。

2 熱傷面積

熱傷面積の測定は、熱傷の重症度を評価する上で最も重要な因子である。成人においては30％以上、幼小児および高齢者においては15％以上の熱傷を"重症熱傷あるいは広範囲熱傷"という。熱傷面積の測定には、①9の法則、②5の法則、③ランド＆ブローダーの公式、④手掌法の4種類の測定法がよく用いられる（図6-2-2, 6-2-3）。

最も正確であるのはランド＆ブローダーの公式であるとされるが、複雑であるため救急時には不向きであり、成人においては9の法則、幼小児においては身体的特性を考えて5の法則が一般に用いられる。手掌法は簡易でありすばやく判断できる反面、正確性に欠くため、熱傷面積の評価に用いることは少ない。

臨床現場である救急外来においてはまず来院時に9の法則または5の法則を用いて熱傷の大まかな面積を求め、その後初期治療が落ち着いた時点やICUに入室した時点でランド＆ブローダーの公式を用いて正確な熱傷面積を求

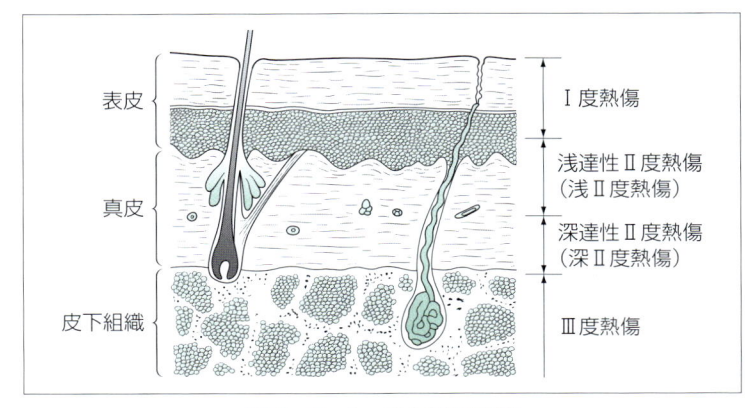

図6-2-1　熱傷深度分類
(日本熱傷学会用語委員会編：熱傷用語集, 日本熱傷学会, 1996)

表6-2-1 熱傷深度の判定

深度	傷害組織	外見	症状	pin prick test	抜毛法
Ⅰ度	表皮, 角質層	発赤	疼痛, 熱感	…	…
浅Ⅱ度	真皮浅層	水疱形成, 水疱底は赤色	強い疼痛, 知覚過敏	疼痛あり	抵抗, 疼痛あり
深Ⅱ度	真皮深層	水疱形成, 水疱底は白色	疼痛軽度, 知覚鈍麻	↓	↓
Ⅲ度	真皮全層〜皮下組織	蒼白, 羊皮紙様, または炭化	疼痛なし, 知覚脱失	疼痛なし	抵抗, 疼痛なし

(日本熱傷学会用語委員会編:熱傷用語集, 日本熱傷学会, 1996)

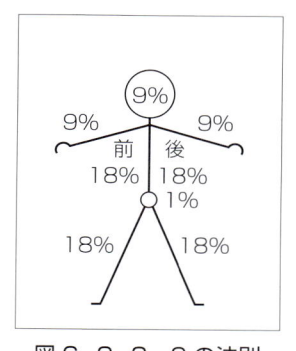

図6-2-2 9の法則
(日本熱傷学会用語委員会編;熱傷用語集, 日本熱傷学会, 1996)

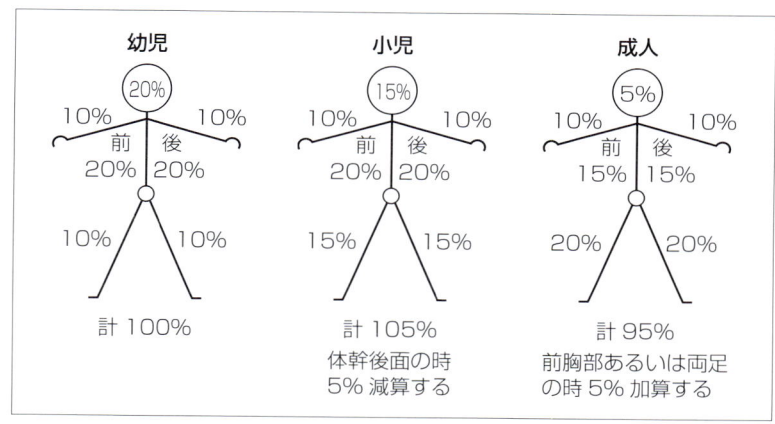

図6-2-3 5の法則
(日本熱傷学会用語委員会編;熱傷用語集, 日本熱傷学会, 1996)

め, この値を用いて輸液量や必要エネルギー量を算出し治療計画を構築する(図6-2-4).

3 熱傷重症度評価

1) 熱傷指数 (burn index; BI)

面積と深度を組み合わせた指数である. 以下の式で求める.

・BI = Ⅲ度熱傷面積 + 1/2 × Ⅱ度熱傷面積

10〜15%以上が重症である.
死亡率とよく相関する.

(1) BIと死亡率

BI 20で25%, BI 30で50%, BI 50で70%, BI 70で97%である.

2) Artzの基準

Ⅱ度30%以上, Ⅲ度10%以上の基準に加え, 軟部組織(顔面, 手・足, 外陰部)熱傷, 気道熱傷などの症例も重症とされる(表6-2-2).

3) 熱傷予後指数
(prognostic burn index; PBI)

以下の式で求める.

・PBI = 年齢 + BI(熱傷指数)

(1) PBIと救命率

PBI < 80では重篤な合併症, 基礎疾患がなけ

表6-2-2 Artzの基準
(1) 重症熱傷:熱傷専門施設での入院加療を要する
・Ⅱ度熱傷で30%以上のもの
・Ⅲ度熱傷で10%以上のもの
・顔面, 手足のⅢ度熱傷
・以下の合併症を有する熱傷
 ・気道熱傷・軟部組織の損傷・骨折
・電撃傷, 化学熱傷
(2) 中等部熱傷:一般病院での入院加療を要する
・Ⅱ度熱傷で15〜30%のもの
・Ⅲ度熱傷で10%未満(顔面, 手足は除く)
(3) 軽傷熱傷:外来通院でよいもの
・Ⅱ度熱傷で15%未満のもの
・Ⅲ度熱傷で2%未満のもの

(日本熱傷学会用語委員会編:熱傷用語集, 日本熱傷学会, 1996)

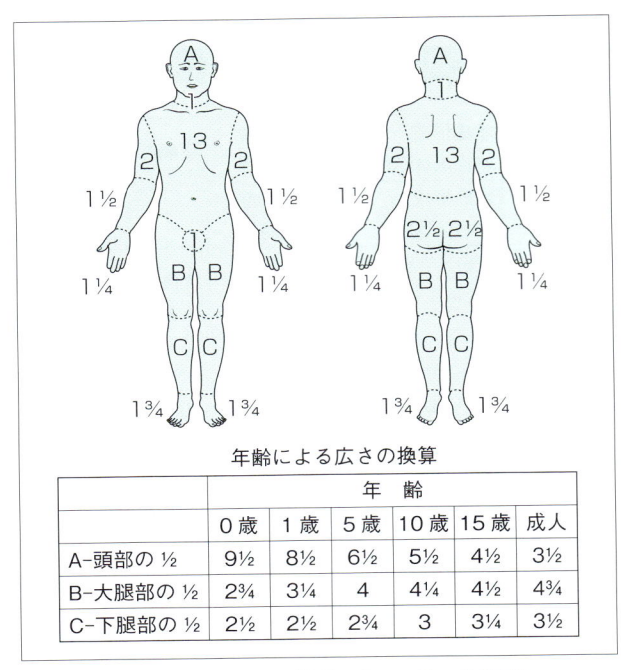

図6-2-4 ランド & ブローダーの法則
（日本熱傷学会用語委員会編；熱傷用語集，日本熱傷学会，1996）

年齢による広さの換算

	0歳	1歳	5歳	10歳	15歳	成人
A-頭部の½	9½	8½	6½	5½	4½	3½
B-大腿部の½	2¾	3¼	4	4¼	4½	4¾
C-下腿部の½	2½	2½	2¾	3	3¼	3½

れば救命可能である．80～100 では救命率約50％，100～120 では救命率約20％，>120 では致死的熱傷，救命は極めて困難となる．

2) 病態生理

熱傷における病態生理の特徴は，受傷後数時間をピークとする血管透過性亢進によって起こる血漿成分の血管外漏出による有効な循環血流量の減少である．このため，広範囲熱傷・重症熱傷においては急速な循環血液量減少（hypovolemia）と血液濃縮（hemoconcentration）が起こり，いわゆる"熱傷性ショック"を呈する．

1 血管透過性亢進

熱傷組織においては，熱の直接侵襲により毛細血管・細静脈の血管透過性が亢進する．受傷後約2時間で血漿蛋白成分の漏出がピークとなり，血管外に漏出した血漿成分は水疱や滲出液として体外に喪失するか，あるいは組織間液として貯留し浮腫を引き起こす．

広範囲・重症熱傷においては，熱症に対する生体侵襲反応としての各種のケミカルメディエーターなどの産生が強く関与し，熱傷受傷組織以外での血管透過性亢進が引き起こされる．しかし，これらの組織における反応は受傷部位とは異なり受傷後6～8時間がピークとなる．その結果，全身の浮腫がピークとなるのは受傷後12～24時間とされている．

2 内分泌ホルモン

熱傷においても，生体侵襲という観点からすれば外傷と同様の内分泌ホルモンの分泌反応が引き起こされている．特に，熱傷においては急性期の急性循環血液量減少状態を改善するためのカテコールアミンやレニン・アンギオテンシン系の分泌亢進が重要である．

3 代 謝

熱傷においても，その重症度に伴ってエネルギー代謝も亢進する．広範囲・重症熱傷におけるエネルギー消費量は安静時の1.5～2.0倍にも達するといわれている．

熱傷も侵襲の1つであり，前項の外傷と同様の糖代謝，蛋白や脂質代謝が起こっている．

栄養療法

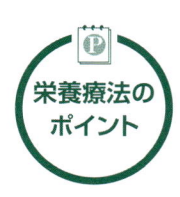

> **栄養療法のポイント**
> - 急性期の循環動態が安定した時点で，できるだけ早期に経腸栄養を導入すること．
> - 重症熱傷であればあるほど，治療に一環としての症例ごとのきめ細やかな栄養管理が重要．

1) 熱傷の栄養療法における基本

広範囲・重症熱傷における治療の本幹をなすのは，感染対策を考えた創部管理，急性循環不全，いわゆる"熱傷性ショック"に対するfluid resuscitationを含めた輸液，そして栄養療法である．

以前には急性期には腸管蠕動が抑制されるため経静脈栄養が中心となっていたが，腸管からの細菌や毒素の血液内への移行いわゆる"bacterial translocation"が明らかとなり，それに対する経腸栄養による腸管のバリア機能維持効果の有効性が示されるとともに，経腸栄養によるストレス性ホルモン分泌抑制や異化亢進の抑制などの有効性が示され，積極的に導入が進められている．

また近年，受傷24〜36時間以内に経腸栄養を開始する早期経腸栄養の有効性が示唆され，急性期の循環動態が落ち着いたできるだけ早期に経腸栄養を開始することが推奨されている．

2002年に米国静脈経腸栄養学会（ASPEN）より出された静脈経腸栄養ガイドラインから熱傷治療の栄養実施ガイドラインの1部を表6-2-3に示す．

1 投与エネルギー量の算出方法

① ハリス-ベネディクトの式より基礎エネルギー消費量（BEE）を算出，熱傷面積を判断し，BEEに1.5〜2.0倍する方法：BEE×1.5〜2.0
② カーリの式：成人25 kcal×体重＋40 kcal×熱傷面積％
③ リーの式（間接熱量測定に基づく公式）
　1,000 kcal×体表面積（m^2）＋25 kcal×熱傷面積％
④ 間接熱量測定：呼気ガス分析装置を用いる方法である．

2 栄養組成

1) 糖 質

エネルギー基質の中心は糖質を主体とする．しかし，熱傷など侵襲時には耐糖能が低下し高血糖を呈することが多く，この時にはインスリンを使用し血糖を200 mg/dL以下にコントロールすることが重要である．また，その大量投与は糖質の呼吸商が大きいため呼吸障害を増強するだけではなく，脂肪肝を惹起し肝機能障害を起こす危険もある．このため，糖質は投与熱量の50％以下とし，その静脈内投与は5 mg/kg/分以下にする．

2) 蛋白質

蛋白異化亢進と創部からの蛋白成分の漏出により蛋白の必要量は絶対的に増加している．

投与量は，窒素質量に換算した蛋白質のnon-protein calorieに対する比，いわゆる"非蛋白熱量／窒素比（cal／N比）"で決定する．重症であるほどcal／N比は低めに決定されるが，一般的熱傷においては100〜120に設定される．また，簡易的には2〜2.5 g/kg/日の蛋白投与を行う．アミノ酸組成としては，分岐鎖アミノ酸（BCAA）やグルタミン，アラニンの有効性も示唆されている．

表6-2-3 熱傷治療の栄養実施ガイドライン
1. Ⅱ度,Ⅲ度熱傷では栄養管理が必要である(B)
2. 熱傷による代謝亢進に対して,適切なカロリーが投与されなければならない(A)
3. 可能な限り,栄養必要量は間接熱量法にて測定されるべきである(B)
4. 重症熱傷では創傷が治癒するまで蛋白投与の増量が必要である(A)
5. 熱傷患者に対して,特殊栄養(アルギニン,グルタミン,n-3系不飽和脂肪酸,ビタミン,微量元素,成長ホルモンなど)の通常投与は現在では推奨されない(B)
6. 栄養サポートを必要とする熱傷の患者には静脈栄養より経腸栄養が施行されるべきである(A)
7. 中等度,重度の熱傷には経腸栄養はなるべく早く開始されるべきである(A)
8. 静脈栄養は経腸栄養が禁忌の症例や,4,5日で栄養必要量に達しない症例で施行される(B)

なお,このガイドラインのEBM(evidenced based medicine)に基づく推奨度は(A):十分な研究に基づく,(B):比較的十分な研究に基づく,(C):専門家の意見と編者のコンセンサスに基づく,にランクされている.

3) 脂 質

脂肪は熱量が大きく,かつ呼吸商も小さいなどの利点をもつ.投与エネルギー量の20〜30%を投与する.さらに,侵襲時には中鎖脂肪酸トリグリセリド(MCT)の有効性も示唆されている.

3 熱傷における栄養管理計画

頭部外傷などの頭蓋内損傷や開腹手術術後など腸管機能に大きな問題がない熱傷は非常によい経管栄養,特に早期経管栄養の適応と考えられる.そのためには,病院に搬送された直後より栄養管理を治療の一環の中に据えた患者管理が必要と考えられる.

1) 栄養療法の適応

熱傷における栄養療法の適応に関しては一般には重症熱傷とされ,BI(熱傷指数)では10〜15%以上でありかつ経口摂取が困難である場合と考えられる.しかしながら,BIが10%以下であっても経口摂取が十分にできない症例では栄養療法の適応となると考えられる.いい換えれば,熱傷程度にかかわらず十分な経口摂取ができない場合はすべて大きな意味での栄養療法の適応と考えられる.

2) 早期の栄養管理

熱傷の治療早期には水分を中心とした循環動態の管理が重要であり,このことを考慮すれば経管栄養の方法としては腸管に負担をかけないことや循環動態への影響を軽減するためにも,栄養チューブ位置を近位空腸に留置し機械を用いた持続注入が望ましい.くれぐれも経腸栄養を開始したが多量の下痢などから,ようやく安定させた循環動態を不安定にさせることは回避しなければならない.

3) 栄養剤の選択

栄養剤の選択については,免疫強化経腸剤(IED)や抗酸化作用による抗炎症効果を重視した製剤の有用性も報告されているが,いまだに一定の選択基準は存在してはいない.症例ごとの基礎疾患や重症度など,さらには経過なども考慮して選択するべきであると考えられる.急性期ではまず高サイトカイン血症に対する効果を優先し,その後に感染対策を重視した免疫強化剤の使用なども選択肢の1つとして考えられる.

また,特に急性期では経腸栄養単独での水分管理は困難であり,循環動態の安定を図りながらTPN(中心静脈栄養法)を併用した管理が現実的選択と考えられる.さらには,会陰部熱傷があり排便により創感染の危険が高い場合には一時的に人工肛門の造設を行うなどの処置も症例によっては栄養療法上必要になることも考慮しなければならない.

熱傷,特に重症熱傷であればあるほど治療の一環としての栄養管理が重要であり,症例ごとのきめ細やかなオーダーメイドの栄養療法が求められ,その予後を大きく左右する重要なポイントであると考えられる.

(伊巻 尚平)

索引

欧文索引

【A】

abbreviated injury score 867
ABCA1 53
ABCGI 53
abnormal hemostasis 438
ACE 阻害薬 204
acne vulgaris 712
acquired immunodeficiency syndrome 658
ACS 190
acute coronary syndrome 190
acute glomerulonephritis 474
acute necrotizing ulcerative gingivitis 258
acute pancreatitis 380
acute phase protein 61
AD 526
adenosine diphosphate 2
adenosine triphosphate 2
ADH 166, 598
ADH 系 127
ADP 2
adrenal diseases 611
adrenal insufficiency 614
AIDS 658
AIS 867
AIS2005 867
alanine aminotransferase 98
alcohol 165
ALL 425
allergic conjunctivitis 472
allergic rhinitis 472
ALT 98
Alzheimer's dementia 526
AME 201
amino acid deficiency 88
amino acid excess or toxicity 89
amino acid imbalance 88
aminoaciduria 95
AML 425
AN 557
anaerobic threshold 19
anemia 412
anorexia nervosa 557
ANUG 258
ARB 204
Artz の基準 871
aspartate aminotransferase 98
aspiration pneumonia 829
AST 98
AT 19
atherosclerosis 212
ATL 427
atopic dermatitis 703
ATP 2
ATP binding cassette A 1 53
ATP-Binding cassette transporter 242
ATP 供給経路 18
ATRA 424, 428
AVP 598
A 群 β 溶連菌感染後糸球体腎炎 474

【B】

B I 871
bacillary dysentery 633
balance method 68
Barrett esophagus 266
basal energy expenditure 5
BEE 5
benign prostatic hyperplasia 515
bile duct cancer 407
biological value 83
blood urea nitrogen 86
BMI 233
BN 557
Braunwald の分類 190
breast cancer 675
bronchial asthmd 586
bulimia nervosa 557
BUN 86
burn index 871
BV 83
B 型肝炎ウイルス 351

【C】

calcium 133
carbohydrates 24
carcinoma of oral cavity 260
cardiac 195
cerebrovascular disease 545
CETP 53
Charcot 398
CHI 84
cholangitis 398
cholecystitis 398
cholelithiasis 403
cholera 632
cholesterol 46
chronic glomerulonephritis 478
chronic kidney disease 478
chronic obstructive pulmonaly disease 580
chronic pancreatitis 385
citrin deficiency 795
CKD 97, 478
climacteric disturbance 696
CLL 426
CML 426
cold syndrome 639
colon cancer 332
colonic diverticulosis 337
conditionally indispensable amino acids 88
constipation 344
COPD 580
copper 150
Cori cycle 28
Cori 回路 28, 32
Courvoisier 徴候 409
creatinine-height index 84
CREST 症候群 454
Crohn disease 327
Cu 150
Cushing disease 612
Cushing syndrome 612
CVS 769
cyclic vomiting syndrome 769
cystinuria 65
C 型肝炎ウイルス 352

【D】

DAA 63
DAAO 92
deglutition disorder 551
depression 572
dermatomyositis 457
DHA 680
diabetes insipidus 598
diabetes mellitus 222
diabetic nephropathy 494
diarrhea 346
DIC 438, 442
diet induced thermogenesis 5
direct amino acid oxidation method 92
direct calorimetry 8
disaccharide 24
dispensable amino acid 63
DIT 5
DM 222, 457
dumping syndrome 298
dyslipidemia 240

【E】

EAA 62
eating disorder 551, 557
ED 療法 328, 557
electron transport chain 30
elimination diet 330
Embden-Meyerhof pathway 28
Embden-Meyerhof-Parnas pathway 28
emesis 349
empty calory 165
EN 838, 844
energy metabolism 2
enhanced recovery after surgery 844

875

enteral nutrition ・・・・・・・・・・・・ 838
enteric infection ・・・・・・・・・・・・ 630
EPA ・・・・・・・・・・・・ 680
EPOC ・・・・・・・・・・・・ 20
ERAS ・・・・・・・・・・・・ 844
Escherichia coli ・・・・・・・・・・・・ 512
esophageal cancer ・・・・・・・・・・・・ 270
esophageal varices ・・・・・・・・・・・・ 273
essential amino acid ・・・・・・・・・・・・ 62
estimated energy requirement
　・・・・・・・・・・・・ 2
excess post exercise oxygen
　consumption ・・・・・・・・・・・・ 20

【F】
Fabry disease ・・・・・・・・・・・・ 57
Fabry 病 ・・・・・・・・・・・・ 787
FAB 分類 ・・・・・・・・・・・・ 424
Farber disease ・・・・・・・・・・・・ 57
fat free mass ・・・・・・・・・・・・ 5
fat mass ・・・・・・・・・・・・ 5
fat soluble vitamins ・・・・・・・・・・・・ 113
fatty liver ・・・・・・・・・・・・ 357
FCHL ・・・・・・・・・・・・ 241
FD ・・・・・・・・・・・・ 276
Fe ・・・・・・・・・・・・ 137
Felty 症候群 ・・・・・・・・・・・・ 443
fetal nutrition ・・・・・・・・・・・・ 805
FFM ・・・・・・・・・・・・ 5
FGIDs ・・・・・・・・・・・・ 276, 305
FH ・・・・・・・・・・・・ 241
FM ・・・・・・・・・・・・ 5
food allergy ・・・・・・・・・・・・ 463
food poisoning ・・・・・・・・・・・・ 732
FPD ・・・・・・・・・・・・ 535
functional dyspepsia ・・・・・・・・・・・・ 276
functional gastrointestinal
　disorders ・・・・・・・・・・・・ 276, 305

【G】
galactorrhea-amenorrhea
　syndrome ・・・・・・・・・・・・ 597
gallbladder cancer ・・・・・・・・・・・・ 407
gastric and duodenal ulcer ・・・ 283
gastric cancer ・・・・・・・・・・・・ 290
gastritis ・・・・・・・・・・・・ 276
gastroesophageal reflux disease
　・・・・・・・・・・・・ 264
Gaucher disease ・・・・・・・・・・・・ 57
Gaucher 病 ・・・・・・・・・・・・ 787
GDM ・・・・・・・・・・・・ 223
GERD ・・・・・・・・・・・・ 264
GFR ・・・・・・・・・・・・ 478
GH 分泌不全性低身長症 ・・・・・・ 592
GI ・・・・・・・・・・・・ 232
giantism and acromegaly ・・・ 594
gingivitis ・・・・・・・・・・・・ 255
GLD ・・・・・・・・・・・・ 58
glomerular filtration rate ・・・ 478
glucogenesis ・・・・・・・・・・・・ 31
glucose-alanine cycle ・・・・・・ 28
Glycemic Index ・・・・・・・・・・・・ 232

glycogen storage disease
　・・・・・・・・・・・・ 33, 794
glycogenosis ・・・・・・・・・・・・ 33
glycolipid ・・・・・・・・・・・・ 24
glycolytic pathway ・・・・・・・・・・・・ 28
glycoprotein ・・・・・・・・・・・・ 24
glycosamino-glycan ・・・・・・・・・・・・ 24
GM1-ガングリオシドーシス ・・・ 59
GM2-ガングリオシドーシス ・・・ 60
gout ・・・・・・・・・・・・ 251
GRA ・・・・・・・・・・・・ 200
graves disease ・・・・・・・・・・・・ 603
growth and nutrition ・・・・・・・・・・・・ 748
growth hormone deficiency
　・・・・・・・・・・・・ 592
GSDI ・・・・・・・・・・・・ 794

【H】
H₂ 受容体拮抗薬 ・・・・・・・・・・・・ 179
HAM 症候群 ・・・・・・・・・・・・ 610
Hartnup disease ・・・・・・・・・・・・ 65
Hashimoto disease ・・・・・・・・・・・・ 606
HbA1c ・・・・・・・・・・・・ 226
HBV ・・・・・・・・・・・・ 351
HCV ・・・・・・・・・・・・ 352
HDL ・・・・・・・・・・・・ 51
HDL-C ・・・・・・・・・・・・ 240
HDL コレステロール ・・・・・・・・・・・・ 240
HDL 代謝 ・・・・・・・・・・・・ 53
heart failure ・・・・・・・・・・・・ 195
Helicobacter pylori ・・・・・・・・・・・・ 276
HELLP 症候群 ・・・・・・・・・・・・ 820
hemorrhoid ・・・・・・・・・・・・ 340
HEN ・・・・・・・・・・・・ 330
hepatic failure ・・・・・・・・・・・・ 377
hepatitis ・・・・・・・・・・・・ 351
hepatocellular carcinoma ・・・ 372
high density lipoprotein ・・・ 51
hip osteoarthritis ・・・・・・・・・・・・ 628
HIV ・・・・・・・・・・・・ 658
HMG-CoA 還元酵素阻害薬
　・・・・・・・・・・・・ 177
home enteral nutrition ・・・ 330
homocystinuria ・・・・・・・・・・・・ 96
HRT ・・・・・・・・・・・・ 699
hyperlipidemia ・・・・・・・・・・・・ 240
hypertention ・・・・・・・・・・・・ 199
hypoglycemia ・・・・・・・・・・・・ 249
hypoparathyroidism ・・・・・・ 609

【I】
I ・・・・・・・・・・・・ 151
IAAO ・・・・・・・・・・・・ 92
IBS ・・・・・・・・・・・・ 305
IDAA ・・・・・・・・・・・・ 62
IDL ・・・・・・・・・・・・ 51
IED ・・・・・・・・・・・・ 839
IgA 腎症 ・・・・・・・・・・・・ 474
IgE ・・・・・・・・・・・・ 463, 472
ileus ・・・・・・・・・・・・ 342
immune-enhancing diet ・・・ 839
inborn errors of metabolism 783

indirect amino acid oxidation
　method ・・・・・・・・・・・・ 92
indirect calorimetry ・・・・・・・・・・・・ 8
indispensable amino acid ・・・ 62
infantile diarrhea ・・・・・・・・・・・・ 777
injury severity score ・・・・・・ 867
intermediated density lipoprotein
　・・・・・・・・・・・・ 51
iodine ・・・・・・・・・・・・ 151
iron ・・・・・・・・・・・・ 137
iron deficiency anemia ・・・・・・ 415
irritable bowel syndrome ・・・ 305
ISS ・・・・・・・・・・・・ 867

【K】
K ・・・・・・・・・・・・ 129
Killip 分類 ・・・・・・・・・・・・ 191, 196
knee osteoarthritis ・・・・・・・・・・・・ 628
Krabbe leukodystrophy ・・・ 58
Krebs 回路 ・・・・・・・・・・・・ 69
kwashiorkor ・・・・・・・ 13, 94, 766

【L】
lactate threshold ・・・・・・・・・・・・ 19
lactic acid cycle ・・・・・・・・・・・・ 28
lactose intolerance ・・・・・・・・・・・・ 773
LBM ・・・・・・・・・・・・ 5
LDL ・・・・・・・・・・・・ 51
LDL-C ・・・・・・・・・・・・ 240
LDL コレステロール ・・・・・・・・・・・・ 240
LDL 代謝 ・・・・・・・・・・・・ 52
lean body mass ・・・・・・・・・・・・ 5
leptin ・・・・・・・・・・・・ 12
LES ・・・・・・・・・・・・ 267
Lesch-Nyhan 症候群 ・・・・・・ 787
LES 圧 ・・・・・・・・・・・・ 269
Lewy 小体 ・・・・・・・・・・・・ 536
Liddle 症候群 ・・・・・・・・・・・・ 201
lipid ・・・・・・・・・・・・ 46
liver cancer ・・・・・・・・・・・・ 372
liver cirrhosis ・・・・・・・・・・・・ 363
low density lipoprotein ・・・ 51
LT ・・・・・・・・・・・・ 19
Luminacoid ・・・・・・・・・・・・ 37
L-アルギニン ・・・・・・・・・・・・ 821

【M】
M ・・・・・・・・・・・・ 46
magnesium ・・・・・・・・・・・・ 147
malabsorption syndrome ・・・ 311
màlignant lymphoma ・・・・・・ 430
maple syrup urine disease ・・・ 95
marasmus ・・・・・・・ 13, 94, 766
MCI ・・・・・・・・・・・・ 526
membrane digestion ・・・・・・ 64
MEOS ・・・・・・・・・・・・ 166
metabolic equivalents ・・・・・・ 6
metachromatic leukodystrophy
　・・・・・・・・・・・・ 59
3-methylhistidine ・・・・・・・・・・・・ 84
MET ・・・・・・・・・・・・ 6
Mg ・・・・・・・・・・・・ 147
3-MH ・・・・・・・・・・・・ 84

MLD ······················· 59
mild cognitive impairment ··· 526
Moller-Hunter 舌炎 ······ 259
mono unsaturated fatty acid ··· 46
monosaccharide ············ 24
MRA ······················· 443
MSD ······················· 59
MSUD ······················ 95
multiple myeloma ········ 434
multiple sulfatase deficiency ··· 59
Murphy sign ·············· 398
Murphy 徴候 ·············· 404
Mycobacterium tuberculosis
··························· 665

【N】
n-3 系脂肪酸 ············ 680
n-3 系多価不飽和脂肪酸 ··· 238
Na ························· 126
NASH ················ 359, 376
NEAA ······················ 62
nephrotic syndrome ······ 488
net protein ratio ········· 83
net protein utilization ····· 84
Niemann-Pick C1 like 1 protein
··························· 51
Niemann-Pick disease ···· 58
Niemann-Pick 病 ········· 787
noma ····················· 258
non-alcoholic steatohepatitis
··························· 359
nonessential amino acid ······ 62
non-steroidal anti-inflammatory
  drugs ·················· 284
NOs ······················· 810
NPC1L1 ···················· 51
NPR ······················· 83
NPU ······················· 84
NSAIDs ··················· 284
NST ······················· 829
nutrition during pregnancy and
  puerperium ············ 798
nutrition support team ···· 829
nutritional disorder ········ 758
NYHA 分類 ················ 195

【O】
O157 ················ 732, 735
OA ······················· 627
obesity ·············· 233, 758
objective global assessment
··························· 835
OGA ······················ 835
OGTT ···················· 223
one carbon metabolism ····· 809
oral feeding ············· 838
organic acidemias ········ 792
osteoarthritis ············· 627
osteomalacia ············ 624
osteoporosis ············· 619

【P】
P ························· 46

PAH ······················· 95
pancreatic cancer ········ 391
parasite diseases ········ 742
parathyroid diseases ······ 608
paratyphoid fever ········ 630
parenteral nutrition ······· 840
Parkinson disease ········ 535
PBC ······················ 364
PBI ······················· 871
PD ······················· 535
PDCAAS ···················· 81
PEG ················ 304, 851
PEM ·········· 13, 61, 303, 831
PER ······················· 83
percutaneous endoscopic
  gastrostomy ············ 851
periodontitis ············· 255
peripheral parenteral nutrition
··························· 840
phenylalanine hydroxylase ······ 95
phenylketonuria ······ 95, 790
pheochromocytoma ········ 617
phosphorus ·············· 133
photoaging ·············· 725
PIH ······················· 814
pituitary disorders ········ 591
PKU ················· 95, 790
PM ······················· 457
PMS ······················ 690
PN ······················· 840
pneumonia ··············· 647
poly unsaturated fatty acid ··· 46
polymyositis ············· 457
polysaccharide ············ 24
post-gastrectomy syndrome
··························· 298
post-operative early enteral
  nutrition ··············· 844
potassium ················ 129
PPN ······················ 840
pregnancy induced hypertension
··························· 814
premenstrual syndrome ······ 690
premenstrual tension syndrome
··························· 690
primary aldosteronism ······ 616
primary biliary cirrhosis ······ 364
primary hyperparathyroidism
··························· 608
prognostic burn index ······ 871
Prosky 法 ················· 43
prostate cancer ··········· 520
prostatic carcinoma ········ 520
protein ···················· 61
protein digestibility corrected
  amino acid score ········ 81
protein efficiency ratio ······ 83
protein turnover ·········· 67
protein turnover rate ······ 67
protein-energy malnutrition
········ 13, 61, 303, 318, 327, 831
protein-losing gastroenteropathy
··························· 316

PSA 測定 ················· 521
psoriasis ················· 718
PSS ······················ 454
PUFA ···················· 447

【R】
RA ······················· 443
RAA 系 ··················· 201
rabbit starvation ·········· 95
rapid turnover protein ··· 67, 85
RBP ················· 67, 85
RDA ······················· 3
recommended dietary allowance
··························· 3
REE ······················· 5
reflux esophagitis ········ 266
renal cell carcinoma ······ 501
RER ······················ 19
respiratory exchange ratio ··· 19
resting energy expenditure ··· 5
resting metabolic rate ······ 5
retinol-binding protein ··· 67, 85
revised trauma score ······ 866
rheumatoid arthritis ······ 443
rickets ··················· 624
RMR ······················· 5
RTS ····················· 866

【S】
S ························· 46
s-adenosylmethionine ······ 809
SAH ····················· 809
SAM ····················· 809
saturated fatty acid ········ 46
saw palmetto ············· 518
Se ······················· 144
selenium ················· 144
semi-indispensable amino acids
··························· 88
serenoa repens ··········· 518
set point theory ··········· 15
SGA ····················· 835
shigellosis ··············· 633
SIADH ··················· 601
simple swallowing provocation
  test ··················· 830
SIRS ····················· 381
Sjögren's syndrome ······· 460
SjS ······················ 460
SLE ····················· 451
sleeping metabolic rate ······ 5
SMR ······················· 5
sodium ·················· 126
spondylosis deformans ······ 627
SSc ····················· 454
stomatitis ··············· 258
subjective global assessment
··························· 835
sugars ···················· 24
SU 薬 ···················· 228
syndrome of inappropriate
  secretion of antidiuretic
  hormone ··············· 601

877

systemic inflammatory response syndrome ……… 381
systemic lupus erythematosus ……… 451
systemic sclerosis ……… 454

【T】
TARC ……… 704
taste ……… 181
TCA 回路 ……… 29, 69
TEE ……… 2
TEI ……… 2
terminal digestion ……… 64
TG ……… 240
thymus and activation-regulated chemokine ……… 704
thyroid diseases ……… 603
total energy expenditure ……… 2
total energy intake ……… 2
total parenteral nutrition ……… 296, 314, 328, 840
TPN ……… 296, 314, 328, 840
transcellular diffusion ……… 66
transferrin ……… 85
transthyretin ……… 85
trauma ……… 864
trisaccharide ……… 24
tube feeding ……… 838
tuberculosis ……… 665
typhoid fever ……… 630

【U】
UCP ……… 13
ulcerative colitis ……… 321
uncoupling protein ……… 13
urea cycle disorders ……… 793
urinary tract infections ……… 510
urolithiasis ……… 505
uterine myoma ……… 683
UTI ……… 510
UVA ……… 725
UVB ……… 725
UVC ……… 725
UV-light induced skin damage ……… 725

【V】
ventilatory threshold ……… 19
very low density lipoprotein ……… 51
videofluorography ……… 830
vincent 口峡炎 ……… 258
vitamin ……… 103
VLCD ……… 236
VLDL ……… 51
VLDL 代謝 ……… 52
vomiting ……… 349
VT ……… 19

【W】
wasting ……… 764
water ……… 155
water−soluble vitamins ……… 106
Wilson disease ……… 577

【X】
xerostomid ……… 262

【Z】
zinc ……… 139
Zn ……… 139

和文索引

【あ】
亜鉛 ……… 139
亜鉛欠乏症 ……… 142
悪性関節リウマチ ……… 443
悪性リンパ腫 ……… 430
アシルグリセロール ……… 46
アスコルビン酸 ……… 171
アスタキサンチン ……… 172
アデノシン三リン酸 ……… 2
アデノシン二リン酸 ……… 2
アトピー性皮膚炎 ……… 703
アナフィラキシーショック ……… 463
アニサキス ……… 277, 743
アフタ性口内炎 ……… 258
アミノ酸 ……… 88, 89
アミノ酸価 ……… 81
アミノ酸スコア ……… 81
アミノ酸代謝 ……… 69
アミノ酸尿 ……… 95
アミノ酸の分類 ……… 62
アミノ酸輸送系 ……… 65
アミロイドーシス ……… 313
アミロイドβ蛋白 ……… 527
アルギニンバソプレシン ……… 598
アルコール ……… 165
アルコール性肝障害 ……… 169
アルコール性脂肪肝 ……… 358, 361
アルコール性低血糖 ……… 167
アルコール脱水素酵素 ……… 166
アルツハイマー型認知症 ……… 526
α-グルコシダーゼ阻害薬 ……… 228
αリポ酸 ……… 172
アレルギー性結膜炎 ……… 472
アレルギー性鼻炎 ……… 472
安静時代謝率 ……… 5
アントシアニン ……… 173

【い】
胃・十二指腸潰瘍 ……… 283
胃炎 ……… 276
胃癌 ……… 290
萎縮性胃炎 ……… 282
胃食道逆流症 ……… 264
胃切除 ……… 293
胃切除後症候群 ……… 298
異染性白質変性症 ……… 59
イソフラボン ……… 174, 176, 681
I 型アレルギー ……… 463
1 型糖尿病 ……… 223
一次血栓 ……… 438
一次性乳糖不耐症 ……… 774
一過性脳虚血発作 ……… 547
一価不飽和脂肪酸 ……… 46
イヌリン ……… 26
イレウス ……… 342, 344
インスリノーマ ……… 392
インスリン ……… 226
インターフェロン ……… 354
咽頭炎 ……… 642
咽頭結膜熱 ……… 642
院内肺炎 ……… 653
インフルエンザ ……… 643

【う】
ウイルス性腸管感染症 ……… 635
ウィルソン病 ……… 577
ウェルシュ菌 ……… 735
ウェルニッケ脳症 ……… 109
右心不全 ……… 195
うつ病 ……… 572
運動後酸素消費 ……… 20
運動後酸素負債 ……… 20

【え】
エイコサペンタエン酸 ……… 680
栄養サポートチーム ……… 829
栄養障害 ……… 313, 758
壊死性潰瘍性菌肉口内炎 ……… 258
エストロゲン ……… 677, 685, 696
エネルギー過剰症 ……… 11
エネルギー欠乏症 ……… 13
エネルギー産生様式 ……… 17
エネルギー消費量 ……… 5, 8
エネルギー代謝 ……… 2, 5
エピジェネティックス ……… 805
エムデン-マイヤーホフ経路 ……… 28
エルシニア菌 ……… 733, 735
嚥下障害 ……… 829
嚥下造影試験 ……… 830

【お】
黄色ブドウ球菌 ……… 732
嘔吐 ……… 349
オーバーラップ症候群 ……… 458
オピオイド ……… 77
オリゴ糖 ……… 25

【か】
壊血病 ……… 110
外傷 ……… 864
解糖系 ……… 28
解剖学的重症度指標 ……… 867
潰瘍性口内炎 ……… 258
潰瘍性大腸炎 ……… 321
カイロミクロン ……… 51
過栄養性脂肪肝 ……… 358, 361
化学価 ……… 81
可欠アミノ酸 ……… 63, 72, 87
カシン-ベック病 ……… 145
下垂体疾患 ……… 591
ガストリノーマ ……… 392
かぜ症候群 ……… 639
家族性 CETP 欠損症 ……… 241
家族性 LPL 欠損症 ……… 241
家族性高血圧 ……… 200

家族性高コレステロール血症
　……………………………… 241
家族性Ⅲ型高脂血症 ……………… 241
家族性パーキンソン病 …………… 535
家族性複合型高脂血症 …………… 241
カタル性口内炎 …………………… 258
脚気 ………………………………… 109
褐色細胞腫 ………………………… 617
カテーテルアブレーション ……… 220
カテキン …………………………… 173
カテコールアミン ………………… 80
下半身肥満 ………………………… 234
過敏性腸症候群 …………………… 305
下部食道括約筋 …………………… 267
ガム質 ……………………………… 39
ガムテスト ………………………… 262
仮面様顔貌 ………………………… 455
ガラクトース ……………………… 30
ガラクトース血症 ………………… 785
空のカロリー ……………………… 165
カリウム …………………………… 129
カルシウム ………………………… 133
カルシウム拮抗薬 ………… 177, 204
カルノシン ………………………… 76
カロテノイド ……………… 115, 171
簡易嚥下誘発試験 ………………… 830
肝炎 …………………… 351, 363, 372
肝癌 ………………………… 352, 377
換気閾値 …………………………… 19
肝硬変 ………………… 352, 363, 372
肝細胞癌 …………………………… 372
癌終末期 …………………………… 859
肝性脳症 …………………… 98, 366
間接熱量測定法 …………………… 8
関節リウマチ ……………………… 443
乾癬 ………………………………… 718
肝臓癌 ……………………………… 372
カンピロバクター ………… 733, 734
肝不全 ……………………………… 377

【き】
気管支喘息 ………………………… 586
寄生虫病 …………………………… 742
基礎代謝量 ………………………… 5
キチン ……………………………… 39
キトサン …………………………… 39
機能性胃腸障害 …………………… 305
機能性消化管障害 …… 276, 277, 305
機能性食品素材 …………………… 77
機能性ディスペプシア … 276, 277
逆流性食道炎 ……………………… 266
客観的栄養評価 …………………… 835
吸収不良症候群 …………………… 311
急性胃炎 …………………………… 276
急性冠症候群 ……………………… 190
急性骨髄性白血病 ………………… 425
急性糸球体腎炎 …………………… 474
急性心筋梗塞 ……………………… 190
急性膵炎 …………………………… 380
急性前骨髄球性白血病 …… 424, 428
急性相蛋白質 ……………………… 61
急性乳児下痢 ……………………… 777
急性リンパ性白血病 ……………… 425

牛乳アレルギー …………………… 768
強皮症 ……………………………… 454
巨人症 ……………………………… 594
巨赤芽球性貧血 …………………… 419
筋固縮 ……………………………… 537
筋層内筋腫 ………………………… 685

【く】
グァバ葉ポリフェノール ……… 232
クールボアジュエ徴候 ………… 409
クエン酸回路 …………… 29, 69, 71
クッシング症候群 ……………… 612
クッシング病 …………………… 612
くも膜下出血 …………………… 547
クラッベ白質ジストロフィー … 58
クラッベ病 ……………………… 58
グリコーゲン …………… 19, 26
グリコプロテイン ……………… 24
グリコヘモグロビン A1c ……… 226
グリシン ………………………… 79
グリセロ糖脂質 ………………… 48
グリセロリン脂質 ……………… 47
グルコース・ガラクトース吸収障害
　………………………………… 313
グルコース-アラニン回路 … 28, 32
グルコマンナン ………………… 26
グルタチオン …………………… 76
くる病 …………………………… 624
クレアチニン身長係数 ………… 84
グレーブス病 …………………… 603
クローン病 ………… 313, 318, 327
グロビン分解物 ………………… 247
クワシオルコル ……… 13, 94, 766

【け】
経管栄養法 ……………………… 838
経口栄養法 ……………………… 838
経口避妊薬 ……………………… 677
経口ブドウ糖負荷試験 ………… 222
経静脈栄養法 …………………… 840
経腸栄養法 ……………………… 838
軽度認知機能障害 ……………… 526
経皮内視鏡的胃瘻造設術
　………………………… 304, 851
劇症肝炎 ………………………… 377
結核 ……………………………… 665
血管性高血圧症 ………………… 200
月経困難症 …………… 686, 692
月経前緊張症 …………………… 690
月経前症候群 …………………… 690
血清尿素窒素 …………………… 86
結腸癌 …………………………… 332
血友病 …………………………… 440
解熱鎮痛薬 ……………………… 178
ケミカルメディエーター ……… 865
下痢 ……………………………… 346
ケルセチン ……………………… 173
原発性アルドステロン症 ……… 616
原発性嚥下障害 ………………… 831
原発性摂食障害 ………………… 831
原発性胆汁性肝硬変 …………… 364
原発性副甲状腺機能亢進症 … 608

【こ】
高 LDL-C 血症 ………………… 245
降圧薬 …………………………… 205
口渇 ……………………………… 157
後期ダンピング症候群 ………… 299
高血圧 …………………………… 199
抗原除去食 ……………………… 330
口腔癌 …………………………… 260
口腔乾燥症 ……………………… 262
抗酸化物質 ……………… 171, 216
高脂血症 ………………………… 240
甲状腺疾患 ……………………… 603
構造蛋白質 ……………………… 74
高代謝回転蛋白質 ………… 67, 85
高張性脱水 ……………………… 162
抗てんかん薬 …………………… 179
後天性免疫不全症候群 ………… 658
行動療法 ………………………… 236
高トリグリセリド血症 ………… 246
口内炎 …………………………… 258
高ナトリウム血症 ……………… 128
高尿酸血症 ……………… 169, 251
更年期障害 ……………………… 696
高比重リポ蛋白 ………………… 51
高プロラクチン血症 …………… 597
抗利尿ホルモン ………………… 598
抗利尿ホルモン不適合分泌症候群
　………………………… 163, 601
コエンザイム Q10 ……………… 172
誤嚥性肺炎 ……………… 656, 829
ゴーシェ病 ……………………… 57
Ⅴ型アレルギー ………………… 464
呼吸交換比 ………………… 18, 19
呼吸性アシドーシス …………… 160
呼吸性アルカローシス ………… 161
克山病 …………………………… 145
骨粗鬆症 ………… 117, 619, 698, 824
ゴットロン徴候 ………………… 457
骨軟化症 ………………………… 624
コバラミン ……………………… 110
小麦アルブミン ………………… 232
コレステロール ……… 46, 49, 53
コレラ …………………………… 632

【さ】
サードスペース ………………… 846
細菌性赤痢 ……………………… 633
在宅経腸栄養法 ………………… 330
細胞内輸送経路 ………………… 66
魚蛋白 …………………………… 216
先天性アミノ酸代謝異常 ……… 95
左心不全 ………………………… 195
サルモネラ ……………… 733, 734
Ⅲ型アレルギー ………………… 463

【し】
ジアシルグリセロール ………… 238
シェーグレン症候群 …… 262, 460
紫外線による皮膚障害 ………… 725
子癇 ……………………………… 819
子宮筋腫 ………………………… 683
糸球体濾過量（値） …………… 478
シクロスポリン ………………… 177

止血異常	438	
自己免疫性肝炎	353	
脂質	46	
痔疾	340	
脂質異常症	56, 240	
歯周炎	255	
シスチン尿症	65	
市中肺炎	652	
シトステロール血症	242	
シトリン欠損症	795	
歯肉炎	255	
指標アミノ酸酸化法	92	
脂肪肝	357	
脂肪酸	46	
脂肪体重	5	
シャルコー三徴	398	
周期性嘔吐症候群	769	
収縮蛋白質	75	
周術期栄養管理	834	
重症度分類	866	
重複症候群	458	
終末期	849	
終末期癌ケア	861	
終末消化	64	
主観的包括的栄養評価	835	
粥腫	190	
粥状（アテローム）硬化	213	
手指先端硬化	455	
術後栄養評価	843	
術後栄養療法	844	
術後逆流性食道炎	302	
術後経静脈栄養法	846	
術後経腸栄養法	844	
術後高血糖	846	
術前栄養評価	835	
受容体蛋白質	75	
準不可欠アミノ酸	88	
条件的不可欠アミノ酸	88	
脂溶性ビタミン	113	
上半身肥満	233	
消費エネルギー測定法	9	
漿膜下筋腫	685	
正味蛋白質効率	83, 84	
消耗症	766	
食塩欠乏性脱水	162	
食後不快症候群	278	
食事誘発性熱産生	5	
食中毒	732	
食道癌	270	
食道静脈瘤	273	
植物ステロール	49	
食物アレルギー	463	
食物繊維	37, 40	
食物繊維の定量法	42	
食物繊維の分類	38	
除脂肪体重	5	
腎盂腎炎	510, 513	
心カテーテル検査	218	
神経管閉鎖障害	802	
神経性過食症	557	
神経性高血圧症	200	
神経性食欲不振症	557, 766	
進行性全身性硬化症	454	
人工唾液	262	
心窩部痛症候群	278	
人工ペースメーカー	220	
尋常性痤瘡	712	
腎性高血圧症	200	
新生児肝内胆汁うっ滞	796	
新生児期	749	
新生児乳糖不耐症	774	
振戦	537	
腎臓癌	501	
身体活動の推定強度	6	
心電図検査	218	
心不全	195	

【す】

膵アミラーゼ	26	
水癌	258	
膵臓癌	391	
垂直感染	663	
（推定）エネルギー必要量	2	
出納法	68	
睡眠	79	
水溶性ビタミン	106	
水溶性ビタミン依存症	112	
水溶性ビタミンの過剰症	111	
スクロース	25, 27	
ステロイド	49, 705	
ステロイドホルモン	50	
ステロールエステル	47	
スフィンゴ糖脂質	48	
スフィンゴリン脂質	48	
スプーン状爪	414	
スミス-レムリ-オピッツ症候群	795	
スルホニル尿素薬	228	

【せ】

ゼアキサンチン	172	
成人GH欠乏症	592	
成人T細胞白血病	427	
成人発症Ⅱ型シトルリン血症	796	
生物価	83	
成分栄養法	328	
西洋オトギリソウ	575	
生理学的重症度指標	866	
舌癌	260	
摂取推奨量	3	
摂食・嚥下障害	551	
摂食障害	557	
セットポイント理論	15	
セリアック病	311	
セルロース	38	
セレニウム	144	
セレン	144	
セレン過剰症	145	
セレン欠乏症	145	
セロトニン	80	
全身性エリテマトーデス	451	
全身性炎症性反応症候群	381	
先端巨大症	594	
疝痛発作	506	
先天性代謝異常	57, 783	
先天性乳糖不耐症	774	
全トランス型レチノイン酸	424, 428	
前立腺癌	520	
前立腺肥大症	515	

【そ】

総エネルギー消費量	2	
総エネルギー摂取量	2	
早期経腸栄養法	844	
早期ダンピング症候群	298	
相対運動強度	19	
増粘多糖類	39	
続発性嚥下障害	831	
続発性摂食障害	831	

【た】

ターミナル	849	
ターミナル・ケア	850	
代謝水	157	
代謝性アシドーシス	160	
代謝性アルカローシス	160	
対象別蛋白質必要量	91	
大豆蛋白質	216	
大腸癌	332	
大腸菌	512	
大腸憩室症	337	
体内蛋白質代謝	66	
唾液αアミラーゼ	26	
多価不飽和脂肪酸	446	
タクロリムス	177	
脱共役蛋白質	13	
脱水	162	
多糖類	25	
多発性筋炎	457	
多発性骨髄腫	434	
多発性内分泌腫瘍	618	
胆管炎	398	
胆管癌	407	
胆汁酸	50	
単純蛋白質	62	
炭水化物	24	
胆石症	403	
炭素骨格	71	
単糖類	24	
胆嚢炎	398	
胆嚢癌	407	
蛋白質	61	
蛋白質・エネルギー栄養失調症	13, 61, 93, 303, 318, 831	
蛋白質過剰	94	
蛋白質効率	83	
蛋白質消化酵素	63	
蛋白質消化率補正アミノ酸スコア	81	
蛋白質代謝回転	66, 67	
蛋白質の合成	73	
蛋白質の分解	73	
蛋白質の分類	61	
蛋白質の役割	74	
蛋白質必要量	89	
蛋白尿	480, 488, 495	
蛋白漏出性胃腸症	316	
短波長紫外線	725	

索引

ダンピング症候群 …………… 298

【ち】
チアゾリジン誘導体 …………… 228
チアミン ……………………… 109
窒素出納法 ……………………… 68
痴呆 …………………………… 526
中間型リポ蛋白 ………………… 51
中鎖脂肪酸 …………………… 238
中心静脈栄養法
　　　　　　296, 314, 328, 840
中波長紫外線 ………………… 725
腸炎ビブリオ ………… 733, 734
腸管感染症 …………………… 630
腸管出血性大腸菌 …… 732, 735
調節蛋白質 ……………………… 75
腸チフス ……………………… 630
超低エネルギー食療法 … 236, 237
超低比重リポ蛋白 ……………… 51
長波長紫外線 ………………… 725
直接アミノ酸酸化法 …………… 92
直接熱量測定法 ………………… 8
直腸癌 ………………………… 332

【つ】
痛風 ………………………… 169, 251

【て】
低アルブミン血症 …………… 316
低血糖症 ……………… 249, 299
低出生体重児 ………………… 754
低蛋白血症 ……………… 316, 488
低張性脱水 …………………… 162
低ナトリウム血症 …… 128, 163
低比重リポ蛋白 ………………… 51
鉄 ……………………………… 137
鉄欠乏性貧血 ………… 415, 684
テトロドトキシン …………… 737
電気ショック ………………… 219
電子伝達系 ……………………… 30
澱粉 …………………………… 25

【と】
銅 ……………………………… 150
銅過剰症 ……………………… 150
銅欠乏症 ……………………… 150
糖原病 ……………… 33, 785, 787
糖原病Ⅰ型 …………………… 794
糖脂質 ……………………… 24, 48
糖質 …………………………… 24
糖質コルチコイド奏効性アルドステ
　ロン症 …………………… 200
糖新生 ………………………… 31
透析 …………………………… 482
糖尿病 ………………… 222, 494
糖尿病性ケトアシドーシス … 224
糖尿病性神経障害 …………… 224
糖尿病性腎症 ………… 224, 494
糖尿病性網膜症 ……………… 224
動脈硬化症 …………………… 212
特殊アミノ酸製剤 ……………… 99
特発性血小板減少性紫斑病 … 440
特発性門脈圧亢進症 ………… 273

ドコサヘキサエン酸 ………… 680
トコトリエノール ……………… 118
トコフェロール ………………… 118
トランスサイレチン …………… 85
トランスフェリン ……………… 85
トリグリセリド ……………… 240

【な】
ナイアシン …………………… 109
内臓脂肪 ……………………… 234
内分泌性高血圧症 …………… 200
ナトリウム …………………… 126
難消化性オリゴ糖 ……………… 42
難消化性デキストリン ………… 39
難消化性澱粉 …………………… 39

【に】
ニーマン-ピック病 ……………… 58
Ⅱ型アレルギー ……………… 463
2型糖尿病 …………………… 223
二次血栓 ……………………… 438
二次性高血圧症 ……………… 200
二次性乳糖不耐症 …………… 774
二次性パーキンソン症候群 … 535
二重標識水法 …………………… 9
24時間アミノ酸炭素出納法 …… 92
日光皮膚炎 …………………… 725
二糖類 ………………………… 25
乳癌 …………………………… 675
乳酸アシドーシス …………… 224
乳酸閾値 ……………………… 19
乳酸回路 …………………… 28, 32
乳児下痢症 …………………… 777
乳汁漏出・無月経症候群 …… 597
乳糖不耐症 ………… 313, 773, 778
尿素回路 ………………………… 70
尿素サイクル異常症 ………… 793
尿中3-メチルヒスチジン排泄量 84
尿中アルブミン量 …………… 494
尿崩症 ………………………… 598
尿路感染症 …………………… 510
尿路結石症 …………………… 505
妊娠高血圧症候群 …………… 814
妊娠糖尿病 …………………… 223
認知症 ………………… 526, 824

【ね】
熱傷 …………………………… 870
熱傷指数 ……………………… 871
熱傷深度 ……………………… 870
熱傷面積 ……………………… 870
熱傷予後指数 ………………… 871
ネフローゼ症候群 …………… 488
粘質物 ………………………… 39
粘膜下筋腫 …………………… 685

【の】
脳血管障害 …………………… 545
脳梗塞 ………………………… 545
脳出血 ………………………… 545
脳内味覚伝導路 ……………… 184
ノコギリヤシ ………………… 518
ノロウイルス ………… 636, 732

【は】
パーキンソン病 ……………… 535
肺炎 …………………………… 647
パジェット病 ………… 675, 677
橋本病 ………………………… 606
播種性血管内凝固 …… 438, 442
バセドウ病 …………………… 603
発育 …………………………… 748
白血病 ………………………… 424
ハッショウマメ ……………… 542
バッド-キアリ症候群 ………… 273
パラチフス …………………… 630
ハートナップ病 ………………… 65
バレット食道 ………………… 266
パントテン酸 ………………… 110

【ひ】
非アルコール性脂肪肝炎 …… 359
ビオチン ……………………… 110
皮下脂肪 ……………………… 234
光老化 ………………………… 725
ビグアナイド薬 ……………… 229
非ケトン性高浸透圧性昏睡 … 224
ヒスタミン ……………………… 80
非ステロイド性消炎鎮痛薬 … 284
非セルロース多糖類 …………… 38
ビタミン ……………………… 103
ビタミンA …………………… 113
ビタミンB_1 ……………… 109
ビタミンB_{12} ………… 110, 179
ビタミンB_2 ……………… 109
ビタミンB_6 ……………… 110
ビタミンB群の複合欠乏症 … 106
ビタミンC ……………… 110, 171, 216
ビタミンCの過剰摂取 ……… 111
ビタミンD ……………… 115, 179
ビタミンD欠乏 ……………… 751
ビタミンE ……………… 118, 171, 216
ビタミンK ……………… 120, 178
ビタミンK_2 ……………… 122
ビタミンK欠乏 ……… 442, 751
ビタミン依存症 ……………… 104
ビタミン過剰症 ……………… 104
ビタミン欠乏症 ……………… 104
必須アミノ酸 …………………… 62
非必須アミノ酸 ………………… 62
皮膚筋炎 ……………………… 457
非ホジキンリンパ腫 ………… 430
肥満 ……………………… 11, 758
肥満症 ………………………… 233
肥満症治療食 ………………… 236
ヒューマンカロリーメータ …… 8
貧血 …………………………… 412

【ふ】
ファーバー病 …………………… 57
ファブリ病 ……………………… 57
不安定狭心症 ………………… 190
フィッシャー比 ……………… 370
フェニトイン ………………… 179
フェニルアラニン水酸化酵素 … 95
フェニルケトン尿症 … 95, 785, 790
フェリチン …………………… 137

不可欠アミノ酸 …………… 62, 87
副甲状腺機能低下症 ………… 609
副甲状腺疾患 ………………… 608
複合蛋白質 ……………………62
副腎疾患 ……………………… 611
副腎皮質機能低下症 ………… 614
副腎不全 ……………………… 614
フグ毒 ………………………… 737
浮腫 …………………………… 161
不整脈 ………………………… 218
普通感冒 ……………………… 642
ブドウ球菌 …………………… 735
プラーク ……………………… 191
フラボノイド類 ……………… 176
プリン体 ……………………… 253
フルクトース …………………30
プレアルブミン ………………85
プレバイオティクス …… 42, 325
プロトンポンプ阻害薬 ……… 179
プロバイオティクス ………… 325
プロビタミンD ………………50
分岐鎖アミノ酸 ……………… 366

【へ】
閉塞性換気障害 ……………… 582
β-カロテン …………………… 172
β-クリプトキサンチン ……… 172
β-グルカン ……………………39
β遮断薬 ……………………… 205
ペクチン ………………………39
ペプチドの吸収 ………………65
ペプチドホルモン ……………77
ヘミセルロース ………………38
ヘモグロビン ………………… 137
ペラグラ ……………………… 109
ヘリオトロープ疹 …………… 457
ヘリコバクター・ピロリ
 …………………… 276, 283, 290
ヘリコバクター・ピロリ感染 … 276
変形性関節症 ………………… 627
変形性股関節症 ……………… 628
変形性脊椎症 ………………… 627
変形性膝関節症 ……………… 628
ベンス・ジョーンズ蛋白 …… 435
片頭痛 ………………………… 769
ベンゾジアゼピン系睡眠薬 … 177
ペントースリン酸回路 ………32
便秘 …………………………… 344

【ほ】
防御蛋白質 ……………………75
膀胱炎 ………………………… 510
放射線性口内炎 ……………… 258
飽和脂肪酸 ……………………46
母子感染 ……………………… 663
ホジキン病 …………………… 430
ホジキンリンパ腫 …………… 430
ボツリヌス菌 …………… 732, 736
ホモシスチン尿症 ……… 96, 785
ホモシステイン ……………… 810
ポリアミン …………………… 810
ポリデキストロース ……………39
ポリフェノール …… 173, 216, 247

ホルモン補充療法 …………… 699
ホルモン様作用物質 ………… 174
本態性高血圧症 ……………… 200

【ま】
マーフィー徴候 ………… 398, 404
膜消化 …………………………64
膜性増殖性糸球体腎炎 ……… 474
マグネシウム ………………… 147
マグネシウム代謝異常 ……… 147
マターナルPKU …………… 792
末梢静脈栄養法 ……………… 840
マラスムス …………… 13, 94, 766
マルチプルスルファターゼ欠損症
 ………………………………… 59
マルトース ………………… 25, 27
慢性胃炎 ……………………… 277
慢性甲状腺炎 ………………… 606
慢性骨髄性白血病 …………… 426
慢性糸球体腎炎症候群 ……… 478
慢性腎臓病 ……………… 97, 478
慢性膵炎 ……………………… 385
慢性乳児下痢 ………………… 777
慢性閉塞性肺疾患 …………… 580
慢性リンパ性白血病 ………… 426
マンモグラフィー ……… 675, 679

【み】
味覚 …………………………… 181
味覚障害 ……………………… 185
ミクロゾームエタノール代謝系 166
水 ……………………………… 155
水欠乏性脱水 ………………… 162
水飲みテスト ………………… 830
ミネラルコルチコイド過剰症候群
 ……………………………… 201
味蕾 …………………………… 183

【む】
ムコ多糖 ………………………24
無酸素性作業閾値 ………………19
無動 …………………………… 537
無脳児 ………………………… 802

【め】
メープルシロップ尿症 …… 95, 785
メタボリックシンドローム … 234
メチル基代謝 ………………… 808
メッツ …………………………6
メナテトレノン ……………… 122
免疫増強経腸栄養剤 ………… 839
免疫抑制薬 …………………… 177

【や】
薬物性肝障害 ………………… 352
やせ …………………………… 764

【ゆ】
有機酸異常症 ………………… 792
誘導蛋白質 ……………………62
輸送蛋白質 ……………………74
輸入脚症候群 ………………… 301

【よ】
葉酸 …………………… 110, 179, 802
ヨウ素 ………………………… 151
ヨード ………………………… 151
Ⅳ型アレルギー ……………… 464

【ら】
ラクターゼ活性 ……………… 773
ラクトース ………………… 25, 27
ランド＆ブローダーの法則 … 872

【り】
リグナン類 …………………… 176
リコピン ……………………… 172
利尿薬 ………………………… 204
リビングウィル ……………… 850
リフィーディング症候群
 ……………………………… 569, 841
リポ蛋白 ………………………51
リボフラビン ………………… 109
利用エネルギー源の算出法 ……10
両心不全 ……………………… 195
緑茶カテキン ………………… 238
リン …………………………… 133
リン脂質 ………………………47

【る】
るいそう ……………… 13, 764
ルテイン ……………………… 172
ルミナコイド …………………37

【れ】
レイノー現象 ………………… 455
レジスタントスターチ …………39
レチノイド …………………… 114
レチノール結合蛋白質 …… 67, 85
レニン-アンギオテンシン-アルドス
 テロン系 …………… 127, 201
レプチン ………………………12

【ろ】
ロウ ……………………………47
老人斑 ………………………… 527
ロタウイルス ………………… 635

【わ】
ワックス ………………………47

医科栄養学

2010年（平成22年）9月10日　初版発行

監修者　板　倉　弘　重
編　者　近　藤　和　雄
　　　　市　丸　雄　平
　　　　佐　藤　和　人
発行者　筑　紫　恒　男
発行所　株式会社 建帛社 KENPAKUSHA

〒112-0011　東京都文京区千石4丁目2番15号
　　　　　　TEL（03）3944-2611
　　　　　　FAX（03）3946-4377
　　　　　　http://www.kenpakusha.co.jp/

ISBN 978-4-7679-6147-7　C3547　　　文唱堂印刷／ブロケード
© 板倉弘重ほか, 2010　　　　　　　Printed in Japan
（定価はカバーに表示してあります）

本書の複製権・翻訳権・上映権・公衆送信権等は株式会社建帛社が保有します。
JCOPY 〈(社)出版者著作権管理機構 委託出版物〉
本書の無断複写は著作権法上での例外を除き禁じられています。複写される場合は，そのつど事前に，(社)出版者著作権管理機構（TEL 03-3513-6969, FAX 03-3513-6979, e-mail：info@jcopy.or.jp）の許諾を得て下さい。